中国医院医疗质量患者体验评价报告

（2019—2022）

张宗久　张　俊　主编

清華大學出版社
北　京

图书在版编目（CIP）数据

中国医院医疗质量患者体验评价报告：2019—2022 / 张宗久，张俊主编 . — 北京：清华大学出版社，2023.9
ISBN 978-7-302-63416-4

Ⅰ . ①中… Ⅱ . ①张… ②张… Ⅲ . ①医院 – 卫生服务 – 评价 – 研究报告 – 中国 – 2019—2022 Ⅳ . ① R197.32

中国国家版本馆 CIP 数据核字（2023）第 071350 号

责任编辑：孙　宇
封面设计：钟　达
责任校对：李建庄
责任印制：沈　露

出版发行：清华大学出版社
网　　址：http: //www.tup.com.cn，http: //www.wqbook.com
地　　址：北京清华大学学研大厦 A 座　　邮　　编：100084
社 总 机：010-83470000　　邮　　购：010-62786544
投稿与读者服务：010-62776969，c-service@tup.tsinghua.edu.cn
质量反馈：010-62772015，zhiliang@tup.tsinghua.edu.cn
印 装 者：三河市龙大印装有限公司
经　　销：全国新华书店
开　　本：210mm × 285mm　　印　张：37.25　　字　数：898 千字
版　　次：2023 年 9 月第 1 版　　印　次：2023 年 9 月第 1 次印刷
定　　价：168.00 元

产品编号：100324-01

中国医院患者体验系列评价报告
学 术 编 委 会

吴欣娟　北京协和医院

肖海鹏　中山大学附属第一医院

于凯江　哈尔滨医科大学附属第一医院

张兆璐　清华大学医院管理研究院

赵家军　山东省立医院

赵庆华　重庆医科大学附属第一医院

赵玉虹　中国医科大学附属盛京医院

学术指导

韩亦舜　李少冬　马丽平　马伟杭　饶克勤　薛　镭　陈大方　李　岩

《中国医院医疗质量患者体验评价报告（2019—2022）》
编委会

侯雅雄　河北北方学院附属第一医院
胡现增　河南省汝州市第一人民医院
黄锦坤　广东省广州医科大学附属第一医院
李小龙　陕西省延安大学附属医院
李晓东　山西省长治市第二人民医院
李永宾　河北省高阳县医院
刘瑞林　山东省临沭县人民医院
刘绍华　江西省萍乡市人民医院
缪建华　浙江省医疗服务管理评价中心
倪庆宾　山东省泰安市中心医院
孙贵银　重庆大学附属江津医院
孙启荻　陆军军医大学第三附属医院
唐学文　重庆市巴南区人民医院
王　琳　山东省青岛大学附属妇女儿童医院
王海英　北京市大兴区中西医结合医院
王显超　空军军医大学
王志行　约翰斯·霍普金斯大学彭博公共卫生学院
韦海珠　海南省卫生健康委员会医疗管理服务指导中心
魏　锋　吉林大学第一医院
吴文清　华中科技大学协和深圳医院
吴新艳　河南省人民医院
向世伦　重庆市綦江区人民医院
肖明朝　重庆医科大学附属第一医院
熊维清　清华大学医院管理研究院
杨敬林　北京大学人民医院
杨燕媚　广东省惠州市第三人民医院
易灵敏　广东省广州市第十二人民医院
臧传波　至道科技股份有限公司
赵　宁　清华大学医院管理研究院
张　鹏　江苏省盐城市第一人民医院
张　鹏　山东省高密市人民医院
周红英　广东省江门市中心医院

技术编委会

序 言 一

现代医学的发展越来越多地关注人文关怀，回归对生命的维护和理解。越来越多的医务工作者认同医学的最高使命是减轻患者的痛苦。深度剖析医务工作者与患者的关系，其根本是建立在共同战胜疾病、减轻痛苦的过程中形成的相互信赖、相互理解的治愈性关系。随着国内外学者对患者体验研究的深入，患者体验日益成为评判医疗服务质量高低的一项重要标尺，受到医疗机构及其管理者的重视。重视患者在就医过程中对医疗服务质量的体验，对医院持续提高医疗服务质量具有重要意义。

患者体验的改善，来自病痛的减轻和对疾病的适度知情，与医疗服务质量、安全以及认可程度息息相关。其中，医疗服务质量是改善患者体验的核心与灵魂。患者到医院就医，首先考虑的是能不能正确诊断疾病、能不能治愈疾病。如果把患者体验的改善仅仅理解为提供舒适就医环境、开展“微笑服务”，就偏离了检验和衡量医疗服务工作的根本标准。关注诊疗全过程中患者对于医疗质量的感知与体验，能够帮助院方从患者的视角发现自身在医疗服务质量方面的不足，并开展针对性改进工作，最大限度地满足患者的健康需求，在真正意义上回应“以患者为中心”的医疗服务理念。

当前，患者体验管理与评价体系的建立已经成为医院管理、医院人文建设和患者安全保障的重要研究领域。基于患者体验的医疗质量是从患者视角来评判医疗质量，与侧重医方视角的传统医疗质量管理模式既联系紧密，又存在显著区别，是现代医疗质量管理中新的诠释和新的实践，对医学模式由生物-医学模式向生物-心理-社会医学模式转化具有重要促进作用，也标志着医院医疗质量管理实践进入一个新的发展阶段。

张宗久和张俊等专家此次基于国内最大的患者体验样本库推出的《中国医院医疗质量患者体验评价报告(2019—2022)》，是首次从患者体验视角开展医疗质量评价的全新探索。本书从患者体验大数据出发，充分挖掘数据价值，通过数据反映并发现问题，全面审视医疗服务品质，设计可量化的管理评价指标，并改进各项细分管理条目，为医院完善绩效管理体系提供可靠证据。书中内容不仅填补了患者体验管理中相关理论与实践的空白，具有重要创新价值，也对政策指导下临床质量评价工作具有重要的参考借鉴意义，为医院管理部门提供了全维度、立体式的决策辅助支持，从而助力医院不断改善院内医疗服务品质，保障医疗安全，提高医患双方的满意度。

党的二十大报告指出，实现好、维护好、发展好最广大人民根本利益，要紧紧抓住人民最关心最直接最现实的利益问题；要把保障人民健康放在优先发展的战略位置，完善人民健康促进政策。当前，落实好公立医院患者体验提升行动，以“患者为中心”构建现代医疗管理创新模式，塑造最佳医患体验，已经日益成为医疗行业共识，并逐渐深入人心，落地生根。期盼该书的出版，为以“患者为中心”的临床医疗质量管理提供优秀案例和典型示范，为健康中国行动的有效实施提供重要智库支撑与辅助决策支持。

姜保国　院士

2022年11月

序 言 二

秉承“以人民为中心、一切为了患者”的办院方向，到“病人满意、员工幸福”的办院理念，北京协和医院已跨越百年，几代人赓续了“忠于科学的事业精神、忠于人民的奉献精神”协和精神。张孝骞教授有句名言“病人以性命相托，我们怎能不诚惶诚恐，如临深渊，如履薄冰”，这句话非常好地诠释了“协和精神”中的前四个字“严谨、求精”；林巧稚教授家住在医院旁边，床头有部电话，另一端永远连着病房，只要有任何问题都会随时来到病房，她说，“我是一辈子的值班医生”，这句话很好地体现了“协和精神”的后四个字“勤奋、奉献”。尊重患者，是医生对生命的敬畏、对医之科学真谛的遵从。尊重医生，是患者对自己生命的尊重，也是医生尊严的体现。无论患者还是医生，都有一份尊严。医患间的交互信任，使得人与人的尊严在医患的和谐中传递，在医学的光芒中传导。

质量和安全是医院发展的永恒主题，统筹发展和安全，在打造医疗服务高峰的同时筑牢医院发展的底线。北京协和医院一直在推动建立“容易做对、不容易做错”的医疗安全保障体系，从机制上规避医疗风险和人为错误。北京协和医院每年均会召开医疗安全大会。会上，全体协和人系统地总结回顾一年的经验与教训，强化全员参与医疗安全的意识，促进医疗安全与质量工作的持续提升。有了这种公示和点评的制度，不管是多大的专家，只要发生问题、出现错误，都一定要点人名、点事情、点问题。就是要通过这样的严格管理，让大家形成一个良好的工作习惯和严谨的工作作风，始终把将维护患者安全和医疗质量作为每位协和人最首要的责任。

长期以来，医疗管理已经习惯了由医务管理者来定义和评价医疗质量，很少去考虑如何从患者的角度去审视这个问题。患者评价医生好不好，最朴素的标准就是“会不会看病、能不能看好病”。对于医院医疗质量的评价，患者有不可替代的发言权。清华大学医院管理研究院张宗久教授多年来持续关注医疗服务中的患者体验维度，汇聚多方力量，齐力完成基于国家医患体验大数据平台和我国实践经验的总结和梳理，从患者的视角对中国医院医疗质量工作进行了系统的剖析。

北京协和医院一直相信“病人是医生最好的老师”，希望通过医患的共同参与、医患双方的综合视角，我们的医院可以为患者提供更具温度更高水平的医疗服务。

我们需要心怀“国之大者”，按照习近平总书记提出的“立足新发展阶段，完整、准确、全面贯彻新发展理念，构建新发展格局，推动高质量发展”要求，提高发展含金量，我想这是每一位医院管理者都应该认真思考的问题。

北京协和医院院长　张抒扬

2023年3月

序言三

由于综合实力长期居国内一流、国际先进，四川大学华西医院（简称华西医院）已成为西南地区群众看病的安心保障。作为西南地区的医疗“国家队”，华西医院如何探索公立医院高质量发展之路？如何吸引源源不断的英才汇聚于此？如何不断提升医疗服务水平？如何坚守一切以病人为中心的初衷？华西医院选择了向世界一流医院看齐。

高质量发展是我国社会迈入综合发展阶段的新目标和新要求，党和国家的领导是华西医院探索实现公立医院高质量发展最坚实的保障。近年，华西医院以全国三级公立医院绩效考核为导向，通过“三个转变、三个提高”，促进医院可持续发展目标实现，构建了高质量党建、高质量学科、高质量科研、高质量管理、高质量人才“五位一体”高质量发展战略规划。而面向患者的高质量医疗服务是“五位一体”发展战略规划的核心内容与关键目标。西南地区很多群众提及华西医院，都觉得看病有保障，均源于医院长期以来对于高质量医疗服务和患者体验的高度重视，针对性地展开了系列探索，完成了诸如制定行动指南、完善多学科协同模式、建设常态化患者体验管理体系等重要工作，覆盖急性病与慢性病、疑难杂症和日常患者服务管理等多个维度。

实现医院高质量发展，提高医疗服务质量至关重要。作为西南地区公立医院的领头羊，针对达到高质量医疗服务的目标，华西医院主动出击，首先，医院制定了“诊治疗效高、诊治水平高、运营效率高、医疗费用低”的“三高一低”行动指南。“三高一低”行动指南，对急性病来说，就是诊治疗效要高、抢救成功率要高、治愈率要高，死亡率要低；对慢性病来说，就是早期诊断率要高、生存率要高、患者生活质量要高，诊疗费用要低。

其次，医院建立了一整套多学科诊疗系统，让疑难杂症能够得到及时准确的诊治。华西医院针对门诊和住院患者都建立了多学科协同模式，并且不断自我更新、持续提升。未来，华西医院将探索完善系统疾病的组织构架，如建立胸部疾病中心，将呼吸内科、胸外科、胸部肿瘤科进行整合，形成一个实体中心，并建立多学科协同诊疗的长效机制。

而最重要的一点，华西医院始终将保障人民健康放在优先发展的战略位置，依据人民群众需求制定发展策略，最终实现高质量发展。华西医院一直非常关注患者的就医体验，建立了常态化的患者体验管理体系，通过患者的体验评价反馈来指引我们的管理改进。对标国际一流医院的管理趋势，通过患者视角指导医疗质量的改进是医疗管理的重要环节。

这次我有幸参与了基于国家医患体验大数据平台的医院医疗质量患者体验评价报告的撰写工作。报告系统提供了一个通过患者体验来评价中国医院医疗质量工作的重要视角，帮助我们重新审视我们的医疗质量在患者心中究竟是一个什么样子，引导我们思考我国的医院到底要如何建、建成什么样这些关键问题。

我也希望，未来华西医院将成为患者心中的世界一流医院，不仅有一流的人才体系、一流的医疗技术和科技创新，更有一流的医疗服务质量，打造一流的患者体验。

四川大学华西医院院长　李为民

2023年3月

前　言

“十四五”时期，我国开启全面建设社会主义现代化国家、向第二个百年奋斗目标进军的新发展阶段。党的二十大报告指出，高质量发展是全面建设社会主义现代化国家的首要任务，必须始终坚持以推动高质量发展为主题，加快构建发展新格局。早在2018年，国家卫生健康委员会和国家中医药管理局便联合发布《关于坚持以人民健康为中心推动医疗服务高质量发展的意见》的文件，强调推进医疗卫生领域的高质量发展，必须坚持以人民健康为中心，以质量安全为底线，持续优化医疗服务，改善患者就医体验。

医疗质量是医院的生命，也是患者体验的重要内容和关键目标。在前期的研究基础上，本书重点聚焦于患者体验在医疗质量方面的现状与发展。全书共九章，可分为四个部分。第一章总起全篇，完成研究背景的介绍和整体内容的引入；第二章至第五章为第二部分内容，以数据分析为主要研究方法，多主体、多维度、多层次地展示医疗质量患者体验大数据的分析路径及其结果；第六章至第八章构成第三部分内容，从数据分析转向典型案例研究，详细报告了不同区域、不同医院在医疗质量患者体验提升及持续改进方面的典型案例；第四部分总结全书，提出未来展望。

具体来看，第一章整体介绍医疗质量患者体验评价这一概念的内涵与发展，以及当前研究现状、相关政策和中国传统医学医疗质量的患者体验等内容；第二章重点针对患者体验数据的研究方法和路径进行说明，总体阐释医疗质量患者体验大数据的应用趋势、相关技术体系和评价体系的构建、患者体验指数的应用、数据来源和处理方式、所采集样本的基础特征等内容，为第三章至第五章奠定基础；第三章和第四章分别以医院门诊患者和住院患者为对象，对医疗质量的体验评价数据进行多维度、多层次分析，报告了门诊患者和住院患者在数据概况、患者体验满意率、患者体验指数、患者体验重点影响要素等四个方面的数据分析结果；第五章进一步细分，结合性别、年龄、长期居住地、收入、费用类别、职业类型、就诊次数、挂号方式、来院理由等九个人群特征，探究不同特征群体在门诊或住院时的就医体验结果及差异，收入本书在数据分析部分的内容；第六章转向案例分析，从用药、就医环境、窗口管理、预约及效能、服务流程再造等维度着眼，介绍了10家医院致力于门诊医疗质量患者体验提升的典型案例；第七章紧密衔接第六章，梳理了来自7家医院有关住院医疗质量患者体验提升的典型案例；第八章连点成线，报告了全国20家医院开展医疗质量患者体验持续改进的创新实践。第九章全面梳理并总结全书的研究内容，针对性地提出患者体验评价在医疗质量、人民健康等重大工作上的意见与建议。

本书较全面展示了医院患者体验在医疗质量方面的系列工作，通过针对全国千余家医院患者体验大数据的提取与分析，较系统客观地报告了我国患者体验在医疗质量视域下的现况与特征，并梳理总结了大量丰富、翔实的典型案例，为医院的提升改进工作提供经验参考。通过患者体验评价所提供的工具与视角，全书展现了我国医疗服务在质量安全方面的建设成效，并且提示出多项有待改建和提升的不足之处，再次证实了患者体验评价工作在医院高质量发展阶段的重要现实应用价值。未来，我们仍将不断致力于患者体验评价等相关研究框架与研究内容的完善，为持续推进第三方患者体验评价工作的纵深化发展提供理论基础和工具支撑，助力健康中国战略目标的全面实现。

张宗久

2022年11月

目　录

第一章

医疗质量患者体验评价发展概述

一、患者体验视角下的医疗质量概念及内涵

健康是经济社会发展的基础，是民族昌盛和国家富强的重要标志，是世界人民共同追求的目标。当前，我国已进入高质量发展阶段，为人民群众提供全方位全周期健康服务，满足其多层次、多元化的健康需求是医疗工作的职责所系、应有之义。

提高医疗服务质量、提升患者满意、改善患者就医体验是健康中国战略、医疗质量管理办法、公立医院改革、高质量发展的明确要求，也是医院绩效考核、医院评审标准重点关注要素。医疗质量是医院综合实力和水平的体现，是医院生存与发展的根本，关乎民众的切身利益、关系国家卫生事业的可持续发展，长期以来，各级医疗机构、卫生行政部门都高度重视医疗质量建设。特别是党的十八大以来，以习近平同志为核心的党中央坚持把保障人民健康放在优先发展的战略地位，开启了新时期新理念下的医疗发展之路，使医疗质量受到前所未有的关注和重视。

医疗活动因患者而存在，患者既是医疗服务的接受者，也是医疗活动的参与者，更是医疗质量的感知者、体验者。随着时代的进步与发展、医疗服务模式的转变、全球健康治理以及人类健康观和生命观的不断更新，人民群众对医疗服务的需求日益增长，不再仅仅要求疾病治愈，还期盼在就医过程中受到尊重、获得关爱、流程便捷、费用合理。党的二十大报告指出，江山是人民，人民就是江山。医疗机构只有转变质量理念，顺应人民群众对医疗服务的需求、践行高质量发展的要求，才能实现可持续发展，才能肩负起保障人民健康的重任。

（一）患者体验的概念

1. 患者满意度

患者满意度（patient satisfaction，PS）是由顾客满意度理论衍生而来。最早系统研究“满意”现象的是心理学，认为满意是人的一种心理状态与情感反映。对满意程度的量化表达就是满意度。1965 年卡多佐（Cardozo）在其发表的 *An Experimental Study of Customer Effort，Expectation，and Satisfaction* 论文中首次将“顾客满意”概念引入商业领域。奥尔沙夫斯基（Olshavsky R）、米勒（MillerJ）

（1972）[1]和 Anderson（1973）[2]提出的期望不一致理论构成了顾客满意研究的基础。医疗领域引入满意度的初衷是为了提高服务质量。

目前，国内外尚无统一的满意度定义。里赛尔（Risser，1975）将患者满意度定义为患者关于理想状态的医疗服务与患者实际获得的医疗服务一致性程度[3]。帕斯科里（Pascorei，1983）认为患者满意度指人们基于健康、疾病、生命质量等要求而对医疗服务产生期望，以此对所经历医疗保健服务进行评价的结果，它反映了患者所接受的服务与其期望相符合的程度[4]。帕拉休拉曼（Parasuraman）等（1985）指出，患者满意度是患者基于自身对于健康的理解以及对于医疗保健的需求，对自身所接受的医疗服务的一种综合评价[5]。目前，Pascorei 的定义获得广泛认可。

国家医患体验研究基地牵头制定的我国卫生行业《患者体验调查与评价术语标准》，结合我国国情和文化特点，对患者满意度进行了定义。患者满意度是患者将自身期望与实际就医感受对比，在内外部多重因素的协同作用下，对获得的医疗卫生服务的主观感受和评价。

2. 患者体验

“体验”这一经济术语由美国未来学家阿尔文·托夫勒（Alvin Toffler）于 1970 年在《未来的冲击》中提出，认为体验是商品和服务心理化的可交换物。随着人类经济社会进入体验经济时代，顾客需求发生了深刻变化。在体验经济时代，顾客不仅关注产品或服务，还追求感情与情境的诉求。医疗是社会发展的产物，其服务理念必将随着科技进步和社会发展而与时俱进。在“体验”越来越被感知和认同的背景下，患者期盼就医过程舒适、便捷、受到尊重和关怀就成为必然。

患者体验概念源于患者满意。随着患者满意度研究的深入，学者们发现患者满意度重点关注患者的主观感受，与患者期望和个人偏好相关，侧重对医疗服务结局的评价，不能确切反映医疗服务质量。随着顾客体验理论在医学领域的应用、医学模式由“以疾病为中心”向“以患者为中心”的转变，更多的学者主张应收集并测量患者接受服务过程中的经历与感受。1986 年，美国学者哈维·皮克（Harvey Picker）提出了“患者体验”（patient experience，PE）的概念，用于描述患者对接受医疗服务过程的体验[6]。目前，“患者满意度”的概念已逐步被“患者体验”替代。

美国 Beryl 研究所将患者体验定义为由组织文化塑造、贯穿诊疗始终、影响患者感知的全部互动过程，包含互动、文化、感知、全程四个关键要素，是目前应用较为广泛的定义之一。国家医患体验研究基地牵头制定的我国卫生行业标准《患者体验调查与评价术语标准》中，结合我国国情和文化特点，对患者体验进行了明确定义，即患者体验是患者就医期间与提供服务的医疗机构之间理性与感性的全方位、全过程的互动经历感受，以及其对自身状况、功能状态、症状变化、诊疗感受、用药体会和健康相关生命质量等方面的自主感知；是患者感官、情感、思考、行动、关联等方面的综合体现。是感知、预期、经历、观察、满意程度、心理情绪和意愿传播的集成；由医疗机构的文化理念、组织管理、学科建设、人才队伍、技术能力、诊疗结果、财务状况、服务水平、设施设备和后勤保障等共同客观塑造和综合表达。

（二）患者体验视角下的医疗质量相关概念及关系

1. 质量与服务质量

（1）质量（quality）。质量是人类社会永恒的追求。质量一词来自拉丁文，即本性的意思，有些地区将它译为“品质”。自20世纪初，质量概念不断演进，有学者认为质量的含义可以分为四个层次：符合性质量，以符合标准的程度作为衡量依据，“符合标准”就是合格的产品质量；适用性质量，以适合顾客需要的程度作为衡量的依据；满意性质量，即一组固有特性满足要求的程度，它不仅包括符合标准的要求，而且以顾客及其他相关者的满意为衡量依据，体现“以顾客为关注焦点”的原则；卓越性质量，顾客对质量的感知远远超出其期望，使顾客感到惊喜，质量意味着没有缺陷。《质量管理体系　基础和术语》（GB/T 19000—2016/ISO 9000：2015）将质量定义为客体的若干固有特性满足要求的程度，“要求”指明示的、通常隐含的或必须履行的需求或期望。满足要求的程度越高，质量越好。

（2）服务质量（service quality）。服务质量概念由产品质量延伸而来，是一个复杂的概念。格鲁诺斯（Gronroos）认为服务质量属主观范畴，取决于顾客对服务的期望和实际感知的比较[7]，刘易斯（Lewis）和博姆斯（Booms）认为服务质量是衡量服务水平满足顾客期望的程度[8]，帕拉休拉曼（Parasuraman）等认为服务质量是顾客期望服务水平与感知服务水平的差距[9]，安德鲁（Andrew）认为服务质量是满足顾客需求与期望的程度[10]。格鲁诺斯（Gronroos）的观点成为后续研究服务质量的理论基础。国内学者张晓艳等认为服务质量是产品或服务满足规定或潜在要求（或需要）的特征和特性的总和[11]。郑明证等从要素、内涵和关系角度，认为服务质量是服务各组成要素对顾客需要（期望）的满足程度，是顾客受内外因素的影响在服务的生产和传递过程中通过系列关键时刻和服务接触及互动产生的主观感知，影响顾客满意感（评价）、顾客忠诚感和企业绩效[12]。中华人民共和国国家标准《服务质量评价通则（GB/T36733—2018）定义服务质量为：组织能够满足规定、约定以及顾客需求的特性的程度。目前，国内外学者普遍基于顾客视角来定义服务质量。

2. 医疗服务与医疗服务质量

（1）医疗服务（health service）。医疗服务是与人的健康和生命安全有关的活动。其定义依语境而不同。《医院管理词典》对医疗服务的定义有狭义和广义之分，广义的医疗服务是指卫生技术人员运用科学技术、社会科学知识为防病治病增进人类健康而斗争的过程，包括预防、诊断、治疗、康复等方面。《卫生事业管理学》（第三版）认为医疗服务是“各级各类医疗机构及其医务人员运用各种卫生资源为社会公众提供医疗、保健和康复等服务的过程”[13]。《医疗机构管理条例实施细则》［中华人民共和国卫生部令（第35号）］将诊疗活动定义为“指通过各种检查，使用药物、器械及手术等方法，对疾病作出判断和消除疾病、缓解病情、减轻痛苦、改善功能、延长生命、帮助患者恢复健康的活动”[14]。国家医患体验研究基地牵头制定的卫生行业标准《患者体验调查与评价术语标准》定义医疗服务为：包括医疗、护理、服务、培训、科研和其他对挽救生命、预防疾病、提高生命质量以及保持和改善身体健康所提供的鉴定、评估、诊断、治疗和随访的全部过程等。医疗服务可分为基本医疗服务和非基本医疗服务。基本医疗服务以保障人民群众基本生命健康为目的；

非基本医疗服务是以特定人群为服务对象的、相较于基本医疗服务而言的医疗服务。特需医疗是非基本医疗服务的组成部分。医疗服务包含技术性服务及功能性服务。上述概念，主要针对的是医院最核心、最重要的服务活动，即医务人员运用医学科学技术开展的疾病诊断和治疗的职业活动，是一种狭义的医疗服务概念。

从当今世界各国的医疗服务发展及民众健康需求的日益增长来看，医疗服务的内涵和外延都已经有了较大的扩展。围绕“诊疗”这个核心任务，医疗服务既是一个解除病患的医疗职业技术过程，又是一个满足患者对关爱、膳食、尊重等需求和期望的非技术的服务过程，还是医院为照护生命、诊治疾病的健康促进服务以及为实现这些服务而提供的生活支持、安全保障、人文关怀等服务。从这个意义来讲，医疗服务可分为狭义与广义概念，或将广义医疗服务谓之“医院服务”。

（2）医疗服务质量：医疗服务质量是一个多维、多样的概念，其质量特性具有自然和社会的两重属性。自然属性是业务技术水平决定的质量特性，社会属性是掌握和运用业务技术的人在提供医疗服务过程中与接受服务的患者的关系表征。狭义的医疗质量主要是指诊疗质量，包括诊断是否正确、全面、及时，治疗是否有效、及时、彻底，疗程的长短，有无因医疗而给患者造成不应有的损伤、危害和痛苦；广义的医疗质量，不仅涵盖诊疗质量，还强调患者满意度、医疗工作效率、医疗技术经济效果以及医疗的连续性和系统性。结合服务质量的概念，广义的医疗质量就是医疗服务质量。现代医疗服务质量从“提供者导向”向“服务对象导向”转变，强调“以患者为中心，一切为了患者健康”，重视患者及利益相关方对服务质量的反馈和评价。医疗服务质量包括结构、过程和结果三个维度，实际运用中贯之以基础、环节、终末质量。世界卫生组织（WHO）认为医疗服务质量是以循证为基础、为个人和人群提供的卫生服务增加预期健康结果的可能程度，医疗服务质量对实现全民健康全覆盖至关重要；高质量卫生保健服务包含有效、安全、以人为本[15]。我国 2016 年出台的《医疗质量管理办法》，明确医疗质量概念为“在现有医疗技术水平及能力、条件下，医疗机构及其医务人员在临床诊断及治疗过程中，按照职业道德及诊疗规范要求，给予患者医疗照顾的程度”[16]。医疗服务质量评价方法主要有医疗统计指标评价、医院分级管理评价法、三级结构质量评价法、质量方针目标评价法、病种质量评价、病例质量评价、疾病诊断相关分组、病例分型质量评价法、患者满意度调查、患者体验测评等。

3. 患者体验视角下的医疗服务质量

对医疗服务质量的认知随着社会进步、科技发展、健康需求而不断发展和完善。早期的医疗质量主要关注解除病痛的诊疗质量，现代医疗质量在关注诊疗质量的同时，还关注患者的就医需求和感受，质量观念更加系统、综合，质量内涵更加丰富、完善。医疗服务质量概念的多样性还体现在不同的利益相关者（患者、医务人员、医政主管部门、社会公众等）、不同的层面（个体、群体、社会价值、系统改革等）、不同的学科（医学、社会学、经济学、政治学等），其内涵和关注重点也有差异。例如，对患者而言，医疗机构提供的诊疗结果达到或超出预期、医疗费用合理、就诊流程便捷、受到尊重与关怀，就意味着医疗服务质量好；对医务人员而言，服务质量好就是医疗技能、医疗保健资源的提供以及疾病的治愈或缓解，其结果与患者预期一致；对从医院管理者而言，医疗服务质量与患者利益密切相关，是多方利益主体共同作用的结果，其主要关注的是组织绩效、成本控制、资源效用、负面事件和声誉。因此，医疗机构在医疗服务质量管理实践中，应顺应质量理念的变化，以更加全面、客观的方式收集医疗服务质量信息，使质量改进更加科学高效。

评判医疗服务质量主要有两个视角。一是从医疗服务提供者的视角，主要关注医疗服务的结果；二是从医疗服务接受者的视角，不仅注重医疗服务的结果，还强调医疗服务过程的质量。从目前较具代表性的医疗服务质量概念来看，如美国技术评价办公室（Office of Technology Assessment，OTA）认为“医疗服务质量是指利用医学及有关科学的知识和技术，在现有医疗条件下，医疗服务过程增加病人期望结果（恢复患者身心健康和令人满意）和减少病人非期望结果的程度”[17]；美国医疗质量管理之父多纳伯迪昂（Donabedian）在1988年提出“医疗服务质量是指利用合理的方法（医疗服务的各个方面）实现期望目标（恢复患者身心健康和令患者满意）的能力”[18]；美国医学研究所（Institute of Medicine，IOM）将医疗保健质量定义为“为个人和人群提供的医疗保健服务增加实现预期健康结果的可能性并与当前专业知识保持一致的程度”[19]。这些概念均显示了医疗服务质量的根本目的是解决患者的健康问题，医疗机构除提供祛病除患的医疗技术外，还应以患者为中心，更多地关注患者的需求；也反映了医疗服务质量评价视角从“提供者导向”（provider orientation）到“患者导向”（patient orientation）的转变，体现医疗服务质量由患者来评判。

北欧学者克里斯琴·格罗路斯（Christian Gronroos）教授1982年率先提出“感知服务质量”的概念，认为服务质量的本质是一种顾客感知，即服务质量是一种感知的服务质量，取决于顾客期望的服务质量与其实际感知的服务水平（即体验的服务质量）之间的比较结果；认为感知服务质量应由顾客来评价[20]，并建立了顾客感知服务质量模型，成为后来服务质量理论研究的重要基础。随着感知服务质量理论在医疗领域的应用，产生了医疗感知服务质量的概念，即患者在医疗服务过程中期望得到的医疗服务与实际感受或经历的医疗服务的比较结果。许多学者认为，医疗服务质量评价应引入患者视角，倾听患者意见，尊重患者就医感受，重视患者的就医感知体验。

故患者体验视角下的医疗服务质量，是患者在接受医疗过程中与医疗机构互动而感知并由患者评判的服务质量，是患者实际感受到的医疗服务质量与预期服务质量比较后的评价，即患者感知服务质量（patient perceived quality）；是患者对医疗机构的结构质量、过程质量和结果质量的综合感受和反馈。

（三）患者体验与医疗质量的关系

1. 患者体验是现代医院服务质量不可或缺的重要内容

质量管理学家约瑟夫・朱兰曾指出“21世纪是质量的世纪”。从近年来世界各国医疗卫生保健的发展实践来看，取得成功的关键要素之一就是对医疗质量的高度重视，并将患者满意与体验列为医疗服务质量评价的重要指标、置于突出位置。

美国医学研究所在其2001年出版的《跨越质量的裂痕——面向21世纪的新医疗体系》的书中提出，医疗质量评价包括患者安全、医疗服务有效、以患者为中心、医疗服务及时、医疗服务高效、医疗服务公平六个维度[21]。英国卫生部在其2004年制定的医疗质量与结果评估框架（the quality and outcomes framework，QOF）中将患者体验作为四大维度之一[22]。经济合作与发展组织（Organization for Economic Cooperation and Development，OECD）目前将健康促进、预防及初级保健、精神健康治疗、癌症治疗、患者安全、响应性与患者体验确定为医疗质量指标项目（health care quality indicator project，HCQD）的5个优先关注领域。2010年美国首次提出"价值医疗"理念，价值医疗主要强调医疗的成本控制、治疗效果（达到预期临床结局）、患者需求（良好的就医体验）。

在我国，20世纪80年代后期开始了医院分级管理评审，原卫生部1991年拟定了患者满意度调查表，并将结果应用于医院评审中。此后的2008版、2011版、2020版的医院评审标准中，均将患者满意作为评审指标之一。2009年我国开始了新一轮医疗体制改革，随着新医改政策的推进，患者满意和体验越来越受到关注，特别是2015年颁布的国卫医发〔2015〕2号《进一步改善医疗服务行动计划》，是国内首个明确提出以改善医疗服务和和患者体验为目标的政策性文件[23]。近年来我国实施的健康中国战略、公立医院高质量发展，均强调要强化患者需求导向，提升医疗服务，改善患者就医体验。

由此可见，目前乃至未来一段时间，医疗服务中对患者需求的重视、医疗服务质量评价中将患者满意和体验作为重要维度，不再是医疗机构的可选项，而是实现可持续发展的必然要求。

2. 医、患医疗服务质量评价互为重要补充

格鲁诺斯（Gronroos）1984年将服务质量划分为技术质量和功能质量。技术质量可根据医疗程序和诊断的技术准确性来定义，是医疗服务的结果；而功能质量是指向患者提供服务的方式和产生服务结果的过程，是医疗服务的过程质量。医疗服务质量是两者的综合体现，技术质量是其核心，功能质量是其组成部分。长期以来，我国医疗服务质量评价以医疗服务提供者、卫生行政主管部门为主体，以科室、医务人员、病例为对象，主要基于医方视角评价医疗相关规章制度的执行、诊疗指南和操作规程的遵循以及疾病的临床结局等技术性质量。由于医方的首要任务是解除病痛，更多的是从疾病演化的趋势、诊疗的专业水准、设备性能的满足程度等给予相对理性的判断。这种以医方为主体的评价是一种自我评价，对质量内部检视、持续改进至关重要，对推动我国医疗服务质量提升发挥了显著作用，仍是目前行之有效的评价方法。但单纯医方的评价，犹如"单眼"看世界，获取的质量信息欠全面、欠客观、欠系统。而医疗服务的对象——患者，在接受医疗服务过程中，既能感受疾病减轻或治愈的效果，又能感受医疗机构的服务流程、服务态度、环境设施、人文关怀等，是对医疗服务的全要素、全流程的实际经历和体验。尽管其评价意见在技术性质量方面欠专业，但在功能性质量方面则更加全面、具体，不仅扩展了医疗服务质量评价的视角，也填补了医方评价的盲区与盲点。由于患者因病对情感、抚慰的需求，加之缺乏医学专业知识，其对医疗服务的评价相对偏感性。将医、患双方理性与感性的评价结合，相互印证、相互补充，获取的质量信息更加全面、精准，既弥补了医方理性评价可能导致的人文关怀不足，又避免了因患者不合理需求导致的医疗不当施策，更有利于医疗机构服务质量改进的针对性、有效性。

3. 患者体验评价是医疗服务质量持续改进的基石

就医疗服务过程来看，尽管从开始至结束的全过程都是医患双方共同参与和经历的，但由于双方立场、观点、知识背景等的差异，使其对医疗服务质量的理解不同、侧重点各异，因而给予的质量评价信息也存在较大差异。医疗服务的目的是在祛除病痛的同时满足人民群众的健康服务需求。

这就要求医疗机构一方面要坚持内部检视，持续质量改进；另一方面要基于患者视角，通过患者体验测评，获取患者对医疗服务的需求、期望、感受和意见，查找、识别存在差距的领域与环节，为质量改进提供有针对性的循证依据。

由于医疗服务的无形性、同时性、易逝性、个体性等特征，在日常医院管理中，往往会有“城里城外”现象，即医疗机构常常自觉服务流程完善、服务技术高超、服务环境良好、人文关怀到位，而患者感觉就医过程繁复、诊疗效果不佳、医患沟通不畅等。如同人需要通过一面镜子才能看清自己一样，患者体验测评就是医疗机构的一面镜子，利用它可帮助医疗机构从服务接受者的立场来理解服务质量、了解医疗服务的事实水平与客观现状，发现习以为常、习焉不察的质量缺陷和短板。同时，将患者体验测评与其他质量管理工具结合，还可为医疗机构提供医疗服务质量改进的优先事项，便于对策制定者和实践者“抓大放小”，聚焦主要矛盾，给予支持和资源，持续改进并达成患者满意和优质医疗服务的目标。

二、医疗质量患者体验管理及评价研究现状

（一）医疗质量患者体验管理国外发展现状

1. 从顾客满意到患者满意

满意在社会心理学中指一种心理状态，被认为是人对于某种产品或接受到的服务的主观评价，是需求被满足后产生的愉悦感。满意度是通过可量化指标评价测量得出的表示满意程度的指数概念。患者满意度是患者就医前自身期望与实际就医后心理感受对比关系的数值，是对获得的医疗卫生服务的主观感受和评价。

1965 年，理查德・卡多佐（Richard N.Cardozo）将顾客满意度理论引入营销学的研究领域，发表了 *An Experimental Study of Customer Effort*，*Expectation*，*and Satisfaction*[24]一文，提出顾客满意是对一个产品可感知的效果或结果与其期望值相比较后，顾客形成的愉悦或失望的感觉状态。理查德・卡多佐认为顾客的满意可能会影响顾客是否产生再次购买的行为。1950—1960 年，美国著名心理学家弗雷德里克・赫茨伯格（Frederick Herzberg）对当地十余个各类规模的商业机构开展长期深入的调研，并根据调研结果提出了顾客满意理论和双因素理论[2]。此后西方发达国家首先将顾客满意度逐渐运用到包括医疗卫生服务领域的各个行业。医疗服务包含了诊断、治疗、护理、服务、教育和研究等服务或工作，医疗机构为社会提供包括救治生命、疾病预防、提升健康质量、改善健康等所需的病情鉴定、病情评估和诊断、治疗和护理、随访等服务。

2. 从顾客体验到患者体验

20 世纪 40 年代，社会心理学家亚伯拉罕・马斯洛（Abraham H. Maslow）提出了“需求层次理论”[25]。在亚伯拉罕・马斯洛看来，人类价值体系存在两种不同的需要，一类是沿生物谱系上升方向逐渐变弱的本能或冲动，即低级需要和生理需要；另一类是随生物进化而逐渐显现的潜能或需要，即高级需要。他认为人都潜藏着由较低层次到较高层次的五类需求：生理需求、安全需求、社会需求、

尊重需求和自我实现需求。低层次的需要基本得到满足后，它的激励作用就会降低，其优势地位将不再保持下去，高层次的需要会取代它成为推动行为的主要原因。高层次的需要比低层次的需要具有更大价值，人的最高需要即自我实现就是以最有效和最完整的方式表现其自己的潜力，唯此才能使人得到高峰体验。

20 世纪 70 年代，随着体验经济的到来，顾客除了追求产品或服务的基本价值，对过程中的情绪、知识等方面的感知评价需求也日益强烈。未来学家阿尔温·托夫勒（Alvin Toffler）曾预言：来自顾客和希望经济继续上升群体的压力将推动技术社会朝着体验生产的方向发展，体验生产可能会成为超工业化的支柱之一，甚至成为服务之后经济的基础[26, 27]。此后研究界产生以下多种体验学说。

（1）流体验说。1977 年哈里·齐克森米哈里（Mihaly Csikszentmihalyi）提出的流体验说（flow experience）[28]。流体验指最优体验过程，是个体完全投入某种活动的整体感觉，即当个体处于流体验状态时，会完全被这种活动深深吸引，心情非常愉快且感觉时间过得飞快[29]。皮尔克（Pilke）通过研究证实流体验理论适用于测量顾客体验质量[30]。

（2）体验二元说。1982 年霍尔布鲁克（Holbrook）和赫尔曼（Hirschman）在其经典之作《消费体验观：情绪、幻想与娱乐》中将享乐体验与功利体验引入市场学科[31, 32]，即消费者分别以两种方式使用商品，一种是对功利性产品（如手电动）的功利体验，另一种是与顾客的味觉、触觉、听觉、嗅觉印象及视觉等多种感觉相关的、追求顾客内部价值目标的享乐体验。顾客体验的二元说得到来自顾客产品态度或者品牌评估的两个维度（功利与享乐）的实证研究支持。

（3）体验双因素说。约瑟夫·派恩（Pine Ⅱ B J）和詹姆斯·H. 吉尔摩（James H. Gilmore）从体验两个最主要的因素对顾客体验进行分析[33–35]：第一个因素是顾客的参与程度，即顾客是主动参与者还是被动参与者；第二个因素是联系的类型，即环境上的相关性，表明顾客成为切实经历的一部分。体验双因素说将体验分为四个类型，分别为娱乐体验、教育体验、遁世体验和审美体验。娱乐体验指个体被动地通过感觉吸收体验，比如听音乐、看演出等。娱乐体验是最古老的体验之一，也是一种更高级、最普遍、最亲切的体验。教育体验与娱乐体验一样，是个体体验了原本不太清楚的知识，但又与娱乐体验有所区别，教育体验包含个体更多积极参与。遁世体验与娱乐体验截然相反。遁世体验是个体完全沉溺在体验中，同时更积极参与，类似逃避现实体验，个体积极参与到沉浸式体验环境中。审美体验指个体沉浸某一事物或活动中，而个体本身对事物或活动极少产生影响或没有影响。如对自然景色的观赏、对艺术作品的鉴赏等。

（4）战略体验模块说。体验营销之父施密特（Schmitt）认为，体验是个体对一些刺激做出的反应，体验通常是被诱发出来的。他在 1999 年深受神经生物学关于人脑模块说（研究认为人脑是由不同功能的各个部分组成，分别和不同的体验相对应）的影响，结合公司战略需要提出了战略体验模块说[36, 37]。战略体验模块说将顾客体验看作具有总体特征的战略体验模块，即可以根据体验所表现出来的特性把它们分成各种不同类型的体验。战略体验模块包括感官体验（sense）、情感体验（feel）、创造性认知体验（think）、身体体验（act）和整个生活方式和某个群体或文化相关的社会身份体验（relate）等五个模块，五个模块有各自独特的结构但又相互关联。感官体验、情感体验和创造性认知体验属于个体体验，这一类的体验需引导到个体的感官、情感和创造性思维方面，身体体验和关联体验属于共同体验。

随着体验理论逐步应用到相关行业，医学模式由“以疾病为中心”向“以患者为中心”的转变，医务人员既要关注患者的疾病，又要兼顾患者的心理因素、环境和医疗卫生体系等。放眼全球，一些发达国家率先开始探索在医疗服务领域的患者体验。20世纪80年代，苏珊·B.弗兰普顿（Susan B. Frampton）博士提出“患者体验”的理念，用“患者体验”取代“患者满意度”研究。他在研制量表时将研究的关注点提升到围绕患者就医的院前—院中—院外全流程各个细节，即从患者就医的亲身经历出发，通过对患者就医全过程各个细节的关注与追踪，找出医疗服务中的短板问题进行针对性的改进，体现患者体验的基本理念。患者体验包含安全医疗、高质量医疗、高价值医疗和患者满意。

英国国民健康服务认为患者体验包括尊重、信息与交流、情绪支持、获得护理等方面。2007年WHO欧洲区域办公室公布了医院质量与绩效评估体系，涵盖的指标中亦包括“以患者为中心的服务”，即通过尊严、自主性、保密性、选择性、及时关注、社会支持和基本实施质量7个方面表现对患者的尊重。由此，患者体验可概念化为患者就医期间与提供服务的医疗机构之间包含理性与感性的全方位全过程的互动体验，是患者的感官、情感、思考、行动、关联五个方面综合的感知、经历、观察、满意程度和心理感触，由医疗机构的理念、组织、文化、技术、服务和管理等共同塑造。

3. 医疗质量患者体验评价工具的国外研究进展

1957年，阿卜杜拉（Abdellah F. G.）就开发了第一个用于评估护理服务质量的“患者满意程度”测量工具[38]。20世纪90年代最广泛使用的韦尔（Ware）等研制的患者满意度问卷（Patient Satisfaction Questionnaire，PSQ）是较为经典的评价量表之一。PSQ量表从医疗服务的方便程度、花费资金、资源可利用性、医疗服务连续性、医务人员业务能力和品质、医务人员的人道主义、保健效力、总满意度8个维度测量患者满意程度，除了可以用于测评医疗服务质量外，还可以对医院的整体布局、资金利用和人员调配等宏观控制方面提供参考。根据研究的不同，患者满意度测量的方式也各有不同，除了大部分使用量表来调查某一患者群体满意度的研究外，还有使用定性调查方式的研究。国际上的患者满意度测评越来越倾向于专病专用，如果想要对不同人群、不同机构进行全面比较，使用统一的患者满意度测评工具是必要的。

近年来，患者体验已逐步代替患者满意度，成为各国用来考评卫生系统绩效水平的重要指标。1986年哈维·皮克尔（Harvey Picker）在美国创办了皮克尔研究所（Picker Institute），致力开发基于患者体验的卫生服务测评工具[39]。1993年，皮克尔研究所初步建立了患者体验测量系统。2001年美国国家研究公司（National Research Corporation，NRC）获准使用皮克尔研究所开发的患者体验调查工具，将其与该公司的测量工具整合。这套共同开发的患者体验测量工具，已成为美国联邦医保和医助服务中心（Centers for Medicare and Medicaid Services，CMS）对医院进行付费评价的重要工具。

美国国家研究公司和皮克尔研究所共同开发出的系列患者体验测量工具，以美国卫生系统消费者评估（Consumer Assessment of Health Providers Systems，CAHPS）为主[40, 41]。其中包括医疗服务调查（Hospital Consumer Assessment of Healthcare Providers and Systems Survey，HCAHPS），以及医护服务调查（Clinician and Group Consumer Assessment of Heal- thcare Providers and Systems Survey，

CG-CAHPS），以及家庭健康服务调查（Home Health Consumer Assessment of Healthcare Providers and System Survey，HHCAHPS）等。

CAHPS 由 CMS 和美国卫生保健研究与质量管理局（Agency for Healthcare Research and Quality，AHRQ）合作开发，用来测评综合医院住院患者对医院服务质量看法的体系，于 2008 年正式在美国全国推广使用。该体系共有 7 个维度 20 个条目，其中包括 2 个整体评价医院的条目和 5 个用来调整患者个人信息的条目。这 7 个维度包括医患交流、护患交流、员工的响应性、医院环境、疼痛控制、药物信息与咨询、出院信息。

HCAHPS 是 CMS 和 AHRQ 于 2002 年实施的第一个标准化和国际化的患者体验调查。HCAHPS 作为美国主流的患者体验测评方法之一，是用来调查住院患者在住院期间对所接受的医疗服务满意程度的标准化工具，调查内容主要包括护患沟通、医患沟通、患者需求回应、疼痛管理、用药沟通、出院说明、医院环境和医院整体评价 8 个维度。与其他量表相比，该量表的优点是计入了员工因素影响，可比较分析医院间的患者体验。

CG-CAHPS 是用来测量非卧床患者的医疗服务体验，该问卷中的看诊部分调查的是患者在门诊就医时的体验。该工具的目的是给患者、消费者和供应商提供一个客观评价医生和医疗操作质量的途径。该体系共有 3 个维度，加上医生总体评价以及是否推荐该医生，共计 15 个条目。3 个维度包括服务可及性、医患沟通和医务工作者态度。服务可及性采用 4 级评分，医患沟通、医务工作者态度以及是否推荐该医生采用 3 级评分，对医生总体评价用 10 分制评价。

患者体验是英国国家医疗服务体系（National Health Service，NHS）评价医疗质量的 3 个维度之一。1999 年，英国卫生部引入了全国性绩效评估框架，据此展开对国民医疗服务组织的绩效评级。全国性绩效评估框架由大约 60 项高水平绩效指标组成，分为 6 个绩效维度，其中就包括患者或看护者的体验。NHS 很早就开始关注，并且越来越重视患者体验。NHS 使用的患者体验调查工具，也由皮克尔研究所研发。2000 年皮克尔研究所欧洲中心成立。2002 年该机构研发出患者体验量表（Picker Patient Experience Questionnaire，PPE-15）[42]，问卷基于英国、德国、瑞典、瑞士和美国 5 个国家的住院患者开发，共包括 15 个条目，涉及信息与教育、服务协调性、身体舒适、情感支持、尊重、家庭或朋友参与、服务连续性 7 个维度，提出了患者体验与满意度量表的基本框架。同年，在英国卫生质量委员会（Care Quality Commission，CQC）的支持下，该问卷在英国全国范围内开始使用。NHS 的患者体验调查根据调查对象不同，进一步可分为门诊患者、急诊患者、住院患者、产妇、精神健康服务、基层医疗服务和救护车服务调查等。

20 世纪 90 年代后期，澳大利亚维多利亚州借鉴“以患者为中心”理念的部分成果，开发了维多利亚州患者满意监测工具（Victorian Patient Satisfaction Monitor，VPSM）[43]涵盖了 6 个维度，包括医院服务的可及性、尊重和尊严、住院时情况、信息和教育、参与决策、出院和随访。该工具从 2000 年 7 月开始，在澳大利亚维多利亚州所有公立医院投入使用。其他国家，如挪威、瑞典等欧洲国家都建立了以患者自我报告结果为主的医院绩效测量体系。瑞士国家质量促进协调和信息办公室推荐全国 300 家医院每年实施一次 PPE-15 调查。法国使用的住院患者体验调查问卷（French Inpatient Experience Questionnaire，FIPEQ）涵盖了医疗信息、护理质量、住院环境、出院管理、协调性、医生工作质量、在医院就诊是否便利 7 个维度[44]。目前，国际上已就患者体验是医院医疗服务质量绩效评价的重要指标达成共识，很多国家已将其应用于医疗付费、医院管理和医疗服务质量改进。

（二）医疗质量患者体验管理国内研究趋势

国际上患者体验的概念已深入渗透至医疗机构、学术组织乃至国家政策的层面，IOM 在其发布的《跨越质量鸿沟：面向 21 世纪的新卫生体系》报告中将患者体验与临床有效性、患者安全并列为医疗服务质量的三大基石[45]。2010 年，英国政府签署的白皮书《平等与卓越：解放 NHS》*Equity and Excellence*：*Liberating the NHS* 中提出应将患者置于一切卫生决策的首要考虑位置，率先将改善患者体验上升为国家卫生发展战略[46]。近年来，我国医院对“以患者为中心”理念有了进一步的认识，国内的学者也进行了一些有关患者体验测量工具的研究，将患者满意度测评作为一种常用工具来考察医疗服务质量以及患者对医疗服务提供者的忠诚度，并据此制定医疗服务质量改进措施和服务发展策略。夏萍等设计了出院患者针对护理工作的满意度调查问卷[47]。陈晓凤将门诊患者满意度评价体系分为三个层次，即细分为 6 个一级指标、13 个二级指标和 32 个三级指标，并且运用层次分析法（analytical hierarchy process，AHP）构建了医院门诊患者满意度指标体系[48]。谭兰兰等借鉴以往的住院患者满意度模型，构建了包括 1 个一级指标、5 个二级指标和 29 个三级指标的三甲医院住院患者满意度指标体系[49]。既往研究发现，国家卫生服务调查已常规设立了门诊和住院机构满意度的调查项，但数量和调查内容有限，调查对象以社区居民为主。北京大学医院管理研究中心与澳大利亚 Monash 大学专家共同合作开发的北京大学医学部住院患者体验和满意监测（PKU-VPSM）工具，该工具以维多利亚州患者满意度监测（VPSM）工具为基础，由可及入院、一般患者信息、治疗信息、投诉管理、物理环境、出院随访 6 个维度 58 项指标构成，并且曾经应用于北京的 3 家三级医院，广西的 40 家三级医院和 8 家二级医院，浙江省肿瘤医院的患者体验调查。2011 年北京大学医学部又开发出了中国医院住院患者体验和满意监测量表，即 CHPESM（Chinese Hospital Patient Experience and Satisfaction Monitor）量表。CHPESM 量表包括可及入院、一般住院服务、治疗服务、意见管理、环境与后勤以及出院指导 6 个维度 28 个核心条目。然而，这两个量表虽然名称上都有患者体验四个字，但是实际上都是使用 Likert 5 级评分法，属于患者满意度调查。2013 年，常煜博等开发适用于住院患者的体验量表（Inpatient Experience Questionnaire，IPEQ），包括 7 个维度 29 个核心体验条目和 3 个满意条目，这 7 个维度是可及便利体验、服务态度体验、情感支持体验、环境后勤体验、技术质量体验、疾病交流体验及感知价值体验，该量表条目基本套用 Picker 公司的 PPE-15，并且仍然使用 Likert 5 级评分法。2013 年，田常俊基于顾客体验理论、全面质量管理理论、SERVQUAL 理论编制的基于患者体验的医疗服务质量评价量表（简称 PEES-50），是基于我国人群开发的患者体验测量工具。但是该量表主要调查的是反映医疗服务质量的有形性、可靠性、反应性、保证性、关怀性、连续性等 6 个维度的指标。

目前国内使用较为普遍的患者体验评价工具为国家医患体验研究基地的患者就医体验评价指标体系。该体系在参考国内外患者体验测评工具及相关理论的基础之上，并结合中国国情和中国医院患者就医过程的实际情况，采用定量和定性相结合的研究方法，构建出应用于门诊及住院患者的、用于评价患者就医体验的指标体系，并对体系进行信度、效度的量表性能评价。但该体系是对患者在院就诊的全过程体验进行评价，也是对医疗机构所提供的服务的全方位、全过程的体验，包括医疗机构的文化理念、组织管理、学科建设、人才队伍、技术能力、诊疗结果、财务状况、服务水平、设施设备和后勤保障，目前尚无一套符合我国国情的、科学的、普适的医疗质量患者体验的评价体系。尤其是与国外建立的统一、规范、科学、有效的医疗质量评价体系相比，我国医疗质量患者体验的研究与应用尚存在以下不足。

（1）缺乏标准化的调查指标和量表。调查目的各异、指标选择随意、评价指标同质性较差、条目设计千秋、权重赋值不一等，使调查结果存在较大差异；各研究的主题虽多基于患者体验，但评价指标多由文献分析、头脑风暴或专家咨询构建，量表设计仍多以“医方”视角出发，未以患者视角为出发点对患者就医体验直接提取，因此评价结果无法代表患者真正感知、认可、需求的医疗质量，既无法建立全国或区域性测评结果基准、实现测评数据共享和作为质量交流、比较的信息；更无法成为卫生主管部门考评医院的客观依据。

（2）缺乏规范化的调查路径和方法。未对调查范围、对象、方式、程序等进行规范，缺乏详细明确的调查操作手册，使调查结果的一致性、可追溯性受到质疑，指导医疗质量改进的适应性和作用发挥欠佳，也导致国家基金、国际合作等课题项目存在数据难核实、难溯源等问题。

（3）缺乏调查过程的全面医疗质量控制：调查员的筛选、调查问卷发放，数据采集、整理与分析等环节缺乏有效的质量控制技术与手段，严重影响调查结果的准确性、可靠性，难以真实反映医疗服务的质量状况。

（4）缺乏调查结果的分析表述要求。缺乏数据分析指南、结果表述要求，使满意程度及其结果归因、差距不足等缺乏深度解释，调查结果也多以经验性和描述性表述为主，严重影响了医疗质量患者就医体验调查工作的深入开展和科学研究。

围绕以上问题，国家卫健委医患体验研究基地在患者就医体验评价体系的基础上，通过大量患者就医体验数据的论证和研究，建立一套国内统一的医疗质量患者体验评价体系，旨在解决以下问题：医疗质量患者体验评价知识体系及方法缺乏有效、统一的理论和技术支撑；评价过程不科学，缺乏有效的误差屏蔽途径和信息安全防护手段；评价结果不规范，缺乏统一的数据规范，数据共享、扩大利用的支撑标准；评价工具缺失，缺乏数据深度挖掘和分析工具；数据应用不足，无法从原始数据中提取到数据信息，无法有效支撑决策等。因此，为了契合全民健康覆盖以及以患者为中心的大背景，契合卫生事业可持续发展的需求，契合国际发展趋势与研究热点，国内亟待形成一套有效、真实、可推广的统一的医疗质量患者体验评价体系，帮助医疗机构实现医院医疗质量提升、科室间绩效完善、医患关系改善等，对医疗质量产生根本上的推进意义。

（三）医疗质量患者体验管理实践案例

有专家指出：患者体验包含非常丰富的内容，它涉及患者自己的理性和情感，通过把这两者之间打通，对外界会产生强大的播散力，实际上是一种社会的感知，具备着非常强大的社会意义，无论是研究传统诊疗技术或是研究基因组学等新技术，归根结底其都具备社会属性，必须要回归医学本源，而医学的本源是为患者治病，这个过程就一定有体验，患者的体验存在或记忆于其生命周期，包括其观察到和感受到的一系列的心理和表面上的内容。包括主观体验（如自身的经历）、客观体验（医疗机构的环境、文化体验）、行为关注（医务人员的行为）、间接关联性关注（如从患者之友或医务人员、医院工作人员的关注）等，这些都可以构成患者的体验，包括推出的任何一个高精尖的技术，医疗机构没有任何一个新技术的引进不是以患者体验和需求为根本出发点的，关注患者体验已是国际顶级医院的准则。

1. 梅奥围绕"患者需求"理念建立了独特的医疗模式，驱动梅奥的创新与变革

被誉为医院管理之父的梅奥医疗国际（Mayo Clinic），秉承的三个核心思想，第一是患者至上，第二是团队医学，第三是无边界合作。梅奥兄弟在成立之初就提出这个概念，排在第一位的理念便是紧紧围绕"患者"。梅奥医疗国际在医院环境、医生诊断和产品的每一个接触点上，让患者都充分体验和认知梅奥医疗国际的品牌价值。梅奥医疗国际设立了一个新的实验室，取名为"SPARC"。这个名字来源于五个英文单词的首个字母缩写：See（观察）、Plan（计划）、Act（行动）、Refine（提炼）和 Communicate（沟通）。作为"设计者"的医生，必须明确地了解患者的真正需求是什么，才能更好地服务和帮助患者。为了找到这些需求，梅奥强调医生要与患者进行沟通，聆听患者的需求，和患者共同探讨临床检查。为了让其他患者体验和感知整个服务过程，梅奥将这个实验室"透明化"了——患者透过玻璃墙，可以看到 SPARC 内部的办公室和前台的工作人员，能看到研究员在观看研究项目短片，还能看到里面的休闲室和会议室，从而改变了传统医疗服务方式和医疗过程，将患者融入整个服务过程中，从感觉上与医生拉近了距离[50]。

2. 患者体验优先是克利夫兰的首要战略

克利夫兰医学中心被誉为现代医学管理摇篮，学者们把它的核心思想提炼出来依然是患者体验。克利夫兰医学中心专门成立了患者体验中心，开展基因组学、干细胞等精准技术研究和应用，提高医疗质量和患者获取医疗服务的机会以及对创新、研究和教育的持续投资，改善医疗安全，注重诊疗行为和服务过程当中的患者体验，也关注出院以后的一些监测性项目和健康管理的患者体验，整个对患者构成了全方位的服务体验。

3. 印度 NH 医院集团的核心理念——"患者的利益得到最大的保障"

身处 IT 时代，新思维新模式发展异常迅猛，被誉为最具互联网思维的印度连锁医院运营商 Narayana Health（以下简称 NH）集团，始终秉承"只有患者的利益得到最大的保障，医院、员工的利益才能得到保障和发展"的核心理念，用 15 年时间，成立了 31 家医疗中心，先后有 76 个国家的患者到该院就诊，甚至包括一些国家的总统。

集团的首席执行官（CEO）拉古凡什博士（Dr Raghuvanshi）说："我们医院所做的心脏外科手术比世界上任何一家医院都要多，而且我们的成功率能够达到 98%。这一水平可以与梅奥医院和克利夫兰医院（Cleveland Clinic）等美国最好的医院相媲美。我们的经营模式并不是建立在一味地降低成本并使用廉价设备的基础上，而是通过一整套方法向患者提供最优质的医疗服务。"而且所有这些世界级的医疗服务还是以最低价格提供给患者，其中 50% 的患者属于社会的经济弱势群体。在 NH 医院里，没有患者会因为无力支付医疗费而被拒之门外。有学者对 NH 商业模式进行了深入研究，

发现 NH 集团获得成功的四个关键驱动因素。①仁爱之心："为人类服务就是为上帝服务"（Service to fellow humans is service to God），这在印度是一种众所周知的崇高精神。NH 的创始人德维·谢蒂博士（Dr Devi Shetty）是在碰巧收治了特蕾莎修女（Mother Teresa）之后受到了启发，开始致力于为经济弱势群体提供可负担得起的医疗保健服务。NH 员工们都有很大的仁爱之心并且道德水准都很高，因为员工们知道，他们正在为社会做有益的工作，而且 NH 自身也吸引着那种员工。从前台工作人员一直到护士、医生以及后台工作人员，所有员工都一致地向患者给予同情和关爱。经科学证明，在一个富有同情心并且受到关爱的环境中，患者往往恢复得更快，而这一点可以由 NH 的患者康复较快而得到印证。此外，员工们还渴望尝试不同的运作模式，以便让医疗保健服务更加减轻患者负担。②数量：NH 所做的心脏手术数量居全印度之首。有了这样大的量，它就可以通过与部分供应商和合作伙伴密切合作，创造一系列运营模式，以此压低运营成本。更重要的是，NH 的医生所做手术往往比世界上其他任何地方的医生都要多得多，由此可以形成一个良性循环，医生手术做得越多，手术做得越好，这就转化为极高的手术成功率。③差别化收费：NH 按照患者的支付能力进行收费。来自经济弱势群体的患者可能支付极低的费用，但能够负担得起的患者则被收取全额费用。这并不意味着，医疗护理的质量会因此而有所不同。每个患者都由相同的医生和护士在相同的设施里进行治疗。只是在手术后的恢复阶段，护理服务才开始有差别。那些支付能力较差或者根本没有支付能力的患者，将与其他患者一起住在集体病房里。那些有支付能力的患者有几种选择，从有空调的私人病房到豪华病房再到高级套房不一而同。④合作伙伴：NH 信奉一种轻资产模式，在这种模式中他们尽可能地压低资本开支。

4. 患者体验是推动医疗质量管理革新的新趋势

现在国内也诞生了互联网医院，但是这些互联网医院能不能回归为患者服务的本源尚有待观察。围绕精准医疗，都应该关注患者、健康群体以及亚健康群体的获益性，思考医疗机构能给患者带来什么样的体验，才是精准医疗和大数据的根本。针对这个问题，国家卫健委医患体验研究基地的研究团队通过对 24000 例患者的现场调研，结果发现患者眼中好的医疗机构，是要求在最安全的情况下、用最好的技术，改善和治愈最难治愈的疾病，以及提供最完善的照护和最好的服务体验。但是站在医院的角度，就需要有大量的大数据分析形成精准行为，为医院提供决策依据，而付诸患者身上，包括革命性的技术、非常贴近实际的实用型技术以及管理流程的改造。

站在患者的角度就是以人为本，革命性的技术也应该秉承这个思想，要想把一个患者的病治好，不光是治疗手段的先进，药物的先进，还要包括诊断、治疗、康健以及出院后的全生命周期的关注。

贴近实际的实用性技术则在国内有非常广泛的实践。例如骨折患者需要固定石膏，但石膏捆绑在身上，时间长了会痒会非常不舒服，就有学者研制出"超声波痒痒挠"，原理很简单，但非常实用。又如有学者发明了一个简单的尿袋小挂钩，既可以升降又可以防脱落，后来又给这个挂钩赋予数字化，可测量尿袋的液体量，结果同步上传给医生。这就是最简单的实用性革命，既解决了治疗问题，又提升了患者体验。

管理流程的改造包括医院服务流程和出院后康复服务流程，例如现在的互联网医院，患者可以实现线上挂号、线上看诊、线上开药邮寄到家等，在一定程度上减轻了患者各类等候时间，使患者

就医更加便捷。

由此可见，以患者为中心已成为国内外医疗卫生管理的重要内容，围绕患者体验开展医疗质量革新是医院发展的新趋势。

三、医疗质量患者体验管理相关政策概述

医疗卫生保健涉及人民群众的切身利益，是重大民生问题。党的二十大报告指出：高质量发展是全面建设社会主义现代化国家的首要任务。贯彻新发展理念，着力推进高质量发展。坚持以人民为中心的发展思想，深入贯彻以人民为中心的发展思想，在幼有所育、学有所教、劳有所得、病有所医、老有所养、住有所居、弱有所扶上持续用力，人民生活全方位改善。人民群众获得感、幸福感、安全感更加充实、更有保障、更可持续，共同富裕取得新成效。

1. 医院质量管理政策的萌芽

为了提高医院管理水平，加强医疗质量管理，借鉴国际医院评审经验，1963 年《军队医院管理》[51]出版，象征着我国对医院管理评价指标有了较系统的论述。1989 年 11 月 29 日，卫生部颁布了《医院分级管理办法》（The measures for the administration of the hospital grade）[52]，围绕医院组织结构和功能，关注硬件设施、规章制度和管理水平，将医院划分为一、二、三级，并未考虑患者层次的评价指标。1995 年 7 月 21 日卫生部下发《医疗机构评审办法》卫医发 1995 第 30 号[53]，设置了三级综合医院评价指标体系，包括一级指标 6 项，二级指标 34 项，三级指标 193 项。2008 年卫生部在《医院管理评价指南（2008 版）》中提出，医院绩效评价的内容包括三个方面，分别是：社会效益、工作效率和经济运行状况，仍然没有提及患者体验的内容。

2. “以患者为中心”正式成为医药卫生体制改革的重要内容

2009 年 3 月，中共中央、国务院公布了《关于深化医药卫生体制改革的意见》[54]，启动了我国新一轮医药卫生体制改革，在新医改方案明确地提出了公立医院要坚持维护公益性和社会效益原则，以患者为中心，不得以营利为目的。2011 年 1 月，卫生部发布了《三级综合医院医疗质量管理与控制指标（2011 年版）》[55]，通过建立医疗质量管理与控制体系，促进医疗质量管理与控制工作的规范化、专业化、标准化、精细化，改善医疗服务，提高医疗质量，保障医疗安全。《三级综合医院医疗质量管理与控制指标（2011 年版）》是从医院管理的角度加强医疗质量的管理，随着医疗行业对“以患者为中心”的真谛有了进一步的认识，在 2011 年 4 月，卫生部组织制定了《三级综合医院评审标准（2011 年版）》[56]，同年 11 月卫生部发布了《医院评审暂行办法》[57]，将患者满意度纳入社会评价部分作为等级医院四个评价维度之一，评价的测量核心是患者在医疗服务流程中的体验及感知，一方面可以充分体现“以患者为中心”的医院服务价值观，另一方面也能帮助医院发现服务质量问题，促进医院持续改进。

2014 年，国家卫计委首次开展 44 家委属委管医院的绩效评价，综合满意度成为 6 个评价指标之一。国务院办公厅在 2015 年印发《关于城市公立医院综合改革试点的指导意见》[58]提出，要进一步扩大城市公立医院综合改革试点，改革的目标之一为群众满意度明显提升。2015 年 12 月，国家卫

计委等 4 部委又联合下发《关于加强公立医疗卫生机构绩效评价的指导意见》[59]，细化我国公立医院绩效评价方案，该方案由 4 个一级指标，分别下设二级指标和三级参考指标，其中的三级指标即包括服务对象满意度：①门诊患者满意度；②在院患者满意度；③出院患者满意度。该指标按同类医院得分排名，具体按省（区、市）规定的相关要求。2016 年 10 月 25 日，中共中央、国务院发布了《“健康中国”2030 规划纲要》[60]明确提出要努力改善患者就医体验，提供优质高效的医疗服务，增强患者就医获得感，加强医疗服务人文关怀，和谐医患关系。2017 年 10 月 18 日至 10 月 24 日，中共十九大在北京召开，报告中提出了“要完善国民健康政策，为人民群众提供全方位全周期健康服务”，习近平总书记强调“提高保障和改善民生水平，加强和创新社会治理”。截至 2017 年 9 月底，全国所有公立医院已全部开展综合改革，逐步建立起维护公益性、调动积极性的公立医院运行新机制，缓解群众看病贵、看病难。

3. 患者就医体验是医疗服务改善行动的评判标准之一

为全面贯彻落实党的十九大精神，按照党中央、国务院提出的“稳步推进进一步改善医疗服务行动计划”的要求，原国家卫生计生委制定了《〈进一步改善医疗服务行动计划〉实施方案（2015—2017 年）》[61]，要求医疗机构以问题为导向，以人民群众满意度为评判标准，以改善人民群众看病就医感受为目标，不断提升医疗服务水平，使人民群众看病就医感受明显改善。“进一步改善医疗服务行动”在 2017 年底取得显著成效，医疗服务得到有效改善，2018 年 1 月初，原国家卫生计生委、国家中医药管理局总结推广 2015—2017 年改善医疗服务的有效措施，制定了《进一步改善医疗服务行动计划（2018—2020 年）》[62]，提出用满意度评价动态调查患者就医体验和医务人员执业感受。通过满意度测评，不断调整和完善改善医疗服务行动计划实施方案。坚持“以患者为中心”，以创新举措切实增强人民群众获得感。

4. 患者就医体验纳入各级公立医院绩效考核工作

2019 年 1 月国务院发布的《关于加强三级公立医院绩效考核工作的意见》[63]明确指出三级公立医院绩效考核指标体系由医疗质量、运营效率、持续发展和满意度评价四个维度。三级公立医院绩效考核将满意度评价纳入考核指标体系，作为考核的四个维度之一，通过满意度评价衡量患者获得感，强化绩效考核的结果运用，作为财政拨款、人事任命等的重要参考依据。同年 3 月，为落实“进一步改善医疗服务行动计划（2018—2020）”相关要求，国家卫生健康委颁布《国家卫生健康委办公厅关于印发医院智慧服务分级评估标准体系（试行）的通知》[64]，指出建立医院智慧服务分级评估标准体系，围绕对医院应用信息化为患者提供智慧服务的功能和患者感受到的效果两个方面进行医疗机构智慧服务建设评估，将患者反馈纳入 17 个评估项目中并要求定期反馈。在三级公立医院绩效考核工作取得一定效果后，2019 年 11 月，国家卫生健康委发布《关于加强二级公立医院绩效考核工作的通知》[65]，用与三级公立医院绩效考核一致的四个维度开展二级公立医院绩效考核工作，要求以绩效考核为抓手，引导二级公立医院落实功能定位，持续提升医疗服务能力和科学管理水平，促进公立医院综合改革政策落地见效。2020 年 8 月，国家卫生健康委基层卫生健康司发布《关于加强基层医疗卫生机构绩效考核的指导意见（试行）》[66]，明确指出基层医疗服务机构绩效考核指标体系由服务提供、综合管理、可持续发展和满意度评价四个维度构成，鼓励有条件的地区委托专业

机构、行业组织等第三方机构组织实施患者满意度评价。2020 年国家卫生健康委发布《国家三级公立医院绩效考核操作手册》[67-69]，将患者就医评价作为考核的四个维度之一，要求医院将患者满意度作为促进健康发展的有效抓手，建立调查的长效机制。2020 年年底，国家卫生健康委颁布《三级医院评审标准（2020 年版）》[70]，将患者就医体验监测作为医疗质量管理体系的重要组成部分，要求医院定期开展患者和员工满意度监测。

5. 患者体验成为公立医院高质量发展的重要能力之一

目前，以改善人民群众看病就医感受为出发点，通过改善患者就医体验来不断改进医疗服务流程，创新方便人民群众看病就医的措施，对于促进医药卫生体制改革，落实群众路线教育，让人民群众切实感受到医改成效，提高社会满意度，和谐医患关系等具有重要意义。随着医药卫生体制改革的不断深化，各级医院对第三方患者满意度评价日益重视。2021 年 9 月，国家卫生健康委和国家中医药管理局印发了《公立医院高质量发展促进行动（2021—2025 年）》[71]，再次强调提升患者体验的迫切性与必要性，并将其作为“十四五”期间公立医院高质量发展四大重点能力提升行动之一。2022 年 2 月，国家卫生健康委体制改革司颁布《国务院医改领导小组秘书处关于抓好推动公立医院高质量发展意见落实的通知》，指标要求逐步提高公立医院患者满意度和医务人员患者满意度调查得分，建立公立医院高质量发展新文化，在精细管理、优质服务、临床创新、数字赋能和治理升级中提升公立医院高质量发展。2022 年 6 月，国家卫生健康委办公厅颁布《医疗机构门诊质量管理暂行规定》[72]，要求医疗机构建立满意度调查、分析、反馈、改进机制，定期开展门诊患者满意度调查，改善患者就医体验。

总体来说，我国的医院绩效评价处于一个较为初级的阶段，并且还在使用一个较为粗糙计算的患者满意度来反映医疗服务质量，如果逐步将患者体验引入评估医院医疗服务质量，将会不断提高医疗服务水平，更好地解决人民群众看病就医急、看病就医难、看病就医愁、看病就医盼的问题。

第二章

医疗质量患者体验大数据应用构建方法

一、医疗质量患者体验大数据人工智能的应用和趋势

医疗质量是医疗预防机构的工作质量，也是衡量医务人员诊疗水平的标准。一般从医务人员的技术水平、医疗效果和工作质量等方面来衡量。从广义角度来看，医疗质量不仅涵盖诊疗质量的内容，还强调患者就医体验、医疗工作效率、医疗技术经济效果以及医疗的连续性和系统性。医疗质量的核心是：安全、有效和以患者为中心的服务，应让患者的体验成为衡量体系的重要部分。

患者体验已成为医疗行业衡量医疗质量的重要内容，国家卫生健康委已将患者满意度评价、改善就医体验纳入公立医院绩效考核和医院等级评审的评价指标之中，通过提升医疗服务质量持续改善患者就医体验。作为医疗质量的一个重要组成部分，患者体验包含了患者接受医疗服务时多方面感知感受，例如诊疗服务时长、候诊秩序、检诊耐心程度、病情及治疗方案告知、药物用法告知、诊疗性价比等方面。那么如何通过患者体验数据科学反映医院医疗质量现状，找到一条适合我国国情规范统一的患者体验评价理论体系、方法和技术支撑研究仍在探索之中。尤其是如何运用大数据人工智能相关技术将宝贵的患者体验原始数据通过科学治理优化，有效应用到医疗质量改进提升工作中还缺乏实践探索，更未形成行业标准和规范。所以，构建系统性的患者体验评价体系，建立科学规范的患者体验评价指南，通过大数据人工智能相关技术，实现患者体验数据在医疗质量管理中的创新应用，便成为当前患者体验评价工作亟待解决的重点问题。

（一）医疗大数据定义

随着健康医疗信息化的广泛应用，在医疗服务、健康保健和卫生管理过程中产生了海量数据集。医疗大数据平台以医疗卫生行业的整体数据架构（数据模型、数据构成、数据关系）设定基础和标准，以相应的医疗卫生业务数据为入口，通过大数据技术，形成针对医疗诊治过程中各个机构、角色和业务活动的智能化应用，提供及时、可预见、可互动、可洞察的体验，从而达到实现智慧医疗的目标。

在医疗卫生领域，各种信息系统在医疗机构的广泛应用以及医疗设备和仪器的数字化，使医院数据库信息容量不断膨胀，这些医疗信息资源对于疾病的管理、控制和医疗研究都是非常有价值的。

作为传统行业，医疗卫生行业的 IT 建设具有一定的复杂性与特殊性。在任何一个初具规模的医院，每天接待上万的患者前来就诊，患者的基本信息、影像信息与其他特殊诊疗信息汇集在一起是一个庞大的数据。

除了数据规模巨大之外，医疗行业的数据类型和结构极其复杂，如 PACS 影像、B 超、病理分析等业务产生的非结构化数据，这些数据存储复杂，并且对传统的处理方法和技术带来巨大挑战。医疗数据是医生对患者诊疗和治疗过程中产生的数据，包括患者基本数据、入出转数据、电子病历、诊疗数据、医学影像数据、医学管理、经济数据等，以患者为中心，成为医疗信息的主要来源。

医疗大数据的来源主要有以下 4 个方面：

制药企业、生命科学，药物研发所产生的数据非常密集，即使中小型的企业也在百亿字节以上。

临床医疗、实验室数据，临床和实验室数据整合在一起，使得医疗机构面临的数据增长非常快，一张普通 CT 图像含有大约 150 MB 的数据，一个标准的病理图则接近 5GB。如果将这些数据量乘以人口数量和平均寿命，仅一个社区医院累积的数据量就可达数万亿字节甚至数千万亿字节（PB）之多。

费用报销和医疗保险数据，患者就医过程中产生的费用信息、报销信息、新农合基金使用数据等。

健康管理数据，社交网络随着移动设备和移动互联网的飞速发展，便携化的生理设备正在普及，如果个体健康信息都能连入互联网，那么由此产生的数据量将不可估量。

由此，医疗数据可以主要归纳为以下几种类型：医院信息系统（HIS）数据、检验信息系统（LIS）数据、医学影像存档和传输系统（PACS）数据和电子病历（EMR）数据。其中：HIS 是医院的核心系统，是对医院及其所属各部门的人流、物流、财流进行综合管理的系统，围绕着医疗活动的各个阶段产生相关数据，包括各门诊数据及病房数据两大主流数据流。

LIS 是 HIS 的一个重要组成部分，其主要功能是将实验仪器传出的检验数据经分析后，生成检验报告，通过网络存储在数据库中，使医生能够方便、及时地看到患者的检验结果。

PACS 数据主要是将数字化医院影像科室日常磁共振、CT、超声、各种 X 线机、各种红外仪等设备产生的图像存储起来。EMR 不同于以医疗机构为中心的门诊或住院病历，是真正以患者为中心的诊断和其他检验数据的“数据池”，它将患者诊断过程中生成的影像和信号，如 X 线检查、CT 扫描等纳入电子病历中，并以统一的形式组织起来。

随着医疗卫生信息化建设进程的不断加快，医疗数据的类型和规模正以前所未有的速度快速增长，以至于无法利用目前主流软件工具，在合理的时间内达到取、管理并整合成为能够帮助医院进行更积极目的经营决策的有用信息。规模巨大的临床实验数据、疾病诊断数据以及居民行为健康数据等汇聚在一起形成了医疗大数据，并呈现出大数据的特性。

医疗大数据不仅与每个人的个人生活息息相关，对这些数据的有效利用更关系到国家乃至全球的疾病防控、新药品研发和顽疾攻克的能力。综上所述，医疗行业的数据已经呈现出大数据的主要特征，而医疗质量患者体验大数据是医疗大数据的重要组成部分。与其他行业的大数据相比，医疗大数据具有数据增长速度快、保存周期长、粒度差异大、数据异构性强、带时空标记、特征维度高、隐私保护要求高等特点。大数据时代，数据来源于外部，如果获取的是不真实的数据，无法得出有价值的结果，更多情况下可能是误导。所以，一定要认识到，数据并不是越多越好，数据质量非常重要，把握数据的含义也非常重要。

（二）医疗质量患者体验大数据治理的必要性

随着移动互联网、物联网、云计算、大数据、人工智能等新兴技术为基础的新一代信息技术快速发展，人类产生的数据量呈指数级增长。数据资产中蕴含着巨大的价值，已成为众多行业的宝贵资产，各行各业都在积极探索大数据应用场景和商业模式并搭建平台对数据加以分析与利用。2018 年 6 月，经国家卫生健康委医政医管局批复同意，由北京大学人民医院承担第三方医患体验测评项目，开展全国患者就医体验调查。国家医患体验研究基地同步推进医患体验大数据智能云平台的建设工作，截至目前累计测评 1837 余万人次，平台数据总量达 5.5 亿条，初步完成了全国范围内的患者体验数据采集汇总工作。

数据治理是对数据资产管理行使权力和控制的活动集合，数据治理的最终目标是提升数据的价值，数据治理是实现数据应用的基础，由整套管理体系组成，包括组织、制度、流程、工具等。数据价值密度与数据总量成反比，面对海量的患者体验数据，如何有效治理和应用数据，使其发挥更大价值是需要深入研究的重要问题。

大数据具有数据量大、种类多样、单数据价值密度低等特点。单个的患者体验数据可能存在定义缺失、标准迥异、反馈不及时等问题，难以反映有价值的管理信息，但看似没有任何价值的单个患者体验数据集合在一起时，就会发现新的价值，这是患者体验大数据价值体现的重要途径之一。

患者体验大数据治理是数据创新应用的基础和前提，因此必须在应用前对其开展治理。在患者体验大数据治理体系的建设上首先要遵循数据治理相关标准，构建科学的数据治理架构，运用管理方法和信息技术对患者体验数据开展评估、指导和监管，最终实现患者体验大数据治理的日的，即患者体验大数据创新应用，通过患者体验大数据为医院提供精准的改进意见和有效的管理方法。

患者体验数据涉及患者和医院的众多隐私，如何在实现患者体验大数据创新应用体现数据价值的同时有效保护患者和医院的隐私，这就要求开展患者体验数据治理时在公益性原则的指导上强化数据隐私保护问题。

（三）患者体验大数据人工智能应用现状分析

国家医患体验研究基地从成立之初就立足于探索运用大数据建立现代医院管理和公立医院绩效考核的新思路、新方法，通过患者体验大数据进一步提升医院管理水平和医疗服务质量，增进和谐医患关系。国家医患体验研究基地以患者体验大数据平台建设为抓手，联合国内多家知名院校、医院和研究机构开展全国患者的就医体验调查，已初步完成了全国范围内的患者体验数据的采集汇总工作。面对庞大繁杂的患者体验数据，如何推进大数据人工智能等新兴技术在医疗质量患者体验数据中的应用，成为亟须解决的难题。医疗质量患者体验数据具备大数据的四大特性。

（1）大量。医患体验大数据智能云平台数据总量已达 5.5 亿条，涉及全国范围内 1200 余家医院、1837 余万人次，已积累了大量患者体验基础数据。同时，政府年鉴数据、药械评价数据、医保商保数据、舆情监测数据等均可提取分析要素和维度作为患者体验数据分析的有效补充，上述数据的体量更加巨大。

（2）多样。医疗质量患者体验数据来源的广泛性决定了数据形式的多样性。第一类是结构化数据，例如患者体验住院、门诊问卷数据、临床信息系统数据、管理信息系统数据、办公自动化数据等，其特点是数据相对规范，因果关系强；第二类是半结构化数据，例如HTML文件、邮件、网页、图表、坐标、JSON、XML等数据，其特点是数据间的因果关系弱；第三类是非结构化数据，例如图片、音频、视频等，其特点是数据间很难查找因果关系。目前采集后得到有效分析利用的患者体验数据主要是结构化数据，虽然采集的半结构化数据和非结构化数据更加庞大，但分析利用困难，而这些半结构化和非结构化数据往往能提供更大的价值。

（3）高速。与传统的书籍、信件、报纸等纸质数据载体的生产传播方式不同，在大数据时代，医疗质量患者体验数据的生产、交换和传播主要借助云计算和互联网的方式开展，速度非常迅速。因此对医疗质量患者体验数据的响应、处理速度，特别是数据治理速度提出更高要求。数据治理速度必须能跟上或超过数据生产的速度，否则就会形成数据积压，从而导致数据拥堵，影响数据的有效应用。

（4）价值。医疗质量患者体验数据有效应用的核心是价值，但价值密度的高低和数据总量的大小是成反比的。结构化的患者体验数据密度高，但采集难度大，数据总量较小。半结构化和非结构化的患者体验数据密度小，但采集难度小，数据总量庞大，占到医疗质量患者体验数据总量的90%以上。如何通过高速、有效的方法完成半结构化和非结构化医疗质量患者体验数据治理，更迅速地在海量数据中完成数据价值提取是需要重点研究的问题。

（四）医疗质量患者体验数据的治理应用方案

医疗质量患者体验数据是在“以患者为中心”的核心思想指导下，遵循数据治理国际标准，运用管理方法和信息技术对海量医疗质量患者体验数据的管理利用进行评估、指导和监管的一套完整的体系架构。医疗质量患者体验数据的治理应用是一项包含流程、方法、技术和实践的系统工程，涉及组织架构、治理策略、治理流程等方面。

1. 组织架构的设置

国家医患体验研究基地负责患者体验评价理论体系、方法和技术支撑研究工作，根据患者体验大数据分析应用需求，国家医患体验研究基地成立数据技术中心，中心职责之一就是负责全国范围内的患者体验大数据治理工作。中心成立数据治理办公室，主要负责医疗质量患者体验数据相关政策、标准、要求和指南的制定和后续推进落地；开展医疗质量患者体验数据定义和数据质量管理工作；推动医疗质量患者体验数据治理的信息化和标准化进程。具体包括：

（1）发布医疗质量患者体验数据管理标准原则，确保数据的准确性、一致性、完整性、及时性和安全性。

（2）开展医疗质量患者体验数据质量管理，实时监测并及时解决医疗质量患者体验数据治理中发现的数据质量问题。

（3）协调医疗质量患者体验数据治理进程中的数据质量管理举措，数据定义和元素明确的所有权由相关业务专家维护。

2. 治理策略的制定

医疗质量患者体验数据治理遵循“标准是保障、安全是前提、服务是目的”的数据治理目标，治理策略是帮助保护数据，并为医疗质量患者体验数据访问、使用和完整性建立标准规则，医疗质量患者体验数据治理策略需在相关标准的指引和规范下进行制定。

医疗质量患者体验数据治理策略主要包含以下几个方面：

（1）数据的可用性。患者体验大数据存在数据体量大、数据形式多样、生产速度快、价值密度低四个方面的特点，导致原始的患者体验大数据可用性较差。中国研究型医院协会于 2020 年正式发布《医疗机构患者满意度第三方评价要求》团体标准，对医疗质量患者体验数据在数据采集、统计分析、分析报告和结果应用等方面进行了规范，为医疗质量患者体验数据应用提供了基础保障。在标准指导下，通过数据治理的方法手段推进多源数据的整合，对外提供跨多个信息系统的统一视图，有效保障医疗质量患者体验数据的可用性。

（2）数据的一致性。医疗质量患者体验数据来源广泛、数据形式多样，很容易导致数据定义不规范、不完整甚至相互矛盾等问题，严重影响患者体验大数据的创新应用。为从源头上杜绝医疗质量患者体验数据一致性问题，国家医患体验研究基地牵头制定了国家卫生行业标准《患者体验调查与评价术语》，规范患者体验相关术语定义，为开展医疗质量患者体验数据一致性治理提供了规范和指南。

（3）数据的完整性。医疗质量患者体验数据集中必须包含足够多的完整数据用于支持数据分析、挖掘、查询、应用等方面的需求。数据完整性包含了数据的有效性、可靠性和准确性等方面，因此医疗质量患者体验数据完整性治理的目标是确保数据的正确无误，以及如何验证数据。国家医患体验研究基地联合清华大学、协和医学院、复旦大学、华西医院、解放军总医院和至道科技等单位制定了患者体验结构化数据采集、储存标准作业程序（SOP），采集数据需经过三轮次智能化数据质量筛查、校验和净化，才能成为最终有效数据，参与后续分析应用，确保了医疗质量患者体验数据的完整性。

（4）数据的安全性。医疗质量患者体验数据安全性要在《中华人民共和国数据安全法》的指导下，采取必要措施，确保医疗质量患者体验数据处于有效保护和合法利用状态。医疗质量患者体验数据安全性可以从组织、管理和技术三个层面来加强管理，建立一套完善的安全机制来应对数据安全问题。组织层面是通过数据安全组织领导保障和组织架构的建立，保证数据安全工作的方向和深度；管理层面是利用数据标准、数据使用协议、数据保密协议、应急响应预案等规范性措施从管理角度来约束数据的使用过程；技术层面是通过访问控制、冗余备份、脱敏加密、日志审计等技术手段来构建数据安全保护的技术保障。

（5）数据的隐私保护。截至 2021 年 12 月，国家在健康医疗数据隐私保护方面已出台了 10 部法律、1 部行政法规、6 部部委规章、6 个国家标准和 3 个指导性政策文件。而医疗质量患者体验数据是健康医疗数据的重要组成部分，医疗质量患者体验数据不仅涉及《个人信息保护法》中的个人信息和敏感个人信息，还涉及患者与医疗有关的其他数据，在处理这些数据时应当在遵循《个人信

息保护法》的同时，对医疗质量患者体验数据进行全生命周期的合规处理和隐私保护。目前，将区块链技术应用于医疗质量患者体验数据信息保护是当前研究的热点和重点发展方向。

3. 治理流程的定义

医疗质量患者体验数据治理以元数据为基础，实现了贯穿数据生产、传输、存储、迁移、使用、归档等环节的数据全生命周期管理，完成医疗质量患者体验数据从源端到数据中心，再到应用端的全过程管理。通过大数据治理，可以为应用端提供更便捷、更灵活、更准确获取患者体验大数据资产的能力。

医疗质量患者体验数据治理流程主要分为以下六个阶段。

（1）数据管理集成。梳理患者体验各数据源，包含结构化、半结构化和非结构化数据，对患者体验相关业务数据运用不同的采集策略完成数据采集、抽取工作，采集完成的数据按不同的数据类型存储到不同的数据仓库中。患者体验大数据治理的起点是以元数据为基础构建数据资产管理体系，基于元数据驱动的数据生产能保证元数据与实际系统的一致性，然后通过数据集成管理封装提供对外的数据服务。

（2）数据分析筛查。在数据标准基础上构建数据分析筛查技术规范，对医疗质量患者体验数据开展定期筛查，及时掌握数据情况。运用统计分析、数据探查、关联分析等技术完成数据的分析筛查工作，筛查后符合标准的数据分类进入相关业务数据库，不符合标准的数据及时反馈数据管理部门。

（3）数据清洗修复。数据清洗是发现并纠正数据中可识别错误的关键步骤，包括数据一致性检查、重复值过滤、缺失值补充、无效值修正等方面，数据清洗过程需定义一系列修复策略和规则来完成数据清洗修复工作。

（4）数据质量提升。对标国家、行业相关标准完成数据质量提升工作，通过函数依赖、字典规则、正则规则、值域规则、包含规则和 SQL 规则等完成数据特征的校验。通过算法自动学习数据，及时发现质量问题，运用匹配融合、标准化处理、流式智能修复、交互式修复等技术手段实现各场景下的智能数据修复处理，及时自动提升关键数据质量。

（5）数据质量控制。以数据质量控制为目标，从组织管理角度将数据生产者、使用者、管理者和拥有者关联起来，形成一套可持续有效推进的执行体系，确保能及时发现问题、报告问题、处理问题、验证问题，最后通过制度和流程保障高质量数据的持续输出。

（6）数据安全管控。患者体验大数据的多维度、大范围的创新应用是医疗质量患者体验数据价值的充分体现，但这与数据安全管控的最小化原则相矛盾。医疗质量患者体验数据安全可以从用户管理、访问控制、数据保护和安全审计四个方面加强管控。在用户管理方面建议采用集中式用户管理模式，强制设置安全密码规则；在访问控制方面加强数据的分级分类管理，强化对特权用户的管控，明确什么用户、在什么时间、在什么地点、用什么样的方式访问数据；在数据保护方面，落实数据加密存储，并结合有效的密钥保护手段，实现对数据的强访问控制，必要时开展数据安全检测评估；安全审计方面加强安全风险监测，发现数据安全缺陷、漏洞等风险时，立即采取措施补救；发生数据安全事件时，立即采取措施处置，并按规定及时向有关主管部门报告。

（五）医疗质量患者体验大数据人工智能创新应用

集团化管理模式下医疗质量患者体验大数据人工智能应用研究

1. 案例概述

北京市医院管理中心是北京市卫生健康委归口管理的事业单位。根据市政府授权，负责履行22家市属医院的举办职责。北京市医院管理中心自2012年开始开展医疗质量患者体验管理提升工作，委托社会第三方评价机构独立开展患者满意度调查，采用门诊患者现场拦访、出院患者电话调查等方式进行评价，从患者体验角度出发，动态监测医院整体医疗质量及服务效果，为提升医院管理水平提供数据参考。

2. 创新应用

本项目自2021年起运用国家医患体验研究基地搭建的医患体验大数据智能云平台开展集团化管理模式下患者体验管理应用研究。

（1）探索“互联网+”评价模式，拓展调查覆盖范围和调查内容。充分利用互联网信息服务平台，通过目标群体的线上问卷调查，做到调查面广、方便、准确和节约调查人力时间成本。

（2）聚焦共性问题，构建集团化患者体验提升工作机制。充分利用获得的患者体验大数据进行评估分析，找出影响医疗质量患者体验的共性和个性问题，通过建立内、外“双闭环”工作机制，有效改进和提升医院整体医疗质量。

（3）探索集团化管理模式下的医疗质量患者体验提升路径。充分利用集团化管理优势，系统评价和精准聚焦各医院服务的缺陷维度，建立有效的评价考核机制，发挥医疗质量患者体验评价数据在提升医院管理水平与服务能力中的重要作用，不断提升医院核心竞争力。

二、医疗质量患者体验评价数据技术体系的构建

（一）医疗质量患者体验管理数据体系构建原则

医疗质量患者体验管理数据体系是一组策略，用于管理医疗质量患者体验数据框架及其用于收集、集成、使用和管理数据资产的操作规则。数据技术体系构建的基本目的是保持医疗质量患者体验管理数据框架的干净、一致和可审核，而整个医疗质量患者体验管理数据体系构建就是围绕这些原则开展的。

医疗质量患者体验管理数据的用户都希望获得定期更新的干净、易于访问的数据。有效的数据体系架构能够标准化所有数据管理流程，以便快速将数据交付给需要的人。现有的数据架构体系设计需要改变，以便跟上不断变化的数据管理要求。

1. 医疗质量患者体验管理数据体系构建的基本思路

随着医疗质量患者体验管理数据继续呈指数级增长，必须对医疗质量患者体验管理数据实施大量数据素养和数据治理计划。但是，为了从数据中获得最大的业务价值，医疗质量患者体验管理数

据体系构建需要战略思维以及先进的技术。

（1）数据质量是数据体系构建的核心要素。数据质量对于构建有效的数据体系架构至关重要。治理良好的高质量数据有助于构建准确的模型和强大的架构，高质量的数据还有助于提取有价值的见解。数据体系构建经常被忽视，它是良好数据架构的核心，但数据质量是数据体系构建中最容易被忽视的方面之一。

（2）数据治理是数据体系构建的关键因素。与上述原则密切相关，无论医疗质量患者体验数据的来源、类型或数量如何，都必须运用数据治理策略对原始数据开展治理。在医疗质量患者体验数据生命周期的任何阶段，数据管理人员都必须知道数据的位置、格式、所有权和使用关系，以及与数据相关的所有其他相关信息。因此数据治理策略对于数据体系构建的成功与否至关重要，因为其在可用性、可扩展性和合规性等方面都起着重要的守护管理作用。

（3）必须开展数据来源的定期审核。数据来源是一组关于数据的信息，它从原始来源跟踪数据，直到数据被处理为止。如果用户不知道如何收集、清理和准备数据，那么他们就不会知道底层数据架构的可靠性。

（4）上下文中的数据是必需的元素。区分属性将一个数据实体与另一个数据实体区分开来。用户首先需要了解数据中存在的实体以及哪些属性将它们彼此区分开来。除非完成此步骤，否则用户将无法理解数据的上下文或其提取见解的角色。区分属性可帮助数据架构师理解上下文中的数据，这是数据建模的必要步骤。

（5）需要了解每个属性的详细信息粒度。数据架构师必须确定每个属性所需的详细信息级别。数据体系构建需要在正确的详细级别存储和检索每个属性。因此，这是构建高性能数据架构的关键步骤。

2. 医疗质量患者体验管理大数据体系架构原则

医疗质量患者体验管理数据是 PB 级的多结构化、多类型数据，必须对其进行有效管理才能进行有意义的分析，以下是构建医疗质量患者体验管理大数据体系架构的一些原则。

（1）集中式数据管理。医疗质量患者体验数据管理过程中，所有数据孤岛都被替换为跨职能的业务数据的集中视图。这种类型的集中式系统还支持客户数据的 360° 视图，并能够关联来自不同业务功能的数据。

（2）自定义用户界面。由于数据是集中共享的，因此系统需提供了多个用户友好的界面。接口类型与用途保持一致，例如用于商业智能的 OLAP 接口、用于分析的 SQL 接口或用于数据科学计算的接口等。

（3）数据使用的常用词汇。数据中心确保通过通用词汇表轻松理解和分析共享数据。此常用词汇可能包括资源目录、数据维度或医疗质量患者体验数据定义，而不考虑数据类型或使用数据的类型，共同的常用词汇消除了不必要的争端和和解努力。

（4）受限制的数据移动。频繁的数据移动对成本、准确性和时间都有很大的影响。云或 Hadoop 平台为此提供了解决方案。它们都支持用于并行处理数据集的多工作负载环境。这种类型的体系结构消除了对数据移动的需求，从而优化了成本和时间投资。

（5）数据管理。数据管理能大幅度减少用户对存储在集群中的数据访问失败的可能性。数据管理步骤（如清理原始数据、关系建模、设置维度和度量）可以增强整体用户体验，并帮助用户从共享数据中实现最大价值。

（6）系统安全功能。集中式数据管理平台需要对原始数据实施严格的安全和访问控制策略。如今，许多技术解决方案都有助于数据架构具有内置的安全性和自助服务功能，而不会影响访问控制。

医疗质量患者体验管理数据是典型的医疗大数据，上述体系架构原则可以大大提高医疗质量患者体验管理大数据管理的有效性。

（二）医疗质量患者体验数据资源的组成

医疗质量患者体验数据资源由多个维度组成，医疗质量患者体验数据分析的基础是识别数据类型，理解不同类型的医疗质量患者体验数据。在多种类型的医疗质量患者体验数据资源中只有20%的数据是结构化的和易于分析的，这意味着80%的数据是主观的和非结构化的，但两种医疗质量患者体验数据分析来说都是有价值的。

1. 医疗质量患者体验数据资源组成分类

（1）身份数据。身份数据主要是关于患者的人口社会学信息。它是医疗质量患者体验数据资源系统最独特的部分，因为它包含每位患者身份信息及相关细节。门诊患者身份数据包含性别、年龄、居住地、收入水平、费用类别、职业类型、就诊次数、挂号方式和来院理由，住院患者身份数据包含性别、年龄、居住地、收入水平、费用类别、职业类型、来院方式和来院理由，这些数据的重要性决定了数据分析的维度和人群特征。

（2）行为数据。行为数据是指患者在数据采集过程中进行的任何类型的互动或活动中收集而来的信息。这些数据可以帮助信息系统更好的理解用户的行为和关注点，帮助信息系统优化自身设计来让患者获得更好的使用体验，帮助提升患者交互的效率，以便于更加高效地完成数据采集工作。行为数据源包括客户如何使用您的产品和服务的数据、cookie 信息、IP 地址等。

（3）定量数据。定量数据是数字化的，通过计数或测量获得，并与描述对象属性但不包含数字的定性数据集进行对比。定量数据医疗质量患者体验数据资源的一个重要维度，主要通过对标国家关于医疗质量管理的相关规定和要求开展定量描述和对照。例如，诊疗服务时长、检验报告出具时间、放射检查报告出具时间、超声检查报告出具时间、检验标本采集预约等候时间、放射检查预约等候时间、超声检查预约等候时间、挂号等候时间、候诊时长、缴费等候时间、等候取药时间等多个方面。

（4）定性数据。定性数据包括患者对医疗服务的反馈、评论和意见。不能直接转换为数字的任何类型的信息都属于这一类。定性数据可以通过问卷调查、反馈机制、小组讨论、个人访谈等方式收集。例如：候诊秩序、检诊耐心程度、病情及治疗方案告知、药物用法告知、诊疗性价比、投诉信息公布、医生出诊信息公布、门诊患者隐私保护等多个方面。

2. 医疗质量患者体验数据资源管理过程

目前，医疗质量患者体验数据资源60%以上的数据未被使用。当医疗质量改进提升决策都是靠数据驱动的时代，这是一个相当惊人的统计数字。因此必须对医疗质量患者体验数据开展数据管理，这样医疗质量改进提升工作才不会失去关键的洞察力。医疗质量患者体验数据资源管理过程主要包含以下 5 个步骤。

（1）数据采集。运用患者就医体验数据采集软件，通过云平台数据库来收集和存储所有数据。可以通过数据采集人员通过数据采集软件系统采集不同医院的患者体验数据。一旦完成患者体验数据的采集工作，就立即对其进行现场实时清洗，以检查和提高数据质量。数据上传云平台后再通过逻辑验证后台审核净化和信效度校验批量质控完成数据的后台净化质控。由于数据可以是结构化的，也可以是非结构化的，所以什么是可用的，什么是不可用的，这对于数据管理过程的下一步至关重要。

（2）数据分割。分割是数据管理的一个重要部分，因为它有助于创建唯一的、可识别的数据集群，通过净化分割后的价值数据集群按照预定义的规则完成分层分类存储，而这些数据集群是后续分析挖掘的基础。

（3）数据分析。采集分割后的数据需经过三轮次智能化数据质量筛查、校验和净化，只有价值数据才能够成为最终有效数据，参与后续分析应用。通过医疗质量患者体验多源异构数据融合分析、关联维度立体成像完成分析建模。通过医疗行为与医院品质 DNA 全息透视、数据融合驱动下的知识发现实现医疗质量患者体验数据挖掘。

（4）数据决策。医疗质量患者体验数据分析挖掘完成后，可以运用品质全息画像数据全周期管理、行业征信评估决策效能提升等方法手段辅助医院管理层实现基于数据的智能决策。

（5）持续改进。基于 PDCA 循环全面客观评价医院医疗质量，开展院科组多层级全维度分析，通过优先改进选择辅助决策，实现医疗质量改进提升效果的持续监测。

（三）医疗质量患者体验数据安全治理

1. 医疗质量患者体验数据安全治理的组织和受众

医疗质量患者体验数据安全治理首先要成立专门的数据安全治理机构，以明确数据安全治理的政策、落实和监督由谁长期负责。该机构通常是虚拟机构，可称为数据安全治理委员会或数据安全治理小组，成员由数据的利益相关者和专家构成。其成立标志着组织的数据安全治理工作正式启动，使组织内数据安全规范制定、数据安全技术导入、数据安全体系建设得以不断完善。该机构成立后，履行以下职责：

（1）数据的分级分类原则的制定；

（2）数据安全使用（管理）规范的制定；

（3）数据安全治理技术的导入；

（4）数据安全使用规范的监督执行；

（5）数据安全治理的持续演进。

2. 医疗质量患者体验数据安全治理的策略与流程

医疗质量患者体验数据安全治理中最为重要的是实现数据安全策略和流程的制订，行业内经常被作为《医疗质量患者体验数据安全管理规范》进行发布，所有的工作流程和技术支撑都是围绕此规范来制订、落实。

（1）医疗质量患者体验数据安全治理同样需要遵循国家级的安全政策和行业内的安全政策。举例如下：①网络安全法。②等级保护政策。③ BMB17。④行业相关的政策要求举例：PCI-DSS、Sarbanes-Oxley Act（SOX 法案）、HIPPA；企业内部控制基本规范（三会、财政、审计）；中央企业商业秘密保护暂行规定。这些政策通常是在制订组织内部政策时重点参考的外部政策规范。

（2）医疗质量患者体验数据安全治理主要依据数据的来源、内容和用途进行分类；以数据的价值、内容敏感程度、影响和分发范围进行敏感级别划分。

（3）医疗质量患者体验数据资产状况的梳理主要有三种。①医疗质量患者体验数据使用部门和角色梳理。医疗质量患者体验数据资产梳理中，明确数据如何被存储、数据被哪些对象使用、数据被如何使用。对于医疗质量患者体验数据的存储和系统的使用，需要通过自动化的工具进行；对于部门、人员角色梳理，更多在管理规范文件中体现；对于数据资产使用角色的梳理，关键要明确不同受众的分工、权利和职责。②医疗质量患者体验数据的存储与分布梳理。清楚敏感数据分布，才能知道需要对什么样的库以及实现何种管控策略；对该库运维人员实现怎样的管控措施；对该库的数据导出实现怎样的模糊化策略；对该库数据的存储实现何种加密要求。③医疗质量患者体验数据使用状况梳理。明确医疗质量患者体验数据被什么业务系统访问，才能准确地制订业务系统工作人员对敏感数据访问的权限策略和管控措施。

针对数据使用不同方面，完成对数据使用的原则和控制策略，包括：数据访问的账号和权限管理、数据使用过程管理、数据共享（提取）管理、数据存储管理。

定期稽核，可保证数据安全治理规范落地，包括：合规性检查；操作监管与稽核；风险分析与发现。

3. 医疗质量患者体验数据安全治理技术支撑框架

（1）医疗质量患者体验数据安全治理面临数据状况梳理、敏感数据访问与管控、数据治理稽核三大挑战，见图 2-1。

①医疗质量患者体验数据安全面临的技术挑战有组织需要确定敏感性数据在系统内部的分布情况，关键问题在于明确敏感数据的分布；确定敏感性数据如何被访问，如何掌握敏感数据以何种方式被什么系统、什么用户访问；确定当前账号和授权状况，清晰化、可视化、报表化地明确敏感数据在数据库和业务系统中的访问账号和授权状况，明确当前权限控制是否具备适当基础。

②在敏感数据访问和管控技术方面，面临以下挑战。如何将敏感数据访问的审批在执行环节有效落地。对于敏感数据的访问、对于批量数据的下载要进行审批制度，这是医疗质量患者体验数据访问管控的关键；如何对突破权限控制管理的黑客技术进行有效防御；如何在保持高效的同时实现存储层的加密，基于文件层和硬盘层的加密将无法与数据库的权限控制体系结合，因此无法对运维人员实施安全管控；如何实现保持业务逻辑后的数据脱敏，对于测试环境、开发环境和 BI 分析环境中的数据需要对敏感数据做模糊脱敏处理；如何实现数据提取分发后的管控。

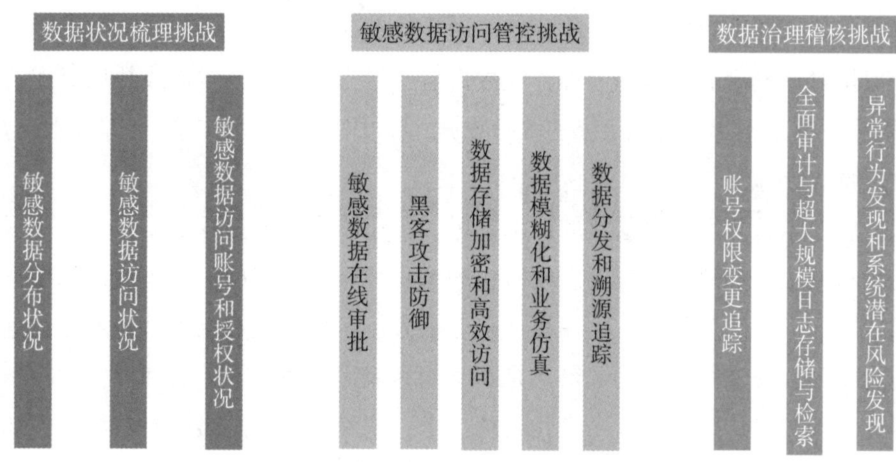

图 2-1 当前数据安全治理面临的挑战

③医疗质量患者体验数据安全的稽核和风险存在对账号和权限变化的追踪挑战。定期对账号和权限变化状况进行稽核，保证对敏感数据的访问在既定策略和规范内。实现全面的日志审计。全面审计是检验数据安全治理策略是否在日常执行中切实落地的关键。《网络安全法》针对全面的数据访问审计要求，日志存储最少保留 6 个月；全面审计工作对各种通信协议、云平台的支撑，海量数据的存储、检索与分析能力等方面均形成挑战。快速实现异常行为和潜在风险的发现与告警。数据安全稽核的关键要素是发现非正常的访问行为和系统中存在的潜在漏洞问题。如何对日常行为建模，是海量数据中快速发现异常行为和攻击行为避免系统面临大规模失控的关键。

（2）医疗质量患者体验数据安全治理的技术支撑。对应医疗质量患者体验数据安全治理上述三大挑战，提出针对数据安全状况梳理、数据访问管控及数据安全稽核的技术保障体系。

①医疗质量患者体验数据安全状况梳理的技术支撑。数据静态梳理技术。静态梳理完成对敏感数据的存储分布状况、数据管理系统的漏洞状况、数据管理系统的安全配置状况的信息采集技术。数据动态梳理技术。动态梳理技术实现对系统中的敏感数据的访问状况的梳理。数据状况的可视化呈现技术。通过可视化技术将静态资产和动态资产梳理技术梳理出的信息以可视化的形式呈现，比如敏感数据的访问热度、资产在组织内不同部门或业务系统内的分布、系统的账号和权限图、敏感数据的范围权限图。数据资产的管理系统支撑。基于静态梳理、动态梳理和可视化展现技术，建立数据资产的登记、准入、准出和定期核查机制。

②医疗质量患者体验数据访问管控的技术支撑。数据库运维审批技术。数据库的专业运维管控工具可以控制到表、列级及各种数据库操作；可精确控制到具体的语句、语句执行的时间、执行阈值；满足事前审批，事中控制的模式。防止黑客攻击的数据库防火墙技术。除管理内部人员对敏感数据的访问行为，也要应对黑客攻击和入侵或第三方外包人员突破常规的权限控制，因此需要数据库防火墙技术实现防御漏洞攻击。数据库存储加密技术。数据库的存储加密保证数据在物理层得到安全保障，加密技术的关键是解决几个核心问题：加密与权限控制技术的整合；加密后的数据可快速检索；应用透明技术。数据库脱敏技术。数据库脱敏技术，是解决数据模糊化的关键技术，通过脱敏技术来解决生产数据中的敏感信息在测试环境、开发环境和 BI 分析环境的安全。在脱敏技术中的关键技

术包括：数据含义的保持；数据间关系的保持；增量数据脱敏；可逆脱敏。数据水印技术。数据水印技术是为了保持对分发后的数据的追踪，在数据泄露行为发生后，对造成数据泄露的源头可进行回溯。在分发数据中掺杂不影响运算结果的水印数据，水印中记录分发信息，当拿到泄密数据的样本，可追溯数据泄露源。

③医疗质量患者体验数据安全稽核的技术支撑。医疗质量患者体验数据安全稽核保障数据治理的策略和规范被有效执行和落地，快速发现潜在的风险和行为。但面对超大规模的数据流量、庞大的数据管理系统和业务系统数量，数据稽核面临着很大技术挑战。数据审计技术。数据审计技术是对工作人员行为是否合规进行判定的关键，是基于网络流量分析技术、高性能入库技术、大数据分析技术和可视化展现技术：账户和权限变化追踪技术。账号和权限总是动态被维护，如何快速了解在已完成的账号和权限基线上增加了哪些账号，账号权限是否变化，变化是否遵循合规性保证，需要通过静态的扫描技术和可视化技术完成账号和权限的变化稽核。异常行为分析技术。很多数据入侵和非法访问掩盖在合理的授权下，因此需要通过一些数据分析技术，对异常行为发现和定义。定义异常行为，一是通过人工的分析完成；二是对日常行为进行动态的学习和建模，不符合日常建模的行为予以告警。异常访问行为定义见表 2-1。

表 2-1　异常访问行为定义

分类	异常描述	影响分析
异常的查询频率	一段时间内重复查询客户信息上百次	高
	一个号码一天内被查询 10 次以上，或一个月内被查询 100 次以上	中
	单次超大量查询，如每次查询量级达到百万级数据	中
账号异常	长时间不登录的账号登录使用，查询敏感信息	低
	同一个账号被多个人员使用，同时登录或登录 IP 地址经常变化	中
异常的修改频率	一段时间内修改客户信息上百次	高
	一段时间频繁插入、删除客户信息	中

上述很多异常访问行为都与数据访问频次有密切关系，引入时间窗体概念，对多个数据流进行频次、累计量和差异量进行分析的技术，可用于对大规模数据流的异常发现。

医疗质量患者体验数据安全治理理念，首先，需要成立数据安全治理的组织机构，确保数据安全治理工作在组织内能真正地落地；其次，完成数据安全治理的策略性文件和系列落地文件；最后，通过系列的数据安全技术支撑系统应对挑战，确保数据安全管理规定有效落地。

三、医疗质量患者体验管理及评价体系构建

（一）医疗质量患者体验管理及评价体系构建方法

本研究在参考国内外患者体验测评工具及相关理论的基础之上，基于对国家医患体验研究基地患者满意度调查数据的挖掘结果，并结合中国国情和中国医院患者就医过程的实际情况，采用定量

和定性相结合的研究方法，构建出应用于评价门诊医疗质量和住院医疗质量的患者体验评价指标体系，并对其信度和效度进行评价。

许多发达国家在患者体验及满意度评价方面已形成了标准化的测量方法。几种典型的国外患者体验及满意度测评体系特点见表 2-2。

表 2-2　国外患者体验及满意度测评体系对比表

名称	国家	条目	纬度	特点
CAHPS	美国	27	（1）护患交流 （2）护理服务 （3）医患交流 （4）医院环境 （5）疼痛控制 （6）药物信息与咨询 （7）出院服务	比较基础，基本包括了患者所能接触的主要方面
PPE–15	英国	15	（1）医疗信息的提供和教育 （2）医疗服务的协调性 （3）身体的舒适度 （4）情感支持 （5）尊重患者喜好 （6）患者家属的参与 （7）医疗服务的连续性	医疗服务的协调性、患者家属的参与、患者自主性
SM	澳大利亚	63	（1）总体服务 （2）入院可及性 （3）患者获得一般信息 （4）治疗信息 （5）投诉管理 （6）物理环境 （7）出院随访	入院可及性投诉管理
COPS	荷兰	16	（1）入院手续 （2）护理服务 （3）医疗服务 （4）信息提供 （5）患者自主性 （6）出院服务	医疗服务的协调性、患者自主性

我国患者体验评价的研究已经不少，诸多学者基于一般顾客满意度理论，开发了一系列患者体验及满意度评价量表，构建了包含医疗服务技术、态度、价格等要素的评价指标体系，但社会对满意度调查结果尚存在诸多争议。各个医院在医疗质量患者体验调查量表影响因素的设计、被调查对象选择、调查组织方式以及数据分析处理方面都各成一套，导致调查的结果缺乏科学性和可比性，限制了医院之间的横向比较。

本研究依据对医疗质量患者体验评价影响因素的分析，拟定采用多种评价研究方法，建立适应我国特色的医疗质量患者体验评价模型。

1. 文献研究法

文献研究法是对文献资料通过收集、查阅、分析、整理等方式，形成对研究内容的科学认识的一种研究方法。本研究通过检索国内外数据库和网站（如 PubMed、EBSCO、ScienceDirect、中国知网、万方数据库、国家卫生健康委员会网站等），查阅国内外医疗质量患者体验研究内容、方法、技术和评价指标的确定方法。

2. 专家咨询法

专家咨询法（Delphi 法）是利用专家的知识、经验和智慧等无法量化的信息，通过讲座、通信、会议等方式进行咨询和交流，达到对某个问题的共识，得出关于某个问题的特征或本质等结论的方法。

Delphi 法利用函询表，反复函询专家意见，以达成较为集中可靠的关于指标体系内涵和体系框架的意见，然后将专家反馈意见进行整理、归纳、分析。Delphi 法由函询的专家组成员、函询表和程序、协调人员三个要素组成。该方法具有不受地区和人员的限制、可以重复函询，以及可对函询结果进行集中统计分析的特点，有利于研究者从不同角度对所研究的问题进行深入探索。本研究采用 Delphi 法来构建医疗质量患者体验评价体系。

3. Delphi 法咨询结果的统计分析

专家一般情况：对专家的年龄、性别、职称、从事相关专业问卷调查的实践经历等基本情况进行描述性分析，通过对专家基本情况的分析，显示专家的水平与结果的可信与可靠程度的联系。

专家的积极程度：调查表的回收率和每个条目的应答率，可以说明专家对该研究项目的关注度及参与程度。

专家的权威程度：专家权威系数（C_r）为代表专家权威程度的系数。该系数由两个因素决定：一方面是专家对每个条目判断的依据（C_a）；另一方面是专家对每个条目的熟悉程度系数（C_s）。专家权威程度越高，说明估计精度也越高，一般来讲，$C_r \geq 0.70$ 为可接受值。计算见公式（2–1）：

$$C_r=(C_a+C_s)/2 \quad (2\text{–}1)$$

C_s 赋值方法：将熟悉程度按照“熟悉”“较熟悉”“一般”“不太熟悉”和“不熟悉”分为 5 个等级，每个等级所对应的 C_s 分别是 1.0、0.8、0.6、0.4、0.2。

C_a 赋值方法：根据专家的判断依据及其影响程度进行赋分，专家判断依据及其影响程度量化见表 2-3。其中，对专家判断的“影响程度”的划分依据为，在对所有条目的判断依据上，该专家选择某一个判断依据的条目比例＞ 60% 时，代表这个判断依据对专家的影响程度“大”；30% ~ 60% 代表影响程度“中”；＜ 30% 代表影响程度“小”。

表 2-3　专家判断依据及其影响程度量化表

判断依据	对专家判断的影响程度		
	大	中	小
理论分析	0.3	0.2	0.1
实践经验	0.5	0.4	0.3
参考国内外文献	0.1	0.1	0.1
直觉	0.1	0.1	0.1

专家意见集中程度：代表专家对各指标相对重要性的意见集中程度，以每个指标“重要性”得分的算术均数和满分比表示，通常以均数大于总分的 75%、满分比大于 0.20 作为指标筛选标准。

专家意见协调程度：是指专家对每项指标的评价是否存在意见差异较大，可以用每个指标“重要性”得分的四分位数间距、标准差、变异系数（CV）和协调系数（W）表示。如果 $CV > 0.30$，便认为该指标的专家协调程度不够。另外，W 的取值为 0 ～ 1，值越大意味着专家协调程度越高，计算见公式（2–2）。

$$W = \frac{12S}{m^2(n^3 - n)} \tag{2–2}$$

式中，n为指标数，m为专家总数，S为秩和与其平均值之差的平方和。

从公式（2–2）可见，W 值受专家人数和指标个数的影响较大，在指标个数太多的情况下，不能仅凭 W 值大小判断协调程度，而应该通过肯德尔和谐系数（Kendall’s concordance coefficient）检验的 P 值进行判断，$P < 0.05$ 说明各指标间的协调程度好。

指标权重的确定：采用变异系数法确定分析各项指标的权重，以及各项指标对整个指标体系的贡献程度。各项指标的变异系数计算见公式（2–3）。

$$V_i = \frac{\sigma_i}{x_i} \tag{2–3}$$

式中，V_i为第i项指标的标准差系数，也称为变异系数；σ_i为第i项指标标准差；$\overline{x}_i$为第i项指标平均数。

各项指标的权重计算见公式（2–4）。

$$W_i = \frac{1/V_i}{\sum_{i=1}^{n} 1/V_i} \tag{2–4}$$

4. 指标的纳入排除标准

根据第一轮专家函询结果，当某项指标的重要性评分≥ 75 分，满分比＞ 0.20，并且变异指标系数＜ 0.3 时，保留该指标。如果专家在第一轮专家函询时提出指标增补意见，则将提议补充的一、二级指标纳入第二轮专家函询表中。根据第二轮专家函询结果，若新增指标的重要性评分≥ 75 分，满分比＞ 0.20，并且变异指标系数＜ 0.3 时，则确定增加该指标。

5. 指标体系评价方法

使用预调查的结果进行指标体系的综合评价。指标体系的评价方法参考量表的评价方法，多采取经典测验理论（classical test theory，CTT）中的频数分析法、变异系数法、高低分组比较法、内部条目相关系数法、条目和维度一致性、条目维度相关系数法、因子分析法、聚类分析法、克朗巴赫 α 系数法等方法，分别从重要性、确定性、敏感性、代表性、独立性和区分性等多个角度对量表及条目进行评价与筛选。

6. 纬度及条目得分计算方法

本研究的得分计算方法为，按照选项标识分别计 1 ～ 5 分；对于选项最大标识为“10”的，按选项标识除以 2 计分；选项缺失不计分；二分类选项，选项“是”计分 5 分，“否”计 1 分，缺失不计分。维度得分为该维度下各条目得分的等权求和。医疗质量患者体验测评体系得分计算方法为除综合评价及个人情况调查外，所有维度得分等于加权求和后得到的总分。

（二）门诊医疗质量患者体验评价体系

1. 结构效度

效度是指能够测到该测验所预测的心理或行为特质到何种程度。内容效度指量表条目的适切性和代表性，即测验内容能否反应所要测量的心理特质。内容效度一般通过专家评议打分确定，用以评估量表的内容是否合理和重要。构想效度一般采用探索性因素分析和验证性因素分析考察。

结构效度又称构想效度，通常被认为是最强有力的效度评价，即根据研究者所构想的量表结构与测定结果吻合的程度。主要采用因子分析和各因子间的相关系数来评价。

KMO（Kaiser-Meyer-Olkin）检验统计量和卡方统计量均是衡量变量间相关性的指标。KMO 统计量是取值在 0 和 1 之间。当所有变量间的简单相关系数平方和远远大于偏相关系数平方和时，KMO 值接近 1。KMO 值越接近于 1，意味着变量间的相关性越强，原有变量越适合作因子分析；当所有变量间的简单相关系数平方和接近 0 时，KMO 值接近 0，KMO 值越接近于 0，意味着变量间的相关性越弱，原有变量越不适合作因子分析。常用的 KMO 度量标准为：0.9 以上表示非常适合；0.8 表示适合；0.7 表示一般；0.6 表示不太适合；0.5 以下表示极不适合。

卡方值是非参数检验中的一个统计量，主要用于非参数统计分析。它的作用是检验数据的相关性。如果卡方值的显著性（即 P 值）小于 0.05，说明两个变量是显著相关的，即适合做因子分析。

经对初编问卷的 KMO 和 Bartlett 球体检验，本研究的 KMO 值为 0.919 > 0.8，Bartlett 球形检验 χ^2=41829.740，差异有统计学意义（$P < 0.001$），说明所选样本非常适合进行因子分析，如表 2-4 所示。

表 2-4　KMO 和 Bartlett 球体检验结果表

取样足够度的 Kaiser-Meyer-Olkin 度量		0.919
Bartlett 的球形度检验	近似卡方	41829.740
	d*f*	276
	Sig.	0.000
Bartlett 的球形度检验	近似卡方	41829.740

2. 内容效度

内容效度指量表的各条目是否测定其希望测量的内容，即测定对象对问题的理解和问答是否与条目设计者希望询问的内容一致。内容效度主要涉及语言表达的准确性问题，一般通过德尔菲法（即专家评议打分法）。

研究中期模型修正，在前期专家研究的基础上，经探索性因子分析，初步确定共同因素与测评项目的对应关系。专家小组成员采用 1 ~ 10 分评分法对问卷的内容效度进行评价：1 分表示不相关；10 分非常相关。计算出每个条目的维度适切性、维度重要性和总体重要性的平均得分，并在此基础上计算出每个条目的综合得分，条目的综合得分为维度适切性、维度重要性和总体重要性得分的平均分。依据条目的综合得分对条目进行筛选，反映全部专家对所有指标的协调程度，通常是进行 Kendall *w* 协同系数检验，*w* 即表示协调系数。*w* 取值 0 ~ 1，该数值越接近 0，说明一致性程度越低。修正量表中维度适切性、维度重要性及总体重要性的专家意见协调系数分别为 0.615（$P < 0.01$）、0.627（$P < 0.01$）和 0.590（$P < 0.01$），协调性检验具有统计学意义，表明专家意见基本协调一致，如表 2-5 ~ 表 2-7 所示。

表 2-5 维度适切性表

名称	样本量	中位数	Kendall 协调系数	统计量	*P*
题目 1	8	9			
题目 2	8	9			
题目 3	8	9			
题目 4	8	7			
题目 5	8	7			
题目 6	8	7			
题目 7	8	8			
题目 8	8	9			
题目 9	8	9			
题目 10	8	9	0.615	118.169	0.000**
题目 11	8	8			
题目 12	8	7			
题目 13	8	8			
题目 14	8	7.5			
题目 15	8	8			
题目 16	8	9			
题目 17	8	9			
题目 18	8	6			
题目 19	8	8.5			

** $P < 0.01$

表 2-6　维度重要性表

名称	样本量	中位数	Kendall 协调系数	统计量	P
题目 1	8	8.5			
题目 2	8	8			
题目 3	8	8			
题目 4	8	8			
题目 5	8	7.5			
题目 6	8	7			
题目 7	8	8			
题目 8	8	8			
题目 9	8	8.5			
题目 10	8	8	0.627	120.377	0.000**
题目 11	8	7			
题目 12	8	7			
题目 13	8	9			
题目 14	8	7			
题目 15	8	9			
题目 16	8	7.5			
题目 17	8	9			
题目 18	8	6.5			
题目 19	8	8.5			

** $P < 0.01$

表 2-7　总体重要性表

名称	样本量	中位数	Kendall 协调系数	统计量	P
题目 1	8	8.5			
题目 2	8	9			
题目 3	8	8			
题目 4	8	7			
题目 5	8	7			
题目 6	8	7.5			
题目 7	8	8	0.590	113.35	0.000**
题目 8	8	9			
题目 9	8	9			
题目 10	8	9			
题目 11	8	7			
题目 12	8	8			
题目 13	8	8			
题目 14	8	8			

续表

名称	样本量	中位数	Kendall 协调系数	统计量	*P*
题目 15	8	8			
题目 16	8	7			
题目 17	8	9	0.590	113.35	0.000**
题目 18	8	7			
题目 19	8	9			

** $P < 0.01$

3. 信度校验

信度是指测验或量表工具所测得结果的稳定性（stability）、一致性（consistency），量表的信度越大，则其测量标准误越小。

Cronbach's α 系数即克朗巴赫系数，是评定量表内在一致性信度的重要指标，也是最常用的信度测量指标。通常 Cronbach's α 系数的值在 0 和 1 之间。如果 Cronbach's α 系数不超过 0.6，一般认为内部一致信度不足；达到 0.7 ~ 0.8 时表示量表具有相当的信度，达 0.8 ~ 0.9 时说明量表信度非常好。

分半信度系数（Split-half reliability）是将全部条目分成相等的两半，然后通过 Pearson 相关分析得出这两半得分的相关系数，以此为标准来衡量整个量表测量的信度。

调研结果显示：总体内部一致性 α 信度系数（Cronbachα）为 0.970，诊疗质量感知、医学检查管理、服务流程、信息公示、患者权益保障五个维度 α 系数依次为 0.876、0.831、0.764、0.891、0.716；总体分半信度（Split-half reliability）为 0.873，各维度分半信度依次 0.893、0.826、0.740、0.901、0.716。问卷各指标均显示本问卷稳定性良好，如表 2-8 所示。

表 2-8　信度检验结果表

主要指标	Cronbach's alpha coefficient	Split-half reliability
诊疗质量感知	0.876	0.893
医学检查管理	0.831	0.826
服务流程	0.764	0.740
信息公示	0.891	0.901
患者权益保障	0.716	0.716

4. 体系确定

经调研及专家咨询的结果，最终确定门诊医疗质量患者体验评价的三级指标体系，其中一级指标包含诊疗质量感知、医学检查管理、服务流程、信息公示和患者权益保障共 5 类，二级指标包含出诊管理、医事服务、诊疗费效比感知、服务效率、检查预约服务、诊前服务、诊后服务、投诉信息公示、出诊信息公示和隐私保护共 10 类，患者体验要素包含诊疗服务时长、候诊秩序、检诊耐心程度、病情及治疗方案告知、药物用法告知、诊疗性价比、检验报告出具时间、放射检查报告出具时间、超声检查报告出具时间、检验标本采集预约等候时间、放射检查预约等候时间、超声检查预约等候时间、挂号等候时间、候诊时长、缴费等候时间、等候取药时间、投诉信息公布、医生出诊信息公布和门诊患者隐私保护共 19 类，具体对应关系见表 2-9。

表 2-9　门诊医疗质量患者体验评价三级指标体系表

一级指标	二级指标	患者体验影响要素
诊疗质量感知	出诊管理	诊疗服务时长
医学检查管理	医事服务	候诊秩序
服务流程	诊疗费效比感知	检诊耐心程度
信息公示	服务效率	病情及治疗方案告知
患者权益保障	检查预约服务	药物用法告知
	诊前服务	诊疗性价比
	诊后服务	检验报告出具时间
	投诉信息公示	放射检查报告出具时间
	出诊信息公示	超声检查报告出具时间
	隐私保护	检验标本采集预约等候时间
		放射检查预约等候时间
		超声检查预约等候时间
		挂号等候时间
		候诊时长
		缴费等候时间
		等候取药时间
		投诉信息公布
		医生出诊信息公布
		门诊患者隐私保护

（三）住院医疗质量患者体验评价体系

1. 结构效度

效度是指能够测到该测验所预测的心理或行为特质到何种程度。内容效度指量表条目的适切性和代表性，即测验内容能否反应所要测量的心理特质。内容效度一般通过专家评议打分确定，用以评估量表的内容是否合理和重要。构想效度一般采用探索性因素分析和验证性因素分析考察。

结构效度又称构想效度，通常被认为是最强有力的效度评价，即根据研究者所构想的量表结构与测定结果吻合的程度。主要采用因子分析和各因子间的相关系数来评价。

KMO 检验统计量和卡方统计量均是衡量变量间相关性的指标。KMO 统计量是取值在 0 和 1 之间。当所有变量间的简单相关系数平方和远远大于偏相关系数平方和时，KMO 值接近 1。KMO 值越接近于 1，意味着变量间的相关性越强，原有变量越适合作因子分析；当所有变量间的简单相关系数平方和接近 0 时，KMO 值接近 0，KMO 值越接近于 0，意味着变量间的相关性越弱，原有变量越不适合做因子分析。常用的 KMO 度量标准为：0.9 以上表示非常适合；0.8 表示适合；0.7 表示一般；0.6 表示不太适合；0.5 以下表示极不适合。

卡方值是非参数检验中的一个统计量，主要用于非参数统计分析。它的作用是检验数据的相关性。如果卡方值的显著性（即 P 值）小于 0.05，说明两个变量是显著相关的，即适合做因子分析。

经对初编问卷的 KMO 和 Bartlett 球体检验，本研究的 KMO 值为 $0.901 > 0.8$，Bartlett 球形检验 χ^2=42541.240，差异有统计学意义（$P < 0.001$），说明所选样本非常适合进行因子分析，如表 2-10 所示。

表 2-10 KMO 和 Bartlett 球体检验结果表

取样足够度的 Kaiser-Meyer-Olkin 度量		0.901
Bartlett 的球形度检验	近似卡方	42541.240
	df	268
	Sig.	0.000**

** $P < 0.01$

2. 内容效度

内容效度指量表的各条目是否测定其希望测量的内容，即测定对象对问题的理解和问答是否与条目设计者希望询问的内容一致。内容效度主要涉及语言表达的准确性问题，一般通过德尔菲法（即专家评议打分法）。

研究中期模型修正，在前期专家研究的基础上，经探索性因子分析，初步确定共同因素与测评项目的对应关系。专家小组成员采用 1 ~ 10 分评分法对问卷的内容效度进行评价：1 分表示不相关；10 分非常相关。计算出每个条目的维度适切性、维度重要性和总体重要性的平均得分，并在此基础上计算出每个条目的综合得分，条目的综合得分为维度适切性、维度重要性和总体重要性得分的平均分。依据条目的综合得分对条目进行筛选，反映全部专家对所有指标的协调程度，通常是进行 Kendall w 协同系数检验，w 即表示协调系数。w 取值 0 ~ 1，该数值越接近 0，说明一致性程度越低。修正量表中维度适切性、维度重要性及总体重要性的专家意见协调系数分别为 0.627（$P < 0.01$）、0.618（$P < 0.01$）和 0.583（$P < 0.01$），协调性检验具有统计学意义，表明专家意见基本协调一致，如表 2-11 ~ 表 2-13 所示。

表 2-11 维度适切性表

名称	样本量	中位数	Kendall 协调系数	统计量	P
题目 1	8	8	0.627	118.169	0.000**
题目 2	8	9			
题目 3	8	7			
题目 4	8	8			
题目 5	8	9			
题目 6	8	7			
题目 7	8	9			
题目 8	8	8			
题目 9	8	8			
题目 10	8	7			
题目 11	8	9			
题目 12	8	8			
题目 13	8	8			
题目 14	8	8.5			
题目 15	8	8			
题目 16	8	7.5			

续表

名称	样本量	中位数	Kendall 协调系数	统计量	*P*
题目 17	8	8			
题目 18	8	8			
题目 19	8	7.5			
题目 20	8	8.5			
题目 21	8	6			
题目 22	8	8			
题目 23	8	8			
题目 24	8	7.5			
题目 25	8	8.5	0.627	118.169	0.000**
题目 26	8	9			
题目 27	8	9			
题目 28	8	7			
题目 29	8	9			
题目 30	8	8.5			
题目 31	8	7			
题目 32	8	8			
题目 33	8	8			

** $P < 0.01$。

表 2-12　维度重要性表

名称	样本量	中位数	Kendall 协调系数	统计量	*P*
题目 1	8	7.5			
题目 2	8	7			
题目 3	8	7			
题目 4	8	9			
题目 5	8	8.5			
题目 6	8	8			
题目 7	8	7			
题目 8	8	7			
题目 9	8	7.5	0.618	120.377	0.000**
题目 10	8	8			
题目 11	8	7			
题目 12	8	6			
题目 13	8	8			
题目 14	8	7.5			
题目 15	8	8			
题目 16	8	8.5			
题目 17	8	8			

续表

名称	样本量	中位数	Kendall 协调系数	统计量	*P*
题目 18	8	7.5	0.618	120.377	0.000**
题目 19	8	7.5			
题目 20	8	9			
题目 21	8	9			
题目 22	8	6.5			
题目 23	8	8			
题目 24	8	7			
题目 25	8	7			
题目 26	8	7.5			
题目 27	8	8.5			
题目 28	8	8			
题目 29	8	7			
题目 30	8	7			
题目 31	8	8			
题目 32	8	9			
题目 33	8	7.5			

** $P < 0.01$

表 2-13　总体重要性表

名称	样本量	中位数	Kendall 协调系数	统计量	*P*
题目 1	8	7.5	0.583	113.35	0.000**
题目 2	8	8			
题目 3	8	9			
题目 4	8	7.5			
题目 5	8	8			
题目 6	8	7			
题目 7	8	8.5			
题目 8	8	8			
题目 9	8	7.5			
题目 10	8	8			
题目 11	8	7			
题目 12	8	8			
题目 13	8	7			
题目 14	8	8			
题目 15	8	9			
题目 16	8	8			
题目 17	8	8			
题目 18	8	7.5			

续表

名称	样本量	中位数	Kendall 协调系数	统计量	P
题目 19	8	8			
题目 20	8	7			
题目 21	8	6.5			
题目 22	8	7			
题目 23	8	8.5			
题目 24	8	8			
题目 25	8	7			
题目 26	8	8	0.583	113.35	0.000**
题目 27	8	9			
题目 28	8	8.5			
题目 29	8	7			
题目 30	8	7			
题目 31	8	8.5			
题目 32	8	7			
题目 33	8	7			

** $P < 0.01$。

3. 信度校验

调研结果显示：总体内部一致性 α 信度系数为 0.946，服务过程、诊疗质量感知、医患沟通、医学检查管理、费用管理和手术管理六个维度 α 系数依次为 0.865、0.867、0.798、0.885、0.786、0.812；总体分半信度为 0.898，各维度分半信度依次 0.896、0.876、0.754、0.921、0.731、0.786。问卷各指标均显示本问卷稳定性良好，如表 2-14 所示。

表 2-14　信度检验结果表

主要指标	Cronbach's alpha coefficient	Split–half reliability
服务过程	0.865	0.896
诊疗质量感知	0.867	0.876
医患沟通	0.798	0.754
医学检查管理	0.885	0.921
费用管理	0.786	0.731
手术管理	0.812	0.786

4. 体系确定

经调研及专家咨询的结果，最终确定住院医疗质量患者体验评价的三级指标体系，其中一级指标包含服务过程、诊疗质量感知、医患沟通、医学检查管理、费用管理和手术管理共 6 类，二级指标包含服务流程、投诉管理、首诊管理、查房管理、应急管理、患者隐私保护、诊疗效果、技术水平、查对制度、诊疗告知、合理用药、服务态度、医德医风、服务效率、检查预约、费用告知、诊疗费效比感知、工作效率和知情同意共 19 类，患者体验要素包含入院顺畅程度、整体服务流程、院内投诉管理、首诊及时性、医生首诊细致程度、医生查房细致程度、主治医生查房频次、住院医生查房频次、应急处置到位及时性、患者隐私保护、疼痛与舒适管理、疾病症状改善程度、医生技术水平、患者识别情况、病情告知、治疗方案告知、书面知情同意书签署、治疗用药知识告知、医生服务态度、医德医风、放射检查结果告知及时性、超声检查结果告知及时性、心电图检查结果告知及时性、放射检查预约等候时间、超声检查预约等候时间、心电图检查预约等候时间、费用查询方式、手术预计费用告知、诊疗费效比感知、手术排期及时性、手术方案告知、麻醉方式告知和术后镇痛风险告知共 33 类，具体对应关系如表 2-15 所示。

表 2-15 住院医疗质量患者体验评价三级指标体系表

一级指标	二级指标	患者体验影响要素
服务过程	服务流程	入院顺畅程度
诊疗质量感知	投诉管理	整体服务流程
医患沟通	首诊管理	院内投诉管理
医学检查管理	查房管理	首诊及时性
费用管理	应急管理	医生首诊细致程度
手术管理	患者隐私保护	医生查房细致程度
	诊疗效果	主治医生查房频次
	技术水平	住院医生查房频次
	查对制度	应急处置到位及时性
	诊疗告知	患者隐私保护
	合理用药	疼痛与舒适管理
	服务态度	疾病症状改善程度
	医德医风	医生技术水平
	服务效率	患者识别情况
	检查预约	病情告知
	费用告知	治疗方案告知
	诊疗费效比感知	书面知情同意书签署
	工作效率	治疗用药知识告知
	知情同意	医生服务态度
		医德医风
		放射检查结果告知及时性
		超声检查结果告知及时性
		心电图检查结果告知及时性
		放射检查预约等候时间
		超声检查预约等候时间
		心电图检查预约等候时间
		费用查询方式
		手术预计费用告知
		诊疗费效比感知
		手术排期及时性
		手术方案告知
		麻醉方式告知
		术后镇痛风险告知

（四）出院患者医疗质量患者体验评价体系

本研究选择卫生行政管理、医疗管理和卫生管理学等具有一定科研和实践经验的专家作为咨询专家，运用 Delphi 法构建出院患者医疗质量患者体验评价体系。

本研究借鉴其他成熟指标体系的框架、科学发展观指导下的“以患者为中心”的服务理念，运用全面质量管理理论、结构—过程—结果评价理论、持续质量改进理论、海恩法则、零质量缺陷理论、服务质量评价理论，始终把出院患者的经历和感受作为设计关键指标的出发点和落脚到，构建基于患者体验的出院患者医疗质量评价体系。

第一轮向咨询专家提供基于患者体验的出院患者医疗质量关键指标体系的背景资料、初步拟定的专家咨询表，请咨询专家从指标的重要性和可行性方面采用 1 ~ 10 共 10 个等级进行评分。专家对指标的熟悉程度采用 1 ~ 5 共 5 个等级进行评分。判断依据包括国内外同行的了解、理论分析、实践经验、直觉。每一判断依据的影响程度均分为 1 ~ 3 共 3 个等级，分值越高表明该项内容越重要。若专家需要增加或者删除指标、可直接在专家咨询表中增添、补充并阐明理由。计算第一轮专家意见的集中度和离散度，反馈给专家进行第二轮咨询。

咨询结果用 Excel 2007 进行录入、建立数据库，应用 SPSS19.0 进行统计分析。对专家的性别、专业、学历、职称、从事专业等个人特征进行描述性分析。计算各项指标的算术平均数、标准差、专家的积极系数、协调系数、权威程度、判断系数、熟悉程度等，对咨询指标进行分析。以百分权重法确定指标权重。经过两轮专家咨询，最终确定出院患者医疗质量患者体验评价指标体系表如表 2-16 所示。

表 2-16　出院患者医疗质量患者体验评价指标体系表

患者体验影响要素
挂号方式
就诊次数
就诊流程顺畅程度
服务态度
技术水平
治疗效果
用药告知
环境及卫生
总体感受
认同度
忠诚度

本次选择专家有一定的代表性、权威性。在进行预测之前，首先征得了所选专家的支持，确保他们能认真地进行每一次预测，以提高预测的有效性，故而本次咨询问卷回收率较高。

咨询专家人数选择对咨询结果也有很重要的影响，一般情况下，评估或预测的精度与参加人数呈函数关系，即随着专家人数的增加二精度提高。每轮发出专家咨询表 82 份，第一轮咨询问卷的有效回收率为 95.12%，第二轮为 93.90%。在咨询过程中提出意见和建议的专家分别为 21 人和 12 人。本研究选择的咨询专家、数量适宜、专业范围较广，问卷回收率高，保证了咨询结果的精度。

出院患者医疗质量患者体验评价在指标筛选方面更关注出院患者就医过程中的细节，不仅易于出院患者提供真实感受，而且以此为基础的结果分析，能够追溯出院患者所感知的医疗质量缺陷所在。通过出院患者体验调查，摘掉医疗机构分析出院患者在就医过程中所接触到的医疗质量问题及影响因素，关注患者感受，注重服务细节，提高诊疗效果，减少医疗差错，改善医患关系，为持续改进医疗质量提供依据。

四、患者满意率、患者满意度与患者体验指数的关系

在患者就医体验评价中，患者满意率、患者满意度和患者体验指数是最常见的结果表现形式，因其概念较易混淆，有时会出现“混用”的现象，但患者满意率、患者满意度和患者体验指数是评价主体三个不同层面结果的具象表达，反映出的是量表内容、数据统计方法、统计目的、结果运用的差异，因此在实际运用中不能将患者满意率、患者满意度和患者体验指数一概而论。

（一）从理论的角度来看

患者满意率（satisfaction rate of patient）指对医疗机构提供的服务表示满意的患者占参与评价患者总人数的百分比[72]，是用来反映接受过医疗服务的患者群体满意广度的一种数值表达，患者满意率可以直观显示对接受到的医疗服务表示认可的患者群体比率。

患者满意度（patient satisfaction）是患者就医前自身期望与实际就医后心理感受对比关系的数值，是对获得的医疗卫生服务的主观感受和评价。患者满意度着重强调患者的主观体验，当患者的个人倾向和接受的医疗质量存在差异时，满意度也可能不同，主要受患者对医疗的期望的影响。患者满意度是通过对评价结果赋分后进行计算，得到测量患者接受到的医疗服务期望满足程度（深度）的一种概念，单位是分。患者满意度得分越高，表示患者对接受到的医疗服务期望的满足程度越高。

患者体验指数（patient experience index）是由多项指标通过建立模型综合计算得出的用于评价患者体验的数值，通过建立评价指标体系并对各级指标进行赋权，采用指标体系综合得分来反映患者感知到的医院各类服务的质量指数。患者体验的内容除满意度之外，一般还包含设施的干净程度、等候就诊的时间、各种医疗信息的提供，以及与医护人员的交流情况等具体的就医过程。需要患者反馈的问题一般集中于在这些地方发生了什么，或者患者对经历和体验的评价。总的来说可概括为两个方面。①患者报告：这件事情是否发生（如你被告知了你的治疗方案的具体信息吗？）；②患者评估：患者给他的体验评级（如你怎么给你获得的治疗方案的具体信息评级？）。患者体验指数是用来测量患者感知医疗服务质量的指数概念，单位是分。

（二）从计算与结果运用的角度来看

关于满意率和满意度的区别，有学者认为满意率反映的是满意度的某个局部情况，满意度反映的是不同满意程度人群的综合情况；也有学者认为满意率反映的是结构水平，满意度反映的是整体水平。

满意率通用的计算见公式（2–5）：

$$PSR=\frac{\text{满意的人数}}{\text{调查总人数}}\times 100\% \tag{2–5}$$

式中，*PSR* 为患者满意率，选择“很满意”和“满意”的人数占调查总人数的百分比。

满意度通用的计算见公式（2–6）：

$$PS=\frac{1}{q}\sum_{i=1}^{q}X_i\times 20 \tag{2–6}$$

式中，*PS* 为评价题目的患者满意度；q 为该评价题目的答题人数；X_i 为该评价题目第 i 个患者的评价分值。

为了便于更好地理解患者满意率和患者满意度，我们假设进行了一次患者满意率（度）调查，按照标准李克特 5 分量表进行评价，其中两个题目的结果分别为：

题目 1：

测评对象编号	非常满意	满意	一般	不满意	非常不满意
1		√			
2			√		
3	√				

题目 2：

测评对象编号	非常满意	满意	一般	不满意	非常不满意
1		√			
2			√		
3		√			

按照《医疗机构患者满意度第三方评价要求》T/ZYYX 标准，将“非常满意”“满意”的均列入满意，则此次调查题目 1 的满意率为 2/3=66.60%，题目 2 的满意率也为 2/3=66.60%。

而满意度计算时，将“非常满意”赋 5 分，“满意”赋 4 分，“一般”赋 3 分，“不满意”赋 2 分，“非常不满意”赋 1 分，则题目 1 的满意度为［（5+4+3）/3］×20=80（分），题目 2 的满意度为［（4+3+4）/3］×20=73.33（分）。

显然，仅从患者满意率的角度来看，两个题目的满意率是相同的。但是从患者对两个题目的评价来看，我们能明显感觉到患者的评价是有区别的，此时便要通过满意度的统计和分析口径，区分出患者对服务结果的满意程度。

关于满意度和患者体验指数的区别，虽然患者满意度能反映出患者对所接收服务的满意程度，但当患者接触到的医疗服务及质量不同时，受患者的个人倾向、期望值、主观感受的影响，满意度也会有差异，且患者满意度受自身对医疗的期望值影响较大，难以实现对患者就医过程质量的回溯。想要对患者体验的医疗服务流程、诊疗质量、医患沟通等不同医疗质量评价要点进行回溯并进行进一步的评价，则需要在患者就医过程中触达到的各个医疗质量管控要点进行重要性赋权，通过建立指数评价模型体系，对患者就医体验进行评价，得到医疗质量患者体验指数，可以说患者满意度只是患者体验的一个维度，故患者体验指数通用的计算见公式（2–7）：

$$PSI = \sum_{i=1}^{n} \omega_i \times PSI_i \qquad (2\text{–}7)$$

式中，PSI_i 为第 i 级指标的患者体验指数；ω_i 为第 i 级指标的权重。

总体来说，患者满意率是指在一定数量的患者中对医疗服务标识满意的患者所占的百分比。患者满意度调查是通过患者的主观思维，应用相关满意度的理论，使患者对所接受服务的好坏程度进行模糊评判，从而了解患者对医疗服务提供的总体感受。患者体验调查则是从患者真实的就医情景中进行事实回顾，记录患者能够感知到的就医经历，再由医学和管理学专家通过对调查结果的识别分析、自身比较以及同行比较，进而得出评价的结果并且验证其质量改进活动的成效。

五、医疗质量患者体验评价对象与方法

（一）评价对象

本研究中，中国医院医疗质量患者体验评价的对象包括 2019—2021 年度在医院就医的门诊和住院患者或家属。患者是指意识清醒、能自行完成或在调查员的帮助下能完成移动终端题目作答的 18 周岁及以上的患者。只有在患者年龄低于 18 周岁或无法自行完成的情况下（所涉及的示例有严重精神障碍、昏迷、痴呆等），才由陪护家属作答。

1. 纳入标准

（1）以对医院服务接触面广、可测评性强的患者为主。门诊患者选择完成当次就诊的患者；住院患者选择入院 24 小时以上，有一定住院就诊经历的患者。

（2）年龄≥ 18 周岁。

（3）手术科室需纳入术后患者，且患者术后神志清醒。

2. 排除标准

（1）急危重症、无法自主答题的患者。

（2）精神病患者。

（3）情绪不稳定患者。

（二）数据采集

1. 实施路线

医疗质量患者体验评价数据采集实施路线见图 2-2，分为 3 个阶段共 10 个流程，形成患者就医体验评价闭环。

第一个阶段为数据采集阶段，包括项目确认、任务发起、测评实施、现场清洗和后台质控五个流程；第二个阶段为数据分析阶段，包括数据入库、分析建模和数据挖掘三个流程；第三个阶段为辅

助决策提供阶段，包括智能决策和持续跟踪两个流程。

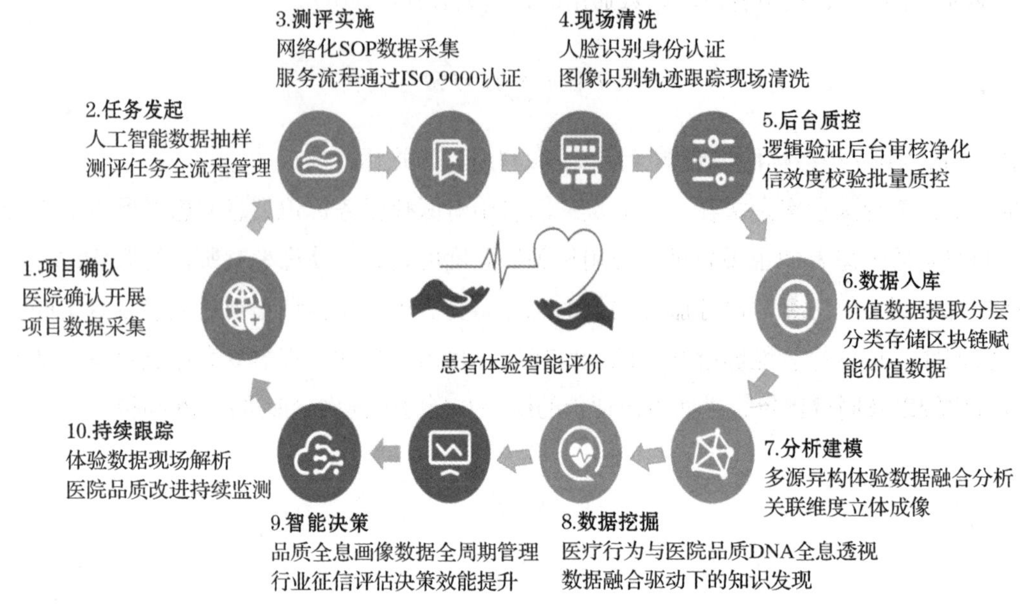

图 2-2　实施路线图

2. 采集方式

需进行医疗质量患者体验评价的医院在测评任务管理系统中进行测评项目确认，确认内容包括患者就医体验评价的周期、测评内容、需测评的科室、样本总量等。项目确认后由人工智能数据抽样模型进行抽样，并在测评任务管理系统中发起测评任务。

由第三方测评机构派出经专业培训和考核并具备上岗资质的测评人员深入临床各科室，按计划样本量逐一进行测评数据采集。测评人员根据事先设定好的甄别内容选定符合测评条件的调查对象。征得调查对象同意之后，将专用移动测评终端交给调查对象进行不记名的自助式点选作答。正式作答之前移动终端会弹出书面知情同意告知信，再次征求调查对象意愿。

测评过程中，测评人员仅对测评指标向调查对象进行必要说明，由调查对象进行不记名的自行点选作答。测评结果自动存储并上传至云平台，全程无人为因素干扰。有效确保测评数据客观性、真实性和有效性。

3. 抽样方法

抽样方法综合考虑可能影响评价结果的各项指标因素，确立了基于医院层、科室层、病区层及治疗组层为抽样基础单元的计算原则，最大限度确保每个抽样单元均具备统计学测评意义，为多级深入分析提供科学的数据基础。

（1）抽样量计算：采用医疗质量患者体验评价体系抽样模型（图 2-3）进行样本量计算，该模型综合考虑了抽样推断的置信度、极限误差、预估成数、回答率和体量大小等统计学因素对样本量的影响，同时考虑到医院科室重要性、风险性的综合评价对置信度、极限误差等参数的差异化需求。依托人工智能平台对医院科室重要性和风险性进行全面评估，再根据评估结果智能修正参数，确定符合科室实际特征的参数值，从统计学层面确保测评抽样的科学性和有效性。根据医院规模及科室

设置情况不同，门诊患者单次抽样比例预计可达到日门诊量的 10% ~ 30%，住院患者单次抽样比例预计可达到日住院量的 30% ~ 55%。

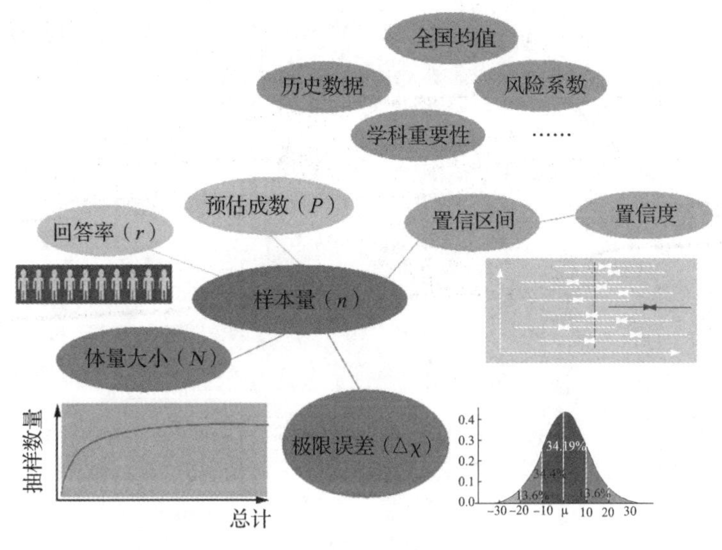

图 2–3　抽样模型

（2）样本选取：测评原则上将单科室测评数据分布至各病区及各病房，进一步增强测评覆盖范围，严格遵循分层随机抽样的原则。

（三）数据清洗

医疗质量患者体验评价的数据清洗及质控办法分为现场智能数据清洗和后台质量控制。

现场数据清洗包括四个方面：①通过人脸检测技术，监测调查对象是否独立完成评价，如图 2-4 所示；②通过人脸识别技术，甄别调查对象是否多次作答；③通过 GPS 定位，监测专用移动测评终端的运动轨迹，如图 2-5 所示；④通过现场测评督导抽检，实时掌握测评现场情况。

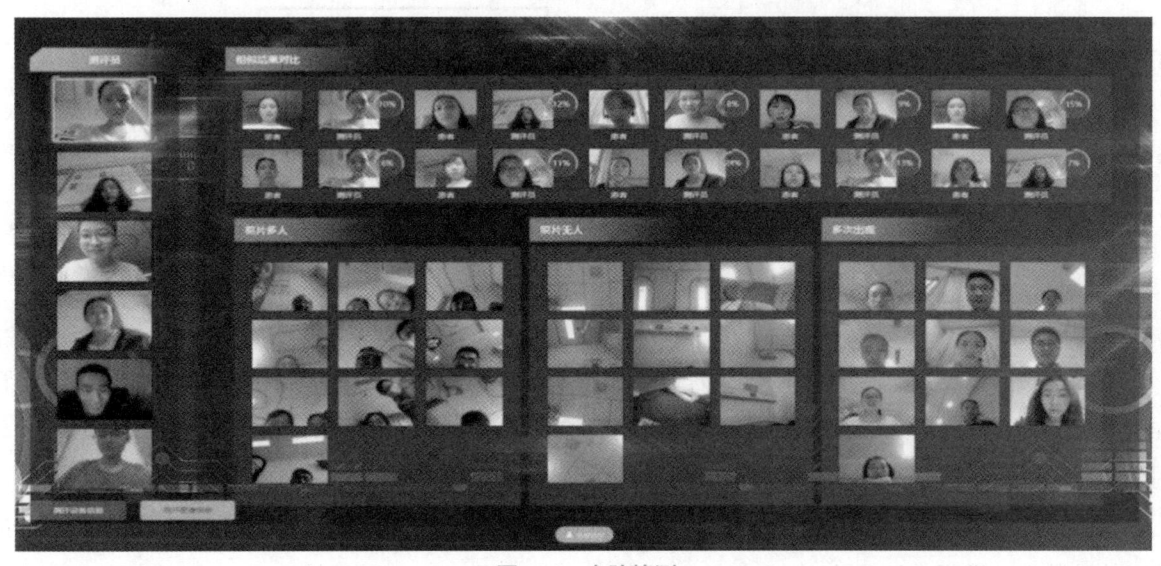

图 2–4　人脸检测

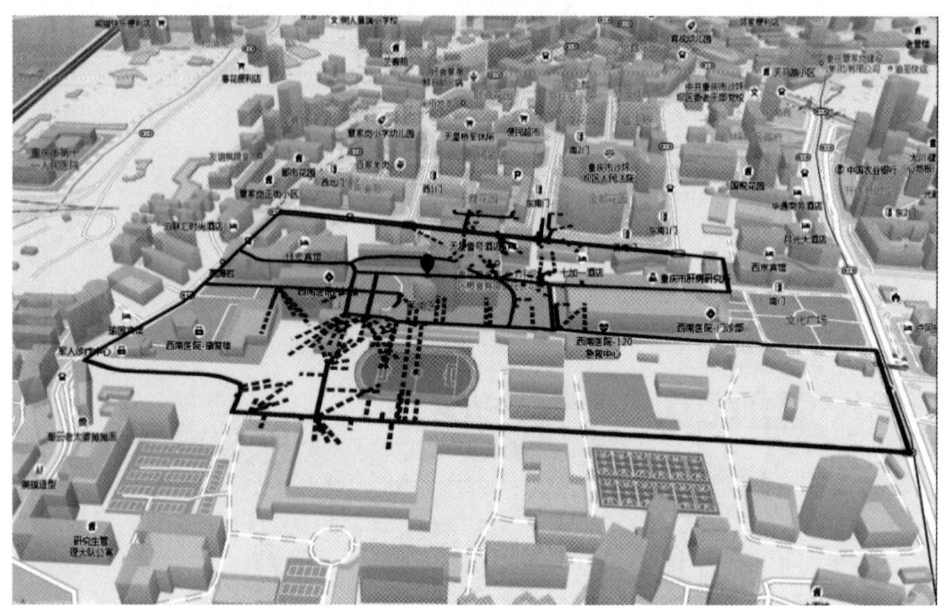

图 2–5　GPS 轨迹

图 2-6 展示了后台质量控制的检验结果。检验分为逻辑验证和数据信度校验，所有入库待分析的数据 Cronbach’s α 系数均高于 0.90，可认为数据可靠性高。以此确保数据的客观、真实和不可篡改性。只有经过多轮次智能化数据质量筛查、校验和净化的“价值数据”才能够进入数据库，最终成为有效数据，参与后续分析应用。

可靠值统计量
Cronbach's Alpha | 基于标准化项的 Cronbachs Alpha | 项数
0.905 | 0.923 | 0.26
摘要项统计量
| 均值 | 极小值 | 极大值 | 范围 | 极大值/极小值 | 方差 | 项数
项的均值 | 3.625 | 2.546 | 4.254 | 1.709 | 1.671 | 0.335 | 0.26
项方差 | 1.888 | 0.562 | 4.264 | 3.702 | 7.585 | 1.824 | 0.26

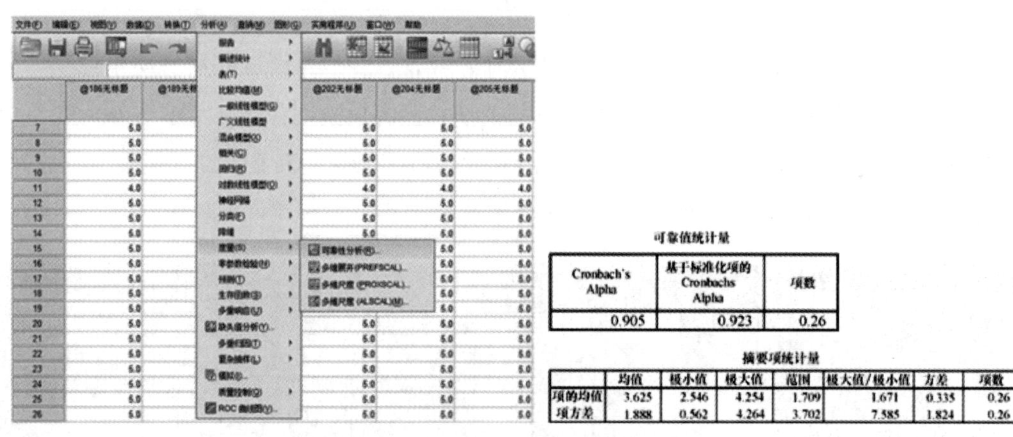

图 2–6　信度校验

（四）数据分析

本数据分析通过整合全国各区域医院医疗质量患者体验评价数据，用信息化手段提升数据化管理与服务能力，对就医人群开展标准化、大规模、持续性的患者体验现状分析，做到“用数据说话、用数据决策、用数据创新”。

该数据平台目前覆盖全国 31 个省、自治区、直辖市，1208 家医院，1774 余万人次的医疗质量患者体验数据，数据总量已达到 5.9 亿条。平台从全国、省、市、县级层面，为全国千余家医院建立

了全维度、广范围、持续性的实时监测机制，可对医院在医疗服务能力、医疗服务质量、健康宣教和安全用药等方面的体验数据进行深入挖掘分析。

1. 数据分析路径

通过对患者就医体验评价数据的流程研究，形成了图 2-7 中的“一云三端”智能分析路径。实现了对患者就医体验评价数据从采集、清洗、分析到应用管理的全流程处理，具有智能的统计分析、数据挖掘和业务建模等功能。以高可用、高性能、高扩展的特性，为各级医院管理部门提供优质的大数据分析服务。

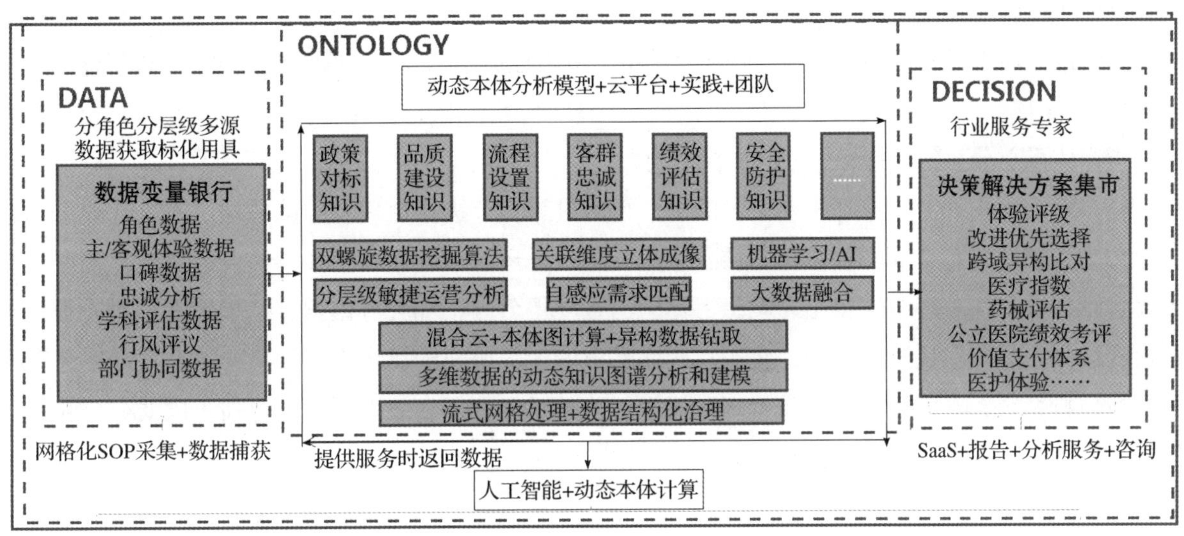

图 2-7　分析路径

在该智能分析路径中，数据生产端通过数据处理和模型风控将多源异构数据和多维结构数据颗粒化，形成多种类型的数据变量银行。再通过数据分析端的人工智能和动态本体计算框架，利用双螺旋分析算法、关联纬度立体成像算法和多维数据的动态知识图谱模型进行数据钻取和分析。最后形成了体验评级、医疗指数和医数灯塔等一系列的辅助决策端产品输出。该三端和医患体验数据云整合在一起，形成了动态本体智能分析路径。

2. 统计分析方法

每次测评结束后，均需对数据进行信度分析，对测评结果的可信度进行检验，只有 Cronbach's α 系数大于 0.9 的测评，数据才可进入数据库并参与后续的分析与应用。α 系数的计算见公式（2–8）。

$$\alpha = k/(k-1)\left(1-\sum S_i^2 - S_t^2\right) \tag{2–8}$$

式中，k 为调查项目的数目；S_i^2为第 i 个调查项目得分的方差；S_t^2为问卷总得分的方差。

信度检验结束后，依托“医疗质量患者体验分析系统”中的分数计算模型，采用聚类分析、交叉分析、回归分析、相关分析和时间序列分析等统计学分析方法对各级各类的指标进行计算，得出全院和各临床科室的患者满意率和患者体验指数。

在患者就医指数评价指数模型的基础上，经专家论证及大量患者就医体验数据验证形成医疗质量患者就医体验评价体系的患者就医体验评价量表，包括门诊医疗质量患者体验评价量和住院医疗质量患者体验评价量表。

医疗质量患者体验测评量表结构包括问卷标题；知情同意书；甄别内容；社会人口学信息（包括但不限于评价对象的性别、年龄、收入情况、来院理由、费用支付类别等）；正式评价问卷（诊疗质量感知、医患沟通、医学检查管理、费用管理、手术管理、服务流程、信息公示和患者权益保障等具体因素指标）。测评量表每个条目采用李克特量表 5 级评价，从很不满意到很满意分别赋值为 1、2、3、4、5。得分越高，表示对该条目内容的满意度越高。

门诊医疗质量患者体验评价指标归纳总结出三级指标体系，其中一级指标 5 项、二级指标 10 项、三级指标 19 项。

住院医疗质量患者体验评价指标归纳总结出三级指标体系，其中一级指标 6 项、二级指标 19 项、三级指标 33 项。

指标体系总分为各项指标得分的加权平均数。

经多轮次国内外专家论证，对患者的医疗行为过程环节进行梳理及归纳总结，通过基础指标对医疗行为各环节进行全面测评分析，结合医疗行为过程环节患者体验感知，综合评判出医院现阶段主要贡献环节和失分环节，得出影响患者体验的主要得分因素和失分因素，结果用满意率表示。对医疗内涵品质管理模块进行梳理，将医疗内涵品质管理模块归纳总结出三级指标体系，利用综合评估诊断分析系统，对医疗内涵品质管理模块进行缺陷因素分析和效能影响度评估，依据综合服务质量持续改进的原则为医院提出改善建议，结果用患者体验指数表示。

六、医疗质量患者体验评价样本概况

（一）样本评价范围

2019—2021 年，连续三年对全国 31 个省、自治区、直辖市的 1208 家医院（其中三级医院 682 家，二级医院 362 家，一级医院 164 家）进行了门诊和住院医疗质量的患者体验评价。

将医院所在的省、自治区、直辖市按照国家行政区域划分进行归类，具体为：

华北地区（5 个省 / 自治区 / 直辖市）：河北省、山西省、内蒙古自治区、北京市、天津市；

东北地区（3 个省）：辽宁省、吉林省、黑龙江省；

华东地区（7 个省 / 直辖市）：江苏省、浙江省、安徽省、福建省、江西省、山东省、上海市；

华中地区（3 个省）：河南省、湖北省、湖南省；

华南地区（3 个省 / 自治区）：广东省、海南省、广西壮族自治区；

西南地区（5 个省 / 自治区 / 直辖市）：四川省、贵州省、云南省、西藏自治区、重庆市；

西北地区（5 个省 / 自治区）：陕西省、甘肃省、青海省、宁夏回族自治区、新疆维吾尔自治区。

医院医疗质量患者体验评价过程中，医院门诊各出诊科室及住院各临床科室的患者均可参与评价，测评期间选取对医院服务接触面广、可测评性强的患者及其家属答题，患者根据自己的实际就诊经历及感受选择合适的答案。其中门诊患者的医疗质量患者体验评价范围包括医院的诊疗质量、医学检查管理、服务流程、信息公示及患者权益保障相关内容；住院患者的医疗质量患者体验评价范围包括医院的服务过程、诊疗质量、医患沟通、医技检查、手术管理及费用管理相关内容。

（二）人口社会学特征

国家医患体验研究基地逐步在我国 31 个省、自治区、直辖市的 1208 家医院进行了门诊和住院患者的就医体验评价，其中三级医院为 682 家，二级医院为 362 家，一级医院为 164 家。共计调研 1837 余万份样本，有效入库样本量 1774 余万份，问卷回收率 100%，有效分析数据入库率达 96.57%。

测评有效入库的门诊样本中，患者样本主要为女性；年龄主要分布在 19 ~ 39 岁，其次是 40 ~ 59 岁；长期居住地主要在本市；患者的家庭年收入主要在 3 万 ~ 10 万元，其次是 3 万元以下。

测评有效入库的住院样本中，女性患者占比略高于男性患者占比；年龄主要分布在 60 ~ 79 岁，其次是 40 ~ 59 岁；长期居住地主要在本市；患者的家庭年收入主要在 3 万元以下，其次是 3 万 ~ 10 万元。

调查对象人口社会学情况见表 2-17。

表 2-17　调查对象人口社会学情况

人口社会学情况	门诊患者占比 /%	住院患者占比 /%
性别		
男	39.90	50.55
女	60.10	49.45
年龄（岁）		
≤ 18	13.88	8.05
19 ~ 39	50.34	18.73
40 ~ 59	23.83	33.02
60 ~ 79	10.74	33.08
≥ 80	1.21	7.12
长期居住地		
本市	88.51	85.28
本省其他城市	6.86	9.16
外省（市）	4.49	5.46
港澳台	0.03	0.02
国外	0.11	0.08
家庭年收入（万元）		
＜ 3	38.29	46.47
3 ~ 10	42.66	40.69
11 ~ 20	13.84	9.77
21 ~ 50	3.81	2.15
＞ 50	1.40	0.92

门诊样本中，男性占比 39.90%，女性占比 60.10%；18 岁及以下占比 13.88%，19 ~ 39 岁占比 50.34%，40 ~ 59 岁占比 23.83%，60 ~ 79 岁占比 10.74%，80 岁及以上占比 1.21%；长期居住在本市的患者占 88.51%，本省其他城市的患者占 6.86%，外省（市）的患者占 4.49%，港澳台患者占 0.03%，长期居住国外患者占 0.11%；就诊患者的年收入在 3 万元以下的占 38.29%，3 万 ~ 10 万元的占 42.66%，11 万 ~ 20 万元的占 13.84%，21 万 ~ 50 万元的占 3.81%，50 万元以上的占 1.40%。

住院样本中，男性占比 50.55%，女性占比 49.45%；18 岁及以下占比 8.05%，19 ~ 39 岁占比 18.73%，40 ~ 59 岁占比 33.02%，60 ~ 79 岁占比 33.08%，80 岁及以上占比 7.12%；长期居住在本市的患者占 85.28%，本省其他城市的患者占 9.16%，外省（市）的患者占 5.46%，港澳台患者占 0.02%，长期居住国外患者占 0.08%；就诊患者的年收入在 3 万元以下的占 46.67%，3 万 ~ 10 万元的占 40.69%，10 万 ~ 20 万元的占 9.77%，20 万 ~ 50 万元的占 2.15%，50 万元以上的占 0.92%。

（三）患者就医特征分析

测评有效入库的门诊样本中，患者的费用类别主要为城乡居民医保（城镇居民和新农合），其次是城镇职工医保（含离休干部医保）；患者的职业类型主要为公司职员，其次是学生及农民；初诊患者居多；患者的挂号方式主要为医院窗口，预约挂号（电话、网络、手机 APP、微信）的患者占比为 43.32%；来院理由为就近方便的患者占比最高，其次是医院名气大、服务态度好。

测评有效入库的住院样本中，患者的费用类别主要为城乡居民医保（城镇居民和新农合），其次是城镇职工医保（含离休干部医保）；患者的职业类型主要为农民，其次是（离）退休；非转诊（直接来院）的患者占比较高；来院理由为医院名气大的患者占比最高，其次是就近方便。

调查对象人口社会学情况见表 2-18。

表 2-18　就医特征情况

就医特征	门诊患者占比 /%	住院患者占比 /%	就医特征	门诊患者占比 /%	住院患者占比 /%
费用类别			技术高	9.12	19.50
城镇职工医保	31.00	37.13	服务态度好	10.49	11.36
城乡居民医保	38.13	48.91	就近方便	34.18	21.19
生育保险	0.69	0.52	设备先进	1.79	1.42
工伤保险	0.34	1.05	就诊环境好	3.09	2.04
商业保险	0.53	0.52	收费合理	0.96	0.67
公费医疗	0.89	0.66	他人介绍	3.17	2.40
军队医改	0.48	0.42	院内有熟人	0.68	0.48
异地医保	2.04	3.36	其他	6.02	4.15
异地联网	0.03	0.05	**就诊次数**		
自费	23.50	5.39	初诊	52.08	—
其他	2.37	1.99	复诊	47.92	—
来院理由			**职业类型**		
医院名气大	21.55	26.32	学生	13.41	5.08
专家多	8.95	10.47	公司职员	21.66	8.98

续表

就医特征	门诊患者占比 /%	住院患者占比 /%	就医特征	门诊患者占比 /%	住院患者占比 /%
企事业高管	1.39	1.37	同级医院转诊	—	3.71
工人	9.18	8.48	下级医院转诊	—	6.22
农民	11.16	23.12	社区诊所转诊	—	0.70
公务员	2.03	1.63	非转诊（直接来院）	—	87.45
军人	0.55	0.47	**挂号方式**		
（离）退休	6.21	17.15	医院窗口	37.84	—
自由职业者	6.07	3.70	医院自助	16.73	—
个体经营	3.99	2.06	电话预约	2.69	—
无业	5.41	5.60	网络预约	13.45	—
其他	18.94	22.36	手机 App 预约	9.68	—
是否转诊			微信预约	17.51	—
上级医院转诊	—	1.92	其他方式	2.10	—

测评有效入库的门诊样本中，城镇职工医保（含离休干部医保）占 31.00%，城乡居民医保（城镇居民和新农合）占 38.13%，生育保险占 0.69%，工伤保险占 0.34%，商业保险占 0.53%，公费医疗占 0.89%，军队医改占 0.48%，异地医保占 2.04%，自费占 23.50%；来院就诊的患者中，学生占 13.41%，公司职员占 21.66%，企事业高管占 1.39%，工人占 9.18%，农民占 11.16%，公务员占 2.03%，军人占 0.55%，（离）退休占 6.21%，自由职业者占 6.07%，个体经营占 3.99%，无业占 5.41%；初诊占 52.08%，复诊占 47.92%；患者就诊挂号方式的构成中，医院窗口挂号占 37.84%，医院自助机器挂号占 16.73%，电话预约挂号占 2.69%，网络预约挂号占 13.45%，手机 APP 预约占 9.68%，微信预约占 17.51%，其他方式占 2.10%；因医院名气大来院的患者占 21.55%，专家多占 8.95%，技术高占 9.12%，服务态度好占 10.49%，就近方便占 34.18%，设备先进占 1.79%，就诊环境好占 3.09%，收费合理占 0.96%，他人介绍占 3.17%，院内有熟人占 0.68%。

测评有效入库的住院样本中，城镇职工医保（含离休干部医保）占 37.13%，城乡居民医保（城镇居民和新农合）占 48.91%，生育保险占 0.52%，工伤保险占 1.05%，商业保险占 0.52%，公费医疗占 0.66%，军队医改占 0.42%，异地医保占 3.36%，自费占 5.39%；来院就诊的患者中，学生占 5.08%，公司职员占 8.98%，企事业高管占 1.37%，工人占 8.48%，农民占 23.12%，公务员占 1.63%，军人占 0.47%，（离）退休占 17.15%，自由职业者占 3.70%，个体经营占 2.06%，无业占 5.60%；上级医院转诊的患者占 1.92%，同级医院转诊的患者占 3.71%，下级医院转诊的患者占 6.22%，社区诊所转诊的患者占 0.70%，非转诊（直接来院）的患者占 87.45%；因医院名气大来院的患者占 26.32%，专家多占 10.47%，技术高占 19.50%，服务态度好占 11.36%，就近方便占 21.19%，设备先进占 1.42%，就诊环境好占 2.04%，收费合理占 0.67%，他人介绍占 2.40%，院内有熟人占 0.48%。

第三章

门诊医疗质量患者体验评价数据分析

一、门诊医疗质量患者体验评价数据概述

（一）全国门诊医疗质量患者体验评价数据总体情况

2019—2021 年门诊患者就医体验满意率呈波动下降趋势，2021 年为最低值。其中二级医院门诊患者就医体验满意率略高于三级医院；中医医院患者体验满意率明显高于综合医院、妇幼保健院；华北、华东、西南地区的患者就医体验满意率较好。

2019—2021 年门诊医疗质量患者体验总体指数呈波动上升趋势，2019 年为最低值。其中二级医院门诊医疗质量患者体验总体指数略高于三级医院；中医医院门诊医疗质量患者体验总体指数略高于综合医院、妇幼保健院；东北、华北、华东、华中地区的门诊医疗质量患者体验总体指数整体较好。

具体分析如下：

1. 全国门诊医疗质量患者体验总体满意率分析

从全国门诊医疗质量患者体验总体满意率评价结果显示：2021 年患者就医体验总体满意率较 2019 年、2020 年均略有下降，其中，2019 年门诊患者总体满意率为 74.90%，2020 年的门诊患者总体满意率最高为 75.01%，2021 年的患者总体满意率最低，为 73.00%，2020 年较 2019 年上升 0.11%，2021 年较 2020 年下降 2.01%（图 3-1）。

从不同区域医院门诊医疗质量患者体验总体满意率评价结果显示：2020 年与 2019 年相比，门诊患者就医体验满意率上升的地区为华南地区、华东地区、西南地区，其余 4 个地区均有不同程度的下降。与 2020 年相比，2021 年门诊患者就医体验满意率整体上升的地区为华中地区、西北地区。

从不同等级医院门诊医疗质量患者体验总体满意率评价结果显示：二级医院门诊患者就医体验满意率略高于三级医院。历史对比显示，2021 年与 2020 年相比，三级医院、二级医院门诊患者就医体验满意率均有所下降。

从不同医院类型门诊医疗质量患者体验总体满意率评价结果显示：中医医院患者体验满意率明显高于综合医院、妇幼保健院。历史对比显示，2020 年与 2019 年相比，综合医院、中医医院门诊患

者就医体验满意率有所下降，妇幼保健院门诊患者就医体验满意率有所上升，2021 年与 2020 年相比，各类型医院门诊患者就医体验满意率均有所下降。

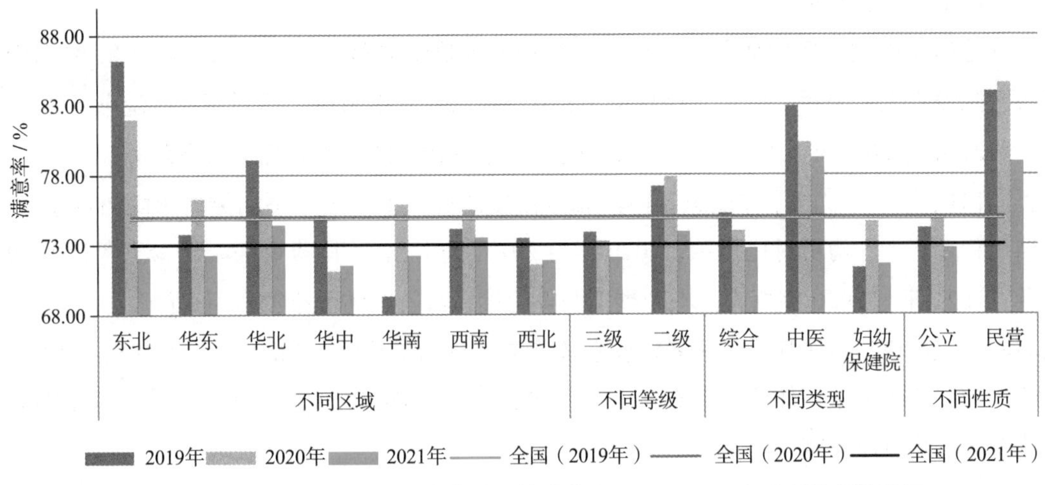

图 3-1　全国门诊医疗质量患者体验总体满意率 2019—2021 年分析结果统计图

从不同医院性质门诊医疗质量患者体验总体满意率评价结果显示：2020 年与 2019 年相比，公立医院、民营医院门诊患者就医体验满意率有所上升，2021 年与 2020 年相比，公立医院、民营医院门诊患者就医体验满意率均有所下降。

2. 全国门诊医疗质量患者体验总体指数分析

从全国门诊医疗质量患者体验总体指数评价结果显示：2019—2020 年门诊患者总体指数呈稳步上升趋势，其中 2019 年的患者总体指数最低，为 78.80 分，2020 年的门诊患者总体指数最高，为 79.97 分，2021 年门诊患者总体指数为 79.15，2020 年较 2019 年上升 1.17 分，2021 年较 2020 年下降 0.82 分（图 3-2）。

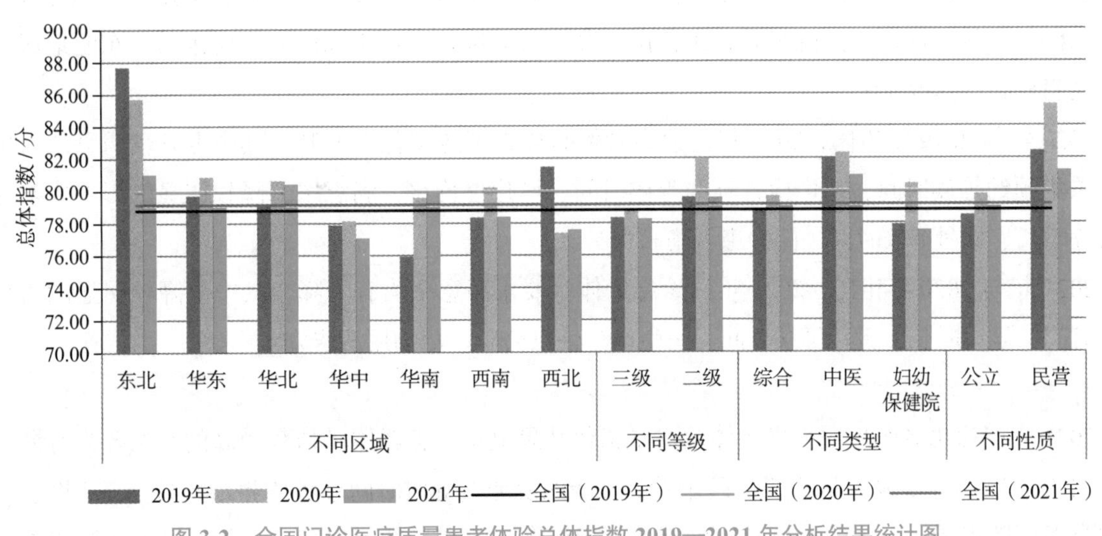

图 3-2　全国门诊医疗质量患者体验总体指数 2019—2021 年分析结果统计图

从不同区域医院门诊医疗质量患者体验总体指数评价结果显示：与 2019 年相比，2020 年门诊患者就医体验指数上升的地区为华南地区、西南地区、华北地区、华东地区、华中地区，患者就医体验指数下降的地区为西北地区、东北地区。与 2020 年相比，2021 年门诊患者就医体验指数整体上升的地区为华南地区、西北地区。

从不同等级医院门诊医疗质量患者体验总体指数评价结果显示：三级医院门诊患者就医体验指数与二级医院没有太大差距。历史对比显示，2020 年与 2019 年相比，不同等级医院患者体验指数均有上升，2021 年与 2020 年相比，不同等级医院门诊患者就医体验指数均有所下降。

从不同医院类型门诊医疗质量患者体验总体指数评价结果显示：不同类型医院门诊患者就医体验指数结果相差不大。历史对比显示，2020 年与 2019 年相比，不同类型医院门诊患者就医体验指数有所上升，2021 年与 2020 年相比，不同类型医院门诊患者就医体验指数有所下降。

从不同医院性质门诊医疗质量患者体验总体指数评价结果显示：2020 年与 2019 年相比，公立医院、民营医院门诊患者就医体验指数有所上升，2021 年与 2020 年相比，公立医院、民营医院门诊患者就医体验指数均有所下降。

（二）全国门诊医疗质量患者体验影响要素结果

1. 全国门诊医疗质量患者体验要素满意率分析

2021 年门诊患者医疗质量患者体验要素满意率结果显示，满意率较高的影响要素有病情及治疗方案告知（84.73%），从不同等级医院来看，三级医院病情及治疗方案告知的满意率高于二级医院；从不同类型医院来看，中医医院病情及治疗方案告知患者满意率明显高于综合医院、妇幼保健院；从不同性质医院来看，公立医院高于民营医院；从不同区域医院来看，华中地区、西南地区病情及治疗方案告知患者满意率明显高于其他地区。

满意率较低的影响要素是诊疗服务时长（56.68%），从不同等级医院来看，二级医院诊疗服务时长患者满意率高于三级医院；从不同类型医院来看，中医医院诊疗服务时长明显高于综合医院和妇幼保健院；从不同性质医院来看，民营医院高于公立医院；从不同区域医院来看，东北地区、华北地区明显高于其他地区。

2020 年与 2019 年相比，2020 年门诊患者体验要素满意率普遍上升，其中上升较明显的为检验标本采集预约等候时间、超声检查预约等候时间、诊疗性价比，满意率下降较明显的影响要素为诊疗服务时长、挂号等候时间、门诊患者隐私保护。

2021 年与 2020 年相比，2021 年门诊患者体验要素满意率均有下降，其中下降较明显的为挂号等候时间、候诊时长、缴费等候时间、医生出诊信息公布、药物用法告知。

2. 全国门诊医疗质量患者体验要素指数分析

2021 年门诊患者医疗质量患者体验要素指数结果显示，患者体验指数较高的影响要素有缴费等候时间（86.77 分），从不同等级医院来看，二级医院缴费等候时间患者体验指数高于三级医院；从不同类型医院来看，中医医院患者体验指数高于综合医院和妇幼保健院；从不同性质医院来看，民营医院高于公立医院；从不同区域医院来看，西南地区、华南地区高于其他地区。

患者体验指数较低的影响要素是诊疗服务时长（69.53 分），从不同等级医院来看，二级医院诊疗服务时长患者体验指数和三级医院相差不大；从不同类型医院来看，妇幼保健院患者体验指数最低，中医医院患者体验指数最高；从不同性质医院来看，民营医院高于公立医院；从不同区域医院来看，华北地区、东北地区明显高于其他地区。

2020 年与 2019 年相比，除诊疗服务时长患者体验要素有所下降外，其余要素患者体验指数均有上升，其中上升较明显的为检验标本采集预约等候时间、超声检查预约等候时间、医生出诊信息公布、放射检查预约等候时间、超声检查报告出具时间、检诊耐心程度。

2021 年与 2020 年相比，2021 年门诊患者体验要素指数呈下降趋势，其中下降较明显的为挂号等候时间、候诊时长、诊疗服务时长、缴费等候时间，指数上升较明显的影响要素为检验标本采集预约等候时间、检验报告出具时间。

（三）全国门诊医疗质量患者体验优势要素

2021 年全国门诊医疗质量患者体验指数测评结果显示，患者体验指数较高的一级指标是患者权益保障（82.21 分），从不同等级医院来看，三级医院患者权益保障患者体验指数高于二级医院；从不同类型医院来看，中医医院患者体验指数最高，妇幼保健院患者体验指数最低；从不同性质医院来看，公立医院高于民营医院；从不同区域医院来看，华北地区、东北地区、华南地区患者体验指数明显高于其他区域。

2020 年与 2019 年相比，不同区域医院中西南地区患者权益保障患者体验指数上升最为明显；不同等级医院中二级医院患者权益保障体验指数上升较为明显；不同性质医院中民营医院患者权益保障体验指数上升较为明显。

2021 年与 2020 年相比，不同区域医院中华南、华北地区患者权益保障体验指数上升最为明显；不同类型医院中综合医院患者权益保障体验指数有所上升。

患者体验指数较高的二级指标是诊后服务（84.41 分），从不同等级医院来看，二级医院诊后服务患者体验指数高于三级医院；从不同类型医院来看，妇幼保健院诊后服务患者体验指数高于综合医院和中医医院；从不同性质医院来看，民营医院高于公立医院；从不同区域医院来看，华中地区、西南地区诊后服务患者体验指数明显高于其他区域。

2020 年与 2019 年相比，不同区域医院中西北地区、华东地区诊后服务患者体验指数上升最为明显；不同性质医院中民营医院诊后服务患者体验指数上升最为明显。

2021 年与 2020 年相比，除华中地区诊后服务体验指数有所上升外，其余均有下降。

（四）全国门诊医疗质量患者体验问题要素

2021 年全国门诊医疗质量患者体验指数评价结果显示，患者体验指数较低的一级指标是诊疗质量感知（78.69 分），从不同等级医院来看，二级医院诊疗质量感知患者体验指数略低于二级医院；从不同类型医院来看，中医医院诊疗质量感知患者体验指数高于综合医院和妇幼保健院；从不同性质医院来看，公立医院诊疗质量感知患者体验指数明显低于民营医院；从不同区域医院来看，华中地区、西北地区诊疗质量感知患者体验指数明显低于其他区域。

2020 年与 2019 年相比，不同区域医院中华南地区、西南地区诊疗质量感知患者体验指数上升较为明显，不同等级医院中二级医院诊疗质量感知患者体验指数上升幅度高于三级医院；不同性质医院中民营医院上升较为明显。

2021 年与 2020 年相比，不同区域医院中东北地区诊疗质量感知患者体验指数下降最为明显，下降 4.62 分；不同性质医院中民营医院诊疗质量感知患者体验指数下降较为明显，下降 4.45 分。

患者体验指数较低的二级指标是诊前服务（74.33 分），从不同等级医院来看，二级医院诊前服务患者体验指数明显高于三级医院；从不同类型医院来看，妇幼保健院诊前服务患者体验指数明显低于综合医院和中医医院；从不同性质医院来看，公立医院诊前服务患者体验指数明显低于民营医院；从不同区域医院来看，华南地区、东北地区、西南地区诊前服务患者体验指数明显高于其他区域。

2020 年与 2019 年相比，不同区域医院中西北地区、东北地区诊前服务患者体验指数下降幅度最大，分别下降 9.58 分、3.21 分；不同等级医院中三级医院有所下降，不同类型医院中中医医院下降较为突出，下降 4.36 分。

2021 年与 2020 年相比，不同区域医院中华北地区、华东地区诊前服务患者体验指数下降较为明显，不同等级医院中二级医院诊前服务患者体验指数下降明显，下降 5.93 分；不同类型医院中妇幼保健院诊前服务患者体验指数下降明显，下降 7.06 分，不同性质医院中民营医院患者体验指数下降明显，下降 6.78 分。

二、门诊医疗质量患者体验满意率数据分析

（一）全国门诊医疗质量患者体验满意率数据分析

1. 全国门诊医疗质量患者体验总体满意率分析

2019—2021 年门诊患者医疗质量患者体验总体满意率测评结果显示，2021 年患者就医体验总体满意率较 2019 年、2020 年均略有下降，其中，2020 年的门诊患者总体满意率最高，为 75.01%，2021 年的患者总体满意率最低，为 73.00%，2020 年较 2019 年上升 0.11%，2021 年较 2020 年下降 2.01%（表 3-1，图 3-3）。

表 3-1　全国门诊医疗质量患者体验总体满意率 2019—2021 年分析结果

类别	患者满意率 /%			患者满意率 /%	
	2019 年	2020 年	2021 年	2020 年与 2019 年	2021 年与 2020 年
全国	74.90	75.01	73.00	0.11	−2.01

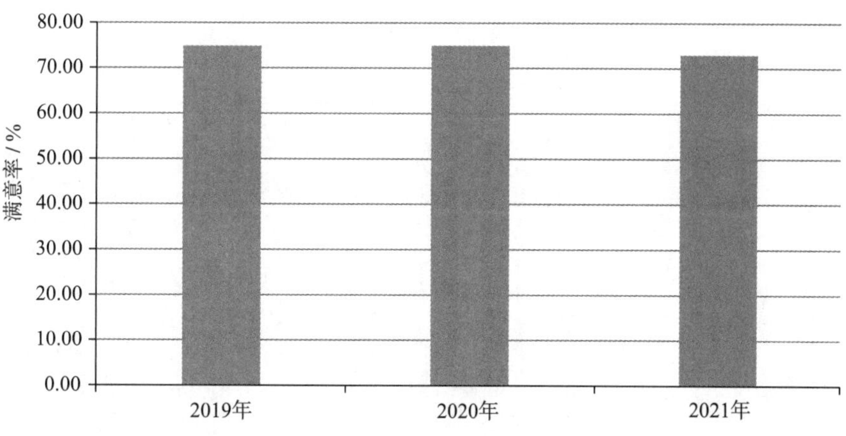

图 3-3 全国门诊医疗质量患者体验总体满意率 2019—2021 年分析结果统计图

2. 全国门诊医疗质量患者体验要素满意率分析

2021 年门诊患者医疗质量患者体验要素满意率结果显示，满意率较高的影响因素有病情及治疗方案告知（84.73%）、门诊患者隐私保护（81.37%）、医生出诊信息公布（81.13%）等，满意率较低的影响因素有诊疗服务时长（56.68%）、候诊时长（59.49%）等（表 3-2，图 3-4）。

表 3-2 全国门诊医疗质量患者体验要素满意率 2019—2021 年分析结果

要素	患者满意率 /%			患者满意率 /%	
	2019 年	2020 年	2021 年	2020 年与 2019 年	2021 年与 2020 年
诊疗服务时长	63.12	58.78	56.68	−4.34	−2.10
候诊秩序	78.83	79.35	77.29	0.52	−2.06
检诊耐心程度	79.86	80.57	77.73	0.71	−2.84
病情及治疗方案告知	88.92	87.04	84.73	−1.88	−2.31
药物用法告知	76.89	77.66	74.75	0.77	−2.91
诊疗性价比	63.54	66.18	64.89	2.64	−1.29
检验报告出具时间	73.93	74.34	73.12	0.41	−1.22
放射检查报告出具时间	71.91	72.66	71.48	0.75	−1.18
超声检查报告出具时间	73.84	74.85	74.06	1.01	−0.79
检验标本采集预约等候时间	70.19	74.44	73.88	4.25	−0.56
放射检查预约等候时间	70.42	71.20	70.49	0.78	−0.71
超声检查预约等候时间	67.10	69.92	69.23	2.82	−0.69
挂号等候时间	75.28	72.78	68.73	−2.50	−4.05
候诊时长	64.08	63.35	59.49	−0.73	−3.86
缴费等候时间	85.41	84.02	80.41	−1.39	−3.61
等候取药时间	78.54	76.87	76.15	−1.67	−0.72
投诉信息公布	72.97	74.14	71.47	1.17	−2.67
医生出诊信息公布	83.23	84.05	81.13	0.82	−2.92
门诊患者隐私保护	84.99	82.95	81.37	−2.04	−1.58

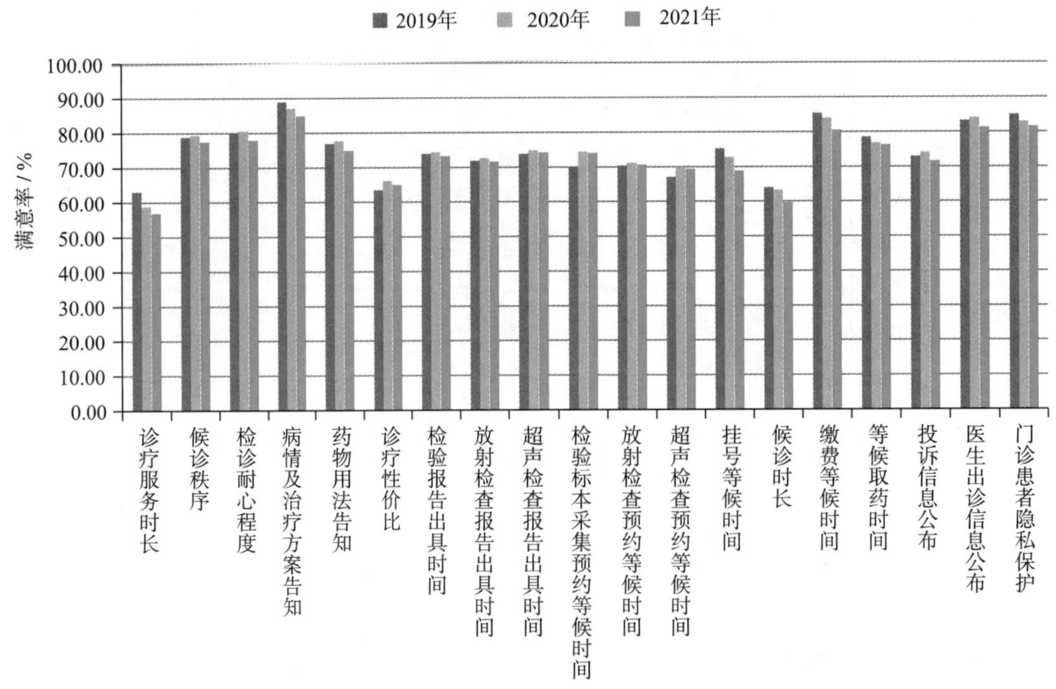

图 3-4　全国门诊医疗质量患者体验要素满意率 2019—2021 年分析结果统计图

2020 年与 2019 年相比，检验标本采集预约等候时间、超声检查预约等候时间、诊疗性价比等门诊医疗质量患者体验要素有大幅提升，诊疗服务时长、挂号等候时间、门诊患者隐私保护等体验要素有一定程度的下降（图 3-5）。

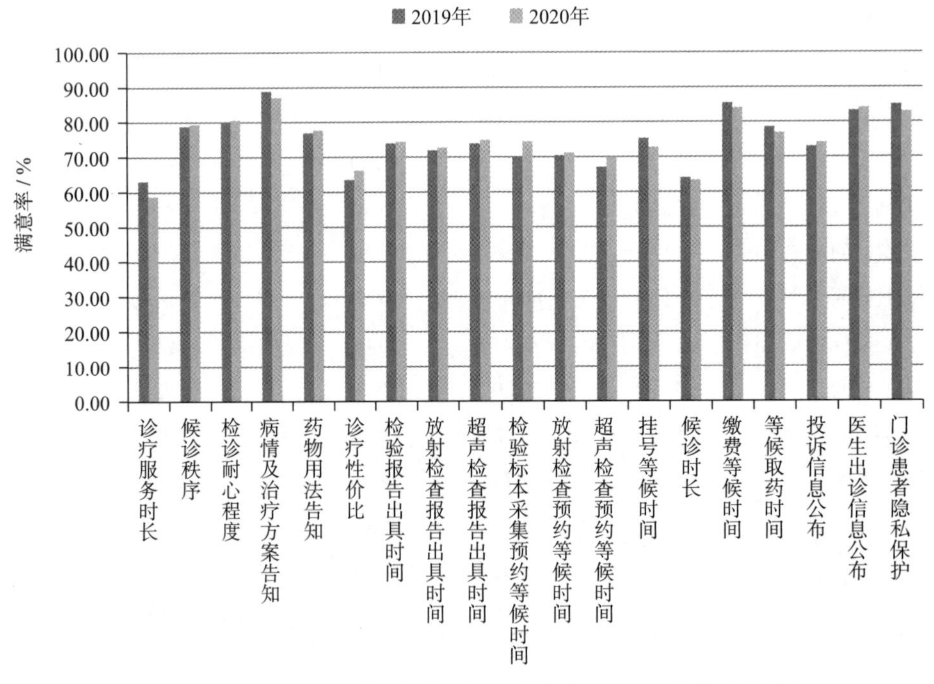

图 3-5　全国门诊医疗质量患者体验要素满意率历史对比结果统计图

2021 年与 2020 年相比，挂号等候时间、候诊时长、缴费等候时间等患者体验要素持续下降（图 3-6）。

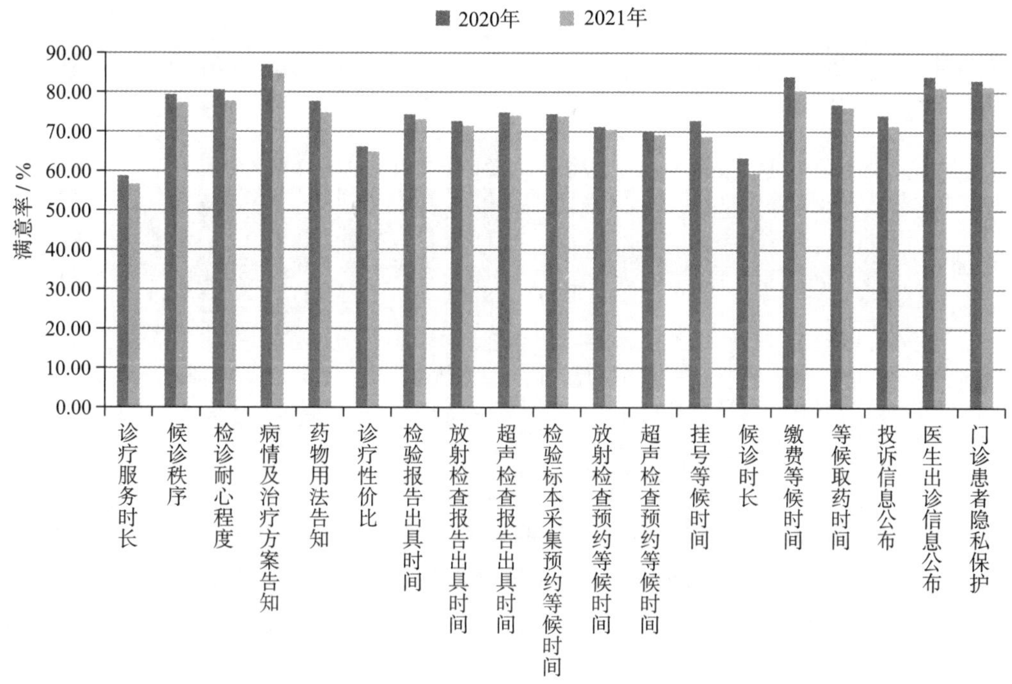

图 3-6　全国门诊医疗质量患者体验要素满意率历史结果对比统计图

（二）不同区域医院门诊医疗质量患者体验满意率分析

1. 不同区域医院门诊医疗质量患者体验总体满意率分析

对比不同区域门诊医疗质量患者体验满意率（表 3-3）发现，与 2019 年相比，2020 年门诊患者就医体验满意率上升的地区为华南地区、华东地区、西南地区，其余 4 个地区均有不同程度的下降。与 2020 年相比，2021 年门诊患者就医体验满意率整体上升的地区为华中地区、西北地区（图 3-7）。

表 3-3　不同区域医院门诊医疗质量患者体验满意率 2019—2021 年分析结果

区域	患者满意率 /%			患者满意率 /%	
	2019 年	2020 年	2021 年	2020 年与 2019 年	2021 年与 2020 年
东北	86.22	81.99	72.13	–4.23	–9.86
华东	73.77	76.28	72.30	2.51	–3.98
华北	79.09	75.61	74.45	–3.48	–1.16
华中	75.12	71.10	71.57	–4.02	0.47
华南	69.31	75.90	72.26	6.59	–3.64
西南	74.12	75.51	73.55	1.39	–1.96
西北	73.46	71.56	71.91	–1.90	0.35

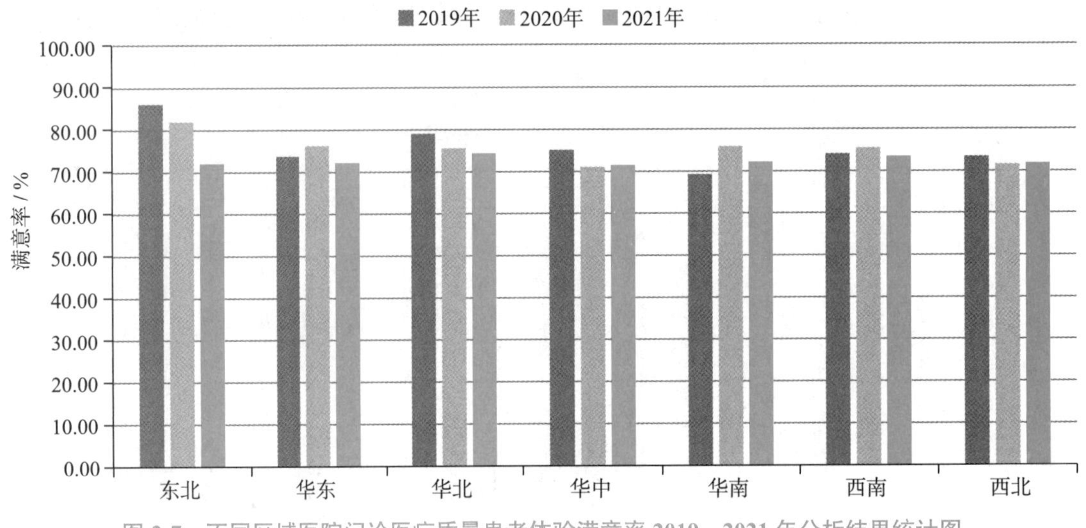

图 3-7　不同区域医院门诊医疗质量患者体验满意率 2019—2021 年分析结果统计图

2. 不同区域医院门诊医疗质量患者体验要素满意率分析

东北地区 2021 年门诊患者医疗质量患者体验要素满意率（表 3-4）结果显示，满意率较高的影响要素有病情及治疗方案告知（81.44%）、医生出诊信息公布（79.95%）、门诊患者隐私保护（78.85%）等，满意率较低的影响要素有诊疗服务时长（63.68%）、诊疗性价比（63.82%）等（图 3-8）。

表 3-4　东北地区医疗质量患者体验要素满意率 2019—2021 年分析结果

要素	患者满意率 /%			患者满意率 /%	
	2019 年	2020 年	2021 年	2020 年与 2019 年	2021 年与 2020 年
诊疗服务时长	82.60	76.92	63.68	−5.68	−13.24
候诊秩序	87.88	83.89	74.58	−3.99	−9.31
检诊耐心程度	87.29	84.05	76.48	−3.24	−7.57
病情及治疗方案告知	88.29	86.24	81.44	−2.05	−4.80
药物用法告知	87.64	83.27	73.07	−4.37	−10.20
诊疗性价比	78.05	73.77	63.82	−4.28	−9.95
检验报告出具时间	86.19	81.80	71.53	−4.39	−10.27
放射检查报告出具时间	85.66	80.96	70.02	−4.70	−10.94
超声检查报告出具时间	87.14	82.68	72.28	−4.46	−10.40
检验标本采集预约等候时间	86.25	81.86	71.63	−4.39	−10.23
放射检查预约等候时间	84.94	79.60	67.14	−5.34	−12.46
超声检查预约等候时间	87.15	81.01	66.71	−6.14	−14.30
挂号等候时间	85.93	80.95	69.35	−4.98	−11.60
候诊时长	85.06	79.89	67.85	−5.17	−12.04
缴费等候时间	87.31	83.63	75.01	−3.68	−8.62
等候取药时间	87.19	83.95	76.38	−3.24	−7.57
投诉信息公布	86.98	82.07	70.65	−4.91	−11.42
医生出诊信息公布	88.11	85.66	79.95	−2.45	−5.71
门诊患者隐私保护	88.51	85.61	78.85	−2.90	−6.76

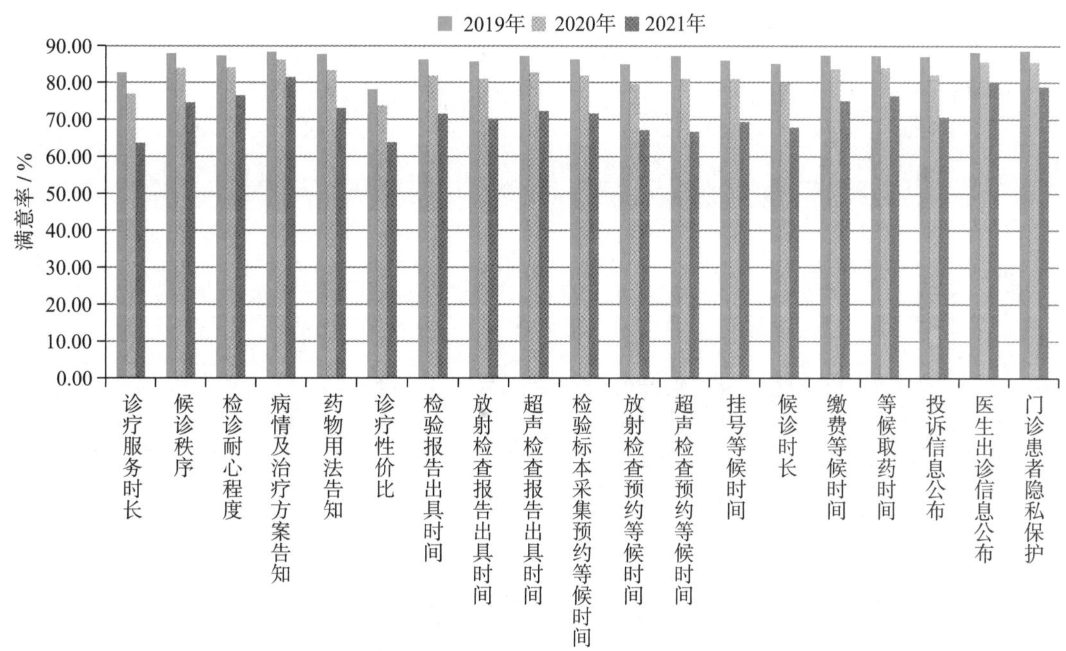

图 3-8 东北地区医疗质量患者体验要素满意率 2019—2021 年分析结果统计图

2020 年与 2019 年相比，东北地区各门诊患者体验要素满意率均有所下降，其中满意率下降较明显的为超声检查预约等候时间、诊疗服务时长、放射检查预约等候时间、候诊时长（图 3-9）。

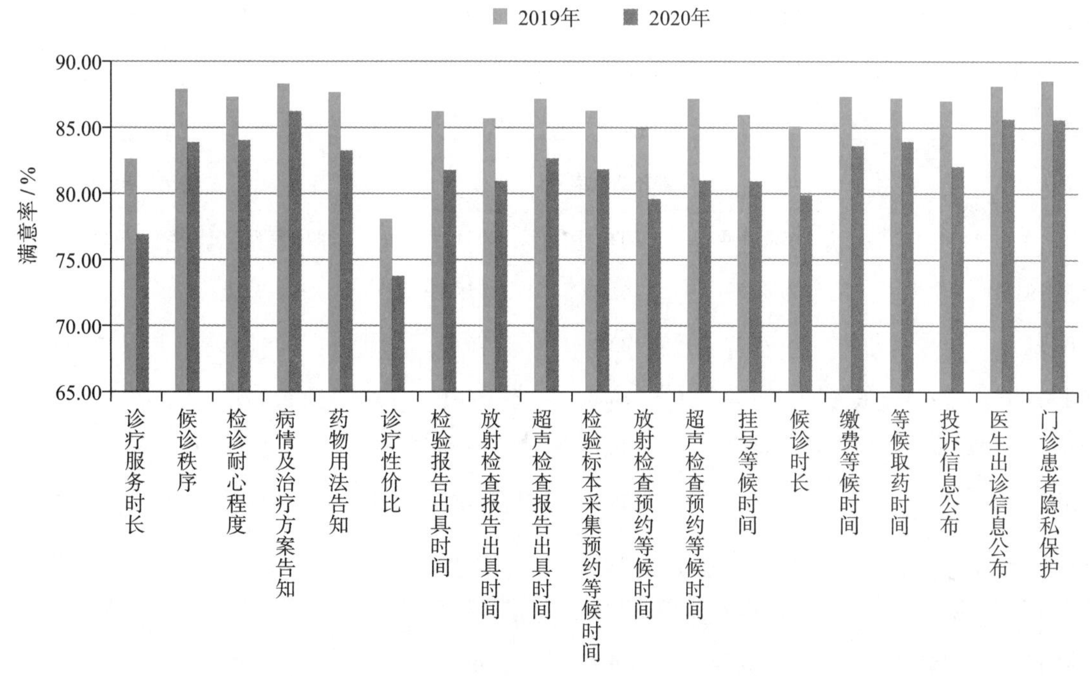

图 3-9 东北地区医疗质量患者体验要素满意率 2019—2020 年历史对比结果统计图

2021 年与 2020 年相比，东北地区各门诊患者体验要素满意率均有所下降，其中满意率下降较明显的为超声检查预约等候时间、诊疗服务时长、放射检查预约等候时间、候诊时长（图 3-10）。

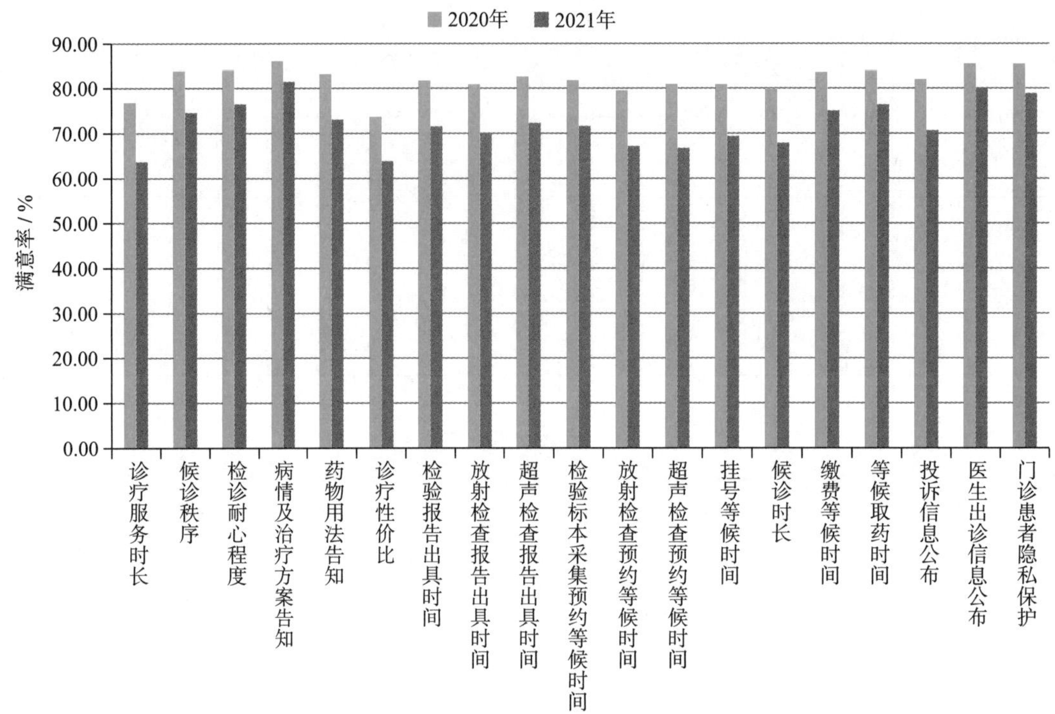

图 3-10　东北地区医疗质量患者体验要素满意率 2020—2021 年历史对比结果统计图

华东地区 2021 年门诊患者医疗质量患者体验要素满意率（表 3-5）结果显示，满意率较高的影响要素有病情及治疗方案告知（82.76%）、门诊患者隐私保护（80.50%）等，满意率较低的影响要素有诊疗服务时长（55.44%）、候诊时长（57.21%）等（图 3-11）。

表 3-5　华东地区医疗质量患者体验要素满意率 2019—2021 年分析结果

要素	患者满意率 /%			患者满意率 /%	
	2019 年	2020 年	2021 年	2020 年与 2019 年	2021 年与 2020 年
诊疗服务时长	64.89	61.27	55.44	–3.62	–5.83
候诊秩序	79.77	82.00	76.64	2.23	–5.36
检诊耐心程度	79.09	80.80	76.16	1.71	–4.64
病情及治疗方案告知	84.62	86.72	82.76	2.10	–3.96
药物用法告知	75.33	78.36	74.80	3.03	–3.56
诊疗性价比	63.79	67.89	67.03	4.10	–0.86
检验报告出具时间	74.53	76.47	72.55	1.94	–3.92
放射检查报告出具时间	71.27	74.53	70.77	3.26	–3.76
超声检查报告出具时间	73.42	77.45	73.25	4.03	–4.20
检验标本采集预约等候时间	69.49	76.96	73.28	7.47	–3.68
放射检查预约等候时间	69.77	73.56	69.82	3.79	–3.74

续表

要素	患者满意率 /%			患者满意率 /%	
	2019 年	2020 年	2021 年	2020 年与 2019 年	2021 年与 2020 年
超声检查预约等候时间	67.58	73.20	68.66	5.62	–4.54
挂号等候时间	68.46	68.75	66.02	0.29	–2.73
候诊时长	60.83	59.01	57.21	–1.82	–1.80
缴费等候时间	81.58	83.99	79.44	2.41	–4.55
等候取药时间	77.38	82.73	78.70	5.35	–4.03
投诉信息公布	73.13	75.66	71.00	2.53	–4.66
医生出诊信息公布	83.20	85.49	79.67	2.29	–5.82
门诊患者隐私保护	83.55	84.56	80.50	1.01	–4.06

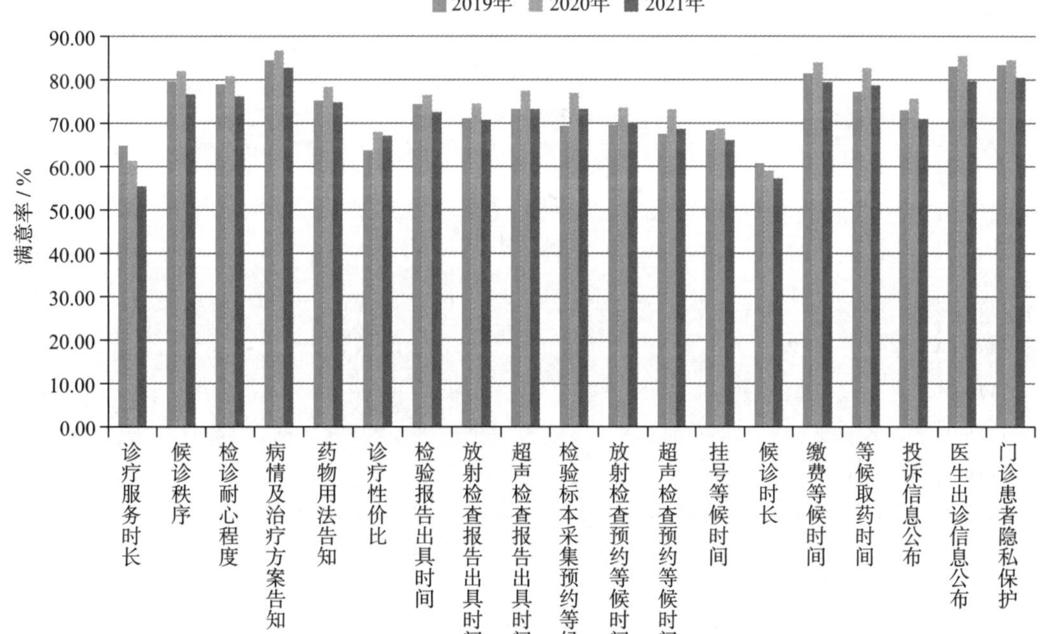

图 3-11　华东地区医疗质量患者体验要素满意率 2019—2021 年分析结果统计图

2020 年与 2019 年相比，除诊疗服务时长、候诊时长患者体验要素满意率有所下降外，其余患者体验要素满意率均有上升，其中满意率上升较明显的为检验标本采集预约等候时间、超声检查预约等候时间、等候取药时间（图 3-12）。

2021 年与 2020 年相比，2021 年患者体验要素满意率均有下降，其中满意率下降较明显的为诊疗服务时长、医生出诊信息公布、候诊秩序（图 3-13）。

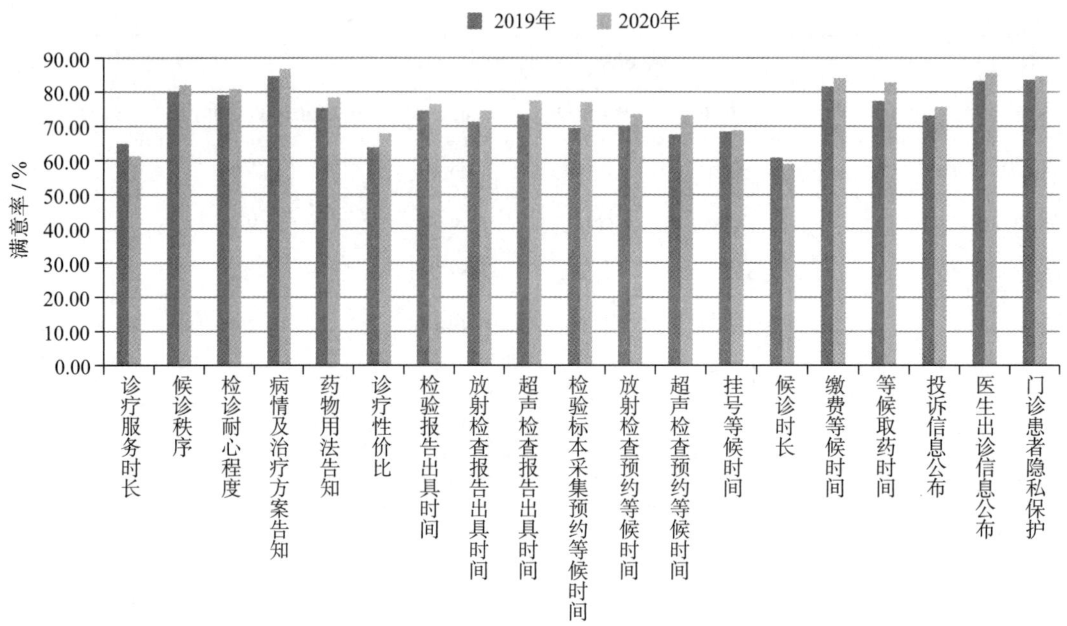

图 3-12　华东地区医疗质量患者体验要素满意率 2019—2020 年历史对比结果统计图

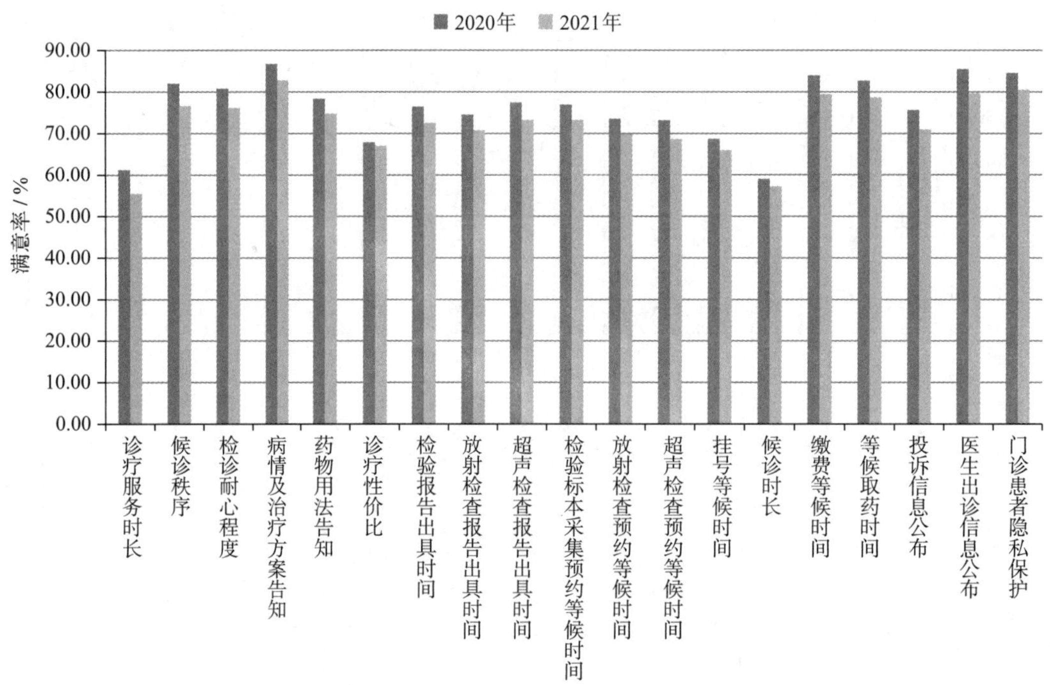

图 3-13　华东地区医疗质量患者体验要素满意率 2020—2021 年历史对比结果统计图

华北地区 2021 年门诊患者医疗质量患者体验要素满意率（表 3-6）结果显示，满意率较高的影响要素有病情及治疗方案告知（84.15%）、门诊患者隐私保护（82.00%）、医生出诊信息公布（80.92%）等，满意率较低的影响要素有候诊时长（62.52%）、诊疗服务时长（62.83%）、诊疗性价比（68.21%）等（图 3-14）。

表 3-6 华北地区医疗质量患者体验要素满意率 2019—2021 年分析结果

要素	患者满意率 /%			患者满意率 /%	
	2019 年	2020 年	2021 年	2020 年与 2019 年	2021 年与 2020 年
诊疗服务时长	69.64	64.93	62.83	−4.71	−2.10
候诊秩序	82.44	77.73	77.04	−4.71	−0.69
检诊耐心程度	83.27	81.10	79.45	−2.17	−1.65
病情及治疗方案告知	88.28	84.31	84.15	−3.97	−0.16
药物用法告知	79.04	75.98	74.01	−3.06	−1.97
诊疗性价比	69.01	67.39	68.21	−1.62	0.82
检验报告出具时间	79.23	76.31	74.86	−2.92	−1.45
放射检查报告出具时间	78.26	74.34	73.94	−3.92	−0.40
超声检查报告出具时间	79.18	77.90	76.12	−1.28	−1.78
检验标本采集预约等候时间	75.79	76.16	75.78	0.37	−0.38
放射检查预约等候时间	77.33	73.33	73.05	−4.00	−0.28
超声检查预约等候时间	74.09	73.41	71.86	−0.68	−1.55
挂号等候时间	80.29	72.22	70.35	−8.07	−1.87
候诊时长	70.50	65.01	62.52	−5.49	−2.49
缴费等候时间	86.54	80.14	78.53	−6.40	−1.61
等候取药时间	81.83	74.03	75.25	−7.80	1.22
投诉信息公布	76.86	75.95	73.65	−0.91	−2.30
医生出诊信息公布	84.10	83.71	80.92	−0.39	−2.79
门诊患者隐私保护	86.95	82.66	82.00	−4.29	−0.66

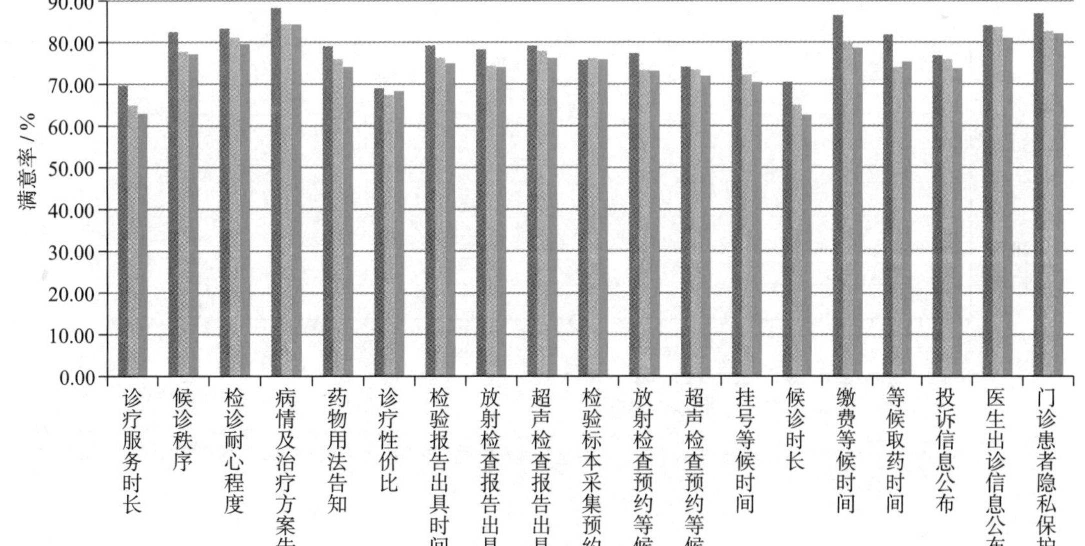

图 3-14 华北地区医疗质量患者体验要素满意率 2019—2021 年分析结果统计图

2020 年与 2019 年相比，患者体验要素满意率普遍下降，其中满意率下降较明显的为挂号等候时间、等候取药时间、缴费等候时间，满意率上升的患者体验要素为检验标本采集预约等候时间（图 3-15）。

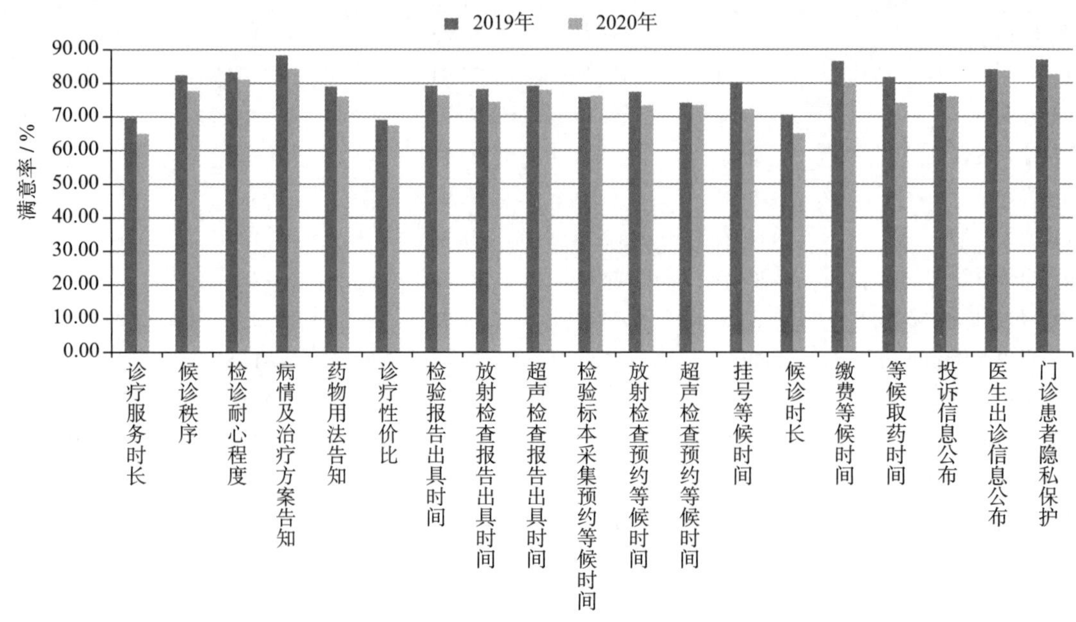

图 3-15　华北地区医疗质量患者体验要素满意率 2019—2020 年历史对比结果统计图

2021 年与 2020 年相比，2021 年患者体验要素满意率普遍下降，其中满意率下降较明显的为医生出诊信息公布、候诊时长、投诉信息公布，满意率上升的患者体验要素为等候取药时间、诊疗性价比（图 3-16）。

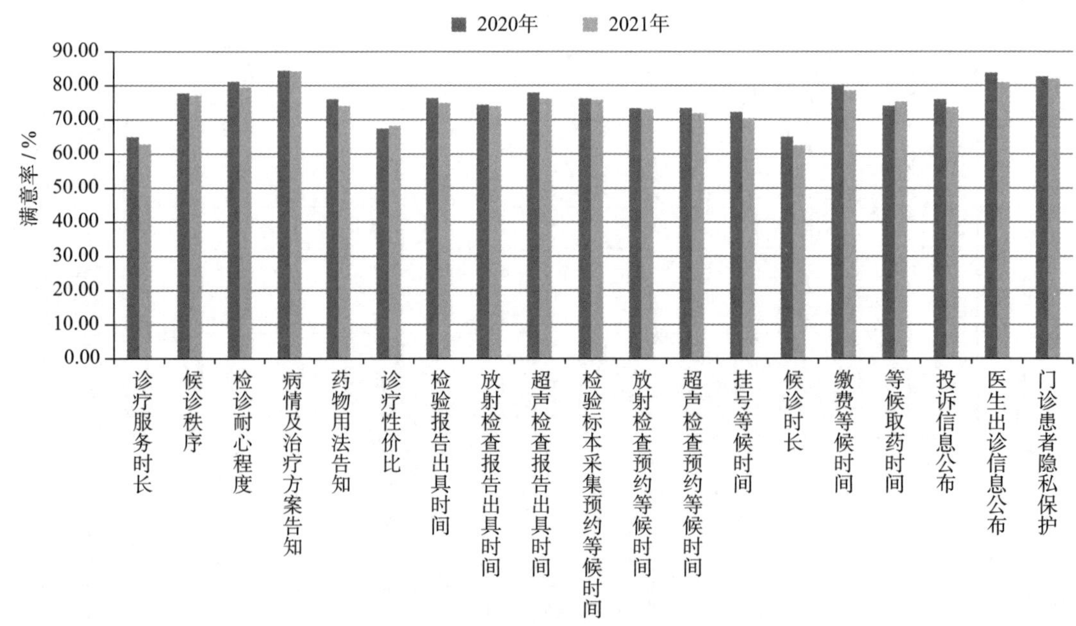

图 3-16　华北地区医疗质量患者体验要素满意率 2020—2021 年历史对比结果统计图

华中地区 2021 年门诊患者医疗质量患者体验要素满意率（表 3-7）结果显示，满意率较高的影

响要素有病情及治疗方案告知（86.87%）、缴费等候时间（83.16%）、医生出诊信息公布（80.72%）、等候取药时间（80.23%）等，满意率较低的影响要素有候诊时长（55.75%）、诊疗服务时长（56.08%）、诊疗性价比（56.26%）等（图 3-17）。

表 3-7　华中地区医疗质量患者体验要素满意率 2019—2021 年分析结果

要素	患者满意率 /%			患者满意率 /%	
	2019 年	2020 年	2021 年	2020 年与 2019 年	2021 年与 2020 年
诊疗服务时长	63.87	56.03	56.08	−7.84	0.05
候诊秩序	80.00	76.21	75.78	−3.79	−0.43
检诊耐心程度	79.43	76.12	75.51	−3.31	−0.61
病情及治疗方案告知	89.03	84.00	86.87	−5.03	2.87
药物用法告知	73.71	73.40	72.37	−0.31	−1.03
诊疗性价比	62.87	55.95	56.26	−6.92	0.31
检验报告出具时间	75.54	70.92	72.70	−4.62	1.78
放射检查报告出具时间	73.50	69.56	69.18	−3.94	−0.38
超声检查报告出具时间	74.34	72.44	72.56	−1.90	0.12
检验标本采集预约等候时间	71.59	71.59	72.24	0.00	0.65
放射检查预约等候时间	71.75	67.52	67.56	−4.23	0.04
超声检查预约等候时间	68.70	67.10	66.16	−1.60	−0.94
挂号等候时间	73.71	64.60	65.92	−9.11	1.32
候诊时长	60.81	56.90	55.75	−3.91	−1.15
缴费等候时间	88.67	82.09	83.16	−6.58	1.07
等候取药时间	81.64	76.43	80.23	−5.21	3.80
投诉信息公布	71.17	70.48	70.94	−0.69	0.46
医生出诊信息公布	82.90	80.34	80.72	−2.56	0.38
门诊患者隐私保护	83.96	79.22	79.83	−4.74	0.61

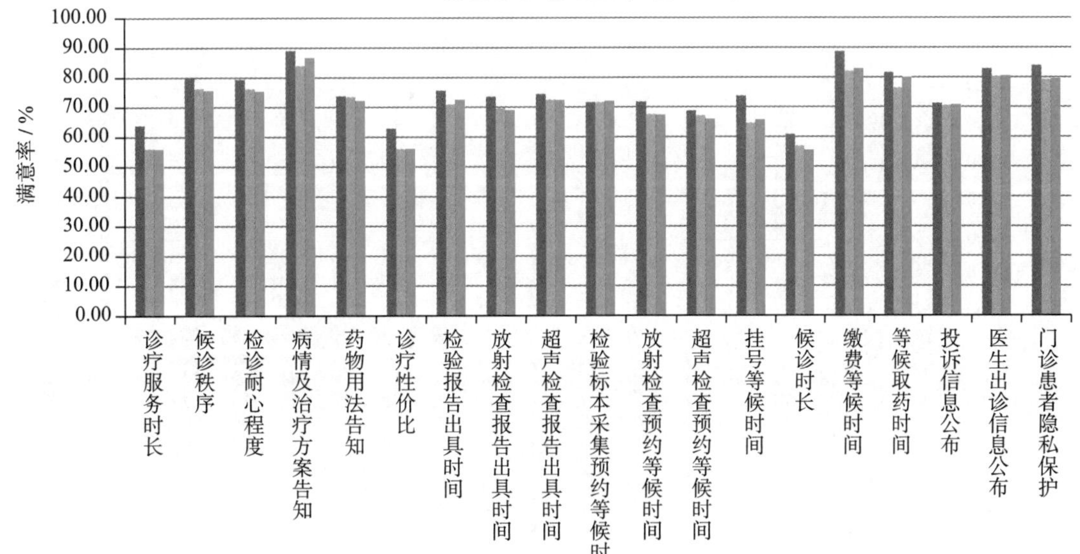

图 3-17　华中地区医疗质量患者体验要素满意率 2019—2021 年分析结果统计图

2020 年与 2019 年相比，华中地区医疗质量患者体验要素满意率普遍下降，其中满意率下降较明显的为挂号等候时间、诊疗服务时长、诊疗性价比、缴费等候时间（图 3-18）。

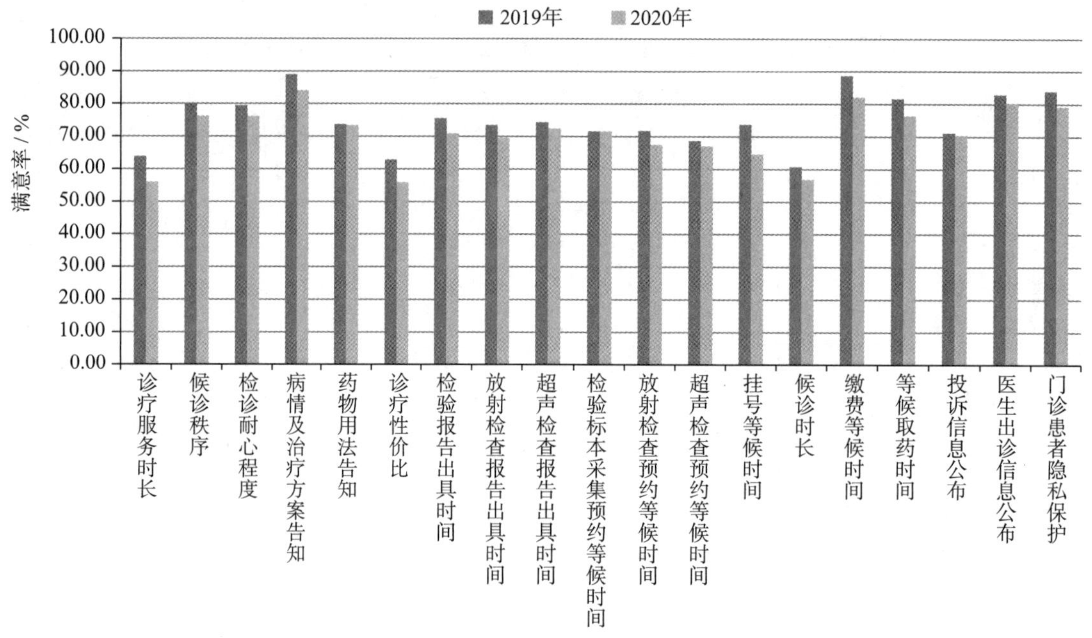

图 3-18 华中地区医疗质量患者体验要素满意率 2019—2020 年历史对比结果统计图

2021 年与 2020 年相比，华中地区医疗质量患者体验要素满意率普遍上升，其中满意率上升较明显的为等候取药时间、病情及治疗方案告知，满意率下降较明显的患者体验要素为候诊时长、药物用法告知（图 3-19）。

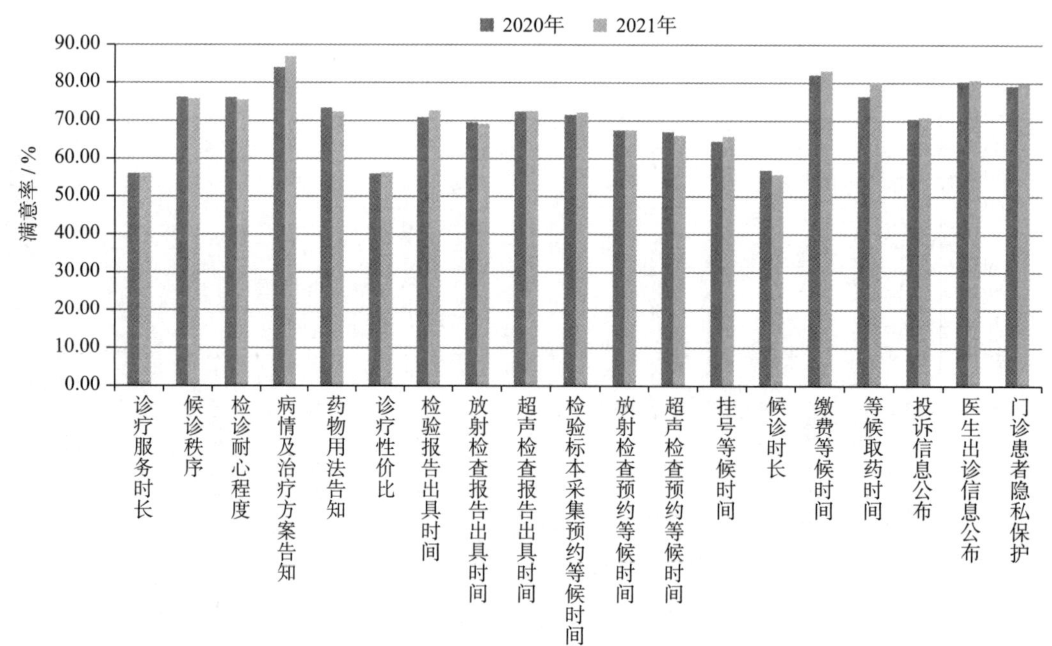

图 3-19 华中地区医疗质量患者体验要素满意率 2020—2021 年历史对比结果统计图

华南地区 2021 年门诊患者医疗质量患者体验要素满意率（表 3-8）结果显示，满意率较高的影响要素有病情及治疗方案告知（83.51%）、门诊患者隐私保护（81.43%）、医生出诊信息公布（81.23%）等，满意率较低的影响要素有诊疗服务时长（53.02%）、候诊时长（59.67%）等（图 3-20）。

表 3-8　华南地区医疗质量患者体验要素满意率 2019—2021 年分析结果

要素	患者满意率 /%			患者满意率 /%	
	2019 年	2020 年	2021 年	2020 年与 2019 年	2021 年与 2020 年
诊疗服务时长	57.67	55.64	53.02	−2.03	−2.62
候诊秩序	74.52	81.56	78.01	7.04	−3.55
检诊耐心程度	75.03	81.09	76.64	6.06	−4.45
病情及治疗方案告知	87.83	86.34	83.51	−1.49	−2.83
药物用法告知	77.60	78.55	74.00	0.95	−4.55
诊疗性价比	53.15	70.12	64.83	16.97	−5.29
检验报告出具时间	70.37	76.56	73.00	6.19	−3.56
放射检查报告出具时间	66.14	75.16	71.52	9.02	−3.64
超声检查报告出具时间	67.43	74.88	73.41	7.45	−1.47
检验标本采集预约等候时间	63.95	76.41	74.34	12.46	−2.07
放射检查预约等候时间	63.10	72.71	70.70	9.61	−2.01
超声检查预约等候时间	55.65	68.87	68.99	13.22	0.12
挂号等候时间	58.52	72.40	65.77	13.88	−6.63
候诊时长	51.78	67.19	59.67	15.41	−7.52
缴费等候时间	80.66	85.78	79.88	5.12	−5.90
等候取药时间	75.69	73.89	72.95	−1.80	−0.94
投诉信息公布	71.32	75.40	70.04	4.08	−5.36
医生出诊信息公布	82.17	85.11	81.23	2.94	−3.88
门诊患者隐私保护	84.22	84.39	81.43	0.17	−2.96

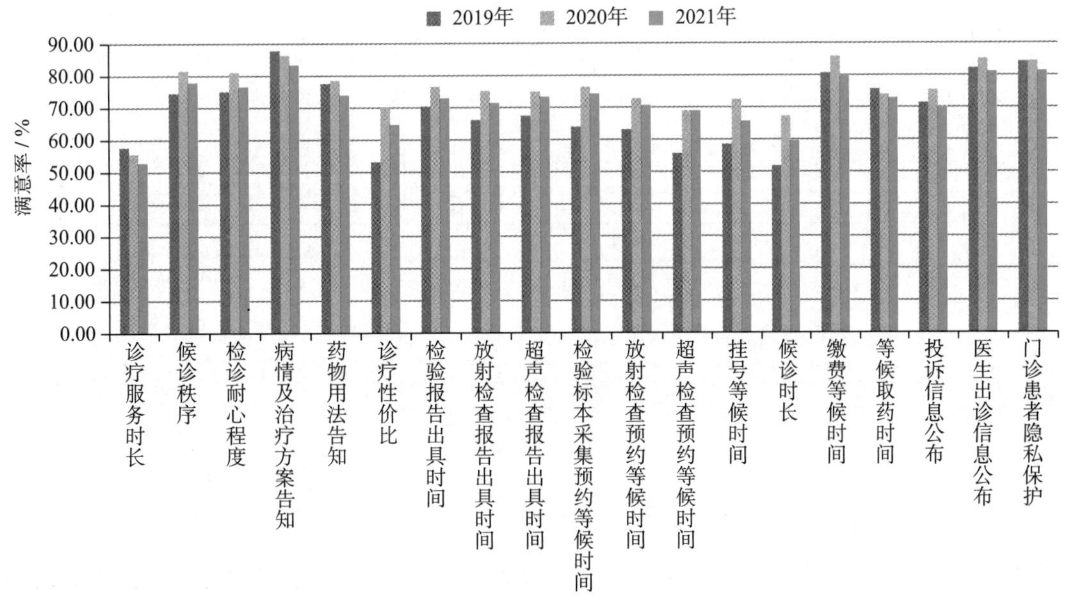

图 3-20　华南地区医疗质量患者体验要素满意率 2019—2021 年分析结果统计图

2020 年与 2019 年相比，华南地区医疗质量患者体验要素满意率上升较明显的要素为诊疗性价比、候诊时长、挂号等候时间、超声检查预约等候时间、检验标本采集预约等候时间，满意率下降的要素为诊疗服务时长、等候取药时间、病情及治疗方案告知（图 3-21）。

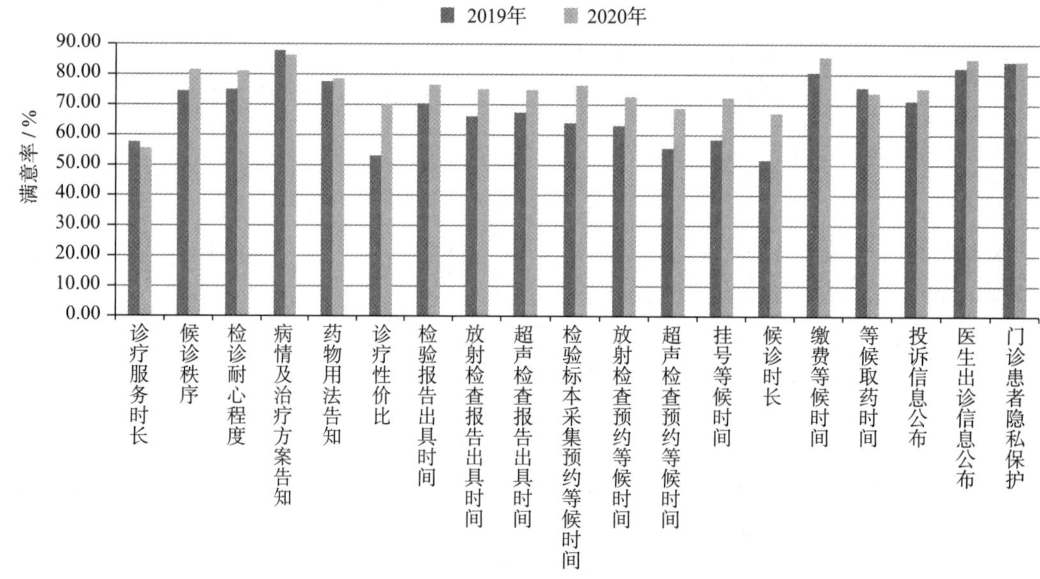

图 3-21　华南地区医疗质量患者体验要素满意率 2019—2020 年历史对比结果统计图

2021 年与 2020 年相比，华南地区医疗质量患者体验要素满意率普遍下降，其中满意率下降较明显的为候诊时长、挂号等候时间、缴费等候时间，满意率上升的患者体验要素为超声检查预约等候时间（图 3-22）。

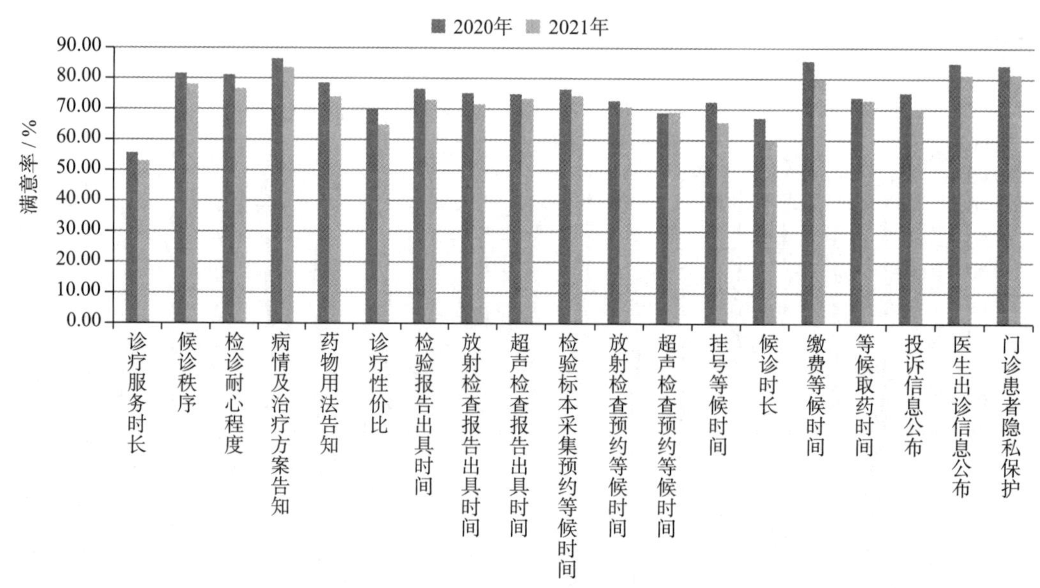

图 3-22　华南地区医疗质量患者体验要素满意率 2020—2021 年历史对比结果统计图

西南地区 2021 年门诊患者医疗质量患者体验要素满意率（表 3-9）结果显示，满意率较高的影响要素有病情及治疗方案告知（87.73%）、缴费等候时间（83.66%）、医生出诊信息公布（83.38%）、门诊患者隐私保护（82.16%）等，满意率较低的影响要素有诊疗服务时长（54.15%）、候诊时长（58.83%）等（图 3-23）。

表 3-9　西南地区医疗质量患者体验要素满意率 2019—2021 年分析结果

要素	患者满意率 /%			患者满意率 /%	
	2019 年	2020 年	2021 年	2020 年与 2019 年	2021 年与 2020 年
诊疗服务时长	60.47	58.40	54.15	–2.07	–4.25
候诊秩序	78.04	79.70	79.35	1.66	–0.35
检诊耐心程度	79.37	81.43	78.94	2.06	–2.49
病情及治疗方案告知	90.48	89.50	87.73	–0.98	–1.77
药物用法告知	76.61	78.96	77.38	2.35	–1.58
诊疗性价比	62.96	66.18	64.03	3.22	–2.15
检验报告出具时间	71.80	72.89	72.07	1.09	–0.82
放射检查报告出具时间	69.82	71.38	69.81	1.56	–1.57
超声检查报告出具时间	72.33	73.87	73.31	1.54	–0.56
检验标本采集预约等候时间	68.54	73.24	73.15	4.70	–0.09
放射检查预约等候时间	68.33	70.41	68.81	2.08	–1.60
超声检查预约等候时间	64.98	69.36	67.85	4.38	–1.51
挂号等候时间	77.05	77.57	73.56	0.52	–4.01
候诊时长	63.62	64.16	58.83	0.54	–5.33
缴费等候时间	86.51	85.65	83.66	–0.86	–1.99
等候取药时间	77.49	78.44	77.76	0.95	–0.68
投诉信息公布	71.55	74.84	71.50	3.29	–3.34
医生出诊信息公布	83.38	85.11	83.38	1.73	–1.73
门诊患者隐私保护	84.94	83.62	82.16	–1.32	–1.46

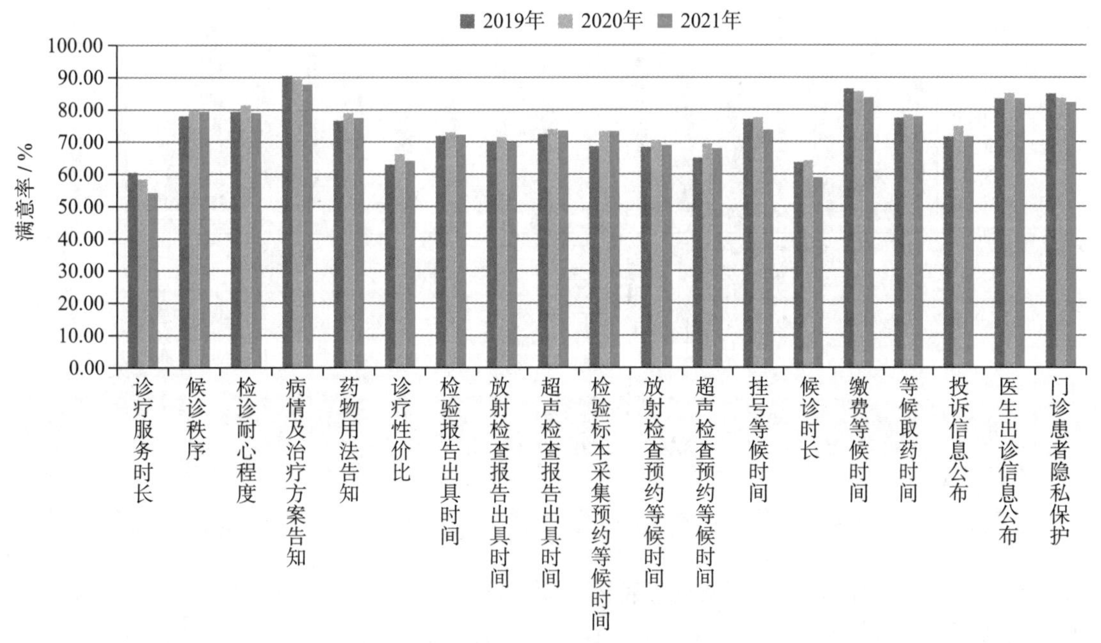

图 3-23　西南地区医疗质量患者体验要素满意率 2019—2021 年分析结果统计图

2020 年与 2019 年相比，西南地区医疗质量患者体验要素满意率上升较明显的要素为检验标本采集预约等候时间、超声检查预约等候时间、投诉信息公布，满意率下降的要素为诊疗服务时长、门诊患者隐私保护、病情及治疗方案告知、缴费等候时间（图 3-24）。

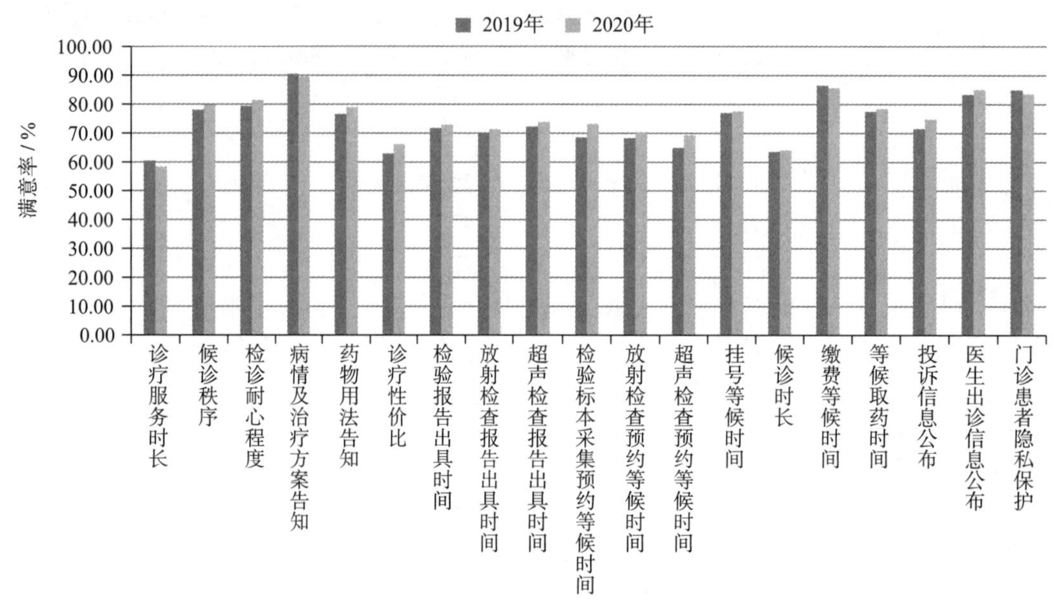

图 3-24　西南地区医疗质量患者体验要素满意率 2019—2020 年历史对比结果统计图

2021 年与 2020 年相比，西南地区医疗质量患者体验要素患者体验要素满意率均有下降，其中满意率下降较明显的为候诊时长、诊疗服务时长、挂号等候时间、投诉信息公布（图 3-25）。

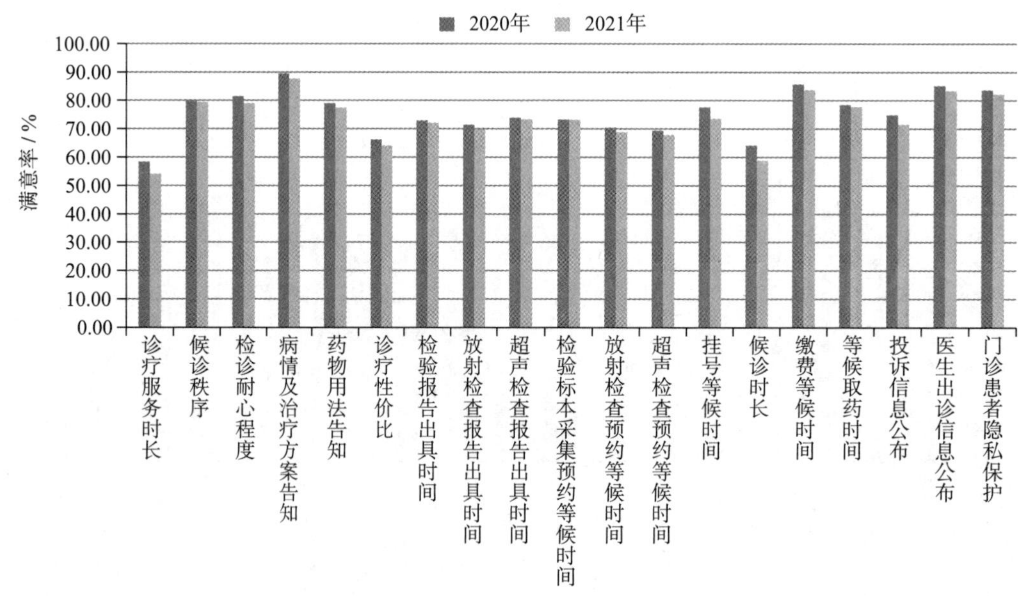

图 3-25　西南地区医疗质量患者体验要素满意率 2020—2021 年历史对比结果统计图

西北地区 2021 年门诊患者医疗质量患者体验要素满意率（表 3-10）结果显示，满意率较高的影响要素有病情及治疗方案告知（84.02%）、门诊患者隐私保护（80.52%）等，满意率较低的影响要

素有诊疗服务时长（57.26%）、候诊时长（58.63%）等（图 3-26）。

表 3-10　西北地区医疗质量患者体验要素满意率 2019—2021 年分析结果

要素	患者满意率 /%			患者满意率 /%	
	2019 年	2020 年	2021 年	2020 年与 2019 年	2021 年与 2020 年
诊疗服务时长	64.02	59.55	57.26	−4.47	−2.29
候诊秩序	75.15	73.86	73.11	−1.29	−0.75
检诊耐心程度	78.50	78.44	77.57	−0.06	−0.87
病情及治疗方案告知	84.87	85.93	84.02	1.06	−1.91
药物用法告知	74.76	75.73	74.21	0.97	−1.52
诊疗性价比	60.01	61.65	60.76	1.64	−0.89
检验报告出具时间	74.63	72.86	72.50	−1.77	−0.36
放射检查报告出具时间	72.59	70.52	72.08	−2.07	1.56
超声检查报告出具时间	74.13	73.66	74.83	−0.47	1.17
检验标本采集预约等候时间	69.89	71.40	71.44	1.51	0.04
放射检查预约等候时间	71.00	68.53	70.90	−2.47	2.37
超声检查预约等候时间	68.74	68.61	69.81	−0.13	1.20
挂号等候时间	70.81	64.63	66.99	−6.18	2.36
候诊时长	63.73	56.24	58.63	−7.49	2.39
缴费等候时间	79.87	79.45	78.65	−0.42	−0.80
等候取药时间	77.52	77.60	74.37	0.08	−3.23
投诉信息公布	73.13	65.05	70.10	−8.08	5.05
医生出诊信息公布	79.92	78.12	78.52	−1.80	0.40
门诊患者隐私保护	82.56	77.74	80.52	−4.82	2.78

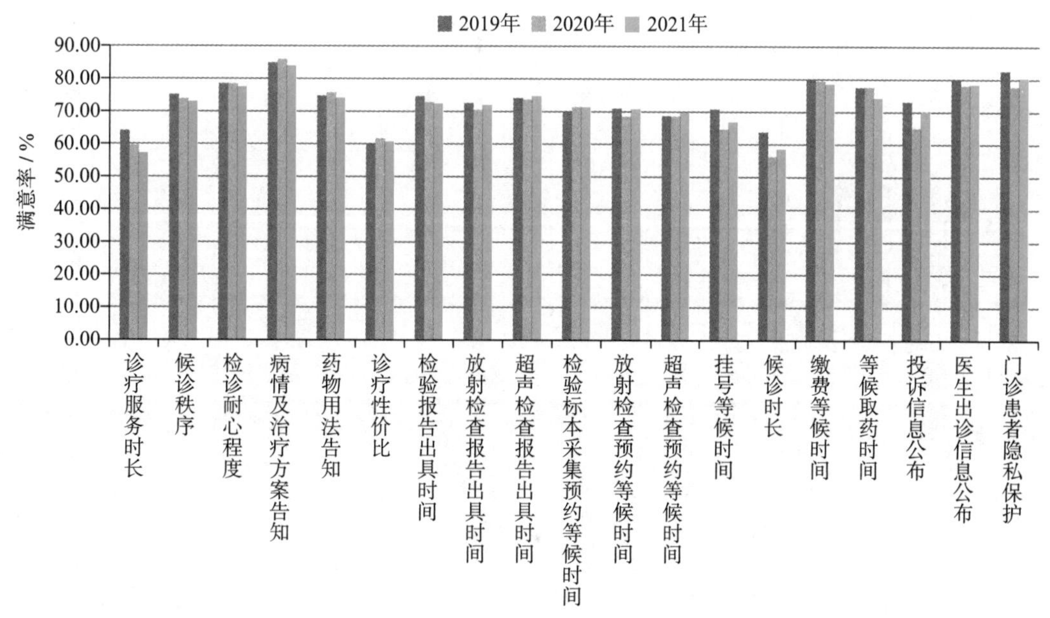

图 3-26　西北地区医疗质量患者体验要素满意率 2019—2021 年分析结果统计图

2020 年与 2019 年相比，西北地区医疗质量患者体验要素满意率上升的要素为诊疗性价比、检验标本采集预约等候时间、病情及治疗方案告知、药物用法告知、等候取药时间，其余要素满意率均有所下降，其中下降较明显的为投诉信息公布、候诊时长、挂号等候时间（图 3-27）。

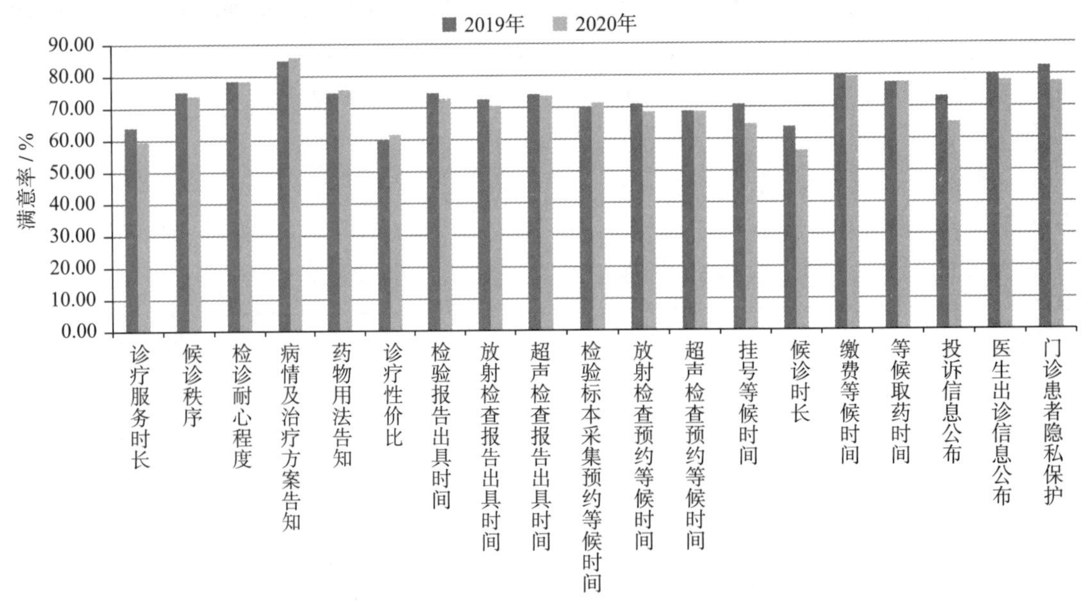

图 3-27　西北地区医疗质量患者体验要素满意率 2019—2020 年历史对比结果统计图

2021 年与 2020 年相比，西北地区医疗质量患者体验要素满意率上升较明显的要素为投诉信息公布、门诊患者隐私保护，满意率下降的要素为等候取药时间、诊疗服务时长（图 3-28）。

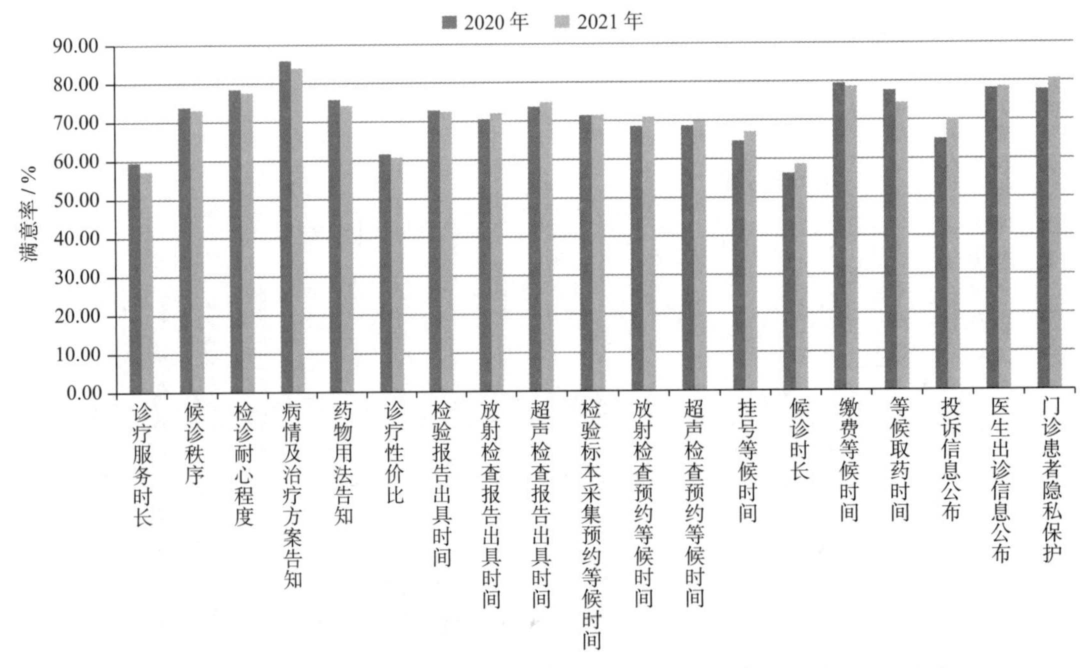

图 3-28　西北地区医疗质量患者体验要素满意率 2020—2021 年历史对比结果统计图

（三）三级和二级医院门诊医疗质量患者体验满意率分析

1. 三级和二级医院门诊医疗质量患者体验总体满意率分析

对比三级医院与二级医院门诊医疗质量患者体验总体满意率（表 3-11）发现，二级医院门诊患者就医体验满意率略高于三级医院。历史对比显示，2021 年与 2020 年相比，三级医院、二级医院门诊患者就医体验满意率均有所下降（图 3-29）。

表 3-11　三级和二级医院门诊医疗质量患者体验总体满意率 2019—2021 年分析结果

医院等级	患者满意率 /%			患者满意率 /%	
	2019 年	2020 年	2021 年	2020 年与 2019 年	2021 年与 2020 年
三级医院	73.87	73.24	72.12	–0.63	–1.12
二级医院	77.16	77.85	73.94	0.69	–3.91

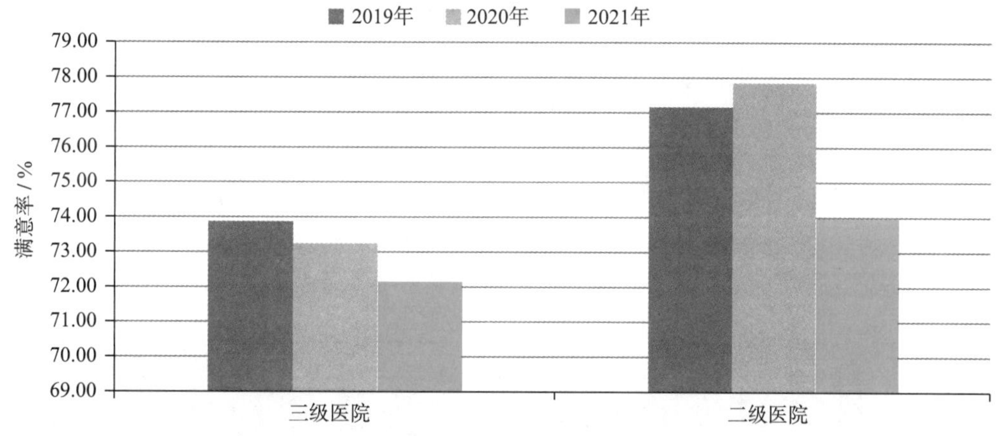

图 3-29　三级和二级医院门诊医疗质量患者体验总体满意率 2019—2021 年分析结果统计图

2. 三级和二级医院门诊医疗质量患者体验要素满意率分析

三级医院 2021 年门诊患者医疗质量患者体验要素满意率（表 3-12）结果显示，满意率较高的影响要素有病情及治疗方案告知（85.40%）、医生出诊信息公布（82.03%）、门诊患者隐私保护（81.64%）、缴费等候时间（80.08%）等，满意率较低的影响要素有诊疗服务时长（54.94%）、候诊时长（55.49%）等（图 3-30）。

表 3-12　三级医院医疗质量患者体验要素满意率 2019—2021 年分析结果

要素	患者满意率 /%			患者满意率 /%	
	2019 年	2020 年	2021 年	2020 年与 2019 年	2021 年与 2020 年
诊疗服务时长	61.65	57.73	54.94	–3.92	–2.79
候诊秩序	78.14	78.05	77.13	–0.09	–0.92
检诊耐心程度	78.91	79.24	77.39	0.33	–1.85
病情及治疗方案告知	88.92	86.42	85.40	–2.50	–1.02
药物用法告知	75.87	75.45	74.32	–0.42	–1.13

续表

要素	患者满意率 /%			患者满意率 /%	
	2019 年	2020 年	2021 年	2020 年与 2019 年	2021 年与 2020 年
诊疗性价比	62.03	62.53	63.36	0.50	0.83
检验报告出具时间	73.60	73.12	72.57	−0.48	−0.55
放射检查报告出具时间	71.25	71.30	70.34	0.05	−0.96
超声检查报告出具时间	73.52	73.80	73.45	0.28	−0.35
检验标本采集预约等候时间	68.88	72.85	73.16	3.97	0.31
放射检查预约等候时间	69.24	69.88	69.09	0.64	−0.79
超声检查预约等候时间	66.09	68.20	67.56	2.11	−0.64
挂号等候时间	72.06	68.86	66.25	−3.20	−2.61
候诊时长	60.71	57.63	55.49	−3.08	−2.14
缴费等候时间	84.07	82.35	80.08	−1.72	−2.27
等候取药时间	76.82	74.41	75.36	−2.41	0.95
投诉信息公布	73.16	73.02	70.77	−0.14	−2.25
医生出诊信息公布	83.42	84.14	82.03	0.72	−2.11
门诊患者隐私保护	85.20	82.60	81.64	−2.60	−0.96

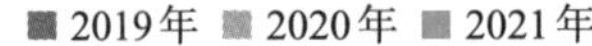

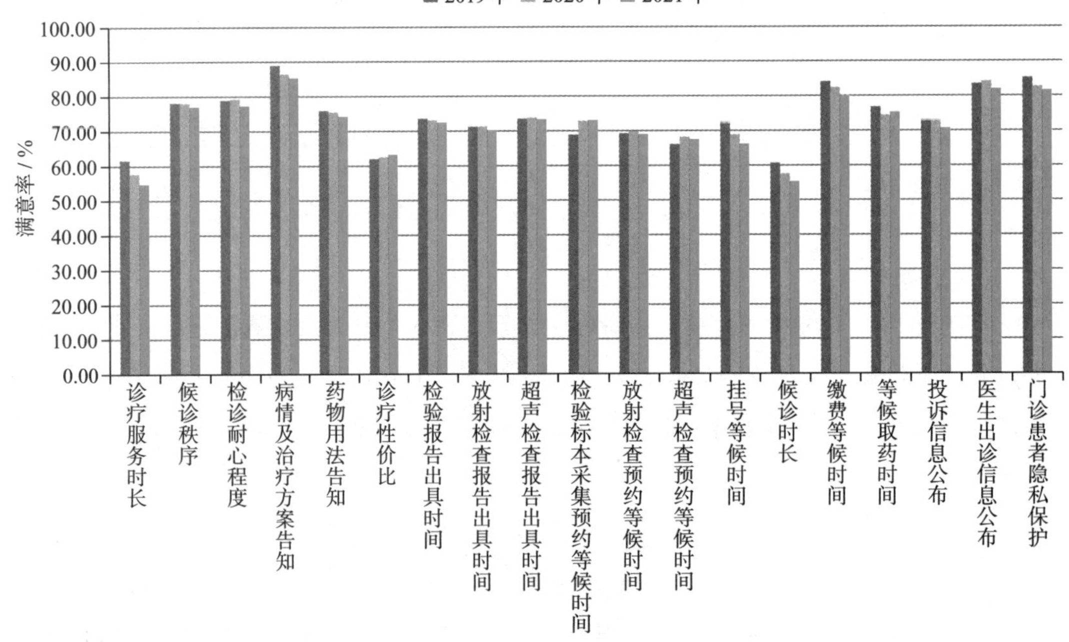

图 3-30　三级医院医疗质量患者体验要素满意率 2019—2021 年分析结果统计图

2020 年与 2019 年相比，三级医院医疗质量患者体验要素满意率下降较明显的为诊疗服务时长、挂号等候时间、候诊时长，满意率上升较明显的为检验标本采集预约等候时间、超声检查预约等候时间（图 3-31）。

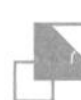

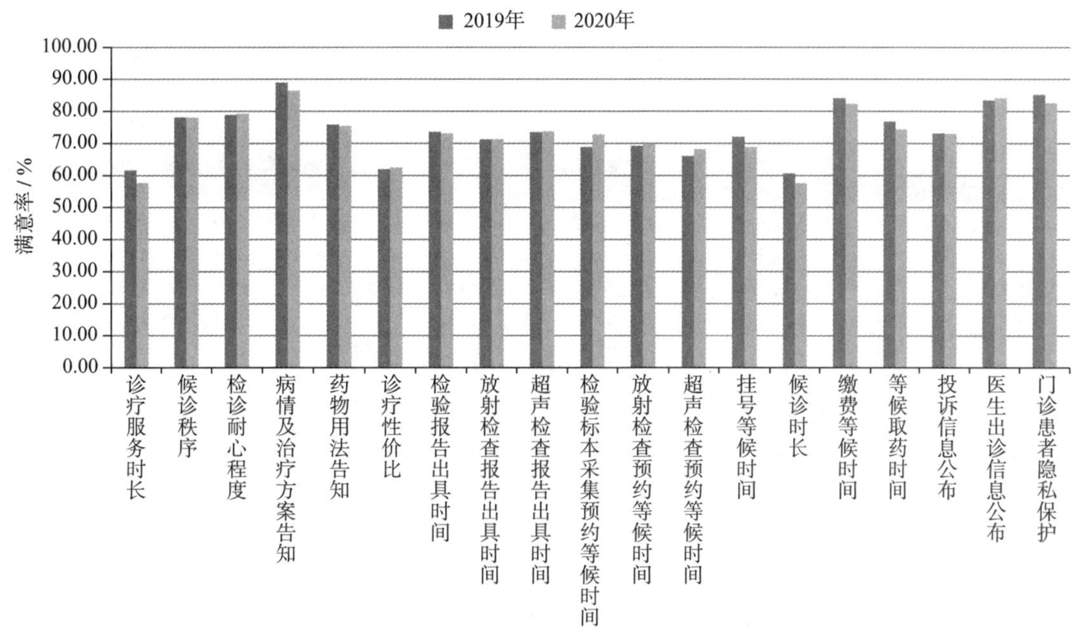

图 3-31　三级医院医疗质量患者体验要素满意率 2019—2020 年历史对比结果统计图

2021 年与 2020 年相比，三级医院医疗质量患者体验要素满意率普遍下降，其中满意率下降较明显的为诊疗服务时长、挂号等候时间、缴费等候时间、投诉信息公布，满意率上升的为等候取药时间、诊疗性价比、检验标本采集预约等候时间（图 3-32）。

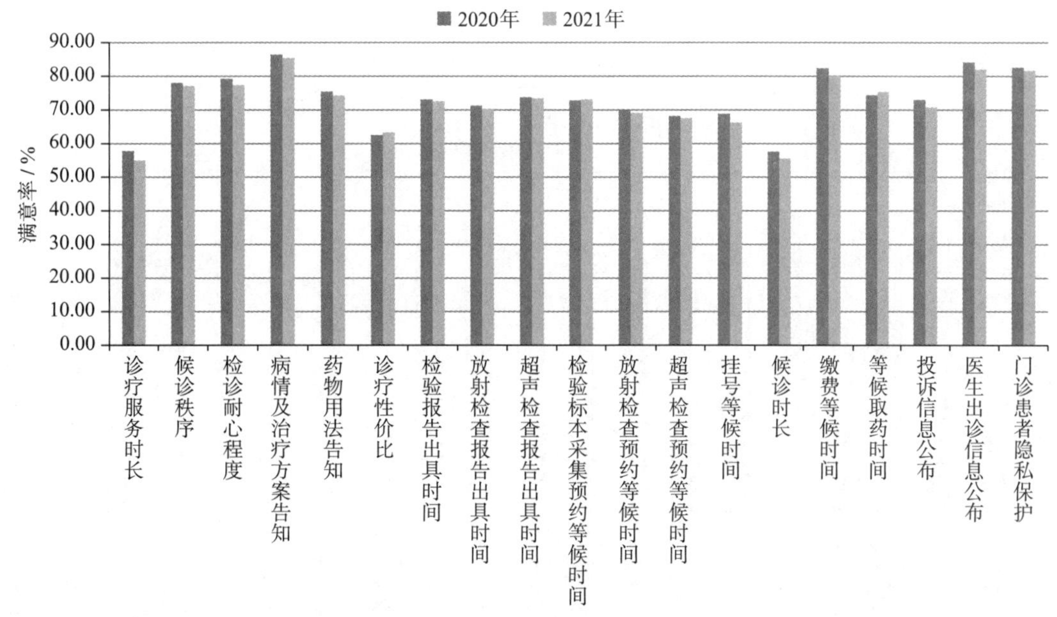

图 3-32　三级医院医疗质量患者体验要素满意率 2020—2021 年历史对比结果统计图

二级医院 2021 年门诊患者医疗质量患者体验要素满意率（表 3-13）结果显示，满意率较高的影响要素有病情及治疗方案告知（82.87%）、缴费等候时间（80.67%）、门诊患者隐私保护（80.35%）等，满意率较低的影响要素有诊疗服务时长（60.40%）、候诊时长（65.37%）、诊疗性价比

（66.38%）等（图 3-33）。

表 3-13　二级医院医疗质量患者体验要素满意率 2019—2021 年分析结果

要素	患者满意率 /%			患者满意率 /%	
	2019 年	2020 年	2021 年	2020 年与 2019 年	2021 年与 2020 年
诊疗服务时长	66.38	63.97	60.40	−2.41	−3.57
候诊秩序	80.36	81.03	76.92	0.67	−4.11
检诊耐心程度	81.95	83.23	77.89	1.28	−5.34
病情及治疗方案告知	88.90	88.62	82.87	−0.28	−5.75
药物用法告知	79.10	81.17	75.14	2.07	−6.03
诊疗性价比	66.87	70.86	66.38	3.99	−4.48
检验报告出具时间	74.67	74.40	72.88	−0.27	−1.52
放射检查报告出具时间	73.37	72.99	72.55	−0.38	−0.44
超声检查报告出具时间	74.56	75.13	74.50	0.57	−0.63
检验标本采集预约等候时间	73.10	75.92	73.83	2.82	−2.09
放射检查预约等候时间	73.01	72.72	72.02	−0.29	−0.70
超声检查预约等候时间	69.31	71.77	71.19	2.46	−0.58
挂号等候时间	82.40	82.36	73.29	−0.04	−9.07
候诊时长	71.52	74.00	65.37	2.48	−8.63
缴费等候时间	88.37	87.55	80.67	−0.82	−6.88
等候取药时间	82.32	82.62	77.54	0.30	−5.08
投诉信息公布	72.52	75.04	71.99	2.52	−3.05
医生出诊信息公布	82.78	82.90	79.05	0.12	−3.85
门诊患者隐私保护	84.54	82.92	80.35	−1.62	−2.57

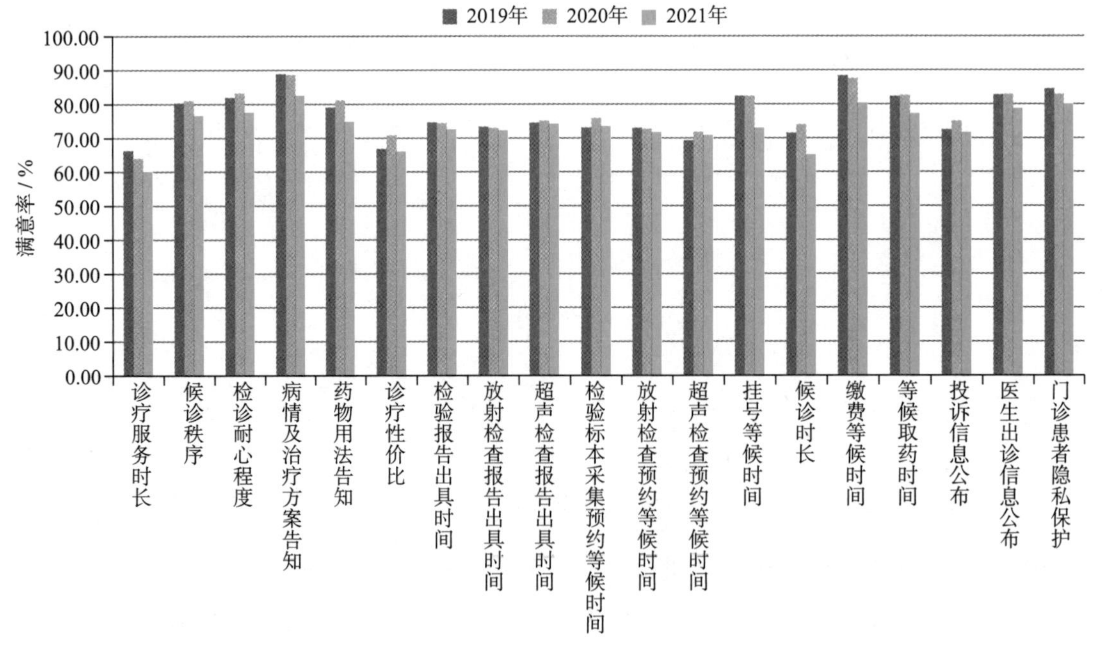

图 3-33　二级医院医疗质量患者体验要素满意率 2019—2021 年分析结果统计图

2020 年与 2019 年相比，二级医院医疗质量患者体验满意率上升较明显的要素为诊疗性价比、检验标本采集预约等候时间、投诉信息公布，满意率下降较明显的要素为诊疗服务时长、门诊患者隐私保护（图 3-34）。

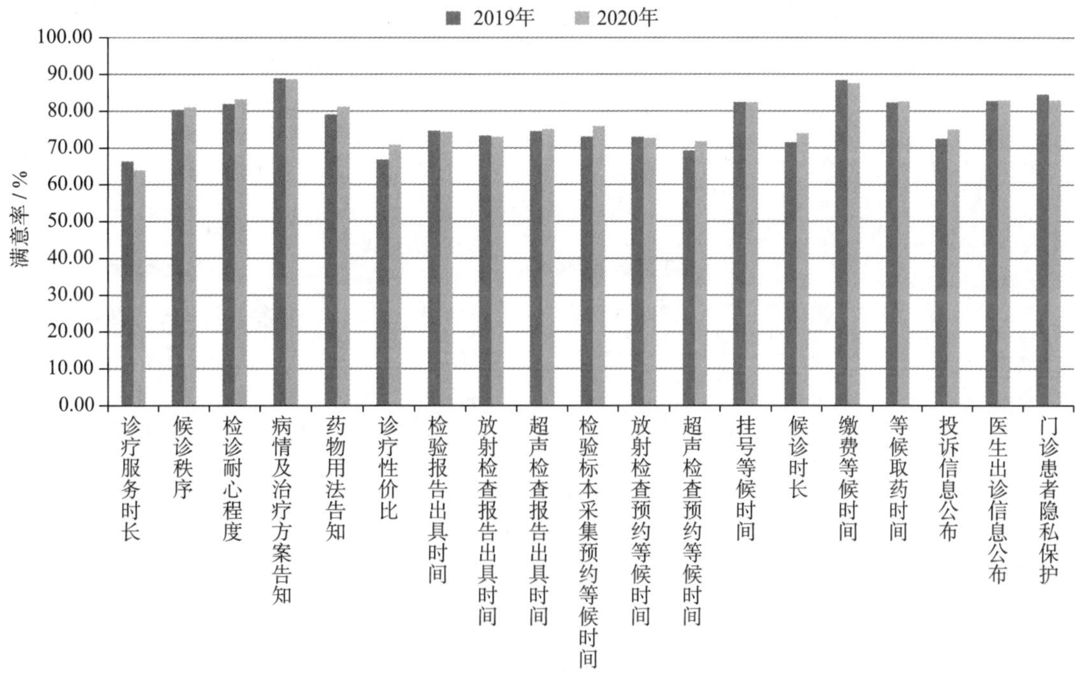

图 3-34　二级医院医疗质量患者体验要素满意率 2019—2020 年历史对比结果统计图

2021 年与 2020 年相比，二级医院医疗质量患者体验要素满意率均有下降，其中满意率下降较明显的为挂号等候时间、候诊时长、缴费等候时间、药物用法告知（图 3-35）。

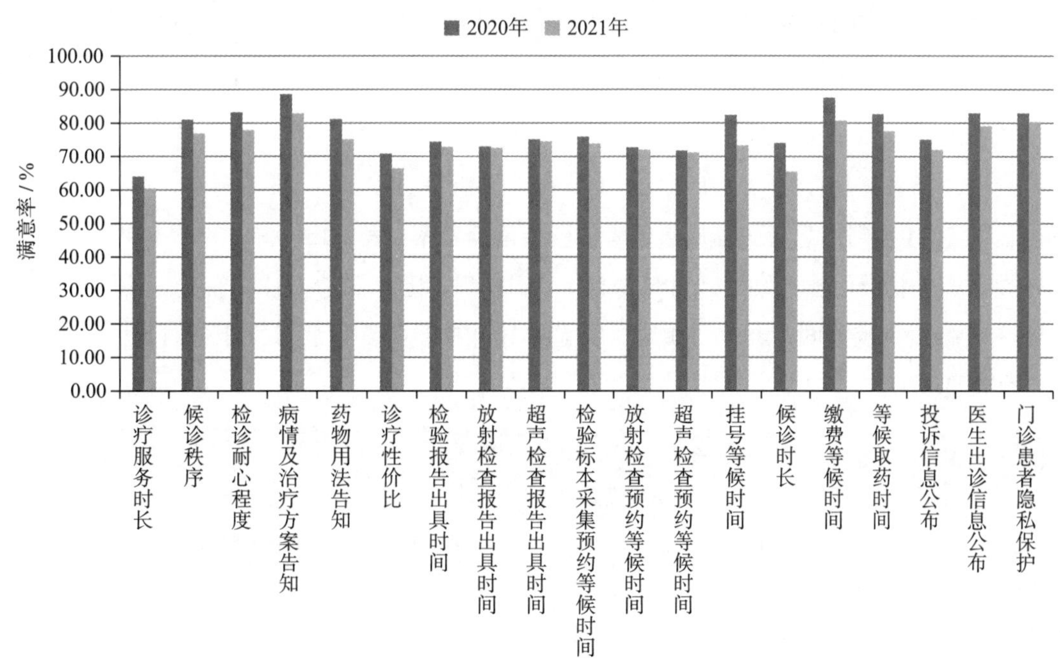

图 3-35　二级医院医疗质量患者体验要素满意率 2020—2021 年历史对比结果统计图

（四）综合、中医和妇幼医院门诊医疗质量患者体验满意率分析

1. 综合、中医和妇幼医院门诊医疗质量患者体验总体满意率分析

对比综合、中医和妇幼医院门诊医疗质量患者体验总体满意率（表 3-14，图 3-36）发现，中医医院患者体验满意率明显高于综合医院、妇幼保健院。历史对比显示，2020 年与 2019 年相比，综合医院、中医医院门诊患者就医体验满意率有所下降，中妇幼保健院门诊患者就医体验满意率有所上升，2021 年与 2020 年相比，各类型医院门诊患者就医体验满意率均有所下降。

表 3-14 综合、中医和妇幼医院门诊医疗质量患者体验满意率 2019—2021 年分析结果

医院类型	患者满意率 /%			患者满意率 /%	
	2019 年	2020 年	2021 年	2020 年与 2019 年	2021 年与 2020 年
综合医院	75.23	73.97	72.77	−1.26	−1.20
中医医院	82.89	80.29	79.25	−2.60	−1.04
妇幼保健院	71.32	74.64	71.63	3.32	−3.01

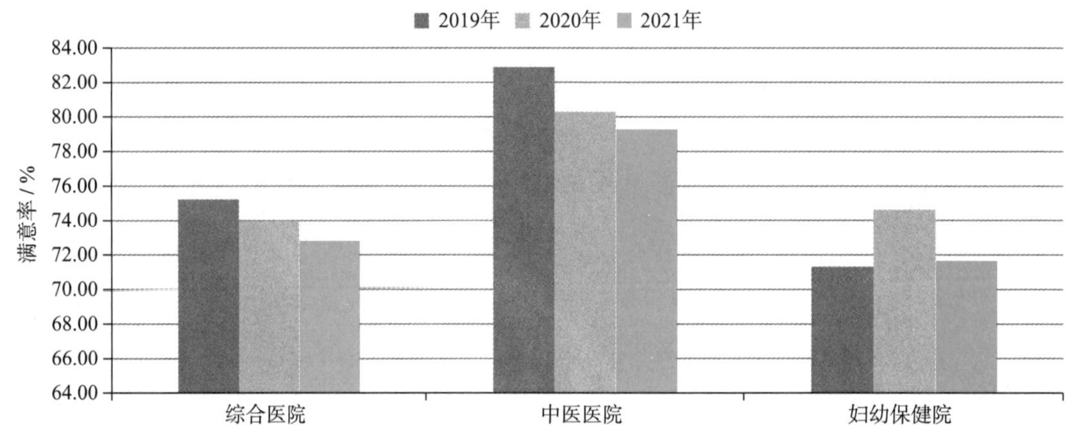

图 3-36 三级和二级医院门诊医疗质量患者体验总体满意率 2019—2021 年分析结果统计图

2. 综合、中医和妇幼医院门诊医疗质量患者体验要素满意率分析

综合医院 2021 年门诊患者医疗质量患者体验要素满意率（表 3-15，图 3-37）结果显示，满意率较高的影响要素有病情及治疗方案告知（84.38%）、门诊患者隐私保护（81.11%）、医生出诊信息公布（80.75%）、缴费等候时间（80.07%）等，满意率较低的影响要素有诊疗服务时长（56.40%）、候诊时长（59.63%）等。

表 3-15 综合医院医疗质量患者体验要素满意率 2019—2021 年分析结果

要素	患者满意率 /%			患者满意率 /%	
	2019 年	2020 年	2021 年	2020 年与 2019 年	2021 年与 2020 年
诊疗服务时长	64.47	58.87	56.40	−5.60	−2.47
候诊秩序	79.42	78.22	76.91	−1.20	−1.31
检诊耐心程度	80.36	79.54	77.36	−0.82	−2.18

续表

要素	患者满意率 /%			患者满意率 /%	
	2019 年	2020 年	2021 年	2020 年与 2019 年	2021 年与 2020 年
病情及治疗方案告知	88.48	86.03	84.38	−2.45	−1.65
药物用法告知	76.47	76.69	74.46	0.22	−2.23
诊疗性价比	64.03	64.91	64.71	0.88	−0.20
检验报告出具时间	74.14	73.34	72.88	−0.80	−0.46
放射检查报告出具时间	71.94	71.51	71.29	−0.43	−0.22
超声检查报告出具时间	73.92	73.56	73.89	−0.36	0.33
检验标本采集预约等候时间	70.95	73.14	73.64	2.19	0.50
放射检查预约等候时间	70.63	69.83	70.34	−0.80	0.51
超声检查预约等候时间	68.18	69.11	69.19	0.93	0.08
挂号等候时间	76.95	71.95	68.50	−5.00	−3.45
候诊时长	65.66	62.31	59.63	−3.35	−2.68
缴费等候时间	85.43	82.34	80.07	−3.09	−2.27
等候取药时间	77.79	76.19	75.95	−1.60	−0.24
投诉信息公布	73.11	73.41	71.18	0.30	−2.23
医生出诊信息公布	82.86	82.71	80.75	−0.15	−1.96
门诊患者隐私保护	84.60	81.83	81.11	−2.77	−0.72

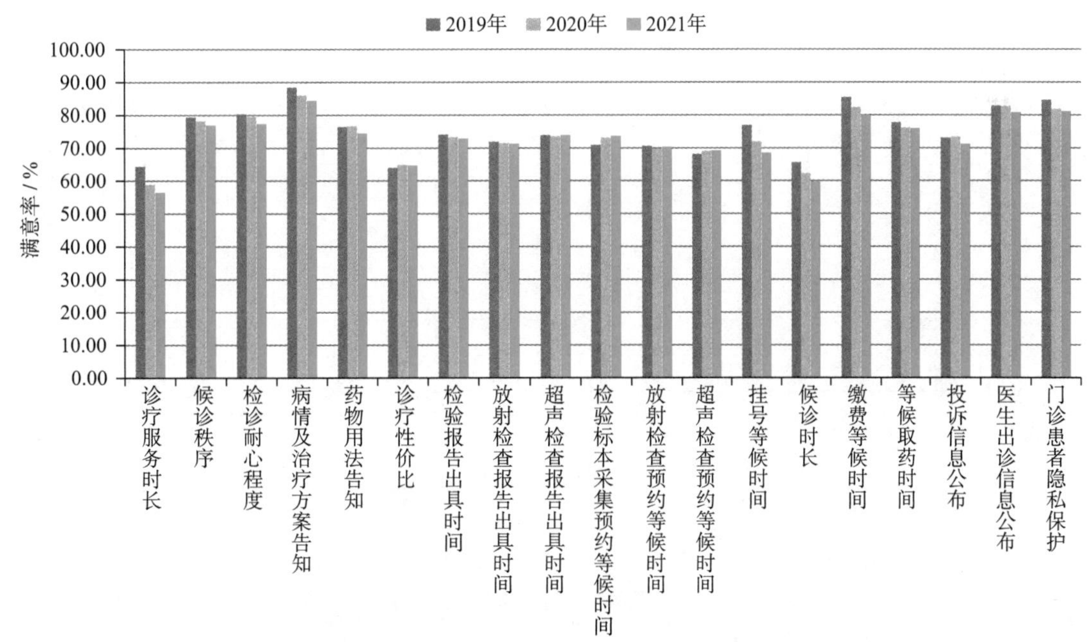

图 3-37 综合医院医疗质量患者体验要素满意率 2019—2021 年分析结果统计图

2020 年与 2019 年相比，综合医院医疗质量患者体验要素满意率下降较明显的要素为诊疗服务时长、挂号等候时间、候诊时长；患者体验要素满意率上升较明显的要素为检验标本采集预约等候时间（图 3-38）。

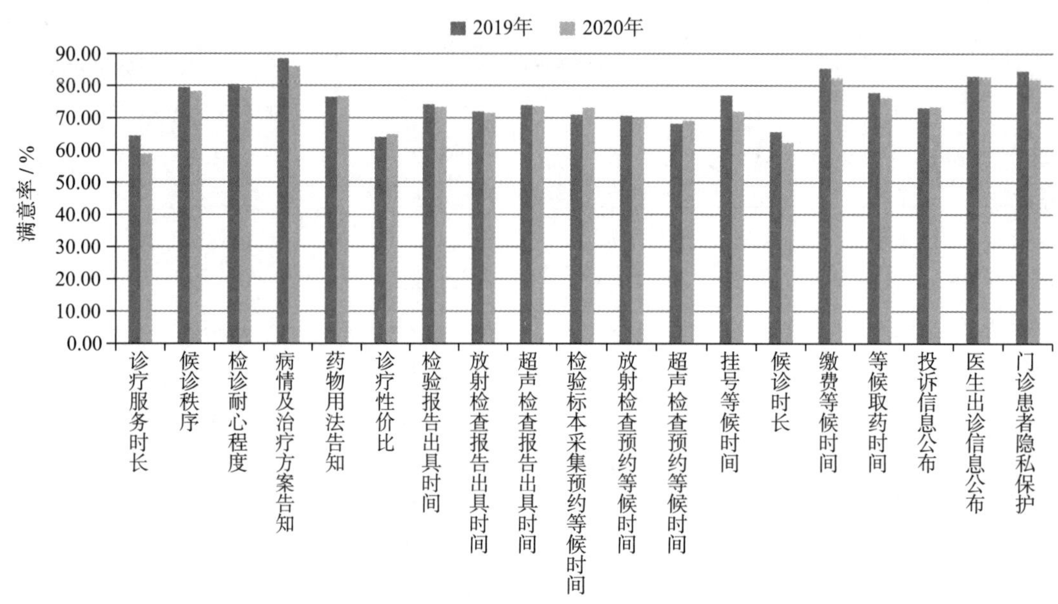

图 3-38　综合医院医疗质量患者体验要素满意率 2019—2020 年历史对比结果统计图

2021 年与 2020 年相比，综合医院医疗质量患者体验要素满意率上升的为放射检查预约等候时间、检验标本采集预约等候时间、超声检查报告出具时间、超声检查预约等候时间，其余患者体验要素满意率均有不同程度的下降，其中满意率下降较明显的为挂号等候时间、候诊时长、诊疗服务时长、缴费等候时间（图 3-39）。

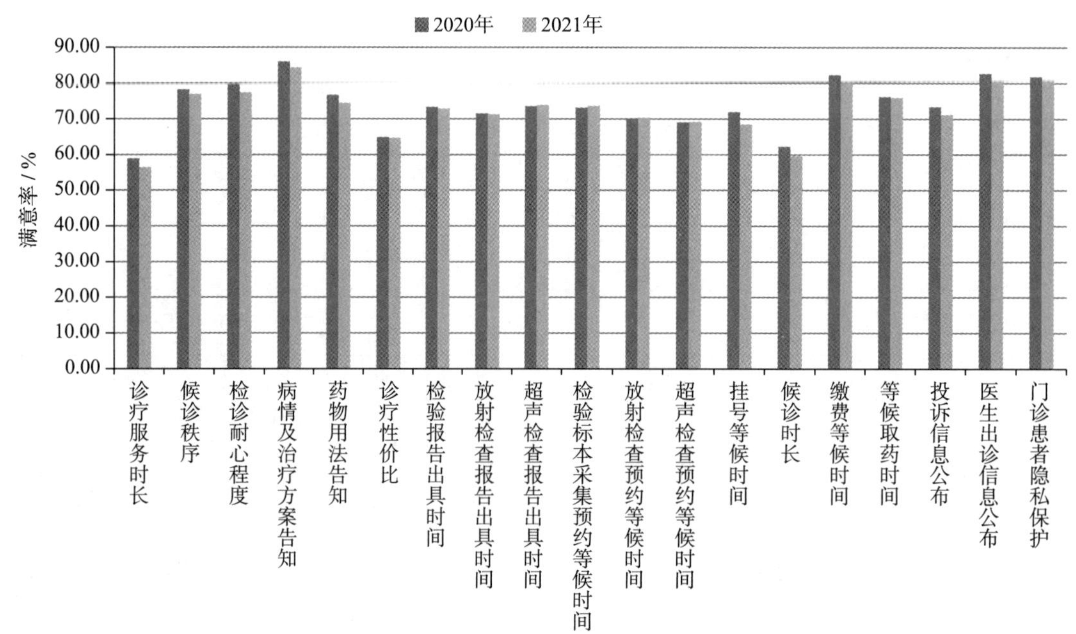

图 3-39　综合医院医疗质量患者体验要素满意率 2020—2021 年历史对比结果统计图

中医医院 2021 年门诊患者医疗质量患者体验要素满意率（表 3-16，图 3-40）结果显示，满意率较高的影响要素有病情及治疗方案告知（91.30%）、缴费等候时间（89.80%）、医生出诊信息公布（88.85%）等，满意率较低的影响要素有诊疗服务时长（61.47%）、候诊时长（64.85%）等。

表 3-16　中医医院医疗质量患者体验要素满意率 2019—2021 年分析结果

要素	患者满意率 /%			患者满意率 /%	
	2019 年	2020 年	2021 年	2020 年与 2019 年	2021 年与 2020 年
诊疗服务时长	70.14	59.72	61.47	−10.42	1.75
候诊秩序	88.41	85.46	86.14	−2.95	0.68
检诊耐心程度	91.21	86.35	86.45	−4.86	0.10
病情及治疗方案告知	94.96	90.92	91.30	−4.04	0.38
药物用法告知	84.34	80.95	80.34	−3.39	−0.61
诊疗性价比	68.25	74.79	75.79	6.54	1.00
检验报告出具时间	80.45	79.78	78.86	−0.67	−0.92
放射检查报告出具时间	78.05	77.76	74.91	−0.29	−2.85
超声检查报告出具时间	78.88	81.44	77.96	2.56	−3.48
检验标本采集预约等候时间	79.43	81.64	79.94	2.21	−1.70
放射检查预约等候时间	79.05	77.59	74.36	−1.46	−3.23
超声检查预约等候时间	76.41	76.45	73.96	0.04	−2.49
挂号等候时间	91.64	78.65	79.66	−12.99	1.01
候诊时长	80.51	70.78	64.85	−9.73	−5.93
缴费等候时间	95.14	90.55	89.80	−4.59	−0.75
等候取药时间	83.13	76.42	76.64	−6.71	0.22
投诉信息公布	77.79	78.59	78.32	0.80	−0.27
医生出诊信息公布	87.11	89.78	88.85	2.67	−0.93
门诊患者隐私保护	90.06	87.94	86.23	−2.12	−1.71

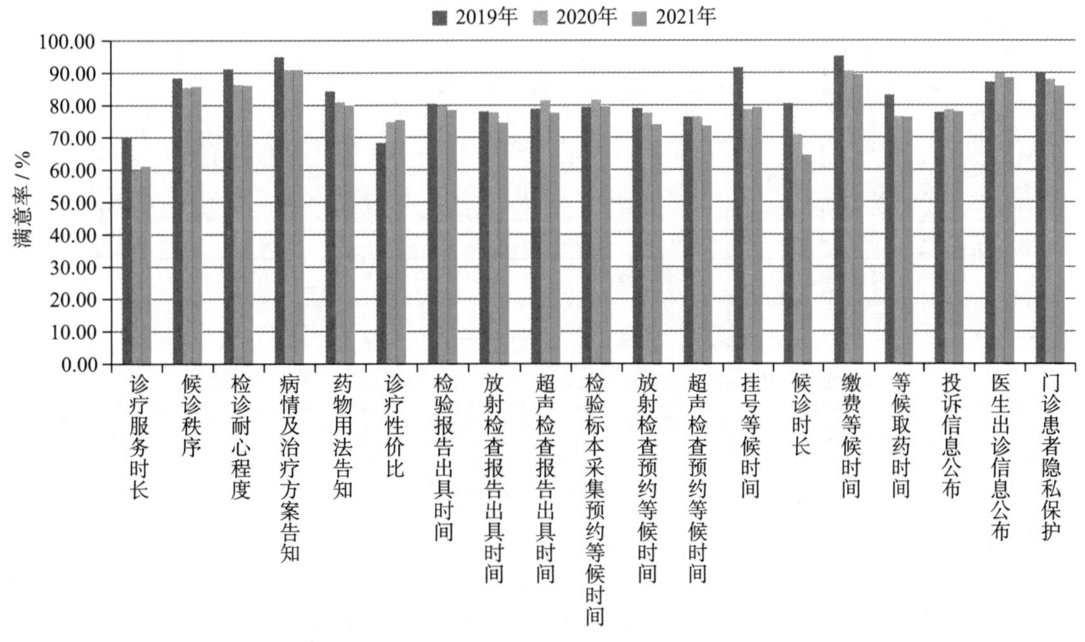

图 3-40　中医医院医疗质量患者体验要素满意率 2019—2021 年分析结果统计图

2020 年与 2019 年相比，中医医院医疗质量患者体验满意率上升较明显的患者体验要素为诊疗性价比、医生出诊信息公布、超声检查报告出具时间、检验标本采集预约等候时间，满意率下降较明显的患者体验要素为挂号等候时间、诊疗服务时长、候诊时长（图 3-41）。

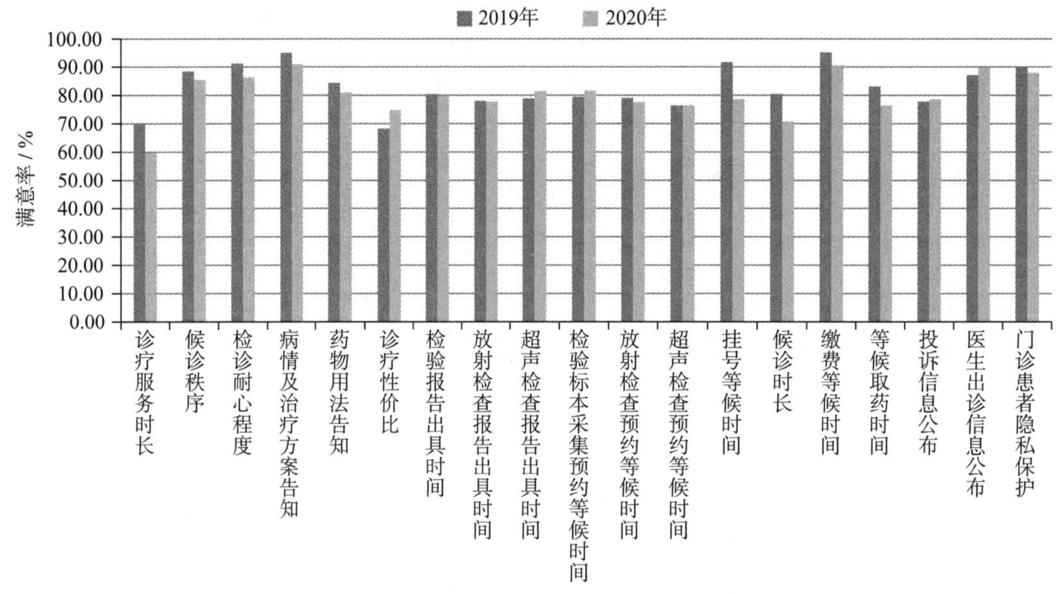

图 3-41　中医医院医疗质量患者体验要素满意率 2019—2020 年历史对比结果统计图

2021 年与 2020 年相比，中医医院医疗质量患者体验满意率上升较明显的患者体验要素为诊疗服务时长、挂号等候时间、诊疗性价比，满意率下降较明显的患者体验要素为候诊时长、超声检查报告出具时间、放射检查预约等候时间（图 3-42）。

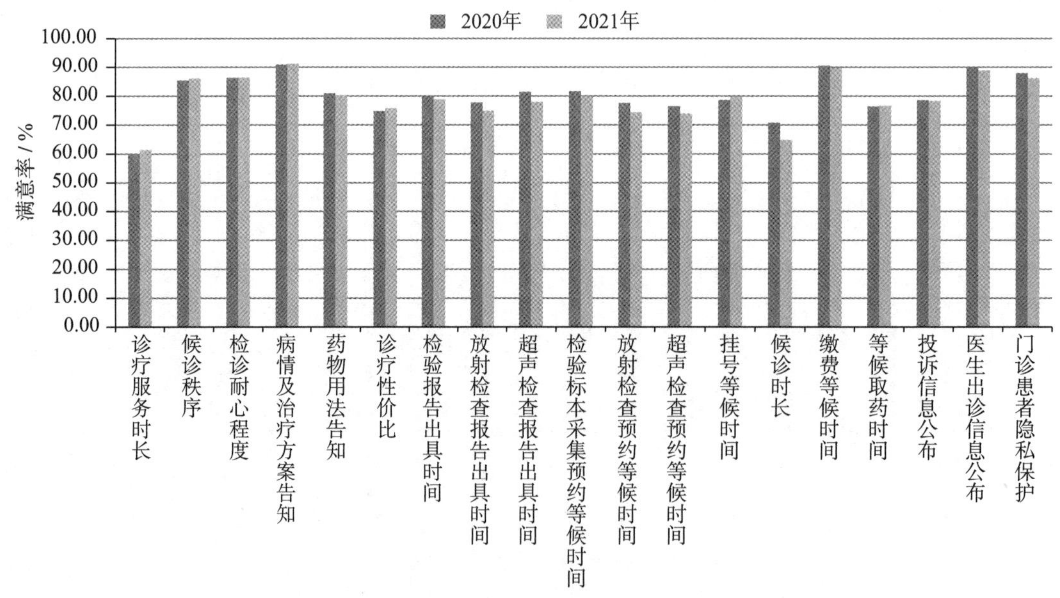

图 3-42　中医医院医疗质量患者体验要素满意率 2020—2021 年历史对比结果统计图

妇幼保健院 2021 年门诊患者医疗质量患者体验要素满意率（表 3-17，图 3-43）结果显示，满意率较高的影响要素有病情及治疗方案告知（84.26%）、缴费等候时间（83.03%）、医生出诊信息公

布（82.73%）等，满意率较低的影响要素有诊疗服务时长（53.34%）、候诊时长（56.11%）、超声检查预约等候时间（59.04%）等。

表 3-17　妇幼保健院医疗质量患者体验要素满意率 2019—2021 年分析结果

要素	患者满意率 /%			患者满意率 /%	
	2019 年	2020 年	2021 年	2020 年与 2019 年	2021 年与 2020 年
诊疗服务时长	52.03	55.06	53.34	3.03	−1.72
候诊秩序	72.38	78.43	78.95	6.05	0.52
检诊耐心程度	72.91	78.81	75.84	5.90	−2.97
病情及治疗方案告知	90.67	88.49	84.26	−2.18	−4.23
药物用法告知	78.86	80.31	73.33	1.45	−6.98
诊疗性价比	61.12	64.32	60.24	3.20	−4.08
检验报告出具时间	71.63	72.78	69.21	1.15	−3.57
放射检查报告出具时间	71.00	72.81	72.65	1.81	−0.16
超声检查报告出具时间	72.95	73.63	70.45	0.68	−3.18
检验标本采集预约等候时间	63.96	72.33	71.75	8.37	−0.58
放射检查预约等候时间	67.54	71.13	70.53	3.59	−0.60
超声检查预约等候时间	58.23	64.04	59.04	5.81	−5.00
挂号等候时间	61.17	72.20	67.12	11.03	−5.08
候诊时长	50.25	61.88	56.11	11.63	−5.77
缴费等候时间	83.34	87.16	83.03	3.82	−4.13
等候取药时间	83.97	83.20	81.56	−0.77	−1.64
投诉信息公布	71.73	72.88	70.04	1.15	−2.84
医生出诊信息公布	85.10	85.42	82.73	0.32	−2.69
门诊患者隐私保护	86.21	83.36	80.87	−2.85	−2.49

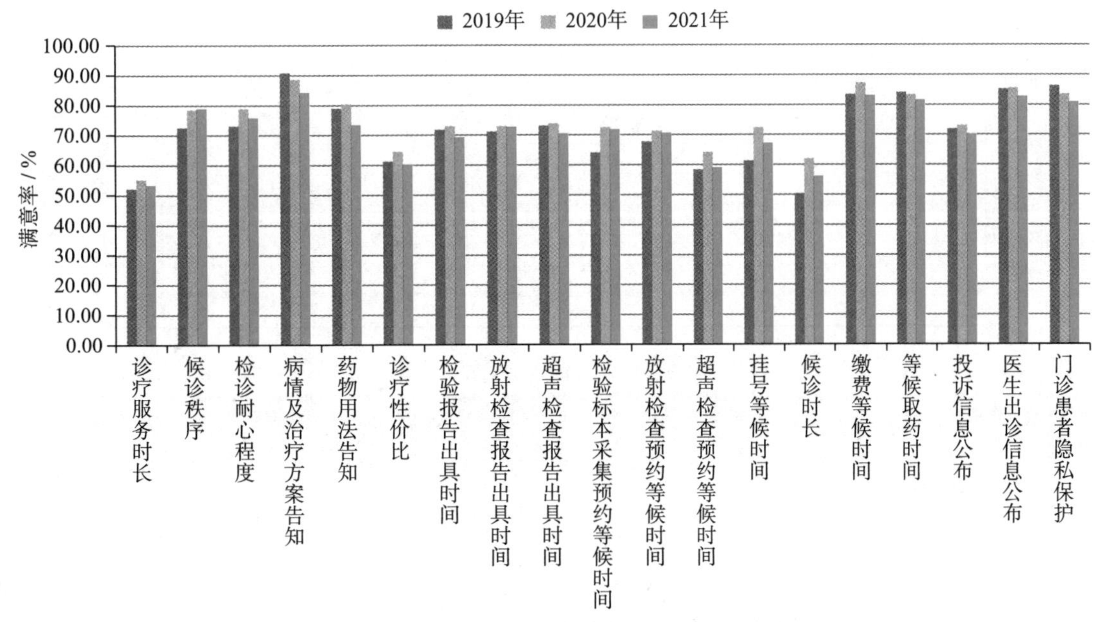

图 3-43　妇幼保健院医疗质量患者体验要素满意率 2019—2021 年分析结果统计图

2020 年与 2019 年相比，妇幼保健院医疗质量患者体验满意率上升较明显的患者体验要素为候诊时长、挂号等候时间、检验标本采集预约等候时间，满意率下降的患者体验要素为门诊患者隐私保护、病情及治疗方案告知、等候取药时间（图 3-44）。

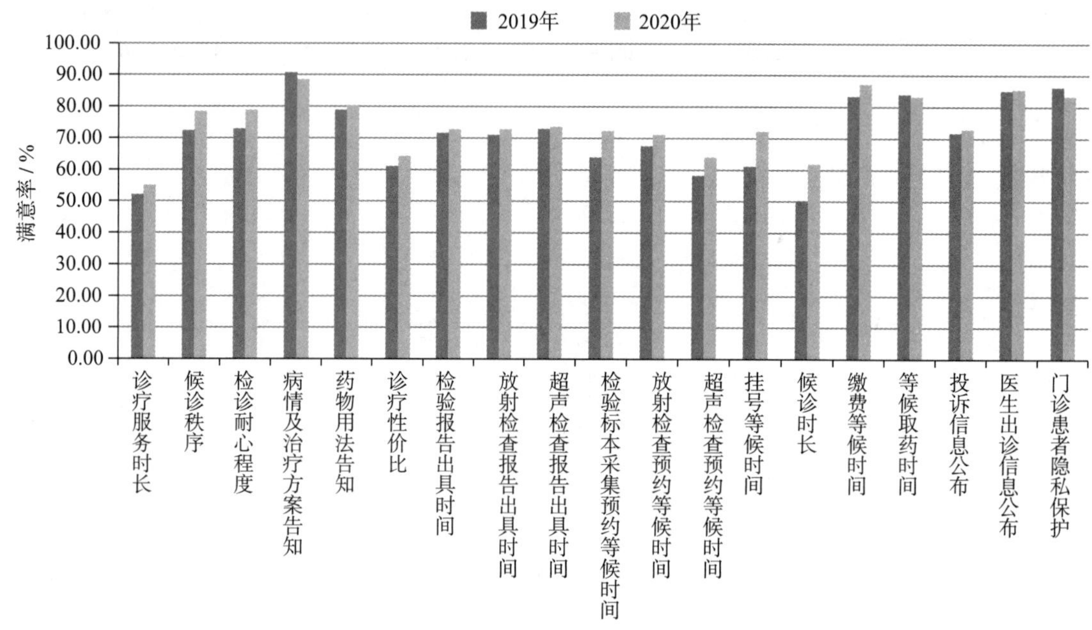

图 3-44　妇幼保健院医疗质量患者体验要素满意率 2019—2020 年历史对比结果统计图

2021 年与 2020 年相比，妇幼保健院医疗质量患者体验满意率上升的患者体验要素为候诊秩序，满意率下降较明显的患者体验要素为药物用法告知、候诊时长、挂号等候时间、超声检查预约等候时间（图 3-45）。

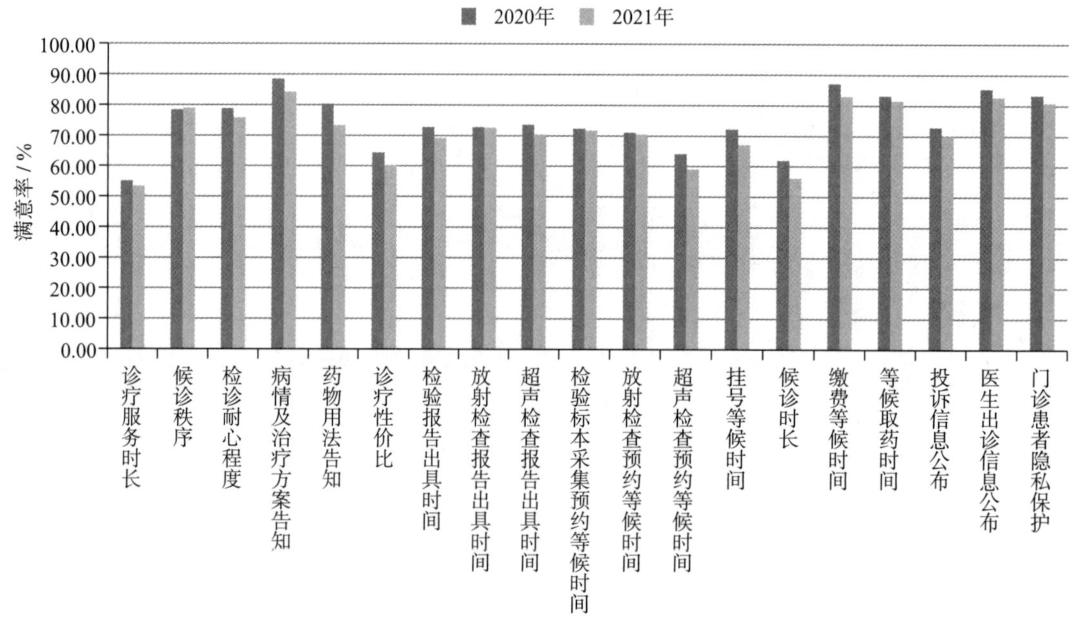

图 3-45　妇幼保健院医疗质量患者体验要素满意率 2020—2021 年历史对比结果统计图

（五）公立和民营医院门诊医疗质量患者体验满意率分析

1. 公立和民营医院门诊医疗质量患者体验总体满意率分析

2020年与2019年相比，公立医院、民营医院门诊患者就医体验满意率（表3-18，图3-46）有所上升，2021年与2020年相比，公立医院、民营医院门诊患者就医体验满意率均有所下降。

表 3-18　公立和民营医院门诊医疗质量患者体验满意率 2019—2021 年分析结果

医院性质	患者满意率 /%			患者满意率 /%	
	2019 年	2020 年	2021 年	2020 年与 2019 年	2021 年与 2020 年
公立医院	74.18	75.02	72.78	0.84	−2.24
民营医院	83.95	84.55	78.97	0.60	−5.58

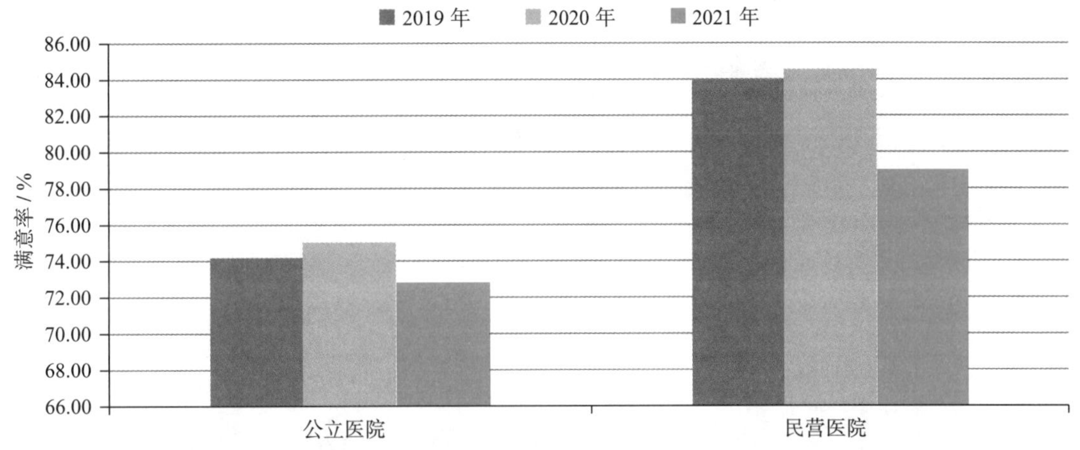

图 3-46　公立和民营医院门诊医疗质量患者体验满意率 2019—2021 年分析结果统计图

2. 公立和民营医院门诊医疗质量患者体验要素满意率分析

公立医院 2021 年门诊患者医疗质量患者体验要素满意率（表 3-19，图 3-47）结果显示，满意率较高的影响要素有病情及治疗方案告知（84.51%）、门诊患者隐私保护（81.05%）、医生出诊信息公布（80.88%）、缴费等候时间（80.39%）等，满意率较低的影响要素有诊疗服务时长（56.60%）、候诊时长（59.69%）等。

表 3-19　公立医院医疗质量患者体验要素满意率 2019—2021 年分析结果

要素	患者满意率 /%			患者满意率 /%	
	2019 年	2020 年	2021 年	2020 年与 2019 年	2021 年与 2020 年
诊疗服务时长	62.48	58.57	56.60	−3.91	−1.97
候诊秩序	78.08	79.49	77.18	1.41	−2.31
检诊耐心程度	79.29	80.55	77.48	1.26	−3.07
病情及治疗方案告知	88.78	86.90	84.51	−1.88	−2.39
药物用法告知	76.34	77.75	74.44	1.41	−3.31

续表

要素	患者满意率 /%			患者满意率 /%	
	2019 年	2020 年	2021 年	2020 年与 2019 年	2021 年与 2020 年
诊疗性价比	62.86	66.66	64.83	3.80	−1.83
检验报告出具时间	72.71	74.16	72.59	1.45	−1.57
放射检查报告出具时间	70.73	72.56	70.98	1.83	−1.58
超声检查报告出具时间	72.58	74.63	73.61	2.05	−1.02
检验标本采集预约等候时间	69.14	74.35	73.58	5.21	−0.77
放射检查预约等候时间	69.37	71.24	70.09	1.87	−1.15
超声检查预约等候时间	65.66	69.71	68.72	4.05	−0.99
挂号等候时间	75.00	73.26	68.72	−1.74	−4.54
候诊时长	63.57	63.71	59.69	0.14	−4.02
缴费等候时间	85.32	84.34	80.39	−0.98	−3.95
等候取药时间	79.06	77.19	76.37	−1.87	−0.82
投诉信息公布	71.68	73.91	71.06	2.23	−2.85
医生出诊信息公布	82.61	83.75	80.88	1.14	−2.87
门诊患者隐私保护	84.21	82.65	81.05	−1.56	−1.60

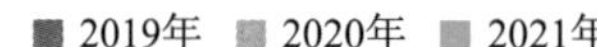

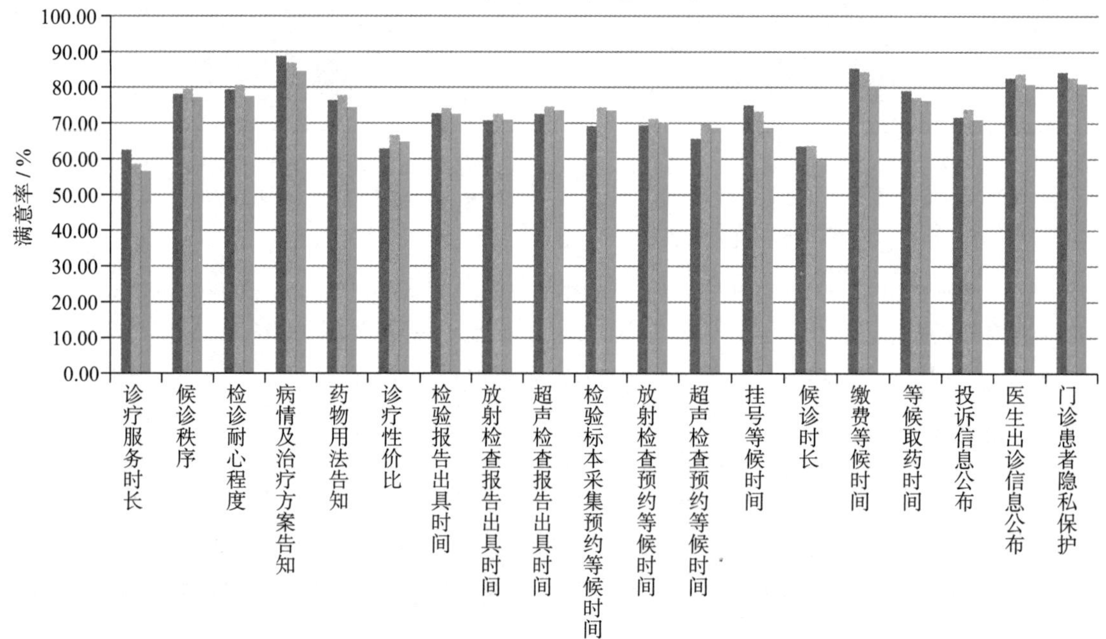

图 3-47　公立医院医疗质量患者体验要素满意率 2019—2021 年分析结果统计图

2020 年与 2019 年相比，公立医院医疗质量患者体验满意率上升较明显的患者体验要素为检验标本采集预约等候时间、超声检查预约等候时间、诊疗性价比，满意率下降较明显的患者体验要素为诊疗服务时长、病情及治疗方案告知、等候取药时间（图 3-48）。

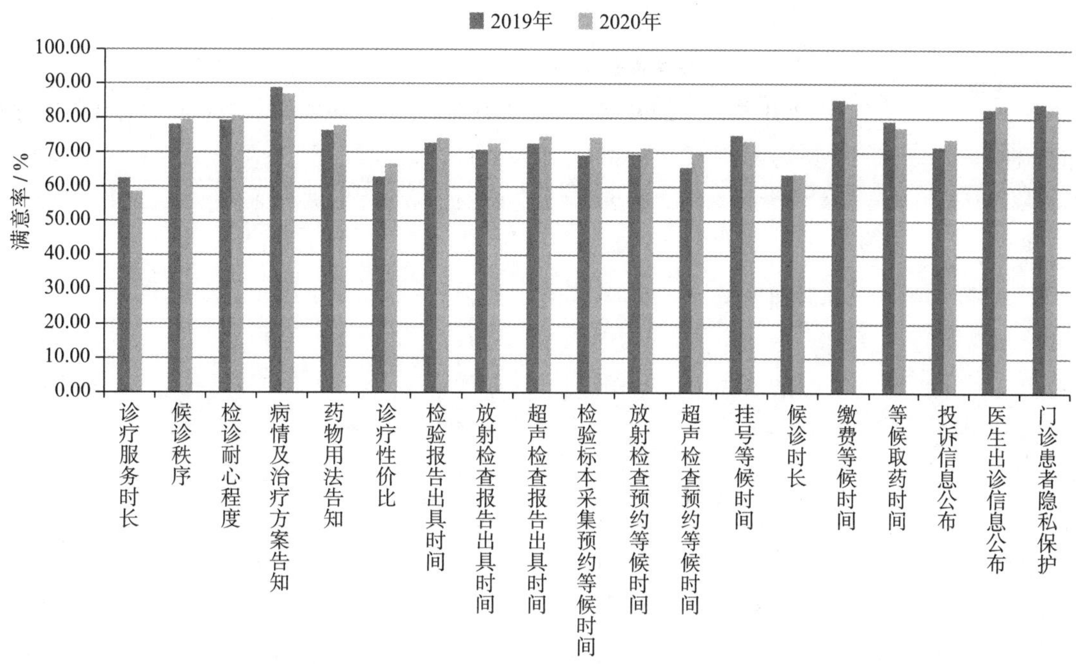

图 3-48　公立医院医疗质量患者体验要素满意率 2019—2020 年历史对比结果统计图

2021 年与 2020 年相比，公立医院医疗质量患者体验患者体验要素满意率均有所下降，其中下降较明显的要素为挂号等候时间、候诊时长、缴费等候时间、药物用法告知（图 3-49）。

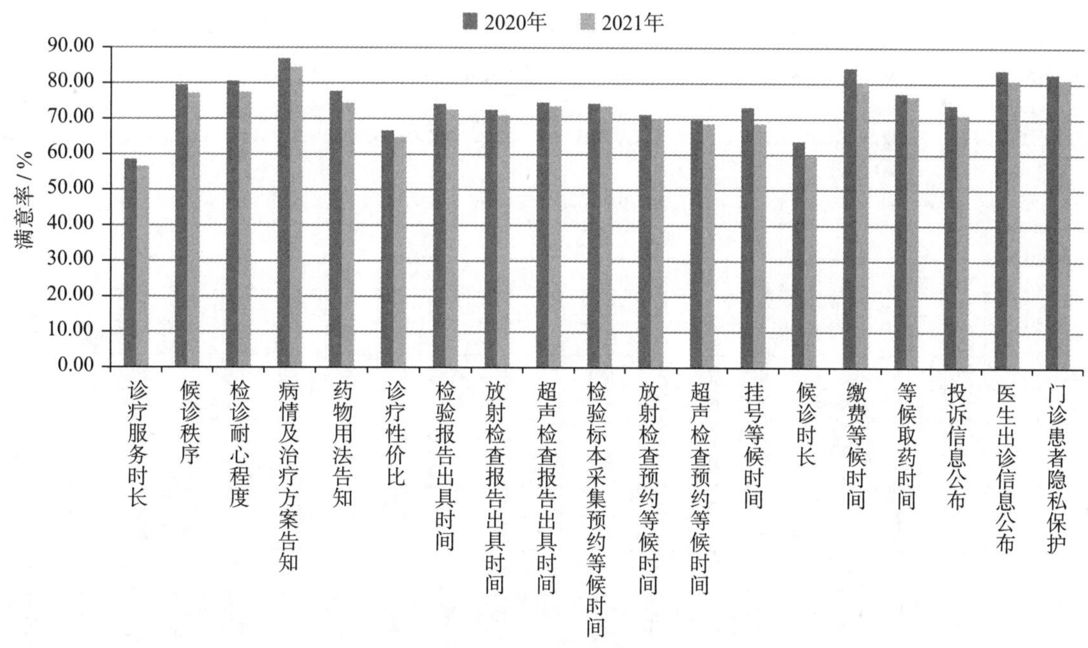

图 3-49　公立医院医疗质量患者体验要素满意率 2020—2021 年历史对比结果统计图

民营医院 2021 年门诊患者医疗质量患者体验要素满意率（表 3-20，图 3-50）结果显示，满意率较高的影响要素有病情及治疗方案告知（83.96%）、缴费等候时间（83.70%）、门诊患者隐私保护（82.66%）等，满意率较低的影响要素有诊疗服务时长（67.32%）、诊疗性价比（69.00%）等。

表 3-20　民营医院医疗质量患者体验要素满意率 2019—2021 年分析结果

要素	患者满意率 /%			患者满意率 /%	
	2019 年	2020 年	2021 年	2020 年与 2019 年	2021 年与 2020 年
诊疗服务时长	79.24	80.61	67.32	1.37	−13.29
候诊秩序	87.25	89.25	81.34	2.00	−7.91
检诊耐心程度	87.64	89.72	81.36	2.08	−8.36
病情及治疗方案告知	89.06	92.16	83.96	3.10	−8.20
药物用法告知	84.66	82.33	80.17	−2.33	−2.16
诊疗性价比	69.51	66.18	69.00	−3.33	2.82
检验报告出具时间	84.07	83.57	80.36	−0.50	−3.21
放射检查报告出具时间	82.34	82.49	80.05	0.15	−2.44
超声检查报告出具时间	82.65	85.79	80.38	3.14	−5.41
检验标本采集预约等候时间	82.94	86.10	80.07	3.16	−6.03
放射检查预约等候时间	81.59	80.95	78.86	−0.64	−2.09
超声检查预约等候时间	78.31	83.28	77.70	4.97	−5.58
挂号等候时间	88.20	86.28	80.45	−1.92	−5.83
候诊时长	81.18	82.11	70.87	0.93	−11.24
缴费等候时间	90.53	86.88	83.70	−3.65	−3.18
等候取药时间	86.34	88.35	81.84	2.01	−6.51
投诉信息公布	82.12	81.34	79.50	−0.78	−1.84
医生出诊信息公布	87.29	89.36	80.90	2.07	−8.46
门诊患者隐私保护	90.17	89.73	82.66	−0.44	−7.07

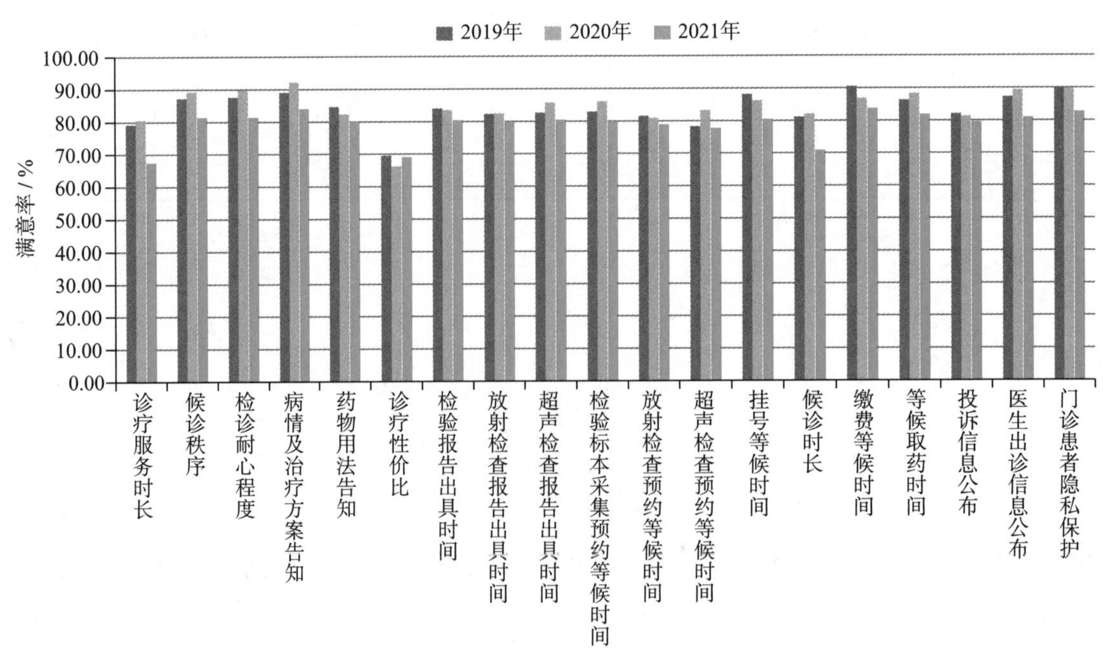

图 3-50　民营医院医疗质量患者体验要素满意率 2019—2021 年分析结果统计图

2020 年与 2019 年相比，民营医院医疗质量患者体验满意率上升较明显的患者体验要素为超声检查预约等候时间、检验标本采集预约等候时间、超声检查报告出具时间，满意率下降较明显的患者体验要素为缴费等候时间、诊疗性价比（图 3-51）。

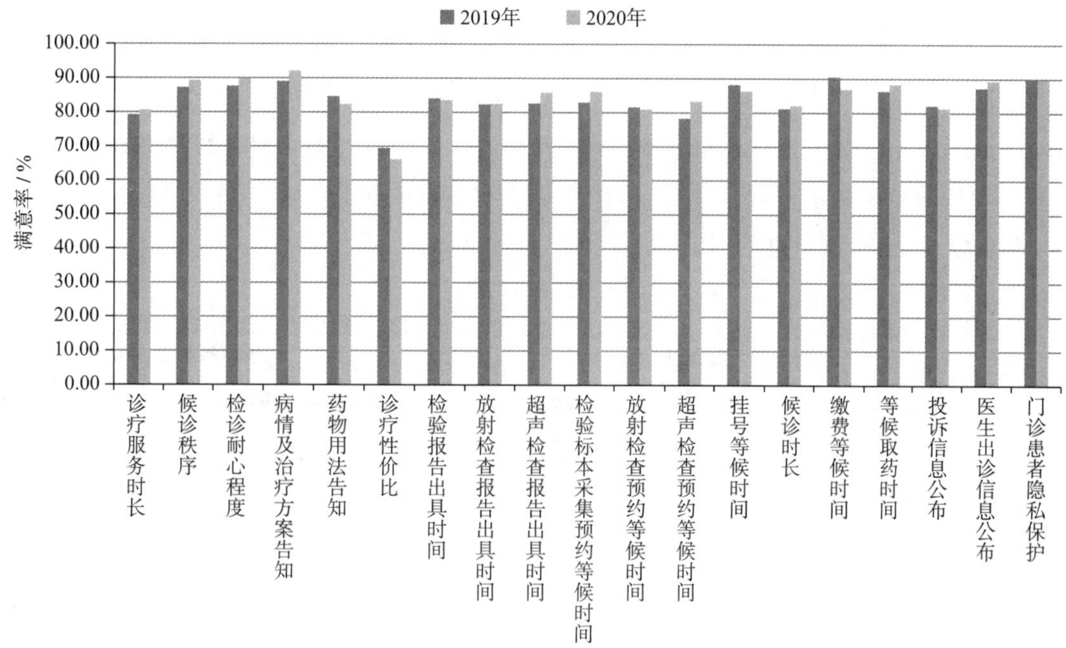

图 3-51　民营医院医疗质量患者体验要素满意率 2019—2020 年历史对比结果统计图

2021 年与 2020 年相比，民营医院医疗质量患者体验满意率上升的因素是诊疗性价比，其余患者体验要素满意率均有所下降，其中下降较明显的要素为诊疗服务时长、候诊时长、医生出诊信息公布、检诊耐心程度（图 3-52）。

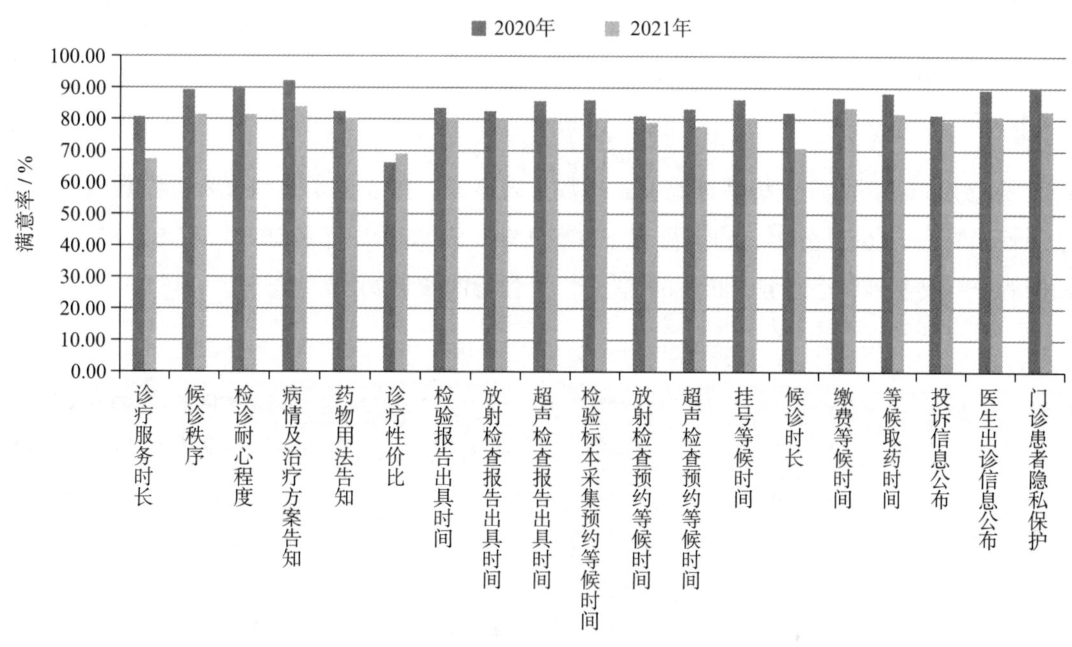

图 3-52　民营医院医疗质量患者体验要素满意率 2020—2021 年历史对比结果统计图

三、门诊医疗质量患者体验指数分析

（一）全国门诊医疗质量患者体验指数分析

1. 全国门诊医疗质量患者体验总体指数分析

2019—2021 年门诊患者医疗质量患者体验总体指数（表 3-21，图 3-53）测评结果显示，2020 年的门诊患者总体指数最高，为 79.97 分，2019 年的患者总体指数最低，为 78.80 分，2020 年较 2019 年上升 1.17 分，2021 年较 2020 年下降 0.82 分。

表 3-21　全国门诊医疗质量患者体验总体指数 2019—2021 年分析结果

类别	患者体验指数 / 分			患者体验指数差值 / 分	
	2019 年	2020 年	2021 年	2020 年与 2019 年	2021 年与 2020 年
全国	78.80	79.97	79.15	1.17	−0.82

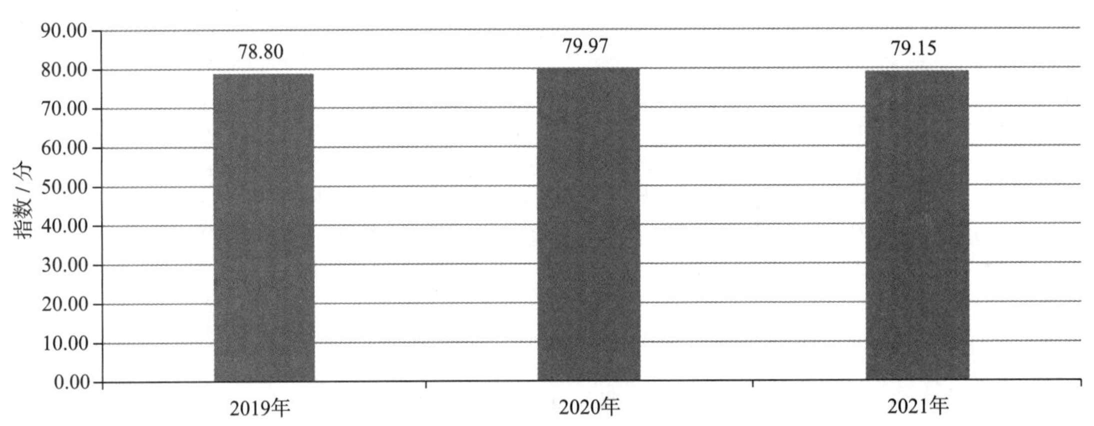

图 3-53　全国门诊医疗质量患者体验总体指数 2019—2021 年分析结果统计图

2. 全国门诊医疗质量患者体验要素指数分析

2021 年门诊患者医疗质量患者体验要素指数（表 3-22，图 3-54）结果显示，指数较高的影响要素有缴费等候时间（86.77 分）、病情及治疗方案告知（83.46 分）、检诊耐心程度（82.84 分）等，指数较低的影响要素有诊疗服务时长（69.53 分）、候诊时长（70.55 分）等。

表 3-22　全国门诊医疗质量患者体验要素指数 2019—2021 年分析结果

要素	患者体验指数 / 分			患者体验指数差值 / 分	
	2019 年	2020 年	2021 年	2020 年与 2019 年	2021 年与 2020 年
诊疗服务时长	73.34	71.85	69.53	−1.49	−2.32
候诊秩序	80.38	81.28	80.99	0.90	−0.29
检诊耐心程度	82.60	84.24	82.84	1.64	−1.40
病情及治疗方案告知	83.75	85.15	83.46	1.40	−1.69

续表

要素	患者体验指数 / 分			患者体验指数差值 / 分	
	2019 年	2020 年	2021 年	2020 年与 2019 年	2021 年与 2020 年
药物用法告知	78.72	80.03	79.41	1.31	−0.62
诊疗性价比	74.09	75.37	75.50	1.28	0.13
检验报告出具时间	77.75	79.11	79.32	1.36	0.21
放射检查报告出具时间	77.11	78.67	78.74	1.56	0.07
超声检查报告出具时间	77.59	79.24	79.39	1.65	0.15
检验标本采集预约等候时间	76.63	79.19	79.68	2.56	0.49
放射检查预约等候时间	76.47	78.16	78.29	1.69	0.13
超声检查预约等候时间	75.22	77.44	77.48	2.22	0.04
挂号等候时间	81.69	81.77	78.47	0.08	−3.30
候诊时长	72.99	73.57	70.55	0.58	−3.02
缴费等候时间	87.84	88.86	86.77	1.02	−2.09
等候取药时间	82.08	82.67	82.13	0.59	−0.54
投诉信息公布	76.46	78.02	77.48	1.56	−0.54
医生出诊信息公布	80.48	82.46	81.67	1.98	−0.79
门诊患者隐私保护	81.99	82.38	82.21	0.39	−0.17

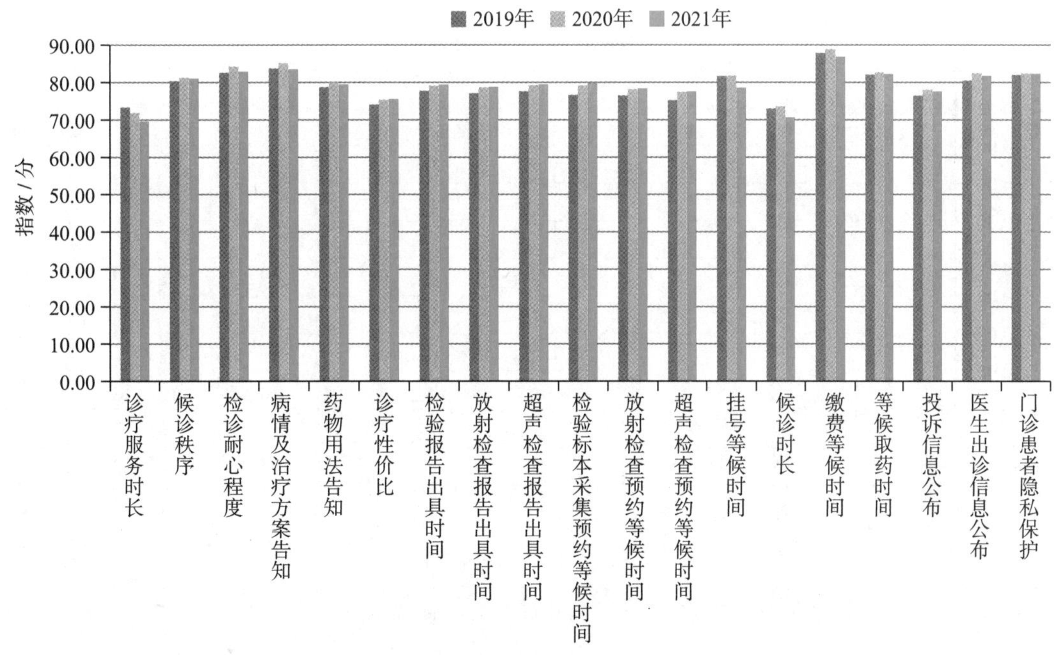

图 3-54　全国门诊医疗质量患者体验要素指数 2019—2021 年分析结果统计图

2020 年与 2019 年相比，全国门诊检验标本采集预约等候时间、超声检查预约等候时间、医生出诊信息公布、放射检查预约等候时间等患者体验要素指数有所提升，诊疗服务时长患者体验要素指数有所下降（图 3-55）。

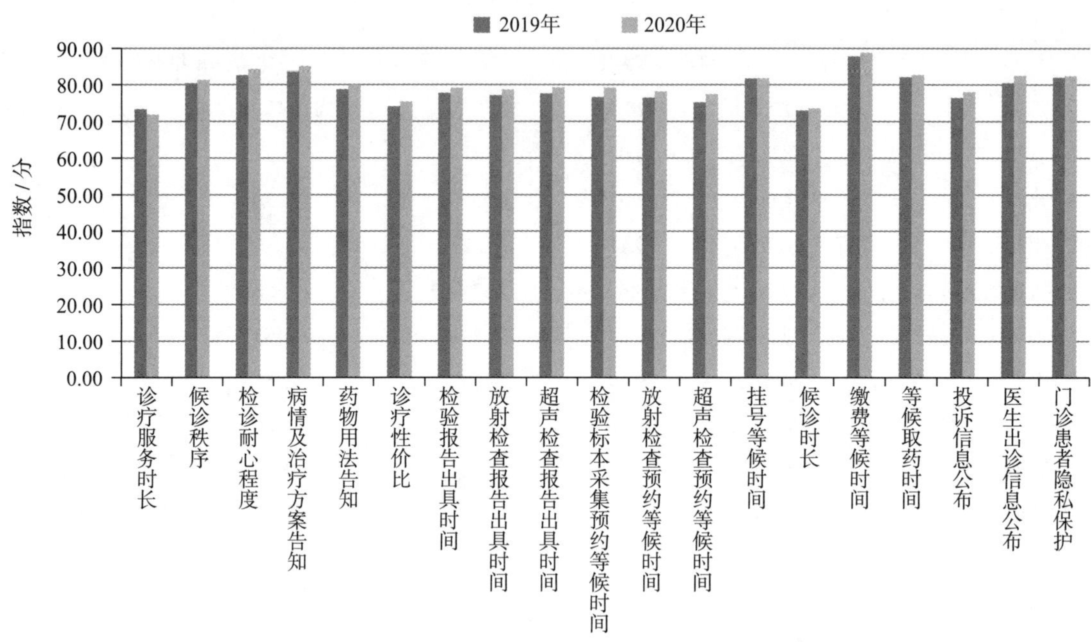

图 3-55　全国门诊医疗质量患者体验要素指数 2019—2020 年历史对比结果统计图

2021 年与 2020 年相比，全国门诊患者体验要素指数上升较为明显的是治检验标本采集预约等候时间、检验报告出具时间、超声检查报告出具时间，患者体验要素下降较明显的是挂号等候时间、候诊时长、诊疗服务时长（图 3-56）。

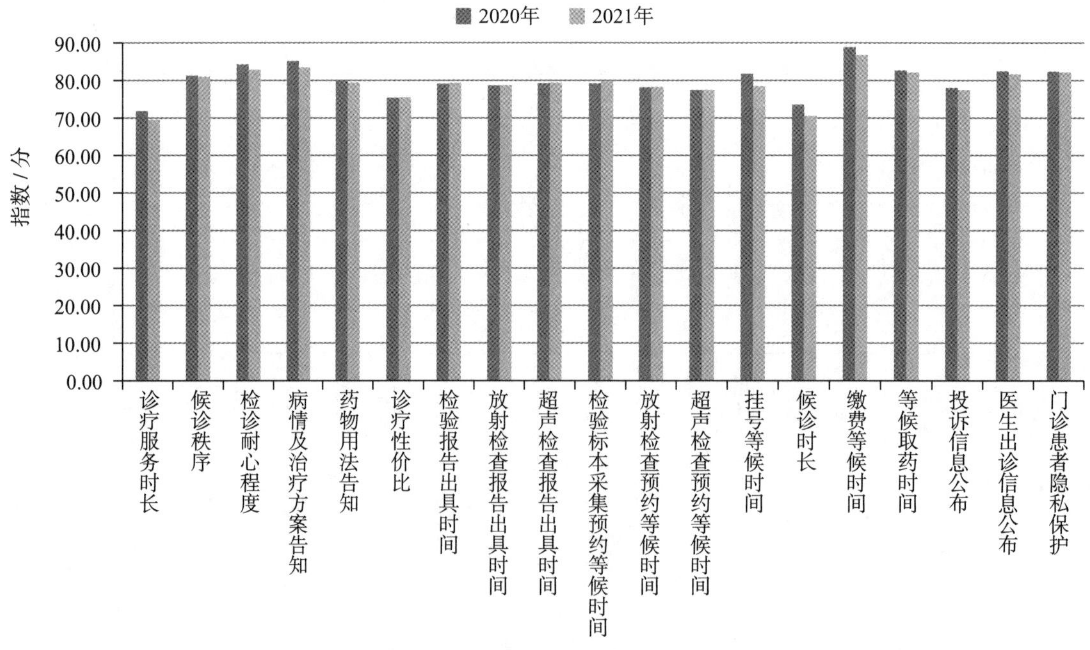

图 3-56　全国门诊医疗质量患者体验要素指数 2020—2021 年历史对比结果统计图

（二）不同区域医院门诊医疗质量患者体验指数分析

1. 不同区域医院门诊医疗质量患者体验总体指数分析

对比不同区域门诊医疗质量患者体验指数（表 3-23，图 3-57）发现，与 2019 年相比，2020 年门诊患者就医体验指数上升的地区为华南地区、西南地区、华北地区、华东地区、华中地区，患者就医体验指数下降的地区为西北地区、东北地区。与 2020 年相比，2021 年门诊患者就医体验指数整体上升的地区为华南地区、西北地区。

表 3-23　不同区域医院门诊医疗质量患者体验指数 2019—2021 年分析结果

区域	患者体验指数 / 分			患者体验指数差值 / 分	
	2019 年	2020 年	2021 年	2020 年与 2019 年	2021 年与 2020 年
东北	87.68	85.70	81.07	–1.98	–4.63
华东	79.71	80.87	79.06	1.16	–1.81
华北	79.12	80.63	80.47	1.51	–0.17
华中	77.89	78.14	77.13	0.24	–1.01
华南	75.93	79.59	79.92	3.67	0.33
西南	78.35	80.20	78.44	1.84	–1.75
西北	81.47	77.38	77.63	–4.09	0.24

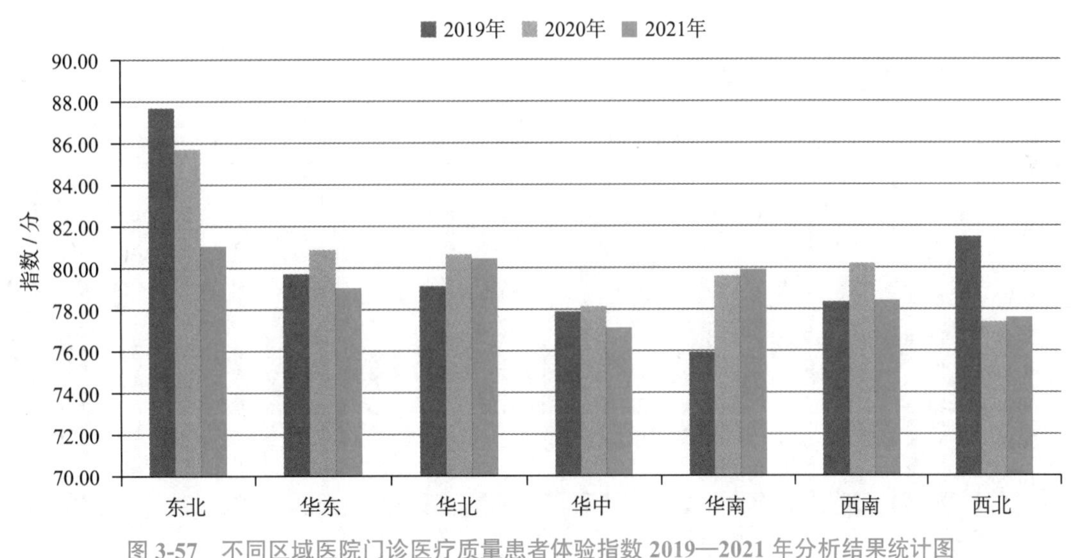

图 3-57　不同区域医院门诊医疗质量患者体验指数 2019—2021 年分析结果统计图

2. 不同区域医院门诊医疗质量患者体验要素指数分析

东北地区 2021 年门诊患者医疗质量患者体验要素指数（表 3-24，图 3-58）结果显示，指数较高的影响要素有等候取药时间（87.06 分）、医生出诊信息公布（85.26 分）、检诊耐心程度（85.04 分）等，指数较低的影响要素有诊疗服务时长（70.66 分）、候诊时长（75.51 分）等。

表 3-24 东北地区医疗质量患者体验要素指数 2019—2021 年分析结果

要素	患者体验指数 / 分			患者体验指数差值 / 分	
	2019 年	2020 年	2021 年	2020 年与 2019 年	2021 年与 2020 年
诊疗服务时长	85.39	80.97	70.66	-4.42	-10.31
候诊秩序	89.42	87.52	83.07	-1.91	-4.44
检诊耐心程度	88.18	87.24	85.04	-0.94	-2.20
病情及治疗方案告知	87.92	86.78	84.12	-1.14	-2.66
药物用法告知	88.85	87.16	83.20	-1.69	-3.96
诊疗性价比	82.10	80.20	75.76	-1.90	-4.44
检验报告出具时间	87.43	85.53	81.11	-1.90	-4.42
放射检查报告出具时间	87.45	85.14	79.76	-2.31	-5.38
超声检查报告出具时间	87.62	85.94	82.01	-1.68	-3.93
检验标本采集预约等候时间	88.15	86.34	82.12	-1.81	-4.22
放射检查预约等候时间	87.42	84.81	78.73	-2.61	-6.08
超声检查预约等候时间	87.94	85.05	78.29	-2.90	-6.75
挂号等候时间	88.41	85.34	78.19	-3.07	-7.15
候诊时长	86.67	83.32	75.51	-3.35	-7.81
缴费等候时间	88.31	87.23	84.70	-1.08	-2.53
等候取药时间	89.69	88.90	87.06	-0.79	-1.84
投诉信息公布	87.05	85.19	80.85	-1.86	-4.34
医生出诊信息公布	88.78	87.72	85.26	-1.06	-2.46
门诊患者隐私保护	89.20	87.93	84.98	-1.27	-2.95

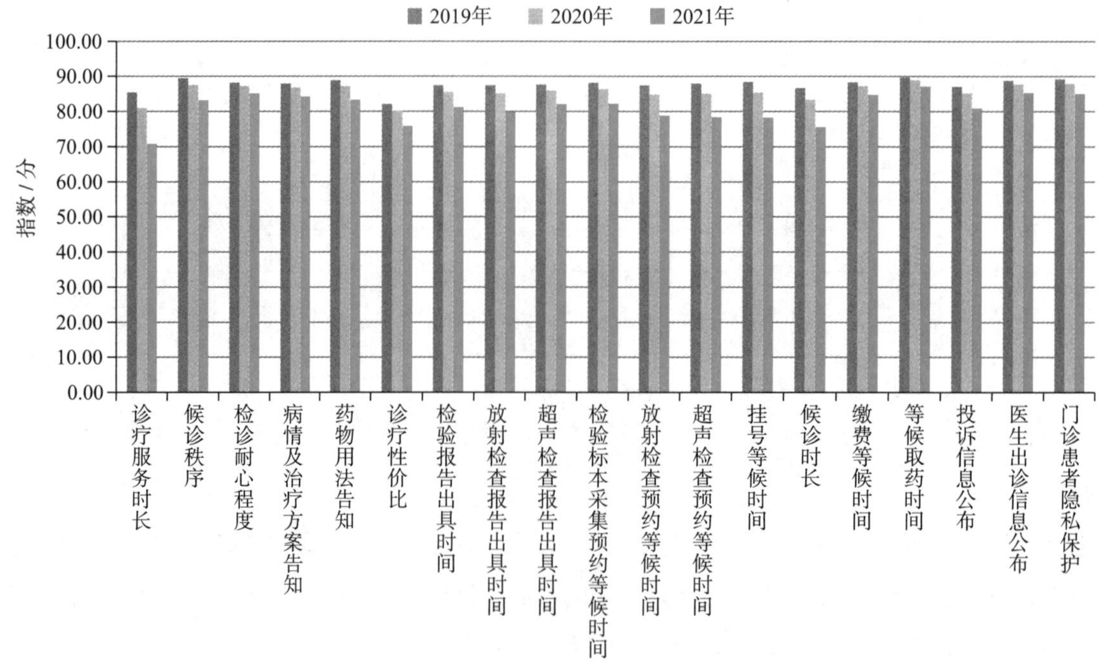

图 3-58 东北地区医疗质量患者体验要素指数 2019—2021 年分析结果统计图

2020 年与 2019 年相比，东北地区医疗质量患者体验要素指数均有所下降，其中指数下降较明显的为诊疗服务时长、候诊时长、挂号等候时间（图 3-59）。

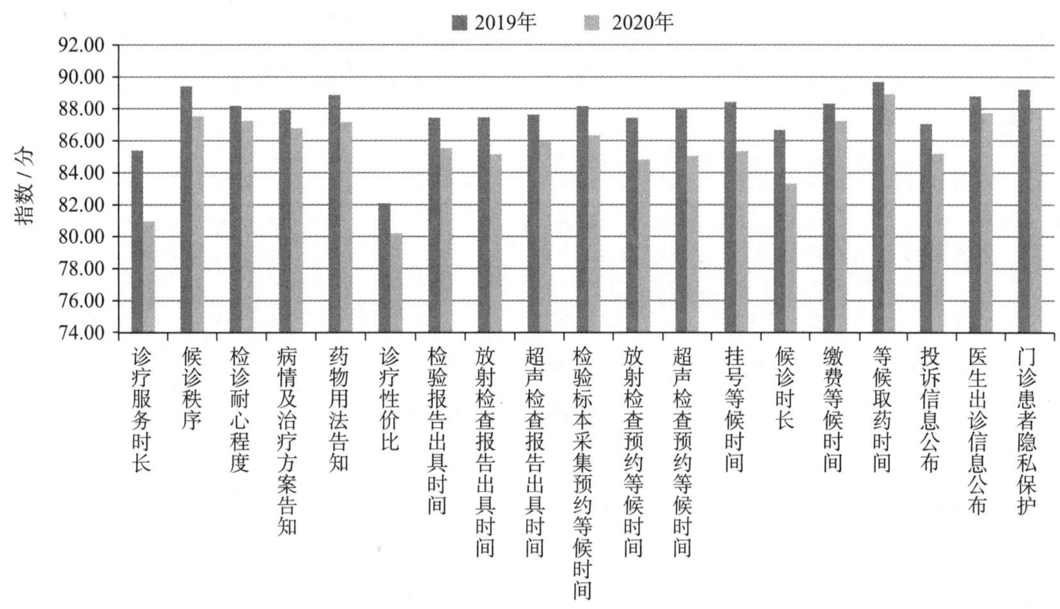

图 3-59　东北地区医疗质量患者体验要素指数 2019—2020 年历史对比结果统计图

2021 年与 2020 年相比，东北地区医疗质量患者体验要素指数均有所下降，其中下降较明显的为诊疗服务时长、候诊时长、挂号等候时间（图 3-60）。

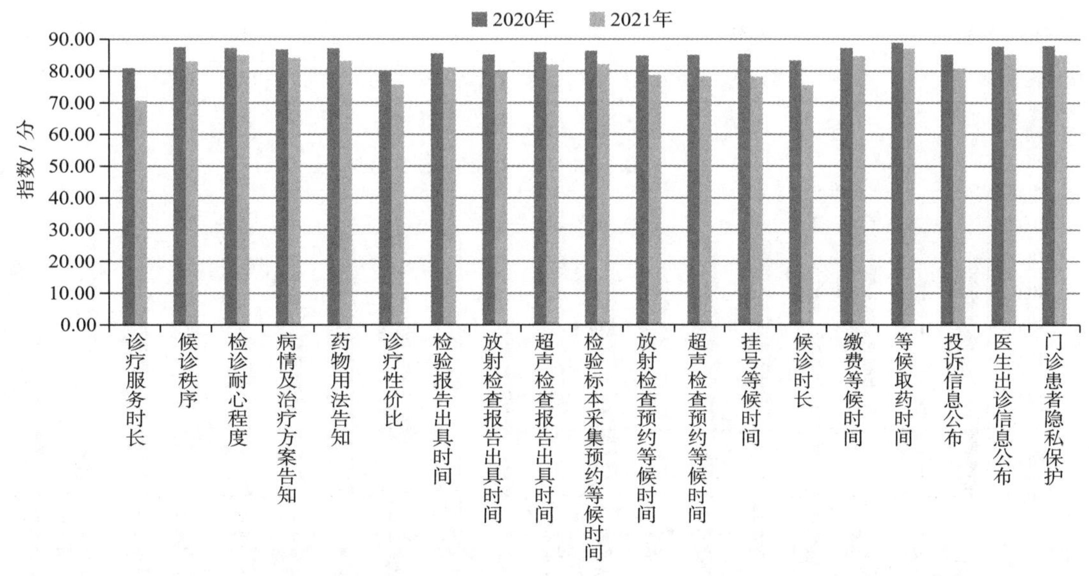

图 3-60　东北地区医疗质量患者体验要素指数 2020—2021 年历史对比结果统计图

华东地区 2021 年门诊患者医疗质量患者体验要素指数（表 3-25，图 3-61）结果显示，指数较高的影响要素有缴费等候时间（85.75 分）、等候取药时间（83.41 分）等，指数较低的影响要素有诊疗服务时长（70.34 分）、候诊时长（70.36 分）等。

表 3-25　华东地区医疗质量患者体验要素指数 2019—2021 年分析结果

要素	患者体验指数 / 分			患者体验指数差值 / 分	
	2019 年	2020 年	2021 年	2020 年与 2019 年	2021 年与 2020 年
诊疗服务时长	74.38	73.45	70.34	–0.93	–3.11
候诊秩序	82.15	83.23	80.93	1.08	–2.30
检诊耐心程度	83.70	85.33	82.39	1.63	–2.94
病情及治疗方案告知	82.95	85.74	82.68	2.79	–3.06
药物用法告知	80.27	81.09	79.50	0.82	–1.59
诊疗性价比	74.90	75.77	76.42	0.87	0.65
检验报告出具时间	80.10	80.63	79.08	0.53	–1.55
放射检查报告出具时间	79.05	79.80	78.64	0.75	–1.16
超声检查报告出具时间	79.52	80.80	79.38	1.28	–1.42
检验标本采集预约等候时间	78.23	80.84	79.54	2.61	–1.30
放射检查预约等候时间	78.22	79.31	78.38	1.09	–0.93
超声检查预约等候时间	77.02	79.27	77.97	2.25	–1.30
挂号等候时间	77.29	78.31	76.74	1.02	–1.57
候诊时长	71.16	70.41	70.36	–0.75	–0.05
缴费等候时间	86.57	89.01	85.75	2.44	–3.26
等候取药时间	83.47	86.49	83.41	3.02	–3.08
投诉信息公布	78.87	79.00	77.82	0.13	–1.18
医生出诊信息公布	83.00	84.40	80.96	1.40	–3.44
门诊患者隐私保护	83.65	83.61	81.90	–0.04	–1.71

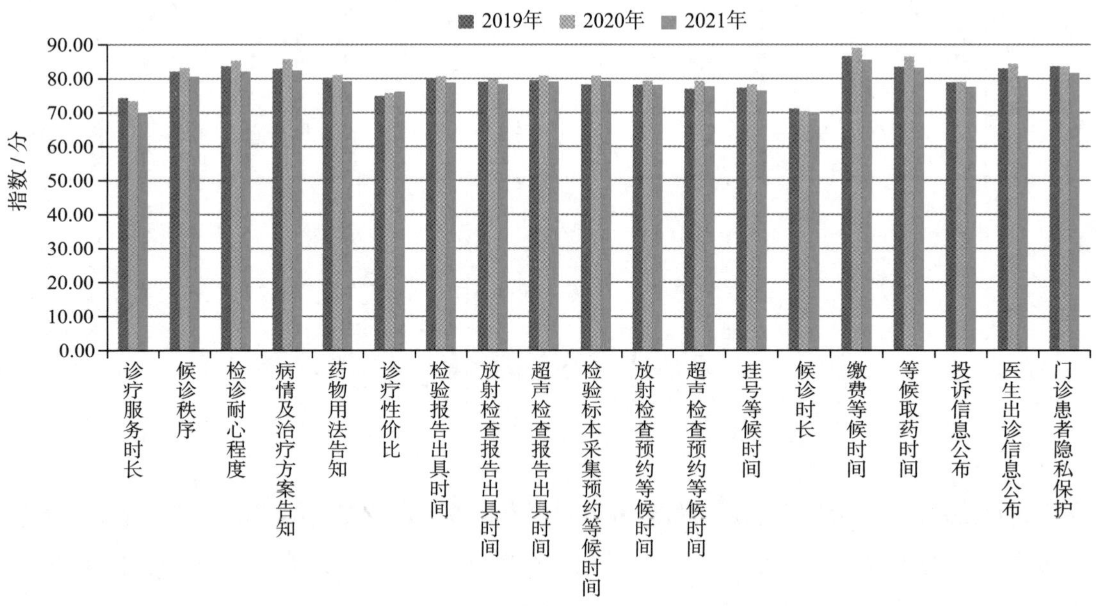

图 3-61　华东地区医疗质量患者体验要素指数 2019—2021 年分析结果统计图

2020年与2019年相比，华北地区等候取药时间、病情及治疗方案告知、检验标本采集预约等候时间等16个要素指数有所上升，诊疗服务时长、候诊时长、门诊患者隐私保护患者体验要素指数有所下降（图3-62）。

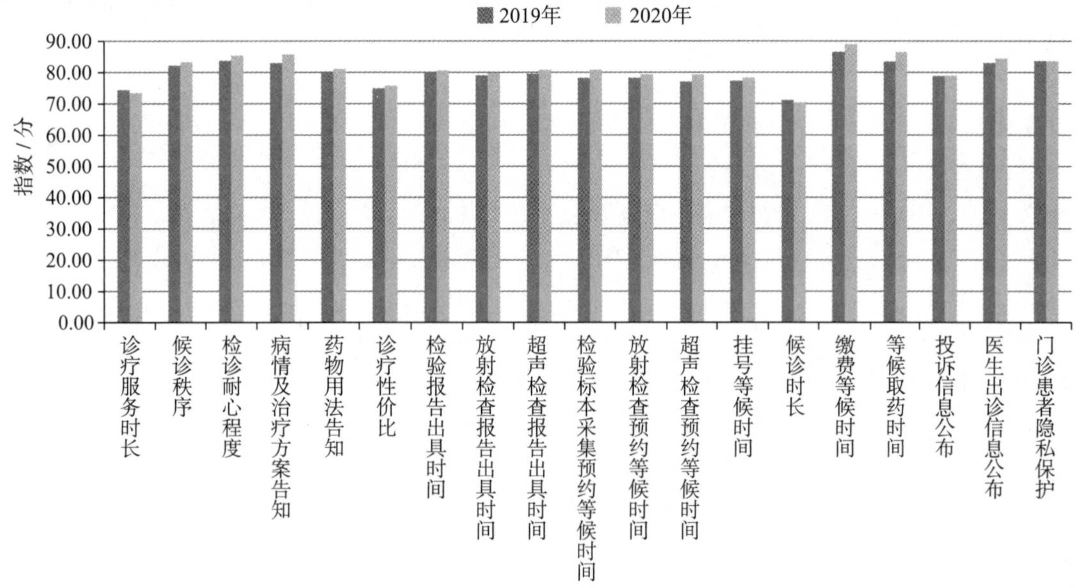

图3-62　华东地区医疗质量患者体验要素指数2019—2020年历史对比结果统计图

2021年与2020年相比，华东地区医疗质量患者体验要素指数普遍下降，其中指数下降较明显的为医生出诊信息公布、缴费等候时间、诊疗服务时长，指数上升的患者体验要素为诊疗性价比（图3-63）。

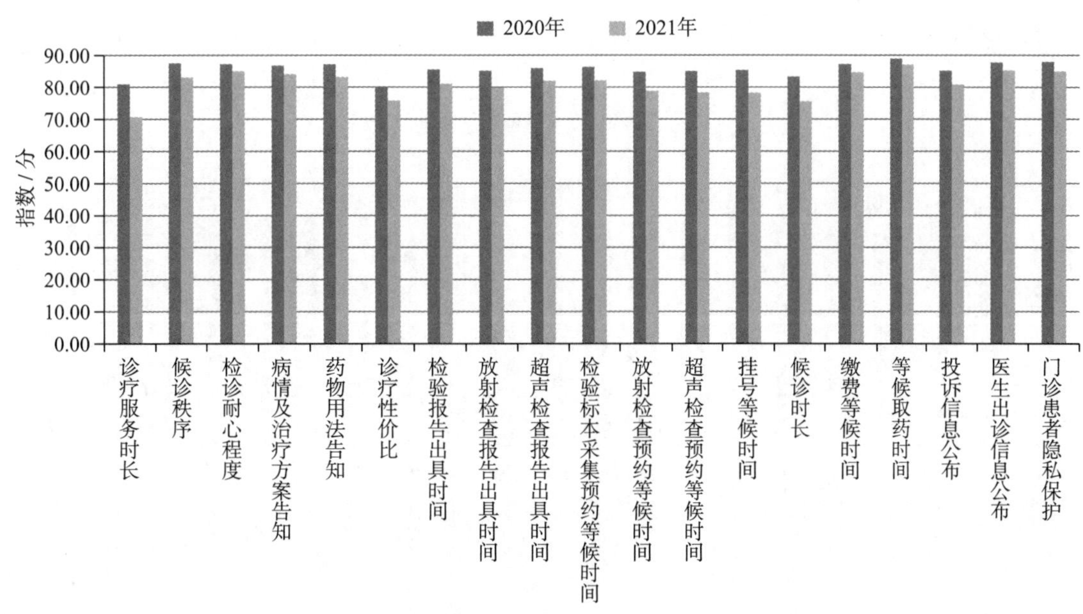

图3-63　华东地区医疗质量患者体验要素指数2020—2021年历史对比结果统计图

华北地区2021年门诊患者医疗质量患者体验要素指数（表3-26，图3-64）结果显示，指数较高的影响要素有缴费等候时间（85.75分）、等候取药时间（83.41分）、病情及治疗方案告知（82.68分）

等，指数较低的影响要素有诊疗服务时长（70.34 分）、候诊时长（70.36 分）等。

表 3-26　华北地区医疗质量患者体验要素指数 2019—2021 年分析结果

要素	患者体验指数 / 分			患者体验指数差值 / 分	
	2019 年	2020 年	2021 年	2020 年与 2019 年	2021 年与 2020 年
诊疗服务时长	74.38	73.45	70.34	−0.93	−3.11
候诊秩序	82.15	83.23	80.93	1.08	−2.30
检诊耐心程度	83.70	85.33	82.39	1.63	−2.94
病情及治疗方案告知	82.95	85.74	82.68	2.79	−3.06
药物用法告知	80.27	81.09	79.50	0.82	−1.59
诊疗性价比	74.90	75.77	76.42	0.87	0.65
检验报告出具时间	80.10	80.63	79.08	0.53	−1.55
放射检查报告出具时间	79.05	79.80	78.64	0.75	−1.16
超声检查报告出具时间	79.52	80.80	79.38	1.28	−1.42
检验标本采集预约等候时间	78.23	80.84	79.54	2.61	−1.30
放射检查预约等候时间	78.22	79.31	78.38	1.09	−0.93
超声检查预约等候时间	77.02	79.27	77.97	2.25	−1.30
挂号等候时间	77.29	78.31	76.74	1.02	−1.57
候诊时长	71.16	70.41	70.36	−0.75	−0.05
缴费等候时间	86.57	89.01	85.75	2.44	−3.26
等候取药时间	83.47	86.49	83.41	3.02	−3.08
投诉信息公布	78.87	79.00	77.82	0.13	−1.18
医生出诊信息公布	83.00	84.40	80.96	1.40	−3.44
门诊患者隐私保护	83.65	83.61	81.90	−0.04	−1.71

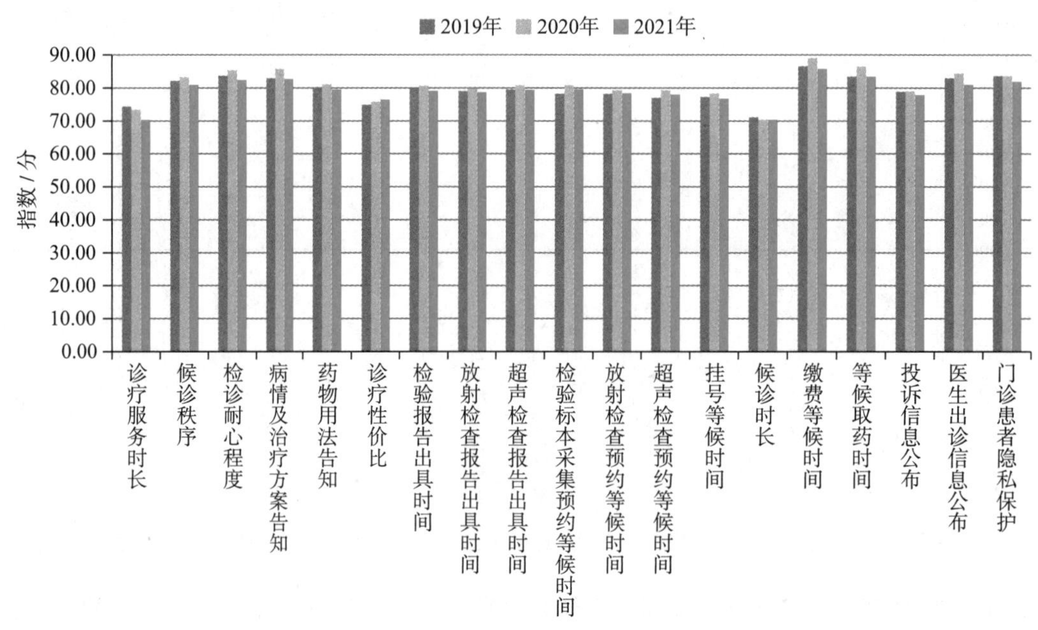

图 3-64　华北地区医疗质量患者体验要素指数 2019—2021 年分析结果统计图

2020 年与 2019 年相比，华北地区医疗质量患者体验要素指数普遍上升，其中指数上升较明显的为等候取药时间、病情及治疗方案告知、检验标本采集预约等候时间，指数下降的患者体验要素为诊疗服务时长、候诊时长、门诊患者隐私保护（图 3-65）。

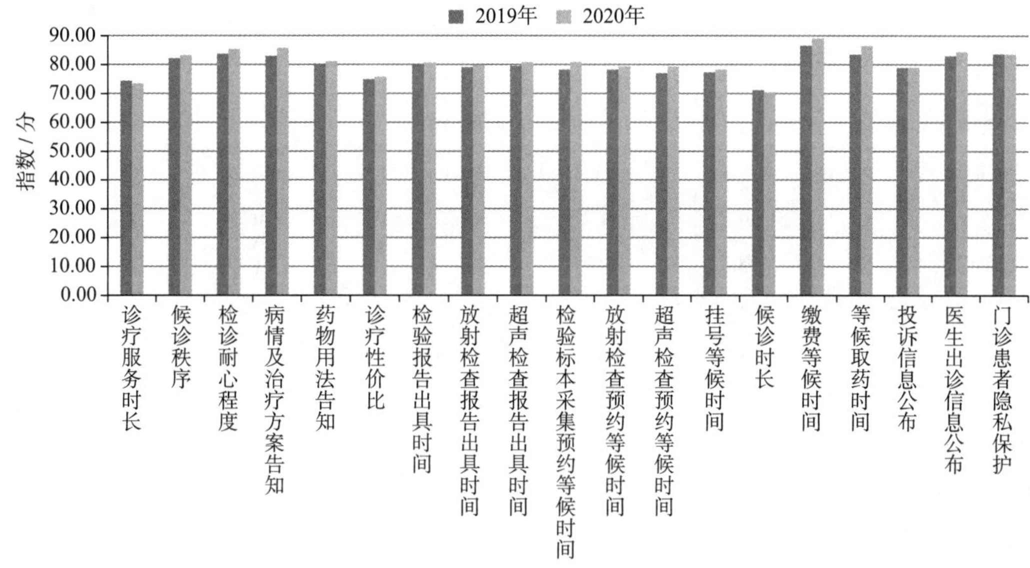

图 3-65　华北地区医疗质量患者体验要素指数 2019—2020 年历史对比结果统计图

2021 年与 2020 年相比，华北地区医疗质量患者体验要素指数普遍下降，其中指数下降较明显的为医生出诊信息公布、缴费等候时间、诊疗服务时长，指数上升的患者体验要素为诊疗性价比（图 3-66）。

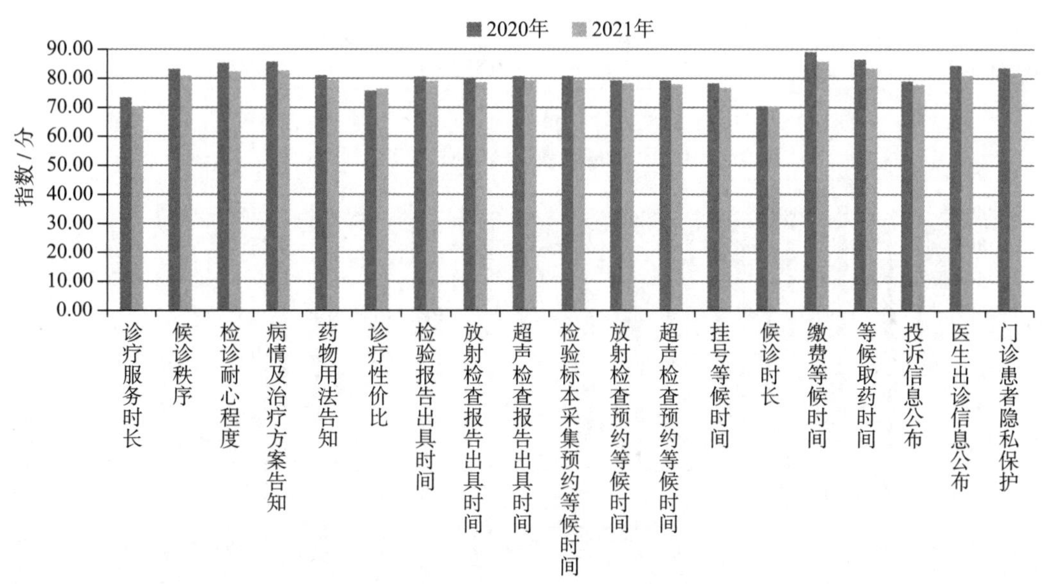

图 3-66　华北地区医疗质量患者体验要素指数 2020—2021 年历史对比结果统计图

华中地区 2021 年门诊患者医疗质量患者体验要素指数（表 3-27，图 3-67）结果显示，指数较高的影响要素有缴费等候时间（86.16 分）、病情及治疗方案告知（85.01 分）、检诊耐心程度（84.60 分）等，指数较低的影响要素有候诊时长（68.86 分）、诊疗服务时长（70.92 分）等。

表 3-27　华中地区医疗质量患者体验要素指数 2019—2021 年分析结果

要素	患者体验指数 / 分			患者体验指数差值 / 分	
	2019 年	2020 年	2021 年	2020 年与 2019 年	2021 年与 2020 年
诊疗服务时长	75.23	75.38	70.92	0.15	–4.46
候诊秩序	81.44	81.37	81.79	–0.07	0.42
检诊耐心程度	82.27	85.40	84.60	3.13	–0.80
病情及治疗方案告知	82.72	85.89	85.01	3.17	–0.88
药物用法告知	77.42	78.21	79.40	0.79	1.19
诊疗性价比	74.43	74.71	77.22	0.28	2.51
检验报告出具时间	78.82	79.94	81.35	1.12	1.41
放射检查报告出具时间	78.30	79.71	80.97	1.41	1.26
超声检查报告出具时间	78.23	80.77	81.48	2.54	0.71
检验标本采集预约等候时间	77.97	80.47	81.67	2.50	1.20
放射检查预约等候时间	77.92	78.50	80.31	0.58	1.81
超声检查预约等候时间	76.30	78.51	79.45	2.21	0.94
挂号等候时间	82.02	83.04	80.91	1.02	–2.13
候诊时长	72.90	75.98	68.86	3.08	–7.12
缴费等候时间	85.89	86.57	86.16	0.68	–0.41
等候取药时间	82.62	82.68	82.92	0.06	0.24
投诉信息公布	77.32	78.88	79.65	1.56	0.77
医生出诊信息公布	79.32	83.33	82.67	4.01	–0.66
门诊患者隐私保护	82.19	82.72	83.54	0.53	0.82

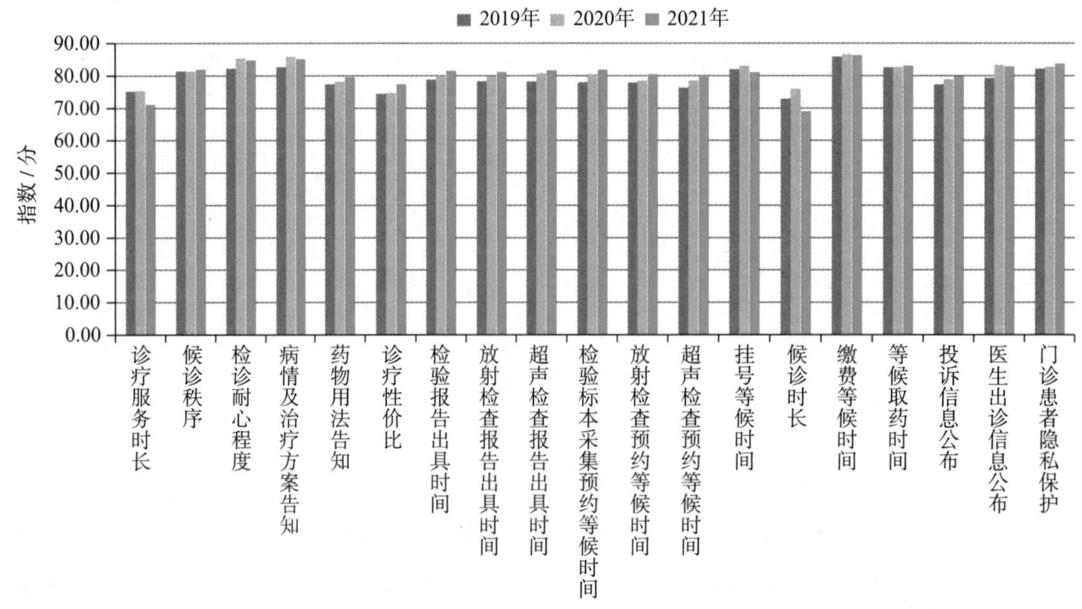

图 3-67　华中地区医疗质量患者体验要素指数 2019—2021 年分析结果统计图

2020 年与 2019 年相比，华北地区医生出诊信息公布、病情及治疗方案告知、检诊耐心程度、候诊时长等 18 个要素指数有所上升，候诊秩序患者体验指数有所下降（图 3-68）。

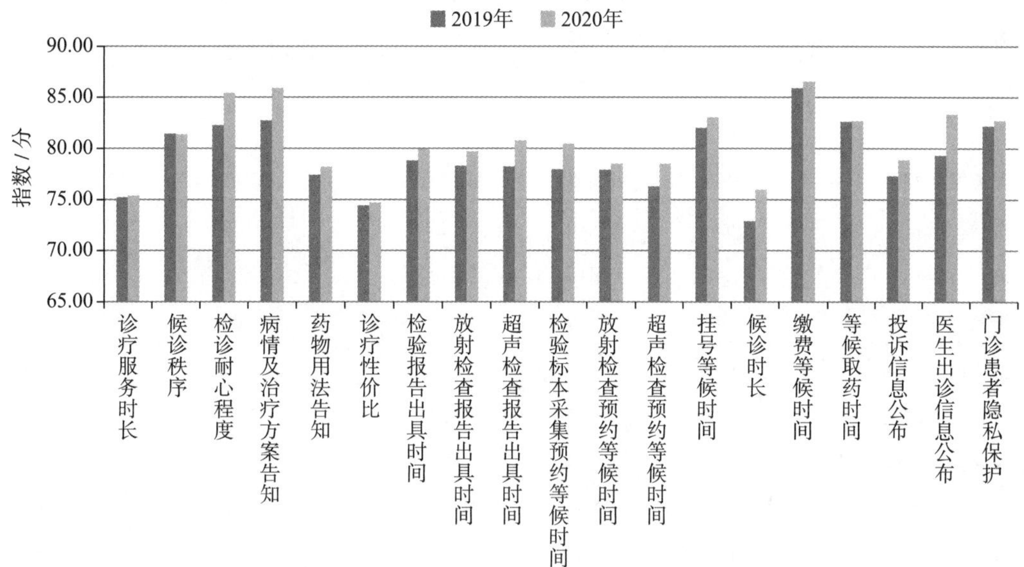

图 3-68　华中地区医疗质量患者体验要素指数 2019—2020 年历史对比结果统计图

2021 年与 2020 年相比，华北地区诊疗性价比、放射检查预约等候时间、检验报告出具时间等 12 个要素指数有所上升，其余患者体验要素均有所下降，其中下降较明显的为候诊时长、诊疗服务时长、挂号等候时间（图 3-69）。

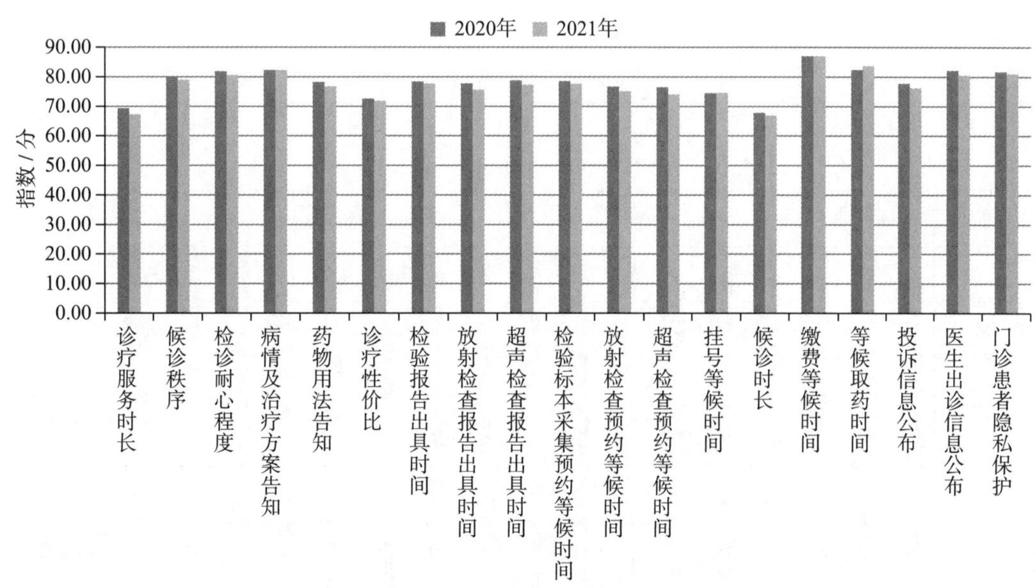

图 3-69　华中地区医疗质量患者体验要素指数 2020—2021 年历史对比结果统计图

华南地区 2021 年门诊患者医疗质量患者体验要素指数（表 3-28，图 3-70）结果显示，指数较高的影响要素有缴费等候时间（87.15 分）、病情及治疗方案告知（83.77 分）、检诊耐心程度（83.34 分）等，指数较低的影响要素有诊疗服务时长（69.71 分）、候诊时长（73.49 分）等。

表 3-28　华南地区医疗质量患者体验要素指数 2019—2021 年分析结果

要素	患者体验指数 / 分			患者体验指数差值 / 分	
	2019 年	2020 年	2021 年	2020 年与 2019 年	2021 年与 2020 年
诊疗服务时长	69.97	70.28	69.71	0.31	−0.57
候诊秩序	78.73	81.47	82.25	2.74	0.78
检诊耐心程度	79.74	84.68	83.34	4.94	−1.34
病情及治疗方案告知	81.57	83.98	83.77	2.41	−0.21
药物用法告知	79.33	80.10	80.23	0.77	0.13
诊疗性价比	70.44	75.10	75.80	4.66	0.70
检验报告出具时间	76.47	78.89	80.37	2.42	1.48
放射检查报告出具时间	74.99	78.16	79.98	3.17	1.82
超声检查报告出具时间	75.28	77.77	80.29	2.49	2.52
检验标本采集预约等候时间	74.30	78.69	80.79	4.39	2.10
放射检查预约等候时间	73.54	78.10	79.61	4.56	1.51
超声检查预约等候时间	70.24	76.05	78.76	5.81	2.71
挂号等候时间	69.44	81.90	77.72	12.46	−4.18
候诊时长	63.67	76.91	73.49	13.24	−3.42
缴费等候时间	85.16	88.98	87.15	3.82	−1.83
等候取药时间	81.28	80.07	80.66	−1.21	0.59
投诉信息公布	75.98	77.89	78.44	1.91	0.55
医生出诊信息公布	80.77	81.30	82.90	0.53	1.60
门诊患者隐私保护	81.69	81.93	83.19	0.24	1.26

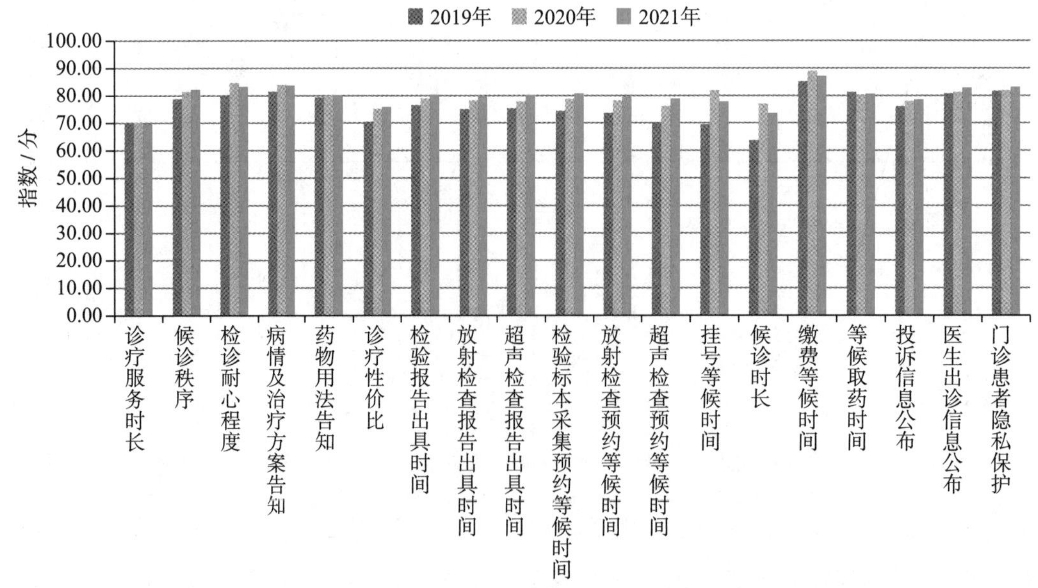

图 3-70　华南地区医疗质量患者体验要素指数 2019—2021 年分析结果统计图

2020 年与 2019 年相比，华南地区医疗质量患者体验指数上升较明显的要素为候诊时长、挂号等候时间、超声检查预约等候时间，指数下降的要素为等候取药时间（图 3-71）。

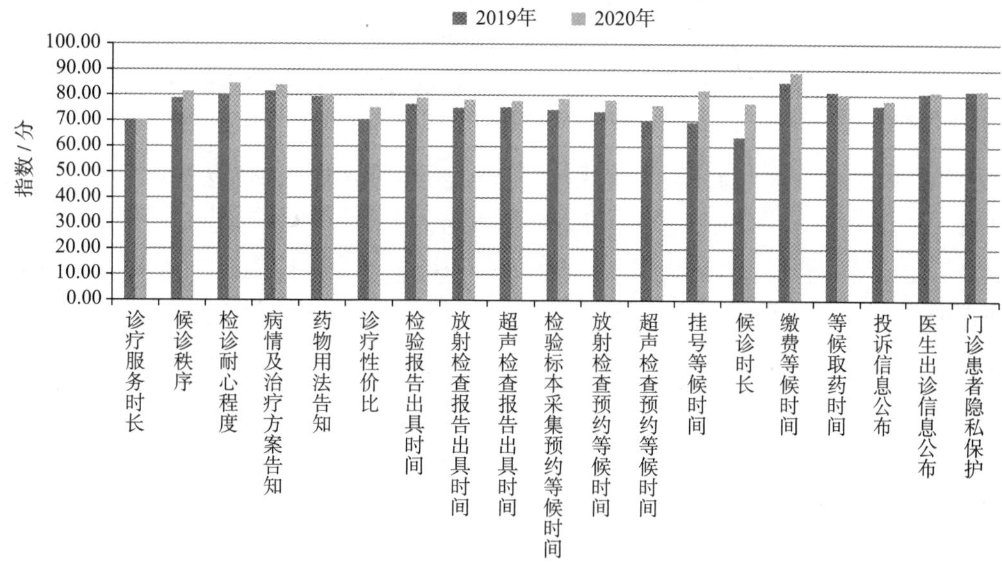

图 3-71　华南地区医疗质量患者体验要素指数 2019—2020 年历史对比结果统计图

2021 年与 2020 年相比，华南地区医疗质量患者体验患者体验要素指数普遍上升，其中指数上升较明显的为超声检查预约等候时间、超声检查报告出具时间、检验标本采集预约等候时间，指数下降的患者体验要素为挂号等候时间、候诊时长（图 3-72）。

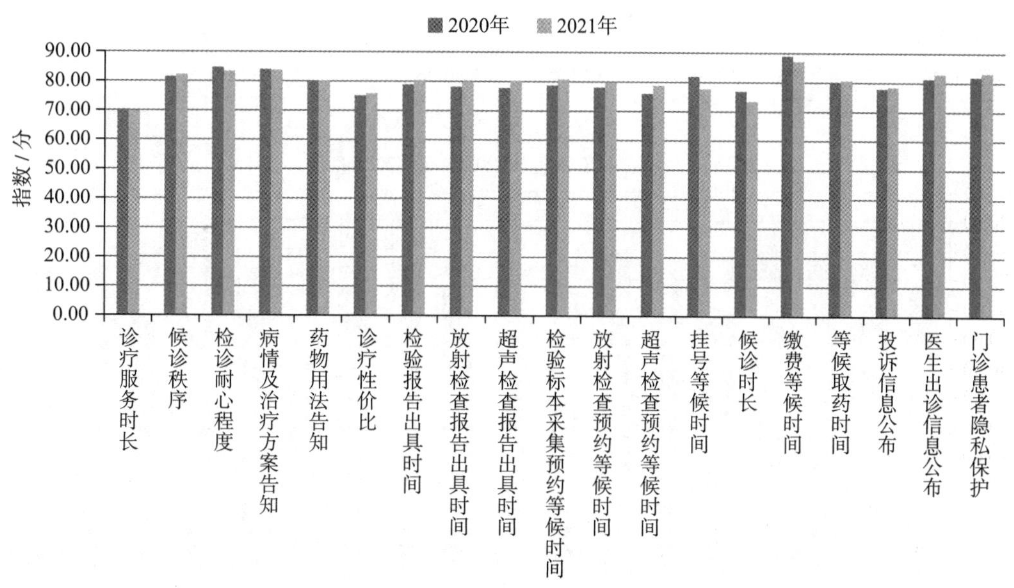

图 3-72　华南地区医疗质量患者体验要素指数 2020—2021 年历史对比结果统计图

西南地区 2021 年门诊患者医疗质量患者体验要素指数（表 3-29，图 3-73）结果显示，指数较高的影响要素有缴费等候时间（87.72 分）、病情及治疗方案告知（83.57 分）、等候取药时间（82.52 分）等，指数较低的影响要素有诊疗服务时长（69.01 分）、候诊时长（69.62 分）等。

表 3-29　西南地区医疗质量患者体验要素指数 2019—2021 年分析结果

要素	患者体验指数 / 分			患者体验指数差值 / 分	
	2019 年	2020 年	2021 年	2020 年与 2019 年	2021 年与 2020 年
诊疗服务时长	72.28	72.07	69.01	−0.21	−3.06
候诊秩序	79.47	80.94	80.06	1.47	−0.88
检诊耐心程度	82.44	84.13	82.38	1.69	−1.75
病情及治疗方案告知	84.20	85.97	83.57	1.77	−2.40
药物用法告知	78.42	80.45	79.30	2.03	−1.15
诊疗性价比	73.82	76.13	75.12	2.31	−1.01
检验报告出具时间	76.53	78.77	77.71	2.24	−1.06
放射检查报告出具时间	75.94	78.57	77.10	2.63	−1.47
超声检查报告出具时间	76.64	79.14	77.87	2.50	−1.27
检验标本采集预约等候时间	75.58	78.85	78.16	3.27	−0.69
放射检查预约等候时间	75.34	78.16	76.64	2.82	−1.52
超声检查预约等候时间	74.22	77.47	75.81	3.25	−1.66
挂号等候时间	83.54	84.32	80.89	0.78	−3.43
候诊时长	73.91	74.29	69.62	0.38	−4.67
缴费等候时间	88.64	89.59	87.72	0.95	−1.87
等候取药时间	81.29	82.67	82.52	1.38	−0.15
投诉信息公布	75.33	77.69	75.38	2.36	−2.31
医生出诊信息公布	79.83	82.23	80.57	2.40	−1.66
门诊患者隐私保护	81.29	82.29	80.96	1.00	−1.33

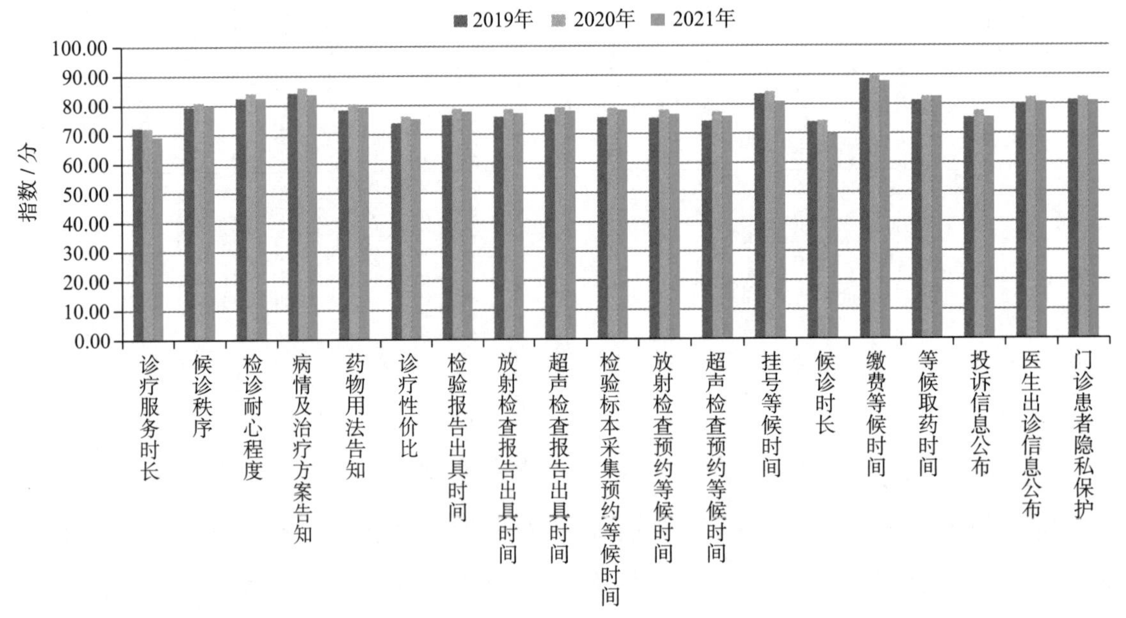

图 3-73　西南地区医疗质量患者体验要素指数 2019—2021 年分析结果统计图

2020 年与 2019 年相比，西南地区医疗质量患者体验要素指数上升较明显的要素为检验标本采集预约等候时间、超声检查预约等候时间、放射检查预约等候时间，指数下降的要素为诊疗服务时长（图 3-74）。

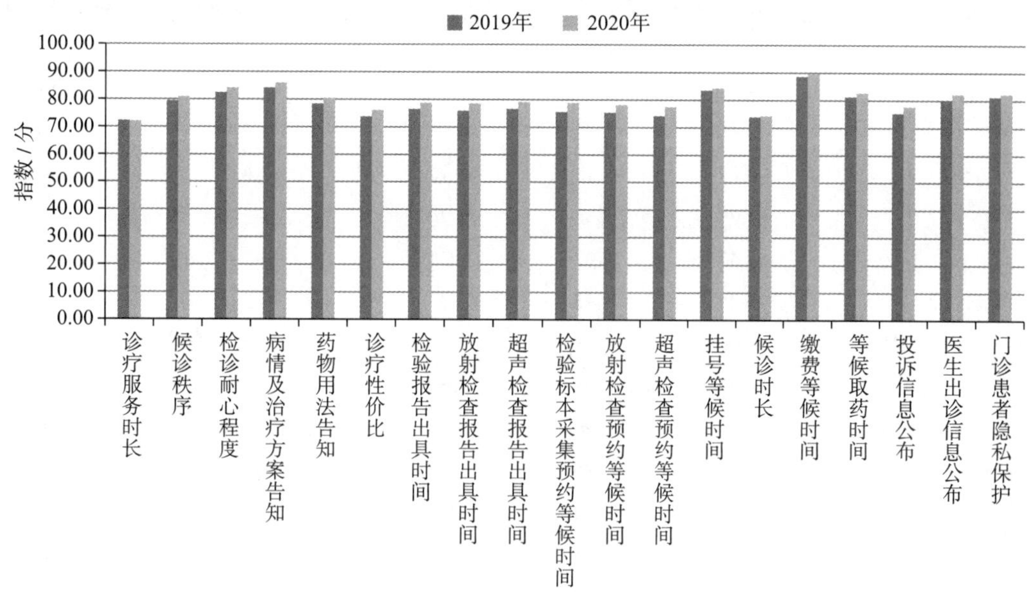

图 3-74　西南地区医疗质量患者体验要素指数 2019—2020 年历史对比结果统计图

2021 年与 2020 年相比，西南地区医疗质量患者体验要素指数均有下降，其中指数下降较明显的为候诊时长、挂号等候时间、诊疗服务时长（图 3-75）。

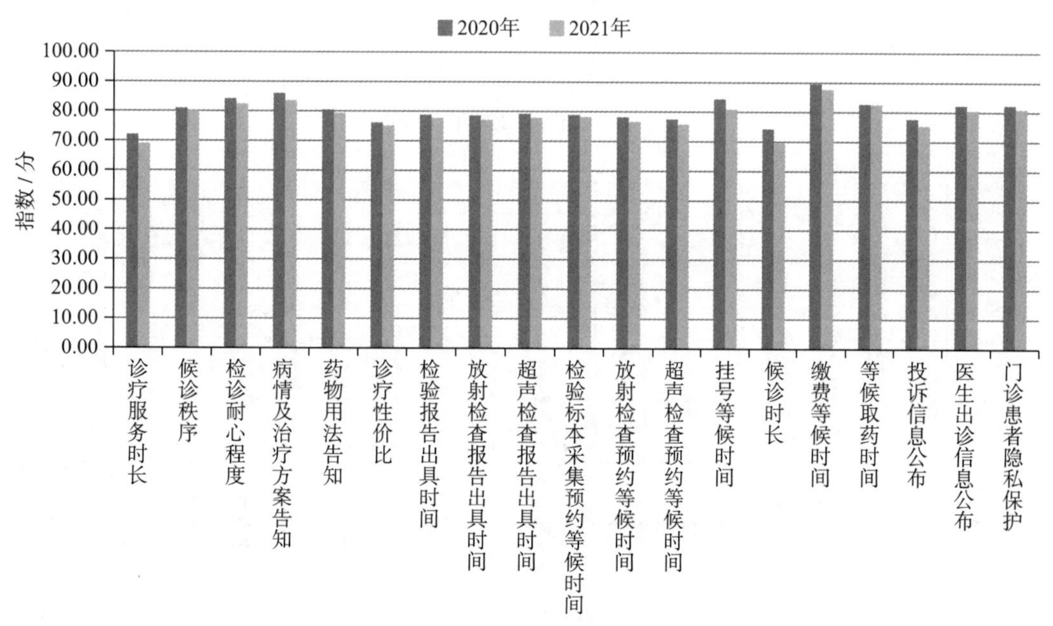

图 3-75　西南地区医疗质量患者体验要素指数 2020—2021 年历史对比结果统计图

西北地区 2021 年门诊患者医疗质量患者体验要素指数（表 3-30，图 3-76）结果显示，指数较高的影响要素有缴费等候时间（84.60 分）、检诊耐心程度（81.98 分）、门诊患者隐私保护（81.41 分）

等，指数较低的影响要素有候诊时长（67.42 分）、诊疗服务时长（68.02 分）等。

表 3-30　西北地区医疗质量患者体验要素指数 2019—2021 年分析结果

要素	患者体验指数 / 分			患者体验指数差值 / 分	
	2019 年	2020 年	2021 年	2020 年与 2019 年	2021 年与 2020 年
诊疗服务时长	79.06	66.36	68.02	−12.70	1.66
候诊秩序	83.61	79.66	78.80	−3.95	−0.86
检诊耐心程度	83.65	81.52	81.98	−2.13	0.46
病情及治疗方案告知	84.35	83.76	81.17	−0.59	−2.59
药物用法告知	81.06	78.68	78.24	−2.38	−0.44
诊疗性价比	75.53	73.07	73.50	−2.46	0.43
检验报告出具时间	80.95	78.95	78.27	−2.00	−0.68
放射检查报告出具时间	80.09	76.99	78.28	−3.10	1.29
超声检查报告出具时间	80.52	77.94	78.67	−2.58	0.73
检验标本采集预约等候时间	79.02	78.20	78.38	−0.82	0.18
放射检查预约等候时间	78.12	75.36	77.67	−2.76	2.31
超声检查预约等候时间	78.49	74.24	76.16	−4.25	1.92
挂号等候时间	85.18	68.81	76.38	−16.37	7.57
候诊时长	79.51	57.43	67.42	−22.08	9.99
缴费等候时间	87.64	88.84	84.60	1.20	−4.24
等候取药时间	86.95	84.24	79.28	−2.71	−4.96
投诉信息公布	78.88	78.45	76.35	−0.43	−2.10
医生出诊信息公布	81.11	85.12	80.34	4.01	−4.78
门诊患者隐私保护	84.27	82.67	81.41	−1.60	−1.26

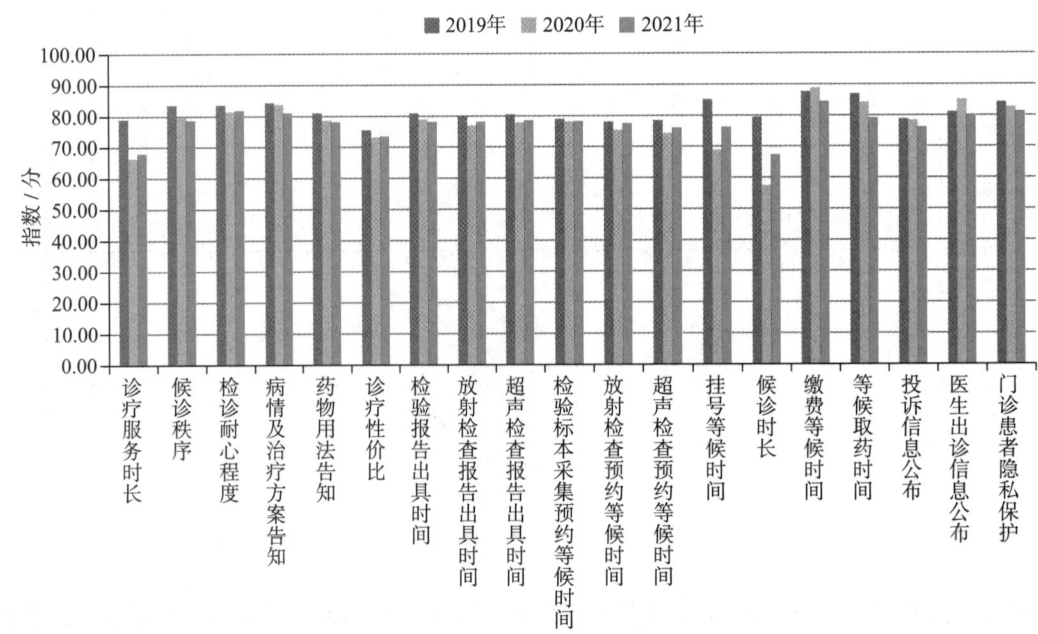

图 3-76　西北地区医疗质量患者体验要素指数 2019—2021 年分析结果统计图

2020 年与 2019 年相比，西北地区医疗质量患者体验要素指数上升的要素为医生出诊信息公布、缴费等候时间，其余要素指数均有所下降，其中下降较明显的为候诊时长、挂号等候时间、诊疗服务时长（图 3-77）。

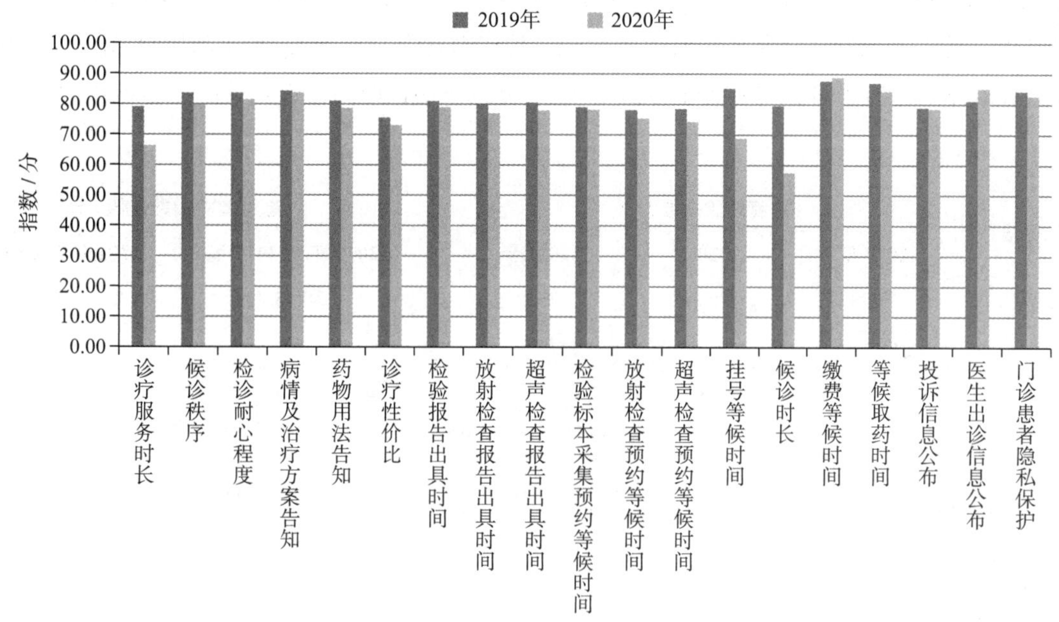

图 3-77　西北地区医疗质量患者体验要素指数 2019—2020 年历史对比结果统计图

2021 年与 2020 年相比，西北地区医疗质量患者体验要素指数上升较明显的要素为候诊时长、挂号等候时间、放射检查预约等候时间，指数下降的要素为等候取药时间、医生出诊信息公布、缴费等候时间（图 3-78）。

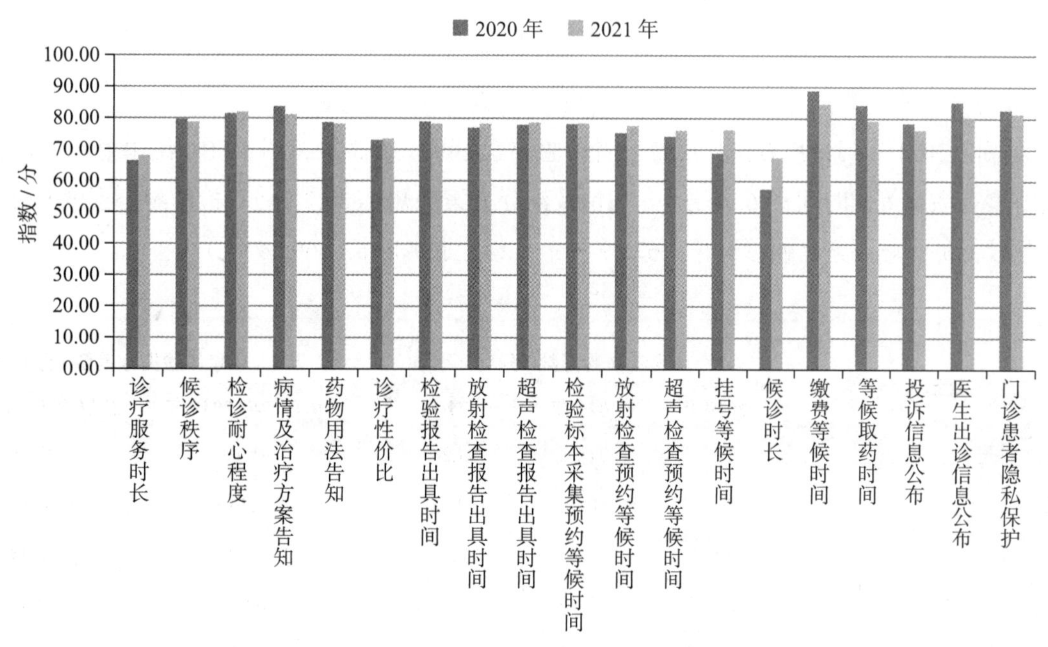

图 3-78　西北地区医疗质量患者体验要素指数 2020—2021 年历史对比结果统计图

（三）三级和二级医院门诊医疗质量患者体验指数分析

1. 三级和二级医院门诊医疗质量患者体验总体指数分析

对比三级医院与二级医院门诊医疗质量患者体验总体指数（表 3-31，图 3-79）发现，三级医院门诊患者就医体验指数与二级医院没有太大差距。历史对比显示，2020 年与 2019 年相比，不同等级医院患者体验指数均有上升，2021 年与 2020 年相比，不同等级医院门诊患者就医体验指数均有所下降。

表 3-31　三级和二级医院门诊医疗质量患者体验总体指数 2019—2021 年分析结果

医院等级	患者体验指数 / 分			患者体验指数差值 / 分	
	2019 年	2020 年	2021 年	2020 年与 2019 年	2021 年与 2020 年
三级医院	78.33	78.81	78.29	0.48	–0.52
二级医院	79.59	81.99	79.61	2.41	–2.39

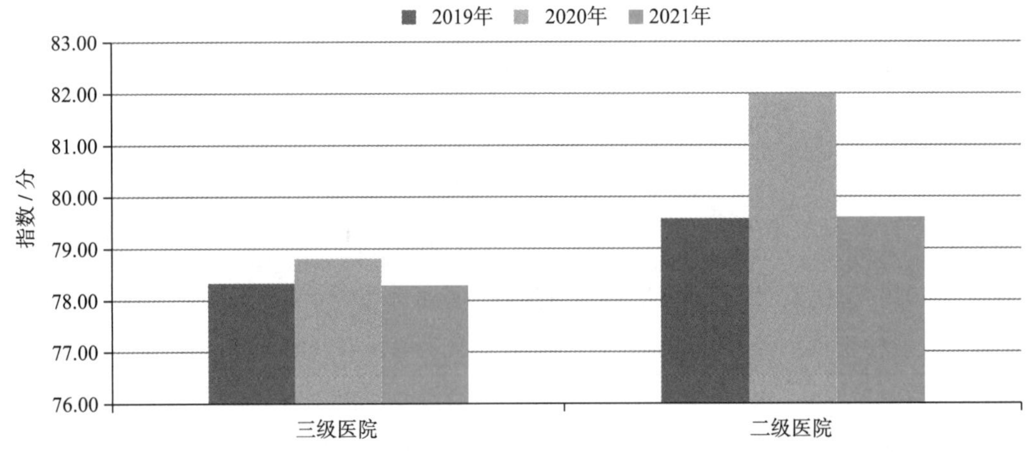

图 3-79　三级和二级医院门诊医疗质量患者体验总体指数 2019—2021 年分析结果统计图

2. 三级和二级医院门诊医疗质量患者体验要素指数分析

三级医院 2021 年门诊患者医疗质量患者体验要素指数（表 3-32，图 3-80）结果显示，指数较高的影响要素有缴费等候时间（86.24 分）、病情及治疗方案告知（83.12 分）、检诊耐心程度（82.35 分）等，指数较低的影响要素有候诊时长（67.19 分）、诊疗服务时长（69.24 分）等。

表 3-32　三级医院医疗质量患者体验要素指数 2019—2021 年分析结果

要素	患者体验指数 / 分			患者体验指数差值 / 分	
	2019 年	2020 年	2021 年	2020 年与 2019 年	2021 年与 2020 年
诊疗服务时长	72.51	71.32	69.24	–1.19	–2.08
候诊秩序	80.33	80.68	80.32	0.35	–0.36
检诊耐心程度	82.11	83.30	82.35	1.19	–0.95
病情及治疗方案告知	83.18	83.99	83.12	0.81	–0.87
药物用法告知	78.57	78.84	78.85	0.27	0.01

续表

要素	患者体验指数 / 分			患者体验指数差值 / 分	
	2019 年	2020 年	2021 年	2020 年与 2019 年	2021 年与 2020 年
诊疗性价比	73.44	74.18	74.62	0.74	0.44
检验报告出具时间	77.91	78.42	78.65	0.51	0.23
放射检查报告出具时间	77.07	77.79	77.77	0.72	−0.02
超声检查报告出具时间	77.78	78.57	78.71	0.79	0.14
检验标本采集预约等候时间	76.25	78.44	78.92	2.19	0.48
放射检查预约等候时间	76.22	77.14	77.17	0.92	0.03
超声检查预约等候时间	74.95	76.45	76.25	1.50	−0.20
挂号等候时间	79.28	78.59	76.12	−0.69	−2.47
候诊时长	70.39	68.96	67.19	−1.43	−1.77
缴费等候时间	86.94	87.41	86.24	0.47	−1.17
等候取药时间	81.42	81.51	81.48	0.09	−0.03
投诉信息公布	76.90	77.39	76.87	0.49	−0.52
医生出诊信息公布	80.91	82.46	81.67	1.55	−0.79
门诊患者隐私保护	82.17	81.94	82.03	−0.23	0.09

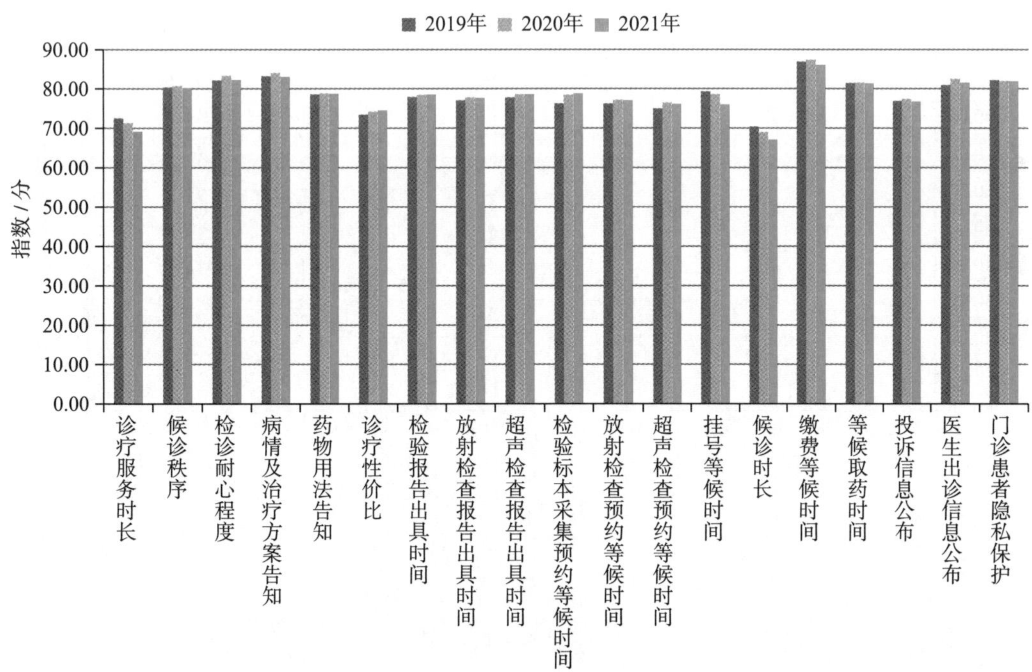

图 3-80　三级医院医疗质量患者体验要素指数 2019—2021 年分析结果统计图

2020 年与 2019 年相比，三级医院医疗质量患者体验要素指数普遍上升，其中指数上升较明显的为检验标本采集预约等候时间、医生出诊信息公布、超声检查预约等候时间，指数下降的为候诊时长、诊疗服务时长、挂号等候时间、门诊患者隐私保护（图 3-81）。

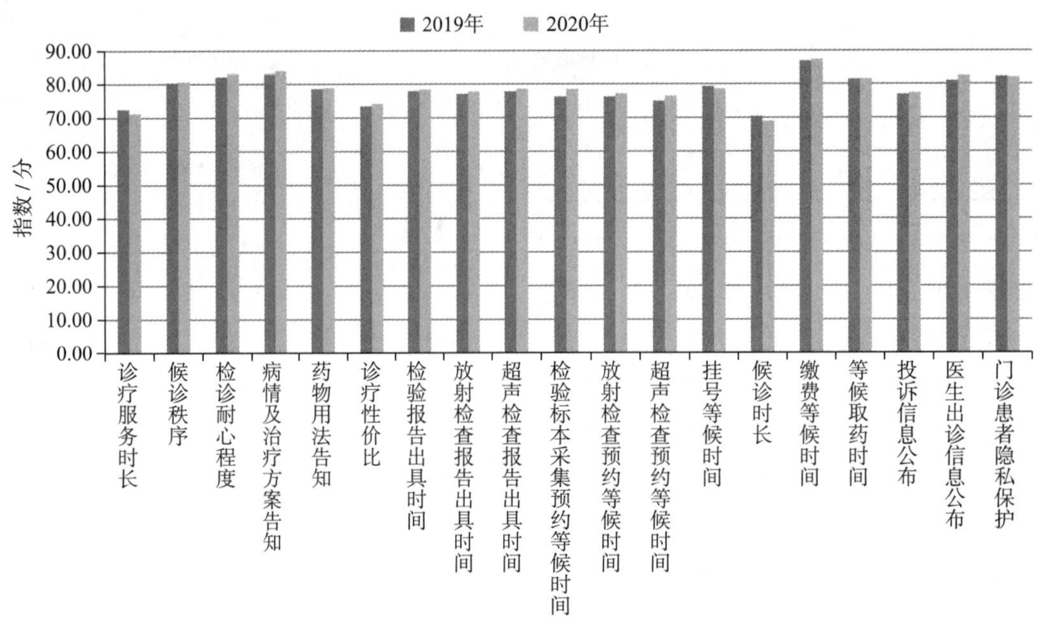

图 3-81　三级医院医疗质量患者体验要素指数 2019—2020 年历史对比结果统计图

2021 年与 2020 年相比，三级医院医疗质量患者体验要素指数下降较明显的为挂号等候时间、诊疗服务时长、候诊时长、缴费等候时间，指数上升较明显的为检验标本采集预约等候时间、诊疗性价比（图 3-82）。

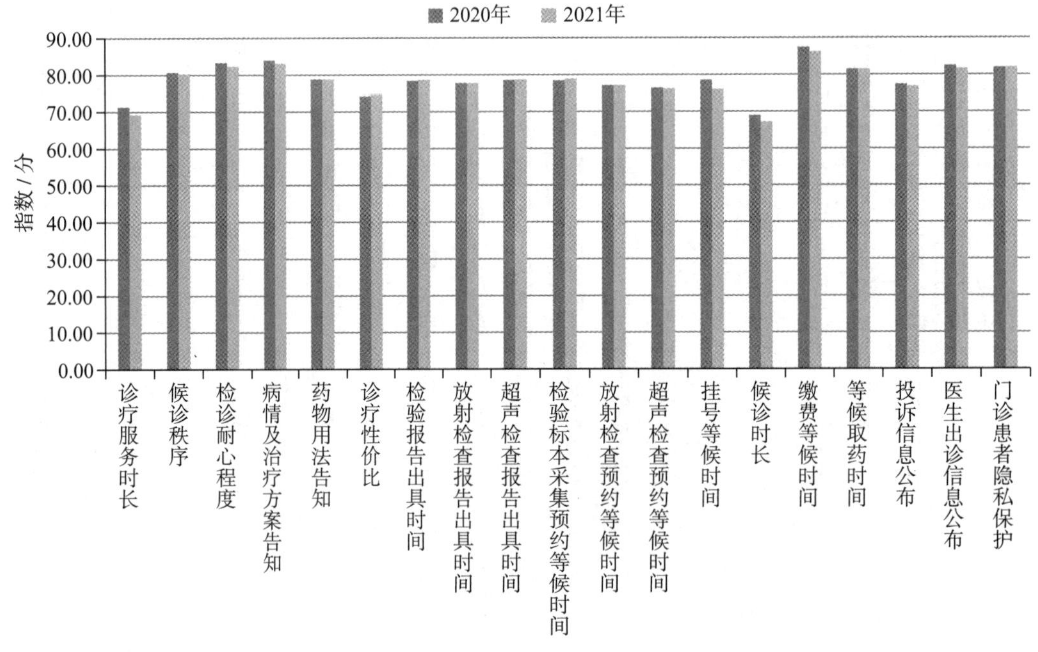

图 3-82　三级医院医疗质量患者体验要素指数 2020—2021 年历史对比结果统计图

二级医院 2021 年门诊患者医疗质量患者体验要素指数（表 3-33，图 3-83）结果显示，指数较高的影响要素有缴费等候时间（87.56 分）、挂号等候时间（83.00 分）、检诊耐心程度（82.88 分）等，指数较低的影响要素有诊疗服务时长（70.58 分）、候诊时长（73.94 分）等。

表 3-33　二级医院医疗质量患者体验要素指数 2019—2021 年分析结果

要素	患者体验指数 / 分			患者体验指数差值 / 分	
	2019 年	2020 年	2021 年	2020 年与 2019 年	2021 年与 2020 年
诊疗服务时长	74.73	73.72	70.58	−1.01	−3.14
候诊秩序	80.46	82.17	80.81	1.71	−1.36
检诊耐心程度	83.41	85.69	82.88	2.28	−2.81
病情及治疗方案告知	84.72	87.31	82.71	2.59	−4.60
药物用法告知	78.96	82.12	79.36	3.16	−2.76
诊疗性价比	75.20	77.40	76.10	2.20	−1.30
检验报告出具时间	77.48	80.03	78.92	2.55	−1.11
放射检查报告出具时间	77.16	80.05	79.07	2.89	−0.98
超声检查报告出具时间	77.27	80.17	79.36	2.90	−0.81
检验标本采集预约等候时间	77.28	80.39	79.51	3.11	−0.88
放射检查预约等候时间	76.90	79.66	78.90	2.76	−0.76
超声检查预约等候时间	75.68	78.84	78.13	3.16	−0.71
挂号等候时间	85.77	87.70	83.00	1.93	−4.70
候诊时长	77.39	80.99	73.94	3.60	−7.05
缴费等候时间	89.38	91.35	87.56	1.97	−3.79
等候取药时间	83.20	85.31	82.86	2.11	−2.45
投诉信息公布	75.70	79.14	76.99	3.44	−2.15
医生出诊信息公布	79.76	82.55	80.48	2.79	−2.07
门诊患者隐私保护	81.68	83.25	81.36	1.57	−1.89

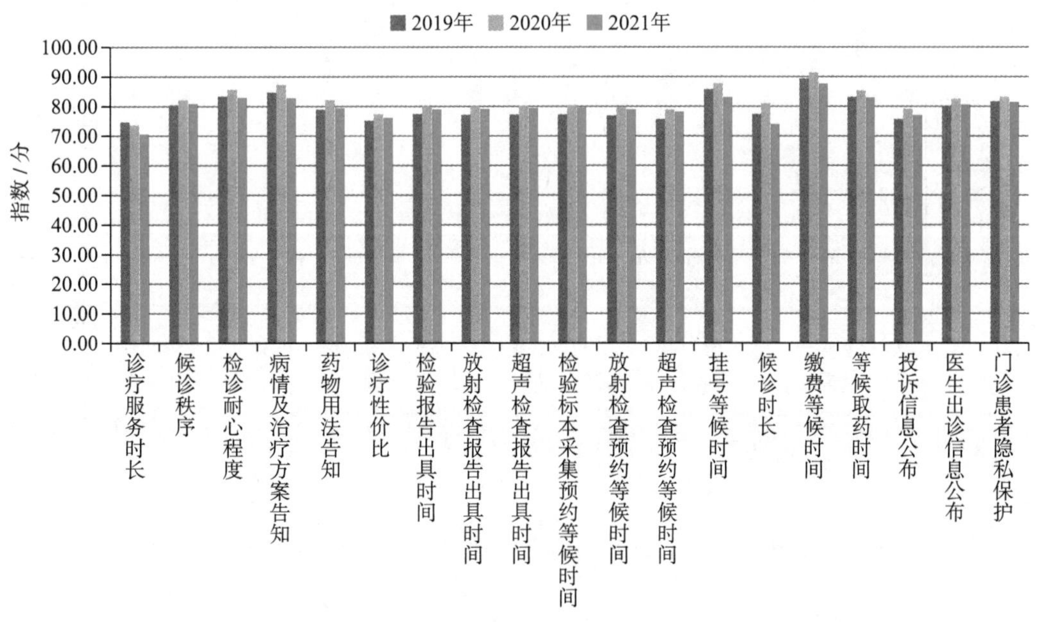

图 3-83　二级医院医疗质量患者体验要素指数 2019—2021 年分析结果统计图

2020 年与 2019 年相比，二级医院医疗质量患者体验指数上升较明显的要素为候诊时长、投诉信息公布、药物用法告知、超声检查预约等候时间，指数下降的要素为诊疗服务时长（图 3-84）。

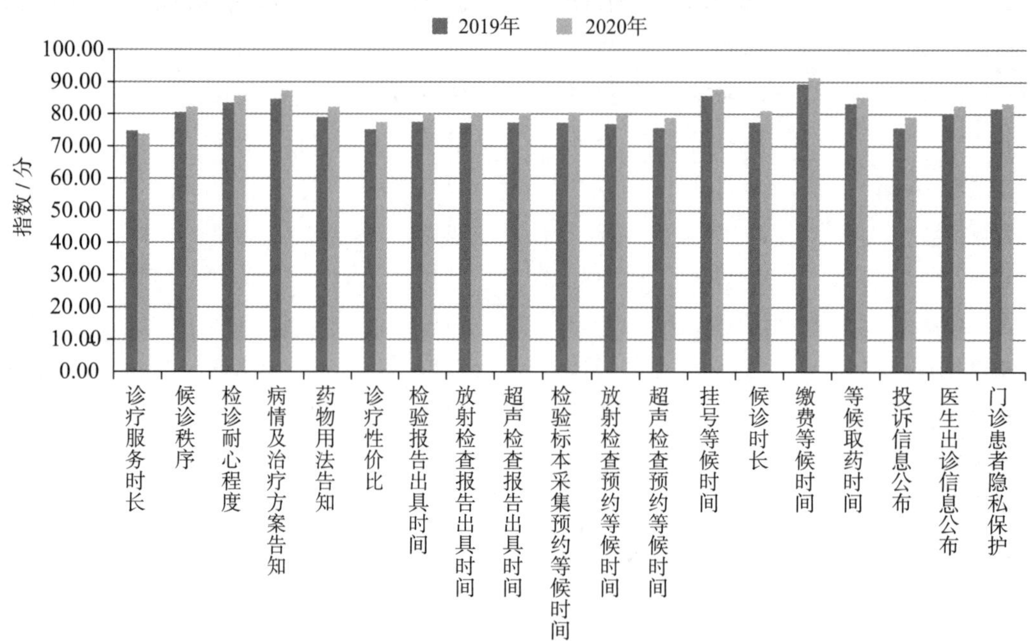

图 3-84　二级医院医疗质量患者体验要素指数 2019—2020 年历史对比结果统计图

2021 年与 2020 年相比，二级医院医疗质量患者体验要素指数均有下降，其中指数下降较明显的为候诊时长、挂号等候时间、病情及治疗方案告知、缴费等候时间（图 3-85）。

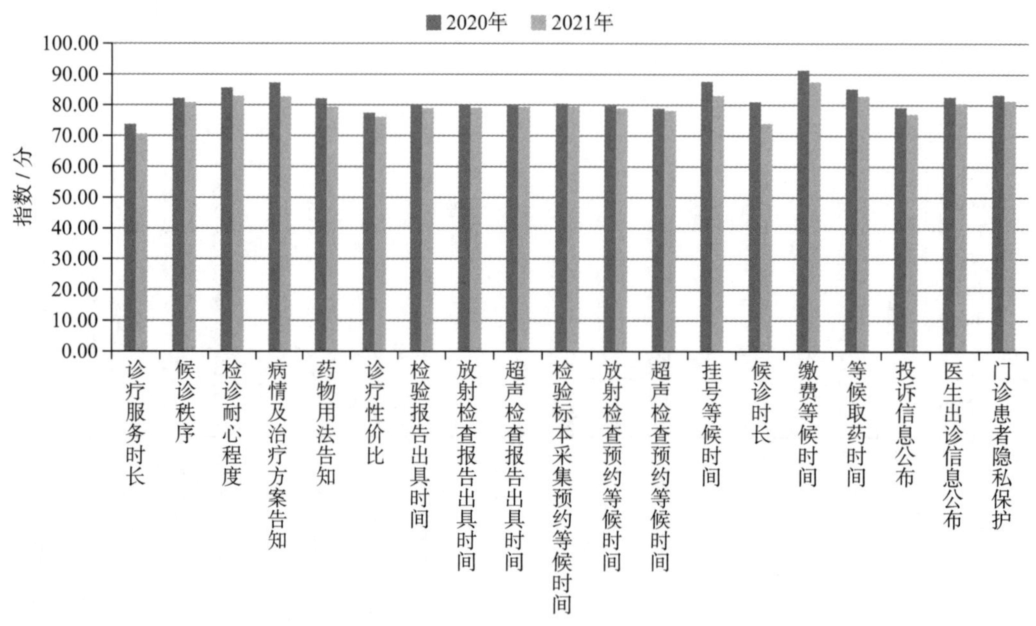

图 3-85　二级医院医疗质量患者体验要素指数 2020—2021 年历史对比结果统计图

（四）综合、中医和妇幼医院门诊医疗质量患者体验指数分析

1. 综合、中医和妇幼医院门诊医疗质量患者体验总体指数分析

对比综合、中医和妇幼医院门诊医疗质量患者体验总体指数（表 3-34，图 3-86）发现，不同类型医院门诊患者就医体验指数结果相差不大。历史对比显示，2020 年与 2019 年相比，不同类型医院门诊患者就医体验指数有所上升，2021 年与 2020 年相比，不同类型医院门诊患者就医体验指数有所下降。

表 3-34　综合、中医和妇幼医院门诊医疗质量患者体验指数 2019—2021 年分析结果

医院类型	患者体验指数 / 分			患者体验指数差值 / 分	
	2019 年	2020 年	2021 年	2020 年与 2019 年	2021 年与 2020 年
综合医院	78.77	79.65	79.18	0.88	−0.47
中医医院	81.99	82.32	80.98	0.34	−1.34
妇幼保健院	77.89	80.42	77.59	2.52	−2.83

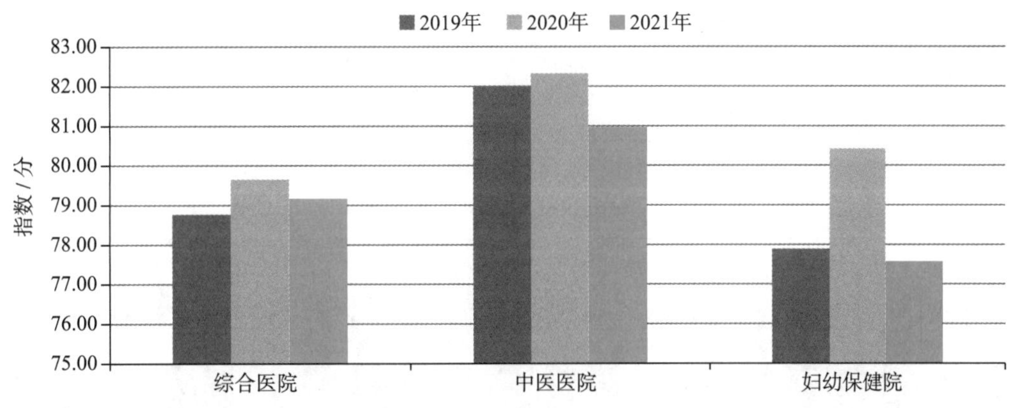

图 3-86　三级和二级医院门诊医疗质量患者体验总体指数 2019—2021 年分析结果统计图

2. 综合、中医和妇幼医院门诊医疗质量患者体验要素指数分析

综合医院 2021 年门诊患者医疗质量患者体验要素指数（表 3-35，图 3-87）结果显示，指数较高的影响要素有缴费等候时间（86.68 分）、病情及治疗方案告知（83.46 分）、检诊耐心程度（82.85 分）等，指数较低的影响要素有诊疗服务时长（69.57 分）、候诊时长（70.69 分）等。

表 3-35　综合医院医疗质量患者体验要素指数 2019—2021 年分析结果

要素	患者体验指数 / 分			患者体验指数差值 / 分	
	2019 年	2020 年	2021 年	2020 年与 2019 年	2021 年与 2020 年
诊疗服务时长	73.75	71.80	69.57	−1.95	−2.23
候诊秩序	80.46	81.07	81.01	0.61	−0.06
检诊耐心程度	82.48	84.05	82.85	1.57	−1.20
病情及治疗方案告知	83.39	84.72	83.46	1.33	−1.26
药物用法告知	78.46	79.66	79.38	1.20	−0.28

续表

要素	患者体验指数 / 分			患者体验指数差值 / 分	
	2019 年	2020 年	2021 年	2020 年与 2019 年	2021 年与 2020 年
诊疗性价比	74.10	75.02	75.47	0.92	0.45
检验报告出具时间	77.81	78.89	79.36	1.08	0.47
放射检查报告出具时间	77.06	78.37	78.77	1.31	0.40
超声检查报告出具时间	77.64	79.03	79.47	1.39	0.44
检验标本采集预约等候时间	76.82	78.91	79.73	2.09	0.82
放射检查预约等候时间	76.43	77.83	78.36	1.40	0.53
超声检查预约等候时间	75.50	77.32	77.61	1.82	0.29
挂号等候时间	81.86	80.93	78.45	−0.93	−2.48
候诊时长	73.14	72.78	70.69	−0.36	−2.09
缴费等候时间	87.33	88.23	86.68	0.90	−1.55
等候取药时间	81.65	82.54	82.17	0.89	−0.37
投诉信息公布	76.54	77.75	77.50	1.21	−0.25
医生出诊信息公布	80.33	82.26	81.64	1.93	−0.62
门诊患者隐私保护	81.89	82.20	82.23	0.31	0.03

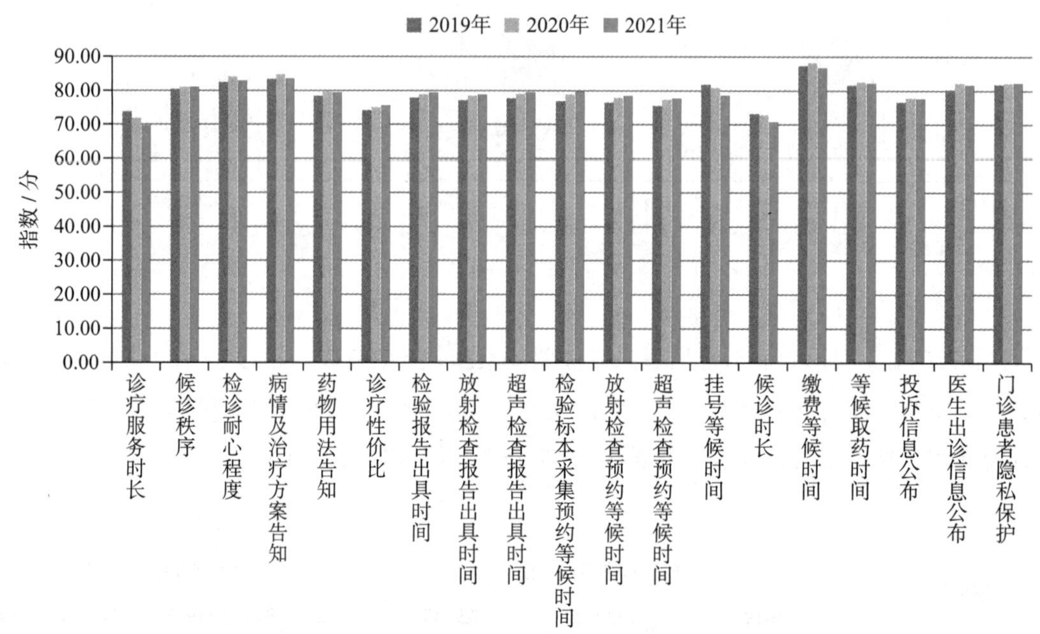

图 3-87　综合医院医疗质量患者体验要素指数 2019—2021 年分析结果统计图

2020 年与 2019 年相比，综合医院医疗质量患者体验要素指数普遍所上升，其中上升较明显的要素为检验标本采集预约等候时间、医生出诊信息公布、超声检查预约等候时间；患者体验要素指数下降的为诊疗服务时长、挂号等候时间、候诊时长（图 3-88）。

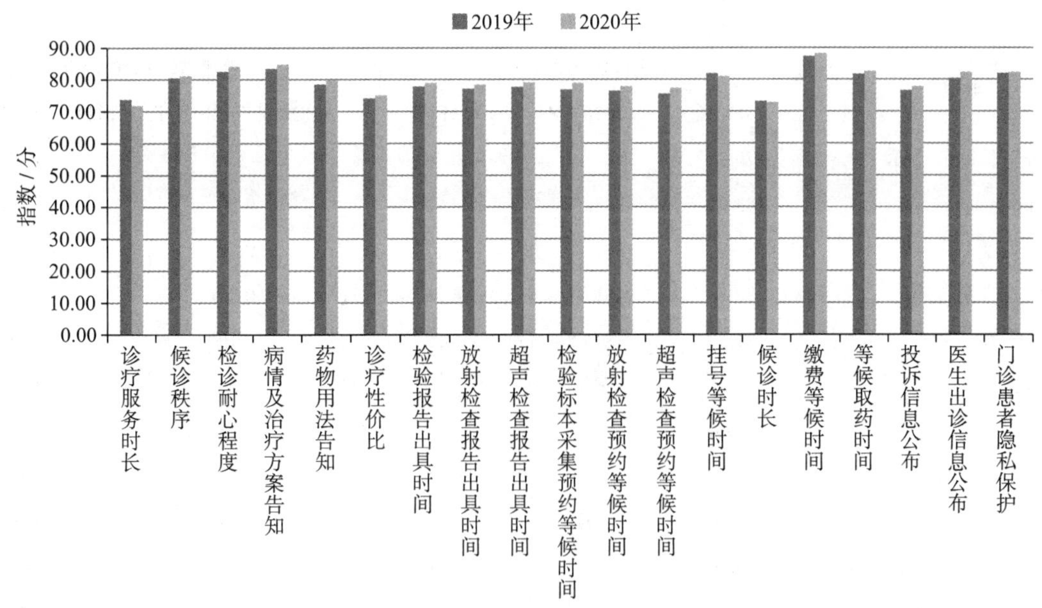

图 3-88　综合医院医疗质量患者体验要素指数 2019—2020 年历史对比结果统计图

2021 年与 2020 年相比，综合医院医疗质量患者体验要素指数上升较明显的为检验标本采集预约等候时间、放射检查预约等候时间、检验报告出具时间，患者体验要素指数下降较明显的为挂号等候时间、诊疗服务时长、候诊时长（图 3-89）。

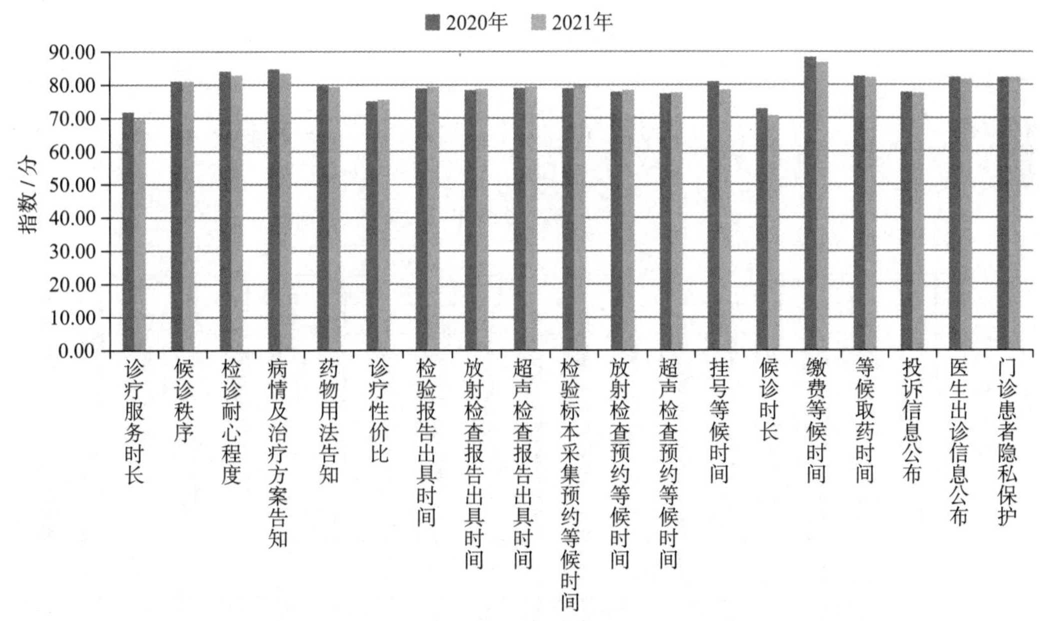

图 3-89　综合医院医疗质量患者体验要素指数 2020—2021 年历史对比结果统计图

中医医院 2021 年门诊患者医疗质量患者体验要素指数（表 3-36，图 3-90）结果显示，指数较高的影响要素有缴费等候时间（91.35 分）、检诊耐心程度（84.77 分）、病情及治疗方案告知（84.76 分）等，指数较低的影响要素有诊疗服务时长（70.39 分）、候诊时长（73.67 分）等。

表 3-36　中医医院医疗质量患者体验要素指数 2019—2021 年分析结果

要素	患者体验指数 / 分			患者体验指数差值 / 分	
	2019 年	2020 年	2021 年	2020 年与 2019 年	2021 年与 2020 年
诊疗服务时长	76.32	74.14	70.39	−2.18	−3.75
候诊秩序	83.01	83.57	82.98	0.56	−0.59
检诊耐心程度	86.96	87.18	84.77	0.22	−2.41
病情及治疗方案告知	88.20	88.47	84.76	0.27	−3.71
药物用法告知	81.13	81.88	80.23	0.75	−1.65
诊疗性价比	76.52	78.18	77.35	1.66	−0.83
检验报告出具时间	79.04	80.75	81.13	1.71	0.38
放射检查报告出具时间	78.20	80.20	80.26	2.00	0.06
超声检查报告出具时间	78.14	80.80	80.34	2.66	−0.46
检验标本采集预约等候时间	79.06	81.53	81.49	2.47	−0.04
放射检查预约等候时间	78.55	79.97	79.90	1.42	−0.07
超声检查预约等候时间	77.16	79.24	78.99	2.08	−0.25
挂号等候时间	92.16	88.07	83.50	−4.09	−4.57
候诊时长	83.90	79.30	73.67	−4.60	−5.63
缴费等候时间	94.36	91.98	91.35	−2.38	−0.63
等候取药时间	82.83	80.59	79.62	−2.24	−0.97
投诉信息公布	77.50	80.04	80.29	2.54	0.25
医生出诊信息公布	81.16	84.06	84.18	2.90	0.12
门诊患者隐私保护	83.55	84.18	83.43	0.63	−0.75

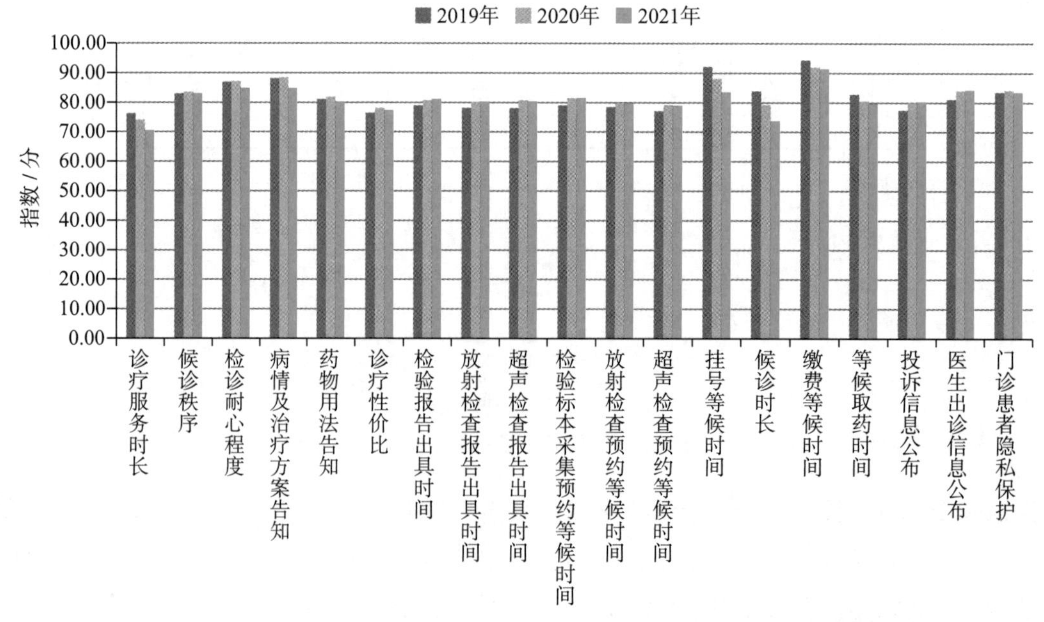

图 3-90　中医医院医疗质量患者体验要素指数 2019—2021 年分析结果统计图

2020 年与 2019 年相比，中医医院医疗质量患者体验指数上升较明显的患者体验要素为医生出诊信息公布、超声检查报告出具时间、投诉信息公布，指数下降较明显的患者体验要素为候诊时长、挂号等候时间（图 3-91）。

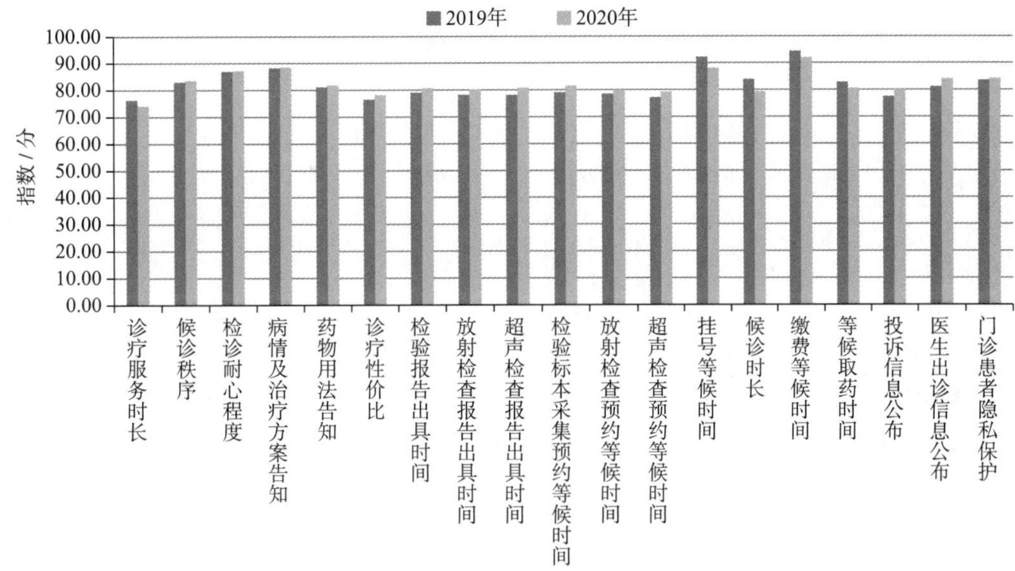

图 3-91　中医医院医疗质量患者体验要素指数 2019—2020 年历史对比结果统计图

2021 年与 2020 年相比，中医医院医疗质量患者体验指数上升的患者体验要素为检验报告出具时间、投诉信息公布、医生出诊信息公布、放射检查报告出具时间（图 3-92）。

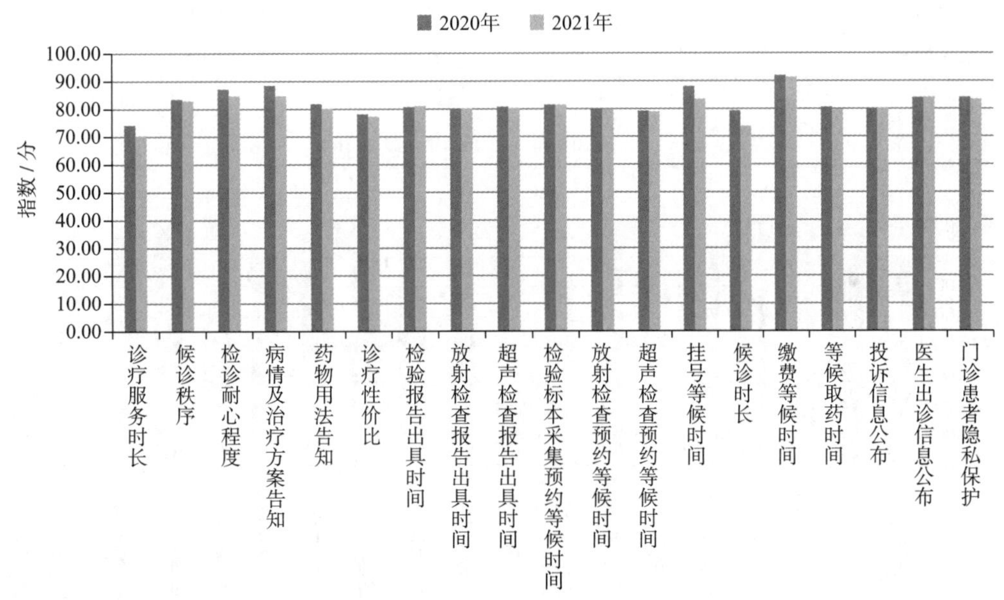

图 3-92　中医医院医疗质量患者体验要素指数 2020—2021 年历史对比结果统计图

妇幼保健院 2021 年门诊患者医疗质量患者体验要素指数（表 3-37，图 3-93）结果显示，指数较高的影响要素有缴费等候时间（89.74 分）、等候取药时间（85.28 分）、病情及治疗方案告知（82.51 分）等，指数较低的影响要素有诊疗服务时长（66.52 分）、候诊时长（66.61 分）等。

表 3-37　妇幼保健院医疗质量患者体验要素指数 2019—2021 年分析结果

要素	患者体验指数 / 分			患者体验指数差值 / 分	
	2019 年	2020 年	2021 年	2020 年与 2019 年	2021 年与 2020 年
诊疗服务时长	68.37	69.86	66.52	1.49	−3.34
候诊秩序	78.50	80.80	79.95	2.30	−0.85
检诊耐心程度	81.23	82.84	80.74	1.61	−2.10
病情及治疗方案告知	84.42	85.57	82.51	1.15	−3.06
药物用法告知	80.04	81.51	79.76	1.47	−1.75
诊疗性价比	73.56	75.56	75.26	2.00	−0.30
检验报告出具时间	77.37	79.30	76.53	1.93	−2.77
放射检查报告出具时间	77.85	79.70	77.78	1.85	−1.92
超声检查报告出具时间	77.78	79.44	76.32	1.66	−3.12
检验标本采集预约等候时间	74.84	79.22	77.02	4.38	−2.20
放射检查预约等候时间	76.62	79.18	76.54	2.56	−2.64
超声检查预约等候时间	73.08	76.51	71.99	3.43	−4.52
挂号等候时间	75.02	82.87	77.08	7.85	−5.79
候诊时长	66.25	74.82	66.61	8.57	−8.21
缴费等候时间	88.86	91.50	89.74	2.64	−1.76
等候取药时间	86.55	86.26	85.28	−0.29	−0.98
投诉信息公布	75.80	78.29	73.85	2.49	−4.44
医生出诊信息公布	81.69	82.58	80.01	0.89	−2.57
门诊患者隐私保护	82.14	82.09	80.63	−0.05	−1.46

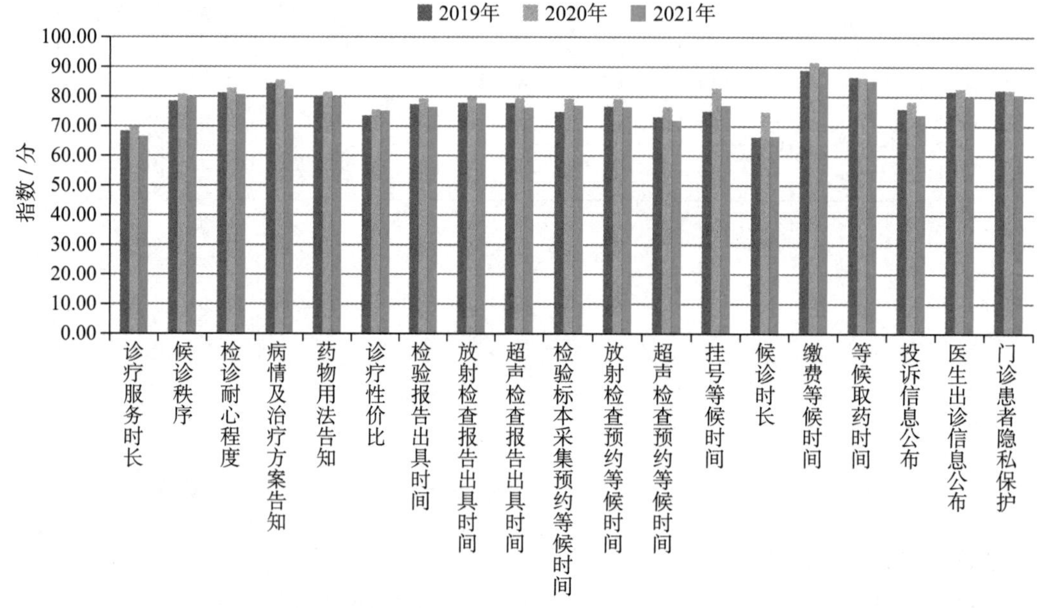

图 3-93　妇幼保健院医疗质量患者体验要素指数 2019—2021 年分析结果统计图

2020 年与 2019 年相比，妇幼保健院医疗质量指数上升较明显的患者体验要素为候诊时长、挂号等候时间、检验标本采集预约等候时间，指数下降的患者体验要素为等候取药时间、门诊患者隐私保护（图 3-94）。

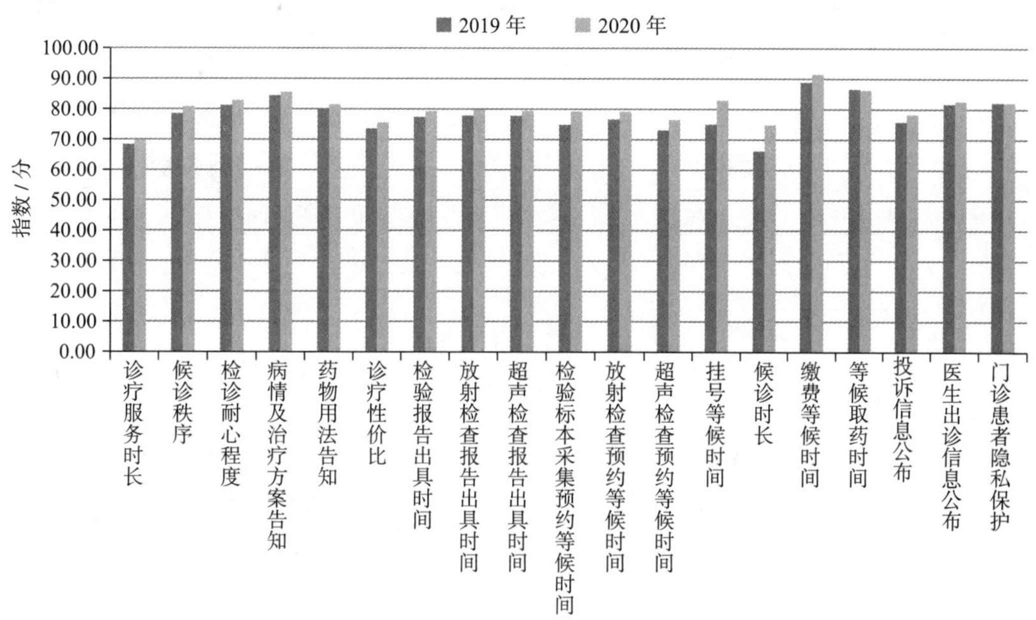

图 3-94　妇幼保健院医疗质量患者体验要素指数 2019—2020 年历史对比结果统计图

2021 年与 2020 年相比，妇幼保健院医疗质量指数下降较明显的患者体验要素为候诊时长、挂号等候时间、超声检查预约等候时间（图 3-95）。

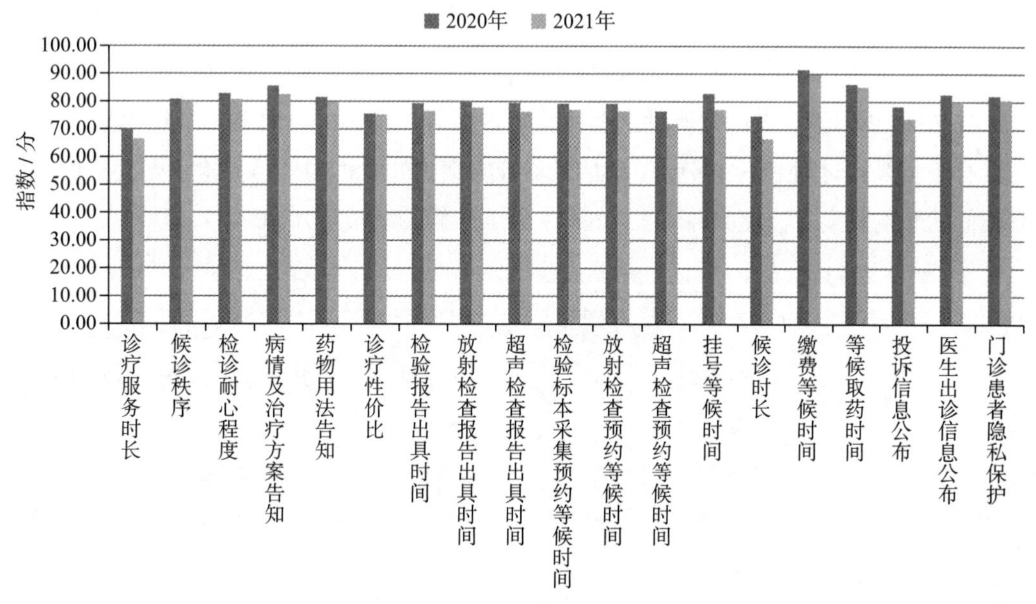

图 3-95　妇幼保健院医疗质量患者体验要素指数 2020—2021 年历史对比结果统计图

（五）公立和民营医院门诊医疗质量患者体验指数分析

1. 公立和民营医院门诊医疗质量患者体验总体指数分析

2020年与2019年相比，公立医院、民营医院门诊患者就医体验指数（表3-38，图3-96）有所上升，2021年与2020年相比，公立医院、民营医院门诊患者就医体验指数均有所下降。

表3-38　公立和民营医院门诊医疗质量患者体验指数2019—2021年分析结果

医院性质	患者体验指数/分			患者体验指数差值/分	
	2019年	2020年	2021年	2020年与2019年	2021年与2020年
公立医院	78.47	79.76	79.04	1.29	−0.72
民营医院	82.43	85.33	81.27	2.90	−4.06

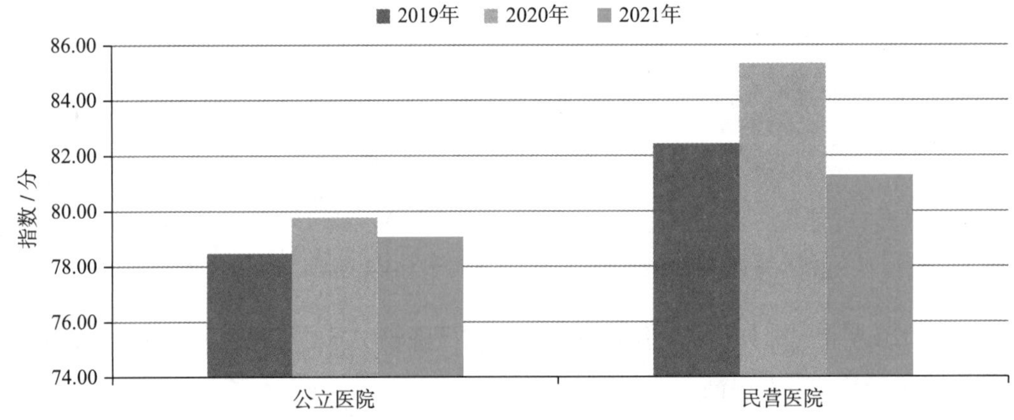

图3-96　公立和民营医院门诊医疗质量患者体验指数2019—2021年分析结果统计图

2. 公立和民营医院门诊医疗质量患者体验要素指数分析

公立医院2021年门诊患者医疗质量患者体验要素指数（表3-39，图3-97）结果显示，指数较高的影响要素有缴费等候时间（86.80分）、病情及治疗方案告知（83.31分）、检诊耐心程度（82.67分）等，指数较低的影响要素有诊疗服务时长（69.27分）、候诊时长（70.40分）等。

表3-39　公立医院医疗质量患者体验要素指数2019—2021年分析结果

要素	患者体验指数/分			患者体验指数差值/分	
	2019年	2020年	2021年	2020年与2019年	2021年与2020年
诊疗服务时长	72.70	71.43	69.27	−1.27	−2.16
候诊秩序	79.92	81.06	80.96	1.14	−0.10
检诊耐心程度	82.45	83.99	82.67	1.54	−1.32
病情及治疗方案告知	83.71	84.85	83.31	1.14	−1.54
药物用法告知	78.44	80.02	79.36	1.58	−0.66
诊疗性价比	73.96	75.34	75.28	1.38	−0.06
检验报告出具时间	77.34	78.93	79.20	1.59	0.27

续表

要素	患者体验指数 / 分			患者体验指数差值 / 分	
	2019 年	2020 年	2021 年	2020 年与 2019 年	2021 年与 2020 年
放射检查报告出具时间	76.72	78.51	78.59	1.79	0.08
超声检查报告出具时间	77.20	79.03	79.28	1.83	0.25
检验标本采集预约等候时间	76.14	78.96	79.59	2.82	0.63
放射检查预约等候时间	76.08	78.04	78.17	1.96	0.13
超声检查预约等候时间	74.77	77.23	77.32	2.46	0.09
挂号等候时间	81.22	81.39	78.22	0.17	−3.17
候诊时长	72.32	73.15	70.40	0.83	−2.75
缴费等候时间	87.88	88.80	86.80	0.92	−2.00
等候取药时间	82.02	82.53	82.31	0.51	−0.22
投诉信息公布	76.06	77.83	77.29	1.77	−0.54
医生出诊信息公布	80.30	82.27	81.65	1.97	−0.62
门诊患者隐私保护	81.71	82.17	82.14	0.46	−0.03

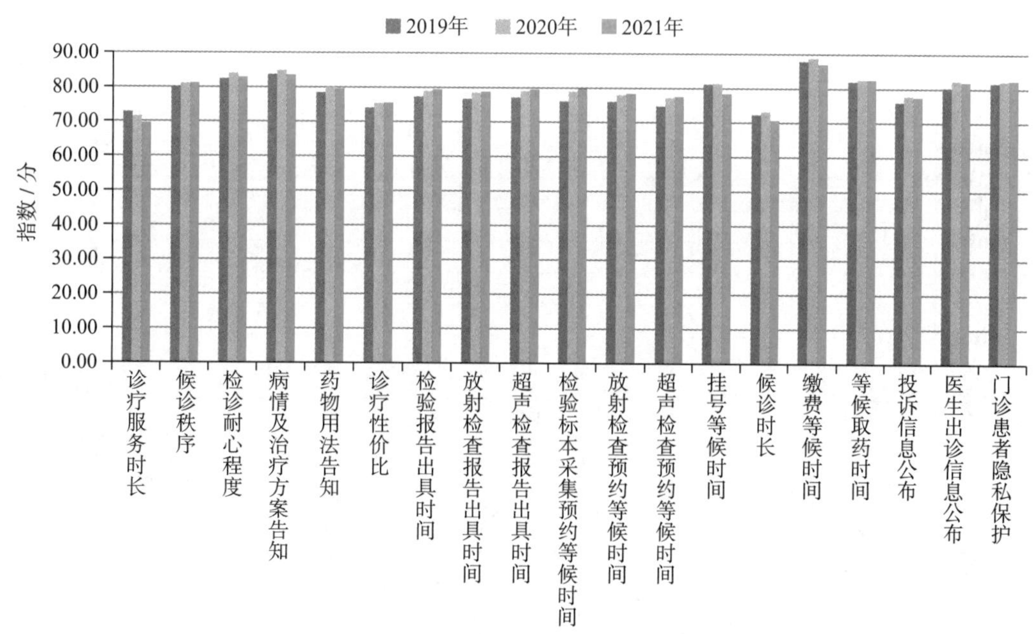

图 3-97 公立医院医疗质量患者体验要素指数 2019—2021 年分析结果统计图

2020 年与 2019 年相比，立医院医疗质量患指数上升较明显的患者体验要素为检验标本采集预约等候时间、超声检查预约等候时间、医生出诊信息公布，指数下降的患者体验要素为诊疗服务时长（图 3-98）。

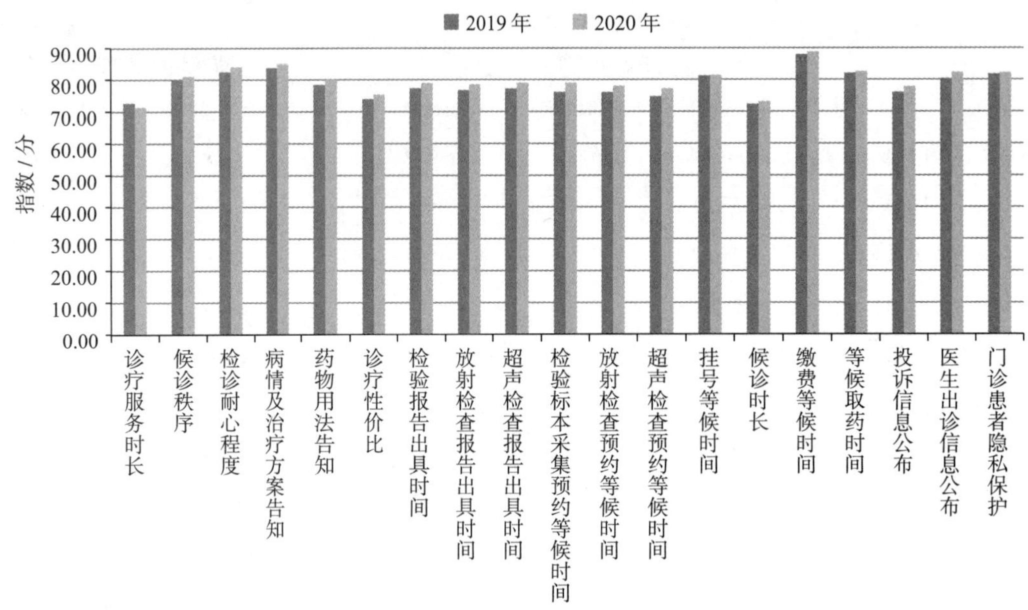

图 3-98　公立医院医疗质量患者体验要素指数 2019—2020 年历史对比结果统计图

2021 年与 2020 年相比，立医院医疗质量患者体验要素指数下降较明显的为挂号等候时间、候诊时长、诊疗服务时长；上升较为明显的要素为检验标本采集预约等候时间、检验报告出具时间、超声检查报告出具时间（图 3-99）。

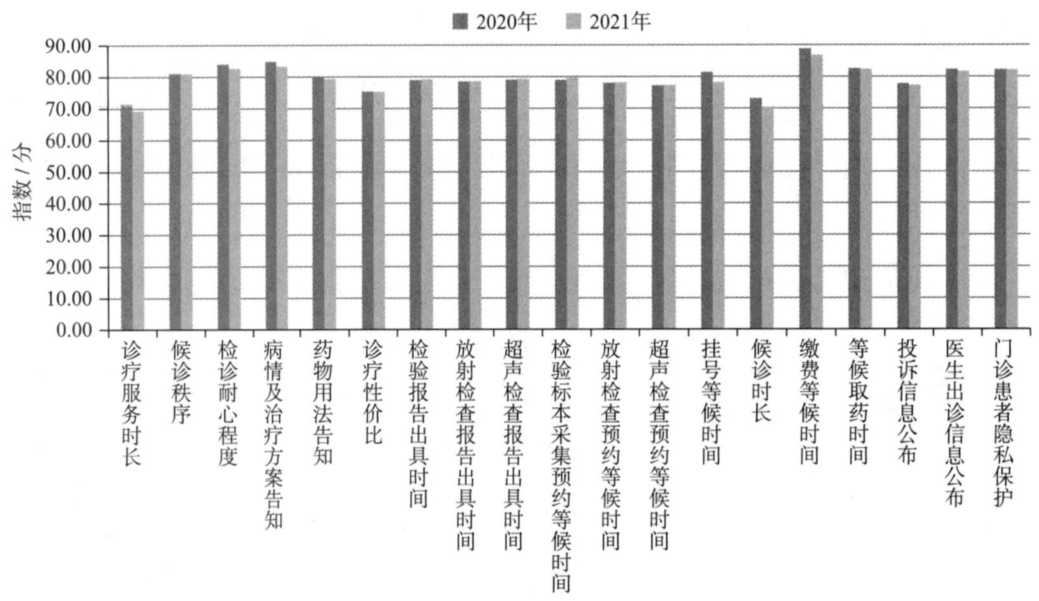

图 3-99　公立医院医疗质量患者体验要素指数 2020—2021 年历史对比结果统计图

民营医院 2021 年门诊患者医疗质量患者体验要素指数（表 3-40，图 3-100）结果显示，指数较高的影响要素有缴费等候时间（88.56 分）、挂号等候时间（86.45 分）、病情及治疗方案告知（85.25 分）等，指数较低的影响要素有诊疗服务时长（75.40 分）、诊疗性价比（78.59 分）等。

表 3-40 民营医院医疗质量患者体验要素指数 2019—2021 年分析结果

要素	患者体验指数 / 分			患者体验指数差值 / 分	
	2019 年	2020 年	2021 年	2020 年与 2019 年	2021 年与 2020 年
诊疗服务时长	81.42	84.14	75.40	2.72	-8.74
候诊秩序	84.34	86.36	81.72	2.02	-4.64
检诊耐心程度	84.76	90.91	85.13	6.15	-5.78
病情及治疗方案告知	84.26	92.52	85.25	8.26	-7.27
药物用法告知	81.51	82.04	79.72	0.53	-2.32
诊疗性价比	75.50	76.24	78.59	0.74	2.35
检验报告出具时间	81.31	83.13	79.98	1.82	-3.15
放射检查报告出具时间	80.71	82.67	80.25	1.96	-2.42
超声检查报告出具时间	80.75	83.67	80.23	2.92	-3.44
检验标本采集预约等候时间	81.63	84.26	80.47	2.63	-3.79
放射检查预约等候时间	80.47	81.27	79.77	0.80	-1.50
超声检查预约等候时间	79.56	82.68	79.54	3.12	-3.14
挂号等候时间	88.33	91.17	86.45	2.84	-4.72
候诊时长	83.11	87.56	78.91	4.45	-8.65
缴费等候时间	88.65	91.22	88.56	2.57	-2.66
等候取药时间	83.82	87.90	82.56	4.08	-5.34
投诉信息公布	79.78	81.07	79.66	1.29	-1.41
医生出诊信息公布	82.30	85.92	79.89	3.62	-6.03
门诊患者隐私保护	84.01	86.61	82.09	2.60	-4.52

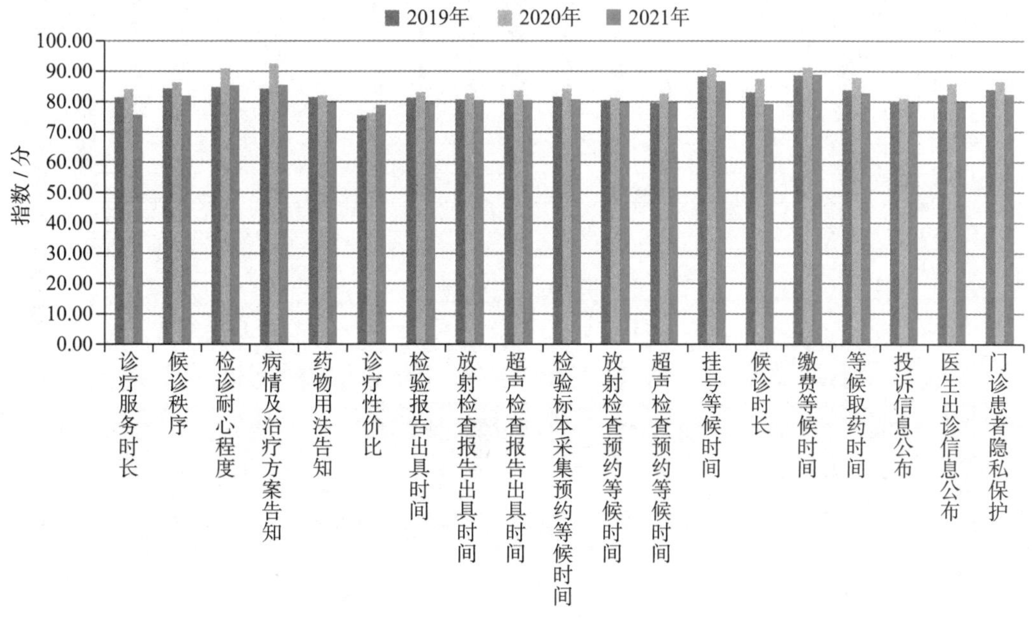

图 3-100 民营医院医疗质量患者体验要素指数 2019—2021 年分析结果统计图

2020 年与 2019 年相比，民营医院医疗质量患者体验指数各要素均有上升，其中上升较明显的要素为病情及治疗方案告知、检诊耐心程度、候诊时长、等候取药时间（图 3-101）。

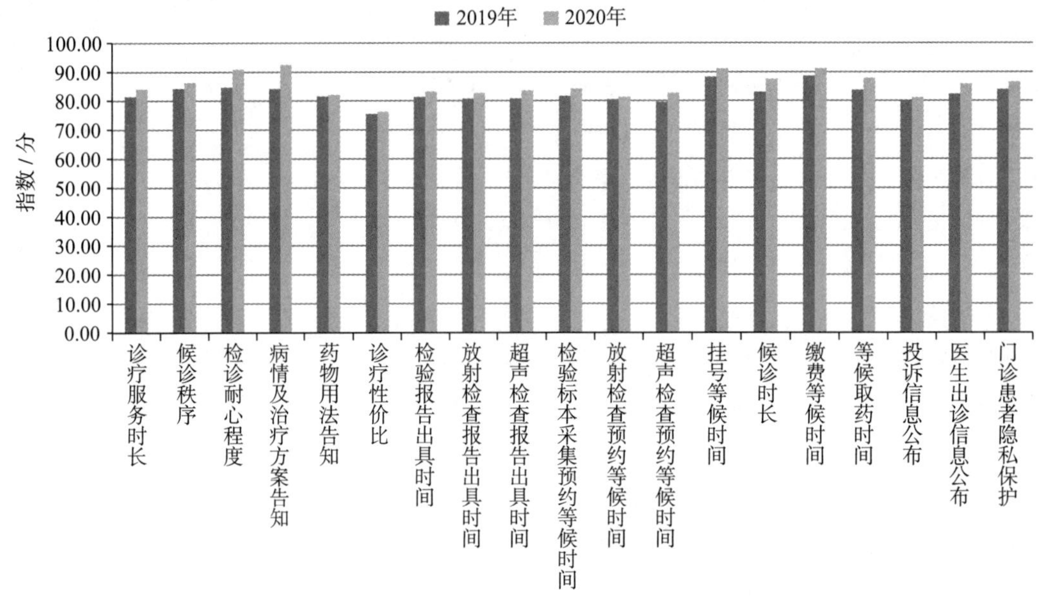

图 3-101　民营医院医疗质量患者体验要素指数 2019—2020 年历史对比结果统计图

2021 年与 2020 年相比，民营医院医疗质量指数上升的要素是诊疗性价比，其余患者体验要素指数均有所下降，其中下降较明显的要素为诊疗服务时长、候诊时长、病情及治疗方案告知（图 3-102）。

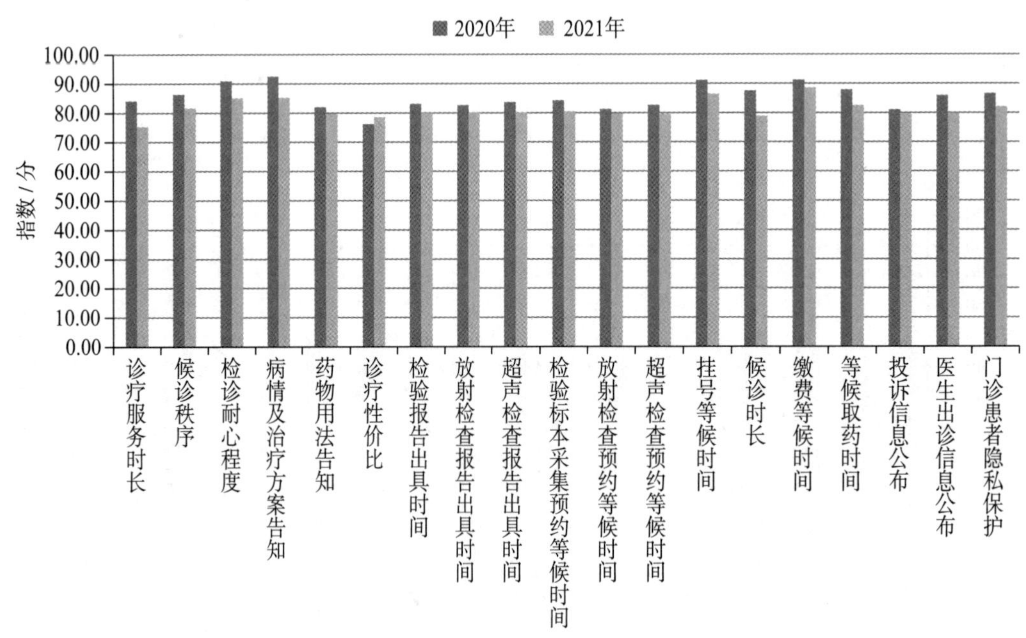

图 3-102　民营医院医疗质量患者体验要素指数 2020—2021 年历史对比结果统计图

四、门诊医疗质量患者体验重点影响要素分析

（一）门诊诊疗质量感知分析

2019—2021 年门诊诊疗质量感知（表 3-41，图 3-103）评价结果显示，2021 年患者体验指数为 78.69 分；不同区域中东北地区、华东地区、华北地区、华南地区高于全国患者体验指数；不同等级医院中二级医院患者体验指数高于全国；不同类型医院中中医医院患者体验指数高于全国；不同性质医院中民营医院患者体验指数高于全国。

2020 年与 2019 年相比，全国患者体验指数上升 0.82 分；不同区域医院中华东地区、华北地区、华南地区、西南地区患者体验指数有所上升；不同等级、不同类型、不同性质医院患者体验指数均有上升。

2021 年与 2020 年相比，全国患者体验指数下降 1.05 分；不同区域、不同等级、不同类型、不同性质医院患者体验指数均有下降。

表 3-41　门诊诊疗质量感知 2019—2021 年分析结果

类别	患者体验指数 / 分			患者体验指数差值 / 分	
	2019 年	2020 年	2021 年	2020 年与 2019 年	2021 年与 2020 年
全国	78.92	79.74	78.69	0.82	−1.05
不同区域					
东北	86.94	84.96	80.34	−1.98	−4.62
华东	79.77	80.84	78.76	1.07	−2.08
华北	78.99	80.30	79.93	1.31	−0.37
华中	77.76	77.47	76.36	−0.29	−1.11
华南	76.64	79.35	79.23	2.71	−0.12
西南	78.53	80.04	78.31	1.51	−1.73
西北	81.43	77.24	77.03	−4.19	−0.21
不同等级					
三级医院	78.48	78.80	78.15	0.32	−0.65
二级医院	79.67	81.49	78.81	1.82	−2.68
不同类型					
综合医院	78.88	79.47	78.69	0.59	−0.78
中医医院	82.14	82.35	80.16	0.21	−2.19
妇幼保健院	77.74	79.40	77.48	1.66	−1.92
不同性质					
公立医院	78.61	79.53	78.54	0.92	−0.99
民营医院	82.00	85.53	81.08	3.53	−4.45

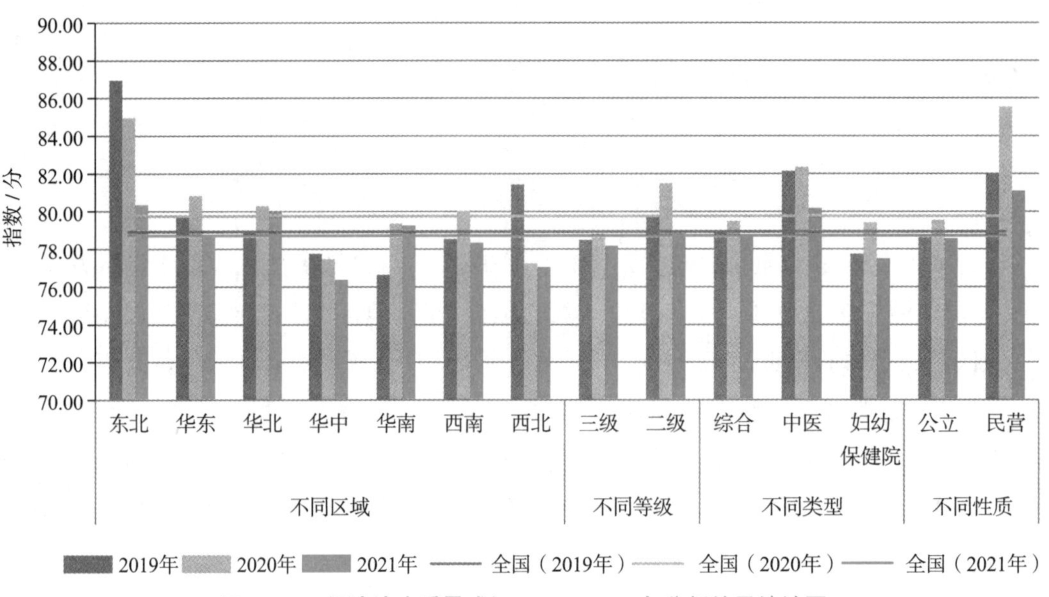

图 3-103　门诊诊疗质量感知 2019—2021 年分析结果统计图

1. 出诊管理分析

2019—2021 年门诊出诊管理（表 3-42，图 3-104）评价结果显示，2021 年患者体验指数为 75.06 分；不同区域中东北地区、华东地区、华北地区、华南地区患者体验指数高于全国；不同等级医院中二级医院患者体验指数高于全国；不同类型医院中综合医院、中医医院患者体验指数高于全国；不同性质医院中民营医院患者体验指数高于全国。

2020 年与 2019 年相比，全国患者体验指数下降 0.33 分；不同区域医院中东北地区、华中地区、西北地区患者体验指数有所下降；不同等级医院中三级医院患者体验指数有所下降，不同类型医院中综合医院、中医医院患者体验指数有所下降，不同性质医院中公立医院患者体验指数有所下降。

2021 年与 2020 年相比，全国患者体验指数下降 1.34 分；不同区域医院中东北地区、华东地区、华北地区、华中地区、西南地区患者体验指数有所下降；不同等级、不同类型、不同性质医院患者体验指数均有下降。

表 3-42　门诊出诊管理 2019—2021 年分析结果

类别	患者体验指数 / 分			患者体验指数差值 / 分	
	2019 年	2020 年	2021 年	2020 年与 2019 年	2021 年与 2020 年
全国	76.73	76.40	75.06	−0.33	−1.34
不同区域					
东北	87.34	84.13	76.65	−3.21	−7.48
华东	78.13	78.17	75.45	0.04	−2.72
华北	78.23	78.27	76.17	0.04	−2.10
华中	75.71	74.53	72.90	−1.18	−1.63
华南	74.20	75.68	75.76	1.48	0.08

续表

类别	患者体验指数 / 分			患者体验指数差值 / 分	
	2019 年	2020 年	2021 年	2020 年与 2019 年	2021 年与 2020 年
西南	75.75	76.35	74.34	0.60	-2.01
西北	78.97	72.78	73.22	-6.19	0.44
不同等级					
三级医院	76.29	75.84	74.59	-0.45	-1.25
二级医院	77.49	77.80	75.52	0.31	-2.28
不同类型					
综合医院	76.98	76.27	75.09	-0.71	-1.18
中医医院	79.55	78.69	76.47	-0.86	-2.22
妇幼保健院	73.26	75.14	73.00	1.88	-2.14
不同性质					
公立医院	76.18	76.08	74.91	-0.10	-1.17
民营医院	82.83	85.21	78.45	2.38	-6.76

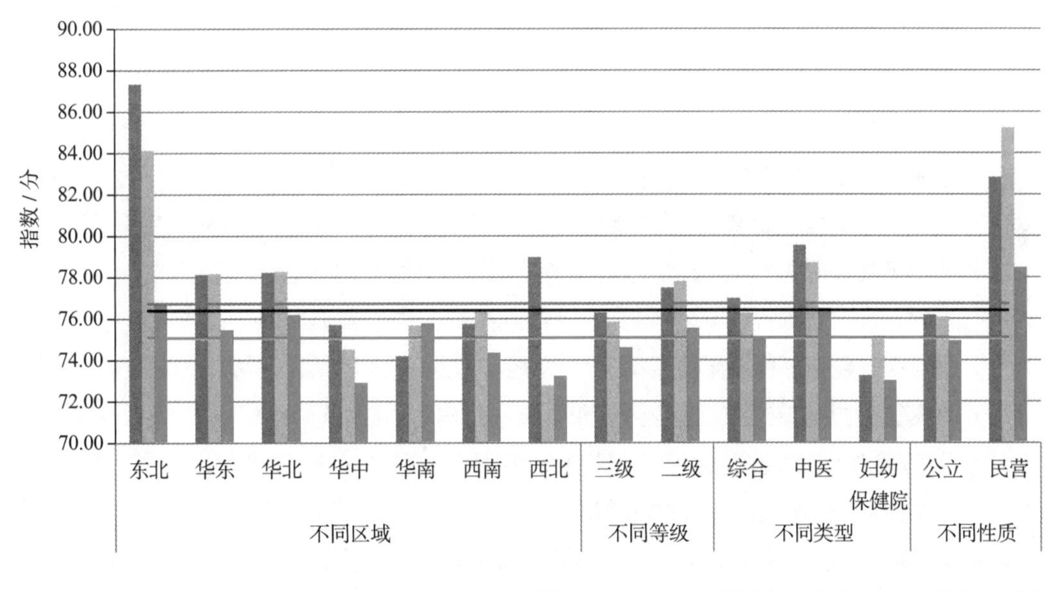

图 3-104　门诊出诊管理 2019—2021 年分析结果统计图

（1）诊疗服务时长：2019—2021 年门诊诊疗服务时长（表 3-43，图 3-105 ~ 图 3-108）评价结果显示，有超过 50.00% 的患者诊疗服务时长在 8 分钟以上，约 6.00% 的患者诊疗服务时长在 3 分钟以内；历史对比结果显示，2019—2021 年诊疗服务时长超过 8 分钟的占比呈逐年下降趋势。

表 3-43　门诊诊疗服务时长 2019—2021 年分析结果

诊疗服务时长	人数占比 /%			差值	
	2019 年	2020 年	2021 年	2020—2019 年	2021—2020 年
超过 10 分钟	25.59	23.93	23.39	−1.66	−0.54
8 ~ 10 分钟	37.53	34.85	33.29	−2.68	−1.56
5 ~ 8 分钟	17.44	20.87	21.29	3.43	0.42
3 ~ 5 分钟	13.15	14.26	15.54	1.11	1.28
3 分钟以内	6.29	6.09	6.49	−0.20	0.40

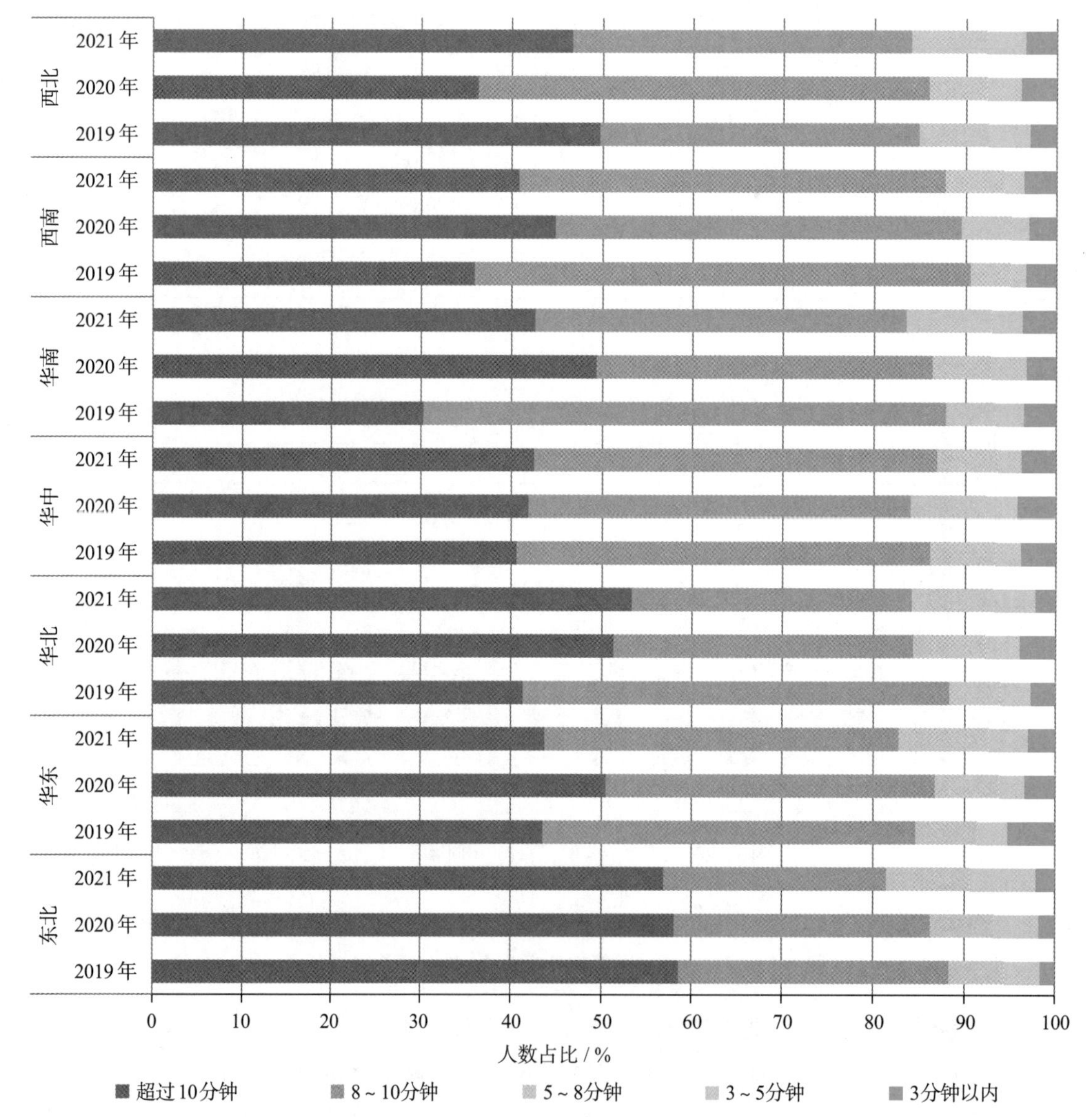

图 3-105　不同区域医院门诊诊疗服务时长 2019—2021 年分析结果统计图

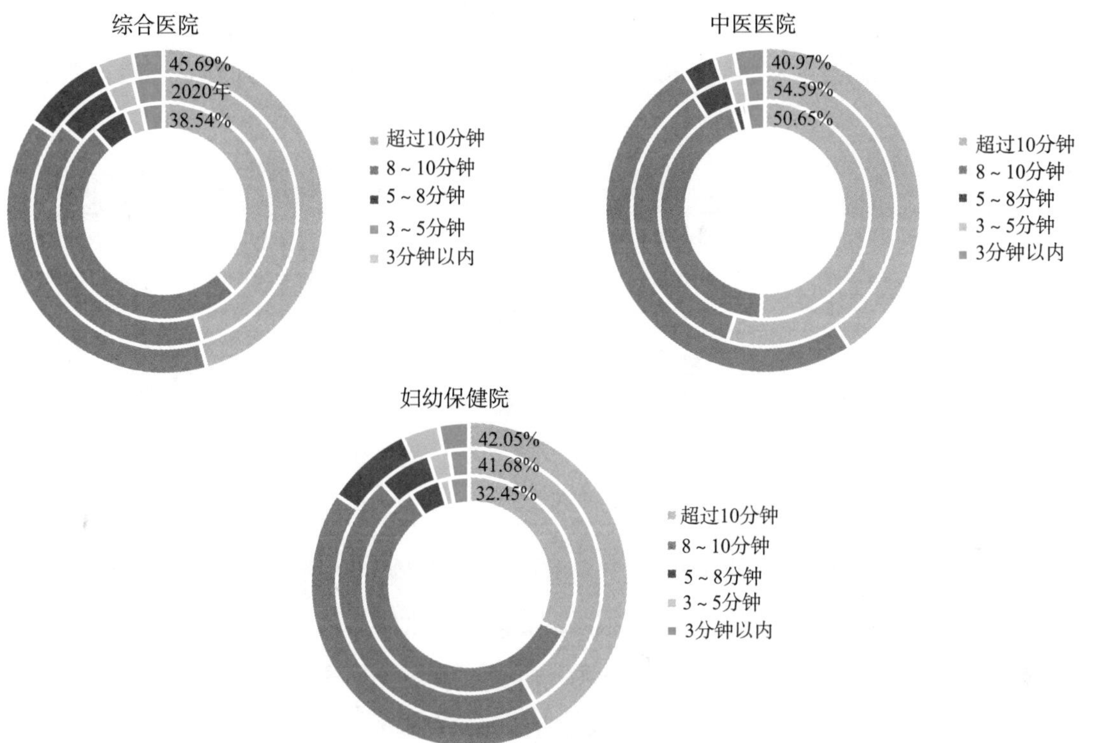

图 3-106　不同类型医院门诊诊疗服务时长 2019—2021 年分析结果统计图

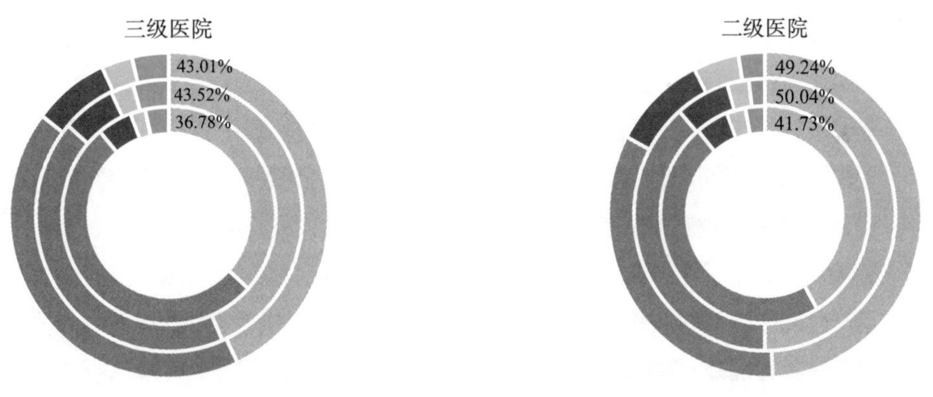

图 3-107　不同等级医院门诊诊疗服务时长 2019—2021 年分析结果统计图

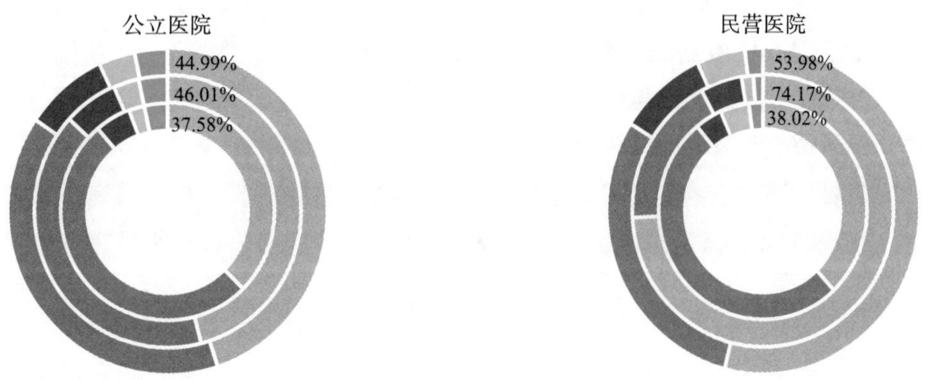

图 3-108　不同性质医院门诊诊疗服务时长 2019—2021 年分析结果统计图

（2）候诊秩序：2019—2021 年门诊候诊秩序（表 3-44，图 3-109 ~ 3-112）评价结果显示，有接近 20.00% 的患者对候诊秩序感觉一般；历史对比结果显示，2019—2021 年候诊秩序很满意占比上浮 2.50% 左右。

表 3-44　门诊候诊秩序 2019—2021 年分析结果

候诊秩序	人数占比 /%			差值	
	2019 年	2020 年	2021 年	2020—2019 年	2021—2020 年
很满意	27.20	29.76	32.08	2.56	2.32
满意	52.63	49.59	45.21	−3.04	−4.38
一般	17.88	17.87	19.65	−0.01	1.78
不满意	3.31	2.38	2.63	−0.93	0.25
很不满意	0.73	0.40	0.43	−0.33	0.03

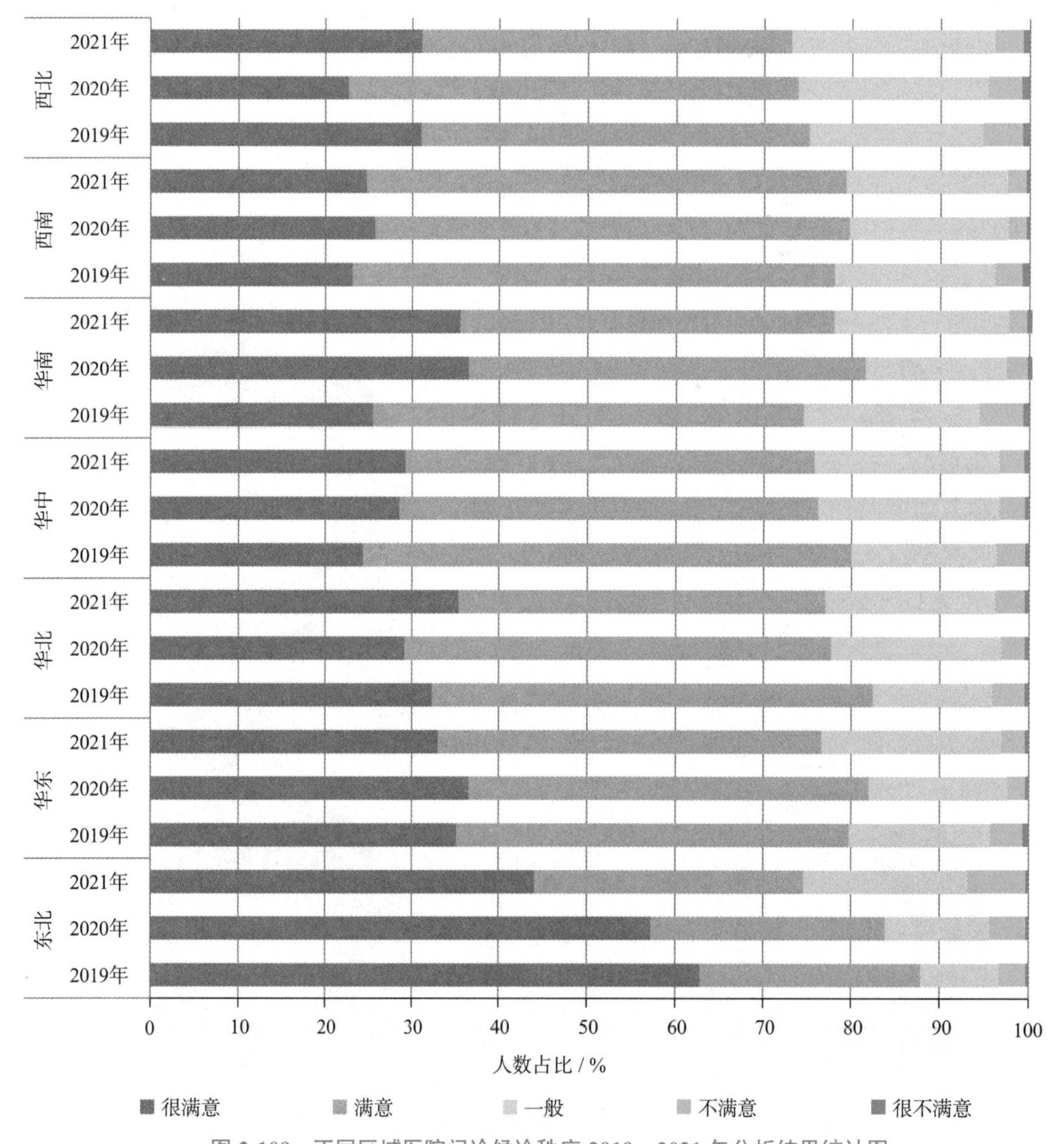

图 3-109　不同区域医院门诊候诊秩序 2019—2021 年分析结果统计图

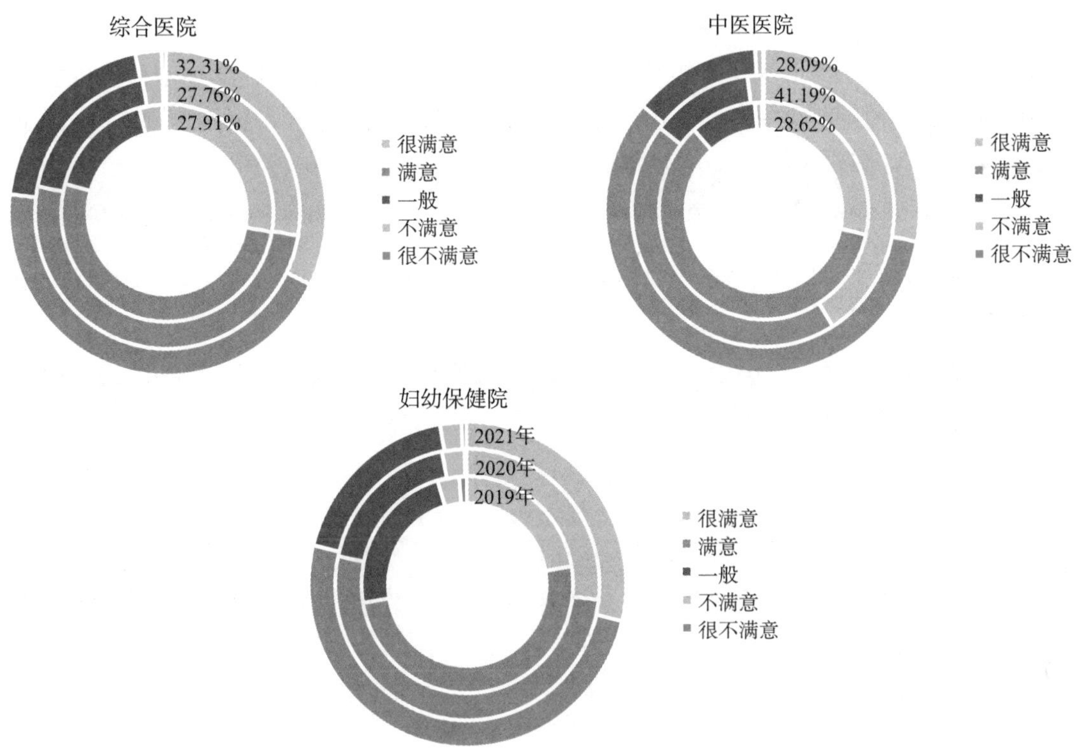

图 3-110　不同类型医院门诊候诊秩序 2019—2021 年分析结果统计图

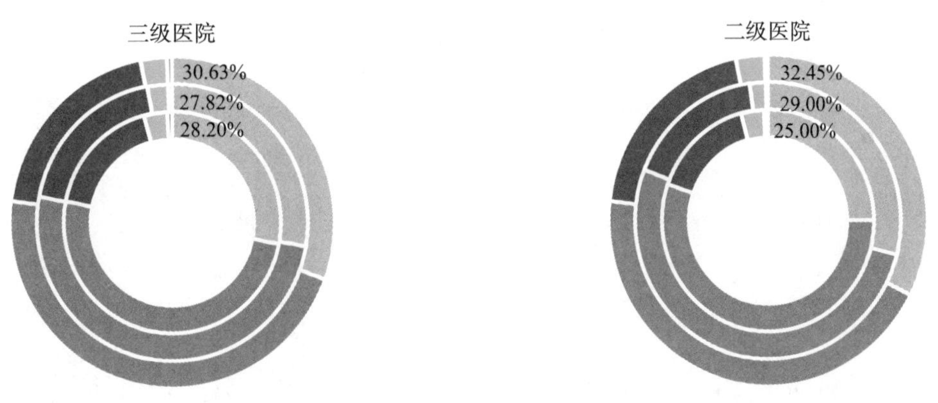

图 3-111　不同等级医院门诊候诊秩序 2019—2021 年分析结果统计图

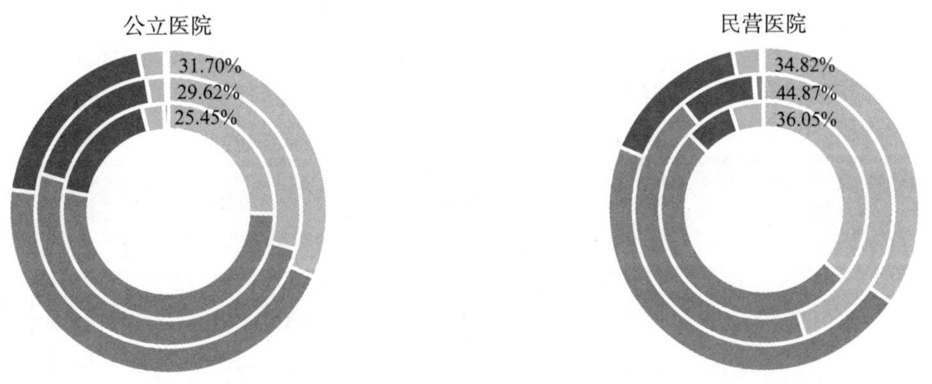

图 3-112　不同性质医院门诊候诊秩序 2019—2021 年分析结果统计图

2. 医事服务分析

2019—2021 年门诊医事服务（表 3-45，图 3-113）评价结果显示，2021 年患者体验指数为 82.03 分；不同区域中东北地区、华北地区、华南地区患者体验指数高于全国；不同类型医院中医医院患者体验指数高于全国；不同性质医院中民营医院患者体验指数高于全国。

2020 年与 2019 年相比，全国患者体验指数上升 1.42 分；不同区域医院中华东地区、华北地区、华中地区、华南地区、西南地区患者体验指数有所上升；不同等级、不同类型、不同性质医院患者体验指数均有上升。

2021 年与 2020 年相比，全国患者体验指数下降 1.27 分；不同区域、不同等级、不同类型、不同性质医院患者体验指数均有下降。

表 3-45　门诊医事服务 2019—2021 年分析结果

类别	患者体验指数 / 分			患者体验指数差值 / 分	
	2019 年	2020 年	2021 年	2020 年与 2019 年	2021 年与 2020 年
全国	81.88	83.30	82.03	1.42	−1.27
不同区域					
东北	88.29	87.06	84.18	−1.23	−2.88
华东	82.43	84.21	81.63	1.78	−2.58
华北	80.98	83.43	83.19	2.45	−0.24
华中	80.77	80.94	80.02	0.17	−0.92
华南	80.24	83.08	82.56	2.84	−0.52
西南	81.84	83.66	81.86	1.82	−1.80
西北	84.51	81.43	80.60	−3.08	−0.83
不同等级					
三级医院	81.50	82.21	81.57	0.71	−0.64
二级医院	82.53	85.17	81.78	2.64	−3.39
不同类型					
综合医院	81.65	82.97	82.03	1.32	−0.94
中医医院	85.64	86.04	83.42	0.40	−2.62
妇幼保健院	81.95	83.36	81.05	1.41	−2.31
不同性质					
公立医院	81.69	83.10	81.90	1.41	−1.20
民营医院	83.62	88.82	83.56	5.20	−5.26

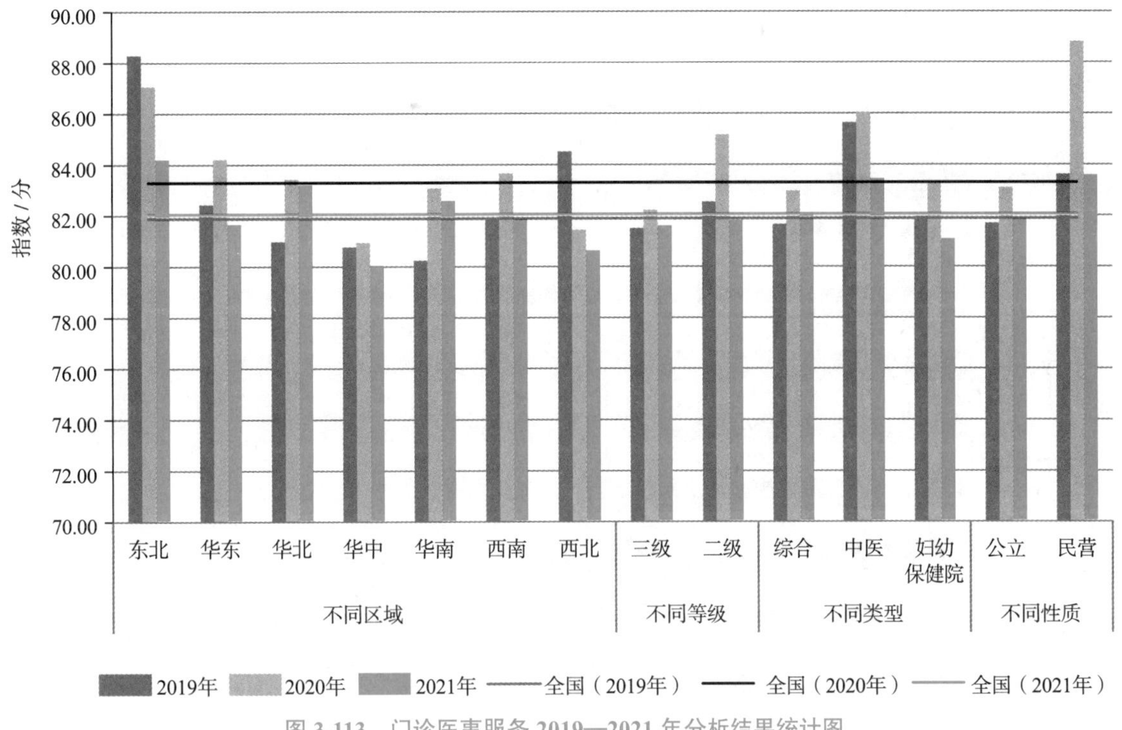

图 3-113　门诊医事服务 2019—2021 年分析结果统计图

（1）检诊耐心程度：2019—2021 年门诊检诊耐心程度（表 3-46，图 3-114 ~ 图 3-117）评价结果显示，20.00% 左右的患者对检诊耐心程度感觉一般；历史对比结果显示，2020 年检诊耐心程度“非常耐心细致”占比上浮 6.49%。

表 3-46　门诊检诊耐心程度 2019—2021 年分析结果

检诊耐心程度	人数占比 /%			差值	
	2019 年	2020 年	2021 年	2020—2019 年	2021—2020 年
非常耐心细致	34.93	41.42	40.96	6.49	−0.46
较为耐心细致	44.93	39.15	36.77	−5.78	−2.38
一般	17.47	17.64	20.28	0.17	2.64
不耐心细致	2.09	1.41	1.54	−0.68	0.13
敷衍了事	0.58	0.38	0.45	−0.20	0.07

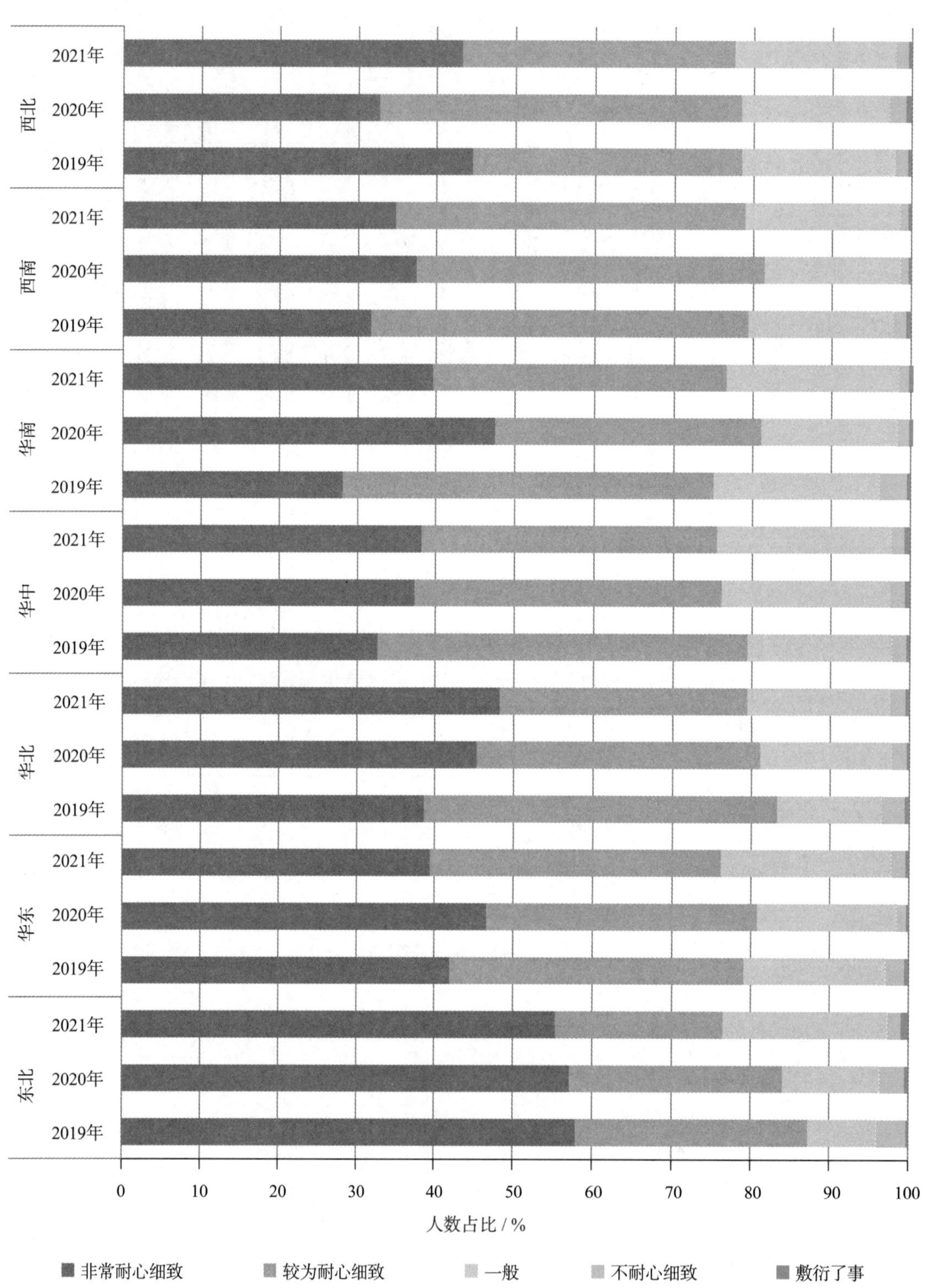

图 3-114　不同区域医院门诊检诊耐心程度 2019—2021 年分析结果统计图

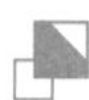

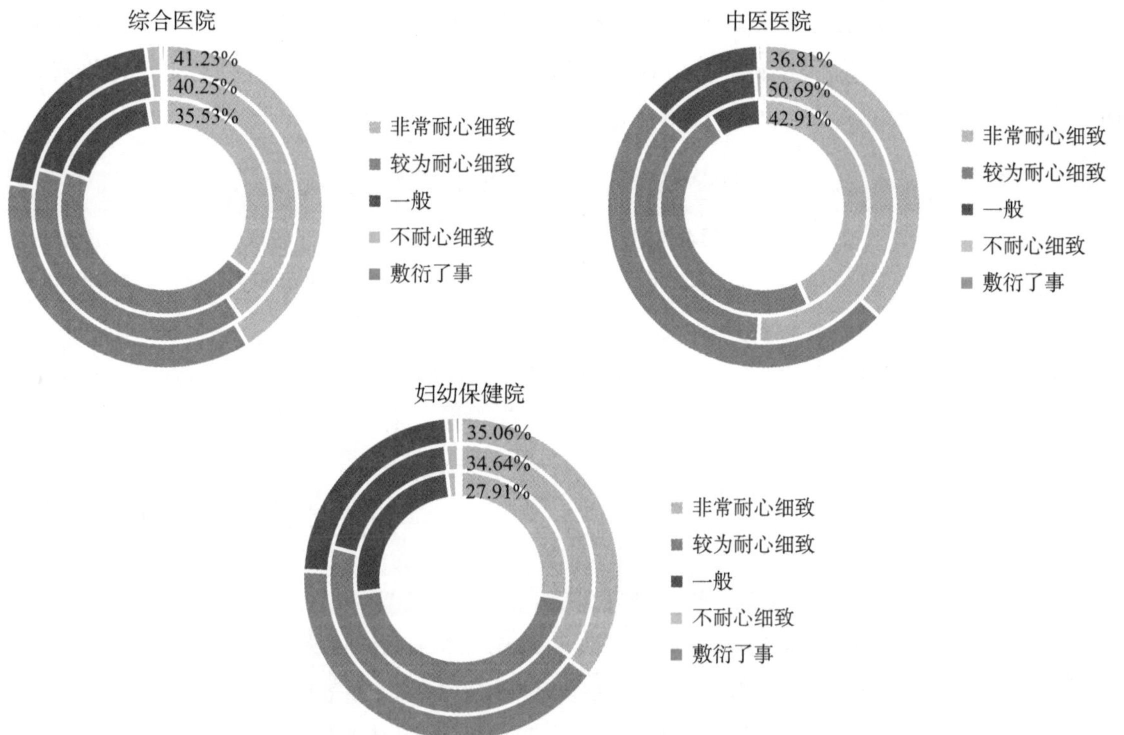

图 3-115 不同类型医院门诊检诊耐心程度 2019—2021 年分析结果统计图

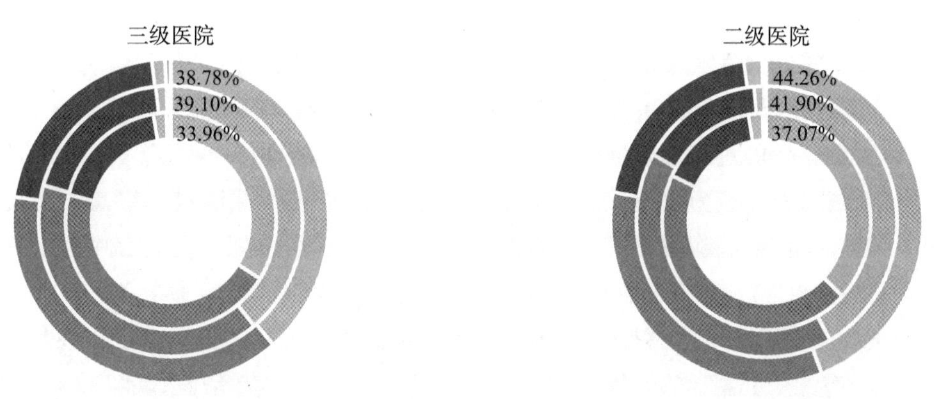

图 3-116 不同等级医院门诊检诊耐心程度 2019—2021 年分析结果统计图

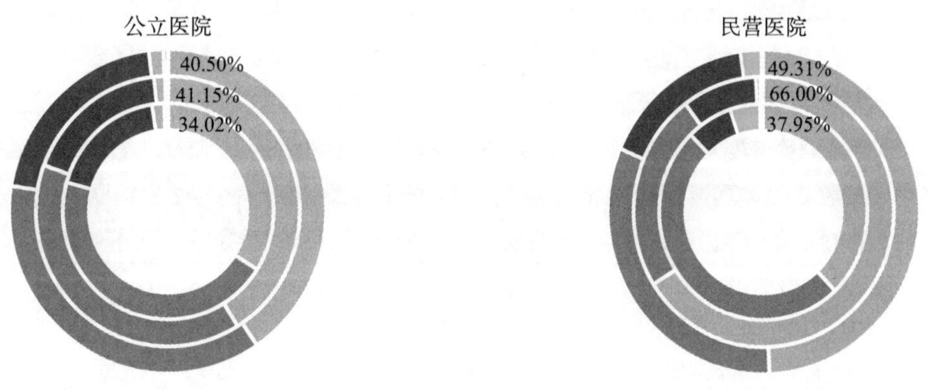

图 3-117 不同性质医院门诊检诊耐心程度 2019—2021 年分析结果统计图

（2）病情及治疗方案告知：2019—2021 年门诊病情及治疗方案告知（表 3-47，图 3-118 ~ 图 3-121）评价结果显示，超过 80.00% 的患者对病情及治疗方案告知感到满意；历史对比结果显示，2020 年病情及治疗方案告知“已告知，非常满意”占比上浮 8.15%。

表 3-47　门诊病情及治疗方案告知 2019—2021 年分析结果

病情及治疗方案告知	人数占比 /%			差值	
	2019 年	2020 年	2021 年	2020—2019	2021—2020
已告知，非常满意	38.33	46.48	45.46	8.15	–1.02
已告知，基本满意	50.59	40.56	39.27	–10.03	–1.29
已告知，不太满意	5.23	6.49	8.43	1.26	1.94
已告知，不满意	2.50	3.03	3.63	0.53	0.60
未告知	3.35	3.44	3.21	0.09	–0.23

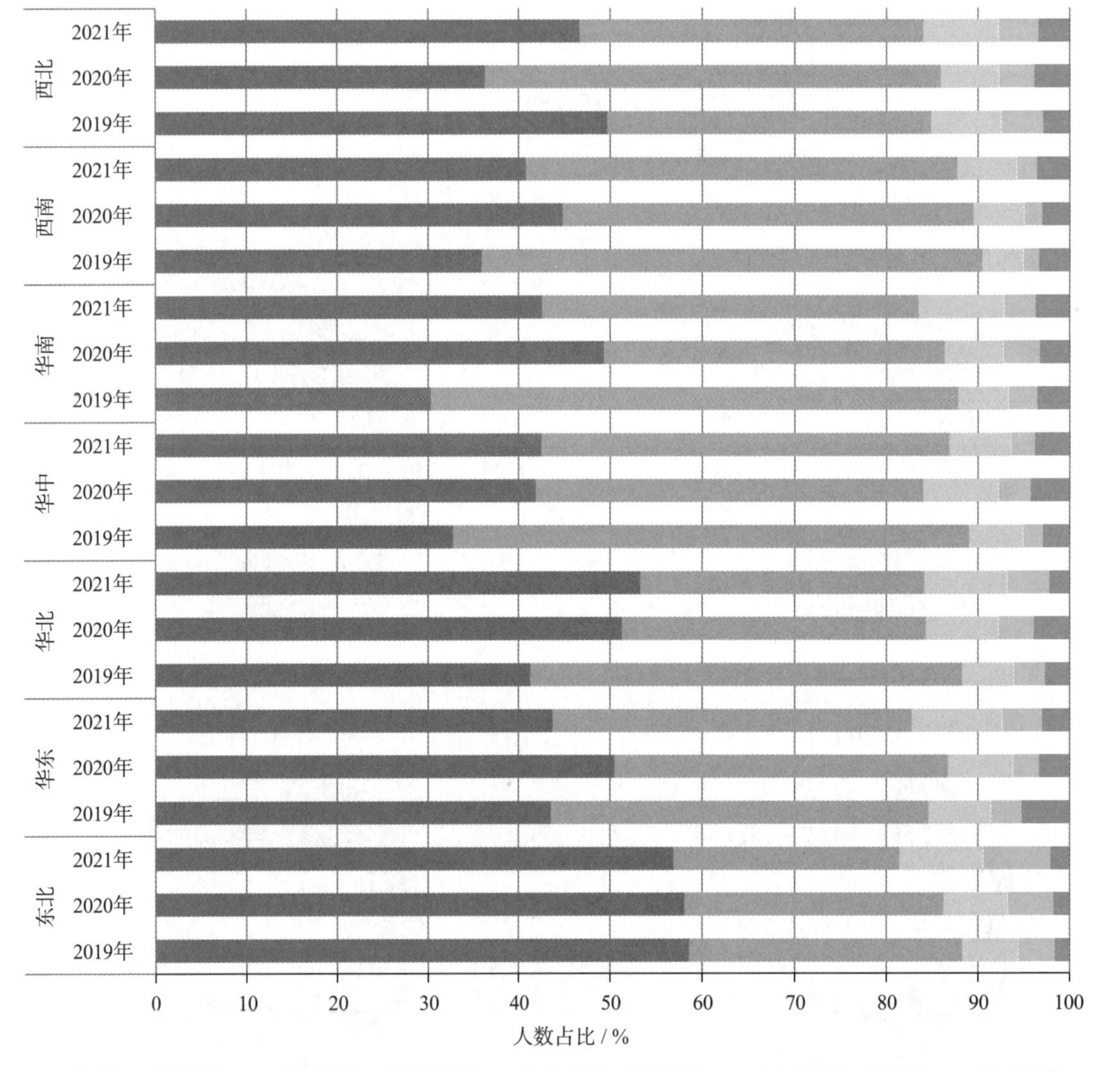

图 3-118　不同区域医院门诊检诊耐心程度 2019—2021 年分析结果统计图

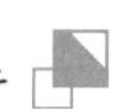

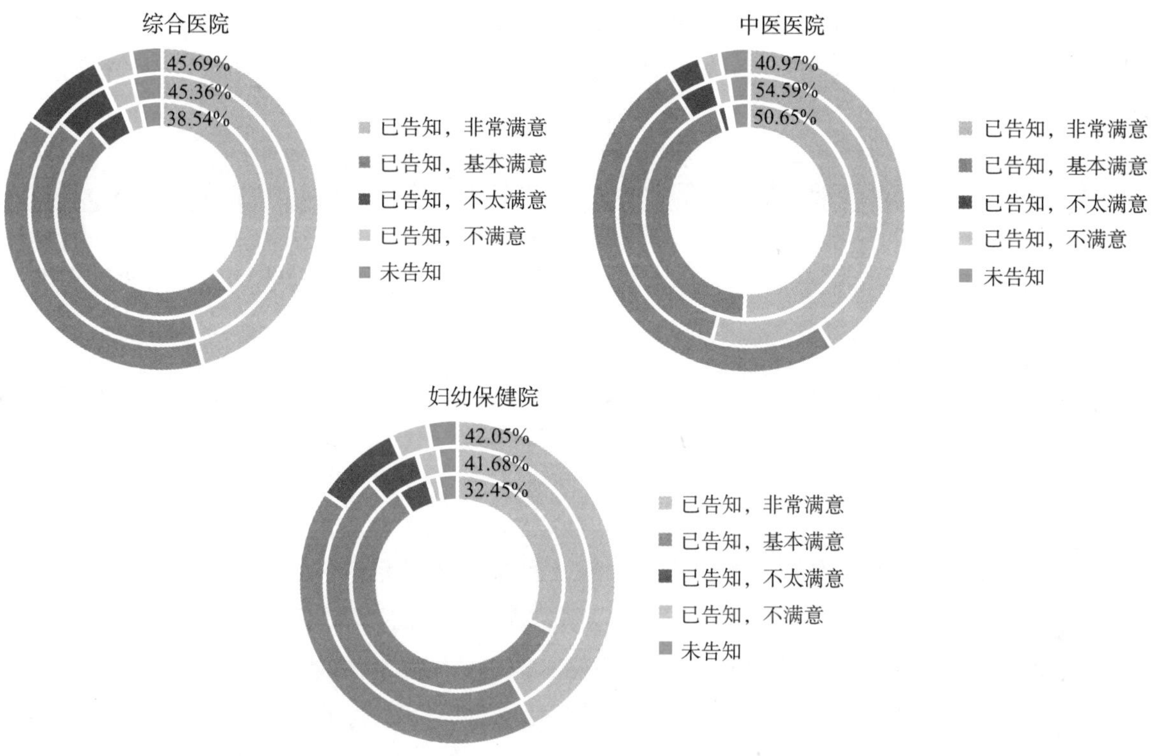

图 3-119　不同类型医院门诊检诊耐心程度 2019—2021 年分析结果统计图

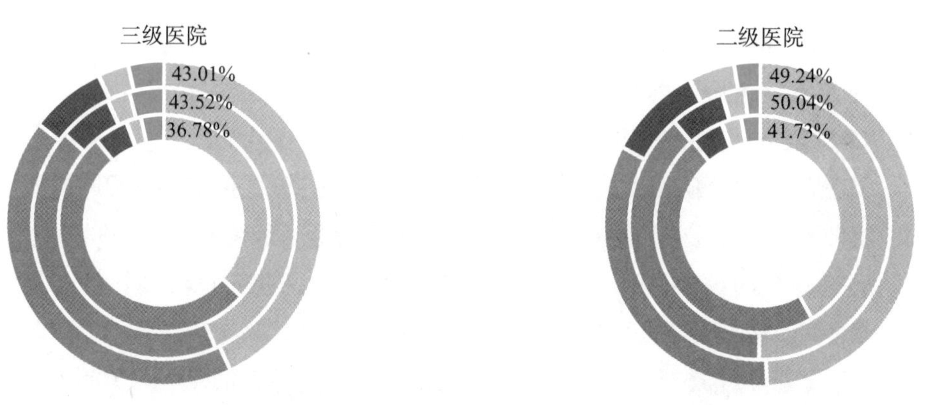

图 3-120　不同等级医院门诊检诊耐心程度 2019—2021 年分析结果统计图

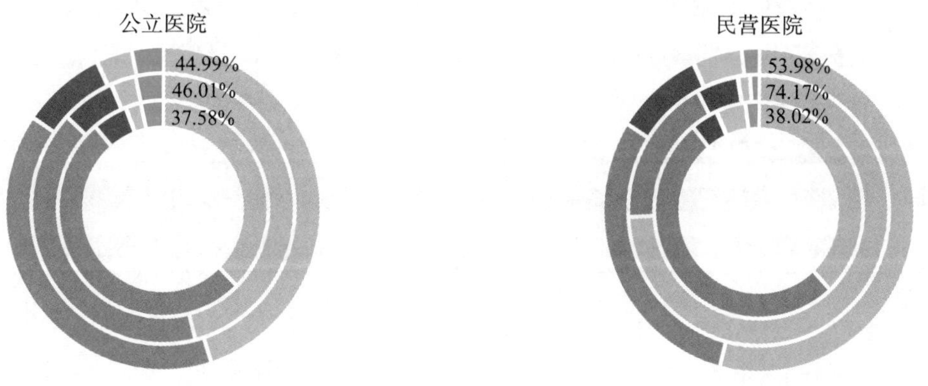

图 3-121　不同性质医院门诊检诊耐心程度 2019—2021 年分析结果统计图

（3）药物用法告知：2019—2021 年门诊药物用法告知（表 3-48，图 3-122 ~ 图 3-125）评价结果显示，超过 70.00% 的患者对药物用法告知感到满意；历史对比结果显示，药物用法告知“很满意”占比均有提升。

表 3-48　门诊药物用法告知 2019—2021 年分析结果

药物用法告知	人数占比 /%			差值	
	2019 年	2020 年	2021 年	2020—2019	2021—2020
很满意	24.19	27.84	29.04	3.65	1.20
满意	52.70	49.82	45.71	−2.88	−4.11
一般	18.45	19.02	21.46	0.57	2.44
不满意	2.87	1.67	2.13	−1.20	0.46
没介绍	1.79	1.65	1.66	−0.14	0.01

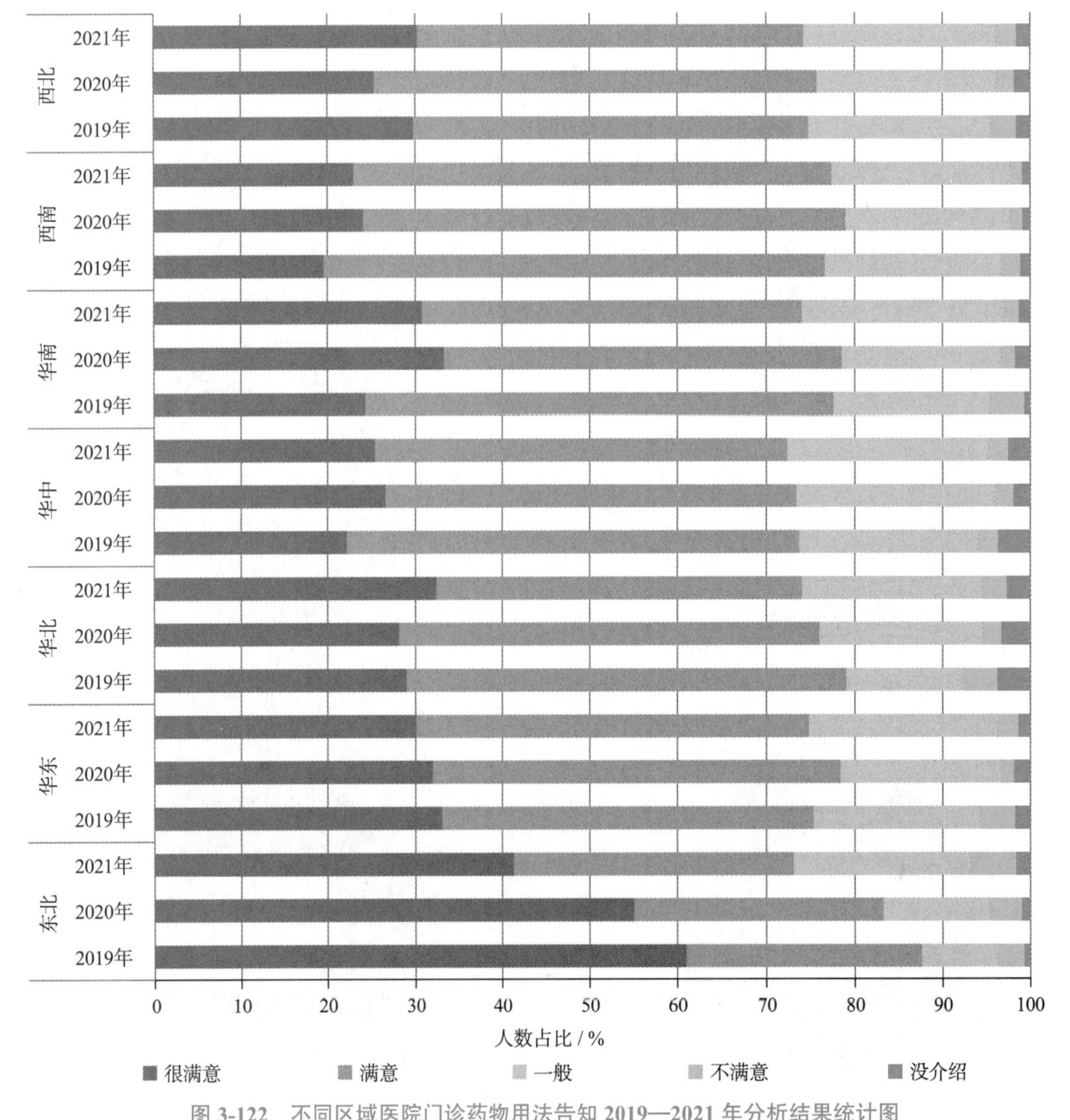

图 3-122　不同区域医院门诊药物用法告知 2019—2021 年分析结果统计图

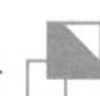

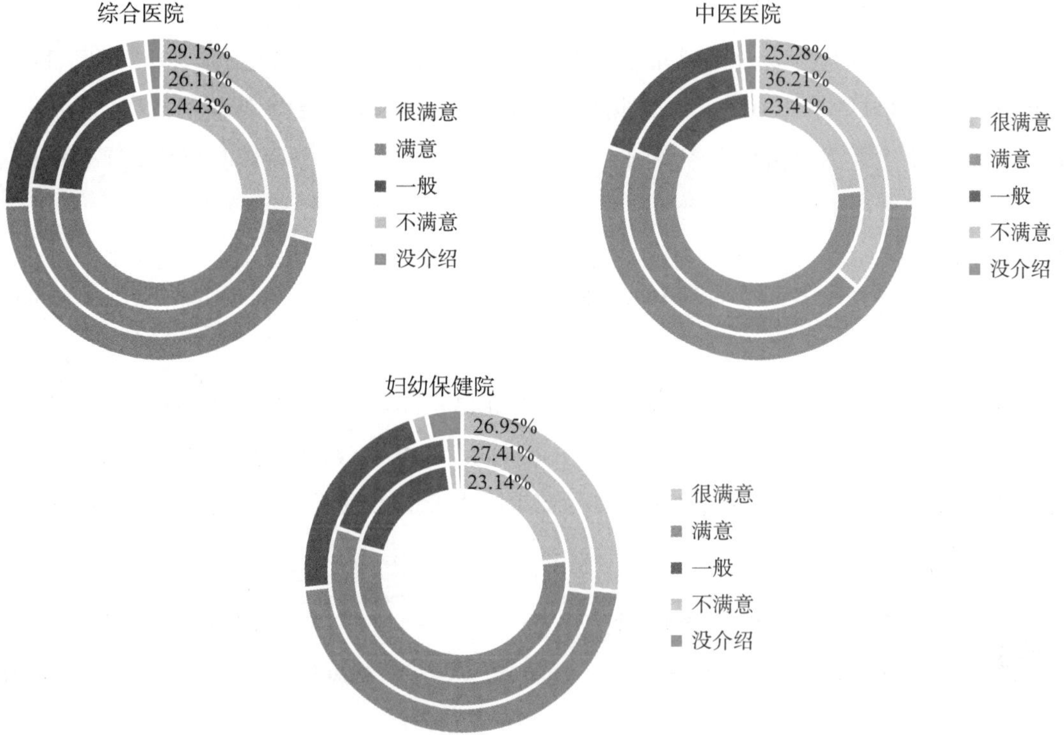

图 3-123　不同类型医院门诊药物用法告知 2019—2021 年分析结果统计图

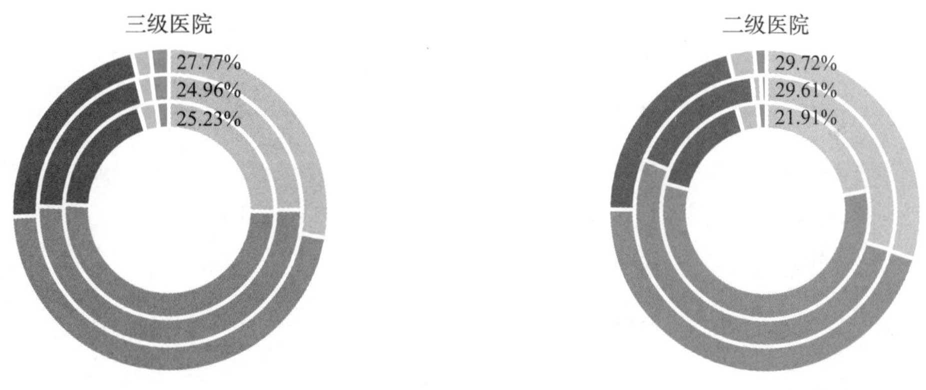

图 3-124　不同等级医院门诊药物用法告知 2019—2021 年分析结果统计图

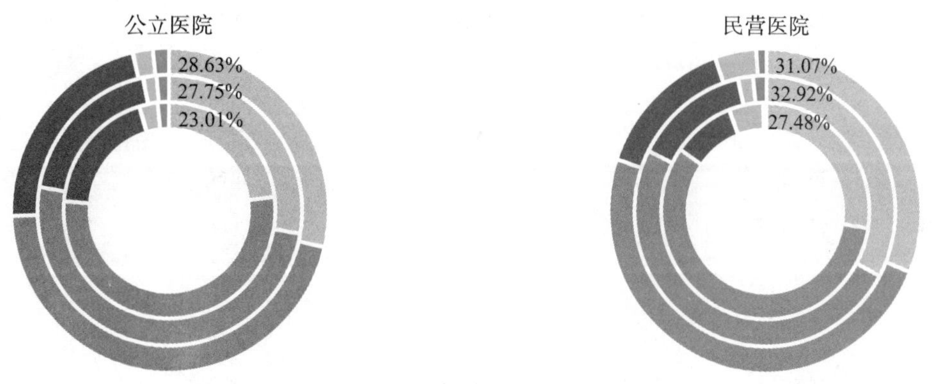

图 3-125　不同性质医院门诊药物用法告知 2019—2021 年分析结果统计图

3. 诊疗费效比感知分析

2019—2021 年门诊诊疗费效比感知（表 3-49，图 3-126）评价结果显示，2021 年患者体验指数为 75.50 分；不同区域中东北地区、华东地区、华北地区、华南地区患者体验指数高于全国；不同等级医院中二级医院患者体验指数高于全国；不同类型医院中医医院患者体验指数高于全国；不同性质医院中民营医院患者体验指数高于全国。

2020 年与 2019 年相比，全国患者体验指数上升 1.23 分；不同区域医院中华东地区、华北地区、华中地区、华南地区、西南地区患者体验指数有所上升；不同等级、不同类型、不同性质医院患者体验指数均有上升。

2021 年与 2020 年相比，全国患者体验指数上升 0.13 分；不同区域医院中华东地区、华北地区、华南地区、西北地区患者体验指数有所上升；不同等级医院中三级医院患者体验指数有所上升；不同类型医院中综合医院患者体验指数有所上升；不同性质医院中民营医院患者体验指数有所上升。

表 3-49　门诊诊疗费效比感知 2019—2021 年分析结果

类别	患者体验指数 / 分			患者体验指数差值 / 分	
	2019 年	2020 年	2021 年	2020 年与 2019 年	2021 年与 2020 年
全国	74.14	75.37	75.50	1.23	0.13
不同区域					
东北	82.10	80.20	75.76	–1.90	–4.44
华东	74.90	75.77	76.42	0.87	0.65
华北	74.43	74.71	77.22	0.28	2.51
华中	72.56	72.61	71.88	0.05	–0.73
华南	70.44	75.10	75.80	4.66	0.70
西南	73.82	76.13	75.12	2.31	–1.01
西北	76.82	73.07	73.50	–3.75	0.43
不同等级					
三级医院	73.52	74.18	74.62	0.66	0.44
二级医院	75.20	77.40	76.10	2.20	–1.30
不同类型					
综合医院	74.16	75.02	75.47	0.86	0.45
中医医院	76.52	78.18	77.35	1.66	–0.83
妇幼保健院	73.56	75.56	75.26	2.00	–0.30
不同性质					
公立医院	73.96	75.34	75.28	1.38	–0.06
民营医院	75.50	76.24	78.59	0.74	2.35

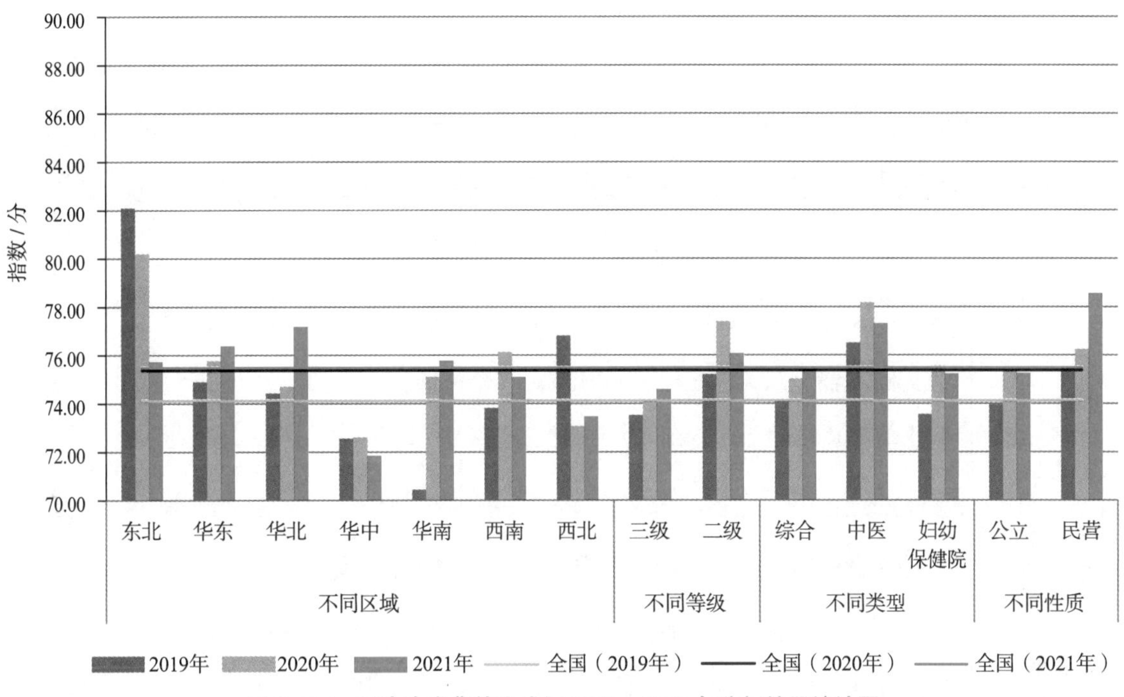

图 3-126　门诊诊疗费效比感知 2019—2021 年分析结果统计图

4. 诊疗性价比

2019—2021 年门诊诊疗性价比（表 3-50，图 3-127 ~ 图 3-130）评价结果显示，接近 50.00% 的患者感觉诊疗性价比与预期相符；历史对比结果显示，诊疗性价比“比预期要便宜”占比均有提升。

表 3-50　门诊诊疗性价比 2019—2021 年分析结果

诊疗性价比	人数占比 /%			差值	
	2019 年	2020 年	2021 年	2020—2019	2021—2020
比预期要便宜	14.64	15.39	18.65	0.75	3.26
与预期相符	48.90	50.79	46.24	1.89	−4.55
有点贵但能接受	29.86	29.62	30.52	−0.24	0.90
很贵	5.67	3.56	3.98	−2.11	0.42
无法接受	0.93	0.64	0.61	−0.29	−0.03

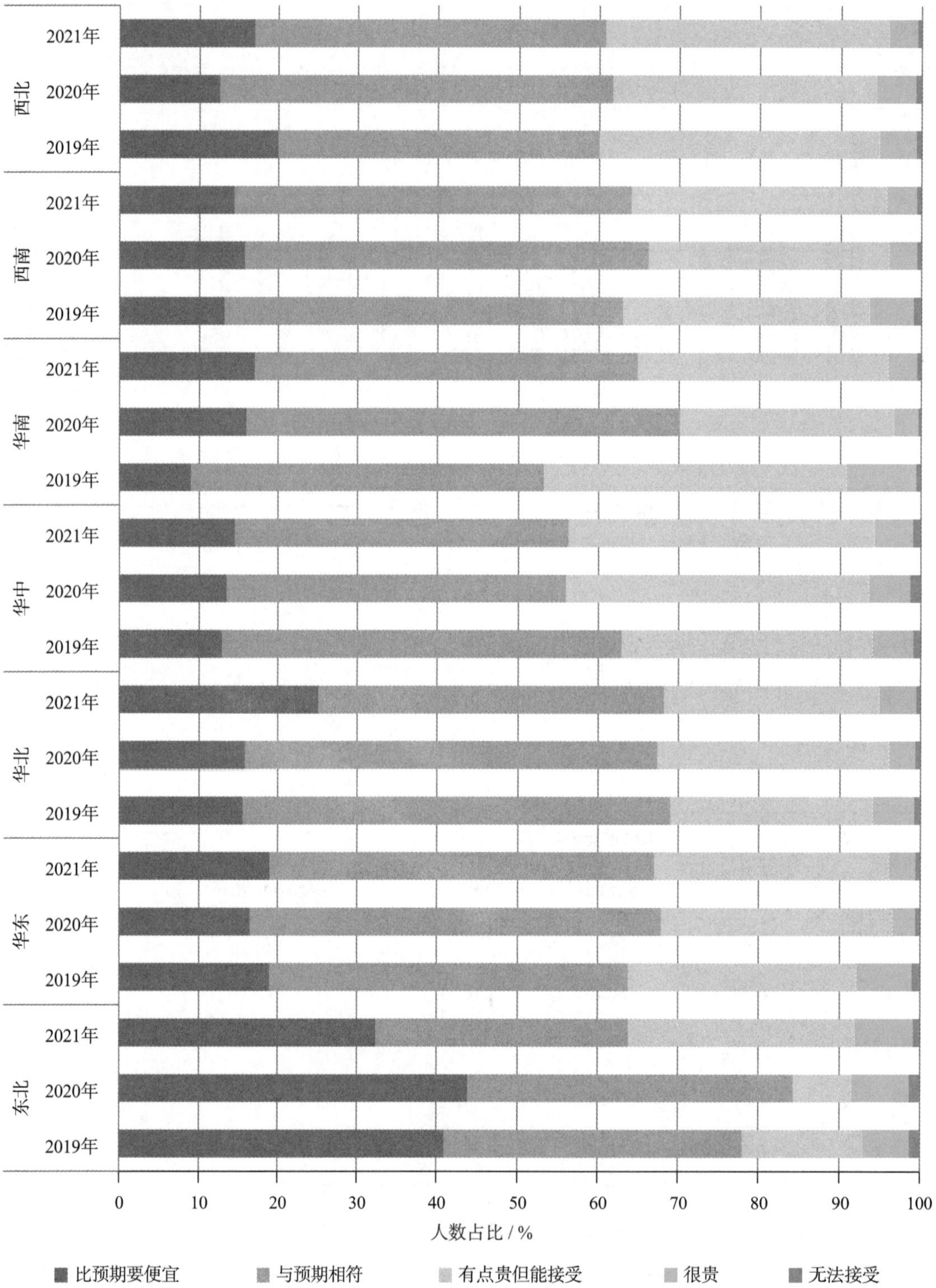

图 3-127　不同区域医院门诊诊疗性价比 2019—2021 年分析结果统计图

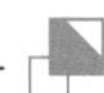

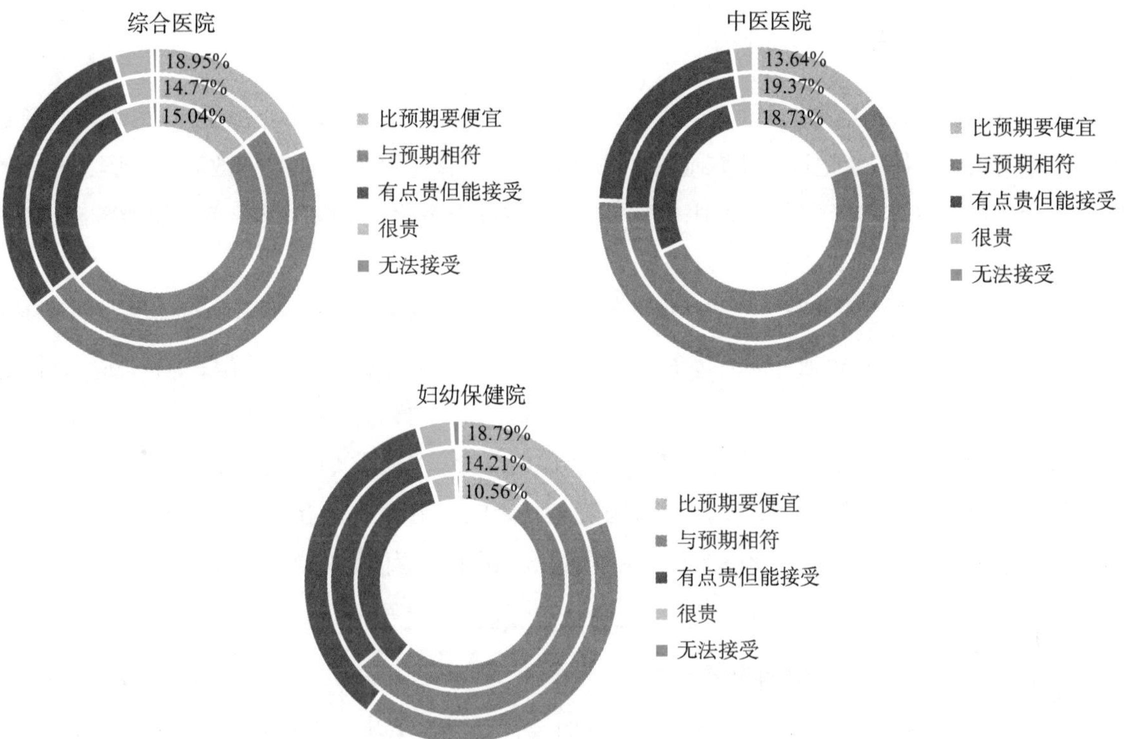

图 3-128　不同类型医院门诊诊疗性价比 2019—2021 年分析结果统计图

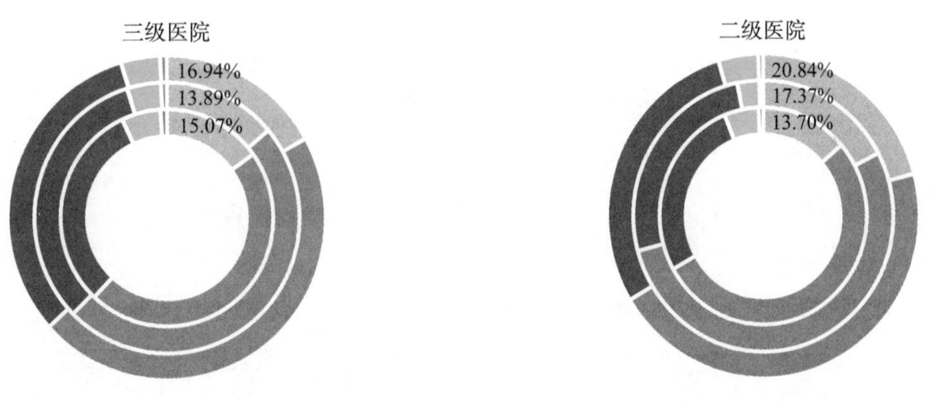

图 3-129　不同等级医院门诊诊疗性价比 2019—2021 年分析结果统计图

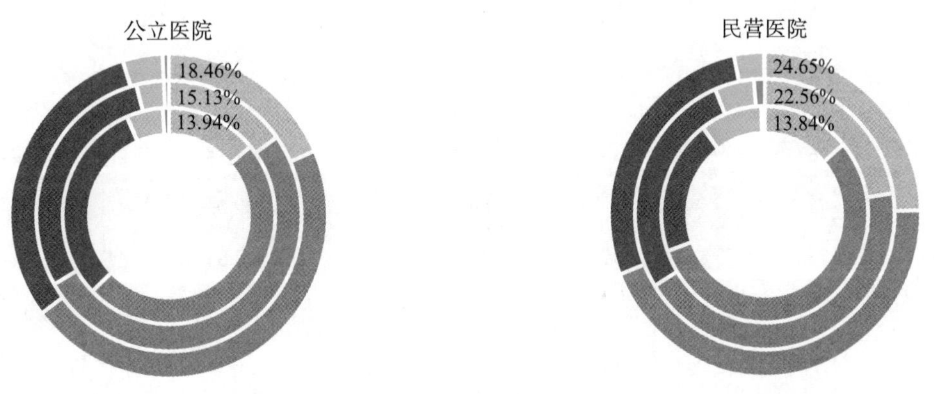

图 3-130　不同性质医院门诊诊疗性价比 2019—2021 年分析结果统计图

（二）门诊医学检查管理分析

2019—2021 年门诊医学检查管理（表 3-51，图 3-131）评价结果显示，2021 年患者体验指数为 78.81 分；不同区域中东北地区、华东地区、华北地区、华南地区患者体验指数高于全国；不同等级医院中二级医院患者体验指数高于全国；不同类型医院综合医院、中医医院患者体验指数高于全国；不同性质医院中民营医院患者体验指数高于全国。

2020 年与 2019 年相比，全国患者体验指数上升 1.87 分；不同区域医院中华东地区、华北地区、华中地区、华南地区、西南地区患者体验指数有所上升；不同等级、不同类型、不同性质医院患者体验指数均有上升。

2021 年与 2020 年相比，全国患者体验指数上升 0.13 分；不同区域医院中华北地区、华南地区、西北地区患者体验指数有所上升；不同等级医院中三级医院患者体验指数有所上升；不同类型医院中综合医院患者体验指数有所上升；不同性质医院公立医院患者体验指数有所上升。

表 3-51　门诊医学检查管理 2019—2021 年分析结果

类别	患者体验指数 / 分			患者体验指数差值 / 分	
	2019 年	2020 年	2021 年	2020 年与 2019 年	2021 年与 2020 年
全国	76.81	78.68	78.81	1.87	0.13
不同区域					
东北	87.67	85.47	80.32	−2.21	−5.15
华东	78.68	80.10	78.82	1.42	−1.28
华北	77.92	79.64	80.86	1.72	1.22
华中	77.36	77.79	76.25	0.43	−1.54
华南	74.12	78.32	79.96	4.20	1.64
西南	75.70	78.49	77.20	2.79	−1.29
西北	79.22	76.93	77.89	−2.29	0.96
不同等级					
三级医院	76.73	77.80	77.90	1.07	0.10
二级医院	76.96	79.90	78.97	2.94	−0.93
不同类型					
综合医院	76.90	78.46	78.87	1.56	0.41
中医医院	78.35	80.41	80.34	2.06	−0.07
妇幼保健院	76.25	78.88	76.01	2.63	−2.87
不同性质					
公立医院	76.37	78.51	78.68	2.14	0.17
民营医院	80.73	82.94	80.04	2.21	−2.90

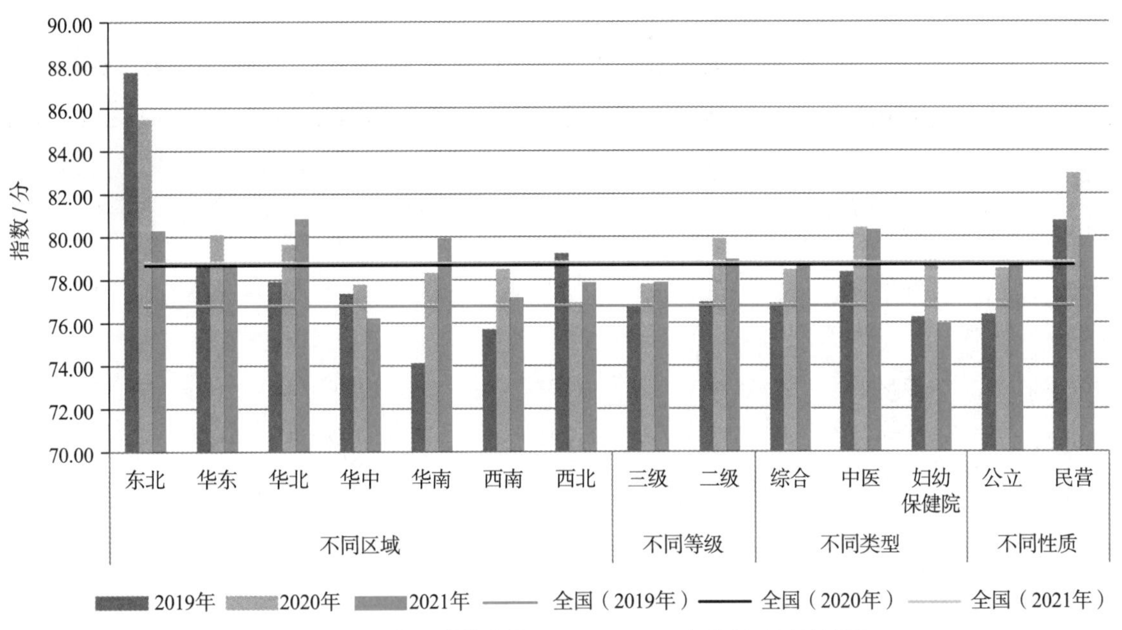

图 3-131　门诊医学检查管理 2019—2021 年分析结果统计图

1. 服务效率分析

2019—2021 年门诊服务效率（表 3-52，图 3-132）评价结果显示，2021 年患者体验指数为 79.14 分；不同区域中东北地区、华北地区、华南地区患者体验指数高于全国；不同类型医院中综合医院、中医医院患者体验指数高于全国；不同性质医院中民营医院患者体验指数高于全国。

2020 年与 2019 年相比，全国患者体验指数上升 1.53 分；不同区域医院中华东地区、华北地区、华中地区、华南地区、西南地区患者体验指数有所上升；不同等级、不同类型、不同性质医院患者体验指数均有上升。

2021 年与 2020 年相比，全国患者体验指数上升 0.09 分；不同区域医院中华北地区、华南地区、西北地区患者体验指数有所上升；不同等级医院中三级医院患者体验指数有所上升；不同类型医院中妇幼保健院患者体验指数有所上升；不同性质医院中公立医院患者体验指数有所上升。

表 3-52　门诊服务效率 2019—2021 年分析结果

类别	患者体验指数 / 分			患者体验指数差值 / 分	
	2019 年	2020 年	2021 年	2020 年与 2019 年	2021 年与 2020 年
全国	77.52	79.05	79.14	1.53	0.09
不同区域					
东北	87.50	85.53	80.94	−1.97	−4.59
华东	79.56	80.40	79.03	0.84	−1.37
华北	78.45	80.13	81.27	1.68	1.14
华中	78.22	78.33	76.90	0.11	−1.43

续表

类别	患者体验指数 / 分			患者体验指数差值 / 分	
	2019 年	2020 年	2021 年	2020 年与 2019 年	2021 年与 2020 年
华南	75.58	78.65	80.22	3.07	1.57
西南	76.37	78.82	77.56	2.45	−1.26
西北	80.67	77.96	78.40	−2.71	0.44
不同等级					
三级医院	77.64	78.26	78.37	0.62	0.11
二级医院	77.30	80.12	79.11	2.82	−1.01
不同类型					
综合医院	77.55	78.83	79.19	1.28	0.36
中医医院	78.46	80.58	80.58	2.12	0.00
妇幼保健院	77.67	79.48	76.88	1.81	−2.60
不同性质					
公立医院	77.09	78.88	79.02	1.79	0.14
民营医院	80.93	83.15	80.15	2.22	−3.00

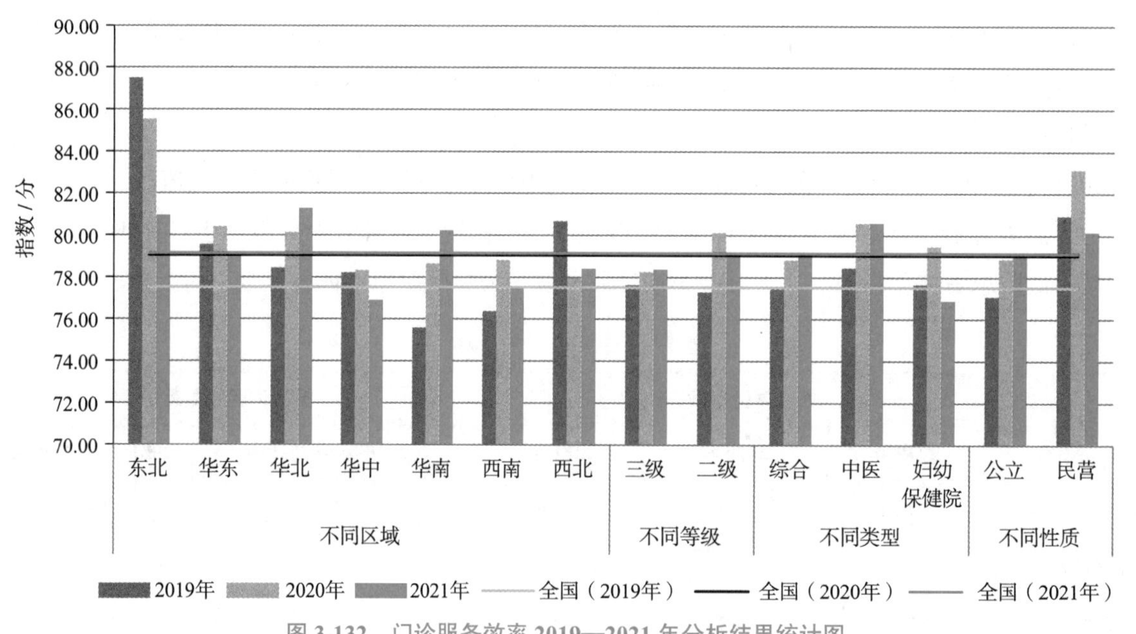

图 3-132　门诊服务效率 2019—2021 年分析结果统计图

（1）检验报告出具时间：2019—2021 年门诊检验报告出具时间（表 3-53，图 3-133 ~ 图 3-136）评价结果显示，超过 70.00% 的患者对检验报告出具时间感到满意；历史对比结果显示，检验报告出具时间“很满意”占比均有提升。

表 3-53　门诊检验报告出具时间 2019—2021 年分析结果

检验报告出具时间	人数占比 /%			差值	
	2019 年	2020 年	2021 年	2020—2019	2021—2020
很满意	21.95	26.11	28.41	4.16	2.30
满意	51.98	48.23	44.71	–3.75	–3.52
一般	20.78	22.32	23.04	1.54	0.72
不满意	4.38	2.86	3.24	–1.52	0.38
很不满意	0.91	0.48	0.60	–0.43	0.12

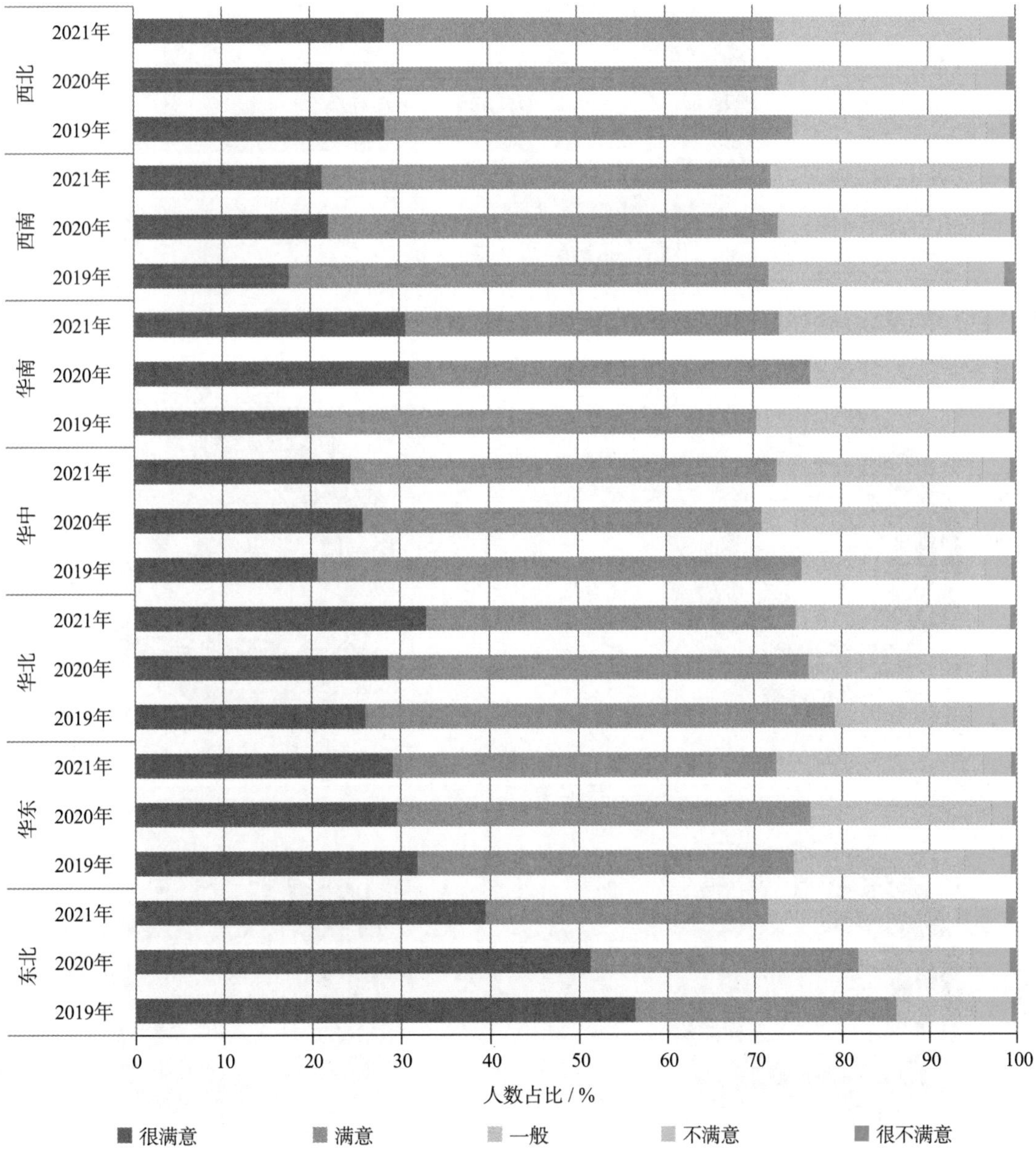

图 3-133　不同区域医院门诊检验报告出具时间 2019—2021 年分析结果统计图

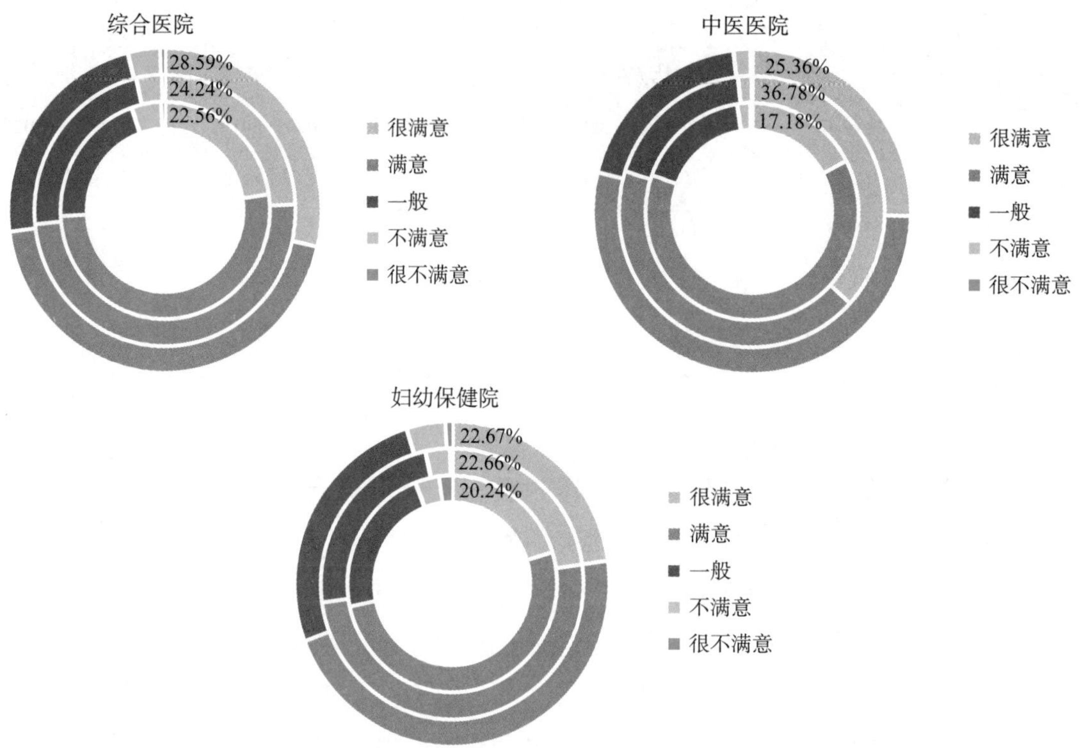

图 3-134　不同类型医院门诊检验报告出具时间 2019—2021 年分析结果统计图

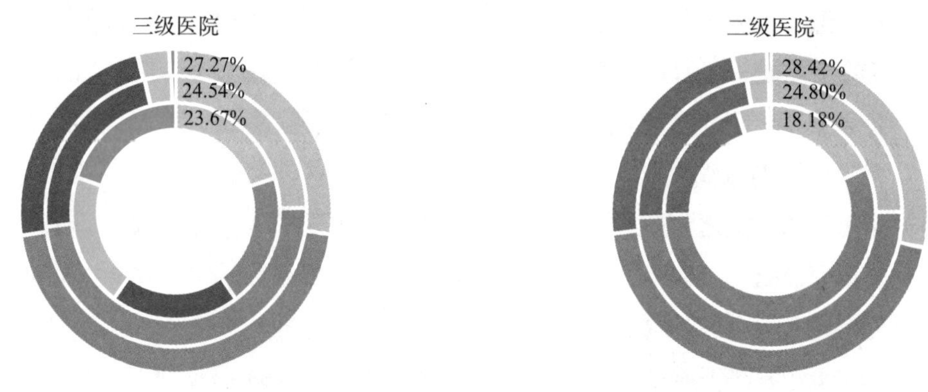

图 3-135　不同等级医院门诊检验报告出具时间 2019—2021 年分析结果统计图

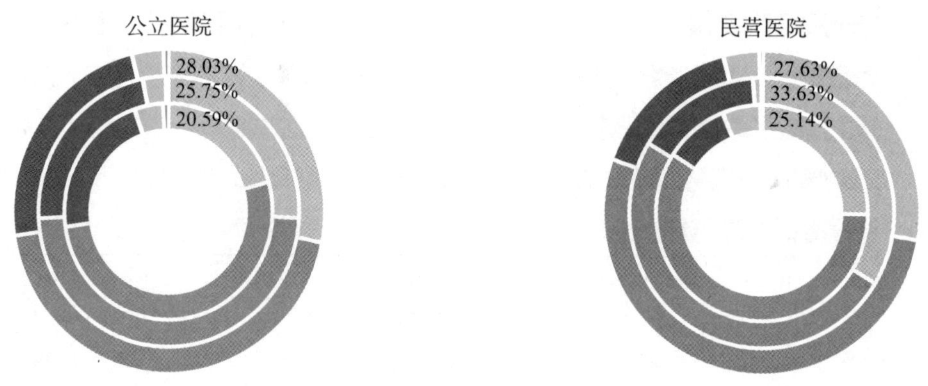

图 3-136　不同性质医院门诊检验报告出具时间 2019—2021 年分析结果统计图

(2)放射检查报告出具时间：2019—2021 年门诊放射检查报告出具时间(表 3-54，图 3-137 ~ 图 3-140)评价结果显示，超过 70.00% 的患者对放射检查报告出具时间感到满意；历史对比结果显示，放射检查报告出具时间“很满意”占比均有提升。

表 3-54　门诊放射检查报告出具时间 2019—2021 年分析结果

放射检查报告出具时间	人数占比 /%			差值	
	2019 年	2020 年	2021 年	2020—2019	2021—2020
很满意	21.95	26.11	28.41	4.16	2.30
满意	51.98	48.23	44.71	−3.75	−3.52
一般	20.78	22.32	23.04	1.54	0.72
不满意	4.38	2.86	3.24	−1.52	0.38
很不满意	0.91	0.48	0.60	−0.43	0.12

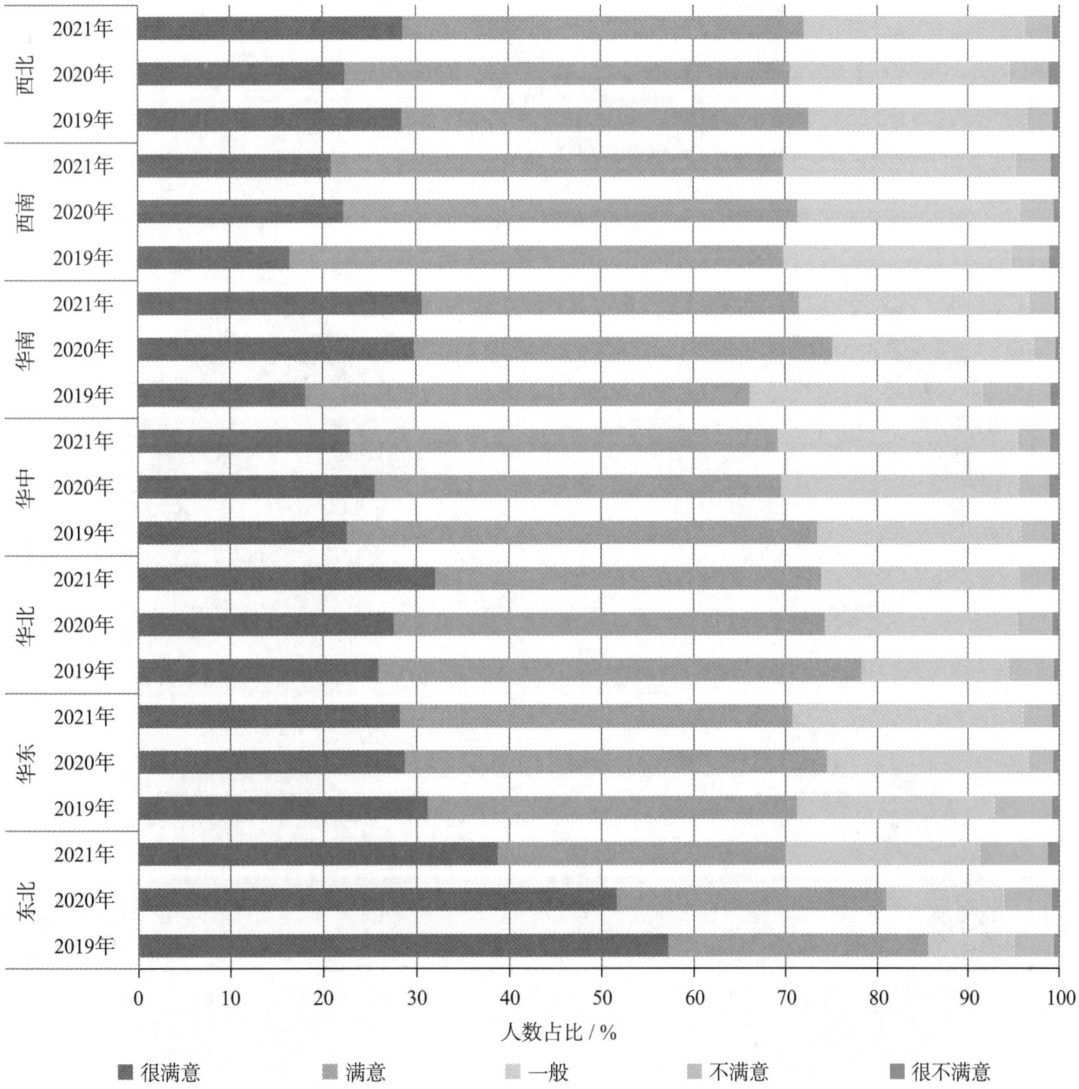

图 3-137　不同区域医院门诊放射检查报告出具时间 2019—2021 年分析结果统计图

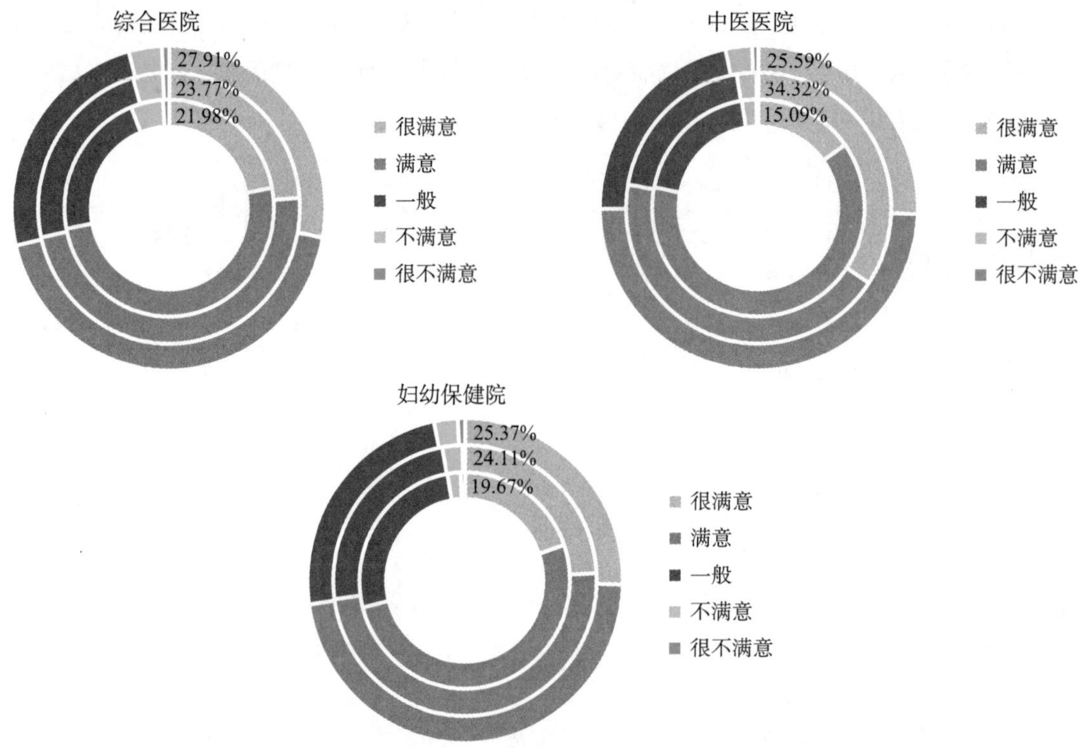

图 3-138　不同类型医院门诊放射检查报告出具时间 2019—2021 年分析结果统计图

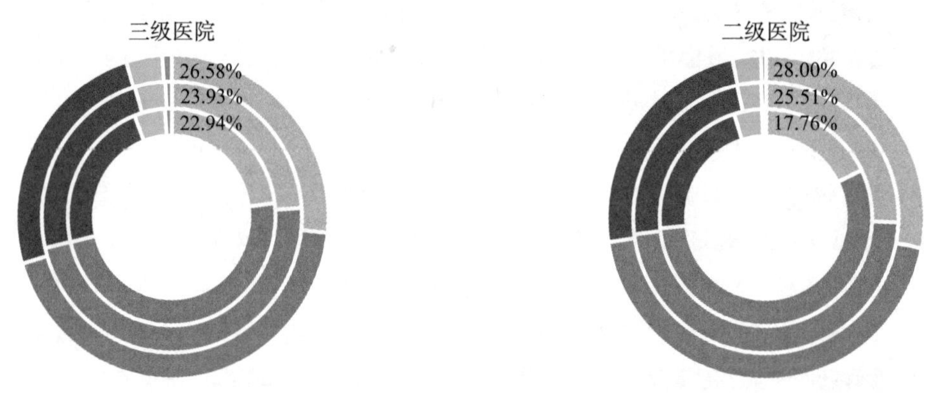

图 3-139　不同等级医院门诊放射检查报告出具时间 2019—2021 年分析结果统计图

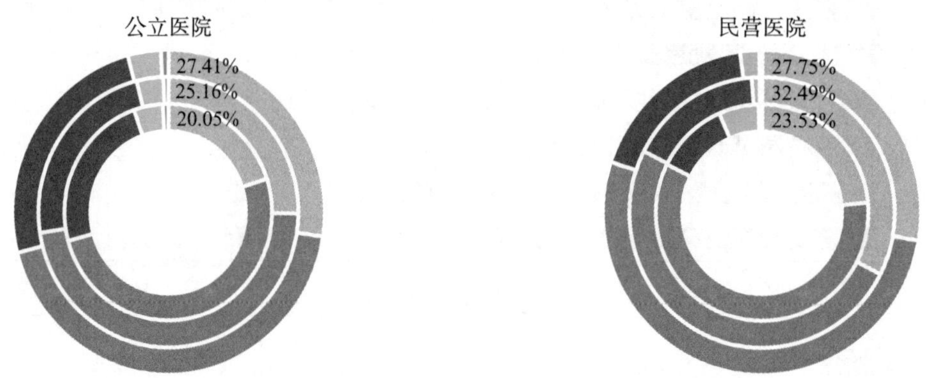

图 3-140　不同性质医院门诊放射检查报告出具时间 2019—2021 年分析结果统计图

（3）超声检查报告出具时间：

2019—2021 年门诊超声检查报告出具时间（表 3-55，图 3-141 ~ 图 3-144）评价结果显示，超过 70.00% 的患者对超声检查报告出具时间感到满意；历史对比结果显示，超声检查报告出具时间“很满意”占比均有提升。

表 3-55　门诊超声检查报告出具时间 2019—2021 年分析结果

超声检查报告出具时间	人数占比 /%			差值	
	2019 年	2020 年	2021 年	2020—2019	2021—2020
很满意	21.29	26.55	28.13	5.26	1.58
满意	52.55	48.30	45.93	−4.25	−2.37
一般	21.11	21.55	22.74	0.44	1.19
不满意	4.23	3.01	2.61	−1.22	−0.40
很不满意	0.82	0.59	0.59	−0.23	0.00

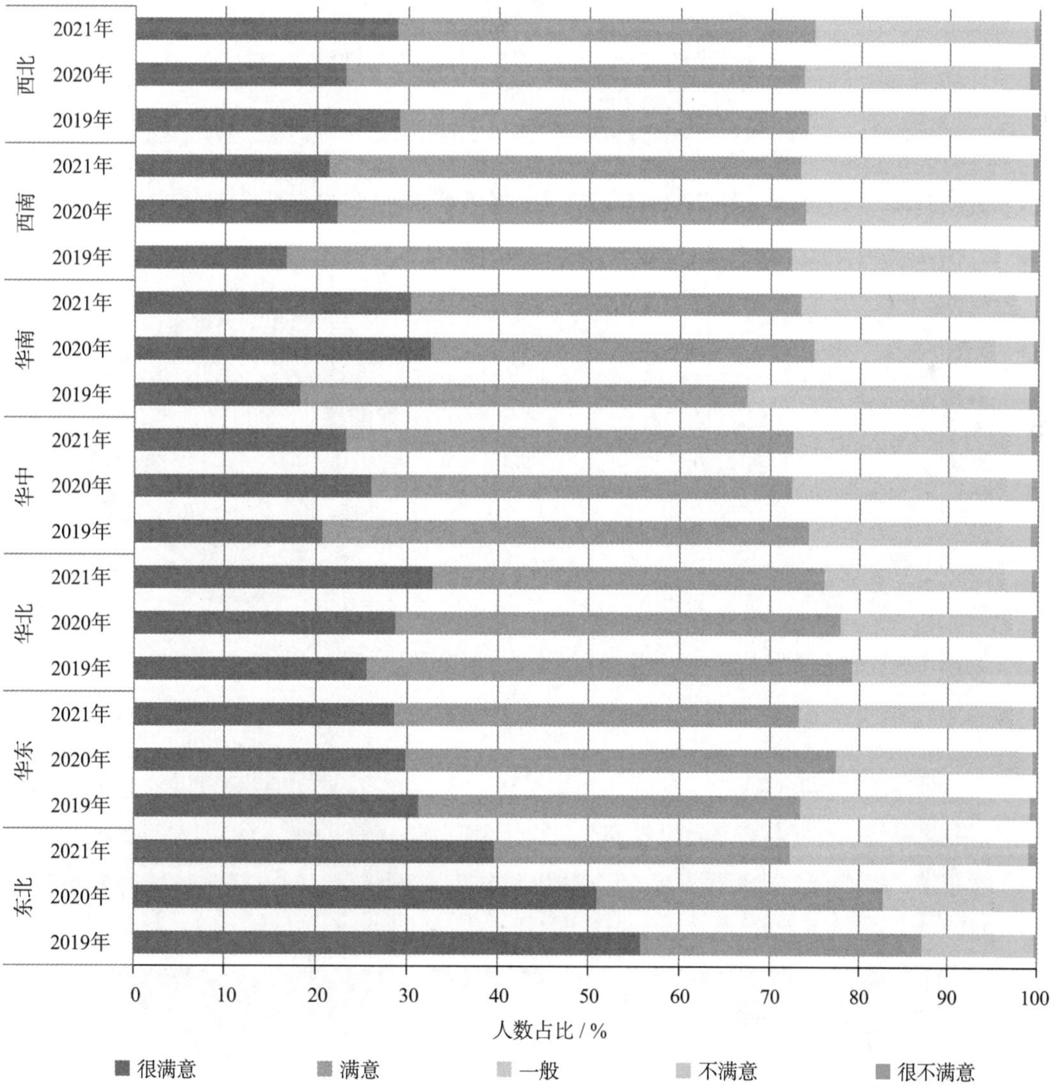

图 3-141　不同区域医院门诊超声检查报告出具时间 2019—2021 年分析结果统计图

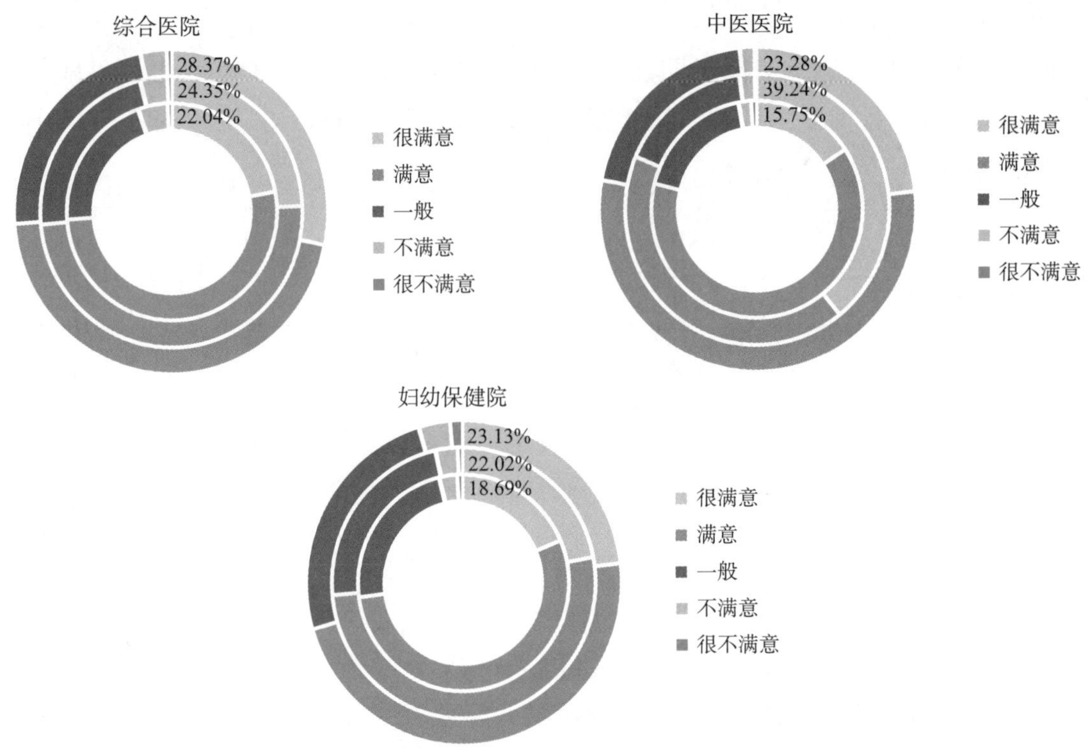

图 3-142　不同类型医院门诊超声检查报告出具时间 2019—2021 年分析结果统计图

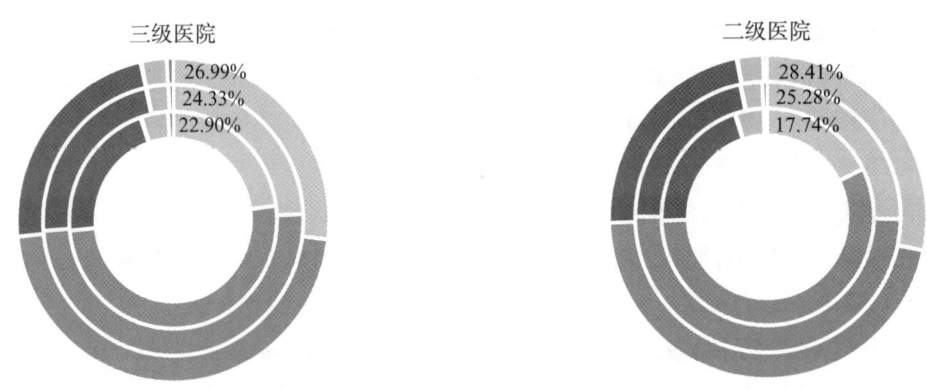

图 3-143　不同等级医院门诊超声检查报告出具时间 2019—2021 年分析结果统计图

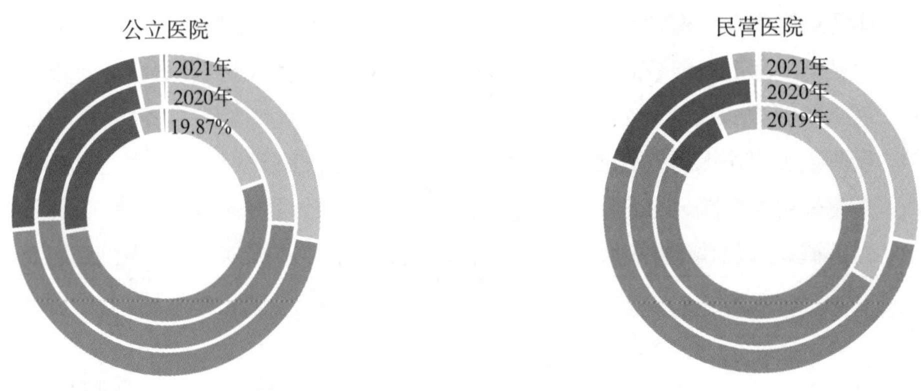

图 3-144　不同性质医院门诊超声检查报告出具时间 2019—2021 年分析结果统计图

2. 检查预约服务分析

2019—2021 年门诊检查预约服务（表 3-56，图 3-145）评价结果显示，2021 年患者体验指数为 78.47 分；不同区域中东北地区、华东地区、华北地区、华南地区患者体验指数高于全国；不同等级医院中二级医院患者体验指数高于全国；不同类型医院中综合医院、中医医院患者体验指数高于全国；不同性质医院中民营医院患者体验指数高于全国。

2020 年与 2019 年相比，全国患者体验指数上升 2.20 分；不同区域医院中华东地区、华北地区、华中地区、华南地区、西南地区患者体验指数有所上升；不同等级、不同类型、不同性质医院患者体验指数均有上升。

2021 年与 2020 年相比，全国患者体验指数上升 0.16 分；不同区域医院中华北地区、华南地区、西北地区患者体验指数有所上升；不同等级医院中三级医院患者体验指数有所上升；不同类型医院中综合医院患者体验指数有所上升；不同性质医院中公立医院患者体验指数有所上升。

表 3-56　门诊检查预约服务 2019—2021 年分析结果

类别	患者体验指数 / 分			患者体验指数差值 / 分	
	2019 年	2020 年	2021 年	2020 年与 2019 年	2021 年与 2020 年
全国	76.11	78.31	78.47	2.20	0.16
不同区域					
东北	87.83	85.39	79.69	−2.44	−5.70
华东	77.81	79.80	78.62	1.99	−1.18
华北	77.38	79.15	80.46	1.77	1.31
华中	76.50	77.25	75.60	0.75	−1.65
华南	72.66	77.98	79.71	5.32	1.73
西南	75.04	78.15	76.85	3.11	−1.30
西北	77.76	75.91	77.39	−1.85	1.48
不同等级					
三级医院	75.82	77.33	77.43	1.51	0.10
二级医院	76.61	79.69	78.83	3.08	−0.86
不同类型					
综合医院	76.25	78.09	78.55	1.84	0.46
中医医院	78.24	80.23	80.11	1.99	−0.12
妇幼保健院	74.83	78.28	75.14	3.45	−3.14
不同性质					
公立医院	75.65	78.13	78.34	2.48	0.21
民营医院	80.54	82.73	79.92	2.19	−2.81

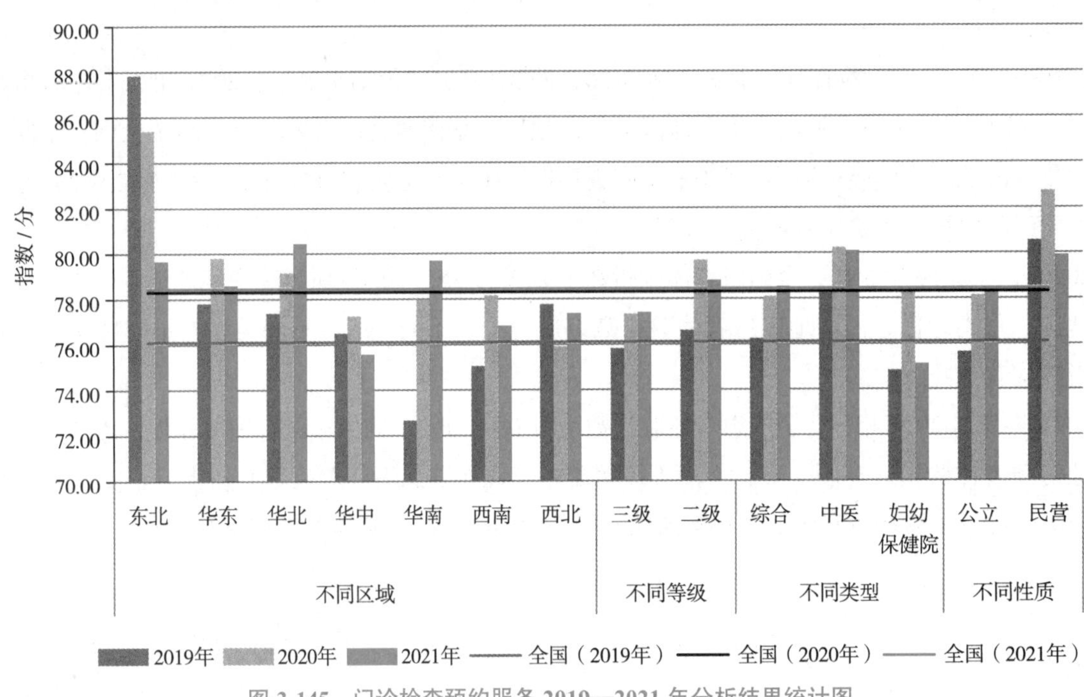

图 3-145　门诊检查预约服务 2019—2021 年分析结果统计图

（1）检验标本采集预约等候时间：2019—2021 年门诊检验标本采集预约等候时间（表 3-57，图 3-146 ~ 图 3-149）评价结果显示，超过 20.00% 的患者对检验标本采集预约等候时间感到一般；历史对比结果显示，检验标本采集预约等候时间“很满意”占比均有提升。

表 3-57　门诊检验标本采集预约等候时间 2019—2021 年分析结果

检验标本采集预约等候时间	人数占比 /%			差值	
	2019 年	2020 年	2021 年	2020—2019	2021—2020
很满意	22.14	26.81	29.55	4.67	2.74
满意	48.05	47.63	44.33	−0.42	−3.30
一般	21.56	21.69	22.28	0.13	0.59
不满意	6.33	3.27	3.22	−3.06	−0.05
很不满意	1.92	0.60	0.62	−1.32	0.02

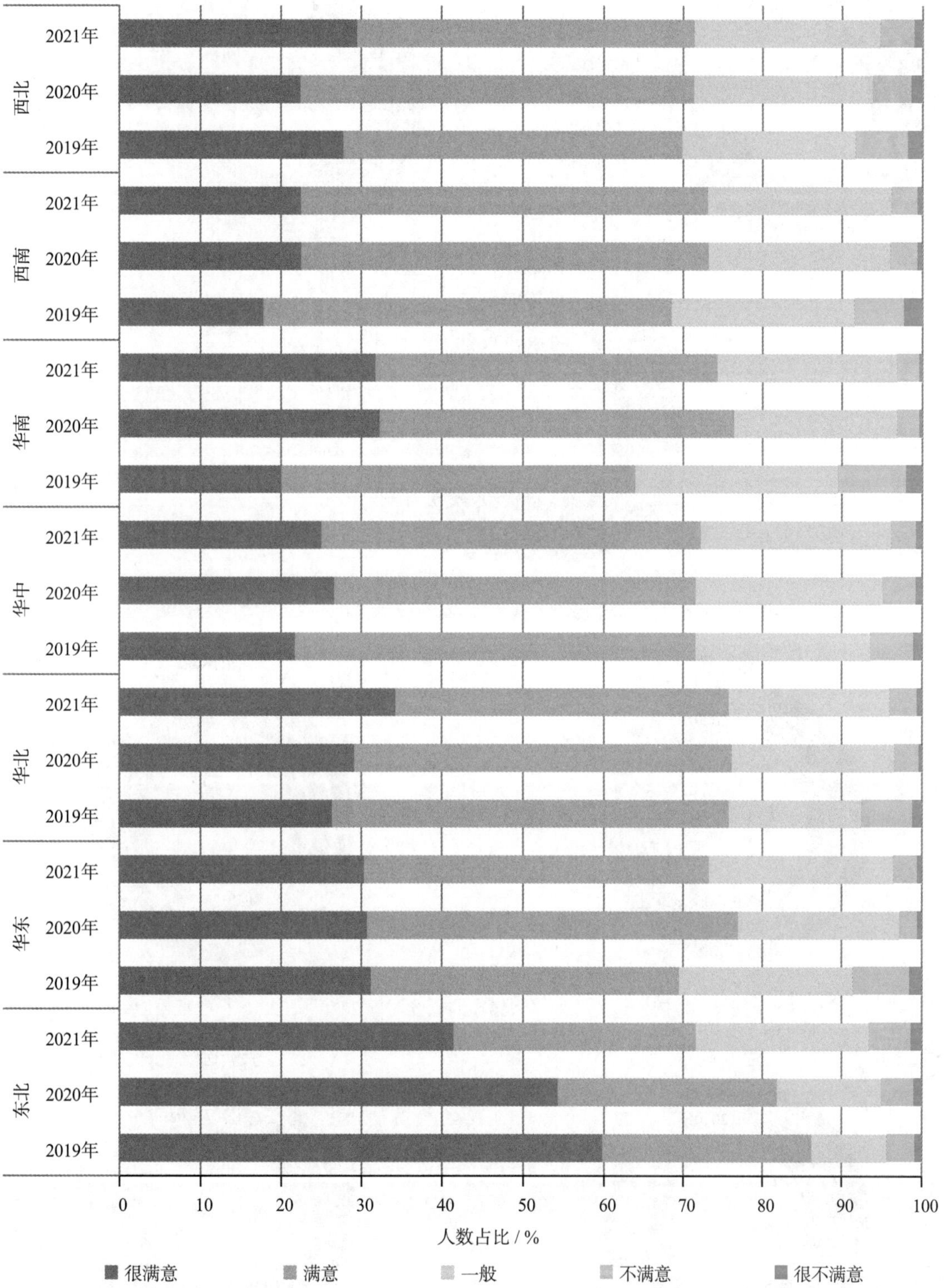

图 3-146　不同区域医院门诊检验标本采集预约等候时间 2019—2021 年分析结果统计图

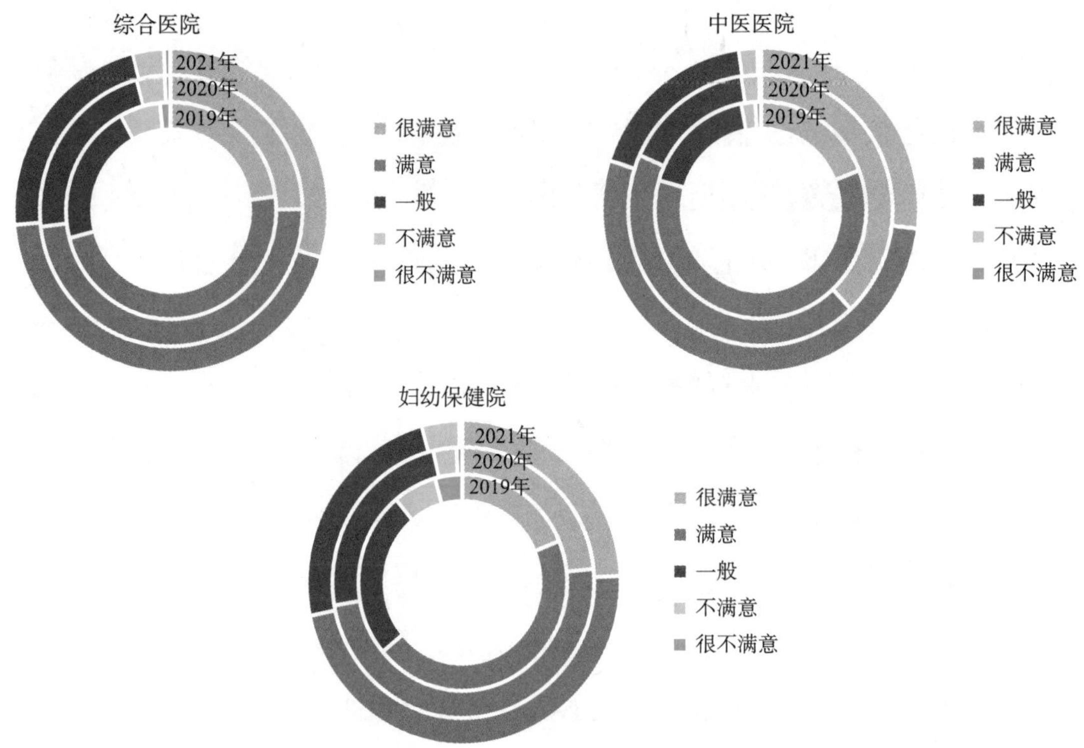

图 3-147　不同类型医院门诊检验标本采集预约等候时间 2019—2021 年分析结果统计图

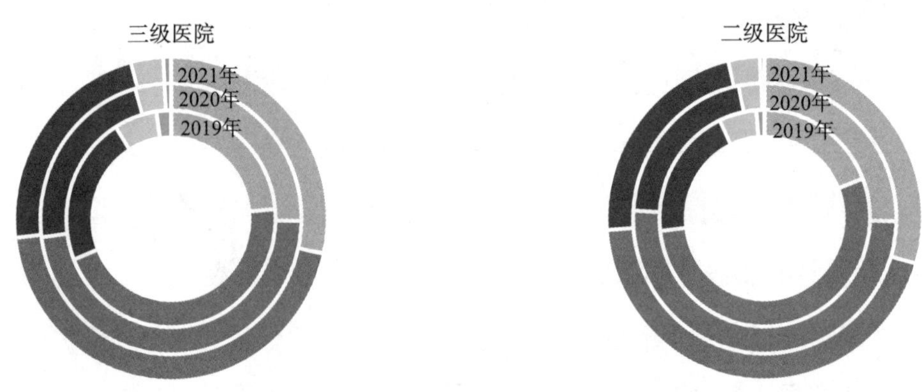

图 3-148　不同等级医院门诊检验标本采集预约等候时间 2019—2021 年分析结果统计图

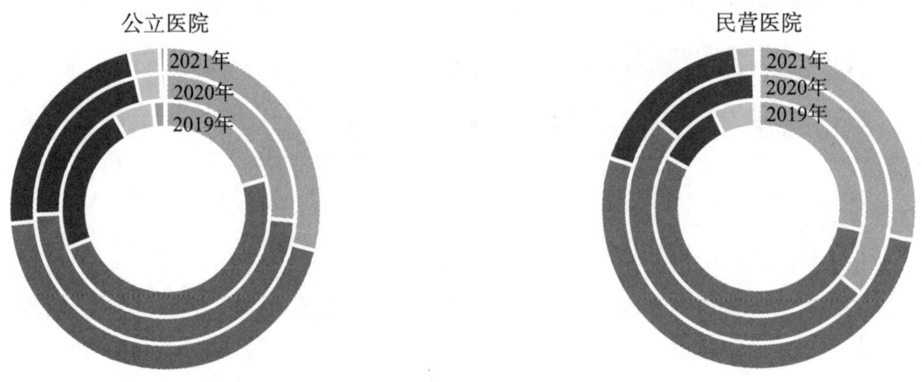

图 3-149　不同性质医院门诊检验标本采集预约等候时间 2019—2021 年分析结果统计图

（2）放射检查预约等候时间：2019—2021 年门诊放射检查预约等候时间（表 3-58，图 3-150 ~ 图 3-153）评价结果显示，超过 20.00% 的患者对放射检查预约等候时间感到一般；历史对比结果显示，放射检查预约等候时间“很满意”占比均有提升。

表 3-58　门诊放射检查预约等候时间 2019—2021 年分析结果

放射检查预约等候时间	人数占比 /%			差值	
	2019 年	2020 年	2021 年	2020—2019	2021—2020
很满意	21.24	25.78	27.94	4.54	2.16
满意	49.18	45.42	42.55	−3.76	−2.87
一般	22.52	23.63	24.26	1.11	0.63
不满意	5.71	4.07	4.27	−1.64	0.20
很不满意	1.35	1.10	0.98	−0.25	−0.12

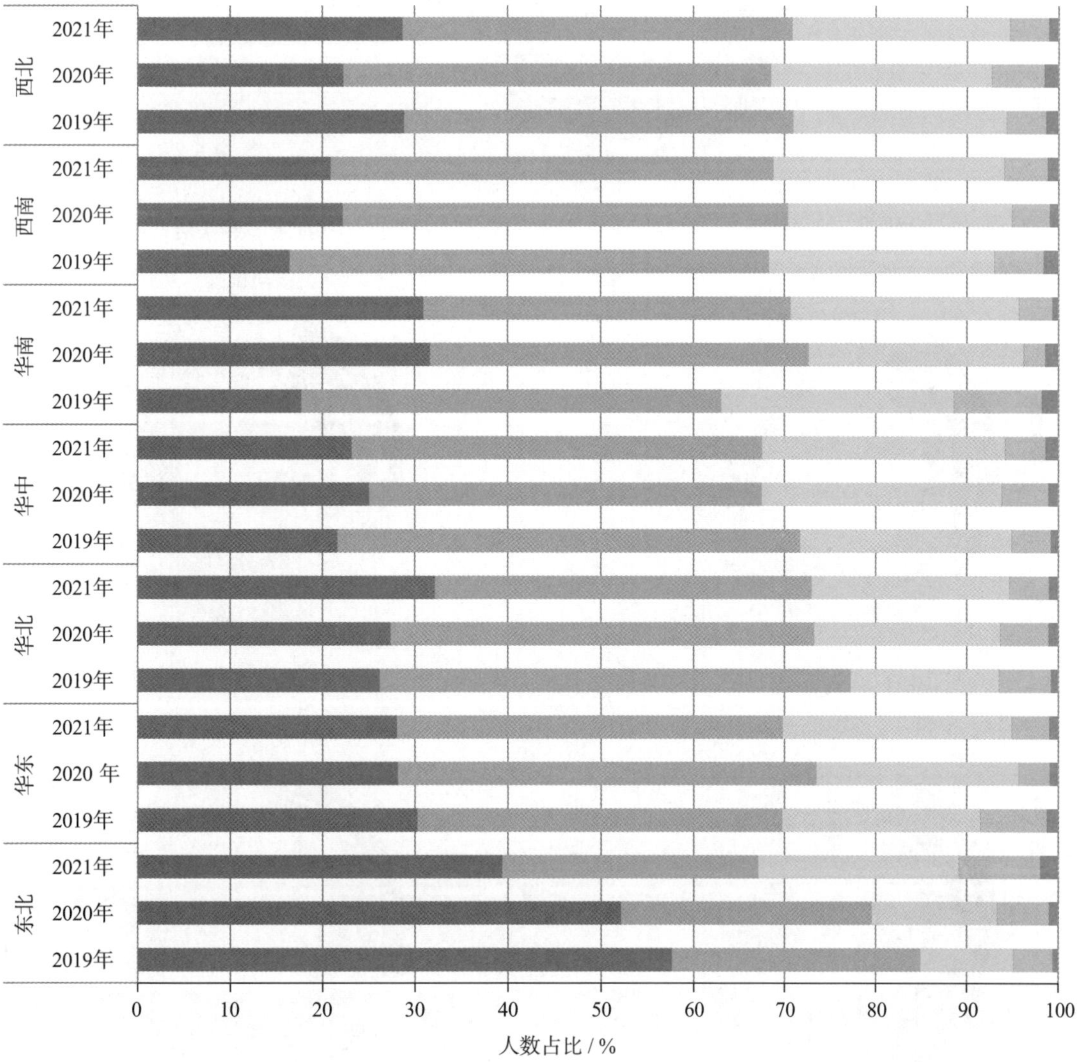

图 3-150　不同区域医院门诊放射检查预约等候时间 2019—2021 年分析结果统计图

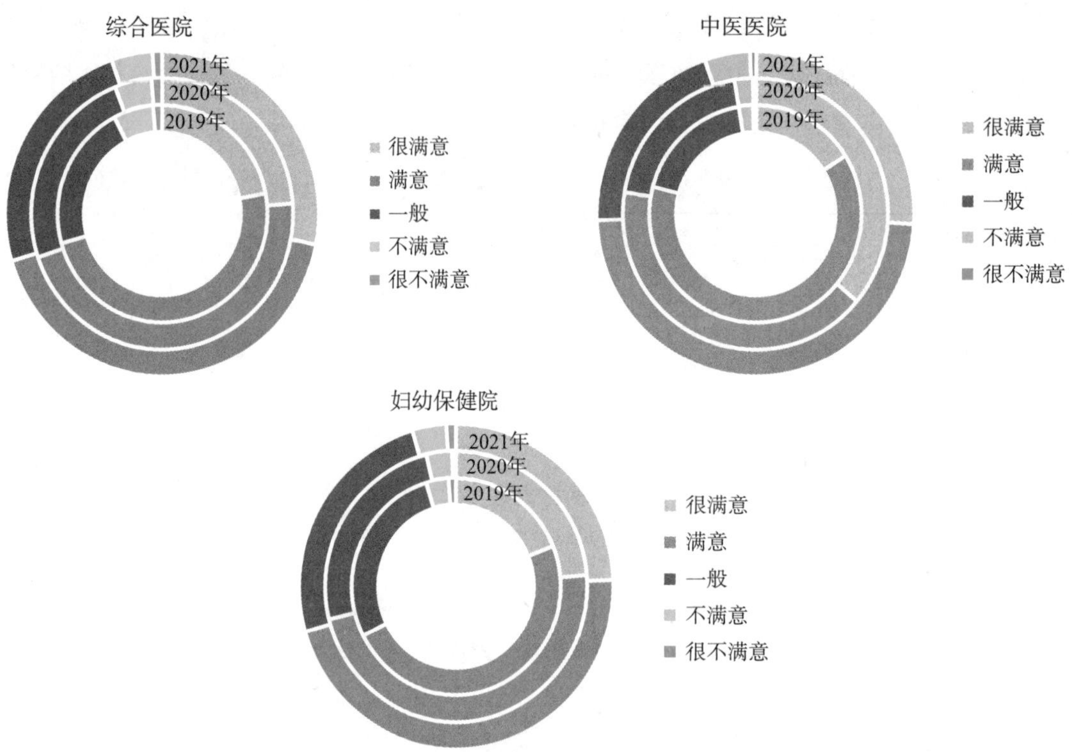

图 3-151　不同类型医院门诊放射检查预约等候时间 2019—2021 年分析结果统计图

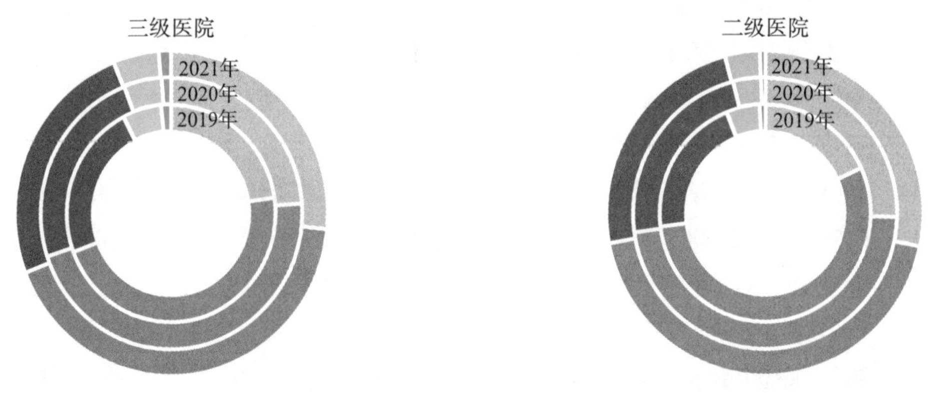

图 3-152　不同等级医院门诊放射检查预约等候时间 2019—2021 年分析结果统计图

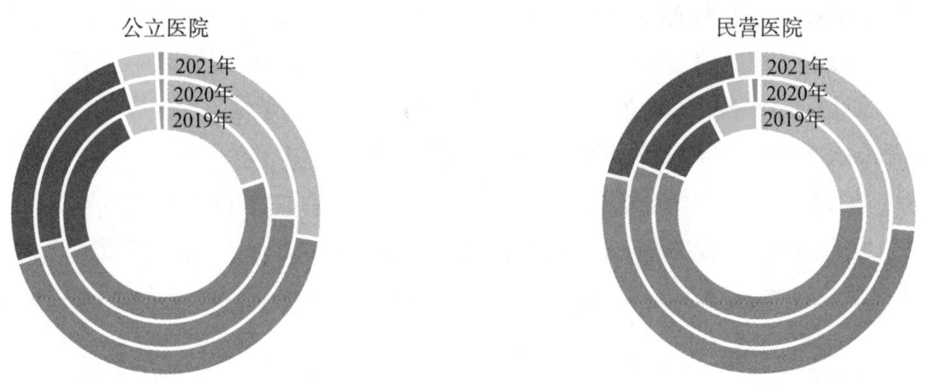

图 3-153　不同性质医院门诊放射检查预约等候时间 2019—2021 年分析结果统计图

（3）超声检查预约等候时间：2019—2021 年门诊超声检查预约等候时间（表 3-59，图 3-154 ~ 图 3-157）评价结果显示，超过 20.00% 的患者对超声检查预约等候时间感到一般；历史对比结果显示，超声检查预约等候时间“很满意”占比均有提升。

表 3-59　门诊超声检查预约等候时间 2019—2021 年分析结果

超声检查预约等候时间	人数占比 /%			差值	
	2019 年	2020 年	2021 年	2020—2019	2021—2020
很满意	19.92	25.33	26.86	5.41	1.53
满意	47.18	44.59	42.37	−2.59	−2.22
一般	23.61	23.52	24.59	−0.09	1.07
不满意	7.19	5.13	4.89	−2.06	−0.24
很不满意	2.10	1.43	1.29	−0.67	−0.14

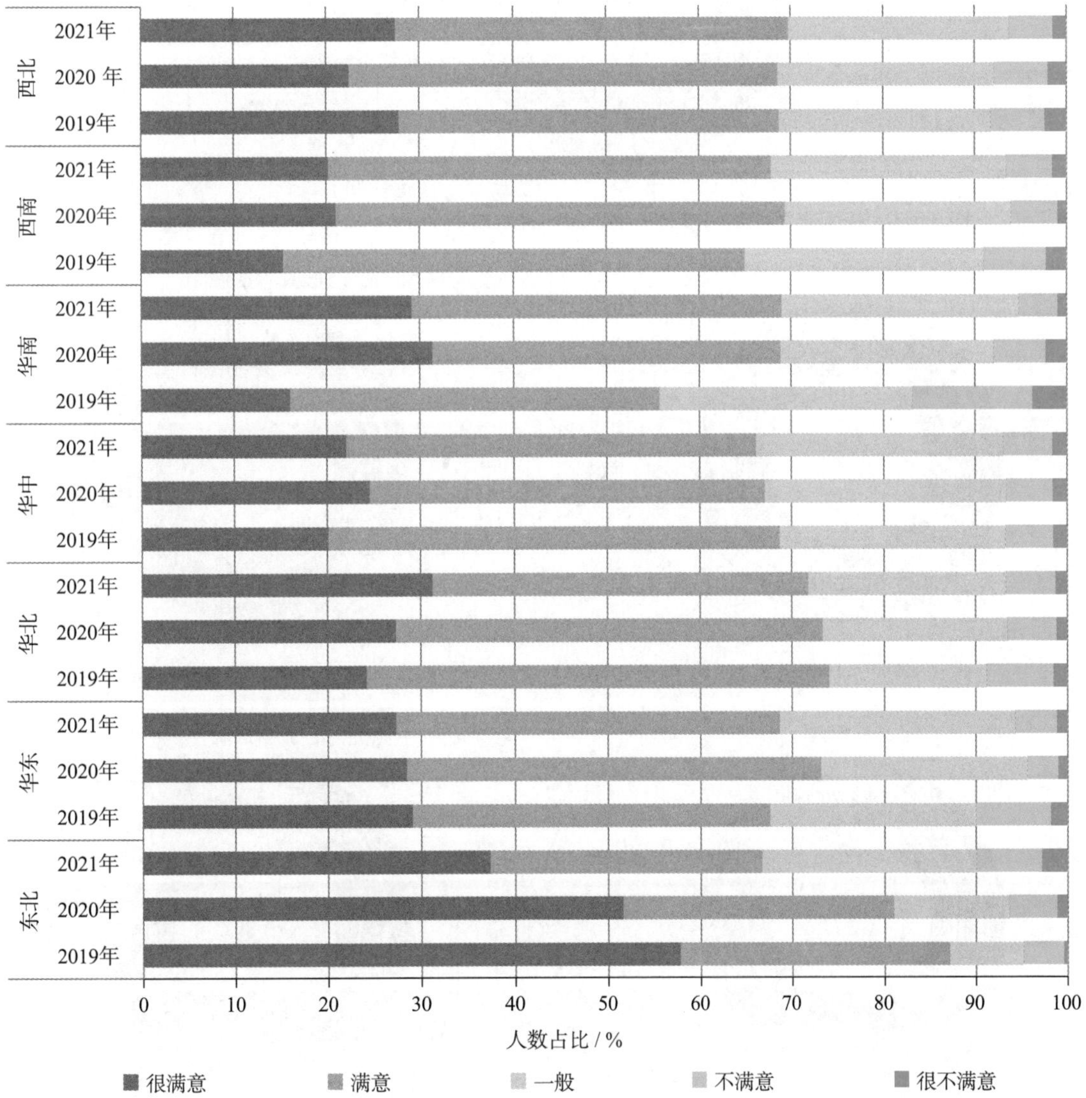

图 3-154　不同区域医院门诊超声检查预约等候时间 2019—2021 年分析结果统计图

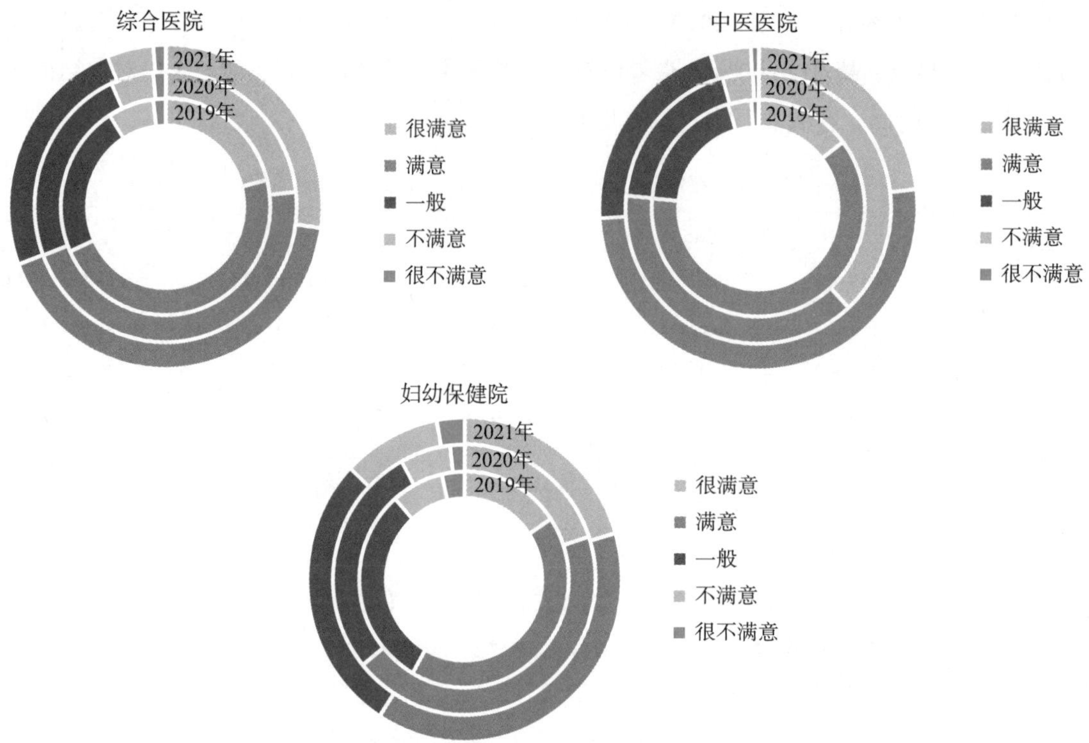

图 3-155　不同类型医院门诊超声检查预约等候时间 2019—2021 年分析结果统计图

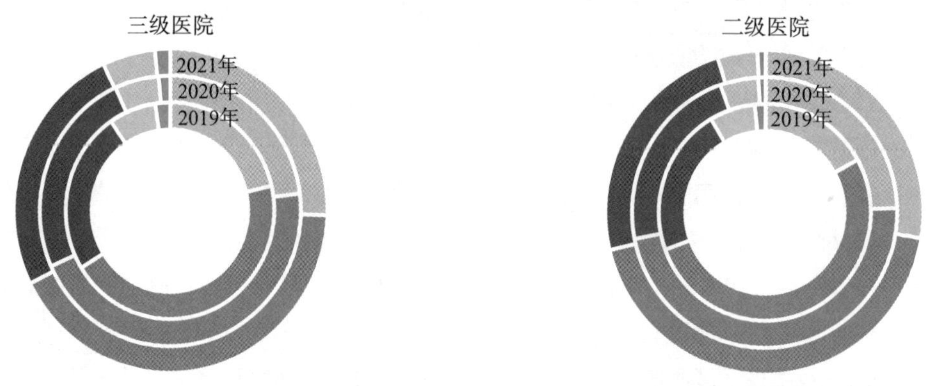

图 3-156　不同等级医院门诊超声检查预约等候时间 2019—2021 年分析结果统计图

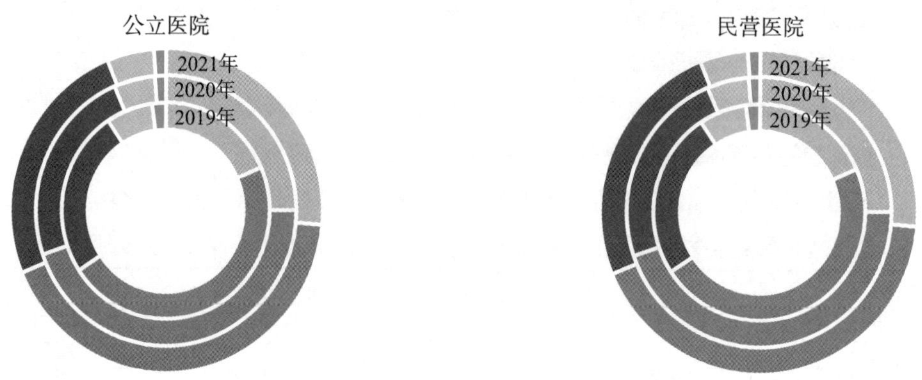

图 3-157　不同性质医院门诊超声检查预约等候时间 2019—2021 年分析结果统计图

（三）门诊服务流程分析

2019—2021 年门诊服务流程（表 3-60，图 3-158）评价结果显示，2021 年患者体验指数为 79.29 分；不同区域中东北地区、华北地区、华南地区、西南地区患者体验指数高于全国；不同等级医院中二级医院患者体验指数高于全国；不同类型医院综合医院、中医医院、妇幼保健院患者体验指数高于全国；不同性质医院中民营医院患者体验指数高于全国。

2020 年与 2019 年相比，全国患者体验指数上升 0.70 分；不同区域医院中华东地区、华北地区、华中地区、华南地区、西南地区患者体验指数有所上升；不同等级医院中二级医院患者体验指数有所上升；不同类型医院中综合医院妇幼保健院患者体验指数有所上升；不同性质医院患者体验指数均有上升。

2021 年与 2020 年相比，全国患者体验指数下降 2.24 分；不同区域医院中东北地区、华东地区、华北地区、华南地区、西南地区患者体验指数有所下降；不同等级医院、不同类型医院、不同性质医院患者体验指数均有下降。

表 3-60 门诊服务流程 2019—2021 年分析结果

类别	患者体验指数 / 分			患者体验指数差值 / 分	
	2019 年	2020 年	2021 年	2020 年与 2019 年	2021 年与 2020 年
全国	80.83	81.53	79.29	0.70	−2.24
不同区域					
东北	88.24	86.15	81.27	−2.09	−4.88
华东	79.44	80.84	78.89	1.40	−1.95
华北	80.68	81.93	79.48	1.25	−2.45
华中	77.52	77.73	77.83	0.21	0.10
华南	74.67	81.83	79.61	7.16	−2.22
西南	81.65	82.51	79.95	0.86	−2.56
西北	77.23	74.48	76.71	−2.75	2.23
不同等级					
三级医院	79.13	78.89	77.53	−0.24	−1.36
二级医院	83.77	86.20	81.66	2.43	−4.54
不同类型					
综合医院	80.65	80.93	79.31	0.28	−1.62
中医医院	88.16	84.81	81.81	−3.35	−3.00
妇幼保健院	78.91	83.66	79.41	4.75	−4.25
不同性质					
公立医院	80.66	81.28	79.24	0.62	−2.04
民营医院	85.89	89.41	83.98	3.52	−5.43

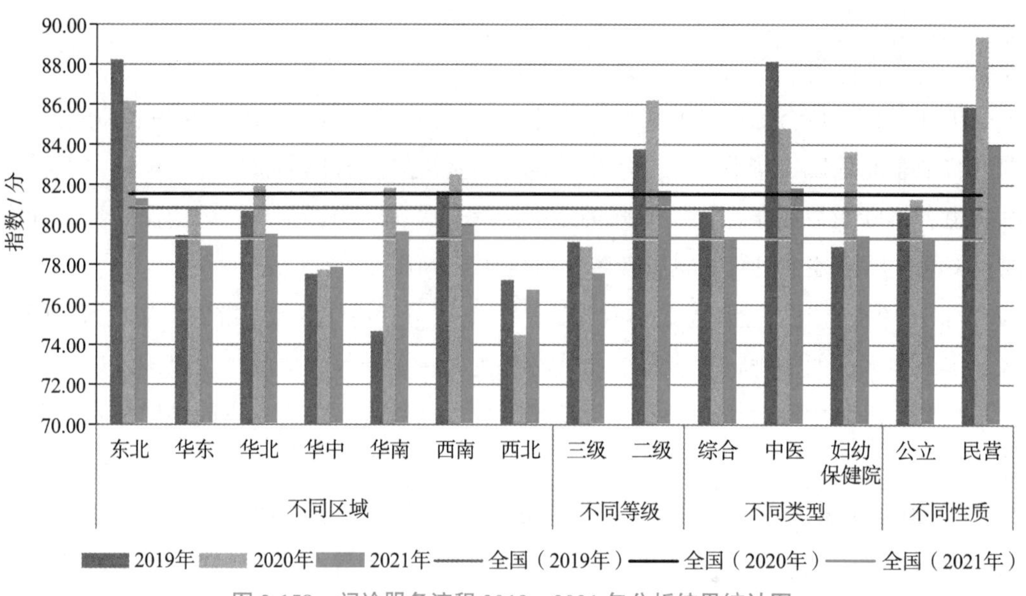

图 3-158　门诊服务流程 2019—2021 年分析结果统计图

1. 诊前服务分析

2019—2021 年门诊诊前服务（表 3-61，图 3-159）评价结果显示，2021 年患者体验指数为 74.33 分；不同区域中东北地区、华北地区、华南地区、西南地区患者体验指数高于全国；不同等级医院中二级医院患者体验指数高于全国；不同类型医院综合医院、中医医院患者体验指数高于全国；不同性质医院中民营医院患者体验指数高于全国。

2020 年与 2019 年相比，全国患者体验指数上升 0.51 分；不同区域医院中华东地区、华北地区、华中地区、华南地区、西南地区患者体验指数有所上升；不同等级医院中二级医院患者体验指数有所上升；不同类型医院中综合医院妇幼保健院患者体验指数有所上升；不同性质医院患者体验指数均有上升。

2021 年与 2020 年相比，全国患者体验指数下降 3.15 分；不同区域医院中东北地区、华东地区、华北地区、华中地区、华南地区、西南地区患者体验指数有所下降；不同等级医院、不同类型医院、不同性质医院患者体验指数均有下降。

表 3-61　门诊诊前服务 2019—2021 年分析结果

类别	患者体验指数 / 分			患者体验指数差值 / 分	
	2019 年	2020 年	2021 年	2020 年与 2019 年	2021 年与 2020 年
全国	76.97	77.48	74.33	0.51	–3.15
不同区域					
东北	87.50	84.29	76.79	–3.21	–7.50
华东	74.08	74.17	73.40	0.09	–0.77
华北	77.25	79.34	74.61	2.09	–4.73
华中	69.39	71.00	70.56	1.61	–0.44

续表

类别	患者体验指数 / 分			患者体验指数差值 / 分	
	2019 年	2020 年	2021 年	2020 年与 2019 年	2021 年与 2020 年
华南	66.42	79.29	75.51	12.87	−3.78
西南	78.50	79.07	74.99	0.57	−4.08
西北	72.43	62.85	71.69	−9.58	8.84
不同等级					
三级医院	74.41	73.55	71.45	−0.86	−2.10
二级医院	81.39	84.19	78.26	2.80	−5.93
不同类型					
综合医院	77.08	76.66	74.39	−0.42	−2.27
中医医院	87.84	83.48	78.36	−4.36	−5.12
妇幼保健院	70.43	78.66	71.60	8.23	−7.06
不同性质					
公立医院	76.56	77.08	74.13	0.52	−2.95
民营医院	85.60	89.28	82.50	3.68	−6.78

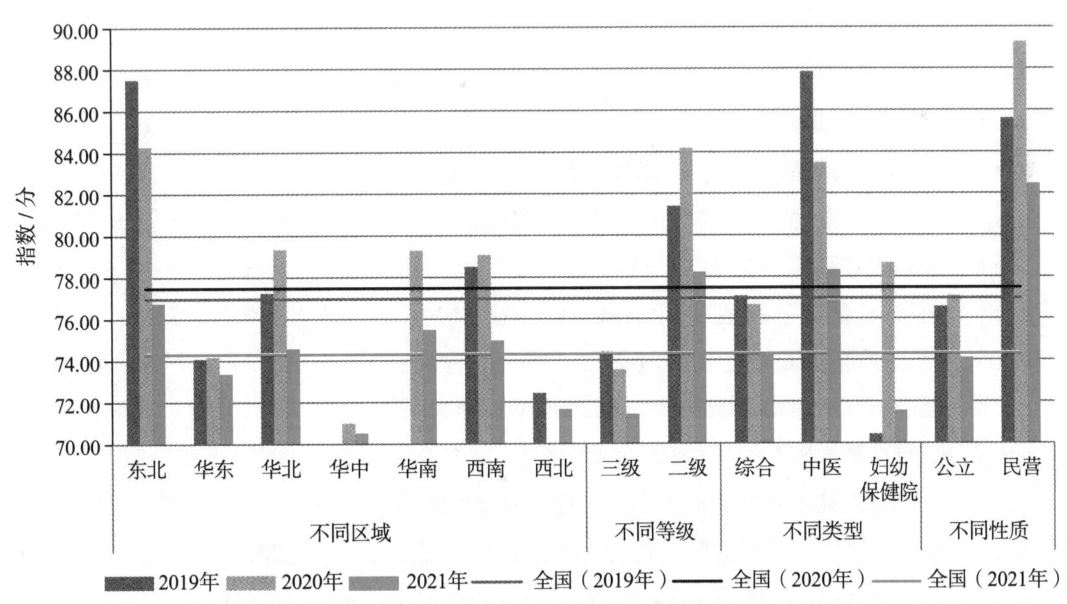

图 3-159　门诊诊前服务 2019—2021 年分析结果统计图

（1）挂号等候时间：2019—2021 年门诊挂号等候时间（表 3-62，图 3-160 ~ 图 3-163）评价结果显示，超过 10.00% 的患者挂号等候时间在 30 分钟以上；历史对比结果显示，挂号等候时间“15 ~ 30 分钟”占比有所增加。

表 3-62　门诊挂号等候时间 2019—2021 年分析结果

挂号等候时间	人数占比 /%			差值	
	2019 年	2020 年	2021 年	2020—2019	2021—2020
10 分钟以内	53.86	57.40	52.35	3.54	-5.05
10～15 分钟	21.42	15.38	16.38	-6.04	1.00
15～20 分钟	8.42	10.45	12.46	2.03	2.01
20～30 分钟	5.30	6.61	8.20	1.31	1.59
30 分钟以上	11.00	10.16	10.61	-0.84	0.45

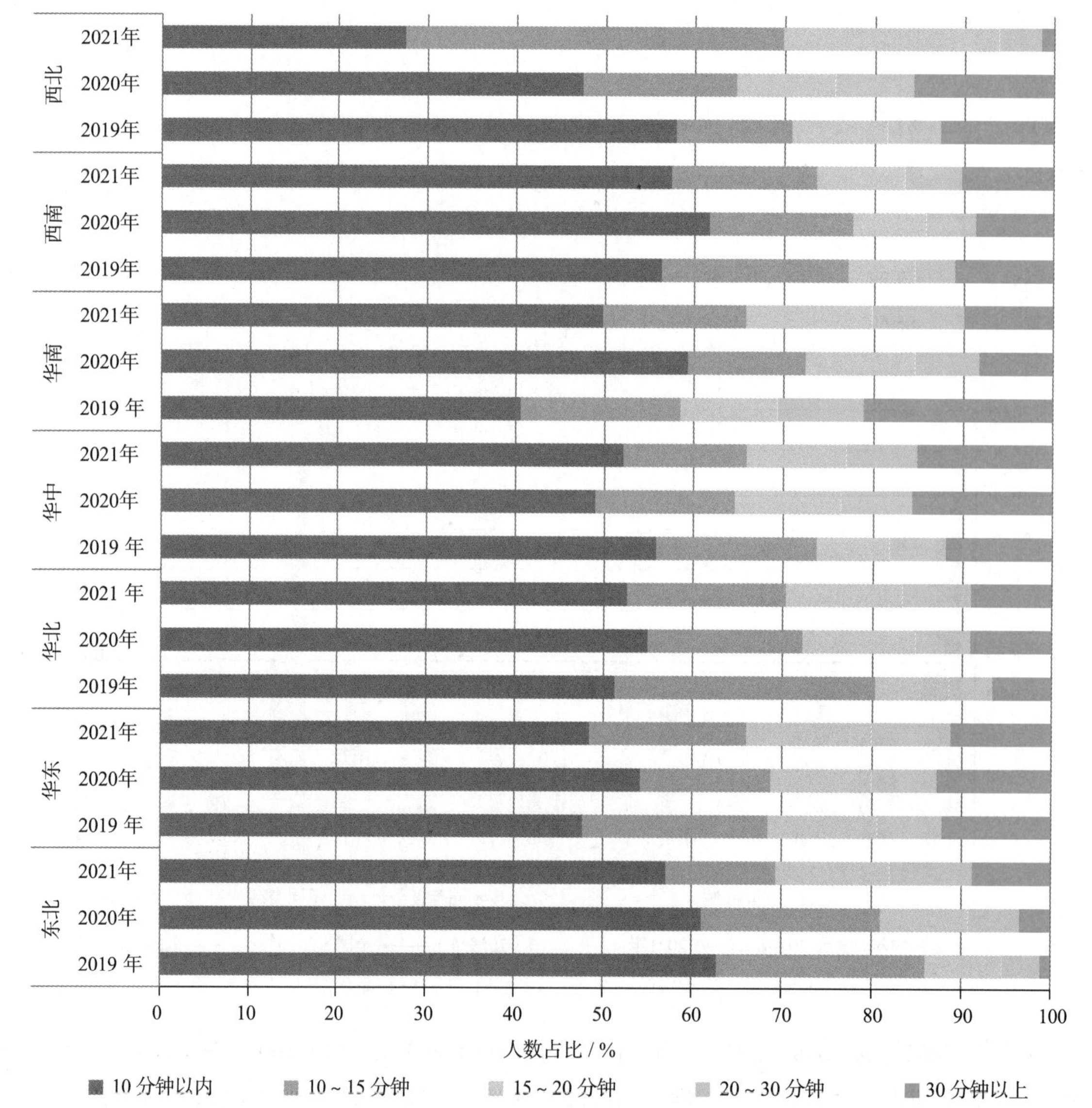

图 3-160　不同区域医院门诊挂号等候时间 2019—2021 年分析结果统计图

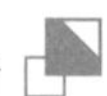

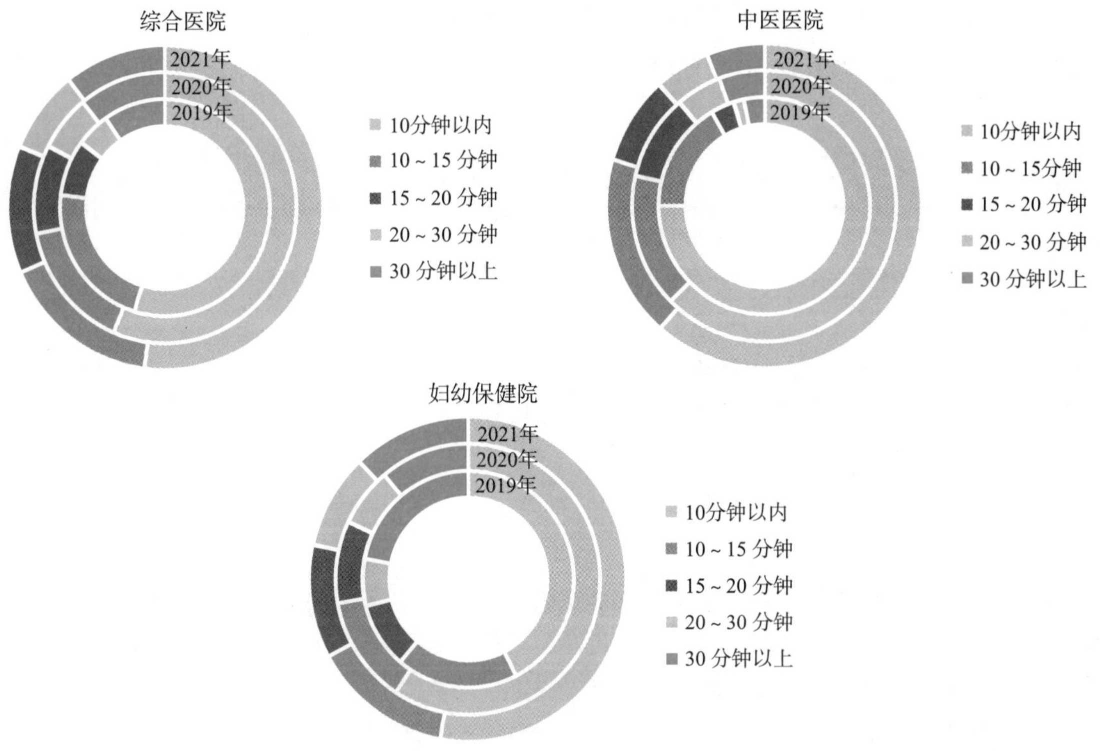

图 3-161　不同类型医院门诊挂号等候时间 2019—2021 年分析结果统计图

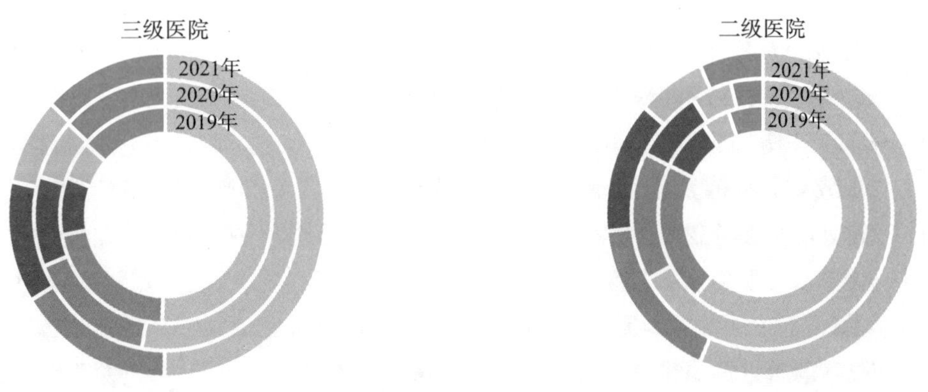

图 3-162　不同等级医院门诊挂号等候时间 2019—2021 年分析结果统计图

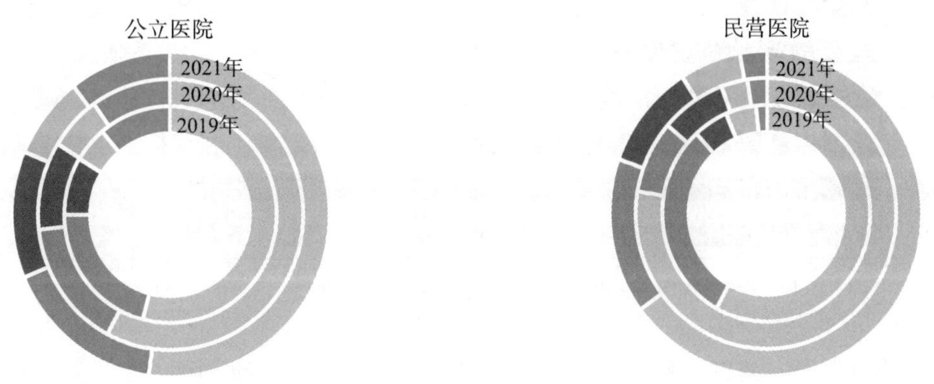

图 3-163　不同性质医院门诊挂号等候时间 2019—2021 年分析结果统计图

（2）候诊时长：2019—2021 年门诊候诊时长（表 3-63，图 3-164 ~ 图 3-167）评价结果显示，约 17.00% 的患者候诊时长在 30 分钟以上；历史对比结果显示，候诊时长 15 分钟以内占比有所减少。

表 3-63　门诊候诊时长 2019—2021 年分析结果

候诊时长	人数占比 /%			差值	
	2019 年	2020 年	2021 年	2020—2019	2021—2020
10 分钟以内	36.58	40.25	37.01	3.67	−3.24
10 ~ 15 分钟	27.50	23.10	22.48	−4.40	−0.62
15 ~ 20 分钟	10.67	12.28	14.41	1.61	2.13
20 ~ 30 分钟	7.26	7.89	9.31	0.63	1.42
30 分钟以上	17.99	16.48	16.79	−1.51	0.31

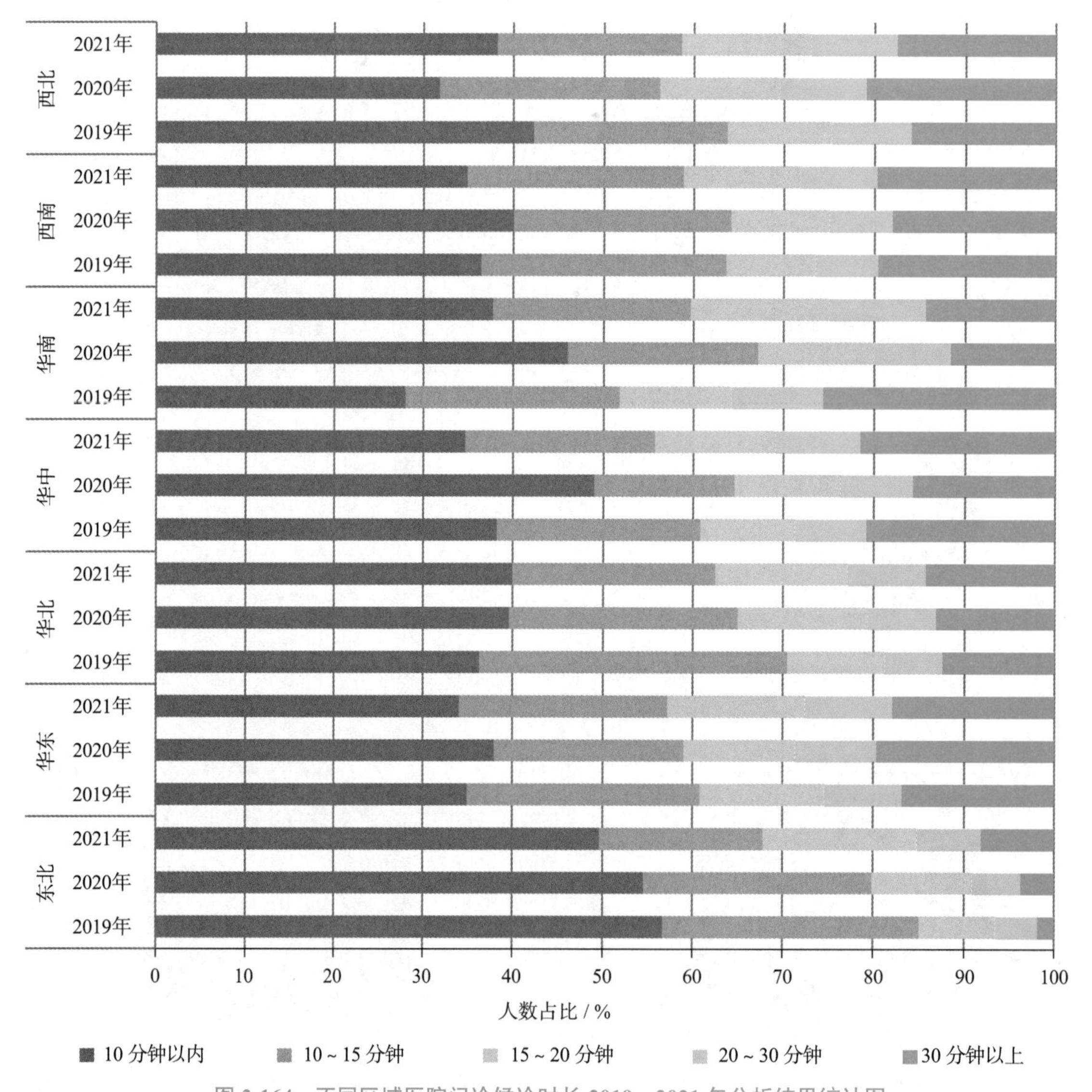

图 3-164　不同区域医院门诊候诊时长 2019—2021 年分析结果统计图

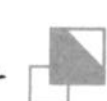

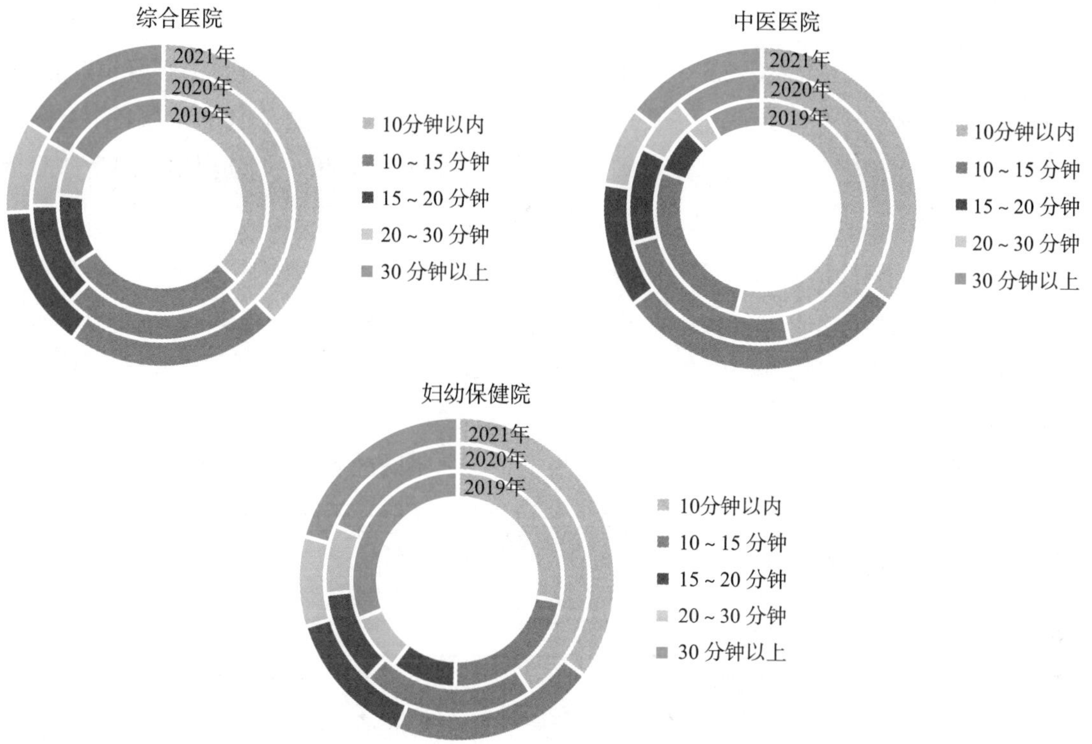

图 3-165　不同类型医院门诊候诊时长 2019—2021 年分析结果统计图

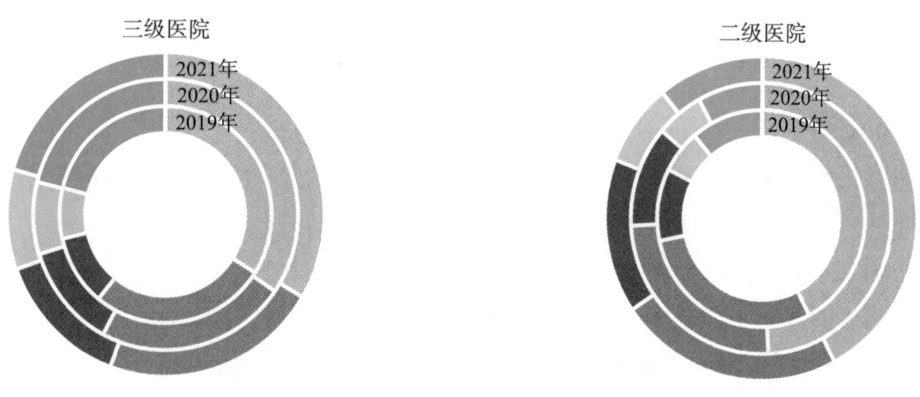

图 3-166　不同等级医院门诊候诊时长 2019—2021 年分析结果统计图

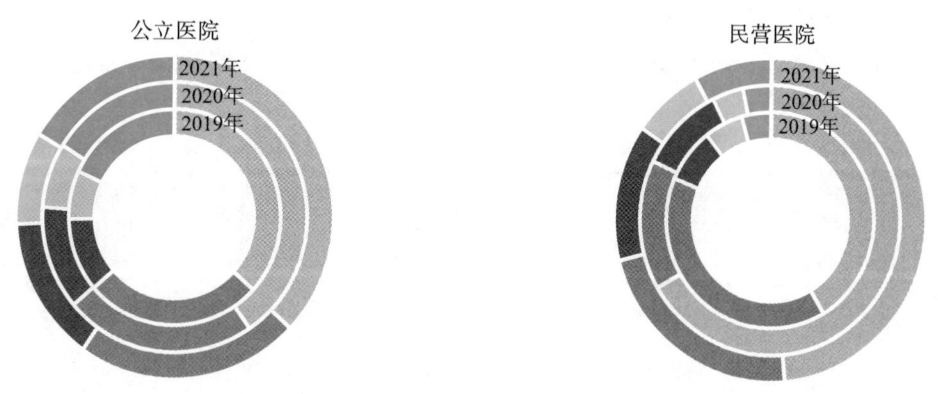

图 3-167　不同性质医院门诊候诊时长 2019—2021 年分析结果统计图

2. 诊后服务分析

2019—2021 年门诊诊后服务（表 3-64，图 3-168）评价结果显示，2021 年患者体验指数为 84.41 分；不同区域中东北地区、华东地区、华北地区、华中地区、西南地区患者体验指数高于全国；不同等级医院中二级医院患者体验指数高于全国；不同类型医院中医医院、妇幼保健院患者体验指数高于全国；不同性质医院中公立医院、民营医院患者体验指数高于全国。

2020 年与 2019 年相比，全国患者体验指数上升 0.89 分；不同区域医院中华东地区、华北地区、华南地区、西南地区、西北地区患者体验指数有所上升；不同等级医院中三级医院、二级医院患者体验指数有所上升；不同类型医院中综合医院、妇幼保健院患者体验指数有所上升；不同性质医院患者体验指数均有上升。

2021 年与 2020 年相比，全国患者体验指数下降 1.30 分；不同区域医院中东北地区、华东地区、华北地区、华南地区、西南地区、西北地区患者体验指数有所下降；不同等级医院、不同类型医院、不同性质医院患者体验指数均有下降。

表 3-64　门诊诊后服务 2019—2021 年分析结果

类别	患者体验指数 / 分			患者体验指数差值 / 分	
	2019 年	2020 年	2021 年	2020 年与 2019 年	2021 年与 2020 年
全国	84.82	85.71	84.41	0.89	−1.30
不同区域					
东北	89.01	88.08	85.90	−0.93	−2.18
华东	84.99	87.73	84.56	2.74	−3.17
华北	84.23	84.59	84.52	0.36	−0.07
华中	85.92	84.67	85.35	−1.25	0.68
华南	83.19	84.45	83.85	1.26	−0.60
西南	84.90	86.07	85.07	1.17	−1.00
西北	82.19	86.50	81.90	4.31	−4.60
不同等级					
三级医院	84.00	84.41	83.82	0.41	−0.59
二级医院	86.23	88.28	85.17	2.05	−3.11
不同类型					
综合医院	84.33	85.33	84.39	1.00	−0.94
中医医院	88.49	86.19	85.38	−2.30	−0.81
妇幼保健院	87.68	88.83	87.47	1.15	−1.36
不同性质					
公立医院	84.90	85.61	84.52	0.71	−1.09
民营医院	86.20	89.53	85.51	3.33	−4.02

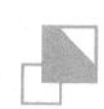

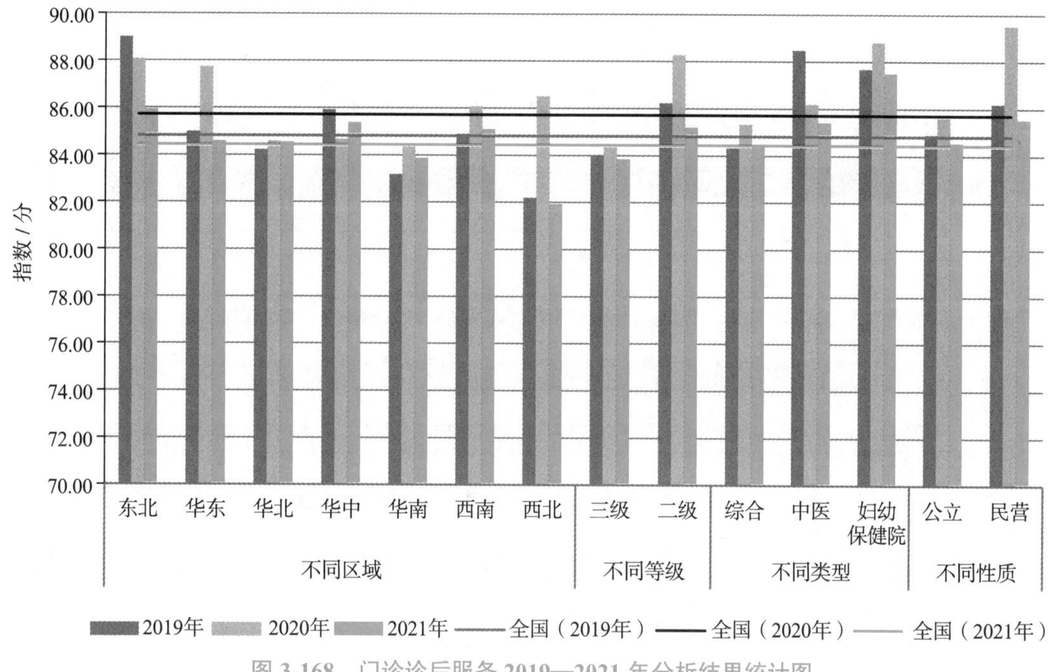

图 3-168　门诊诊后服务 2019—2021 年分析结果统计图

（1）缴费等候时间：2019—2021 年门诊缴费等候时间（表 3-65，图 3-169 ~ 图 3-172）评价结果显示，约 65.00% 的患者缴费等候时间在 10 分钟以内；历史对比结果显示，缴费等候时间 15 分钟以内占比有所减少。

表 3-65　门诊缴费等候时间 2019—2021 年分析结果

缴费等候时间	人数占比 /%			差值	
	2019 年	2020 年	2021 年	2020—2019	2021—2020
10 分钟以内	62.80	69.52	65.01	6.72	−4.51
10 ~ 15 分钟	22.61	14.50	15.40	−8.11	0.90
15 ~ 20 分钟	7.43	8.91	11.00	1.48	2.09
20 ~ 30 分钟	3.50	3.95	4.84	0.45	0.89
30 分钟以上	3.66	3.12	3.75	−0.54	0.63

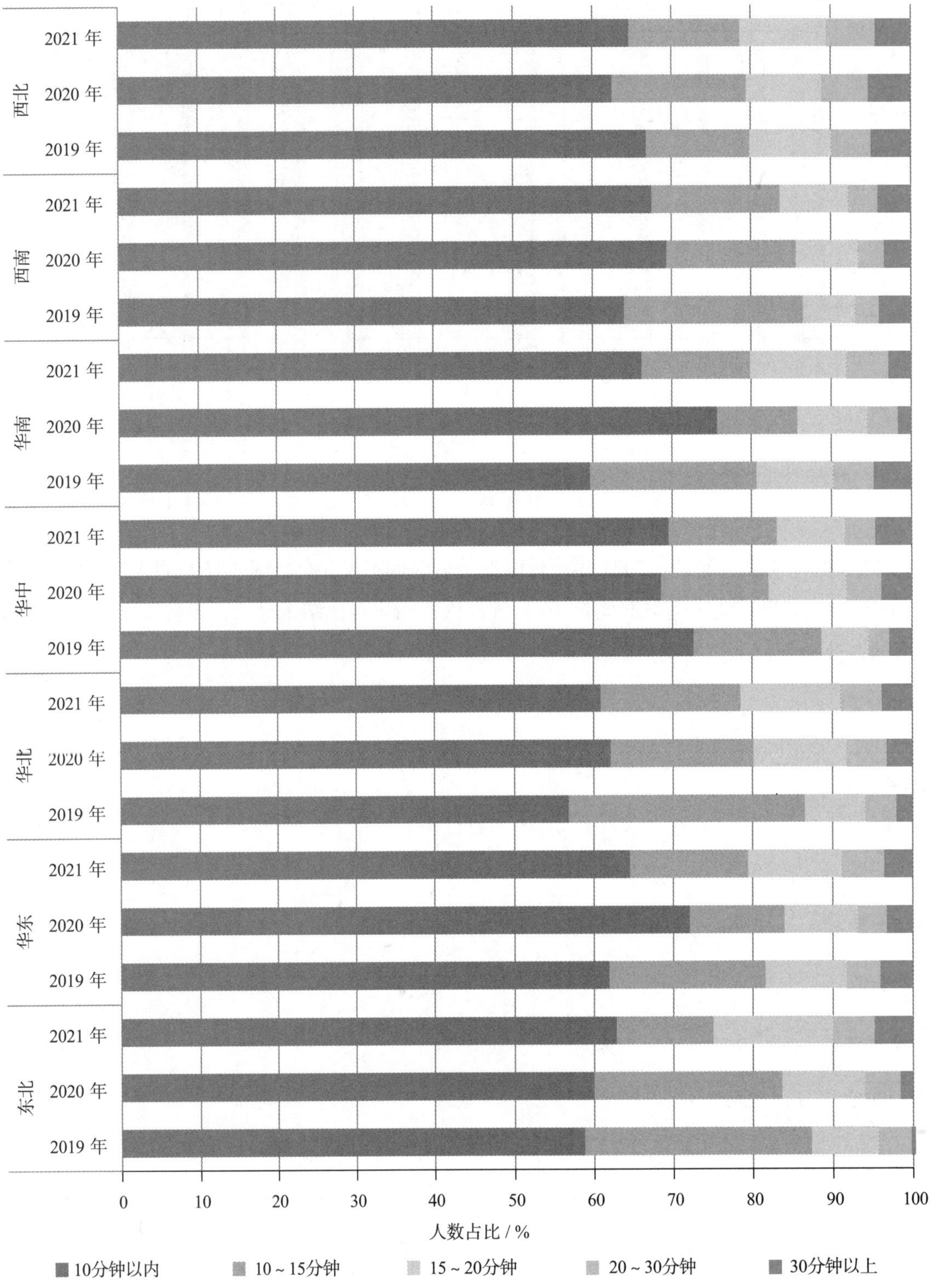

图 3-169　不同区域医院门诊缴费等候时间 2019—2021 年分析结果统计图

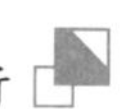

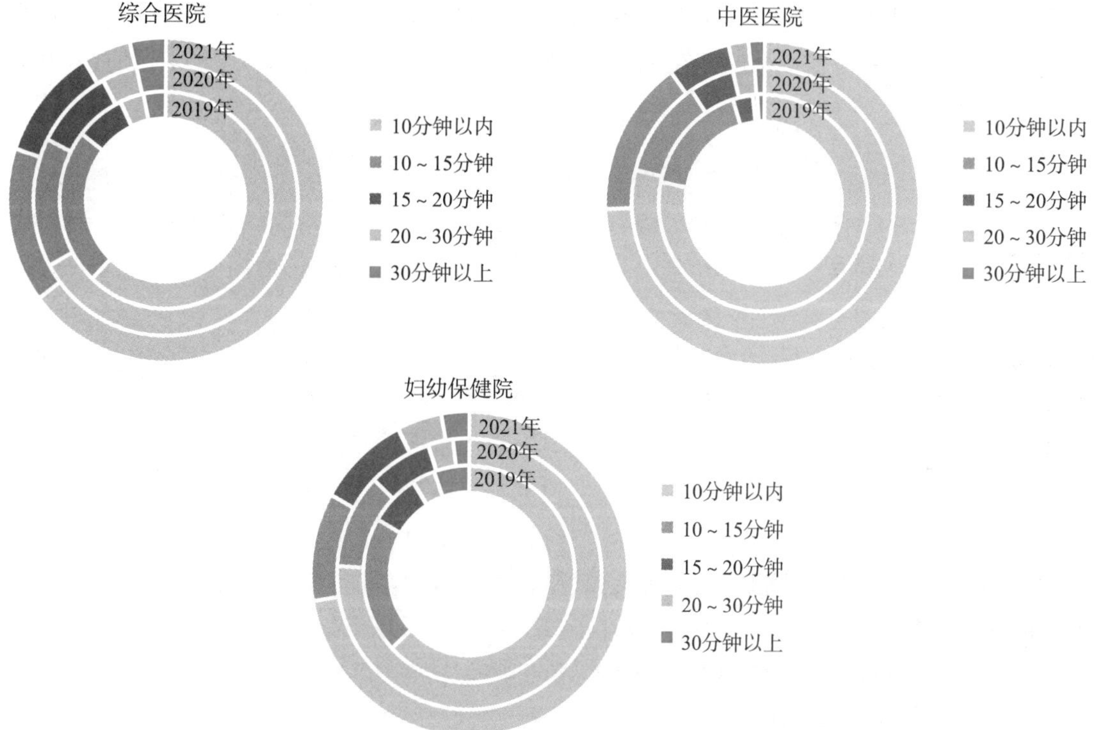

图 3-170　不同类型医院门诊缴费等候时间 2019—2021 年分析结果统计图

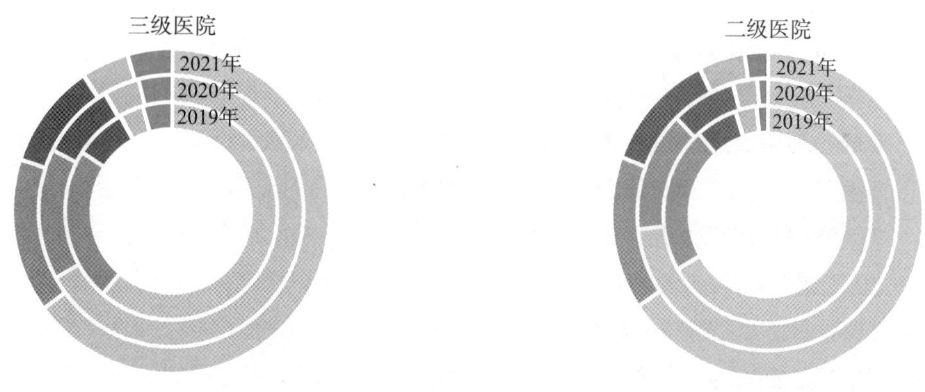

图 3-171　不同等级医院门诊缴费等候时间 2019—2021 年分析结果统计图

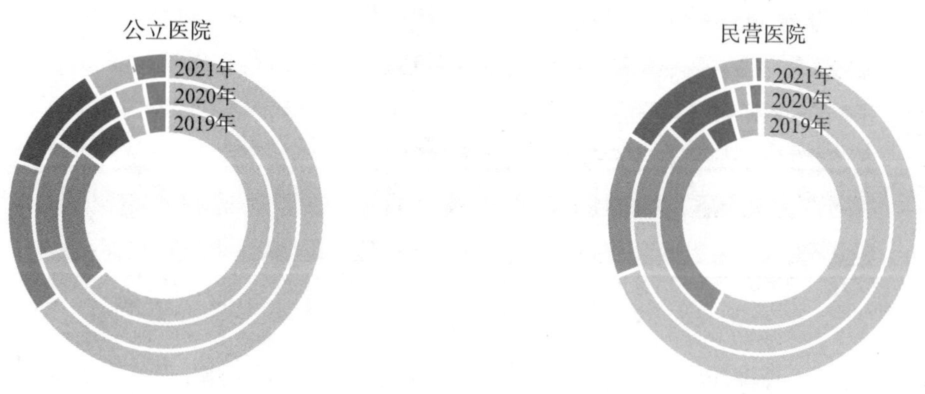

图 3-172　不同性质医院门诊缴费等候时间 2019—2021 年分析结果统计图

（2）等候取药时间：2019—2021 年门诊等候取药时间（表 3-66，图 3-173 ~图 3-176）评价结果显示，约 45.00% 的患者等候取药时间在 10 分钟以内；历史对比结果显示，等候取药时间 10 分钟以内占比有所提升。

表 3-66　门诊等候取药时间 2019—2021 年分析结果

等候取药时间	人数占比 /%			差值	
	2019 年	2020 年	2021 年	2020—2019	2021—2020
10 分钟以内	42.64	43.35	45.87	0.71	2.52
10 ~ 15 分钟	35.90	33.52	30.28	−2.38	−3.24
15 ~ 20 分钟	14.13	15.77	16.88	1.64	1.11
20 ~ 30 分钟	4.69	4.38	4.76	−0.31	0.38
30 分钟以上	2.64	2.98	2.21	0.34	−0.77

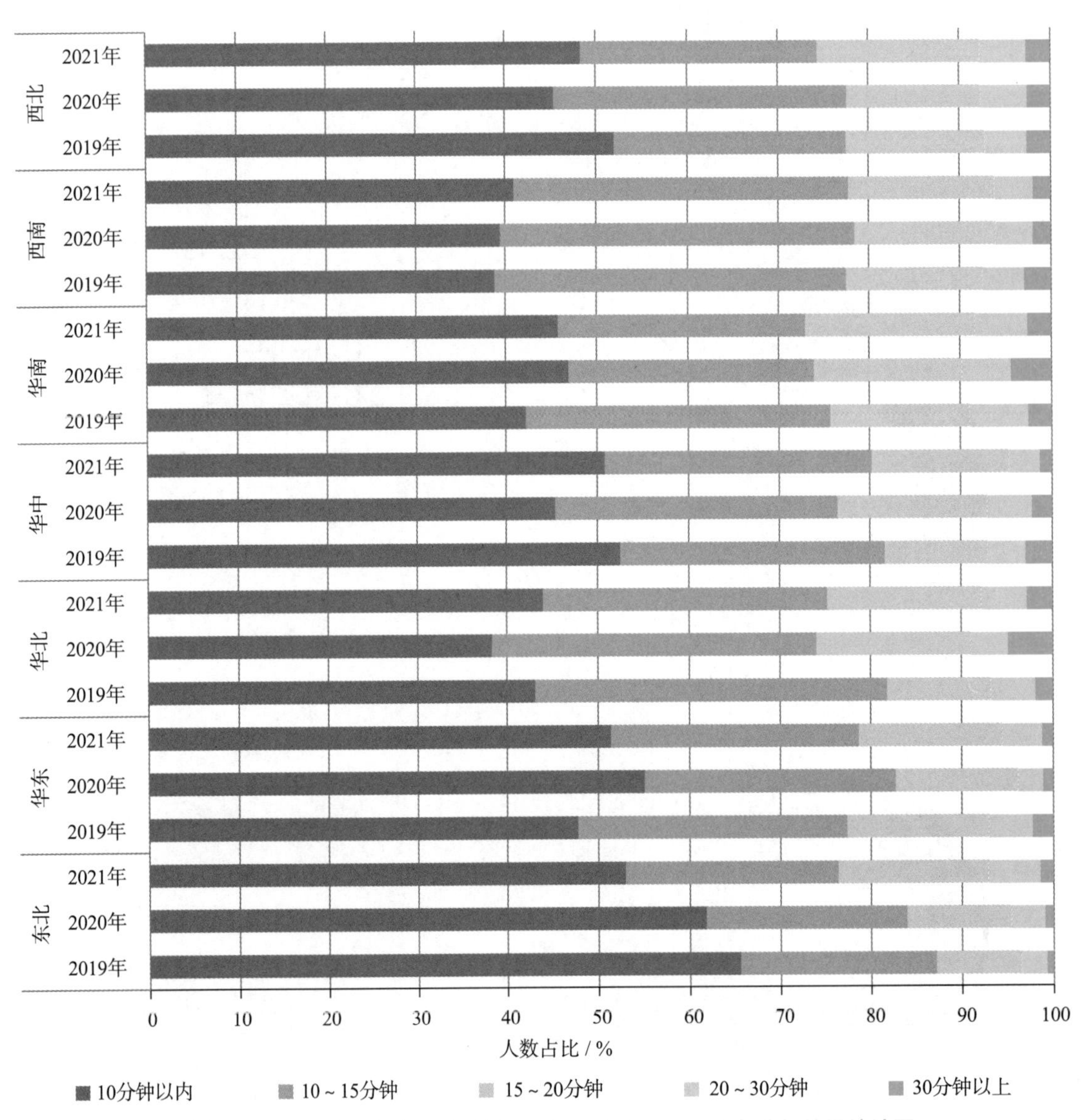

图 3-173　不同区域医院门诊等候取药时间 2019—2021 年分析结果统计图

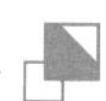

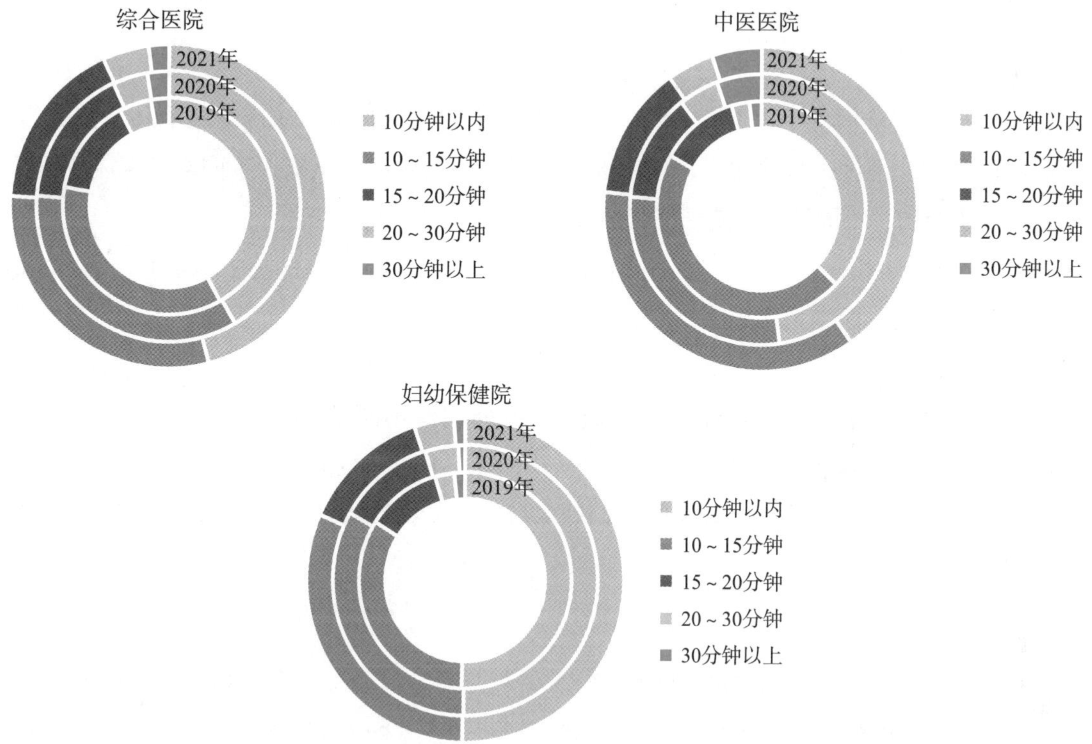

图 3-174　不同类型医院门诊等候取药时间 2019—2021 年分析结果统计图

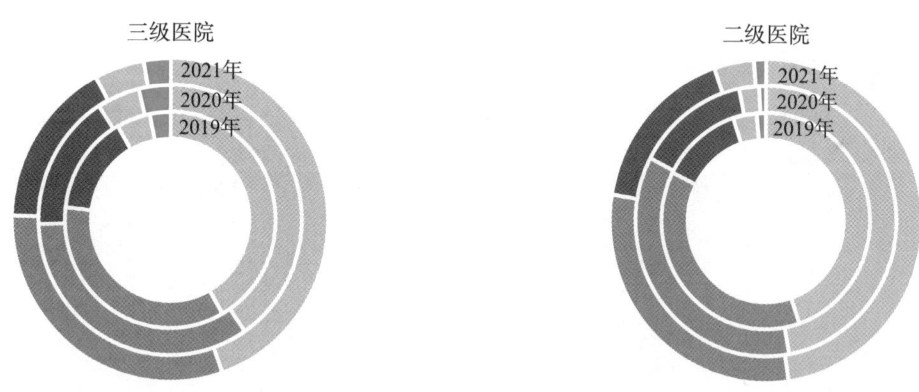

图 3-175　不同等级医院门诊等候取药时间 2019—2021 年分析结果统计图

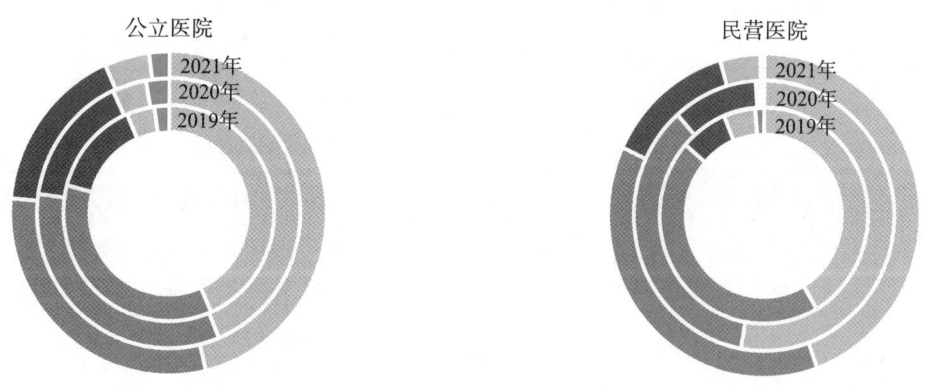

图 3-176　不同性质医院门诊等候取药时间 2019—2021 年分析结果统计图

（四）门诊信息公示分析

2019—2021年门诊信息公示（表3-67，图3-177）评价结果显示，2021年患者体验指数为79.73分；不同区域中东北地区、华北地区、华南地区患者体验指数高于全国；不同类型医院中医医院患者体验指数高于全国；不同性质医院中民营医院患者体验指数高于全国。

2020年与2019年相比，全国患者体验指数上升1.71分；不同区域医院中华东地区、华北地区、华中地区、华南地区、西南地区患者体验指数有所上升；不同等级、不同类型、不同性质医院患者体验指数均有上升。

2021年与2020年相比，全国患者体验指数下降0.68分；不同区域医院中东北地区、华东地区、华中地区、西南地区、西北地区患者体验指数有所下降；不同等级医院中二级、三级医院患者体验指数均有下降；不同类型医院中综合医院、妇幼保健院患者体验指数有所下降；不同性质医院患者体验指数均有下降。

表3–67　门诊信息公示2019—2021年分析结果

类别	患者体验指数/分			患者体验指数差值/分	
	2019年	2020年	2021年	2020年与2019年	2021年与2020年
全国	78.70	80.41	79.73	1.71	–0.68
不同区域					
东北	87.98	86.55	83.22	–1.43	–3.33
华东	81.09	81.91	79.52	0.82	–2.39
华北	78.40	81.28	81.28	2.88	0.00
华中	78.72	80.14	78.58	1.42	–1.56
华南	78.56	79.73	80.85	1.17	1.12
西南	77.76	80.14	78.17	2.38	–1.97
西北	82.42	82.04	78.50	–0.38	–3.54
不同等级					
三级医院	79.17	80.12	79.46	0.95	–0.66
二级医院	77.89	80.97	78.87	3.08	–2.10
不同类型					
综合医院	78.67	80.18	79.73	1.51	–0.45
中医医院	79.47	82.21	82.39	2.74	0.18
妇幼保健院	78.97	80.60	77.17	1.63	–3.43
不同性质					
公立医院	78.34	80.22	79.64	1.88	–0.58
民营医院	81.14	83.69	79.79	2.55	–3.90

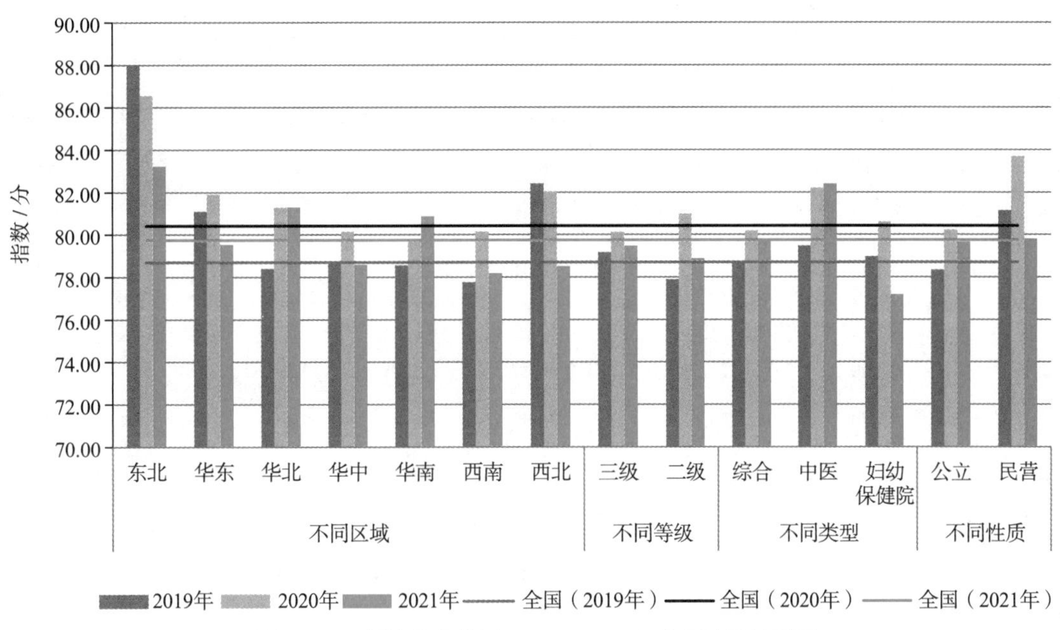

图 3-177 门诊信息公示 2019—2021 年分析结果统计图

1. 投诉信息公示分析

2019—2021 年门诊投诉信息公示（表 3-68，图 3-178）评价结果显示，2021 年患者体验指数为 77.48 分；不同区域中东北地区、华东地区、华北地区、华南地区患者体验指数高于全国；不同类型医院综合医院、中医医院患者体验指数高于全国；不同性质医院中民营医院患者体验指数高于全国。

2020 年与 2019 年相比，全国患者体验指数上升 1.50 分；不同区域医院中华东地区、华北地区、华中地区、华南地区、西南地区患者体验指数有所上升；不同等级、不同类型、不同性质医院患者体验指数均有上升。

2021 年与 2020 年相比，全国患者体验指数下降 0.54 分；不同区域医院中东北地区、华东地区、华中地区、西南地区、西北地区患者体验指数有所下降；不同等级医院中二级、三级医院患者体验指数均有下降；不同类型医院中综合医院、妇幼保健院患者体验指数有所下降；不同性质医院患者体验指数均有下降。

表 3-68 门诊投诉信息公示 2019—2021 年分析结果

类别	患者体验指数 / 分			患者体验指数差值 / 分	
	2019 年	2020 年	2021 年	2020 年与 2019 年	2021 年与 2020 年
全国	76.52	78.02	77.48	1.50	−0.54
不同区域					
东北	87.05	85.19	80.85	−1.86	−4.34
华东	78.87	79.00	77.82	0.13	−1.18
华北	77.32	78.88	79.65	1.56	0.77
华中	75.65	77.76	76.23	2.11	−1.53

续表

类别	患者体验指数 / 分			患者体验指数差值 / 分	
	2019 年	2020 年	2021 年	2020 年与 2019 年	2021 年与 2020 年
华南	75.98	77.89	78.44	1.91	0.55
西南	75.33	77.69	75.38	2.36	–2.31
西北	80.58	78.45	76.35	–2.13	–2.10
不同等级					
三级医院	77.00	77.39	76.87	0.39	–0.52
二级医院	75.70	79.14	76.99	3.44	–2.15
不同类型					
综合医院	76.62	77.75	77.50	1.13	–0.25
中医医院	77.50	80.04	80.29	2.54	0.25
妇幼保健院	75.80	78.29	73.85	2.49	–4.44
不同性质					
公立医院	76.06	77.83	77.29	1.77	–0.54
民营医院	79.78	81.07	79.66	1.29	–1.41

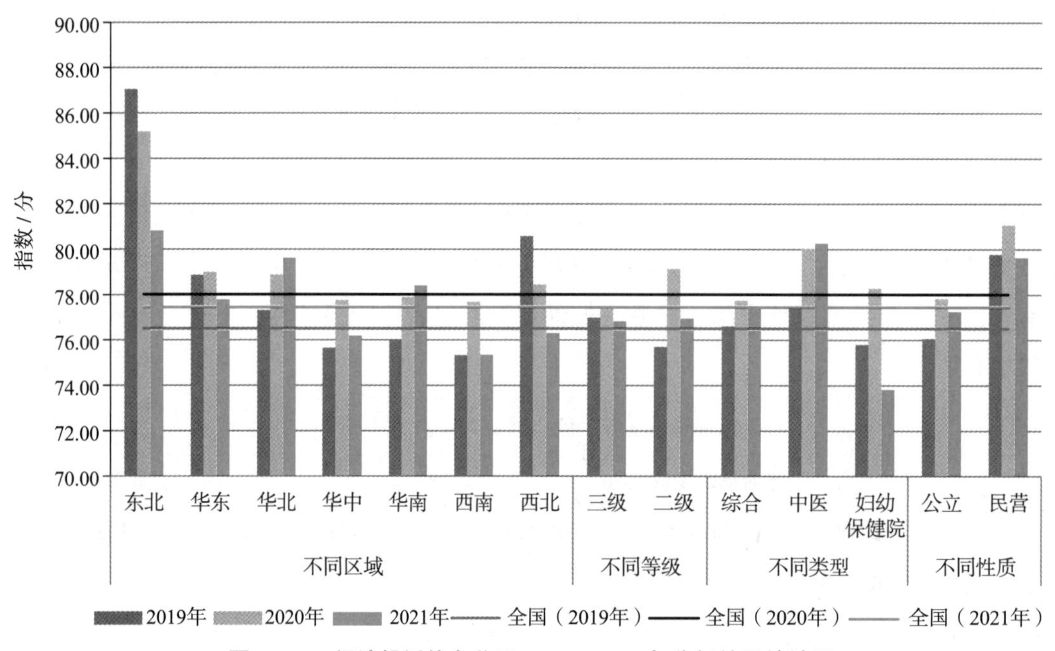

图 3-178　门诊投诉信息公示 2019—2021 年分析结果统计图

2019—2021 年门诊投诉信息公布（表 3-69，图 3-179 ~ 图 3-182）评价结果显示，约 20.00% 的患者投诉信息公布感觉一般；历史对比结果显示，投诉信息公布“很清晰”占比有所提升。

表 3-69　门诊投诉信息公布 2019—2021 年分析结果

投诉信息公布	人数占比 /%			差值	
	2019 年	2020 年	2021 年	2020—2019	2021—2020
很清晰	21.57	25.91	27.33	4.34	1.42
清晰	51.40	48.23	44.14	–3.17	–4.09
一般	18.44	18.64	20.95	0.20	2.31
不清晰	6.70	5.66	5.95	–1.04	0.29
没找到	1.89	1.56	1.63	–0.33	0.07

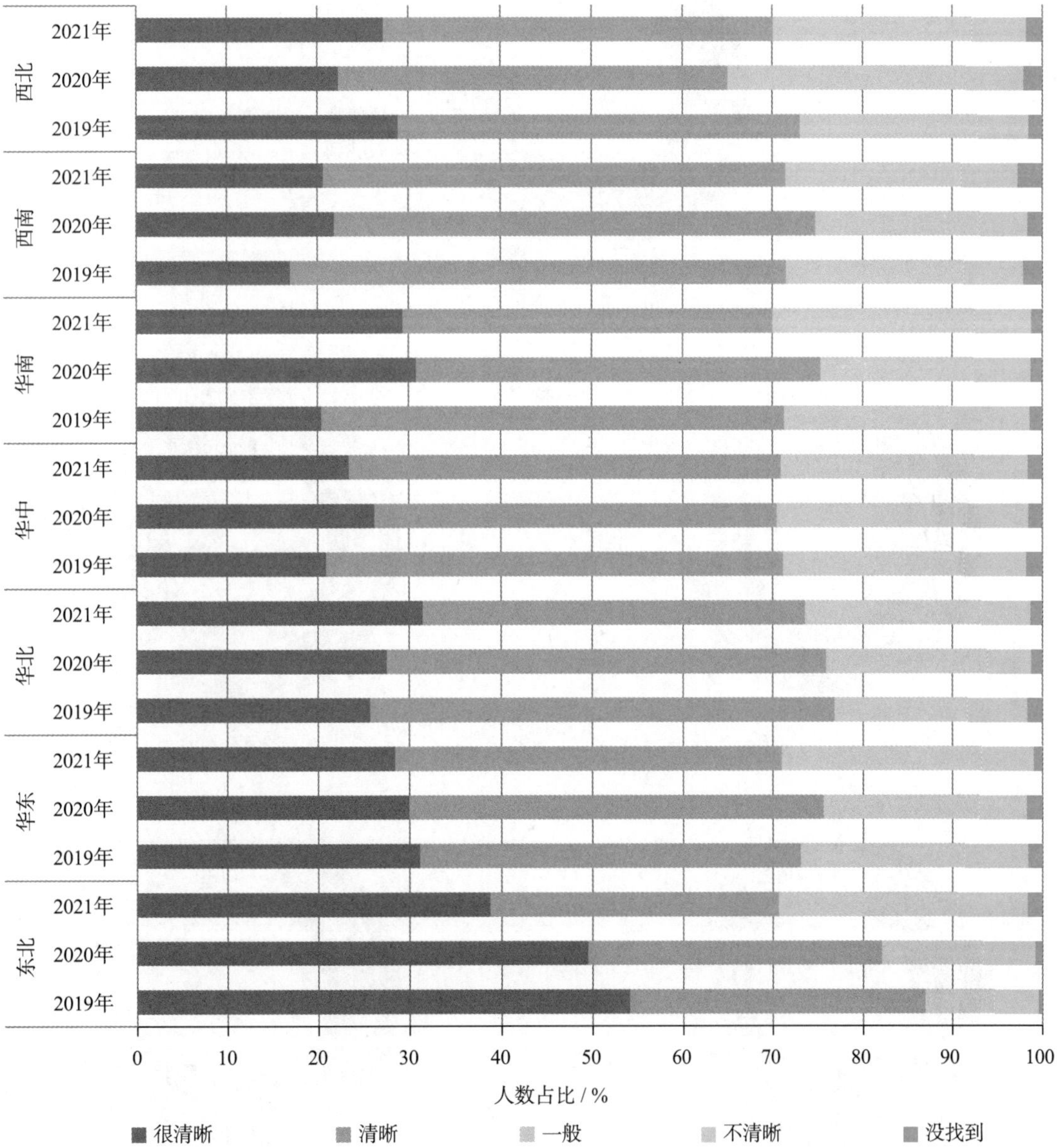

图 3-179　不同区域医院门诊投诉信息公布 2019—2021 年分析结果统计图

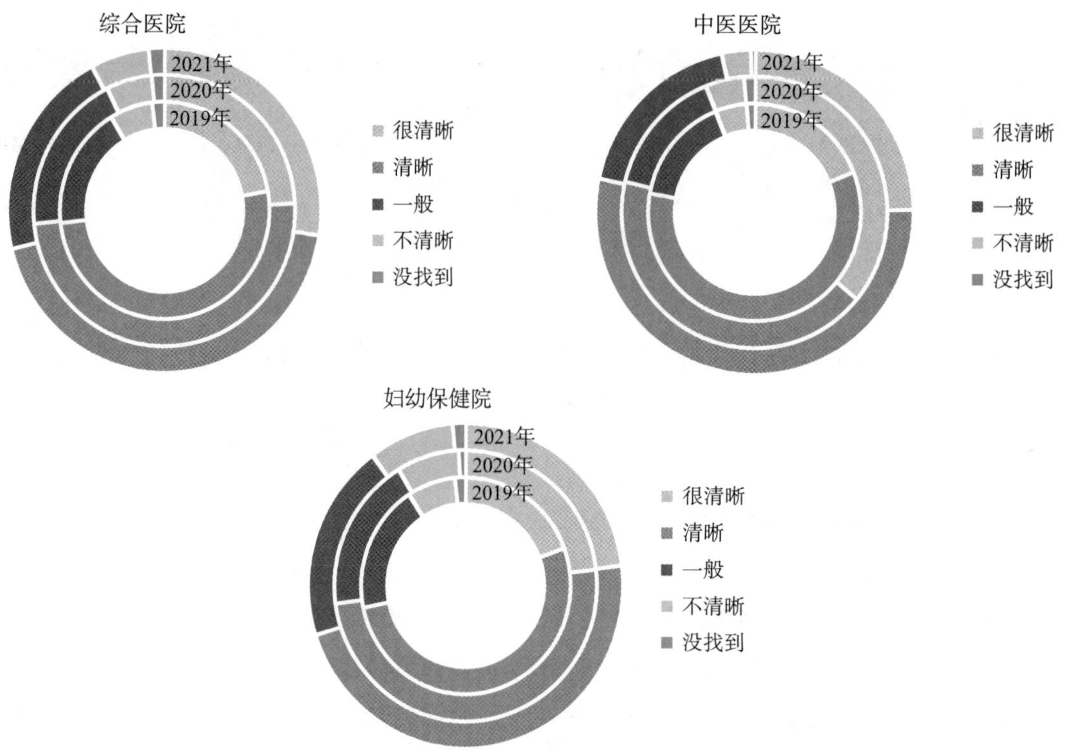

图 3-180　不同类型医院门诊投诉信息公布 2019—2021 年分析结果统计图

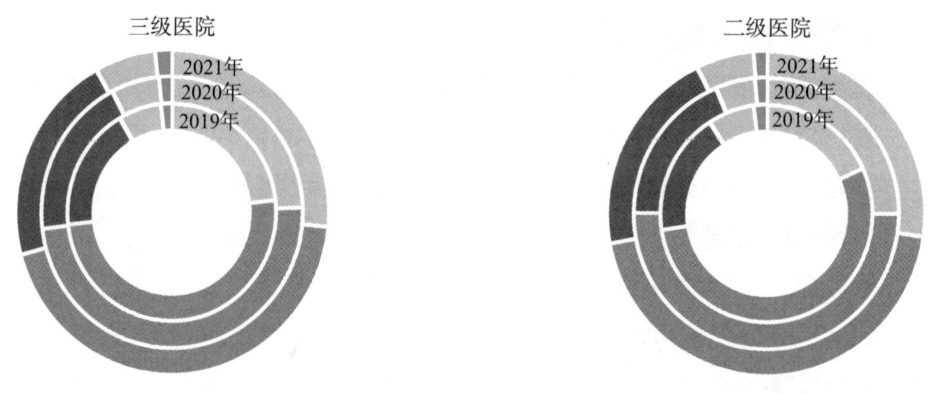

图 3-181　不同等级医院门诊投诉信息公布 2019—2021 年分析结果统计图

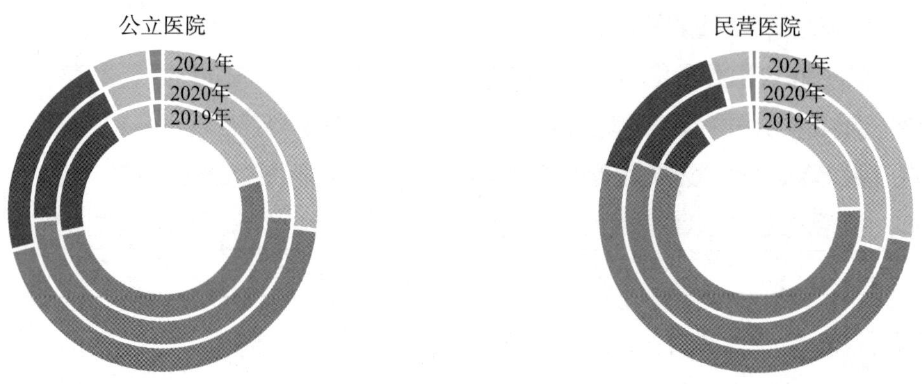

图 3-182　不同性质医院门诊投诉信息公布 2019—2021 年分析结果统计图

2. 出诊信息公示分析

2019—2021 年门诊出诊信息公示（表 3-70，图 3-183）评价结果显示，2021 年患者体验指数为 81.67 分；不同区域中东北地区、华北地区、华南地区患者体验指数高于全国；不同类型医院中医医院患者体验指数高于全国。

2020 年与 2019 年相比，全国患者体验指数上升 1.91 分；不同区域医院中华东地区、华北地区、华中地区、华南地区、西南地区、西北地区患者体验指数有所上升；不同等级、不同类型、不同性质医院患者体验指数均有上升。

2021 年与 2020 年相比，全国患者体验指数下降 0.79 分；不同区域医院中东北地区、华东地区、华中地区、西南地区、西北地区、华北地区患者体验指数有所下降；不同等级医院中二级、三级医院患者体验指数均有下降；不同类型医院中综合医院、妇幼保健院患者体验指数有所下降；不同性质医院患者体验指数均有下降。

表 3-70　门诊出诊信息公示 2019—2021 年分析结果

类别	患者体验指数 / 分			患者体验指数差值 / 分	
	2019 年	2020 年	2021 年	2020 年与 2019 年	2021 年与 2020 年
全国	80.55	82.46	81.67	1.91	−0.79
不同区域					
东北	88.78	87.72	85.26	−1.06	−2.46
华东	83.00	84.40	80.96	1.40	−3.44
华北	79.32	83.33	82.67	4.01	−0.66
华中	81.36	82.18	80.59	0.82	−1.59
华南	80.77	81.30	82.90	0.53	1.60
西南	79.83	82.23	80.57	2.40	−1.66
西北	84.00	85.12	80.34	1.12	−4.78
不同等级					
三级医院	81.02	82.46	81.67	1.44	−0.79
二级医院	79.76	82.55	80.48	2.79	−2.07
不同类型					
综合医院	80.42	82.26	81.64	1.84	−0.62
中医医院	81.16	84.06	84.18	2.90	0.12
妇幼保健院	81.69	82.58	80.01	0.89	−2.57
不同性质					
公立医院	80.30	82.27	81.65	1.97	−0.62
民营医院	82.30	85.92	79.89	3.62	−6.03

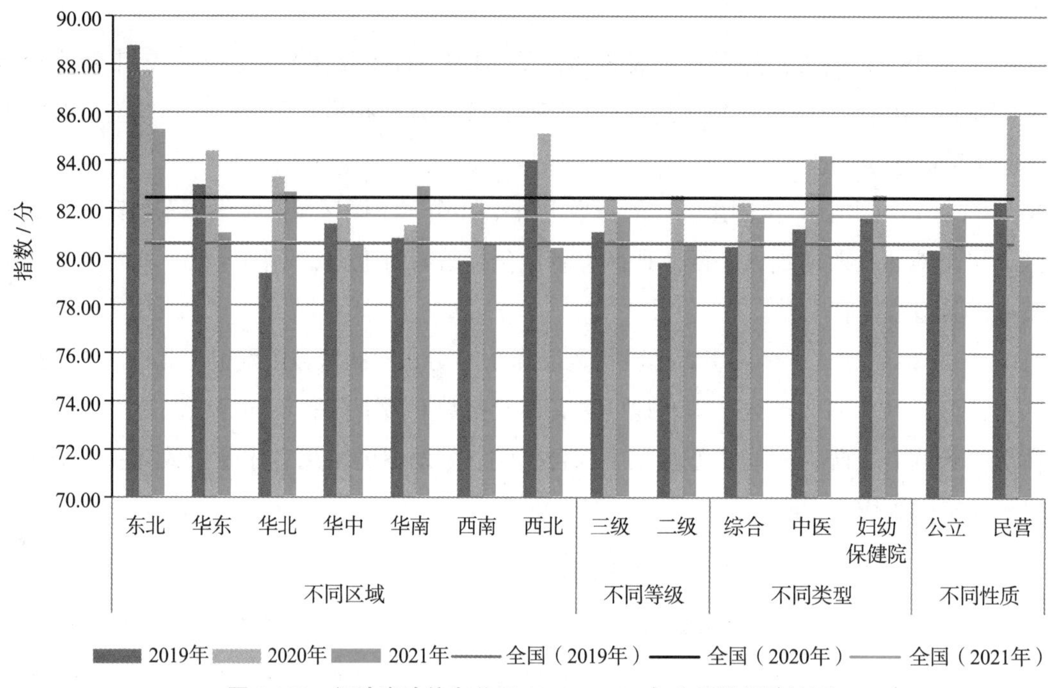

图 3-183　门诊出诊信息公示 2019—2021 年分析结果统计图

2019—2021 年门诊医生出诊信息公布（表 3-71，图 3-184 ~ 图 3-187）评价结果显示，约 15.00% 的患者对医生出诊信息公布感觉一般；历史对比结果显示，医生出诊信息公布“很准确”占比有所提升。

表 3-71　门诊医生出诊信息公布 2019—2021 年分析结果

医生出诊信息公布	人数占比 /%			差值	
	2019 年	2020 年	2021 年	2020—2019	2021—2020
很准确	27.86	32.85	35.41	4.99	2.56
准确	55.37	51.20	45.72	–4.17	–5.48
一般	12.38	13.49	14.81	1.11	1.32
不准确	2.14	1.75	2.07	–0.39	0.32
没看到	2.25	0.71	1.99	–1.54	1.28

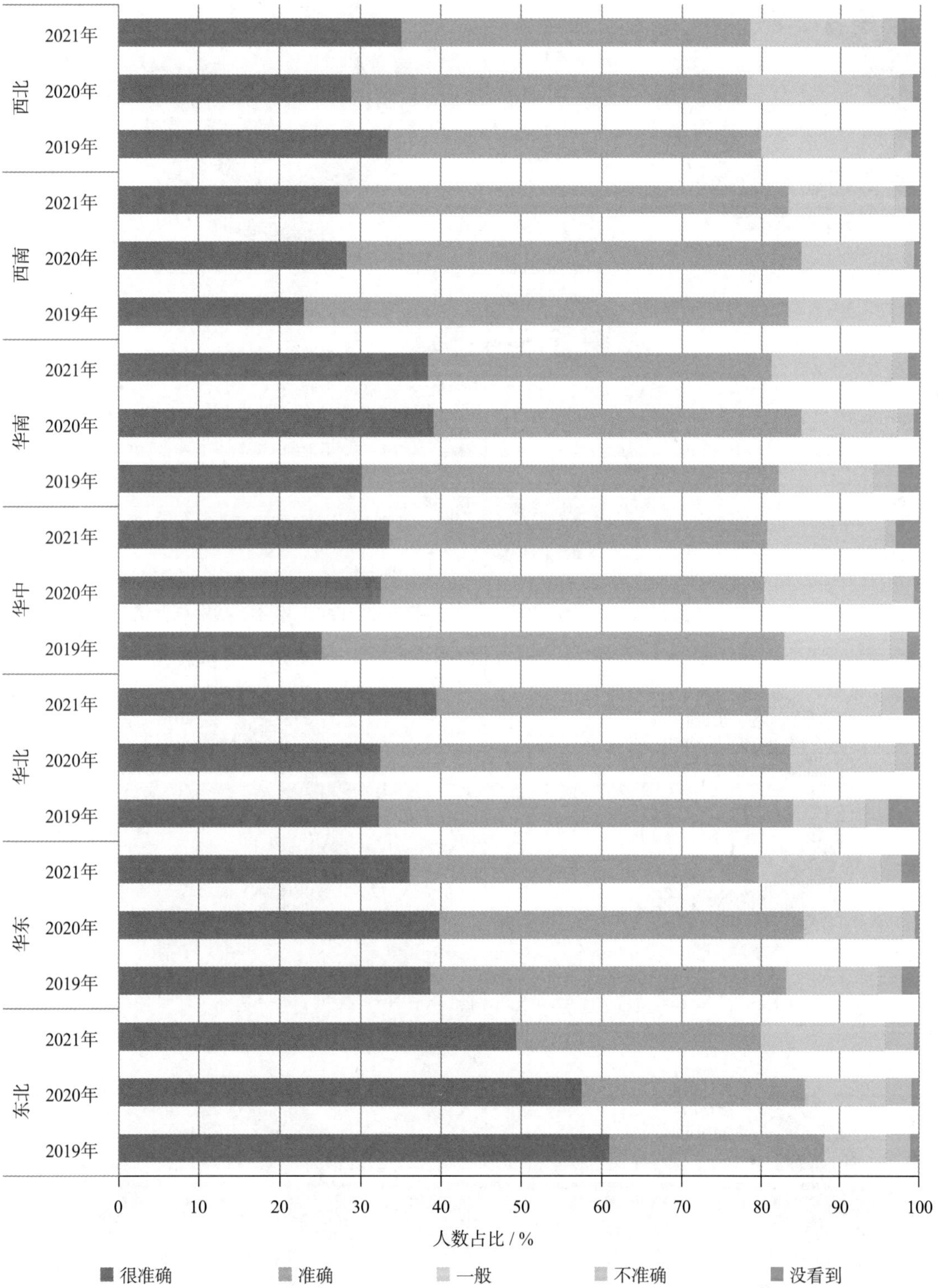

图 3-184　不同区域医院门诊医生出诊信息公布 2019—2021 年分析结果统计图

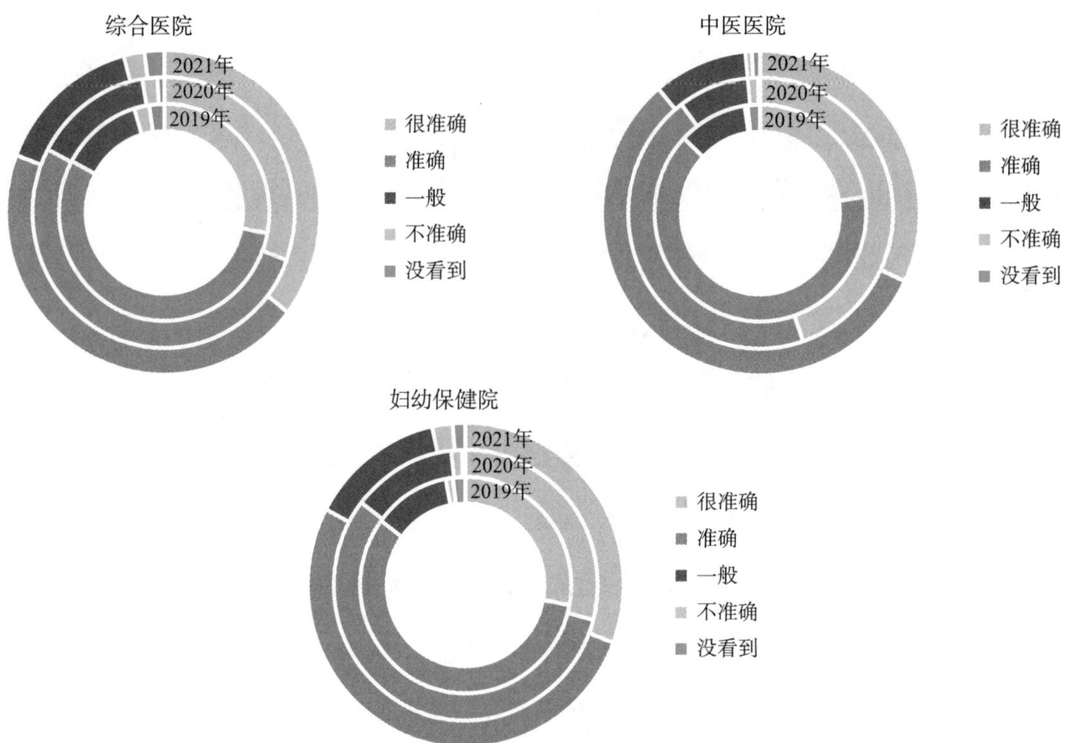

图 3-185　不同类型医院门诊医生出诊信息公布 2019—2021 年分析结果统计图

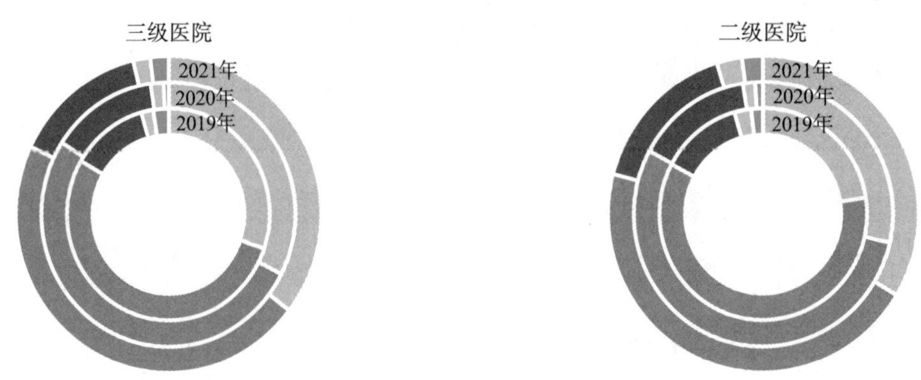

图 3-186　不同等级医院门诊医生出诊信息公布 2019—2021 年分析结果统计图

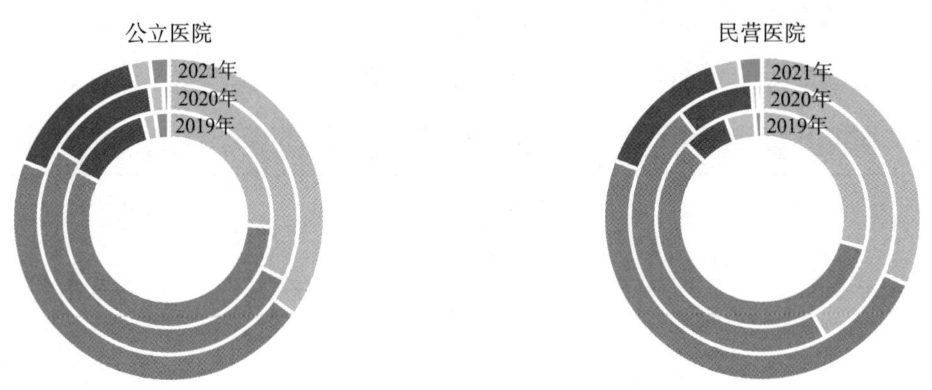

图 3-187　不同性质医院门诊医生出诊信息公布 2019—2021 年分析结果统计图

（五）门诊患者权益保障分析

2019—2021 年门诊患者权益保障（表 3-72，图 3-188）评价结果显示，2021 年患者体验指数为 82.21 分；不同区域中东北地区、华北地区、华南地区患者体验指数高于全国；不同类型医院综合医院、中医医院患者体验指数高于全国。

2020 年与 2019 年相比，全国患者体验指数上升 0.32 分；不同区域医院中华北地区、华中地区、华南地区、西南地区患者体验指数有所上升；不同等级医院中二级医院患者体验指数有所上升；不同类型医院中综合医院、中医医院患者体验指数有所上升；不同性质医院患者体验指数均有上升。

2021 年与 2020 年相比，全国患者体验指数下降 0.17 分；不同区域医院中东北地区、华东地区、华中地区、西南地区、西北地区患者体验指数有所下降；不同等级医院中二级患者体验指数均有下降；不同类型医院中中医医院、妇幼保健院患者体验指数有所下降；不同性质医院患者体验指数均有下降。

表 3-72　门诊患者权益保障 2019—2021 年分析结果

类别	患者体验指数 / 分			患者体验指数差值 / 分	
	2019 年	2020 年	2021 年	2020 年与 2019 年	2021 年与 2020 年
全国	82.06	82.38	82.21	0.32	−0.17
不同区域					
东北	89.20	87.93	84.98	−1.27	−2.95
华东	83.65	83.61	81.90	−0.04	−1.71
华北	82.19	82.72	83.54	0.53	0.82
华中	81.68	81.72	81.03	0.04	−0.69
华南	81.69	81.93	83.19	0.24	1.26
西南	81.29	82.29	80.96	1.00	−1.33
西北	86.09	82.67	81.41	−3.42	−1.26
不同等级					
三级医院	82.28	81.94	82.03	−0.34	0.09
二级医院	81.68	83.25	81.36	1.57	−1.89
不同类型					
综合医院	81.97	82.20	82.23	0.23	0.03
中医医院	83.55	84.18	83.43	0.63	−0.75
妇幼保健院	82.14	82.09	80.63	−0.05	−1.46
不同性质					
公立医院	81.71	82.17	82.14	0.46	−0.03
民营医院	84.01	86.61	82.09	2.60	−4.52

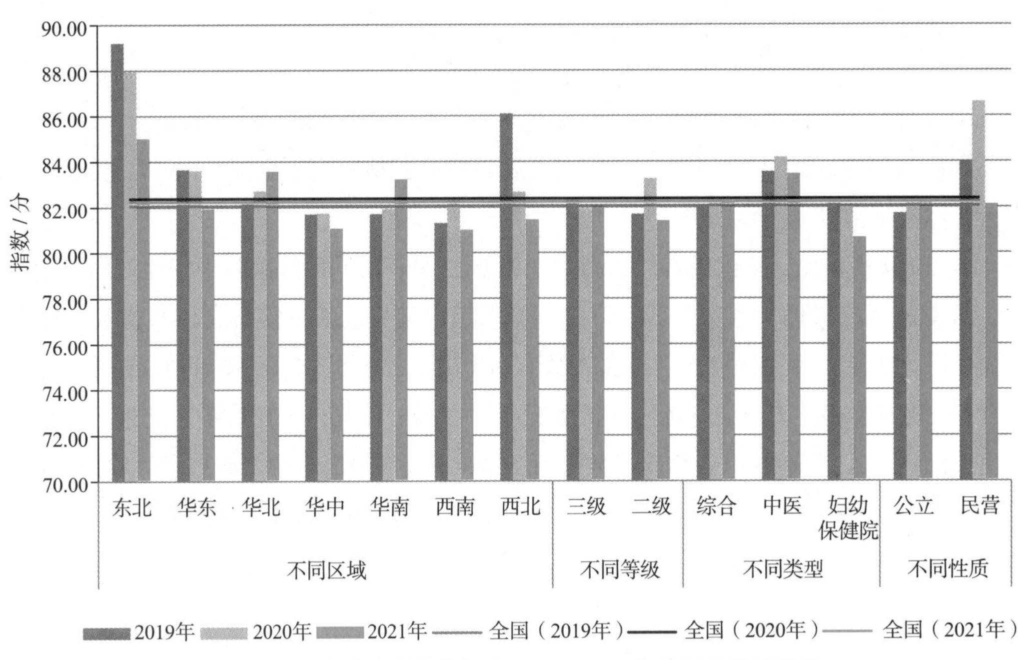

图 3-188　门诊患者权益保障 2019—2021 年分析结果统计图

2019—2021 年门诊患者权益保障（表 3-73，图 3-189）评价结果显示，2021 年患者体验指数为 82.21 分；不同区域中东北地区、华北地区、华南地区患者体验指数高于全国；不同类型医院综合医院、中医医院患者体验指数高于全国。

2020 年与 2019 年相比，全国患者体验指数上升 0.32 分；不同区域医院中华北地区、华中地区、华南地区、西南地区患者体验指数有所上升；不同等级医院中二级医院患者体验指数有所上升；不同类型医院中综合医院、中医医院患者体验指数有所上升；不同性质医院患者体验指数均有上升。

2021 年与 2020 年相比，全国患者体验指数下降 0.17 分；不同区域医院中东北地区、华东地区、华中地区、西南地区、西北地区患者体验指数有所下降；不同等级医院中二级患者体验指数均有下降；不同类型医院中中医医院、妇幼保健院患者体验指数有所下降；不同性质医院患者体验指数均有下降。

表 3-73　门诊患者权益保障 2019—2021 年分析结果

类别	患者体验指数 / 分			患者体验指数差值 / 分	
	2019 年	2020 年	2021 年	2020 年与 2019 年	2021 年与 2020 年
全国	82.06	82.38	82.21	0.32	−0.17
不同区域					
东北	89.20	87.93	84.98	−1.27	−2.95
华东	83.65	83.61	81.90	−0.04	−1.71
华北	82.19	82.72	83.54	0.53	0.82
华中	81.68	81.72	81.03	0.04	−0.69

续表

类别	患者体验指数 / 分			患者体验指数差值 / 分	
	2019 年	2020 年	2021 年	2020 年与 2019 年	2021 年与 2020 年
华南	81.69	81.93	83.19	0.24	1.26
西南	81.29	82.29	80.96	1.00	−1.33
西北	86.09	82.67	81.41	−3.42	−1.26
不同等级					
三级医院	82.28	81.94	82.03	−0.34	0.09
二级医院	81.68	83.25	81.36	1.57	−1.89
不同类型					
综合医院	81.97	82.20	82.23	0.23	0.03
中医医院	83.55	84.18	83.43	0.63	−0.75
妇幼保健院	82.14	82.09	80.63	−0.05	−1.46
不同性质					
公立医院	81.71	82.17	82.14	0.46	−0.03
民营医院	84.01	86.61	82.09	2.60	−4.52

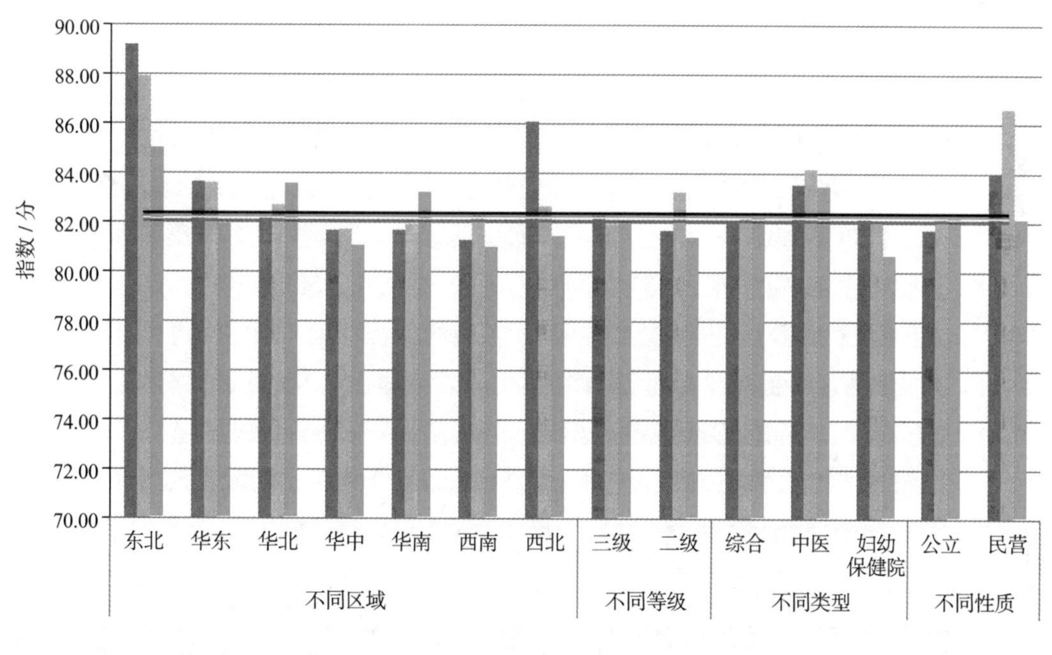

图 3-189　门诊患者权益保障 2019—2021 年分析结果统计图

2019—2021 年门诊患者隐私保护（表 3-74，图 3-190 ~ 图 3-193）评价结果显示，约 15.00% 的患者对门诊患者隐私保护感觉一般；历史对比结果显示，门诊患者隐私保护“很满意”占比有所提升。

表 3-74　门诊患者隐私保护 2019—2021 年分析结果

门诊患者隐私保护	人数占比 /%			差值	
	2019 年	2020 年	2021 年	2020—2019	2021—2020
很满意	28.31	30.64	33.63	2.33	2.99
满意	56.68	52.31	47.74	−4.37	−4.57
一般	12.95	15.68	16.81	2.73	1.13
不满意	1.76	1.21	1.62	−0.55	0.41
很不满意	0.30	0.16	0.20	−0.14	0.04

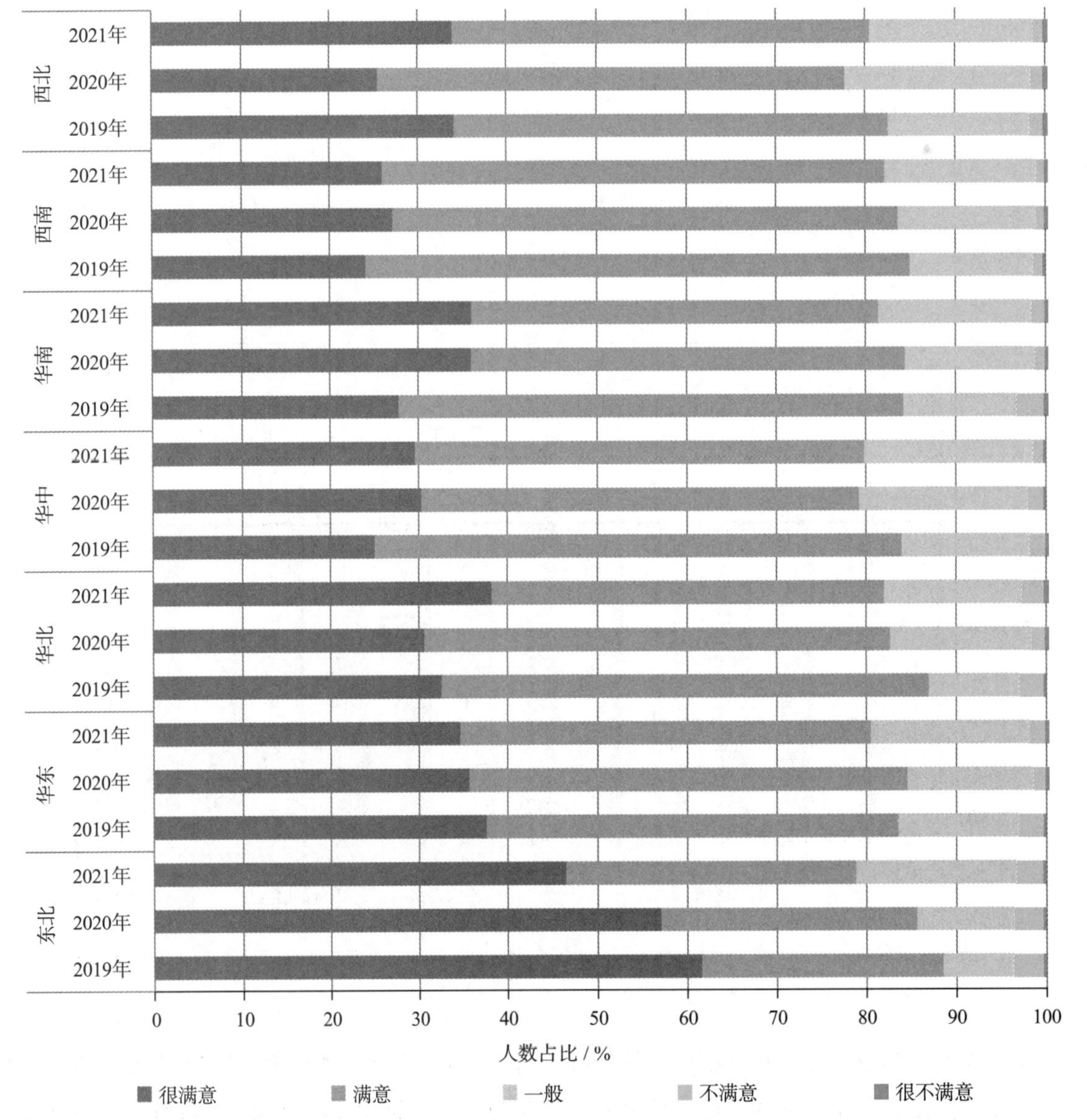

图 3-190　不同区域医院门诊患者隐私保护 2019—2021 年分析结果统计图

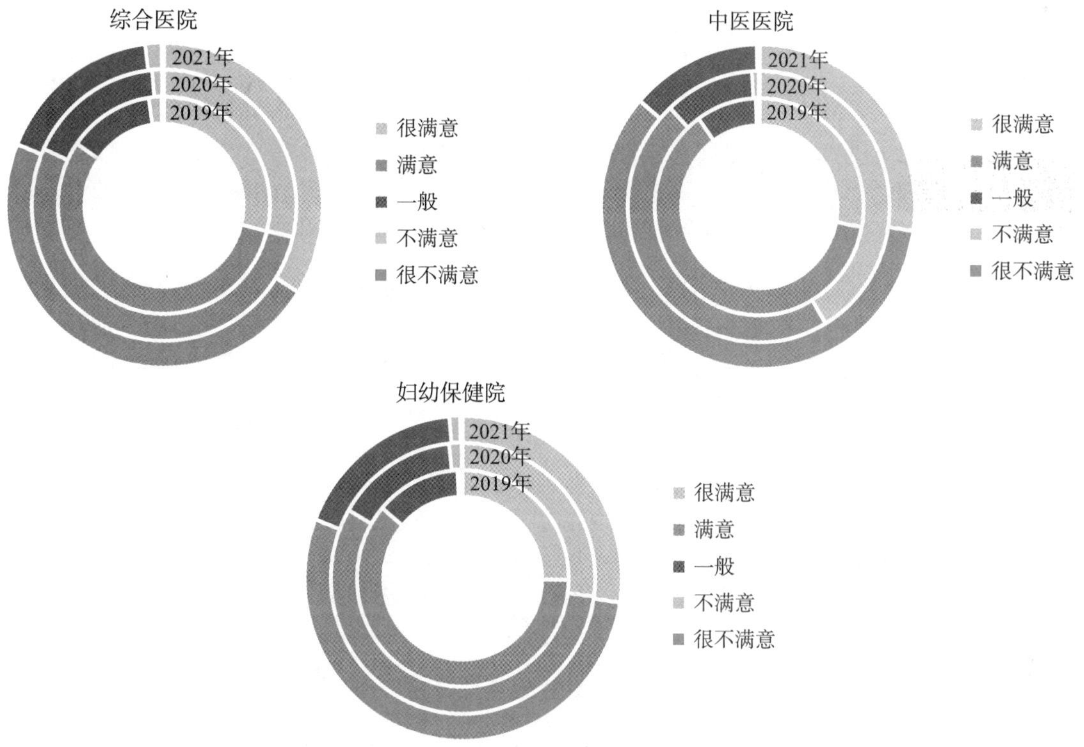

图 3-191　不同类型医院门诊患者隐私保护 2019—2021 年分析结果统计图

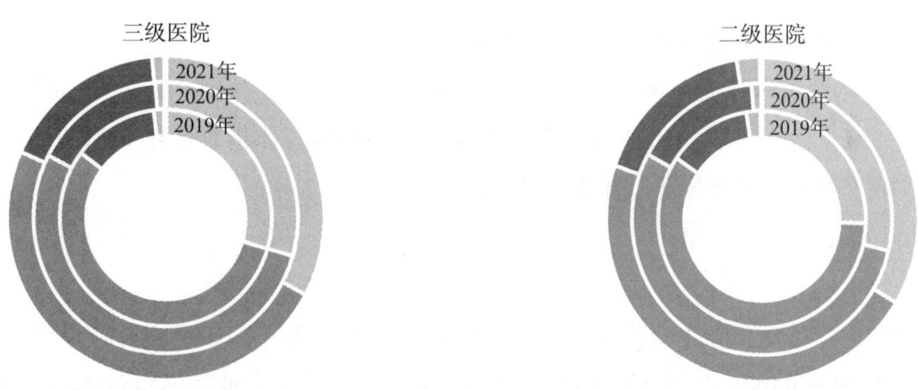

图 3-192　不同等级医院门诊患者隐私保护 2019—2021 年分析结果统计图

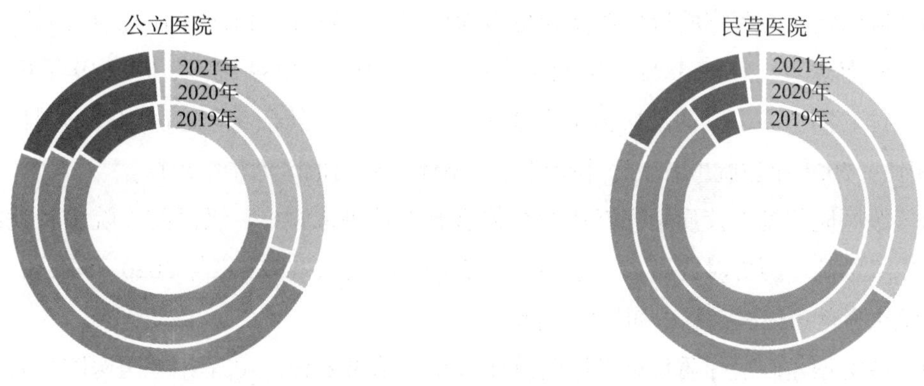

图 3-193　不同性质医院门诊患者隐私保护 2019—2021 年分析结果统计图

第四章

住院医疗质量患者体验评价数据分析

一、住院医疗质量患者体验评价数据概述

（一）全国住院医疗质量患者体验评价数据总体情况

2019—2021 年住院患者就医体验满意率呈下降趋势，2021 年为最低值。其中三级医院住院患者就医体验满意率明显高于二级医院；中医医院、妇幼保健院患者体验满意率略高于综合医院；西南、东北、华北、华中地区的患者就医体验满意率较好。

2019—2021 年住院医疗质量患者体验总体指数基本保持平稳。其中三级医院住院患者就医体验指数明显高于二级医院；不同类型医院的住院医疗质量患者体验总体指数差异不大；华北、东北、华东、西南地区的住院医疗质量患者体验总体指数整体较好。

具体分析如下：

1. 全国住院医疗质量患者体验总体满意率分析

从全国住院医疗质量患者体验总体满意率（图 4-1）结果来看：2019 年的住院患者总体满意率最高，为 90.07%，2021 年的患者总体满意率最低，为 86.81%。2021 年患者就医体验总体满意率较 2019 年、2020 年均有所下降，其中，2020 年较 2019 年下降 1.38%，2021 年较 2020 年下降 1.88%。

从不同区域医院住院医疗质量患者体验总体满意率结果来看：2021 年住院患者就医体验满意率最高的区域为西南地区，为 88.38%，最低的区域为华南地区，为 84.32%。与 2019 年相比，2020 年住院患者就医体验满意率上升的地区为华东地区、华南地区，其余 5 个地区均有不同程度的下降。与 2020 年相比，2021 年住院患者就医体验满意率整体上升的地区为华中地区。

从不同等级医院住院医疗质量患者体验总体满意率结果来看：三级医院住院患者就医体验满意率明显高于二级医院。历史对比显示，2020 年与 2019 年相比，2021 年与 2020 年相比，三级医院、二级医院住院患者就医体验满意率均有所下降。

从不同医院类型住院医疗质量患者体验总体满意率结果来看：2021 年中医医院患者体验总体满意率最高，为 89.05%，综合医院患者总体满意率最低，为 86.76%。2020 年与 2019 年相比，综合医院、

妇幼保健院住院患者就医体验满意率有所下降，中医医院住院患者就医体验满意率有所上升；2021年与2020年相比，综合医院、中医医院住院患者就医体验满意率均有所下降，妇幼保健院住院患者就医体验满意率有所上升。

从不同医院性质住院医疗质量患者体验总体满意率结果来看：2021年民营医院住院患者就医体验满意率高于公立医院。2020年与2019年相比，公立医院住院患者就医体验满意率有所下降，民营医院有所上升，2021年与2020年相比，公立医院、民营医院住院患者就医体验满意率均有所下降。

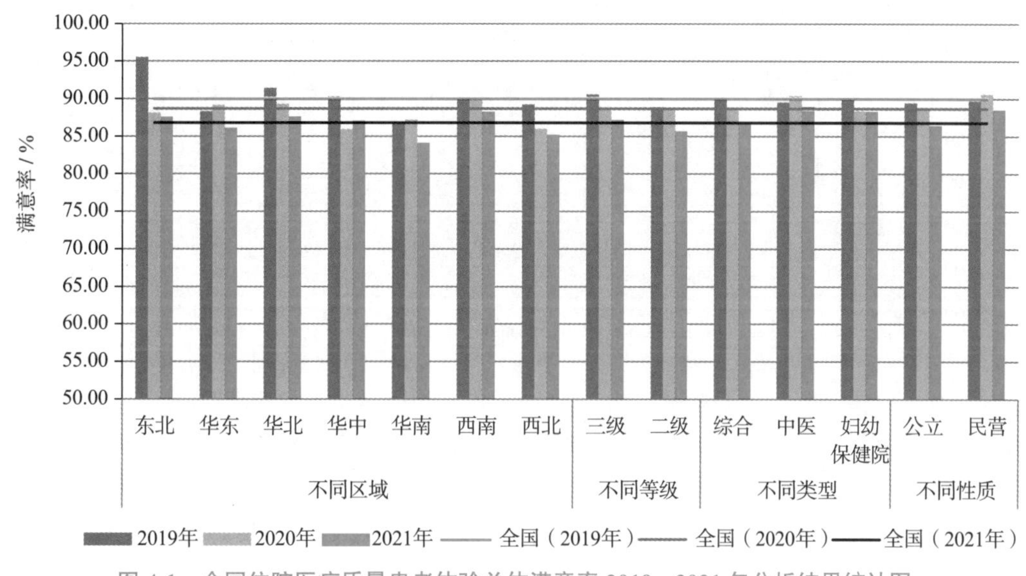

图 4-1　全国住院医疗质量患者体验总体满意率 2019—2021 年分析结果统计图

2. 全国住院医疗质量患者体验总体指数分析

从全国住院医疗质量患者体验总体指数（图 4-2）结果来看：2019年的住院患者总体指数最高，为85.46分，2021年的患者总体指数最低，为84.84分。2021年患者就医体验总体指数较2019年、2020年均略有下降，其中，2020年较2019年下降0.10分，2021年较2020年下降0.51分。

从不同区域医院住院医疗质量患者体验总体指数结果来看：2021年东北地区的住院医疗质量患者体验总体指数最高，为86.63，华中地区的住院医疗质量患者体验总体指数最低，为84.02。与2019年相比，2020年住院患者就医体验指数上升的地区为华北地区、华中地区、西南地区，其余4个地区均有不同程度的下降。与2020年相比，2021年住院患者就医体验指数整体上升的地区为华南地区、西北地区。

从不同等级医院住院医疗质量患者体验总体指数结果来看：三级医院住院患者就医体验指数明显高于二级医院。2019—2021年三级医院住院患者就医体验指数呈逐年下降的趋势，二级医院住院患者就医体验指数逐年有所波动，但变化不大。

从不同医院类型住院医疗质量患者体验总体指数结果来看：妇幼保健院患者体验总体指数最高，为85.49分，综合医院患者体验总体指数最低，为84.86分。2020年与2019年相比，综合医院住院患者就医体验指数有所下降，妇幼保健院、中医医院住院患者就医体验指数有所上升，2021年与2020年相比，综合医院、中医医院、妇幼保健院住院患者就医体验指数均有所下降。

从不同医院性质住院医疗质量患者体验总体指数结果来看：民营医院患者体验总体指数高于公立医院。2020 年与 2019 年相比，公立医院、民营医院住院患者就医体验指数均有所上升，2021 年与 2020 年相比，公立医院、民营医院住院患者就医体验指数均有所下降。

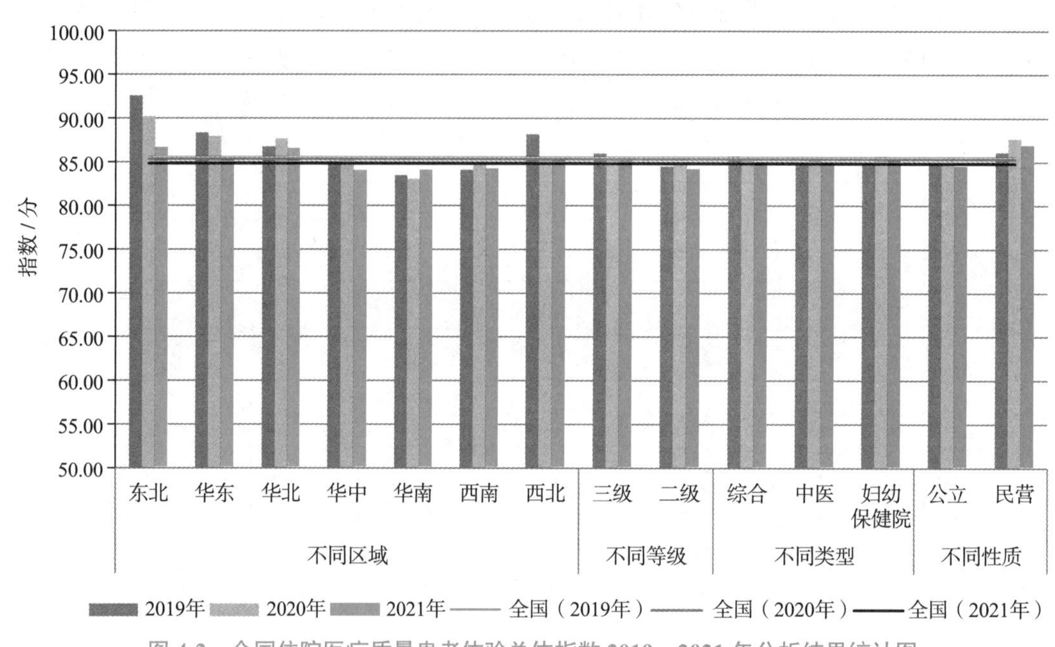

图 4-2　全国住院医疗质量患者体验总体指数 2019—2021 年分析结果统计图

（二）全国住院医疗质量患者体验影响要素结果

1. 全国住院医疗质量患者体验要素满意率分析

2021 年住院患者医疗质量患者体验要素满意率结果显示，满意率较高的影响要素有手术方案告知（90.08%），从不同等级医院来看，三级医院手术方案告知患者满意率高于二级医院；从不同类型医院来看，中医医院、妇幼保健院手术方案告知患者满意率明显高于综合医院；从不同性质医院来看，民营医院高于公立医院；从不同区域医院来看，华中地区、西南地区明显高于其他地区。

满意率较低的影响要素是住院医生查房频次（71.72%），从不同等级医院来看，二级医院住院医生查房频次达标率高于三级医院；从不同类型医院来看，中医医院住院医生查房频次达标率明显高于综合医院和妇幼保健院；从不同性质医院来看，民营医院高于公立医院；从不同区域医院来看，东北地区、华北地区明显高于其他地区。

2020 年与 2019 年相比，2020 年住院患者体验要素满意率普遍下降，其中下降较明显的影响要素为应急处置到位及时性、主治医生查房频次、首诊及时性、入院顺畅程度、住院医生查房频次；满意率上升的影响要素为超声检查预约等候时间。

2021 年与 2020 年相比，2021 年住院患者体验要素满意率普遍下降，其中下降较明显的影响要素为超声检查预约等候时间、医生查房细致程度、心电图检查结果告知及时性、整体服务流程、医生首诊细致程度、患者识别情况、首诊及时性；满意率上升的影响要素为诊疗费效比感知。

2. 全国住院医疗质量患者体验要素指数分析

2021 年住院患者医疗质量患者体验要素指数结果显示，患者体验指数较高的影响要素有应急处置到位及时性（90.90 分），从不同等级医院来看，三级医院应急处置到位及时性患者体验指数高于二级医院；从不同类型医院来看，中医医院患者体验指数高于综合医院和妇幼保健院；从不同性质医院来看，民营医院高于公立医院；从不同区域医院来看，西南地区、华北地区高于其他地区。

患者体验指数较低的影响要素是诊疗费效比感知（77.89 分），从不同等级医院来看，三级医院患者体验指数和二级医院相差不大；从不同类型医院来看，妇幼保健院患者体验指数最低，中医医院患者体验指数最高；从不同性质医院来看，民营医院高于公立医院；从不同区域医院来看，华中地区、华南地区明显低于其他地区。

2020 年与 2019 年相比，费用查询方式、书面知情同意书签署、麻醉方式告知、超声检查预约等候时间等 12 个患者体验要素指数有所上升；院内投诉管理、入院顺畅程度、首诊及时性、住院医生查房频次、诊疗费效比感知等 21 个患者体验要素指数有所下降。

2021 年与 2020 年相比，2021 年住院患者体验要素指数普遍下降，其中下降较明显的为住院医生查房频次、应急处置到位及时性、费用查询方式、主治医生查房频次、首诊及时性；指数上升的影响要素为治疗用药知识告知、诊疗费效比感知。

（三）全国住院医疗质量患者体验优势要素

2021 年全国住院医疗质量患者体验指数测评结果显示，患者体验指数较高的一级指标是医患沟通（85.80 分），从不同等级医院来看，三级医院医患沟通患者体验指数高于二级医院；从不同类型医院来看，妇幼保健院患者体验指数最高，综合医院患者体验指数最低；从不同性质医院来看，民营医院高于公立医院；从不同区域医院来看，华北地区、东北地区、西北地区、华东地区患者体验指数明显高于其他区域。

2020 年与 2019 年相比，不同区域医院中华北地区医患沟通患者体验指数上升最为明显；不同性质医院中民营医院医患沟通患者体验指数上升最为明显。

2021 年与 2020 年相比，不同区域医院中华南、西南地区医患沟通患者体验指数上升最为明显；不同类型医院中中医医院、妇幼保健院医患沟通患者体验指数有所上升。

患者体验指数较高的二级指标是应急管理（90.90 分），从不同等级医院来看，三级医院应急管理患者体验指数高于二级医院；从不同类型医院来看，中医医院应急管理患者体验指数高于综合医院和妇幼保健院；从不同性质医院来看，民营医院高于公立医院；从不同区域医院来看，华北地区、西南地区应急管理患者体验指数明显高于其他区域。

2020 年与 2019 年相比，不同区域医院中华北地区、西南地区应急管理患者体验指数上升最为明显；不同性质医院中民营医院应急管理患者体验指数上升最为明显。

2021 年与 2020 年相比，不同区域医院中华中地区、华南地区、西北地区应急管理患者体验指数上升最为明显。

（四）全国住院医疗质量患者体验问题要素

2021 年全国住院医疗质量患者体验指数测评结果显示，患者体验指数较低的一级指标是费用管理（81.53 分），从不同等级医院来看，三级医院费用管理患者体验指数和二级医院相差不大；从不同类型医院来看，中医医院费用管理患者体验指数最低；从不同性质医院来看，公立医院费用管理患者体验指数明显低于民营医院；从不同区域医院来看，华中地区、华南地区、西南地区费用管理患者体验指数明显低于其他区域。

2020 年与 2019 年相比，不同区域医院中西北地区、东北地区费用管理患者体验指数下降最为明显，下降幅度超过 5.00 分。

2021 年与 2020 年相比，不同区域医院中华中地区费用管理患者体验指数下降最为明显，下降 1.51 分；不同类型医院中中医医院费用管理患者体验指数下降较为明显，下降 0.99 分。

患者体验指数较低的二级指标是诊疗费效比感知（77.89 分），从不同等级医院来看，三级医院诊疗费效比感知患者体验指数和二级医院相差不大；从不同类型医院来看，妇幼保健院诊疗费效比感知患者体验指数明显低于综合医院和中医医院；从不同性质医院来看，公立医院诊疗费效比感知患者体验指数明显低于民营医院；从不同区域医院来看，华中地区、华南地区、西北地区诊疗费效比感知患者体验指数明显低于其他区域。

2020 年与 2019 年相比，不同区域医院中东北地区、西北地区诊疗费效比感知患者体验指数下降幅度最大，分别下降 10.04 分、10.16 分；不同等级院中三级医院下降较为明显，不同类型医院中综合医院下降较为突出，不同性质医院中公立医院下降幅度超过民营医院。

2021 年与 2020 年相比，不同区域医院中西南地区诊疗费效比感知患者体验指数略有下降，不同等级医院中二级医院诊疗费效比感知患者体验指数略有下降；不同类型医院中妇幼保健院诊疗费效比感知患者体验指数略有下降。

二、住院医疗质量患者体验满意率数据分析

（一）全国住院医疗质量患者体验满意率数据分析

1. 全国住院医疗质量患者体验总体满意率分析

2019—2021 年全国住院患者医疗质量体验总体满意率（表 4-1，图 4-3）测评结果显示，2021 年患者就医体验总体满意率较 2019 年、2020 年均有所下降，其中，2019 年的住院患者总体满意率最高，为 90.07%，2021 年的患者总体满意率最低，为 86.81%，2020 年较 2019 年下降 1.38%，2021 年较 2020 年下降 1.88%。

表 4-1　全国住院患者医疗质量体验总体满意率 2019—2021 年分析结果

类别	患者满意率 /%			患者满意率 /%	
	2019 年	2020 年	2021 年	2020 年与 2019 年	2021 年与 2020 年
全国	90.07	88.69	86.81	–1.38	–1.88

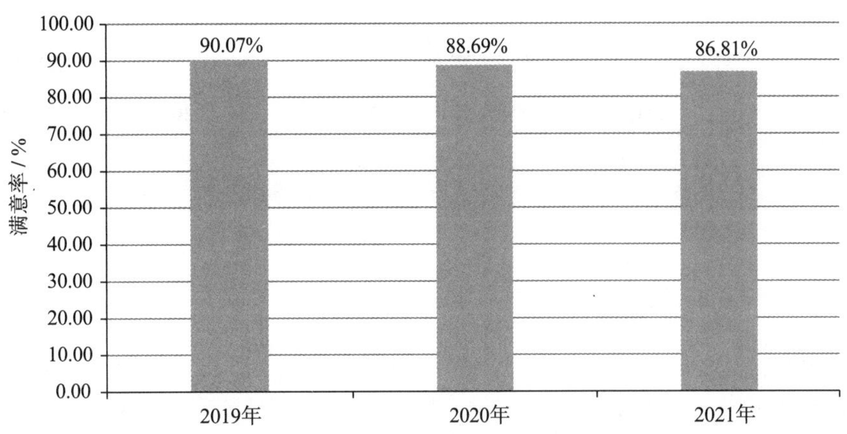

图 4-3 全国住院医疗质量患者体验总体满意率 2019—2021 年分析结果统计图

2. 全国住院医疗质量患者体验要素满意率分析

2019—2021 年全国住院患者体验要素满意率（表 4-2，图 4-4）结果显示，满意率较高的影响要素有手术方案告知（90.08%）、治疗用药知识告知（89.94%）、主治医生查房频次（89.65%）等，满意率较低的影响要素有住院医生查房频次（71.72%）、诊疗费效比感知（72.21%）等。

表 4-2 全国住院医疗质量患者体验要素满意率 2019—2021 年分析结果

要素	患者满意率 /%			患者满意率 /%	
	2019 年	2020 年	2021 年	2020 年与 2019 年	2021 年与 2020 年
入院顺畅程度	92.15	89.38	87.31	−2.77	−2.07
整体服务流程	91.75	90.28	87.92	−1.47	−2.36
院内投诉管理	88.52	86.85	85.15	−1.67	−1.70
首诊及时性	94.03	91.52	88.77	−2.51	−2.75
医生首诊细致程度	92.82	90.92	88.53	−1.90	−2.39
医生查房细致程度	92.27	90.61	88.30	−1.66	−2.31
主治医生查房频次	94.30	91.82	89.65	−2.48	−2.17
住院医生查房频次	75.75	72.06	71.72	−3.69	−0.34
应急处置到位及时性	93.93	91.51	89.44	−2.42	−2.07
患者隐私保护	92.82	91.41	89.28	−1.41	−2.13
疼痛与舒适管理	90.81	89.24	88.48	−1.57	−0.76
疾病症状改善程度	90.20	88.93	86.76	−1.27	−2.17
医生技术水平	91.22	90.26	88.17	−0.96	−2.09
患者识别情况	92.54	91.21	88.76	−1.33	−2.45
病情告知	92.32	90.63	88.58	−1.69	−2.05
治疗方案告知	91.28	89.72	87.78	−1.56	−1.94
书面知情同意书签署	91.12	90.78	89.34	−0.34	−1.44

续表

要素	患者满意率 /%			患者满意率 /%	
	2019 年	2020 年	2021 年	2020 年与 2019 年	2021 年与 2020 年
治疗用药知识告知	92.11	90.27	89.94	−1.84	−0.33
医生服务态度	92.68	91.07	88.84	−1.61	−2.23
医德医风	93.01	91.18	89.04	−1.83	−2.14
放射检查结果告知及时性	88.31	87.61	85.34	−0.70	−2.27
超声检查结果告知及时性	89.21	88.33	86.10	−0.88	−2.23
心电图检查结果告知及时性	89.98	89.12	86.79	−0.86	−2.33
放射检查预约等候时间	87.24	86.77	84.53	−0.47	−2.24
超声检查预约等候时间	86.40	86.61	84.31	0.21	−2.30
心电图检查预约等候时间	88.59	88.05	85.79	−0.54	−2.26
费用查询方式	86.09	84.38	82.32	−1.71	−2.06
手术预计费用告知	90.16	89.10	88.00	−1.06	−1.10
诊疗费效比感知	73.58	71.85	72.21	−1.73	0.36
手术排期及时性	91.58	91.31	89.27	−0.27	−2.04
手术方案告知	92.97	92.20	90.08	−0.77	−2.12
麻醉方式告知	91.10	90.99	89.14	−0.11	−1.85
术后镇痛风险告知	91.38	90.87	89.19	−0.51	−1.68

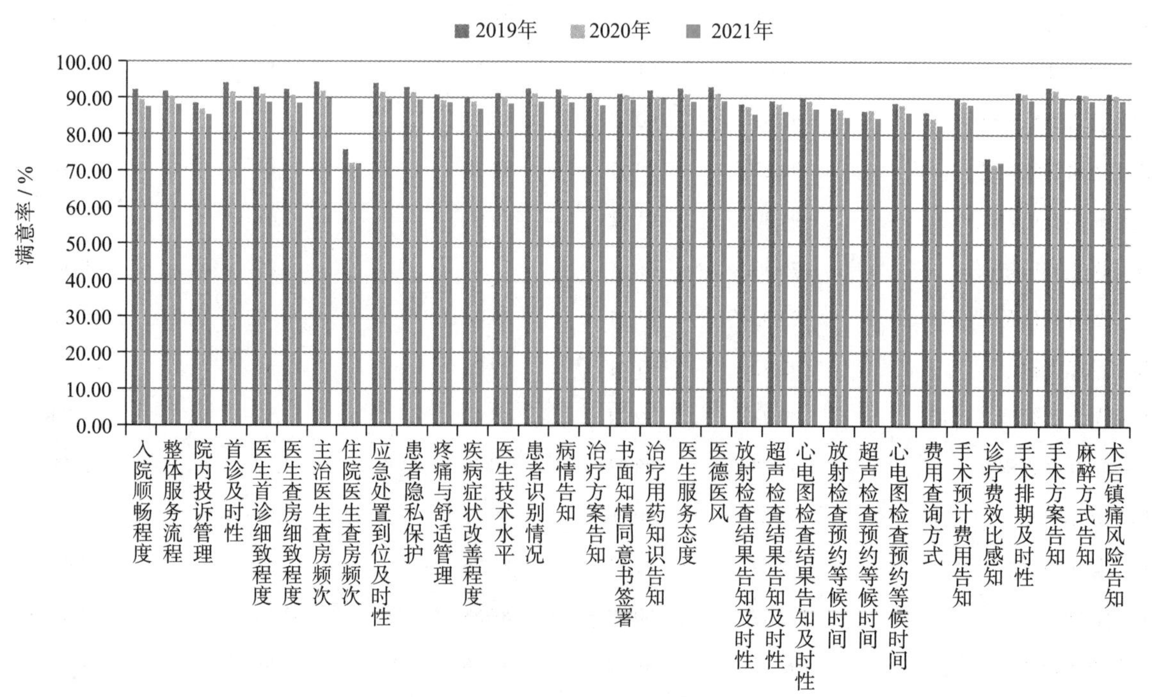

图 4-4　全国住院医疗质量患者体验要素满意率 2019—2021 年分析结果统计图

2020 年与 2019 年相比，全国住院超声检查预约等候时间患者体验要素满意率有所提升，首诊及时性、入院顺畅程度、住院医生查房频次等患者体验要素满意率有一定程度的下降（图 4-5）。

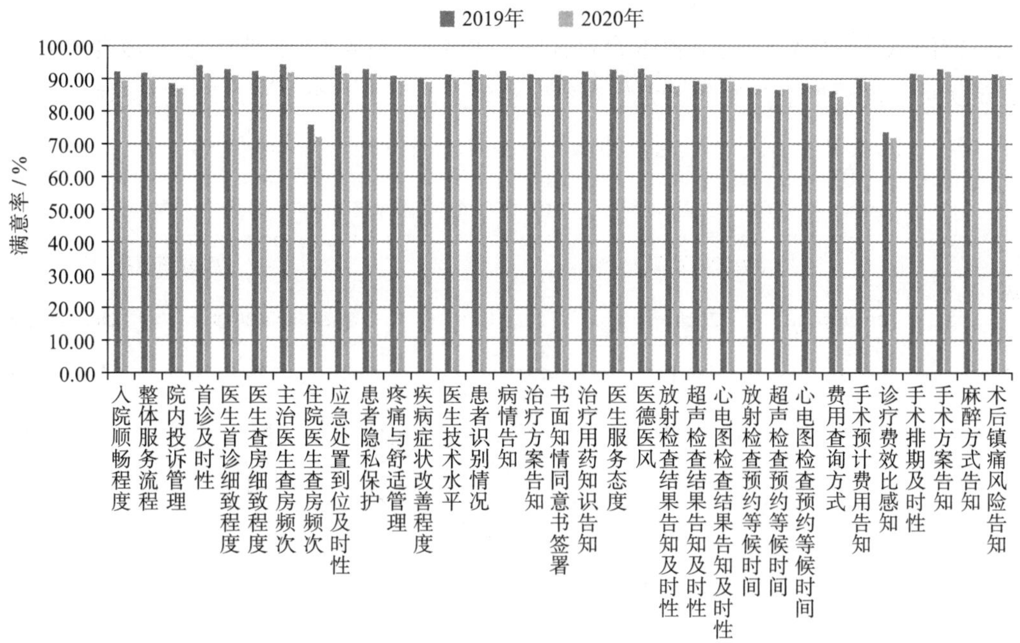

图 4-5　全国住院医疗质量患者体验要素满意率 2019—2020 年历史对比结果统计图

2021 年与 2020 年相比，全国住院整体服务流程、医生首诊细致程度、患者识别情况、首诊及时性等患者体验要素满意率持续下降（图 4-6）。

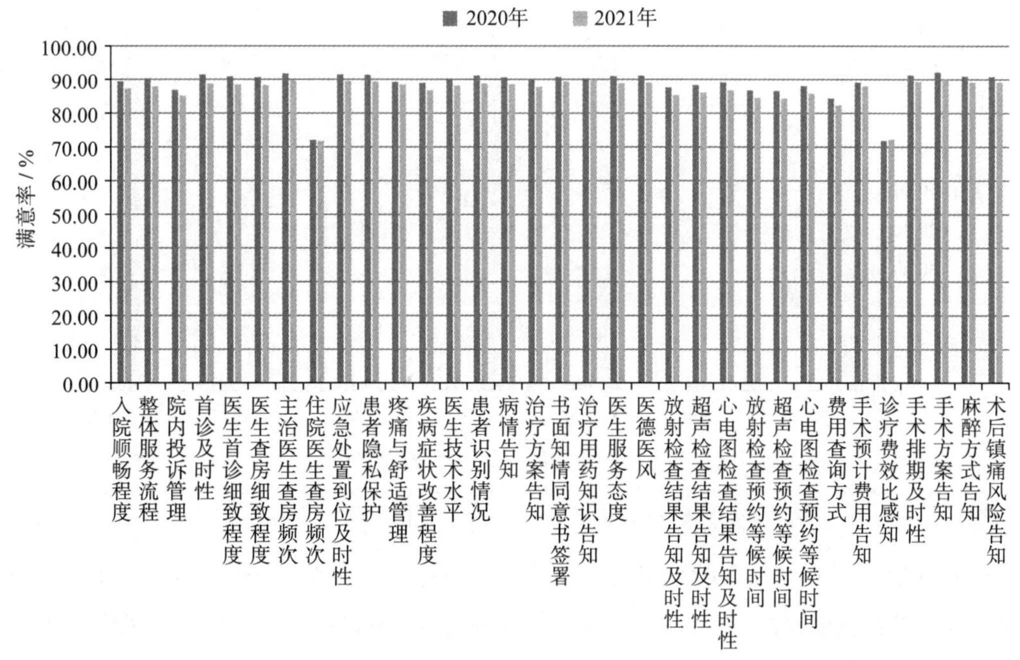

图 4-6　全国住院医疗质量患者体验要素满意率 2020—2021 年历史对比结果统计图

（二）不同区域医院住院医疗质量患者体验满意率分析

1. 不同区域医院住院医疗质量患者体验总体满意率分析

对比不同区域住院医疗质量患者体验满意率（表 4-3，图 4-7）发现，与 2019 年相比，2020 年住院患者就医体验满意率上升的地区为华东地区、华南地区，其余 5 个地区均有不同程度的下降。与 2020 年相比，2021 年住院患者就医体验满意率整体上升的地区为华中地区。

表 4-3　不同区域医院住院医疗质量患者体验满意率 2019—2021 年分析结果

区域	患者满意率 /%			患者满意率 /%	
	2019 年	2020 年	2021 年	2020 年与 2019 年	2021 年与 2020 年
东北	95.52	88.13	87.70	−7.39	−0.43
华东	88.33	89.16	86.24	0.83	−2.92
华北	91.43	89.30	87.73	−2.13	−1.57
华中	90.30	85.95	87.17	−4.35	1.22
华南	86.87	87.19	84.23	0.32	−2.96
西南	89.94	89.83	88.38	−0.11	−1.45
西北	89.25	86.01	85.32	−3.24	−0.69

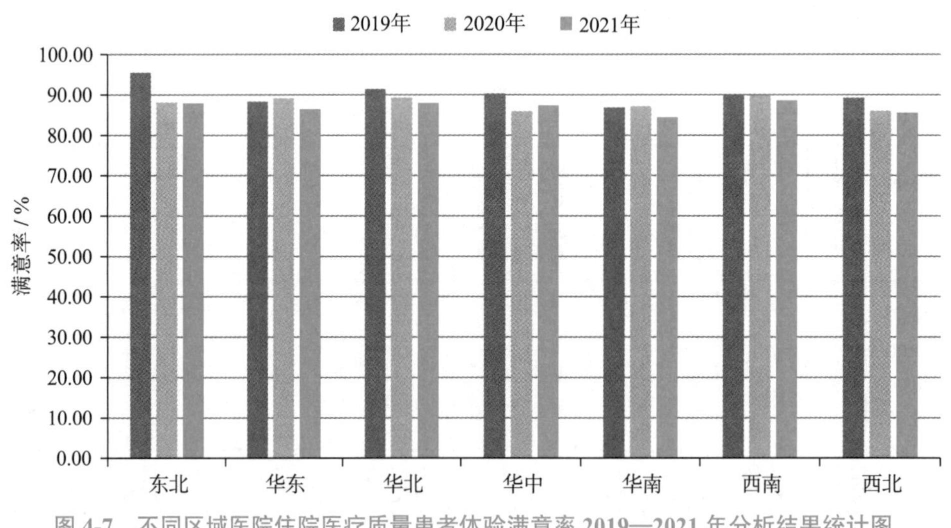

图 4-7　不同区域医院住院医疗质量患者体验满意率 2019—2021 年分析结果统计图

2. 不同区域医院住院医疗质量患者体验要素满意率分析

东北地区 2021 年住院患者医疗质量患者体验要素满意率（表 4-4，图 4-8）结果显示，满意率较高的影响要素有患者隐私保护（89.48%）、手术排期及时性（89.44%）、术后镇痛风险告知（89.43%）等，满意率较低的影响要素有诊疗费效比感知（82.47%）、住院医生查房频次（84.83%）、院内投诉管理（85.77%）等。

表 4-4 东北地区医疗质量患者体验要素满意率 2019—2021 年分析结果

要素	患者满意率 /%			患者满意率 /%	
	2019 年	2020 年	2021 年	2020 年与 2019 年	2021 年与 2020 年
入院顺畅程度	94.55	86.47	88.74	−8.08	2.27
整体服务流程	96.37	89.85	88.34	−6.52	−1.51
院内投诉管理	95.74	90.00	85.77	−5.74	−4.23
首诊及时性	94.49	88.02	88.72	−6.47	0.70
医生首诊细致程度	95.41	90.53	88.53	−4.88	−2.00
医生查房细致程度	96.07	89.86	88.74	−6.21	−1.12
主治医生查房频次	95.36	90.24	88.88	−5.12	−1.36
住院医生查房频次	89.14	76.90	84.83	−12.24	7.93
应急处置到位及时性	96.12	90.34	88.60	−5.78	−1.74
患者隐私保护	96.42	90.72	89.48	−5.70	−1.24
疼痛与舒适管理	96.36	90.78	89.02	−5.58	−1.76
疾病症状改善程度	95.42	90.24	88.27	−5.18	−1.97
医生技术水平	95.92	91.69	87.80	−4.23	−3.89
患者识别情况	95.60	91.49	87.81	−4.11	−3.68
病情告知	96.14	90.34	88.81	−5.80	−1.53
治疗方案告知	96.11	90.14	88.95	−5.97	−1.19
书面知情同意书签署	95.41	90.53	88.48	−4.88	−2.05
治疗用药知识告知	97.04	91.49	87.74	−5.55	−3.75
医生服务态度	95.51	91.21	88.55	−4.30	−2.66
医德医风	96.36	90.34	86.55	−6.02	−3.79
放射检查结果告知及时性	95.45	88.88	87.03	−6.57	−1.85
超声检查结果告知及时性	95.98	89.69	87.32	−6.29	−2.37
心电图检查结果告知及时性	95.44	89.94	86.80	−5.50	−3.14
放射检查预约等候时间	95.61	83.79	86.50	−11.82	2.71
超声检查预约等候时间	95.29	84.73	85.98	−10.56	1.25
心电图检查预约等候时间	95.82	87.62	86.89	−8.20	−0.73
费用查询方式	94.29	88.41	85.99	−5.88	−2.42
手术预计费用告知	96.61	86.61	87.83	−10.00	1.22
诊疗费效比感知	91.45	67.63	82.47	−23.82	14.84
手术排期及时性	96.89	89.05	89.44	−7.84	0.39
手术方案告知	96.89	89.78	87.83	−7.11	−1.95
麻醉方式告知	96.89	86.14	88.04	−10.75	1.90
术后镇痛风险告知	96.06	84.91	89.43	−11.15	4.52

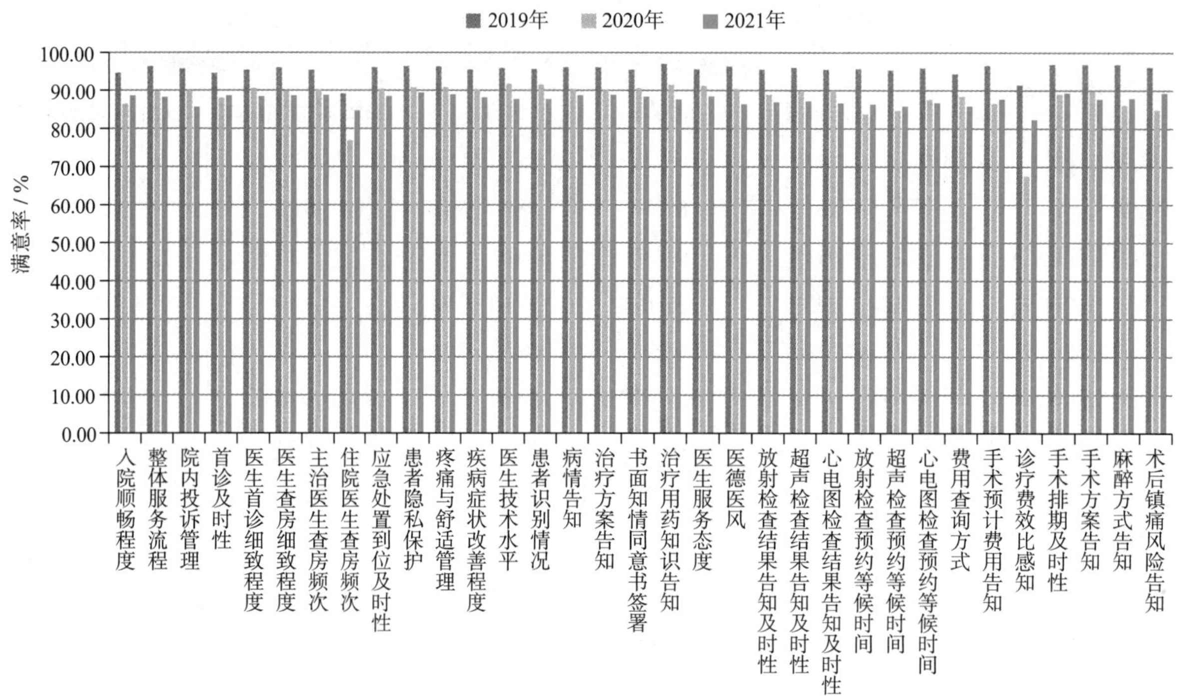

图 4-8　东北地区医疗质量患者体验要素满意率 2019—2021 年分析结果统计图

2020 年与 2019 年相比，东北地区医疗质量患者体验要素满意率均有所提升，其中满意率上升较明显的为术后镇痛风险告知、放射检查预约等候时间、住院医生查房频次、诊疗费效比感知（图 4-9）。

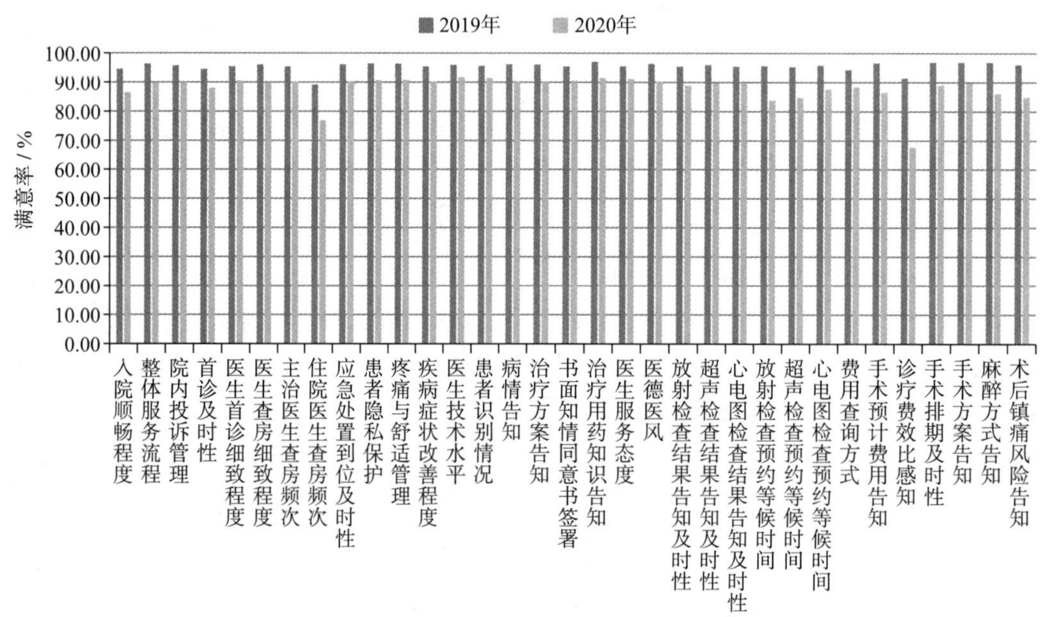

图 4-9　东北地区医疗质量患者体验要素满意率 2019—2020 年历史对比结果统计图

2021 年与 2020 年相比，东北地区诊疗费效比感知、住院医生查房频次、术后镇痛风险告知等 10 个住院患者体验要素满意率有所上升，医德医风、医生技术水平、院内投诉管理等 23 个患者体验要素满意率有所下降（图 4-10）。

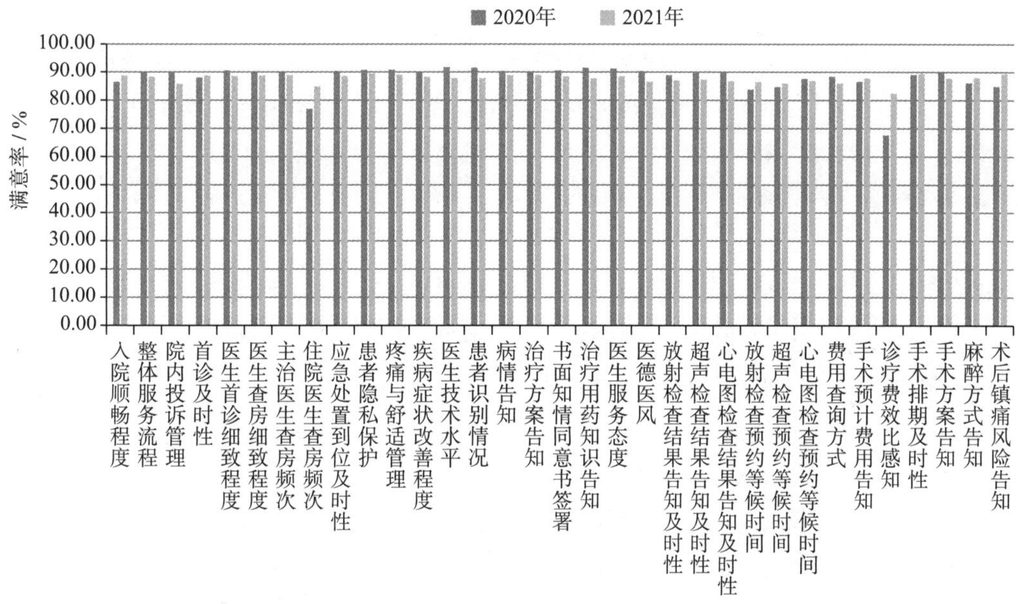

图 4-10 东北地区医疗质量患者体验要素满意率 2020—2021 年历史对比结果统计图

华东地区 2021 年住院患者医疗质量患者体验要素满意率（表 4-5，图 4-11）结果显示，满意率较高的影响要素有治疗用药知识告知(89.41%)、患者隐私保护(89.17%)、主治医生查房频次(89.14%)等，满意率较低的影响要素有住院医生查房频次（68.22%）、诊疗费效比感知（74.80%）等。

表 4-5 华东地区医疗质量患者体验要素满意率 2019—2021 年分析结果

要素	患者满意率 /%			患者满意率 /%	
	2019 年	2020 年	2021 年	2020 年与 2019 年	2021 年与 2020 年
入院顺畅程度	90.55	89.64	86.59	−0.91	−3.05
整体服务流程	90.05	91.35	87.73	1.30	−3.62
院内投诉管理	88.30	89.79	86.54	1.49	−3.25
首诊及时性	91.18	90.25	87.22	−0.93	−3.03
医生首诊细致程度	90.88	91.14	87.91	0.26	−3.23
医生查房细致程度	90.66	90.74	87.96	0.08	−2.78
主治医生查房频次	90.72	91.78	89.14	1.06	−2.64
住院医生查房频次	70.84	69.08	68.22	−1.76	−0.86
应急处置到位及时性	90.79	90.72	88.68	−0.07	−2.04
患者隐私保护	90.51	91.72	89.17	1.21	−2.55
疼痛与舒适管理	89.72	90.82	88.18	1.10	−2.64
疾病症状改善程度	89.08	89.73	86.72	0.65	−3.01
医生技术水平	90.02	90.83	87.61	0.81	−3.22
患者识别情况	89.65	91.30	88.51	1.65	−2.79
病情告知	90.67	90.55	88.19	−0.12	−2.36

续表

要素	患者满意率 /%			患者满意率 /%	
	2019 年	2020 年	2021 年	2020 年与 2019 年	2021 年与 2020 年
治疗方案告知	89.98	89.95	87.25	−0.03	−2.70
书面知情同意书签署	89.66	91.21	88.44	1.55	−2.77
治疗用药知识告知	90.26	91.59	89.41	1.33	−2.18
医生服务态度	91.11	91.59	88.72	0.48	−2.87
医德医风	90.68	91.77	88.72	1.09	−3.05
放射检查结果告知及时性	87.90	89.28	86.35	1.38	−2.93
超声检查结果告知及时性	87.58	90.15	87.02	2.57	−3.13
心电图检查结果告知及时性	88.57	90.26	87.98	1.69	−2.28
放射检查预约等候时间	85.92	88.00	85.76	2.08	−2.24
超声检查预约等候时间	85.98	88.05	85.82	2.07	−2.23
心电图检查预约等候时间	87.48	89.74	86.89	2.26	−2.85
费用查询方式	86.64	87.00	82.66	0.36	−4.34
手术预计费用告知	88.06	88.73	84.27	0.67	−4.46
诊疗费效比感知	73.19	73.68	74.80	0.49	1.12
手术排期及时性	89.89	90.68	86.44	0.79	−4.24
手术方案告知	90.18	91.16	86.43	0.98	−4.73
麻醉方式告知	88.85	89.71	85.08	0.86	−4.63
术后镇痛风险告知	89.41	90.29	85.39	0.88	−4.90

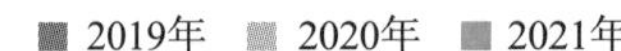

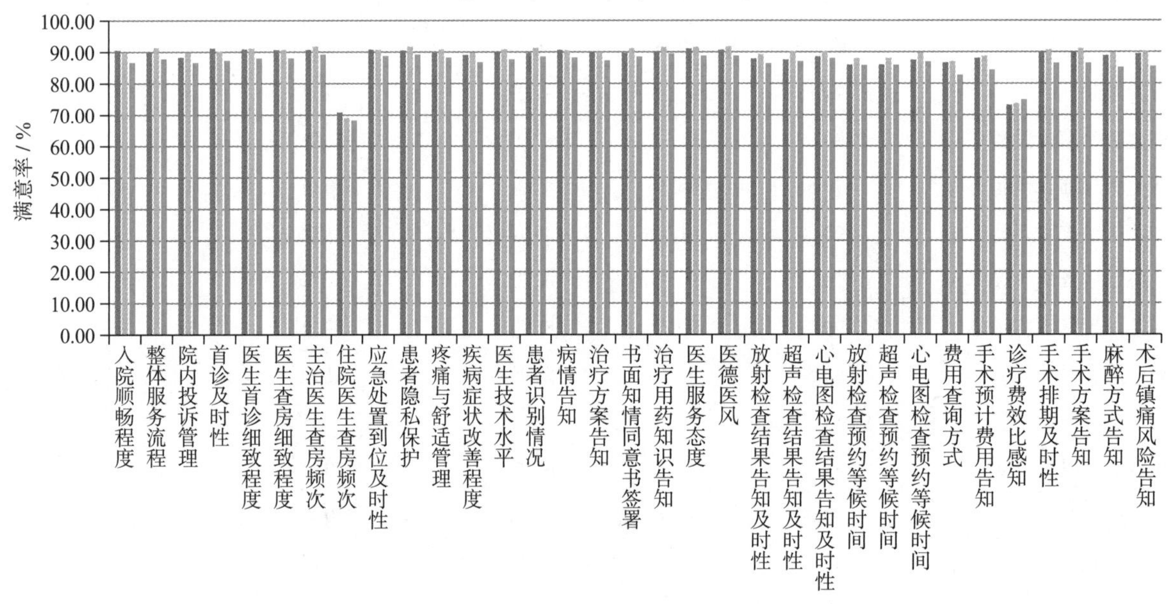

图 4-11　华东地区医疗质量患者体验要素满意率 2019—2021 年分析结果统计图

2020 年与 2019 年相比，华东地区医疗质量患者体验要素满意率普遍上升，其中满意率上升较明显的为超声检查结果告知及时性、心电图检查预约等候时间、放射检查预约等候时间，满意率下降较明显的为住院医生查房频次（图 4-12）。

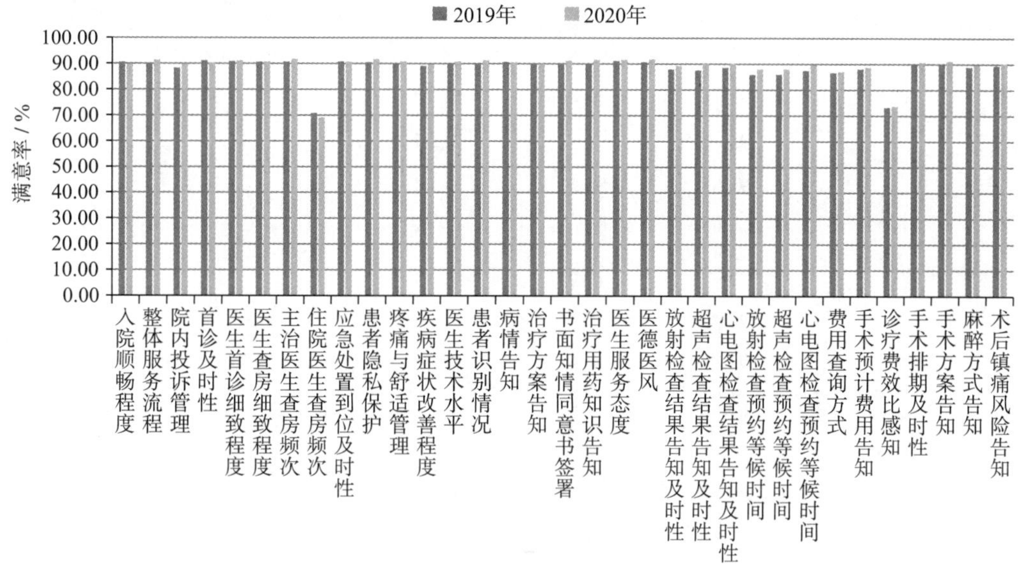

图 4-12　华东地区医疗质量患者体验要素满意率 2019—2020 年历史对比结果统计图

2021 年与 2020 年相比，华东地区医疗质量患者体验要素满意率普遍下降，其中满意率下降较明显的为麻醉方式告知、手术方案告知、术后镇痛风险告知，满意率上升的患者体验要素为诊疗费效比感知（图 4-13）。

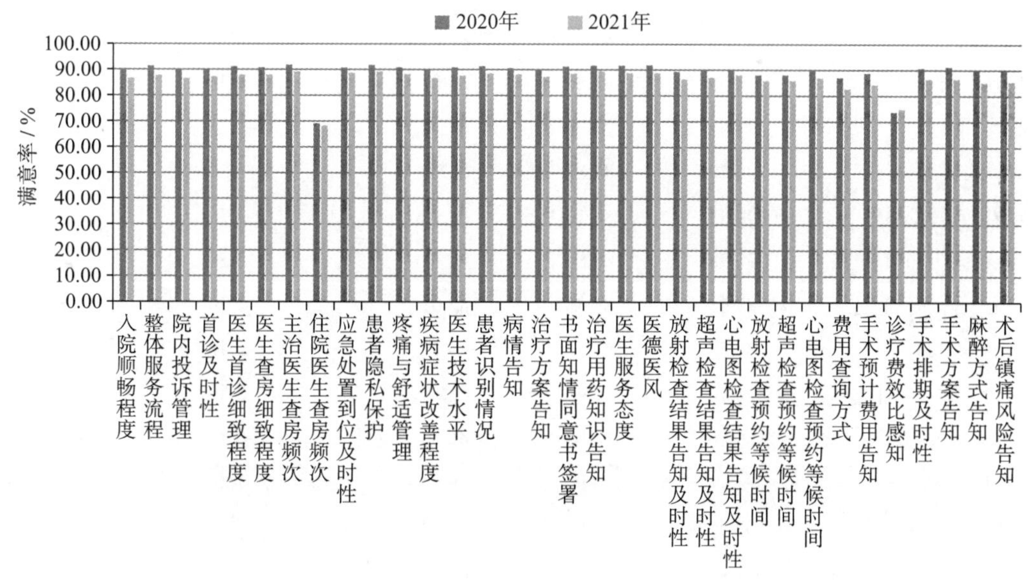

图 4-13　华东地区医疗质量患者体验要素满意率 2020—2021 年历史对比结果统计图

华北地区 2021 年住院患者医疗质量患者体验要素满意率（表 4-6，图 4-14）结果显示，满意率较高的影响要素有书面知情同意书签署（90.76%）、术后镇痛风险告知（90.15%）、手术方案告知

（90.08%）等，满意率较低的影响要素有诊疗费效比感知（78.04%）、住院医生查房频次（81.11%）、超声检查预约等候时间（84.76%）等。

表 4-6 华北地区医疗质量患者体验要素满意率 2019—2021 年分析结果

要素	患者满意率 /%			患者满意率 /%	
	2019 年	2020 年	2021 年	2020 年与 2019 年	2021 年与 2020 年
入院顺畅程度	93.38	89.84	89.12	−3.54	−0.72
整体服务流程	93.05	91.13	88.07	−1.92	−3.06
院内投诉管理	91.67	89.51	86.04	−2.16	−3.47
首诊及时性	93.97	91.62	89.53	−2.35	−2.09
医生首诊细致程度	93.59	90.68	89.08	−2.91	−1.60
医生查房细致程度	93.36	91.04	88.74	−2.32	−2.30
主治医生查房频次	93.83	90.68	88.85	−3.15	−1.83
住院医生查房频次	81.83	79.99	81.11	−1.84	1.12
应急处置到位及时性	93.55	90.97	89.44	−2.58	−1.53
患者隐私保护	92.83	90.86	88.99	−1.97	−1.87
疼痛与舒适管理	93.31	88.71	88.92	−4.60	0.21
疾病症状改善程度	90.95	89.77	87.68	−1.18	−2.09
医生技术水平	92.20	90.69	88.77	−1.51	−1.92
患者识别情况	93.42	91.70	88.64	−1.72	−3.06
病情告知	93.04	89.79	89.04	−3.25	−0.75
治疗方案告知	92.23	89.30	88.64	−2.93	−0.66
书面知情同意书签署	90.22	91.64	90.76	1.42	−0.88
治疗用药知识告知	93.68	89.51	89.53	−4.17	0.02
医生服务态度	93.60	91.85	88.07	−1.75	−3.78
医德医风	93.61	90.90	88.72	−2.71	−2.18
放射检查结果告知及时性	90.20	87.88	85.79	−2.32	−2.09
超声检查结果告知及时性	90.85	88.15	85.92	−2.70	−2.23
心电图检查结果告知及时性	91.38	88.84	85.83	−2.54	−3.01
放射检查预约等候时间	89.63	87.33	85.01	−2.30	−2.32
超声检查预约等候时间	89.58	87.12	84.76	−2.46	−2.36
心电图检查预约等候时间	90.90	88.40	85.30	−2.50	−3.10
费用查询方式	89.66	88.85	86.55	−0.81	−2.30
手术预计费用告知	91.11	90.05	89.91	−1.06	−0.14
诊疗费效比感知	80.25	75.04	78.04	−5.21	3.00
手术排期及时性	91.49	91.33	89.98	−0.16	−1.35
手术方案告知	92.59	91.83	90.08	−0.76	−1.75
麻醉方式告知	91.01	91.07	90.01	0.06	−1.06
术后镇痛风险告知	91.37	90.99	90.15	−0.38	−0.84

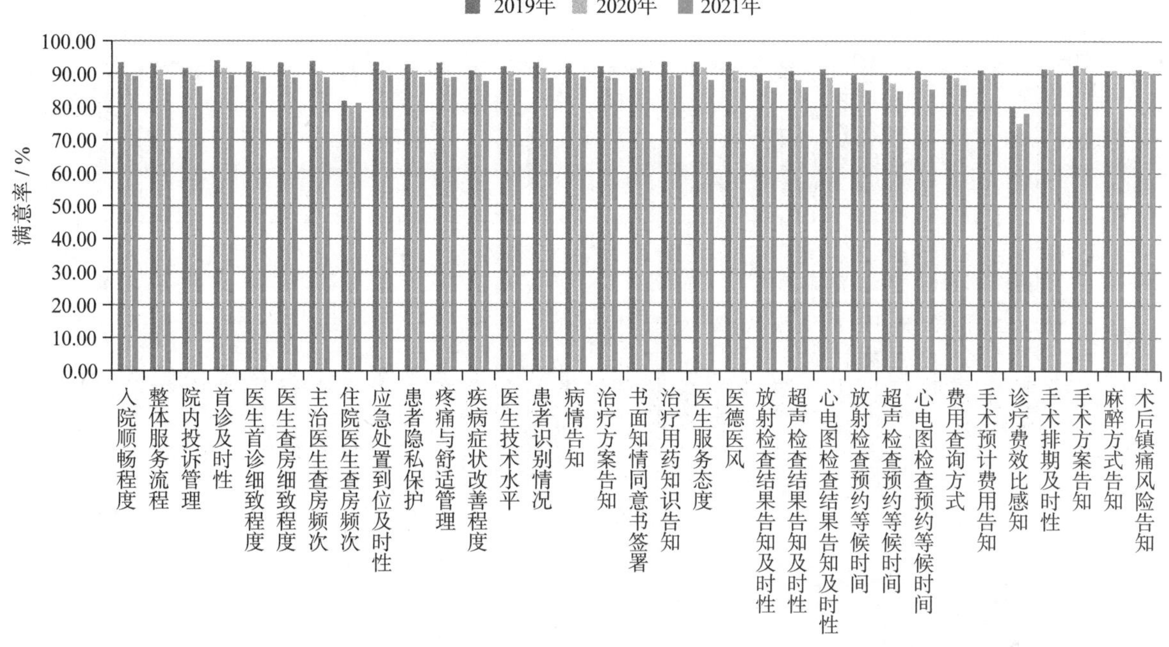

图 4-14　华北地区医疗质量患者体验要素满意率 2019—2021 年分析结果统计图

2020 年与 2019 年相比，华北地区医疗质量患者体验要素满意率普遍下降，其中满意率下降较明显的为治疗用药知识告知、疼痛与舒适管理、诊疗费效比感知，满意率上升的患者体验要素为书面知情同意书签署、麻醉方式告知（图 4-15）。

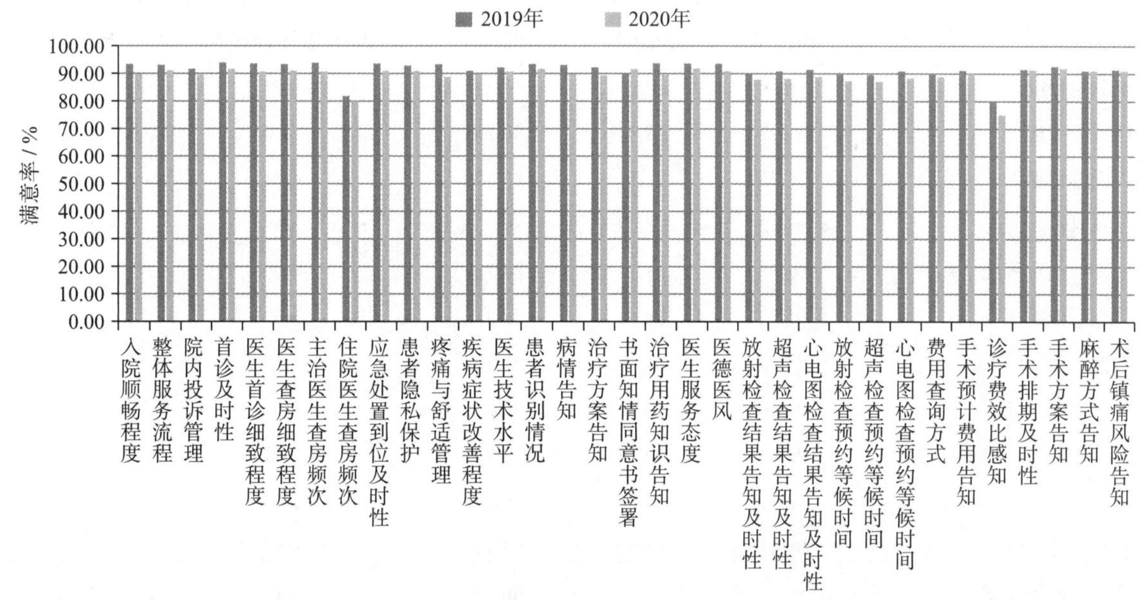

图 4-15　华北地区医疗质量患者体验要素满意率 2019—2020 年历史对比结果统计图

2021 年与 2020 年相比，华北地区医疗质量患者体验要素满意率普遍下降，其中满意率下降较明显的为心电图检查预约等候时间、院内投诉管理、医生服务态度，满意率上升的患者体验要素为诊疗费效比感知、住院医生查房频次、疼痛与舒适管理、治疗用药知识告知（图 4-16）。

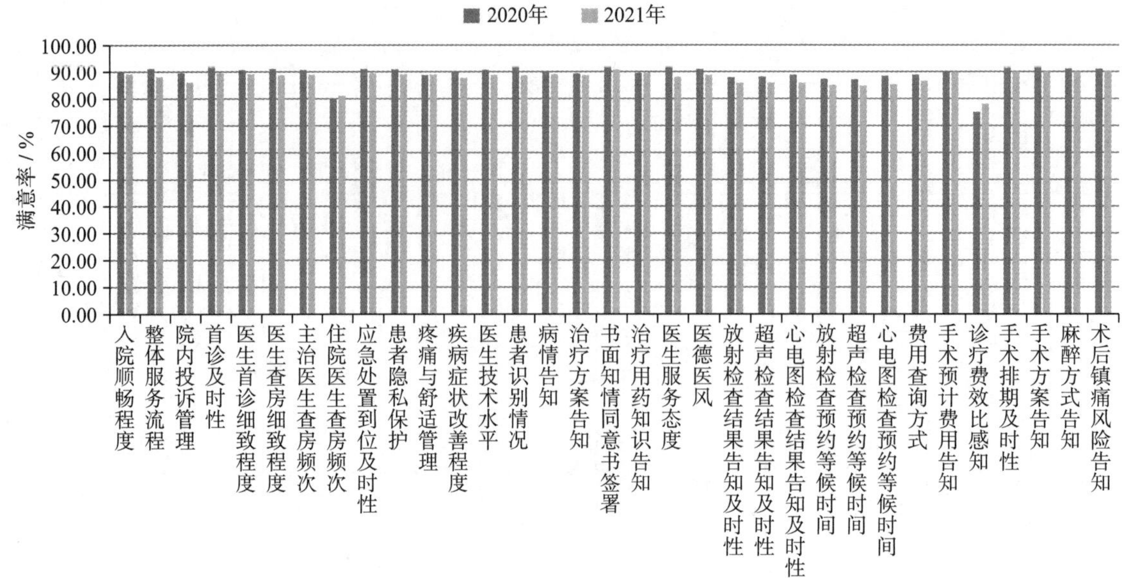

图 4-16　华北地区医疗质量患者体验要素满意率 2020—2021 年历史对比结果统计图

华中地区 2021 年住院患者医疗质量患者体验要素满意率（表 4-7，图 4-17）结果显示，满意率较高的影响要素有手术方案告知（92.99%）、手术排期及时性（92.17%）、术后镇痛风险告知（92.04%）等，满意率较低的影响要素有诊疗费效比感知（61.27%）、住院医生查房频次（66.33%）等。

表 4-7　华中地区医疗质量患者体验要素满意率 2019—2021 年分析结果

要素	患者满意率 /%			患者满意率 /%	
	2019 年	2020 年	2021 年	2020 年与 2019 年	2021 年与 2020 年
入院顺畅程度	91.79	87.96	87.77	−3.83	−0.19
整体服务流程	91.97	88.17	88.15	−3.80	−0.02
院内投诉管理	86.75	82.14	83.77	−4.61	1.63
首诊及时性	92.52	88.87	89.02	−3.65	0.15
医生首诊细致程度	92.75	88.75	88.78	−4.00	0.03
医生查房细致程度	91.97	88.68	88.31	−3.29	−0.37
主治医生查房频次	92.86	89.58	91.10	−3.28	1.52
住院医生查房频次	74.36	70.85	66.33	−3.51	−4.52
应急处置到位及时性	92.63	89.14	89.90	−3.49	0.76
患者隐私保护	92.91	89.18	90.05	−3.73	0.87
疼痛与舒适管理	91.41	86.89	88.71	−4.52	1.82
疾病症状改善程度	89.47	87.33	86.58	−2.14	−0.75
医生技术水平	90.81	88.59	88.04	−2.22	−0.55
患者识别情况	92.48	88.85	89.50	−3.63	0.65
病情告知	92.14	88.33	89.05	−3.81	0.72
治疗方案告知	91.73	87.97	87.68	−3.76	−0.29

续表

要素	患者满意率 /%			患者满意率 /%	
	2019 年	2020 年	2021 年	2020 年与 2019 年	2021 年与 2020 年
书面知情同意书签署	91.49	87.30	89.11	-4.19	1.81
治疗用药知识告知	92.65	87.48	90.92	-5.17	3.44
医生服务态度	92.94	89.18	90.18	-3.76	1.00
医德医风	93.18	88.43	89.88	-4.75	1.45
放射检查结果告知及时性	90.01	84.43	86.97	-5.58	2.54
超声检查结果告知及时性	90.40	86.43	87.43	-3.97	1.00
心电图检查结果告知及时性	90.78	86.91	88.69	-3.87	1.78
放射检查预约等候时间	88.09	84.66	85.49	-3.43	0.83
超声检查预约等候时间	88.11	84.08	85.10	-4.03	1.02
心电图检查预约等候时间	89.74	85.22	87.49	-4.52	2.27
费用查询方式	87.26	87.28	82.20	0.02	-5.08
手术预计费用告知	91.42	84.51	89.96	-6.91	5.45
诊疗费效比感知	68.78	58.69	61.27	-10.09	2.58
手术排期及时性	94.20	88.63	92.17	-5.57	3.54
手术方案告知	95.17	88.58	92.99	-6.59	4.41
麻醉方式告知	93.07	87.03	91.82	-6.04	4.79
术后镇痛风险告知	94.02	86.22	92.04	-7.80	5.82

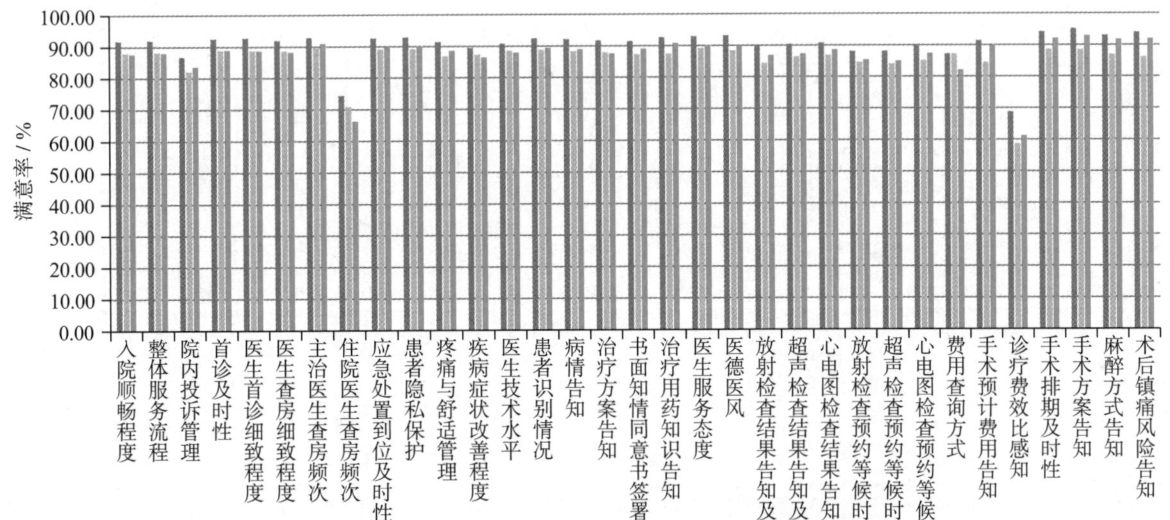

图 4-17　华中地区医疗质量患者体验要素满意率 2019—2021 年分析结果统计图

2020 年与 2019 年相比，华中地区医疗质量患者体验要素满意率普遍下降，其中满意率下降较明显的为术后镇痛风险告知、诊疗费效比感知，满意率上升的患者体验要素为费用查询方式（图 4-18）。

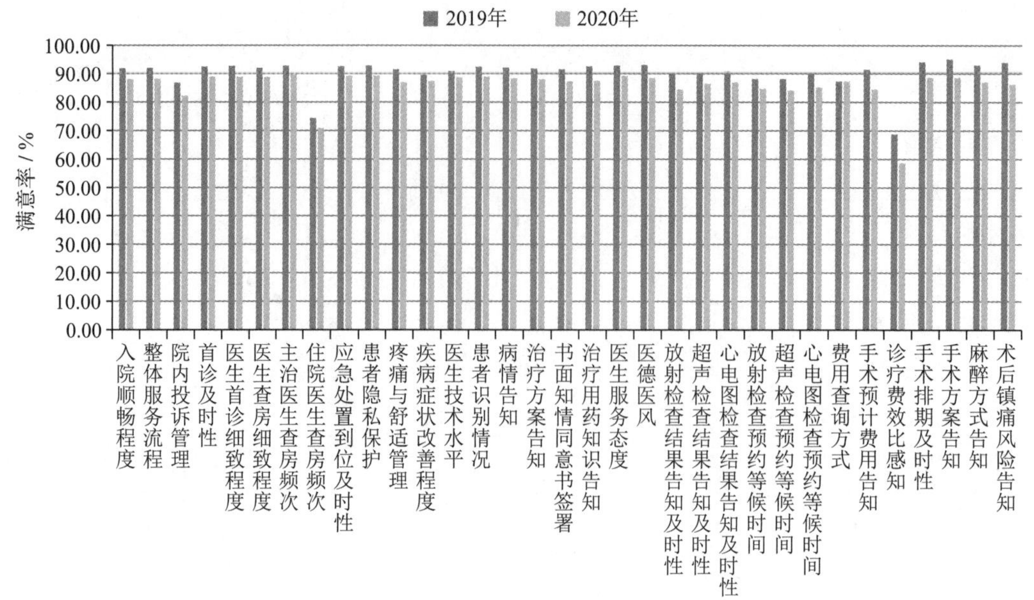

图 4-18　华中地区医疗质量患者体验要素满意率 2019—2020 年历史对比结果统计图

2021 年与 2020 年相比，华中地区医疗质量患者体验要素满意率普遍上升，其中满意率上升较明显的为术后镇痛风险告知、手术预计费用告知，满意率下降较明显的患者体验要素为住院医生查房频次、费用查询方式（图 4-19）。

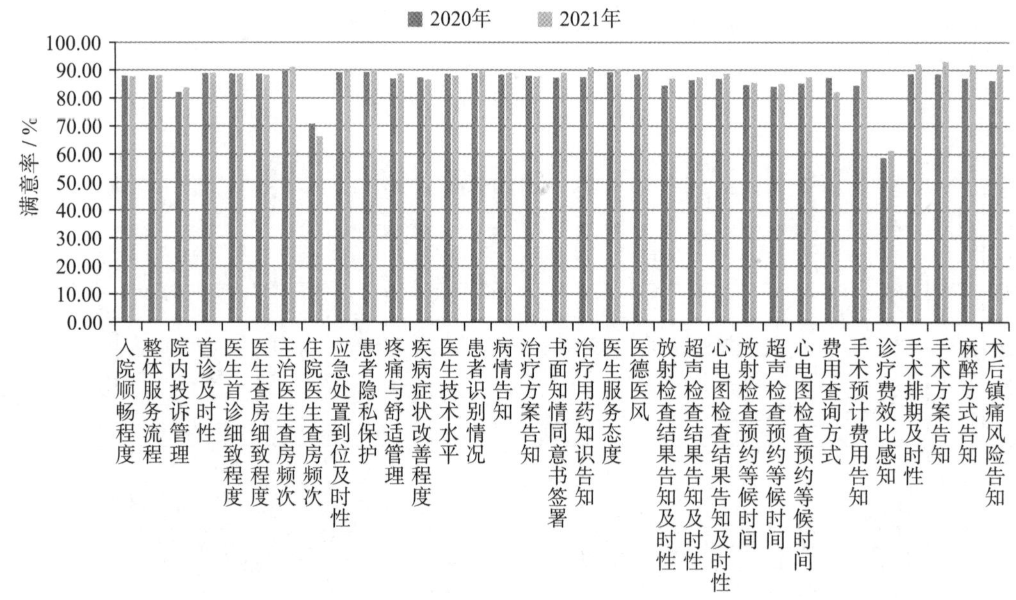

图 4-19　华中地区医疗质量患者体验要素满意率 2020—2021 年历史对比结果统计图

华南地区 2021 年住院患者医疗质量患者体验要素满意率（表 4-8，图 4-20）结果显示，满意率较高的影响要素有手术方案告知（88.18%）、治疗用药知识告知（87.85%）、医德医风（87.71%）等，满意率较低的影响要素有住院医生查房频次（59.60%）、诊疗费效比感知（68.33%）等。

表 4-8 华南地区医疗质量患者体验要素满意率 2019—2021 年分析结果

要素	患者满意率 /%			患者满意率 /%	
	2019 年	2020 年	2021 年	2020 年与 2019 年	2021 年与 2020 年
入院顺畅程度	88.53	88.59	84.14	0.06	−4.45
整体服务流程	89.12	90.17	85.75	1.05	−4.42
院内投诉管理	86.61	87.11	83.91	0.50	−3.20
首诊及时性	91.58	91.28	86.30	−0.30	−4.98
医生首诊细致程度	91.16	90.32	86.13	−0.84	−4.19
医生查房细致程度	89.46	89.35	85.57	−0.11	−3.78
主治医生查房频次	93.89	91.46	87.50	−2.43	−3.96
住院医生查房频次	63.44	60.50	59.60	−2.94	−0.90
应急处置到位及时性	93.08	91.12	87.27	−1.96	−3.85
患者隐私保护	92.03	90.77	87.16	−1.26	−3.61
疼痛与舒适管理	90.35	89.16	86.18	−1.19	−2.98
疾病症状改善程度	86.07	86.05	83.40	−0.02	−2.65
医生技术水平	90.28	89.46	85.54	−0.82	−3.92
患者识别情况	91.84	90.79	87.09	−1.05	−3.70
病情告知	90.37	90.12	86.00	−0.25	−4.12
治疗方案告知	87.51	88.48	84.67	0.97	−3.81
书面知情同意书签署	90.46	87.51	86.95	−2.95	−0.56
治疗用药知识告知	93.11	90.80	87.85	−2.31	−2.95
医生服务态度	92.09	90.84	87.23	−1.25	−3.61
医德医风	92.09	91.09	87.71	−1.00	−3.38
放射检查结果告知及时性	83.74	86.29	84.01	2.55	−2.28
超声检查结果告知及时性	83.18	86.54	84.67	3.36	−1.87
心电图检查结果告知及时性	86.18	88.02	85.53	1.84	−2.49
放射检查预约等候时间	81.78	85.04	82.68	3.26	−2.36
超声检查预约等候时间	78.67	83.91	82.38	5.24	−1.53
心电图检查预约等候时间	84.08	86.96	84.44	2.88	−2.52
费用查询方式	82.45	84.54	80.28	2.09	−4.26
手术预计费用告知	85.81	85.28	84.81	−0.53	−0.47
诊疗费效比感知	60.52	68.30	68.33	7.78	0.03
手术排期及时性	87.13	88.88	87.12	1.75	−1.76
手术方案告知	91.85	92.56	88.18	0.71	−4.38
麻醉方式告知	88.98	88.93	86.91	−0.05	−2.02
术后镇痛风险告知	89.15	88.56	86.97	−0.59	−1.59

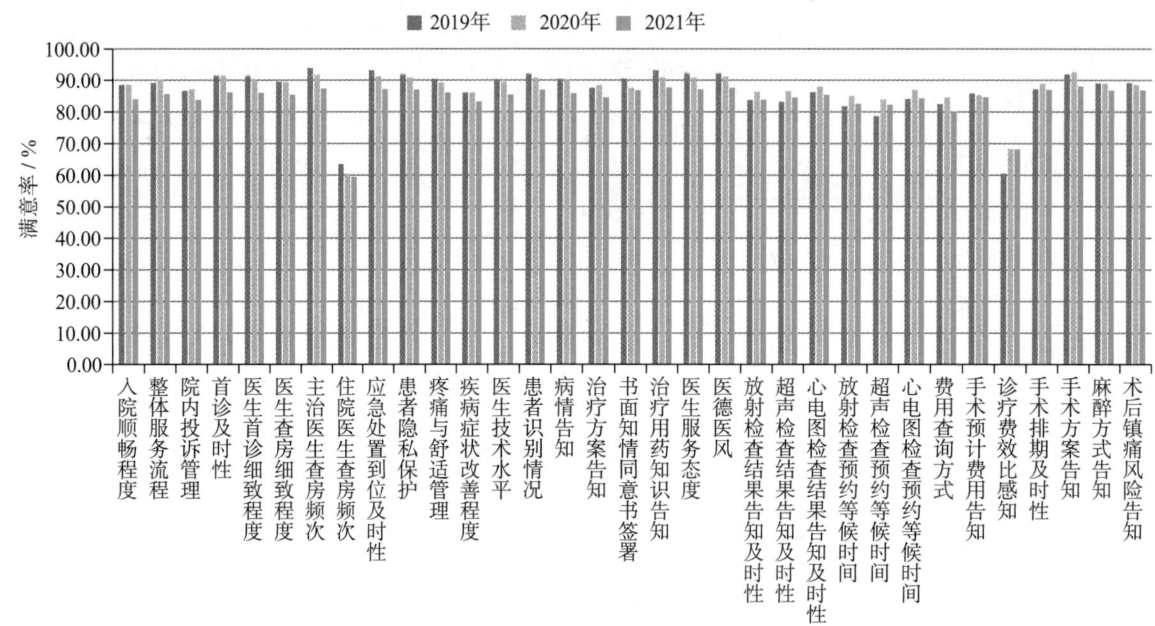

图 4-20 华南地区医疗质量患者体验要素满意率 2019—2021 年分析结果统计图

2020 年与 2019 年相比，华南地区医疗质量患者体验满意率上升较明显的要素为诊疗费效比感知、超声检查预约等候时间、超声检查结果告知及时性、放射检查预约等候时间，满意率下降较明显的要素为主治医生查房频次、住院医生查房频次、书面知情同意书签署（图 4-21）。

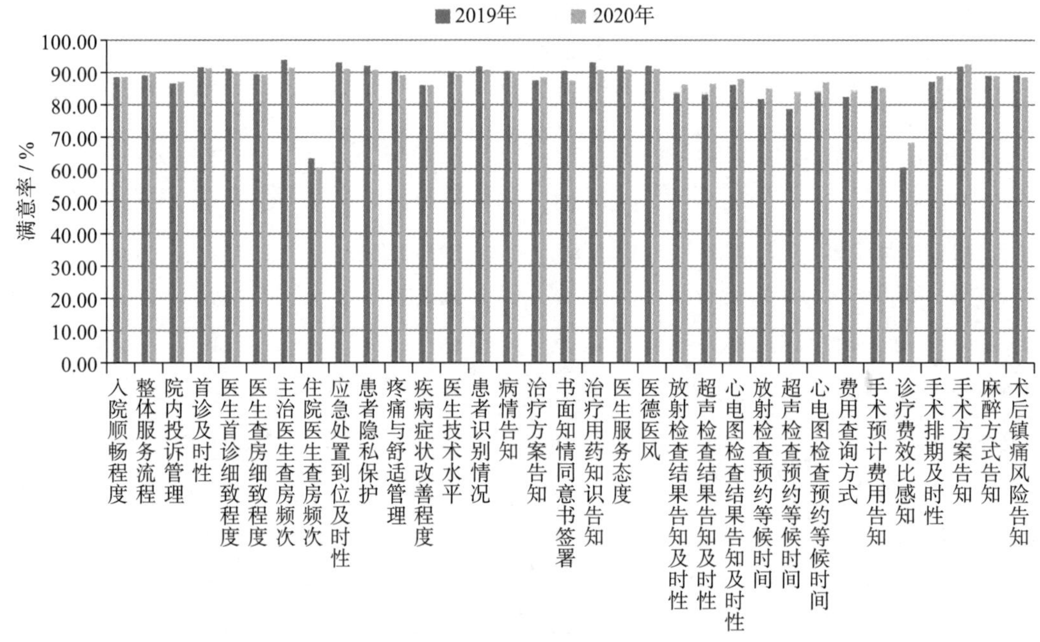

图 4-21 华南地区医疗质量患者体验要素满意率 2019—2020 年历史对比结果统计图

2021 年与 2020 年相比，华南地区医疗质量患者体验要素满意率普遍下降，其中满意率下降较明显的为手术方案告知、整体服务流程、入院顺畅程度、首诊及时性，满意率上升的患者体验要素为诊疗费效比感知（图 4-22）。

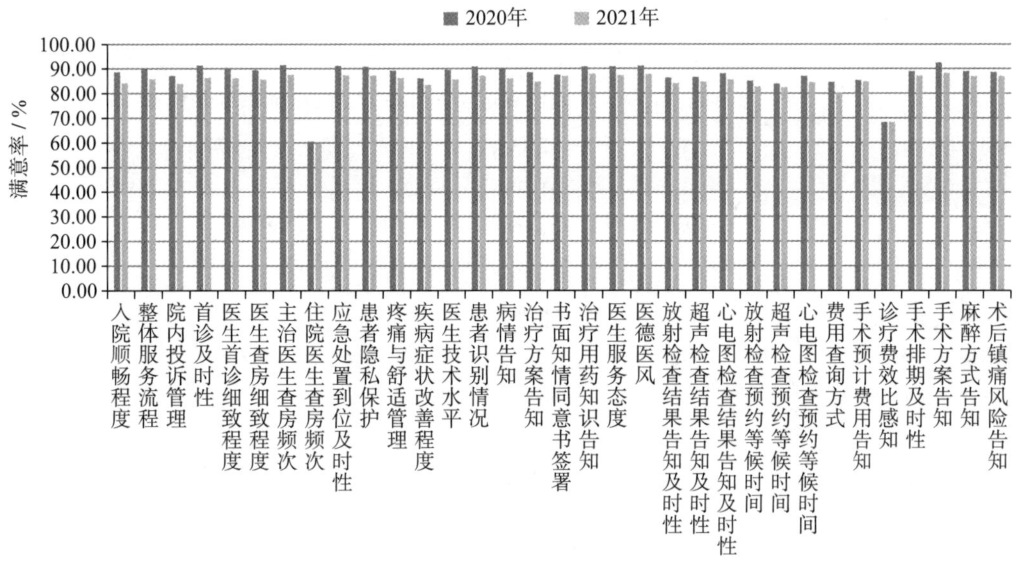

图 4-22　华南地区医疗质量患者体验要素满意率 2020—2021 年历史对比结果统计图

西南地区 2021 年住院患者医疗质量患者体验要素满意率（表 4-9，图 4-23）结果显示，满意率较高的影响要素有手术方案告知(93.25%)、主治医生查房频次(92.61%)、治疗用药知识告知(92.27%)等，满意率较低的影响要素有诊疗费效比感知（71.39%）、住院医生查房频次（73.95%）、费用查询方式（78.01%）等。

表 4-9　西南地区医疗质量患者体验要素满意率 2019—2021 年分析结果

要素	患者满意率 /%			患者满意率 /%	
	2019 年	2020 年	2021 年	2020 年与 2019 年	2021 年与 2020 年
入院顺畅程度	92.64	90.57	88.48	−2.07	−2.09
整体服务流程	91.60	90.85	90.01	−0.75	−0.84
院内投诉管理	87.21	87.30	85.66	0.09	−1.64
首诊及时性	95.40	93.27	91.46	−2.13	−1.81
医生首诊细致程度	93.12	92.17	90.49	−0.95	−1.68
医生查房细致程度	92.48	91.76	90.39	−0.72	−1.37
主治医生查房频次	95.44	93.41	92.61	−2.03	−0.80
住院医生查房频次	74.45	73.31	73.95	−1.14	0.64
应急处置到位及时性	95.00	93.13	91.74	−1.87	−1.39
患者隐私保护	93.32	92.95	91.52	−0.37	−1.43
疼痛与舒适管理	89.76	90.54	90.27	0.78	−0.27
疾病症状改善程度	90.54	90.15	88.61	−0.39	−1.54
医生技术水平	91.08	90.81	90.31	−0.27	−0.50
患者识别情况	92.84	92.51	90.52	−0.33	−1.99
病情告知	92.49	92.16	90.35	−0.33	−1.81
治疗方案告知	91.46	91.33	90.09	−0.13	−1.24

续表

要素	患者满意率 /%			患者满意率 /%	
	2019 年	2020 年	2021 年	2020 年与 2019 年	2021 年与 2020 年
书面知情同意书签署	91.39	92.33	90.92	0.94	−1.41
治疗用药知识告知	91.37	91.59	92.27	0.22	0.68
医生服务态度	92.51	91.67	91.24	−0.84	−0.43
医德医风	93.21	92.46	90.82	−0.75	−1.64
放射检查结果告知及时性	87.57	88.75	85.63	1.18	−3.12
超声检查结果告知及时性	88.92	89.61	87.41	0.69	−2.20
心电图检查结果告知及时性	89.59	90.30	88.29	0.71	−2.01
放射检查预约等候时间	86.78	88.09	85.59	1.31	−2.50
超声检查预约等候时间	85.46	88.08	85.51	2.62	−2.57
心电图检查预约等候时间	87.82	89.29	87.21	1.47	−2.08
费用查询方式	84.51	81.11	78.01	−3.40	−3.10
手术预计费用告知	90.63	91.09	90.93	0.46	−0.16
诊疗费效比感知	72.81	74.64	71.39	1.83	−3.25
手术排期及时性	91.80	93.01	91.15	1.21	−1.86
手术方案告知	93.28	93.30	93.25	0.02	−0.05
麻醉方式告知	91.51	92.87	92.12	1.36	−0.75
术后镇痛风险告知	91.75	92.96	91.84	1.21	−1.12

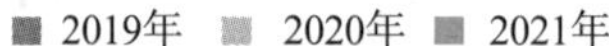

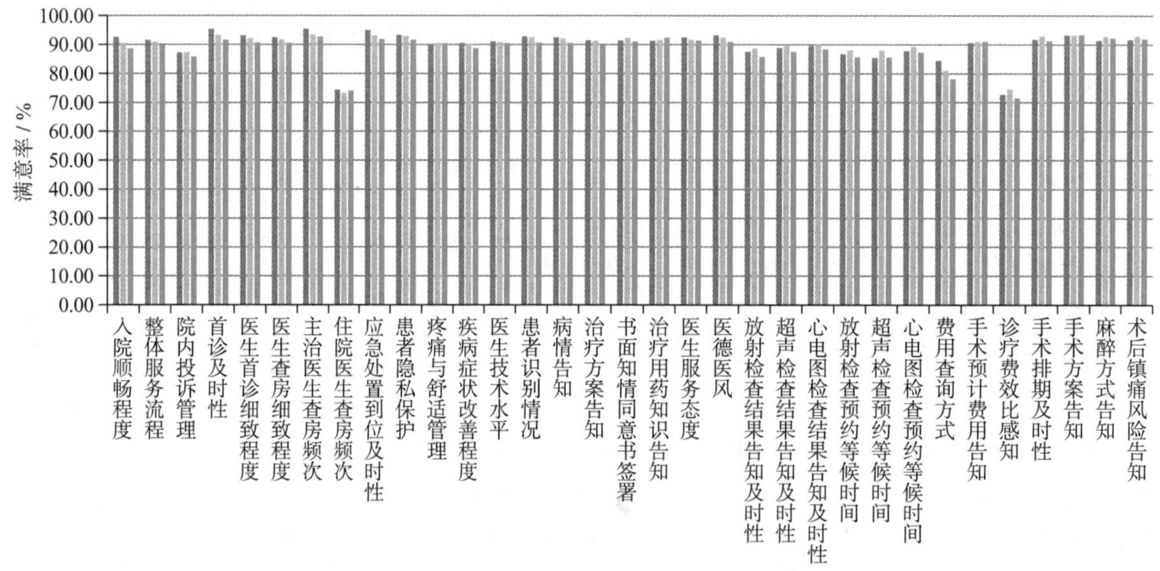

图 4-23　西南地区医疗质量患者体验要素满意率 2019—2021 年分析结果统计图

2020 年与 2019 年相比，西南地区满意率上升较明显的要素为超声检查预约等候时间、诊疗费效比感知、心电图检查预约等候时间，满意率下降较明显的要素为入院顺畅程度、首诊及时性、费用查询方式（图 4-24）。

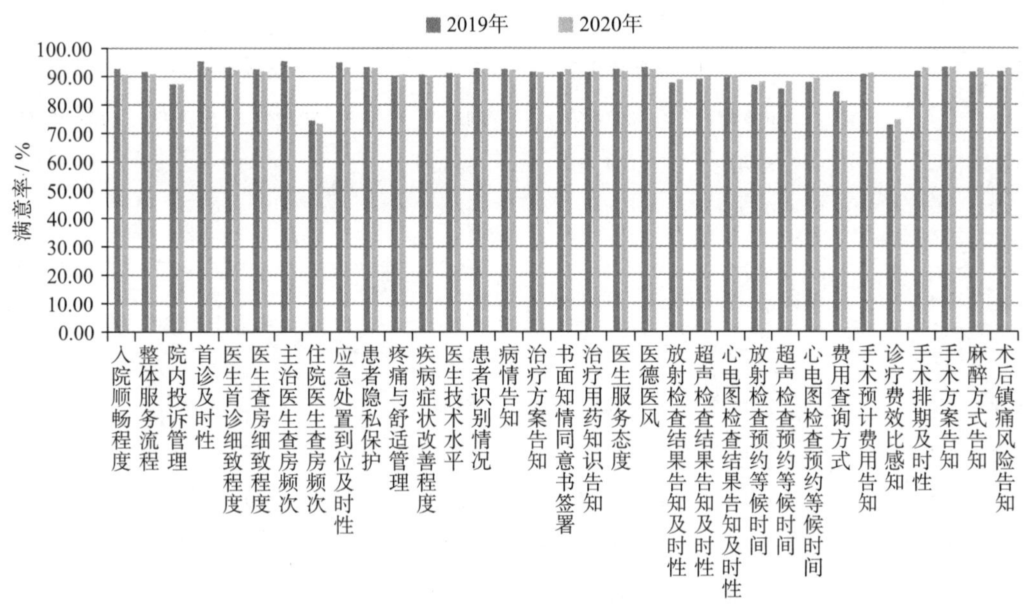

图 4-24　西南地区医疗质量患者体验要素满意率 2019—2020 年历史对比结果统计图

2021 年与 2020 年相比，西南地区患者体验要素满意率普遍下降，其中满意率下降较明显的为费用查询方式、放射检查结果告知及时性、诊疗费效比感知，满意率上升的患者体验要素为治疗用药知识告知、住院医生查房频次（图 4-25）。

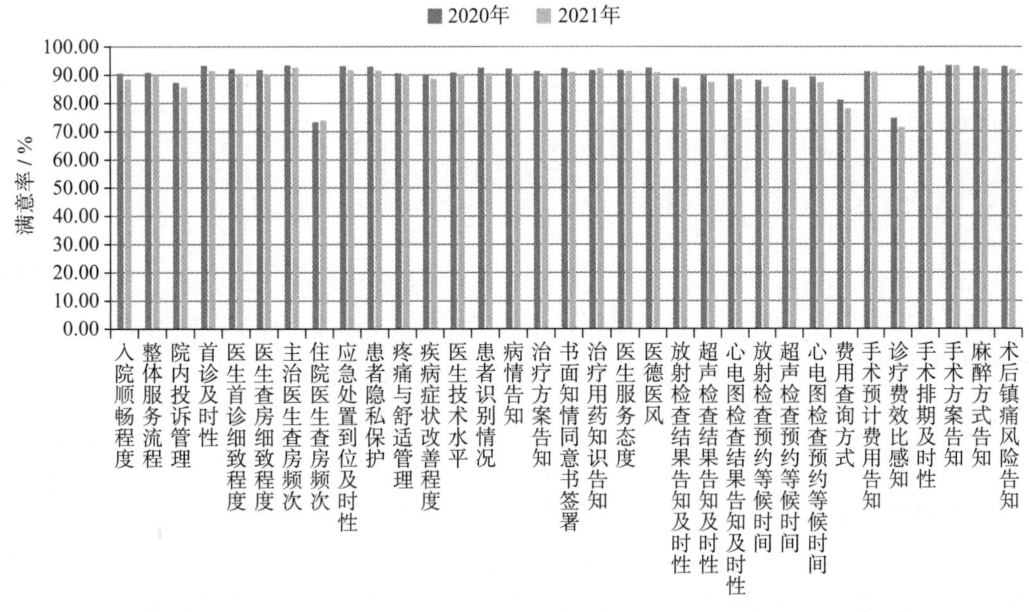

图 4-25　西南地区医疗质量患者体验要素满意率 2020—2021 年历史对比结果统计图

西北地区 2021 年住院患者医疗质量患者体验要素满意率（表 4-10，图 4-26）结果显示，满意率较高的影响要素有手术方案告知（90.07%）、治疗用药知识告知（89.63%）、手术排期及时性（89.33%）等，满意率较低的影响要素有诊疗费效比感知（68.07%）、住院医生查房频次（72.50%）、超声检查预约等候时间（79.62%）等。

表 4-10　西北地区医疗质量患者体验要素满意率 2019—2021 年分析结果

要素	患者满意率 /%			患者满意率 /%	
	2019 年	2020 年	2021 年	2020 年与 2019 年	2021 年与 2020 年
入院顺畅程度	89.47	84.71	86.08	−4.76	1.37
整体服务流程	91.40	86.72	86.34	−4.68	−0.38
院内投诉管理	90.02	80.20	81.86	−9.82	1.66
首诊及时性	90.48	87.09	86.93	−3.39	−0.16
医生首诊细致程度	91.22	87.91	87.49	−3.31	−0.42
医生查房细致程度	90.65	87.91	87.67	−2.74	−0.24
主治医生查房频次	92.61	88.83	88.26	−3.78	−0.57
住院医生查房频次	81.00	74.24	72.50	−6.76	−1.74
应急处置到位及时性	91.59	88.27	88.74	−3.32	0.47
患者隐私保护	90.84	87.46	87.94	−3.38	0.48
疼痛与舒适管理	90.42	83.86	87.40	−6.56	3.54
疾病症状改善程度	89.00	86.36	85.85	−2.64	−0.51
医生技术水平	90.10	88.92	87.23	−1.18	−1.69
患者识别情况	90.66	86.40	87.75	−4.26	1.35
病情告知	91.37	87.60	88.09	−3.77	0.49
治疗方案告知	89.72	85.53	86.31	−4.19	0.78
书面知情同意书签署	91.88	89.94	87.60	−1.94	−2.34
治疗用药知识告知	92.05	85.23	89.63	−6.82	4.40
医生服务态度	92.30	88.13	87.14	−4.17	−0.99
医德医风	91.80	87.56	88.04	−4.24	0.48
放射检查结果告知及时性	88.54	84.80	82.14	−3.74	−2.66
超声检查结果告知及时性	90.14	84.62	82.97	−5.52	−1.65
心电图检查结果告知及时性	91.15	86.24	84.24	−4.91	−2.00
放射检查预约等候时间	86.17	82.43	80.46	−3.74	−1.97
超声检查预约等候时间	86.50	83.64	79.62	−2.86	−4.02
心电图检查预约等候时间	89.06	83.79	82.25	−5.27	−1.54
费用查询方式	86.01	85.64	84.55	−0.37	−1.09
手术预计费用告知	87.00	89.36	86.05	2.36	−3.31
诊疗费效比感知	69.47	70.52	68.07	1.05	−2.45
手术排期及时性	92.03	90.74	89.33	−1.29	−1.41
手术方案告知	92.52	92.28	90.07	−0.24	−2.21
麻醉方式告知	89.04	91.09	88.39	2.05	−2.70
术后镇痛风险告知	89.09	90.23	88.46	1.14	−1.77

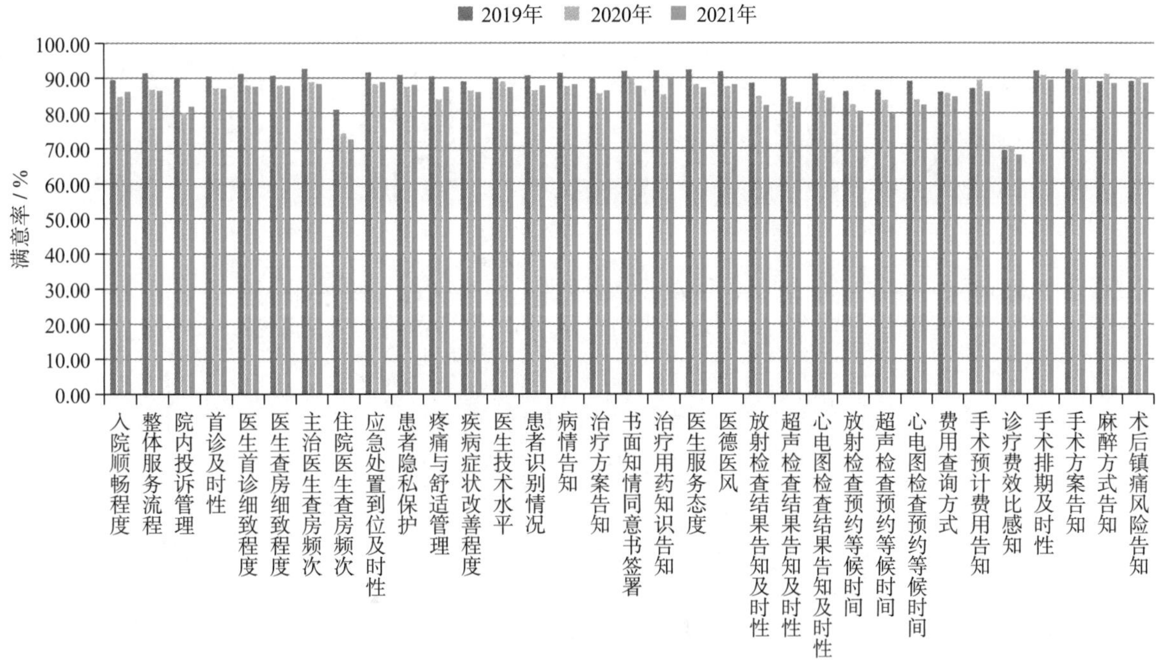

图 4-26　西北地区医疗质量患者体验要素满意率 2019—2021 年分析结果统计图

2020 年与 2019 年相比，西北地区医疗质量患者体验满意率上升的要素为手术预计费用告知、麻醉方式告知、术后镇痛风险告知、诊疗费效比感知，其余要素满意率均有所下降，其中下降较明显的为住院医生查房频次、治疗用药知识告知、院内投诉管理（图 4-27）。

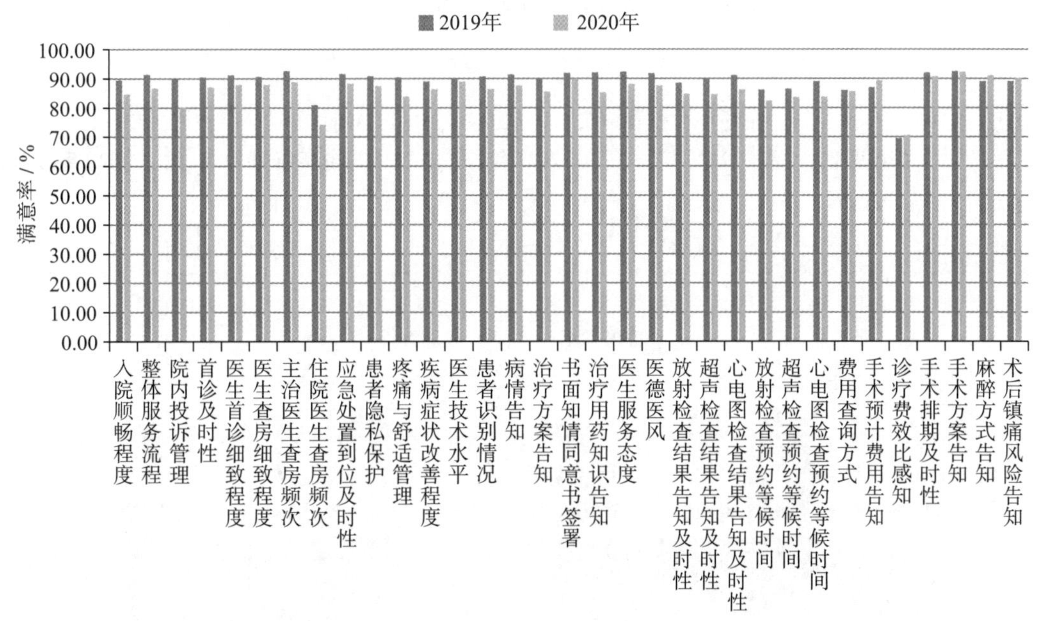

图 4-27　西北地区医疗质量患者体验要素满意率 2019—2020 年历史对比结果统计图

2021 年与 2020 年相比，西北地区医疗质量患者体验满意率上升较明显的要素为治疗用药知识告知、疼痛与舒适管理，满意率下降的要素为手术预计费用告知、超声检查预约等候时间（图 4-28）。

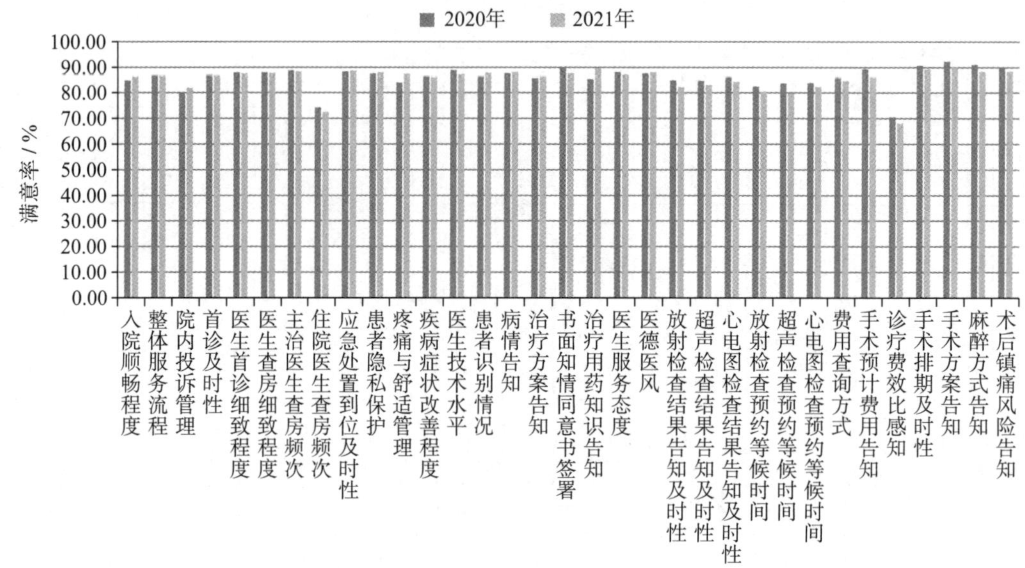

图 4-28 西北地区医疗质量患者体验要素满意率 2020—2021 年历史对比结果统计图

（三）三级和二级医院住院医疗质量患者体验满意率分析

1. 三级和二级医院住院医疗质量患者体验总体满意率分析

对比三级医院与二级医院住院医疗质量患者体验总体满意率（表 4-11，图 4-29）发现，三级医院住院患者就医体验满意率明显高于二级医院。历史对比显示，2020 年与 2019 年相比，2021 年与 2020 年相比，三级医院、二级医院住院患者就医体验满意率均有所下降。

表 4-11 三级和二级医院住院医疗质量患者体验总体满意率 2019—2021 年分析结果

医院等级	患者满意率 /%			患者满意率 /%	
	2019 年	2020 年	2021 年	2020 年与 2019 年	2021 年与 2020 年
三级医院	90.59	88.75	87.29	−1.84	−1.46
二级医院	88.90	88.54	85.79	−0.36	−2.75

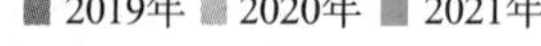

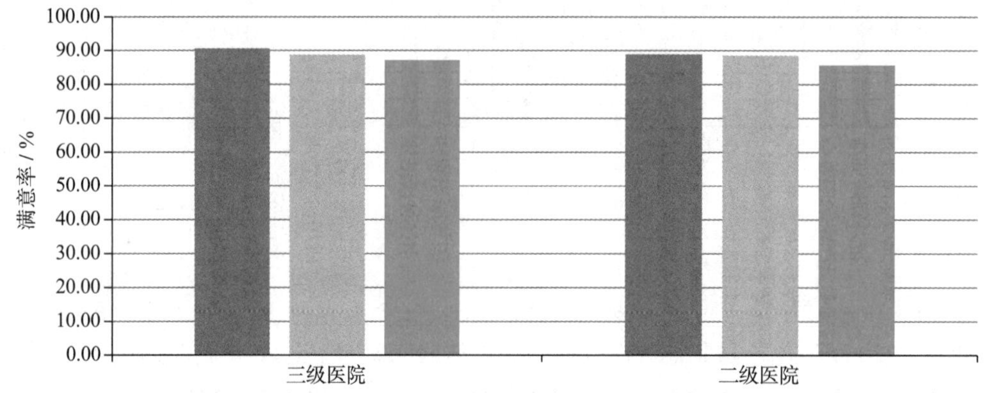

图 4-29 三级和二级医院住院医疗质量患者体验总体满意率 2019—2021 年分析结果统计图

2. 三级和二级医院住院医疗质量患者体验要素满意率分析

三级医院 2021 年住院患者医疗质量患者体验要素满意率（表 4-12，图 4-30）结果显示，满意率较高的影响要素有治疗用药知识告知(90.58%)、手术方案告知(90.46%)、主治医生查房频次(90.17%)等，满意率较低的影响要素有住院医生查房频次（70.66%）、诊疗费效比感知（71.91%）等。

表 4-12　三级医院医疗质量患者体验要素满意率 2019—2021 年分析结果

要素	患者满意率 /%			患者满意率 /%	
	2019 年	2020 年	2021 年	2020 年与 2019 年	2021 年与 2020 年
入院顺畅程度	92.12	89.07	87.31	−3.05	−1.76
整体服务流程	92.36	90.26	88.58	−2.10	−1.68
院内投诉管理	89.22	87.52	86.16	−1.70	−1.36
首诊及时性	94.18	91.56	88.99	−2.62	−2.57
医生首诊细致程度	93.41	91.05	89.02	−2.36	−2.03
医生查房细致程度	92.73	90.67	88.75	−2.06	−1.92
主治医生查房频次	94.50	91.86	90.17	−2.64	−1.69
住院医生查房频次	75.90	70.69	70.66	−5.21	−0.03
应急处置到位及时性	94.12	91.63	89.97	−2.49	−1.66
患者隐私保护	93.72	91.67	90.06	−2.05	−1.61
疼痛与舒适管理	91.58	89.80	89.16	−1.78	−0.64
疾病症状改善程度	91.14	88.89	87.40	−2.25	−1.49
医生技术水平	92.63	90.53	88.90	−2.10	−1.63
患者识别情况	93.34	91.60	89.66	−1.74	−1.94
病情告知	92.83	90.87	89.16	−1.96	−1.71
治疗方案告知	91.77	89.90	88.33	−1.87	−1.57
书面知情同意书签署	91.95	91.01	89.54	−0.94	−1.47
治疗用药知识告知	92.90	90.86	90.58	−2.04	−0.28
医生服务态度	93.27	91.28	89.76	−1.99	−1.52
医德医风	93.64	91.47	89.87	−2.17	−1.60
放射检查结果告知及时性	88.82	88.17	86.14	−0.65	−2.03
超声检查结果告知及时性	89.70	88.79	87.14	−0.91	−1.65
心电图检查结果告知及时性	90.71	89.61	87.89	−1.10	−1.72
放射检查预约等候时间	87.53	86.79	85.22	−0.74	−1.57
超声检查预约等候时间	86.60	86.81	85.14	0.21	−1.67
心电图检查预约等候时间	88.94	88.51	86.78	−0.43	−1.73
费用查询方式	87.33	84.01	81.67	−3.32	−2.34
手术预计费用告知	90.67	89.05	88.12	−1.62	−0.93
诊疗费效比感知	73.35	70.20	71.91	−3.15	1.71
手术排期及时性	91.73	91.10	89.36	−0.63	−1.74
手术方案告知	93.26	92.00	90.46	−1.26	−1.54

续表

要素	患者满意率 /%			患者满意率 /%	
	2019 年	2020 年	2021 年	2020 年与 2019 年	2021 年与 2020 年
麻醉方式告知	91.59	90.79	89.37	−0.80	−1.42
术后镇痛风险告知	91.82	90.64	89.28	−1.18	−1.36

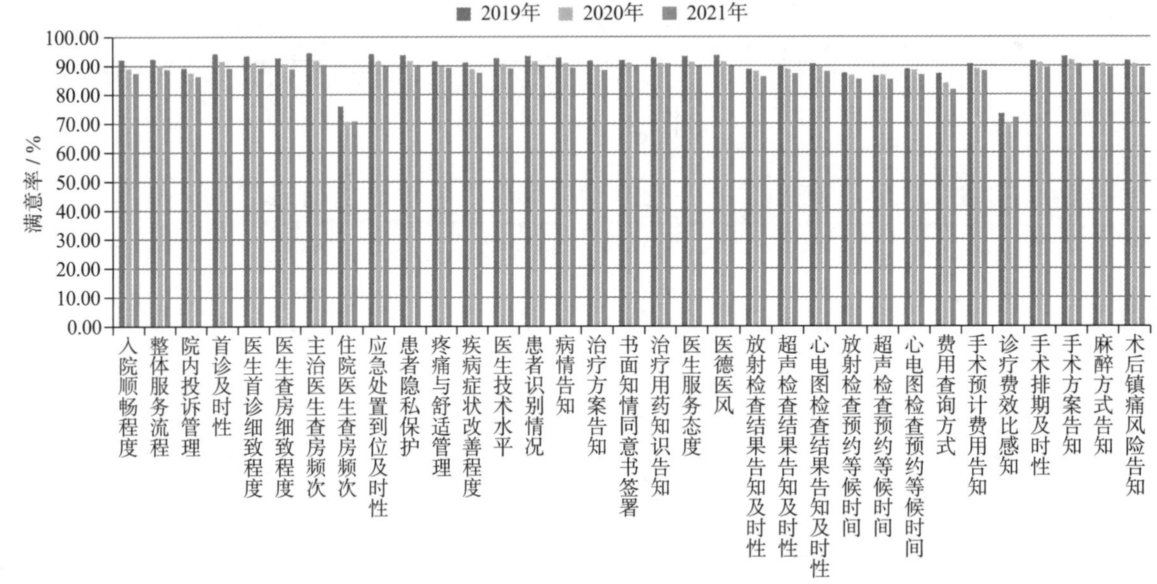

图 4-30　三级医院医疗质量患者体验要素满意率 2019—2021 年分析结果统计图

2020 年与 2019 年相比，三级医院医疗质量患者体验要素满意率普遍下降，其中满意率下降较明显的为诊疗费效比感知、费用查询方式、住院医生查房频次，满意率上升的为超声检查预约等候时间（图 4-31）。

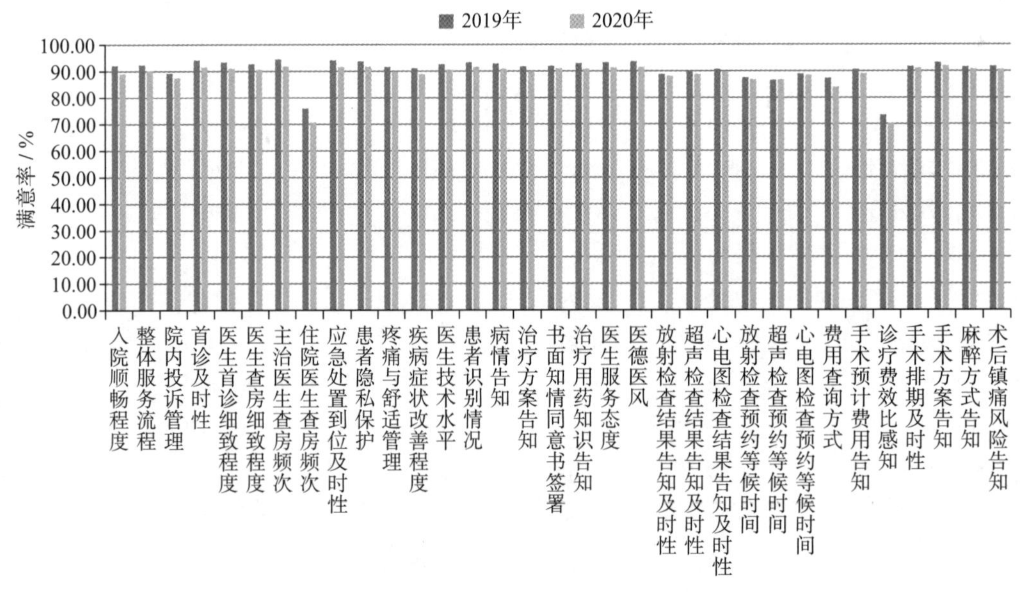

图 4-31　三级医院医疗质量患者体验要素满意率 2019—2020 年历史对比结果统计图

2021 年与 2020 年相比，三级医院医疗质量患者体验要素满意率普遍下降，其中满意率下降较明显的为医生首诊细致程度、费用查询方式、首诊及时性，满意率上升的为诊疗费效比感知（图 4-32）。

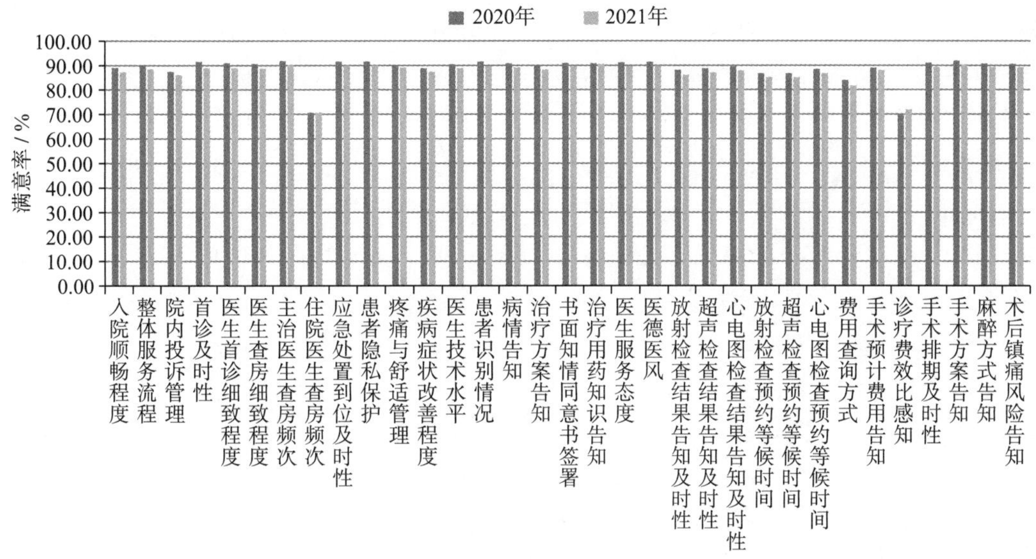

图 4-32　三级医院医疗质量患者体验要素满意率 2020—2021 年历史对比结果统计图

二级医院 2021 年住院患者医疗质量患者体验要素满意率（表 4-13，图 4-33）结果显示，满意率较高的影响要素有手术方案告知（89.13%）、手术排期及时性（88.92%）、术后镇痛风险告知（88.89%）等，满意率较低的影响要素有诊疗费效比感知（72.79%）、住院医生查房频次（73.97%）等。

表 4-13　二级医院医疗质量患者体验要素满意率 2019—2021 年分析结果

要素	患者满意率 /%			患者满意率 /%	
	2019 年	2020 年	2021 年	2020 年与 2019 年	2021 年与 2020 年
入院顺畅程度	92.23	90.27	87.33	−1.96	−2.94
整体服务流程	90.37	90.30	86.51	−0.07	−3.79
院内投诉管理	86.94	84.94	82.87	−2.00	−2.07
首诊及时性	93.70	91.44	88.28	−2.26	−3.16
医生首诊细致程度	91.49	90.55	87.51	−0.94	−3.04
医生查房细致程度	91.21	90.46	87.38	−0.75	−3.08
主治医生查房频次	93.88	91.71	88.61	−2.17	−3.10
住院医生查房频次	75.46	76.01	73.97	0.55	−2.04
应急处置到位及时性	93.49	91.19	88.27	−2.30	−2.92
患者隐私保护	90.77	90.67	87.64	−0.10	−3.03
疼痛与舒适管理	89.11	87.63	87.09	−1.48	−0.54
疾病症状改善程度	88.09	89.06	85.37	0.97	−3.69
医生技术水平	88.02	89.47	86.62	1.45	−2.85
患者识别情况	90.75	90.12	86.87	−0.63	−3.25

续表

要素	患者满意率 /%			患者满意率 /%	
	2019 年	2020 年	2021 年	2020 年与 2019 年	2021 年与 2020 年
病情告知	91.19	89.93	87.37	−1.26	−2.56
治疗方案告知	90.18	89.19	86.69	−0.99	−2.50
书面知情同意书签署	89.26	90.10	88.86	0.84	−1.24
治疗用药知识告知	90.35	88.60	88.61	−1.75	0.01
医生服务态度	91.35	90.46	86.90	−0.89	−3.56
医德医风	91.60	90.36	87.30	−1.24	−3.06
放射检查结果告知及时性	87.15	86.00	83.63	−1.15	−2.37
超声检查结果告知及时性	88.09	87.01	83.90	−1.08	−3.11
心电图检查结果告知及时性	88.36	87.69	84.48	−0.67	−3.21
放射检查预约等候时间	86.62	86.70	83.08	0.08	−3.62
超声检查预约等候时间	85.94	86.05	82.53	0.11	−3.52
心电图检查预约等候时间	87.79	86.76	83.66	−1.03	−3.10
费用查询方式	83.31	85.41	83.95	2.10	−1.46
手术预计费用告知	88.97	89.20	87.57	0.23	−1.63
诊疗费效比感知	74.08	76.61	72.79	2.53	−3.82
手术排期及时性	91.25	91.97	88.92	0.72	−3.05
手术方案告知	92.25	92.78	89.13	0.53	−3.65
麻醉方式告知	89.99	91.55	88.46	1.56	−3.09
术后镇痛风险告知	90.37	91.52	88.89	1.15	−2.63

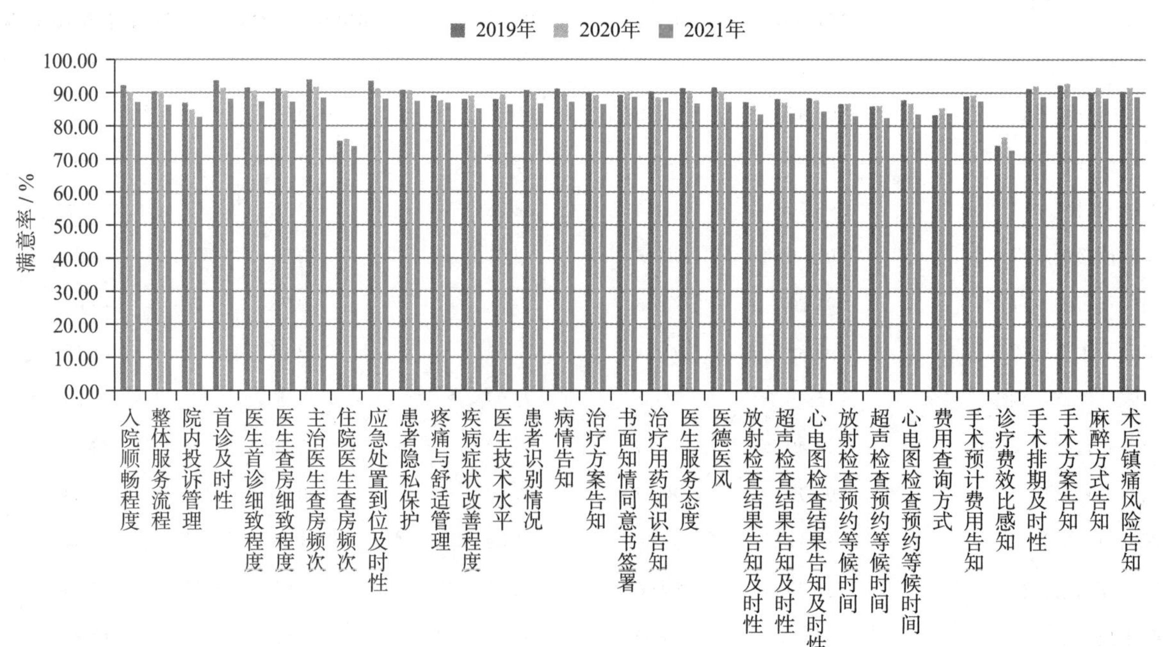

图 4-33　二级医院医疗质量患者体验要素满意率 2019—2021 年分析结果统计图

2020年与2019年相比，二级医院医疗质量患者体验满意率上升较明显的要素为诊疗费效比感知、费用查询方式，满意率下降较明显的要素为院内投诉管理、主治医生查房频次、首诊及时性、应急处置到位及时性（图4-34）。

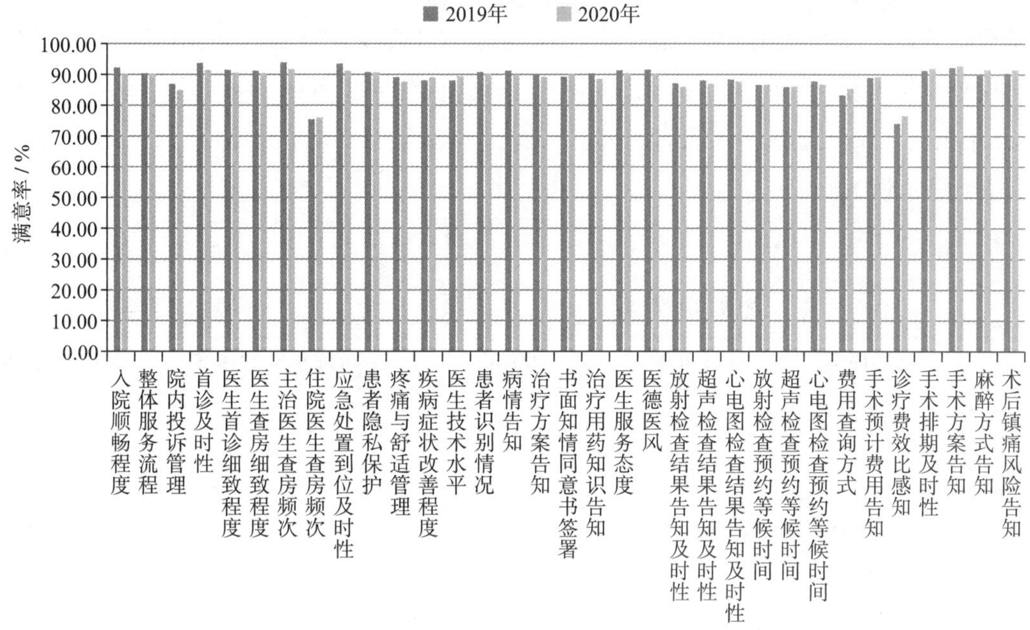

图4-34　二级医院医疗质量患者体验要素满意率2019—2020年历史对比结果统计图

2021年与2020年相比，二级医院医疗质量患者体验要素满意率普遍下降，其中满意率下降较明显的为疾病症状改善程度、整体服务流程、诊疗费效比感知，满意率上升的为治疗用药知识告知（图4-35）。

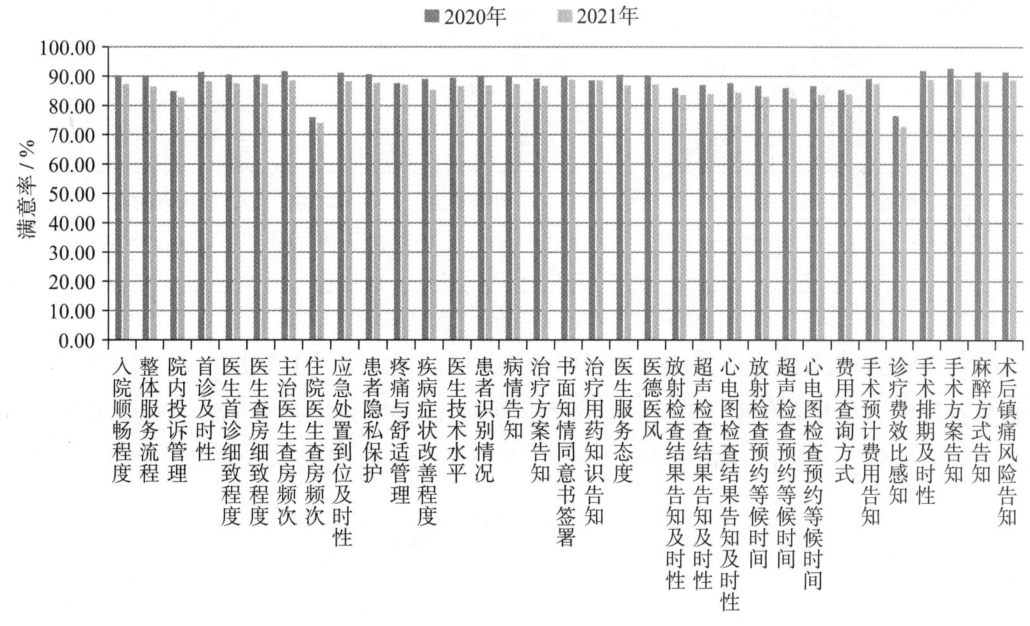

图4-35　二级医院医疗质量患者体验要素满意率2020—2021年历史对比结果统计图

（四）综合、中医和妇幼医院住院医疗质量患者体验满意率分析

1. 综合、中医和妇幼医院住院医疗质量患者体验总体满意率分析

对比综合、中医和妇幼医院住院医疗质量患者体验总体满意率（表 4-14，图 4-36）发现，不同类型医院住院患者就医体验满意率结果相差不大。历史对比显示，2020 年与 2019 年相比，综合医院、妇幼保健院住院患者就医体验满意率有所下降，中医医院住院患者就医体验满意率有所上升，2021 年与 2020 年相比，综合医院、中医医院住院患者就医体验满意率均有所下降，妇幼保健院住院患者就医体验满意率有所上升。

表 4-14　综合、中医和妇幼医院住院医疗质量患者体验满意率 2019—2021 年分析结果

医院类型	患者满意率 /%			患者满意率 /%	
	2019 年	2020 年	2021 年	2020 年与 2019 年	2021 年与 2020 年
综合医院	90.21	88.51	86.76	−1.70	−1.76
中医医院	89.54	90.39	89.05	0.85	−1.34
妇幼保健院	90.00	88.38	88.42	−1.62	0.04

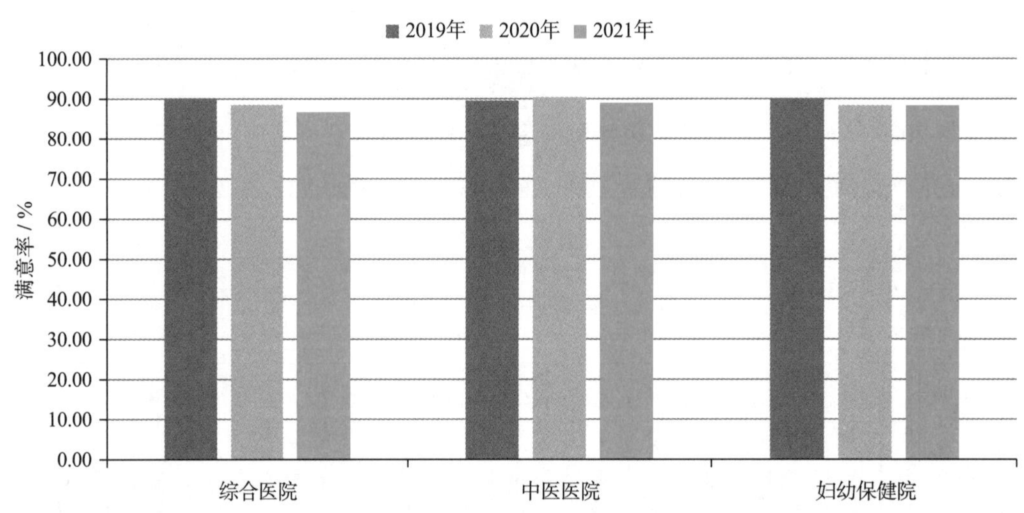

图 4-36　三级和二级医院住院医疗质量患者体验总体满意率 2019—2021 年分析结果统计图

2. 综合、中医和妇幼医院住院医疗质量患者体验要素满意率分析

综合医院 2021 年住院患者医疗质量患者体验要素满意率（表 4-15，图 4-37）结果显示，满意率较高的影响要素有手术方案告知（89.90%）、治疗用药知识告知（89.79%）、主治医生查房频次（89.51%）等，满意率较低的影响要素有住院医生查房频次（71.48%）、诊疗费效比感知（72.27%）等。

表 4-15　综合医院医疗质量患者体验要素满意率 2019—2021 年分析结果

要素	患者满意率 /%			患者满意率 /%	
	2019 年	2020 年	2021 年	2020 年与 2019 年	2021 年与 2020 年
入院顺畅程度	92.61	89.21	87.31	−3.40	−1.90
整体服务流程	91.90	90.11	87.84	−1.79	−2.27
院内投诉管理	88.79	86.62	85.24	−2.17	−1.38
首诊及时性	94.19	91.35	88.65	−2.84	−2.70
医生首诊细致程度	92.92	90.85	88.41	−2.07	−2.44
医生查房细致程度	92.42	90.59	88.19	−1.83	−2.40
主治医生查房频次	94.03	91.56	89.51	−2.47	−2.05
住院医生查房频次	76.06	72.24	71.48	−3.82	−0.76
应急处置到位及时性	93.96	91.27	89.31	−2.69	−1.96
患者隐私保护	92.78	91.16	89.12	−1.62	−2.04
疼痛与舒适管理	90.92	88.90	88.38	−2.02	−0.52
疾病症状改善程度	90.27	88.99	86.61	−1.28	−2.38
医生技术水平	91.11	90.16	87.99	−0.95	−2.17
患者识别情况	92.60	91.02	88.64	−1.58	−2.38
病情告知	92.58	90.52	88.42	−2.06	−2.10
治疗方案告知	91.55	89.71	87.64	−1.84	−2.07
书面知情同意书签署	90.90	90.30	89.19	−0.60	−1.11
治疗用药知识告知	92.05	89.82	89.79	−2.23	−0.03
医生服务态度	92.83	90.85	88.74	−1.98	−2.11
医德医风	93.09	90.88	88.96	−2.21	−1.92
放射检查结果告知及时性	88.45	87.30	85.45	−1.15	−1.85
超声检查结果告知及时性	89.21	88.05	86.15	−1.16	−1.90
心电图检查结果告知及时性	89.78	88.86	86.79	−0.92	−2.07
放射检查预约等候时间	87.39	86.42	84.63	−0.97	−1.79
超声检查预约等候时间	86.96	86.58	84.41	−0.38	−2.17
心电图检查预约等候时间	88.73	87.81	85.84	−0.92	−1.97
费用查询方式	86.72	84.86	82.84	−1.86	−2.02
手术预计费用告知	90.31	89.42	87.93	−0.89	−1.49
诊疗费效比感知	74.89	71.43	72.27	−3.46	0.84
手术排期及时性	91.50	91.07	89.19	−0.43	−1.88
手术方案告知	92.77	91.74	89.90	−1.03	−1.84
麻醉方式告知	91.24	90.70	89.02	−0.54	−1.68
术后镇痛风险告知	91.37	90.58	89.11	−0.79	−1.47

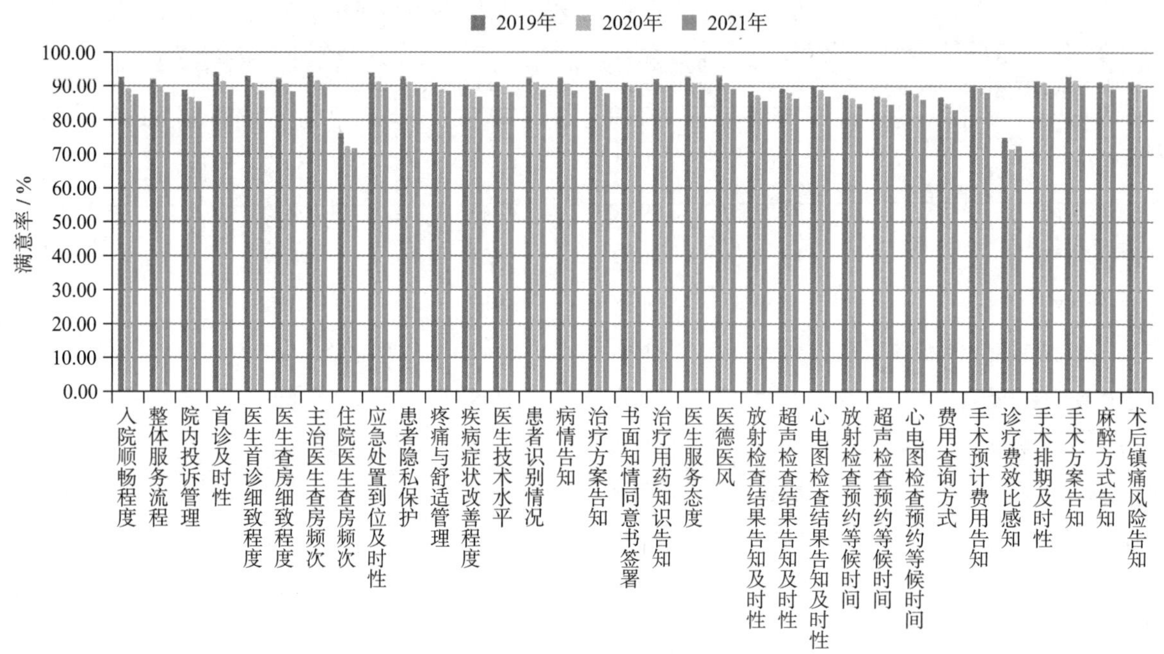

图 4-37　综合医院医疗质量患者体验要素满意率 2019—2021 年分析结果统计图

2020 年与 2019 年相比，综合医院医疗质量患者体验要素满意率均有所下降，其中下降较明显的要素为入院顺畅程度、诊疗费效比感知、住院医生查房频次（图 4-38）。

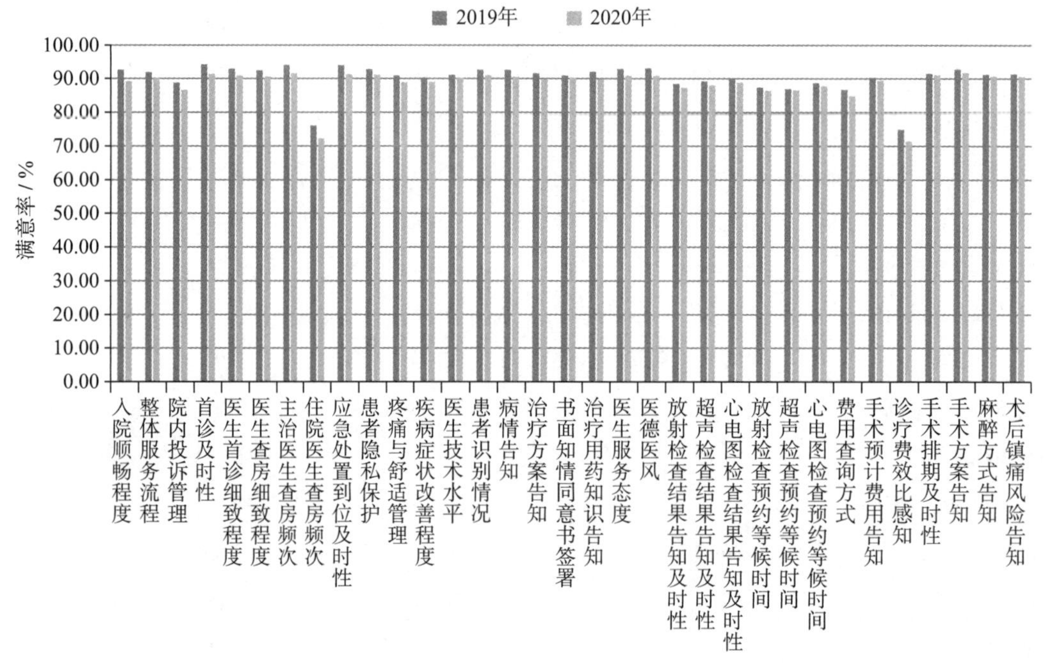

图 4-38　综合医院医疗质量患者体验要素满意率 2019—2020 年历史对比结果统计图

2021 年与 2020 年相比，综合医院医疗质量除诊疗费效比感知满意率略有上升外，其余患者体验要素满意率均有不同程度的下降，其中满意率下降较明显的为医生查房细致程度、医生首诊细致程度、首诊及时性（图 4-39）。

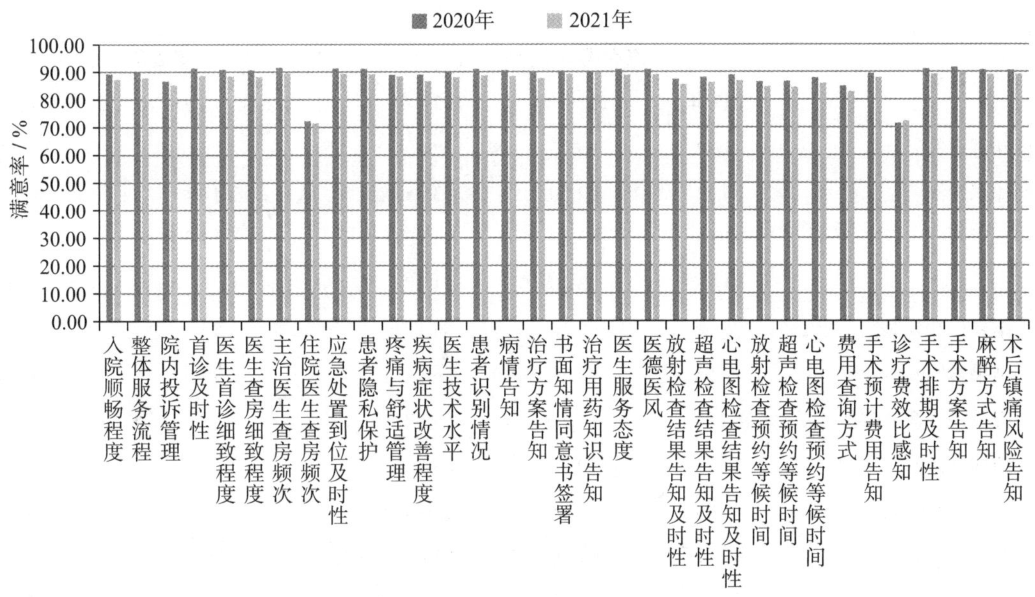

图 4-39　综合医院医疗质量患者体验要素满意率 2020—2021 年历史对比结果统计图

中医医院 2021 年住院患者医疗质量患者体验要素满意率（表 4-16，图 4-40）结果显示，满意率较高的影响要素有主治医生查房频次（93.86%）、治疗用药知识告知（93.65%）、应急处置到位及时性（93.64%）等，满意率较低的影响要素有费用查询方式（65.50%）、诊疗费效比感知（79.68%）等。

表 4-16　中医医院医疗质量患者体验要素满意率 2019—2021 年分析结果

要素	患者满意率 /%			患者满意率 /%	
	2019 年	2020 年	2021 年	2020 年与 2019 年	2021 年与 2020 年
入院顺畅程度	93.15	92.02	91.79	−1.13	−0.23
整体服务流程	90.29	91.85	91.04	1.56	−0.81
院内投诉管理	85.38	87.94	82.72	2.56	−5.22
首诊及时性	95.53	93.76	93.39	−1.77	−0.37
医生首诊细致程度	93.48	92.88	91.92	−0.60	−0.96
医生查房细致程度	92.33	92.28	91.67	−0.05	−0.61
主治医生查房频次	94.71	92.95	93.86	−1.76	0.91
住院医生查房频次	77.54	71.07	82.78	−6.47	11.71
应急处置到位及时性	94.06	93.86	93.64	−0.20	−0.22
患者隐私保护	92.20	93.84	92.99	1.64	−0.85
疼痛与舒适管理	89.60	91.63	91.75	2.03	0.12
疾病症状改善程度	90.49	89.47	90.22	−1.02	0.75
医生技术水平	91.48	91.45	91.76	−0.03	0.31
患者识别情况	90.72	92.89	91.09	2.17	−1.80
病情告知	91.08	92.35	92.29	1.27	−0.06
治疗方案告知	90.44	91.41	91.80	0.97	0.39

续表

要素	患者满意率 /%			患者满意率 /%	
	2019 年	2020 年	2021 年	2020 年与 2019 年	2021 年与 2020 年
书面知情同意书签署	91.14	93.23	90.09	2.09	−3.14
治疗用药知识告知	89.73	92.20	93.65	2.47	1.45
医生服务态度	91.86	93.00	91.96	1.14	−1.04
医德医风	91.28	93.20	91.18	1.92	−2.02
放射检查结果告知及时性	86.61	90.50	84.15	3.89	−6.35
超声检查结果告知及时性	87.56	90.55	86.14	2.99	−4.41
心电图检查结果告知及时性	88.54	91.73	86.90	3.19	−4.83
放射检查预约等候时间	87.08	90.05	85.82	2.97	−4.23
超声检查预约等候时间	86.00	89.08	84.85	3.08	−4.23
心电图检查预约等候时间	88.61	91.16	86.89	2.55	−4.27
费用查询方式	78.49	81.31	65.50	2.82	−15.81
手术预计费用告知	90.89	88.62	89.72	−2.27	1.10
诊疗费效比感知	72.42	76.82	79.68	4.40	2.86
手术排期及时性	94.01	91.72	91.80	−2.29	0.08
手术方案告知	94.62	93.95	93.56	−0.67	−0.39
麻醉方式告知	91.37	92.47	91.84	1.10	−0.63
术后镇痛风险告知	92.22	91.63	90.34	−0.59	−1.29

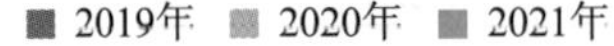

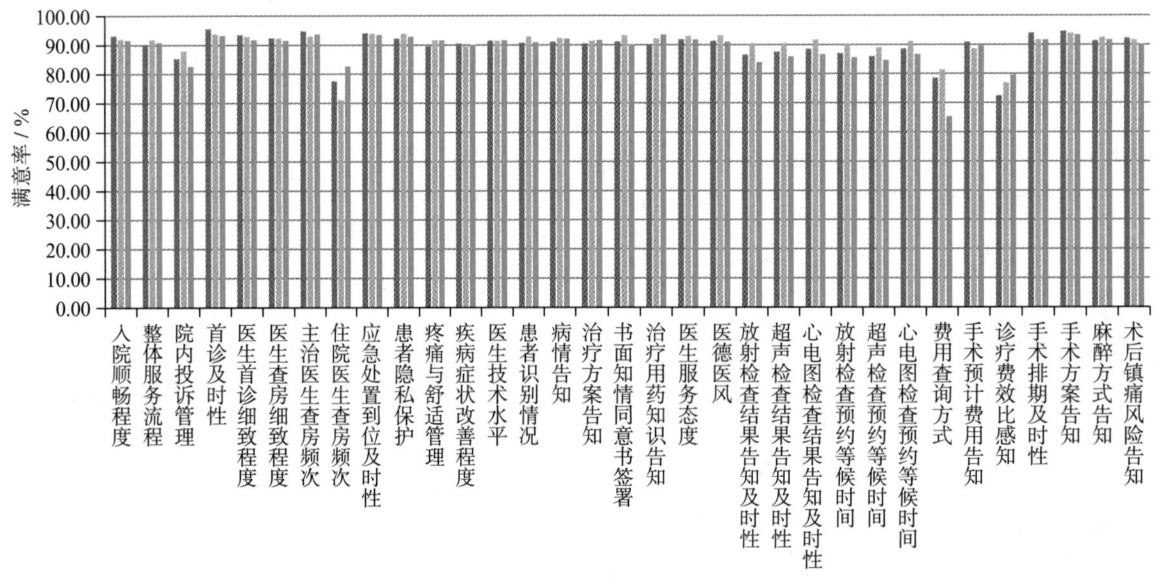

图 4-40　中医医院医疗质量患者体验要素满意率 2019—2021 年分析结果统计图

2020 年与 2019 年相比，中医医院医疗质量患者体验满意率上升较明显的患者体验要素为诊疗费效比感知、放射检查结果告知及时性、心电图检查结果告知及时性，满意率下降较明显的患者体验

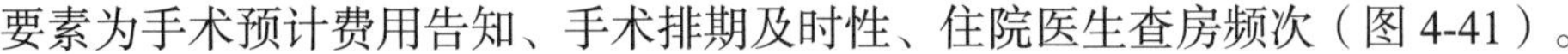

要素为手术预计费用告知、手术排期及时性、住院医生查房频次（图 4-41）。

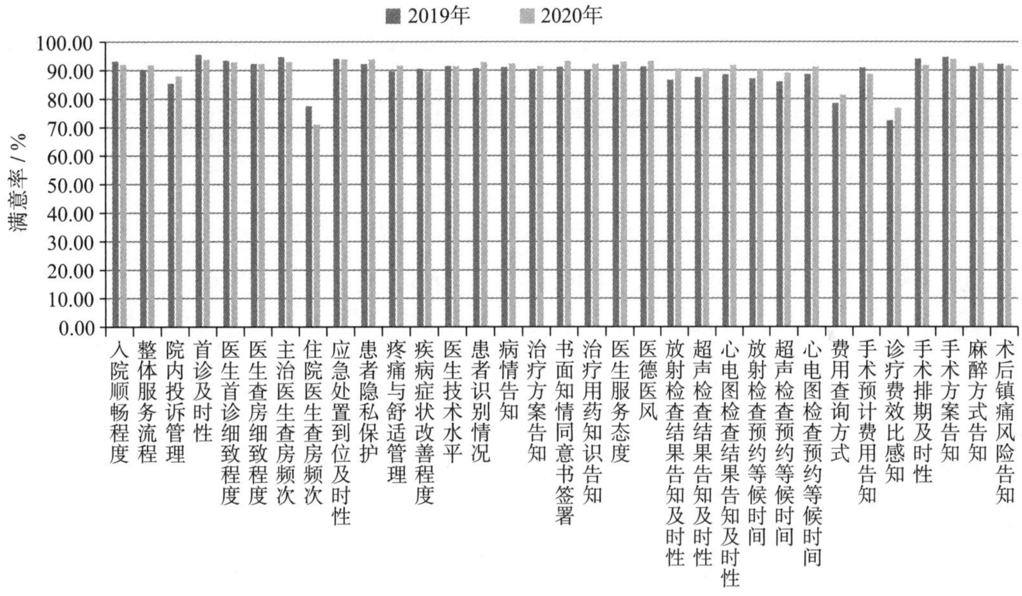

图 4-41 中医医院医疗质量患者体验要素满意率 2019—2020 年历史对比结果统计图

2021 年与 2020 年相比，中医医院医疗质量患者体验满意率上升较明显的患者体验要素为住院医生查房频次，满意率下降较明显的患者体验要素为费用查询方式（图 4-42）。

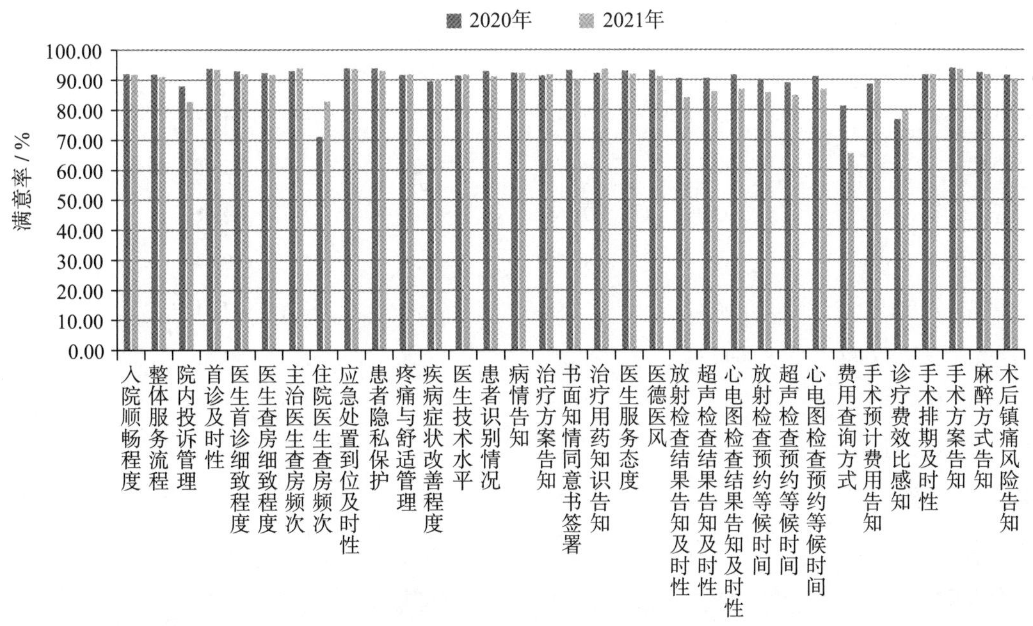

图 4-42 中医医院医疗质量患者体验要素满意率 2020—2021 年历史对比结果统计图

妇幼保健院 2021 年住院患者医疗质量患者体验要素满意率（表 4-17，图 4-43）结果显示，满意率较高的影响要素有书面知情同意书签署（94.64%）、手术方案告知（93.36%）、手术排期及时性（92.74%）等，满意率较低的影响要素有诊疗费效比感知（65.48%）、住院医生查房频次（73.87%）等。

表 4-17　妇幼保健院医疗质量患者体验要素满意率 2019—2021 年分析结果

要素	患者满意率 /%			患者满意率 /%	
	2019 年	2020 年	2021 年	2020 年与 2019 年	2021 年与 2020 年
入院顺畅程度	89.91	88.40	88.71	−1.51	0.31
整体服务流程	91.82	89.97	89.43	−1.85	−0.54
院内投诉管理	89.48	87.21	86.56	−2.27	−0.65
首诊及时性	93.45	91.29	89.82	−2.16	−1.47
医生首诊细致程度	92.52	89.74	89.82	−2.78	0.08
医生查房细致程度	91.81	89.28	89.92	−2.53	0.64
主治医生查房频次	96.82	92.90	90.92	−3.92	−1.98
住院医生查房频次	71.81	71.66	73.87	−0.15	2.21
应急处置到位及时性	94.19	91.04	89.86	−3.15	−1.18
患者隐私保护	93.91	90.94	90.93	−2.97	−0.01
疼痛与舒适管理	90.87	89.52	89.84	−1.35	0.32
疾病症状改善程度	90.28	87.83	88.61	−2.45	0.78
医生技术水平	92.05	89.62	89.51	−2.43	−0.11
患者识别情况	93.92	91.14	90.83	−2.78	−0.31
病情告知	91.73	89.46	89.95	−2.27	0.49
治疗方案告知	90.29	87.95	89.28	−2.34	1.33
书面知情同意书签署	93.33	91.85	94.64	−1.48	2.79
治疗用药知识告知	93.71	91.83	90.97	−1.88	−0.86
医生服务态度	92.79	90.74	90.26	−2.05	−0.48
医德医风	93.71	91.65	90.19	−2.06	−1.46
放射检查结果告知及时性	88.75	86.71	86.28	−2.04	−0.43
超声检查结果告知及时性	90.47	87.86	87.22	−2.61	−0.64
心电图检查结果告知及时性	92.34	88.12	88.28	−4.22	0.16
放射检查预约等候时间	87.67	85.98	85.40	−1.69	−0.58
超声检查预约等候时间	83.76	84.18	85.66	0.42	1.48
心电图检查预约等候时间	88.59	86.79	86.65	−1.80	−0.14
费用查询方式	84.51	83.55	87.66	−0.96	4.11
手术预计费用告知	89.50	87.40	91.81	−2.10	4.41
诊疗费效比感知	67.53	69.49	65.48	1.96	−4.01
手术排期及时性	91.79	93.28	92.74	1.49	−0.54
手术方案告知	93.92	94.35	93.36	0.43	−0.99
麻醉方式告知	90.81	92.04	90.85	1.23	−1.19
术后镇痛风险告知	91.84	92.71	92.53	0.87	−0.18

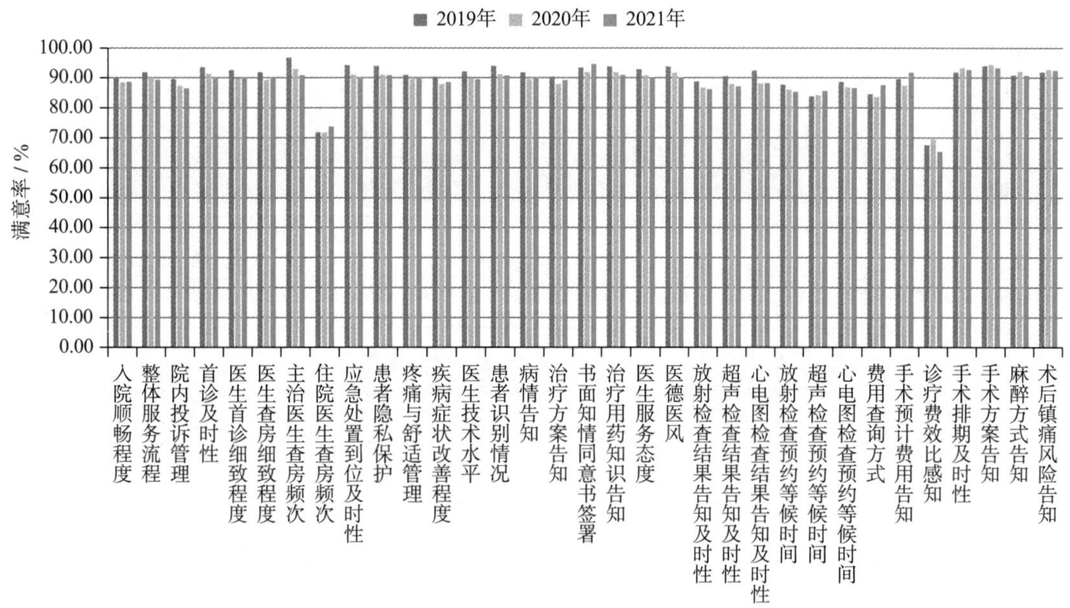

图 4-43　妇幼保健院医疗质量患者体验要素满意率 2019—2021 年分析结果统计图

2020 年与 2019 年相比，妇幼保健院医疗质量患者体验满意率上升较明显的患者体验要素为诊疗费效比感知、手术排期及时性、麻醉方式告知，满意率下降较明显的患者体验要素为应急处置到位及时性、主治医生查房频次、心电图检查结果告知及时性（图 4-44）。

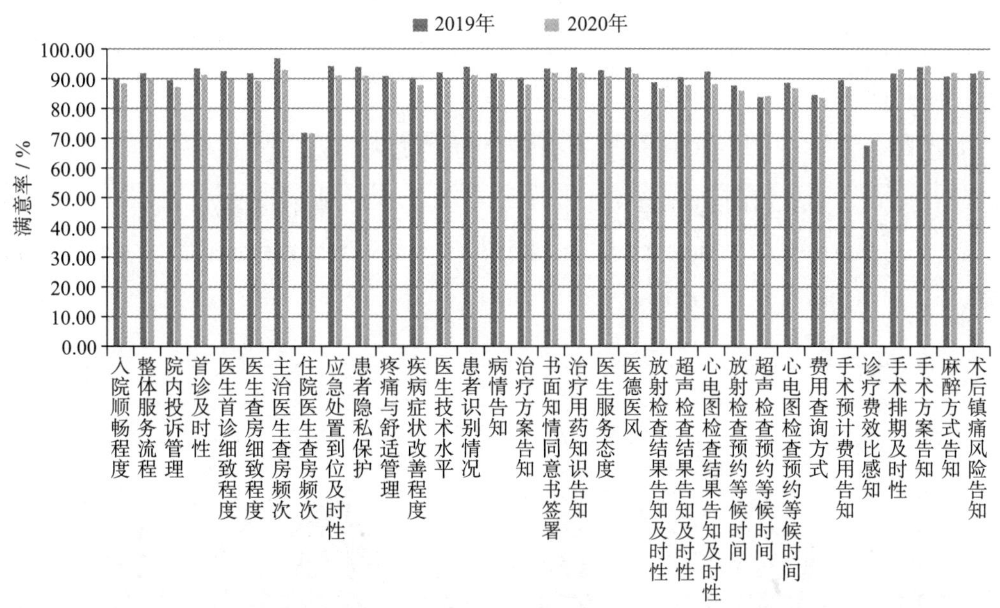

图 4-44　妇幼保健院医疗质量患者体验要素满意率 2019—2020 年历史对比结果统计图

2021 年与 2020 年相比，妇幼保健院医疗质量患者体验满意率上升较明显的患者体验要素为手术预计费用告知、费用查询方式、书面知情同意书签署、住院医生查房频次，满意率下降较明显的患者体验要素为应急处置到位及时性、麻醉方式告知、医德医风、首诊及时性、主治医生查房频次、诊疗费效比感知（图 4-45）。

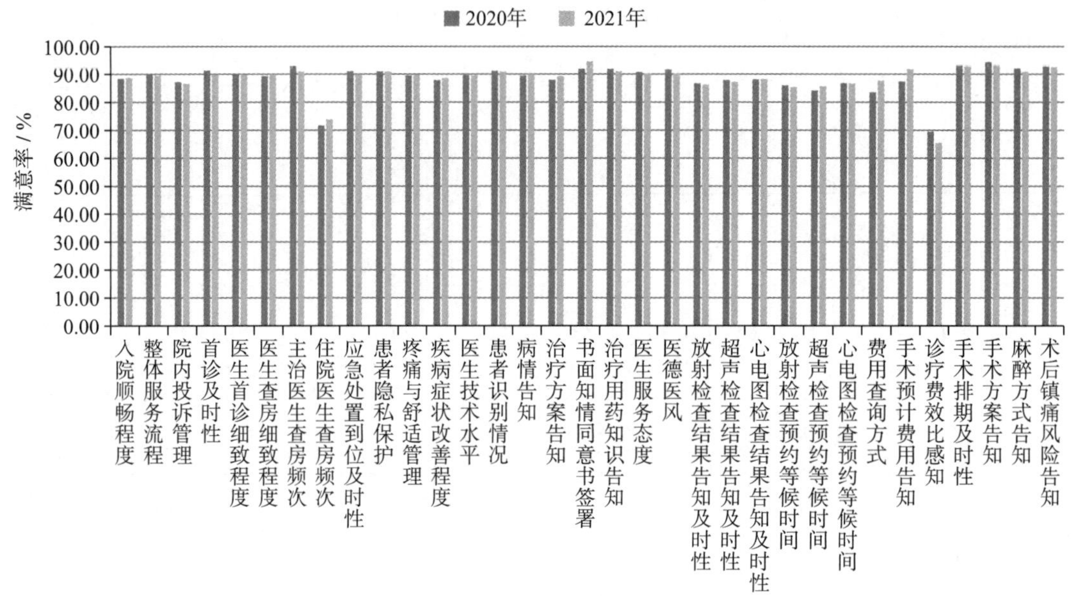

图 4-45　妇幼保健院医疗质量患者体验要素满意率 2020—2021 年历史对比结果统计图

（五）公立和民营医院住院医疗质量患者体验满意率分析

1. 公立和民营医院住院医疗质量患者体验总体满意率分析

2020 年与 2019 年相比，公立医院住院患者就医体验满意率（表 4-18，图 4-46）有所下降，民营医院住院患者就医体验满意率有所上升，2021 年与 2020 年相比，公立医院、民营医院住院患者就医体验满意率均有所下降。

表 4-18　公立和民营医院住院医疗质量患者体验满意率 2019—2021 年分析结果

医院性质	患者满意率 /%			患者满意率 /%	
	2019 年	2020 年	2021 年	2020 年与 2019 年	2021 年与 2020 年
公立医院	89.46	88.62	86.54	−0.85	−2.08
民营医院	89.72	90.62	88.63	0.90	−2.00

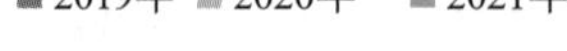

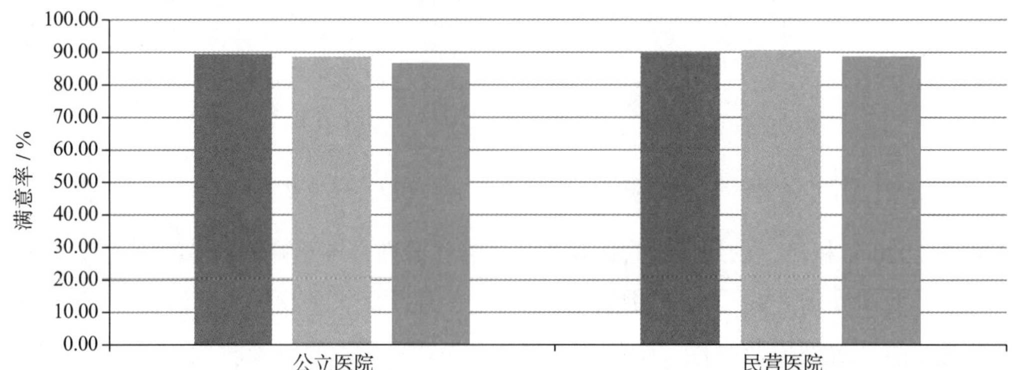

图 4-46　公立和民营医院住院医疗质量患者体验满意率 2019—2021 年分析结果统计图

2. 公立和民营医院住院医疗质量患者体验要素满意率分析

公立医院 2021 年住院患者医疗质量患者体验要素满意率（表 4-19，图 4-47）结果显示，满意率较高的影响要素有手术方案告知（89.88%）、治疗用药知识告知（89.81%）、主治医生查房频次（89.62%）等，满意率较低的影响要素有住院医生查房频次（70.94%）、诊疗费效比感知（72.04%）等。

表 4-19　公立医院医疗质量患者体验要素满意率 2019—2021 年分析结果

要素	患者满意率 /%			患者满意率 /%	
	2019 年	2020 年	2021 年	2020 年与 2019 年	2021 年与 2020 年
入院顺畅程度	91.86	89.62	87.24	−2.24	−2.38
整体服务流程	91.22	90.20	87.71	−1.02	−2.49
院内投诉管理	87.54	86.45	84.75	−1.09	−1.70
首诊及时性	93.96	91.74	88.73	−2.22	−3.01
医生首诊细致程度	92.42	90.92	88.36	−1.50	−2.56
医生查房细致程度	91.83	90.60	88.12	−1.23	−2.48
主治医生查房频次	94.31	91.91	89.62	−2.40	−2.29
住院医生查房频次	74.02	71.38	70.94	−2.64	−0.44
应急处置到位及时性	93.72	91.60	89.29	−2.12	−2.31
患者隐私保护	92.39	91.45	89.10	−0.94	−2.35
疼痛与舒适管理	90.01	89.14	88.27	−0.87	−0.87
疾病症状改善程度	89.61	88.75	86.44	−0.86	−2.31
医生技术水平	90.71	90.04	87.88	−0.67	−2.16
患者识别情况	92.20	91.05	88.50	−1.15	−2.55
病情告知	91.84	90.47	88.37	−1.37	−2.10
治疗方案告知	90.69	89.63	87.57	−1.06	−2.06
书面知情同意书签署	90.49	90.70	89.13	0.21	−1.57
治疗用药知识告知	91.36	90.17	89.81	−1.19	−0.36
医生服务态度	92.22	90.99	88.61	−1.23	−2.38
医德医风	92.48	91.10	88.80	−1.38	−2.30
放射检查结果告知及时性	87.35	87.47	84.92	0.12	−2.55
超声检查结果告知及时性	88.31	88.27	85.72	−0.04	−2.55
心电图检查结果告知及时性	89.11	89.01	86.42	−0.10	−2.59
放射检查预约等候时间	86.31	86.87	84.23	0.56	−2.64
超声检查预约等候时间	85.33	86.62	83.98	1.29	−2.64
心电图检查预约等候时间	87.63	88.04	85.46	0.41	−2.58
费用查询方式	84.61	83.73	81.56	−0.88	−2.17
手术预计费用告知	89.75	88.95	87.66	−0.80	−1.29
诊疗费效比感知	72.50	71.96	72.04	−0.54	0.08
手术排期及时性	91.54	91.39	88.98	−0.15	−2.41

续表

要素	患者满意率 /%			患者满意率 /%	
	2019 年	2020 年	2021 年	2020 年与 2019 年	2021 年与 2020 年
手术方案告知	92.79	92.19	89.88	−0.60	−2.31
麻醉方式告知	90.89	91.00	88.84	0.11	−2.16
术后镇痛风险告知	91.25	90.94	88.91	−0.31	−2.03

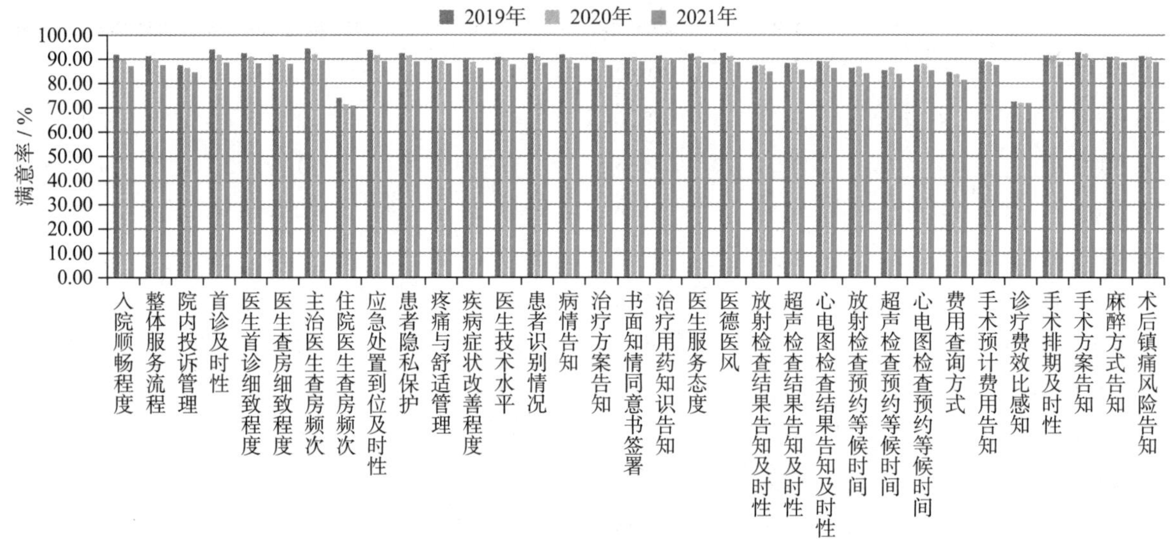

图 4-47　公立医院医疗质量患者体验要素满意率 2019—2021 年分析结果统计图

2020 年与 2019 年相比，公立医院医疗质量患者体验满意率上升较明显的患者体验要素为超声检查预约等候时间、放射检查预约等候时间、心电图检查预约等候时间，满意率下降较明显的患者体验要素为入院顺畅程度、主治医生查房频次、住院医生查房频次（图 4-48）。

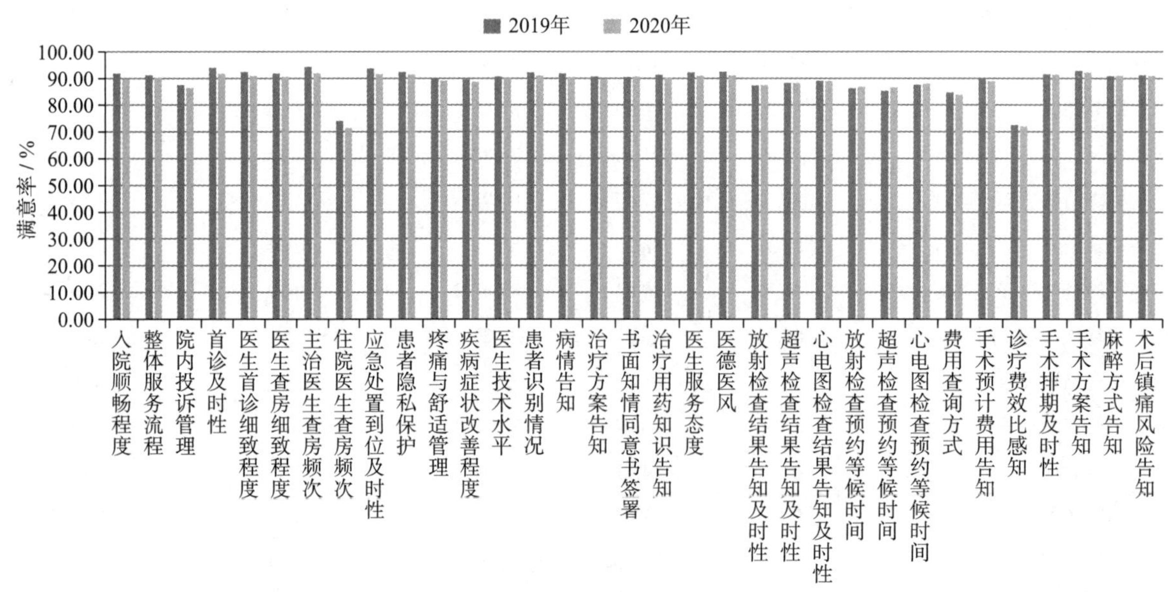

图 4-48　公立医院医疗质量患者体验要素满意率 2019—2020 年历史对比结果统计图

2021 年与 2020 年相比，公立医院医疗质量患者体验除诊疗费效比感知满意率上升 0.08% 外，其余患者体验要素满意率均有所下降，其中下降较明显的要素为超声检查预约等候时间、放射检查预约等候时间、首诊及时性（图 4-49）。

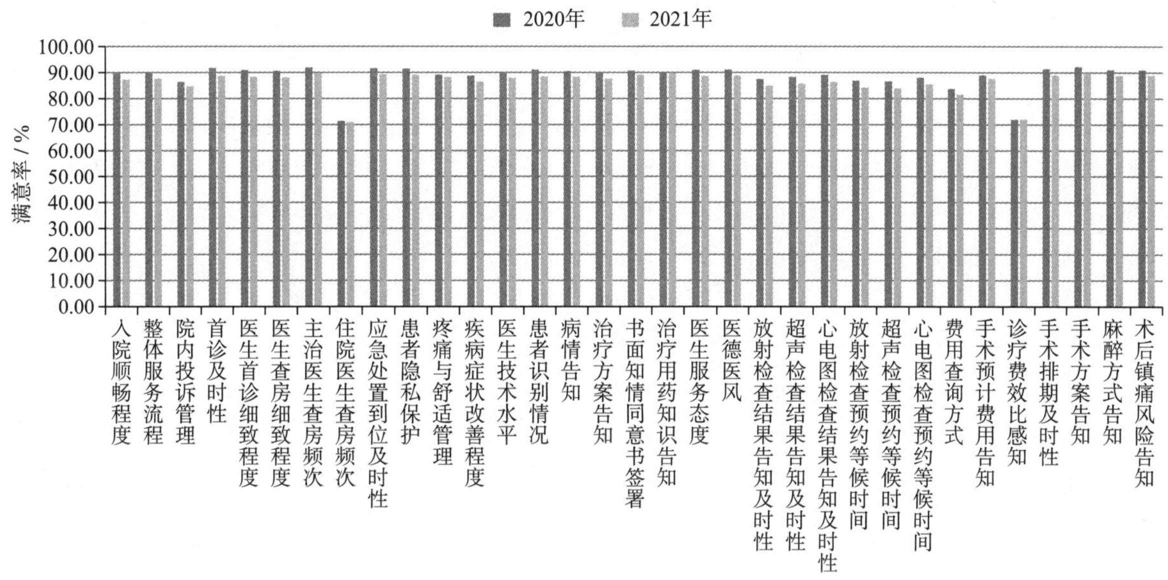

图 4-49　公立医院医疗质量患者体验要素满意率 2020—2021 年历史对比结果统计图

民营医院 2021 年住院患者医疗质量患者体验要素满意率（表 4-20，图 4-50）结果显示，满意率较高的影响要素有手术排期及时性（92.99%）、手术预计费用告知（92.80%）、麻醉方式告知（92.80%）、术后镇痛风险告知（92.80%）等，满意率较低的影响要素有诊疗费效比感知（77.68%）等。

表 4-20　民营医院医疗质量患者体验要素满意率 2019—2021 年分析结果

要素	患者满意率 /%			患者满意率 /%	
	2019 年	2020 年	2021 年	2020 年与 2019 年	2021 年与 2020 年
入院顺畅程度	93.00	91.34	88.07	−1.66	−3.27
整体服务流程	90.97	91.99	88.39	1.02	−3.60
院内投诉管理	88.99	89.84	84.82	0.85	−5.02
首诊及时性	93.10	90.07	88.93	−3.03	−1.14
医生首诊细致程度	92.32	92.29	87.86	−0.03	−4.43
医生查房细致程度	91.84	92.11	88.29	0.27	−3.82
主治医生查房频次	92.40	91.06	88.59	−1.34	−2.47
住院医生查房频次	78.08	76.80	81.40	−1.28	4.60
应急处置到位及时性	92.90	92.71	89.66	−0.19	−3.05
患者隐私保护	92.53	93.81	89.11	1.28	−4.70
疼痛与舒适管理	92.02	90.97	88.97	−1.05	−2.00
疾病症状改善程度	89.78	91.21	87.85	1.43	−3.36
医生技术水平	89.26	92.14	89.05	2.88	−3.09
患者识别情况	91.03	92.30	89.73	1.27	−2.57

续表

要素	患者满意率 /%			患者满意率 /%	
	2019 年	2020 年	2021 年	2020 年与 2019 年	2021 年与 2020 年
病情告知	92.17	93.28	88.74	1.11	−4.54
治疗方案告知	91.18	93.08	88.21	1.90	−4.87
书面知情同意书签署	90.70	93.52	90.06	2.82	−3.46
治疗用药知识告知	93.50	91.57	89.26	−1.93	−2.31
医生服务态度	92.57	92.70	89.74	0.13	−2.96
医德医风	93.25	93.26	89.78	0.01	−3.48
放射检查结果告知及时性	90.70	88.61	88.31	−2.09	−0.30
超声检查结果告知及时性	90.89	89.91	88.72	−0.98	−1.19
心电图检查结果告知及时性	91.41	90.25	88.95	−1.16	−1.30
放射检查预约等候时间	90.47	87.82	88.63	−2.65	0.81
超声检查预约等候时间	89.61	87.56	87.12	−2.05	−0.44
心电图检查预约等候时间	91.60	88.42	87.99	−3.18	−0.43
费用查询方式	87.59	92.83	86.98	5.24	−5.85
手术预计费用告知	86.87	92.53	92.80	5.66	0.27
诊疗费效比感知	72.02	72.69	77.68	0.67	4.99
手术排期及时性	85.56	93.43	92.99	7.87	−0.44
手术方案告知	89.59	94.13	92.37	4.54	−1.76
麻醉方式告知	86.36	93.13	92.80	6.77	−0.33
术后镇痛风险告知	86.65	93.13	92.80	6.48	−0.33

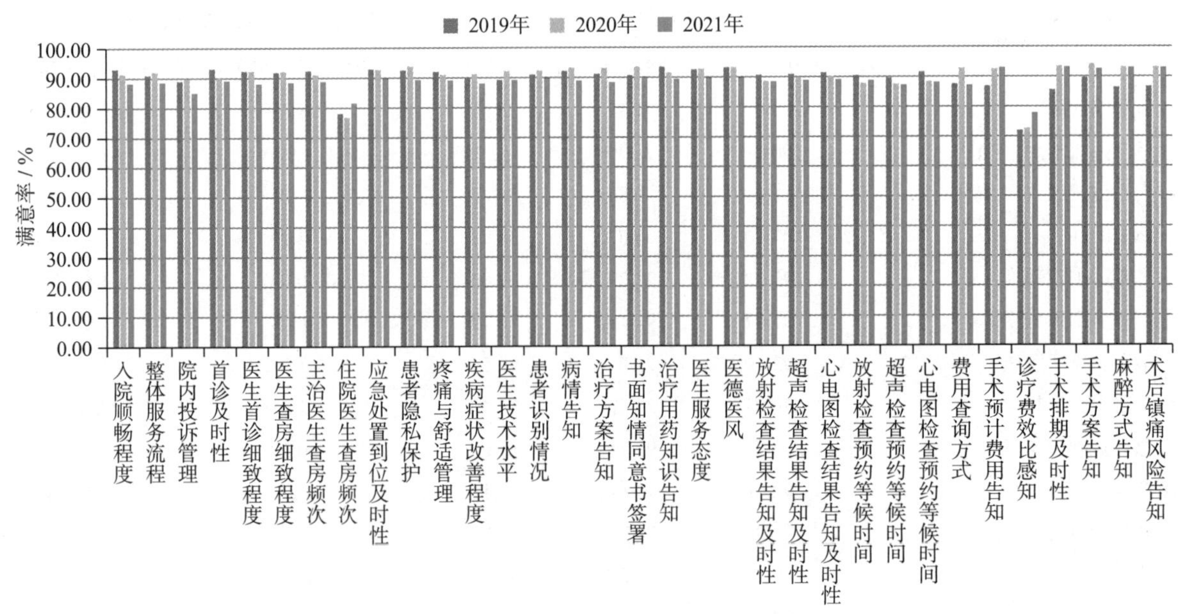

图 4-50　民营医院医疗质量患者体验要素满意率 2019—2021 年分析结果统计图

2020 年与 2019 年相比，民营医院医疗质量患者体验满意率上升较明显的患者体验要素为手术排期及时性、麻醉方式告知、术后镇痛风险告知，满意率下降较明显的患者体验要素为首诊及时性、心电图检查预约等候时间（图 4-51）。

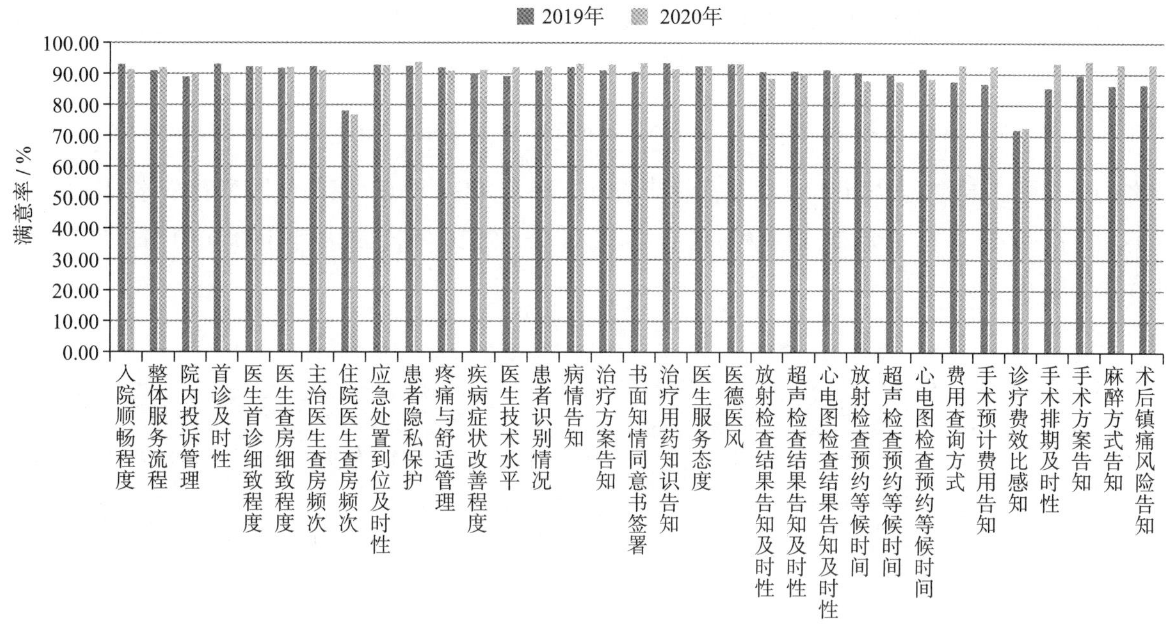

图 4-51　民营医院医疗质量患者体验要素满意率 2019—2020 年历史对比结果统计图

2021 年与 2020 年相比，民营医院医疗质量患者体验满意率上升的因素有 4 个，分别是诊疗费效比感知、住院医生查房频次、放射检查预约等候时间、手术预计费用告知，其余患者体验要素满意率均有所下降，其中下降较明显的要素为治疗方案告知、院内投诉管理、费用查询方式（图 4-52）。

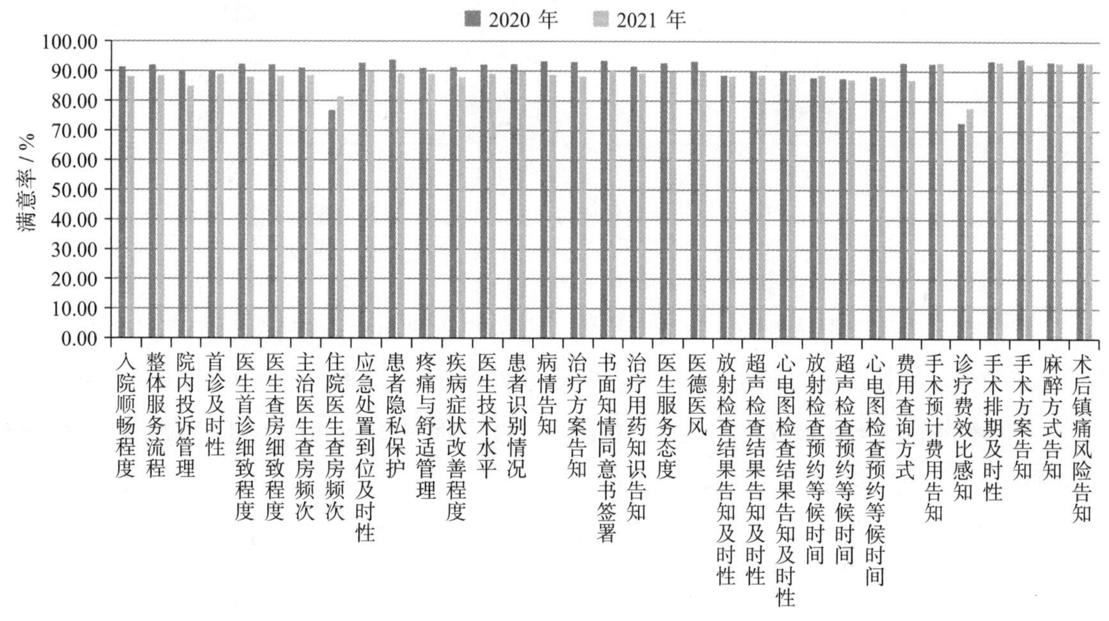

图 4-52　民营医院医疗质量患者体验要素满意率 2020—2021 年历史对比结果统计图

三、住院医疗质量患者体验指数数据分析

（一）全国住院医疗质量患者体验指数数据分析

1. 全国住院医疗质量患者体验总体指数分析

2019—2021 年住院患者医疗质量患者体验总体指数（表 4-21，图 4-53）测评结果显示，2021 年患者就医体验总体指数较 2019 年、2020 年均略有下降，其中，2019 年的住院患者总体指数最高，为 85.46 分，2021 年的患者总体指数最低，为 84.84 分，2020 年较 2019 年下降 0.10 分，2021 年较 2020 年下降 0.51 分。

表 4-21　全国住院医疗质量患者体验总体指数 2019—2021 年分析结果

类别	患者体验指数 / 分			患者体验指数差值 / 分	
	2019 年	2020 年	2021 年	2020 年与 2019 年	2021 年与 2020 年
全国	85.46	85.36	84.84	−0.10	−0.51

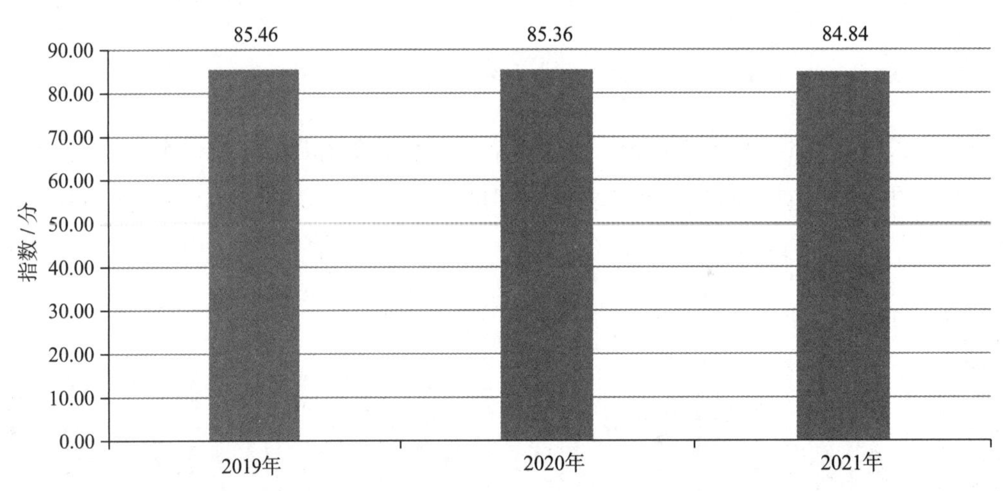

图 4-53　全国住院医疗质量患者体验总体指数 2019—2021 年分析结果统计图

2. 全国住院医疗质量患者体验要素指数分析

2021 年住院患者医疗质量患者体验要素指数（表 4-22，图 4-54）结果显示，指数较高的影响要素有应急处置到位及时性（90.90 分）、首诊及时性（89.99 分）、治疗用药知识告知（89.65 分）等，指数较低的影响要素有诊疗费效比感知（77.89 分）、住院医生查房频次（81.54 分）、超声检查预约等候时间（82.74 分）等。

表 4-22　全国住院医疗质量患者体验要素指数 2019—2021 年分析结果

要素	患者体验指数 / 分			患者体验指数差值 / 分	
	2019 年	2020 年	2021 年	2020 年与 2019 年	2021 年与 2020 年
入院顺畅程度	85.16	84.53	83.80	−0.63	−0.73
整体服务流程	85.13	85.04	84.56	−0.09	−0.48
院内投诉管理	84.39	83.89	83.66	−0.50	−0.23
首诊及时性	92.44	91.74	89.99	−0.70	−1.75
医生首诊细致程度	86.47	86.09	85.15	−0.38	−0.94
医生查房细致程度	85.94	85.62	84.80	−0.32	−0.82
主治医生查房频次	87.51	87.29	85.93	−0.22	−1.36
住院医生查房频次	83.33	82.56	81.54	−0.77	−1.02
应急处置到位及时性	92.48	92.16	90.90	−0.32	−1.26
患者隐私保护	85.87	85.54	85.15	−0.33	−0.39
疼痛与舒适管理	85.25	84.92	84.85	−0.33	−0.07
疾病症状改善程度	84.72	84.65	84.04	−0.07	−0.61
医生技术水平	85.59	85.80	85.48	0.21	−0.32
患者识别情况	84.84	84.75	84.12	−0.09	−0.63
病情告知	86.57	86.21	85.48	−0.36	−0.73
治疗方案告知	85.66	85.35	84.74	−0.31	−0.61
书面知情同意书签署	87.70	88.45	88.14	0.75	−0.31
治疗用药知识告知	85.78	85.85	89.65	0.07	3.80
医生服务态度	85.55	85.58	85.22	0.03	−0.36
医德医风	85.20	84.87	84.44	−0.33	−0.43
放射检查结果告知及时性	84.17	84.14	83.40	−0.03	−0.74
超声检查结果告知及时性	84.30	84.26	83.53	−0.04	−0.73
心电图检查结果告知及时性	84.44	84.38	83.72	−0.06	−0.66
放射检查预约等候时间	83.52	83.68	82.89	0.16	−0.79
超声检查预约等候时间	83.23	83.55	82.74	0.32	−0.81
心电图检查预约等候时间	83.91	84.00	83.31	0.09	−0.69
费用查询方式	85.09	87.00	85.71	1.91	−1.29
手术预计费用告知	84.85	84.66	84.30	−0.19	−0.36
诊疗费效比感知	78.64	76.90	77.89	−1.74	0.99
手术排期及时性	85.92	86.03	85.42	0.11	−0.61
手术方案告知	86.07	86.27	85.90	0.20	−0.37
麻醉方式告知	85.09	85.51	84.77	0.42	−0.74
术后镇痛风险告知	85.25	85.49	84.66	0.24	−0.83

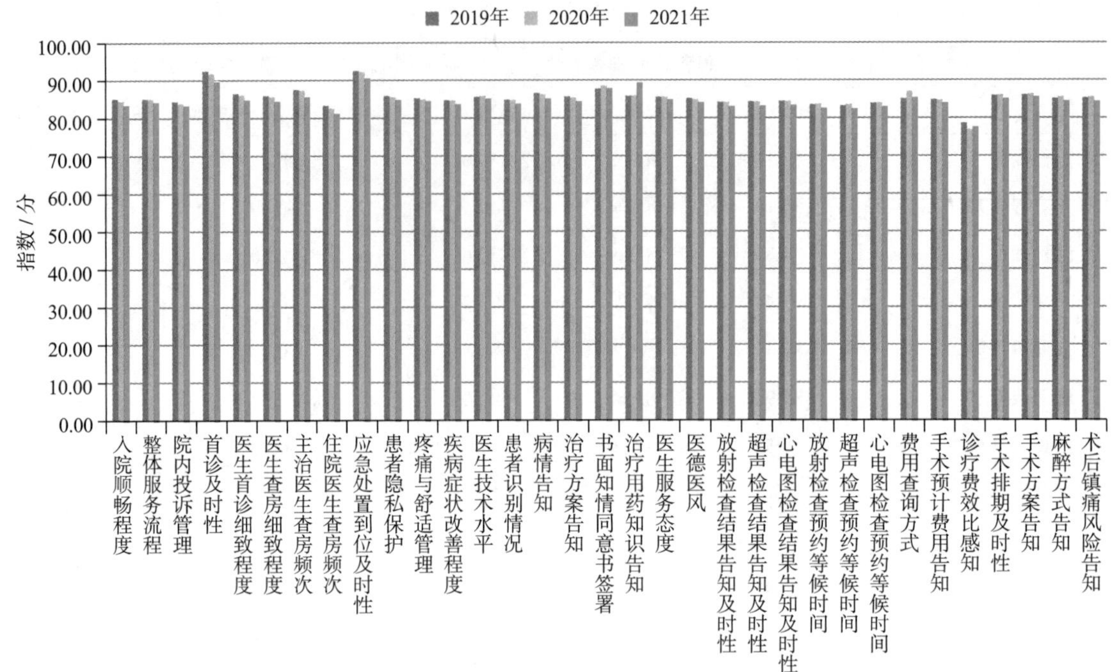

图 4-54 全国住院医疗质量患者体验要素指数 2019—2021 年分析结果统计图

2020 年与 2019 年相比，全国住院医疗质量患者体验费用查询方式、书面知情同意书签署、麻醉方式告知等患者体验要素指数有所提升，首诊及时性、住院医生查房频次、诊疗费效比感知等患者体验要素指数有所下降（图 4-55）。

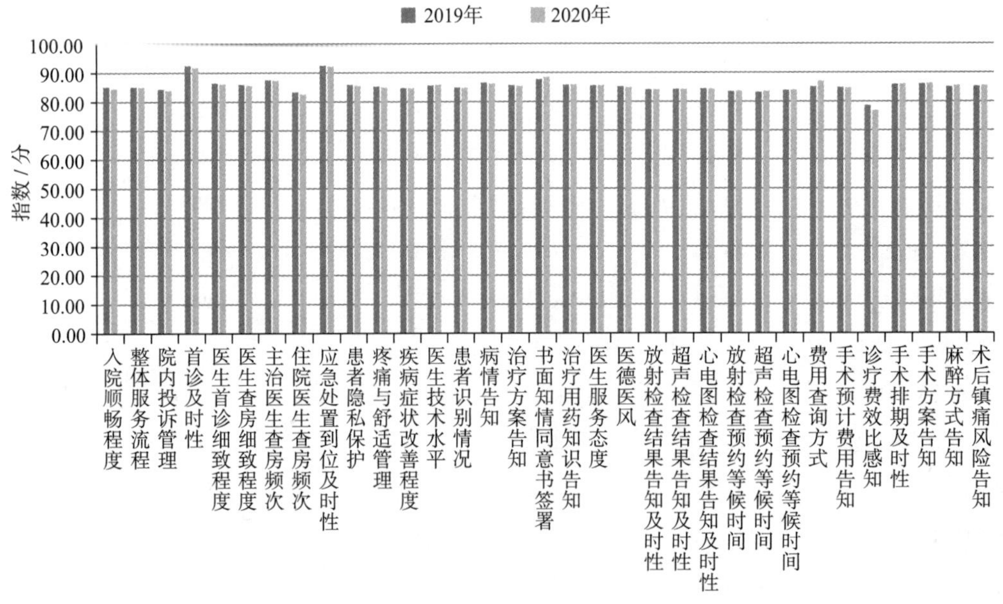

图 4-55 全国住院医疗质量患者体验要素指数 2019—2020 年历史对比结果统计图

2021 年与 2020 年相比，全国住院医疗质量患者体验除治疗用药知识告知、诊疗费效比感知患者体验要素指数有所上升外，其余患者体验要素均有所下降，其中下降较明显的要素是费用查询方式、主治医生查房频次、首诊及时性（图 4-56）。

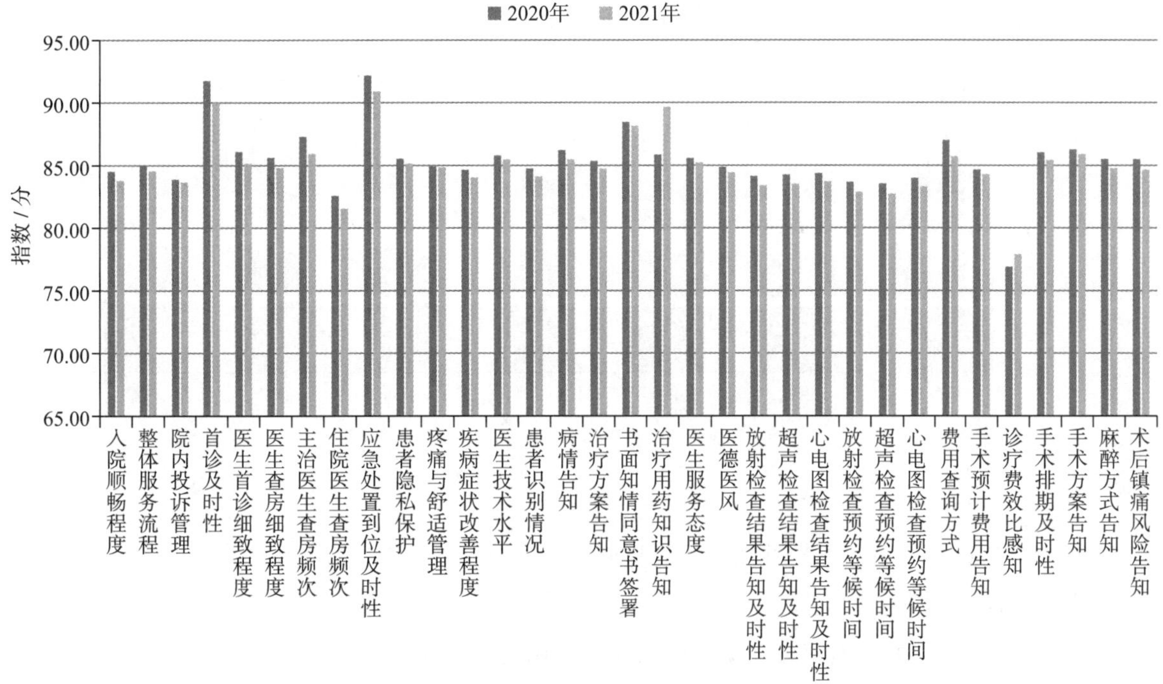

图 4-56 全国住院医疗质量患者体验要素指数 2020—2021 年历史对比结果统计图

（二）不同区域医院住院医疗质量患者体验指数分析

1. 不同区域医院住院医疗质量患者体验总体指数分析

对比不同区域住院医疗质量患者体验指数（表 4-23，图 4-57）发现，与 2019 年相比，2020 年住院患者就医体验指数上升的地区为华北地区、华中地区、西南地区，其余 4 个地区均有不同程度的下降。与 2020 年相比，2021 年住院患者就医体验指数整体上升的地区为华南、西北地区。

表 4-23 不同区域医院住院医疗质量患者体验指数 2019—2021 年分析结果

区域	患者体验指数 / 分			患者体验指数差值 / 分	
	2019 年	2020 年	2021 年	2020 年与 2019 年	2021 年与 2020 年
东北	92.57	90.19	86.63	−2.38	−3.56
华东	88.35	87.94	85.45	−0.40	−2.49
华北	86.76	87.67	86.52	0.92	−1.15
华中	85.10	85.27	84.02	0.17	−1.25
华南	83.50	83.10	84.07	−0.40	0.97
西南	84.12	84.69	84.22	0.57	−0.47
西北	88.18	85.34	85.47	−2.84	0.13

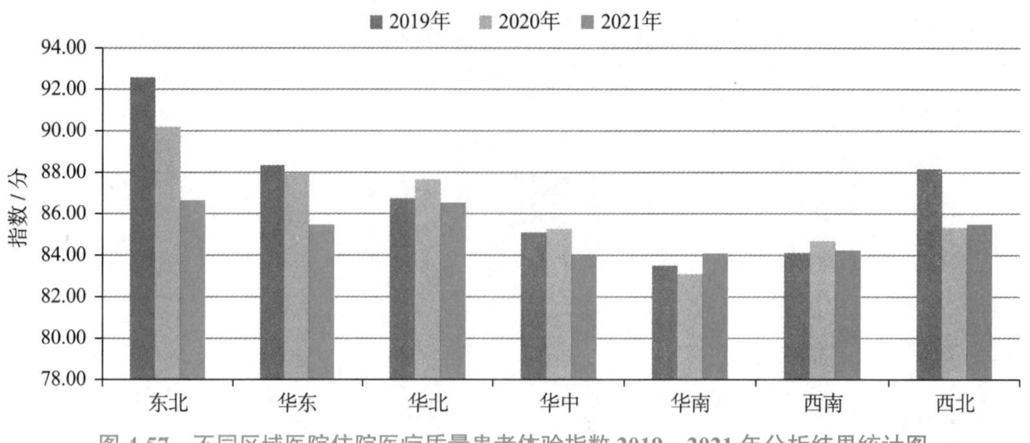

图 4-57　不同区域医院住院医疗质量患者体验指数 2019—2021 年分析结果统计图

2. 不同区域医院住院医疗质量患者体验要素指数分析

东北地区 2021 年住院患者医疗质量患者体验要素指数（表 4-24，图 4-58）结果显示，指数较高的影响要素有书面知情同意书签署（87.68 分）、手术排期及时性（87.39 分）、治疗用药知识告知（87.18 分）等，指数较低的影响要素有诊疗费效比感知（84.07 分）、入院顺畅程度（85.26 分）、医德医风（85.91 分）等。

表 4-24　东北地区医疗质量患者体验要素指数 2019—2021 年分析结果

要素	患者体验指数 / 分			患者体验指数差值 / 分	
	2019 年	2020 年	2021 年	2020 年与 2019 年	2021 年与 2020 年
入院顺畅程度	91.95	87.40	85.26	–4.55	–2.14
整体服务流程	92.89	90.95	86.60	–1.94	–4.35
院内投诉管理	91.70	90.95	86.10	–0.75	–4.85
首诊及时性	94.00	91.11	86.38	–2.89	–4.73
医生首诊细致程度	91.97	90.94	86.32	–1.03	–4.62
医生查房细致程度	92.49	91.09	86.49	–1.40	–4.60
主治医生查房频次	93.34	89.99	86.82	–3.35	–3.17
住院医生查房频次	92.10	87.74	86.08	–4.36	–1.66
应急处置到位及时性	94.75	93.72	87.09	–1.03	–6.63
患者隐私保护	92.55	90.84	86.99	–1.71	–3.85
疼痛与舒适管理	92.21	91.42	86.98	–0.79	–4.44
疾病症状改善程度	92.15	90.88	86.60	–1.27	–4.28
医生技术水平	93.10	93.51	87.10	0.41	–6.41
患者识别情况	91.36	90.78	85.94	–0.58	–4.84
病情告知	92.35	91.23	86.68	–1.12	–4.55
治疗方案告知	92.35	90.59	86.74	–1.76	–3.85
书面知情同意书签署	93.63	93.61	87.68	–0.02	–5.93
治疗用药知识告知	93.02	93.03	87.18	0.01	–5.85

续表

要素	患者体验指数 / 分			患者体验指数差值 / 分	
	2019 年	2020 年	2021 年	2020 年与 2019 年	2021 年与 2020 年
医生服务态度	92.03	92.14	87.02	0.11	-5.12
医德医风	92.17	90.92	85.91	-1.25	-5.01
放射检查结果告知及时性	92.29	90.50	86.84	-1.79	-3.66
超声检查结果告知及时性	92.25	90.88	86.75	-1.37	-4.13
心电图检查结果告知及时性	92.04	90.86	86.78	-1.18	-4.08
放射检查预约等候时间	92.20	87.92	86.80	-4.28	-1.12
超声检查预约等候时间	91.97	88.11	86.53	-3.86	-1.58
心电图检查预约等候时间	91.92	89.35	86.66	-2.57	-2.69
费用查询方式	91.27	88.62	86.90	-2.65	-1.72
手术预计费用告知	93.72	89.10	87.14	-4.62	-1.96
诊疗费效比感知	89.50	79.46	84.07	-10.04	4.61
手术排期及时性	93.85	90.95	87.39	-2.90	-3.56
手术方案告知	93.73	90.75	87.05	-2.98	-3.70
麻醉方式告知	94.35	88.86	87.05	-5.49	-1.81
术后镇痛风险告知	93.62	88.07	86.96	-5.55	-1.11

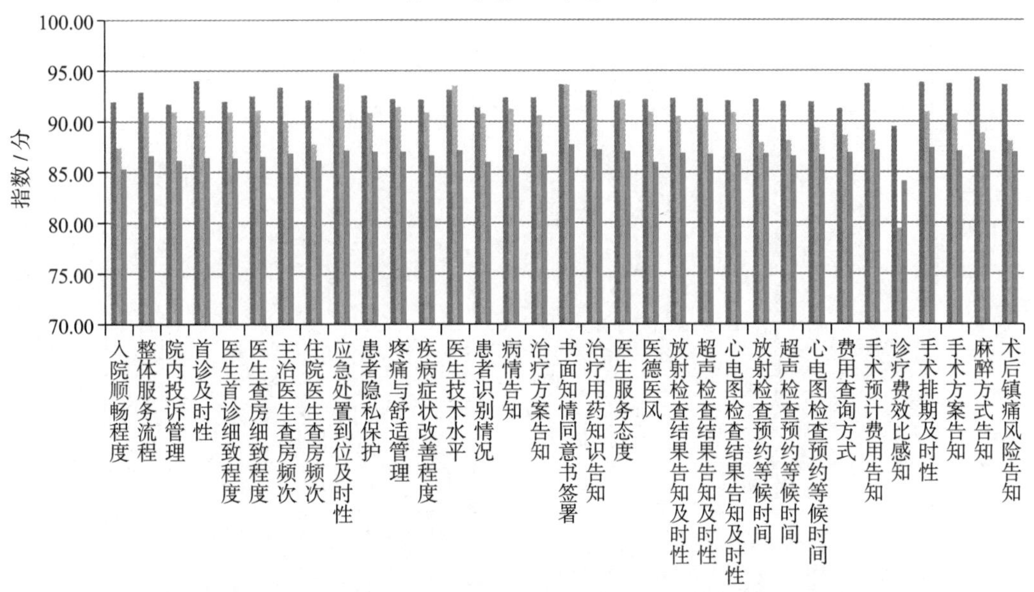

图 4-58 东北地区医疗质量患者体验要素指数 2019—2021 年分析结果统计图

2020 年与 2019 年相比，东北地区医疗质量患者体验医生技术水平、医生服务态度、治疗用药知识告知 3 个要素患者体验指数有所提升，其余要素患者体验指数均有所下降，其中指数下降较明显的为麻醉方式告知、术后镇痛风险告知、诊疗费效比感知（图 4-59）。

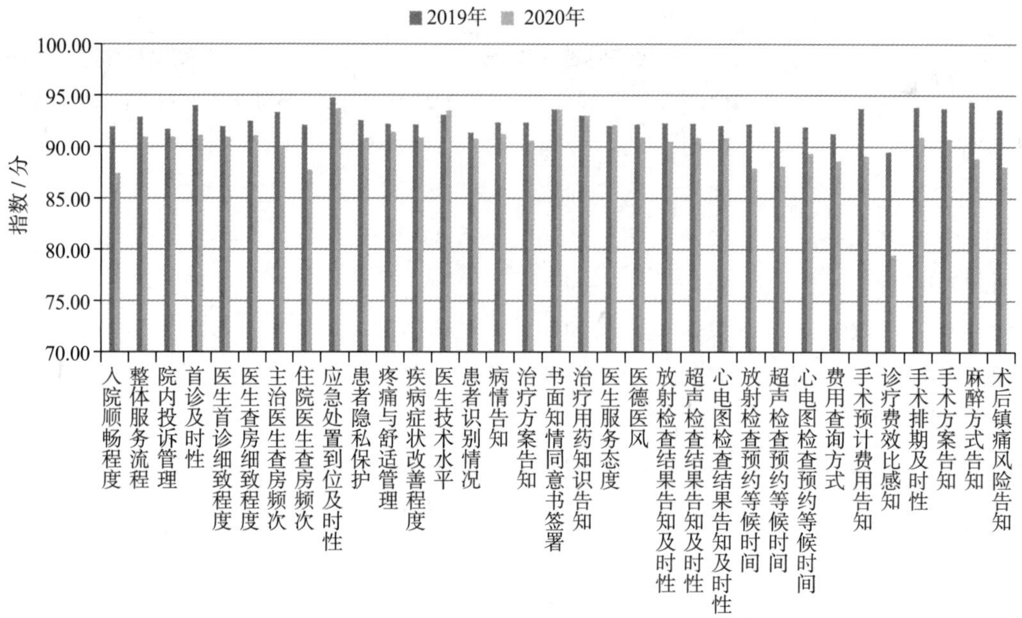

图 4-59　东北地区医疗质量患者体验要素指数 2019—2020 年历史对比结果统计图

2021 年与 2020 年相比，东北地区医疗质量患者体验除诊疗费效比感知指数有所上升外，其余患者体验要素指数均有所下降，其中下降较明显的为书面知情同意书签署、医生技术水平、应急处置到位及时性（图 4-60）。

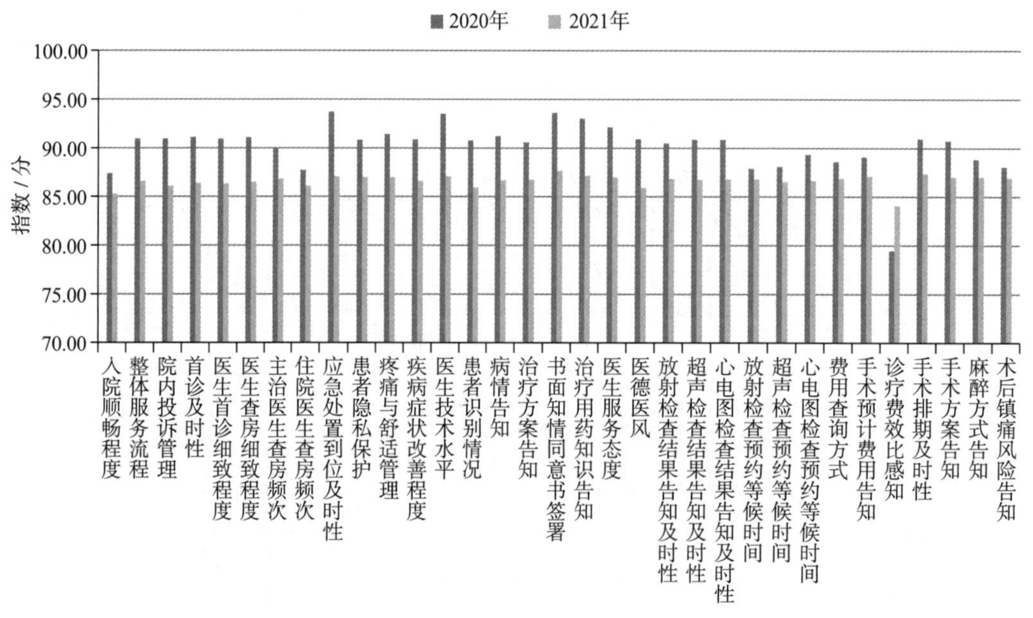

图 4-60　东北地区医疗质量患者体验要素指数 2020—2021 年历史对比结果统计图

华东地区 2021 年住院患者医疗质量患者体验要素指数（表 4-25，图 4-61）结果显示，指数较高的影响要素有应急处置到位及时性（90.88 分）、治疗用药知识告知（90.23 分）等，指数较低的影响要素有诊疗费效比感知（80.36 分）、住院医生查房频次（82.37 分）等。

表 4-25　华东地区医疗质量患者体验要素指数 2019—2021 年分析结果

要素	患者体验指数 / 分			患者体验指数差值 / 分	
	2019 年	2020 年	2021 年	2020 年与 2019 年	2021 年与 2020 年
入院顺畅程度	88.03	87.43	84.47	–0.60	–2.96
整体服务流程	88.77	88.55	85.61	–0.22	–2.94
院内投诉管理	88.21	87.62	85.24	–0.59	–2.38
首诊及时性	91.96	91.39	89.46	–0.57	–1.93
医生首诊细致程度	89.62	89.03	86.04	–0.59	–2.99
医生查房细致程度	89.35	88.64	85.88	–0.71	–2.76
主治医生查房频次	88.08	88.34	86.18	0.26	–2.16
住院医生查房频次	84.02	83.59	82.37	–0.43	–1.22
应急处置到位及时性	92.80	92.26	90.88	–0.54	–1.38
患者隐私保护	89.05	88.47	85.93	–0.58	–2.54
疼痛与舒适管理	88.81	88.07	85.71	–0.74	–2.36
疾病症状改善程度	88.54	87.89	85.04	–0.65	–2.85
医生技术水平	89.82	89.41	86.33	–0.41	–3.08
患者识别情况	88.10	87.55	84.79	–0.55	–2.76
病情告知	89.60	88.73	86.41	–0.87	–2.32
治疗方案告知	88.81	88.11	85.82	–0.70	–2.29
书面知情同意书签署	91.42	90.88	88.39	–0.54	–2.49
治疗用药知识告知	89.78	89.28	90.23	–0.50	0.95
医生服务态度	89.41	88.96	85.95	–0.45	–3.01
医德医风	88.65	87.97	85.05	–0.68	–2.92
放射检查结果告知及时性	87.85	87.35	84.86	–0.50	–2.49
超声检查结果告知及时性	87.76	87.76	84.92	0.00	–2.84
心电图检查结果告知及时性	88.10	87.71	85.02	–0.39	–2.69
放射检查预约等候时间	86.91	86.92	84.34	0.01	–2.58
超声检查预约等候时间	86.88	87.04	84.34	0.16	–2.70
心电图检查预约等候时间	87.44	87.54	84.73	0.10	–2.81
费用查询方式	87.15	86.80	85.94	–0.35	–0.86
手术预计费用告知	87.26	87.01	83.46	–0.25	–3.55
诊疗费效比感知	80.52	79.07	80.36	–1.45	1.29
手术排期及时性	88.62	88.32	84.31	–0.30	–4.01
手术方案告知	88.89	88.72	84.72	–0.17	–4.00
麻醉方式告知	87.62	87.88	83.49	0.26	–4.39
术后镇痛风险告知	87.59	87.81	83.57	0.22	–4.24

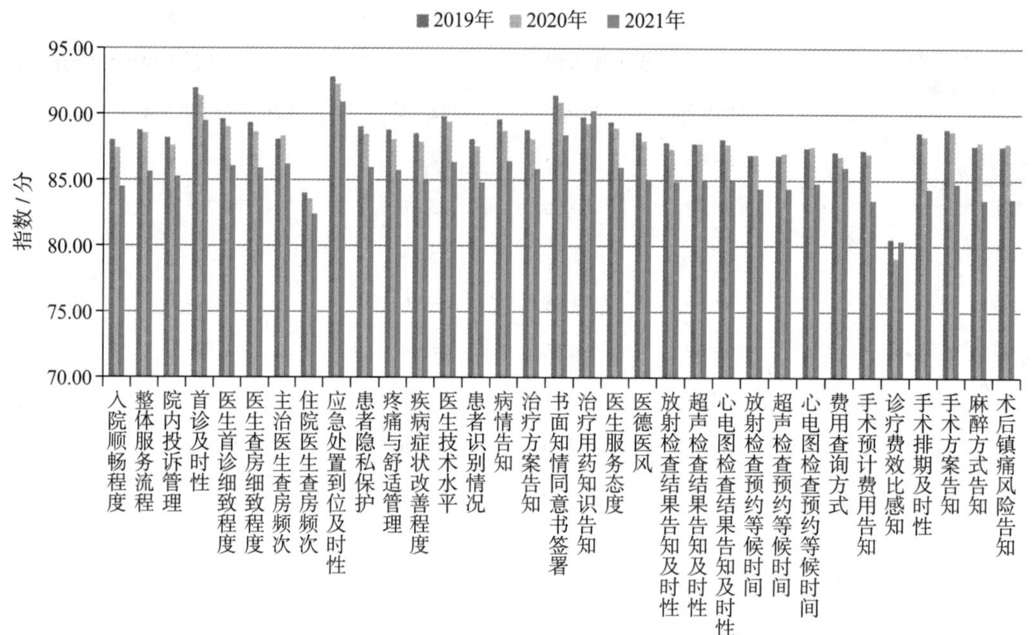

图 4-61　华东地区医疗质量患者体验要素指数 2019—2021 年分析结果统计图

2020 年与 2019 年相比，华东地区医疗质量患者体验主治医生查房频次、麻醉方式告知、术后镇痛风险告知等 6 个要素指数有所上升，疼痛与舒适管理、病情告知、诊疗费效比感知等 26 个要素指数有所下降（图 4-62）。

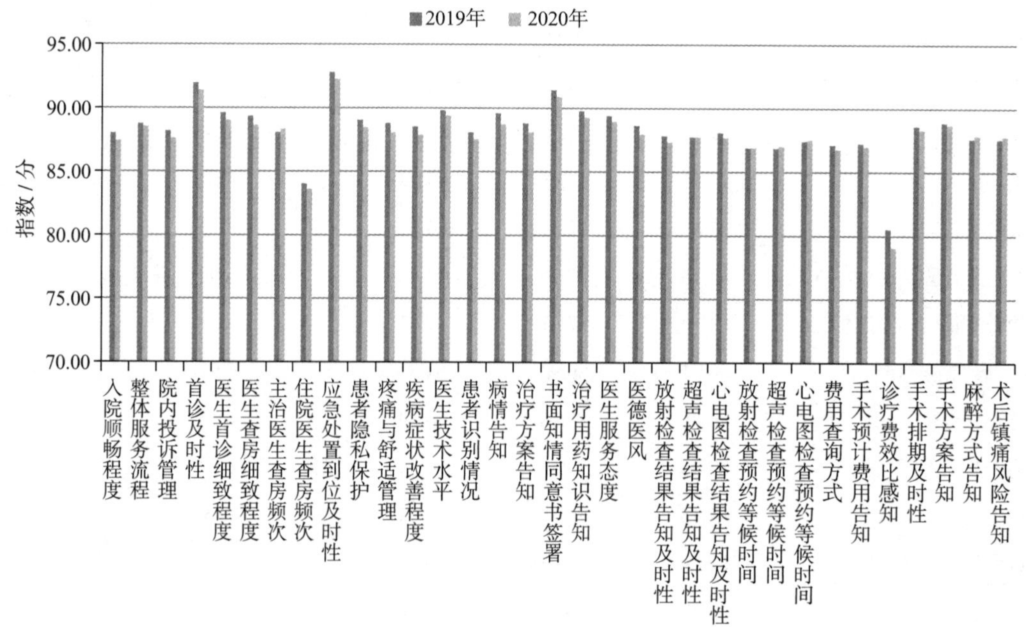

图 4-62　华东地区医疗质量患者体验要素指数 2019—2020 年历史对比结果统计图

2021 年与 2020 年相比，华东地区医疗质量患者体验要素指数普遍下降，其中指数下降较明显的为手术方案告知、手术排期及时性、术后镇痛风险告知、麻醉方式告知，指数上升的患者体验要素为诊疗费效比感知、治疗用药知识告知（图 4-63）。

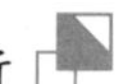

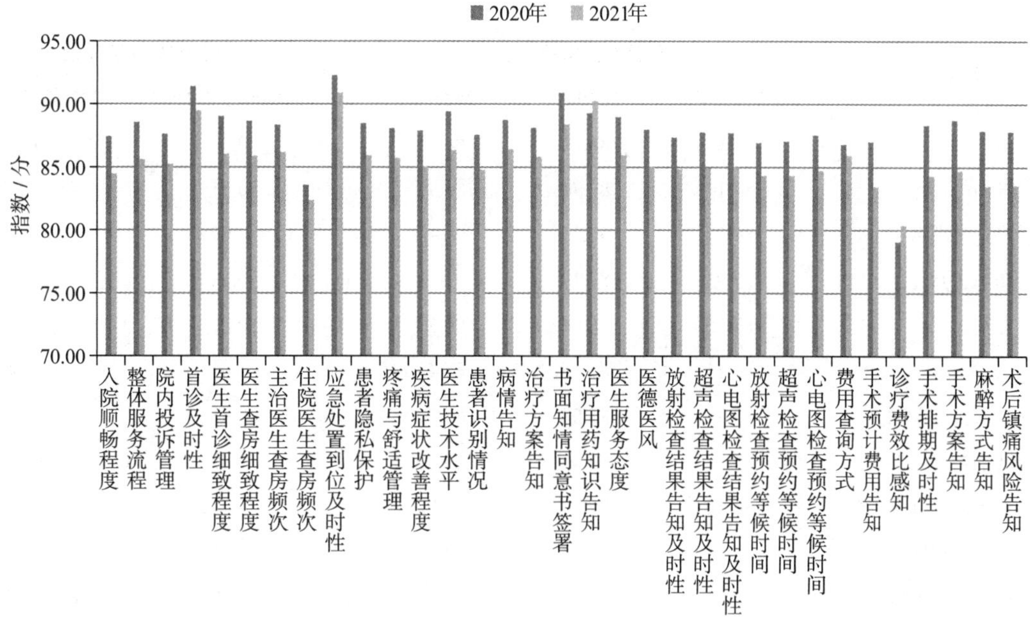

图 4-63　华东地区医疗质量患者体验要素指数 2020—2021 年历史对比结果统计图

华北地区 2021 年住院患者医疗质量患者体验要素指数（表 4-26，图 4-64）结果显示，指数较高的影响要素有首诊及时性（91.39 分）、治疗用药知识告知（91.39 分）、应急处置到位及时性（91.21 分）等，指数较低的影响要素有诊疗费效比感知（81.10 分）、住院医生查房频次（84.14 分）、超声检查预约等候时间（84.58 分）等。

表 4-26　华北地区医疗质量患者体验要素指数 2019—2021 年分析结果

要素	患者体验指数 / 分			患者体验指数差值 / 分	
	2019 年	2020 年	2021 年	2020 年与 2019 年	2021 年与 2020 年
入院顺畅程度	86.28	86.15	85.16	–0.13	–0.99
整体服务流程	86.63	87.58	85.85	0.95	–1.73
院内投诉管理	85.90	86.51	85.06	0.61	–1.45
首诊及时性	91.01	91.99	91.39	0.98	–0.60
医生首诊细致程度	88.16	88.48	86.32	0.32	–2.16
医生查房细致程度	87.81	88.18	85.60	0.37	–2.58
主治医生查房频次	87.52	89.53	86.73	2.01	–2.80
住院医生查房频次	84.81	86.53	84.14	1.72	–2.39
应急处置到位及时性	90.87	92.06	91.21	1.19	–0.85
患者隐私保护	87.47	88.04	86.78	0.57	–1.26
疼痛与舒适管理	87.65	87.10	86.59	–0.55	–0.51
疾病症状改善程度	86.30	87.53	85.46	1.23	–2.07
医生技术水平	87.72	89.05	86.77	1.33	–2.28
患者识别情况	85.97	87.00	85.43	1.03	–1.57

续表

要素	患者体验指数 / 分			患者体验指数差值 / 分	
	2019 年	2020 年	2021 年	2020 年与 2019 年	2021 年与 2020 年
病情告知	87.83	88.22	86.33	0.39	-1.89
治疗方案告知	87.19	87.74	85.91	0.55	-1.83
书面知情同意书签署	86.21	90.23	90.14	4.02	-0.09
治疗用药知识告知	87.93	88.17	91.39	0.24	3.22
医生服务态度	87.15	88.04	86.37	0.89	-1.67
医德医风	86.15	87.16	85.48	1.01	-1.68
放射检查结果告知及时性	85.97	86.38	85.00	0.41	-1.38
超声检查结果告知及时性	85.88	86.68	85.11	0.80	-1.57
心电图检查结果告知及时性	86.10	86.77	84.92	0.67	-1.85
放射检查预约等候时间	85.41	86.19	84.81	0.78	-1.38
超声检查预约等候时间	85.37	86.20	84.58	0.83	-1.62
心电图检查预约等候时间	85.79	86.51	84.69	0.72	-1.82
费用查询方式	86.05	90.90	86.49	4.85	-4.41
手术预计费用告知	86.85	88.14	87.64	1.29	-0.50
诊疗费效比感知	80.75	77.15	81.10	-3.60	3.95
手术排期及时性	87.04	87.72	88.73	0.68	1.01
手术方案告知	87.46	88.88	89.15	1.42	0.27
麻醉方式告知	86.65	88.39	87.57	1.74	-0.82
术后镇痛风险告知	87.08	87.97	87.20	0.89	-0.77

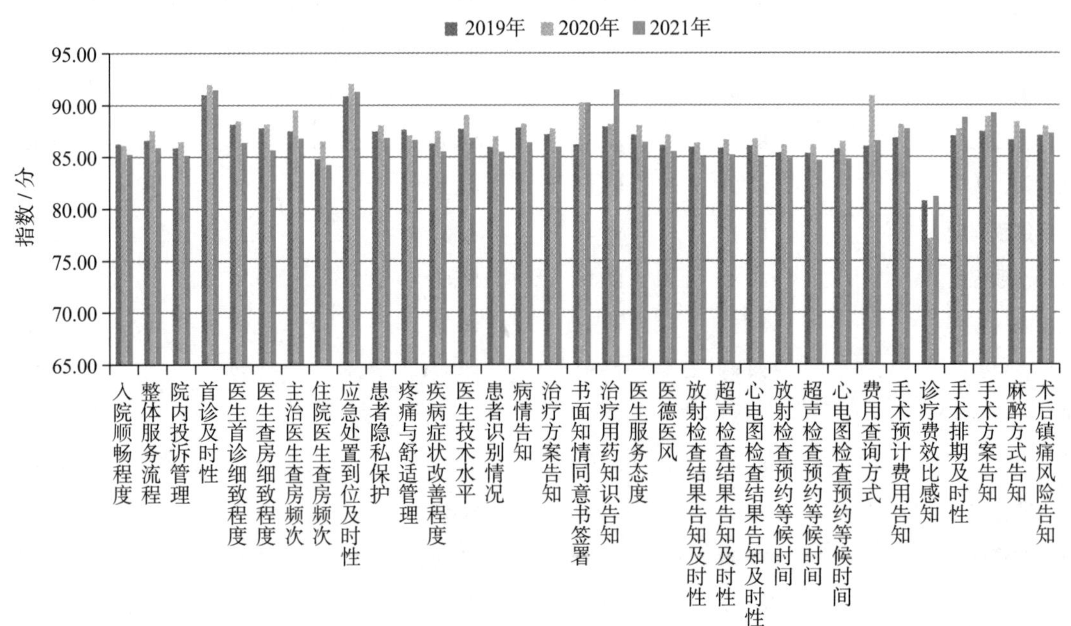

图 4-64　华北地区医疗质量患者体验要素指数 2019—2021 年分析结果统计图

2020 年与 2019 年相比，华北地区医疗质量患者体验要素指数普遍上升，其中指数上升较明显的为费用查询方式、书面知情同意书签署、主治医生查房频次，指数下降的患者体验要素为入院顺畅程度、疼痛与舒适管理、诊疗费效比感知（图 4-65）。

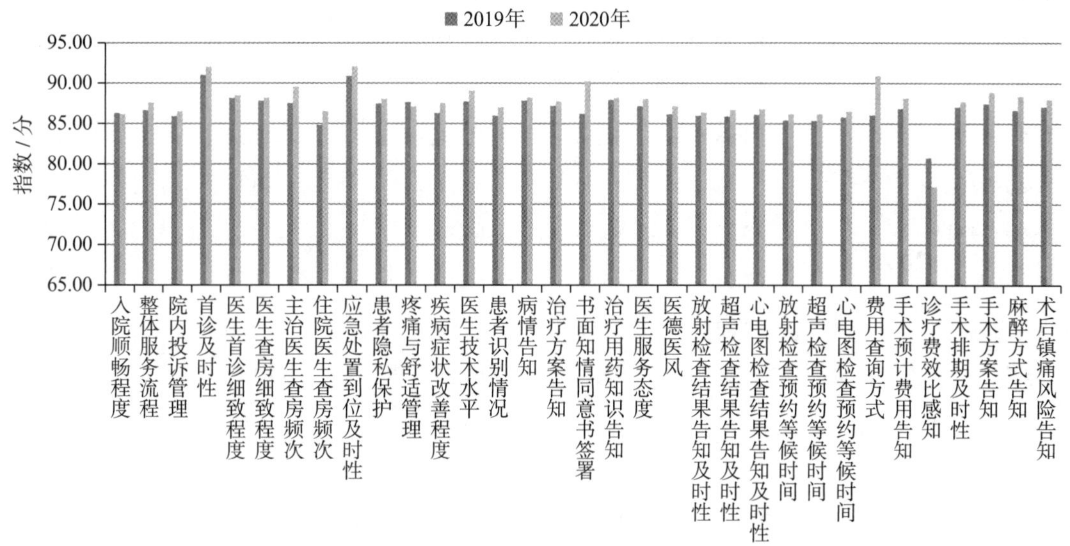

图 4-65 华北地区医疗质量患者体验要素指数 2019—2020 年历史对比结果统计图

2021 年与 2020 年相比，华北地区医疗质量患者体验要素指数普遍下降，其中指数下降较明显的为医生查房细致程度、主治医生查房频次、费用查询方式，指数上升的患者体验要素为诊疗费效比感知、治疗用药知识告知、手术排期及时性、手术方案告知（图 4-66）。

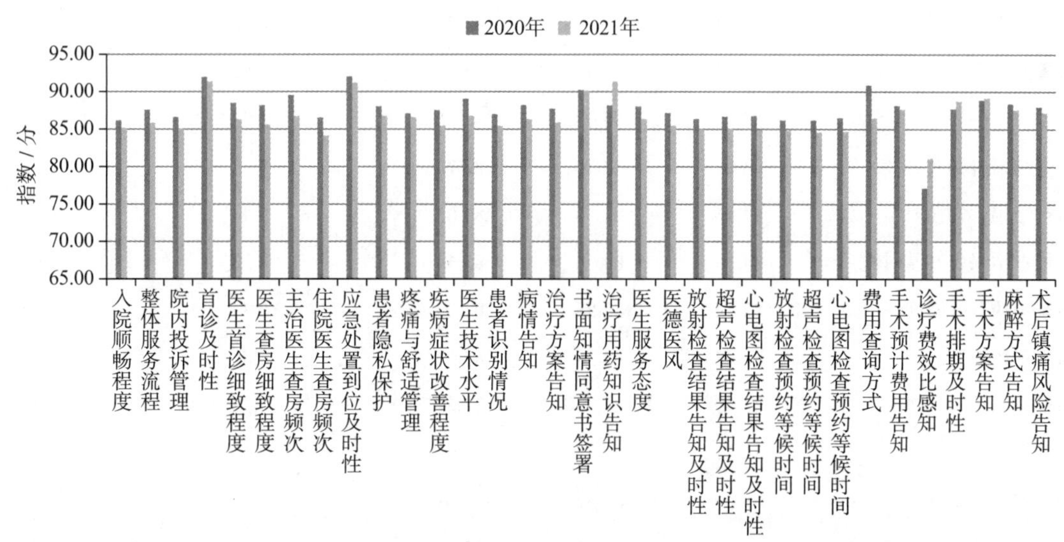

图 4-66 华北地区医疗质量患者体验要素指数 2020—2021 年历史对比结果统计图

华中地区 2021 年住院患者医疗质量患者体验要素指数（表 4-27，图 4-67）结果显示，指数较高的影响要素有应急处置到位及时性（90.34 分）、首诊及时性（89.68 分）、治疗用药知识告知（89.25 分）等，指数较低的影响要素有诊疗费效比感知（75.13 分）、住院医生查房频次（79.84 分）等。

表 4-27　华中地区医疗质量患者体验要素指数 2019—2021 年分析结果

要素	患者体验指数 / 分			患者体验指数差值 / 分	
	2019 年	2020 年	2021 年	2020 年与 2019 年	2021 年与 2020 年
入院顺畅程度	83.77	84.21	84.49	0.44	0.28
整体服务流程	84.60	85.45	83.23	0.85	−2.22
院内投诉管理	83.54	84.35	81.96	0.81	−2.39
首诊及时性	89.88	88.56	89.68	−1.32	1.12
医生首诊细致程度	86.12	86.00	85.31	−0.12	−0.69
医生查房细致程度	85.22	85.54	84.71	0.32	−0.83
主治医生查房频次	87.18	85.86	85.19	−1.32	−0.67
住院医生查房频次	82.85	82.05	79.84	−0.80	−2.21
应急处置到位及时性	92.11	89.99	90.34	−2.12	0.35
患者隐私保护	84.53	85.90	84.78	1.37	−1.12
疼痛与舒适管理	84.71	85.25	84.36	0.54	−0.89
疾病症状改善程度	83.93	85.05	83.45	1.12	−1.60
医生技术水平	85.54	86.93	85.24	1.39	−1.69
患者识别情况	83.77	84.81	82.95	1.04	−1.86
病情告知	85.59	86.41	85.49	0.82	−0.92
治疗方案告知	84.62	85.56	84.46	0.94	−1.10
书面知情同意书签署	87.78	88.87	87.68	1.09	−1.19
治疗用药知识告知	85.85	86.27	89.25	0.42	2.98
医生服务态度	85.64	86.46	85.12	0.82	−1.34
医德医风	84.07	85.08	83.28	1.01	−1.80
放射检查结果告知及时性	83.97	84.24	82.72	0.27	−1.52
超声检查结果告知及时性	84.06	84.50	83.05	0.44	−1.45
心电图检查结果告知及时性	84.34	84.66	83.64	0.32	−1.02
放射检查预约等候时间	82.74	83.58	82.09	0.84	−1.49
超声检查预约等候时间	82.48	83.34	81.61	0.86	−1.73
心电图检查预约等候时间	83.59	83.96	82.67	0.37	−1.29
费用查询方式	86.51	90.01	82.63	3.50	−7.38
手术预计费用告知	85.68	84.52	82.63	−1.16	−1.89
诊疗费效比感知	75.20	73.36	75.13	−1.84	1.77
手术排期及时性	88.26	86.43	84.74	−1.83	−1.69
手术方案告知	87.60	86.54	84.59	−1.06	−1.95
麻醉方式告知	86.10	85.23	83.11	−0.87	−2.12
术后镇痛风险告知	86.35	84.93	83.18	−1.42	−1.75

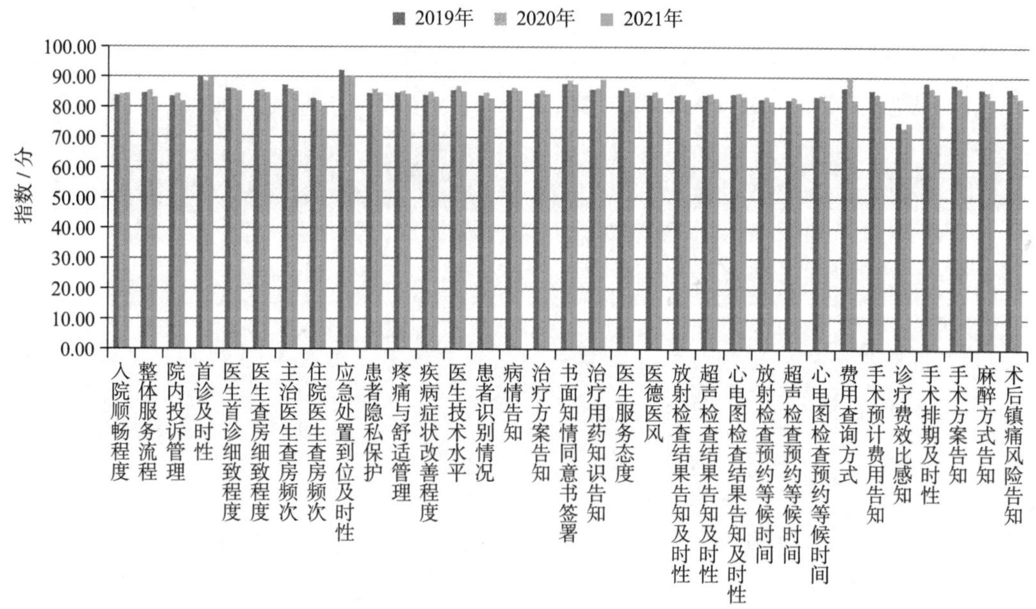

图 4-67　华中地区医疗质量患者体验要素指数 2019—2021 年分析结果统计图

2020 年与 2019 年相比，华中地区医疗质量患者体验费用查询方式、医生技术水平、患者隐私保护等 22 个要素指数有所上升，手术排期及时性、诊疗费效比感知、应急处置到位及时性等 11 个要素指数有所下降（图 4-68）。

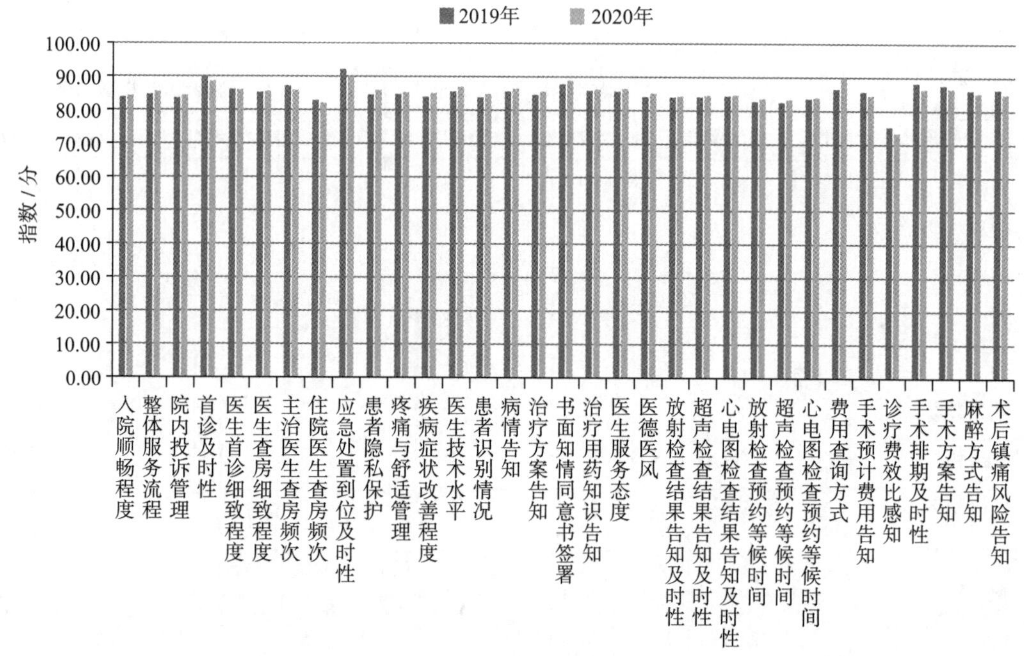

图 4-68　华中地区医疗质量患者体验要素指数 2019—2020 年历史对比结果统计图

2021 年与 2020 年相比，华中地区医疗质量患者体验治疗用药知识告知、诊疗费效比感知、首诊及时性、应急处置到位及时性、入院顺畅程度 5 个要素指数有所上升，其余患者体验要素均有所下降，其中下降较明显的为整体服务流程、院内投诉管理、费用查询方式（图 4-69）。

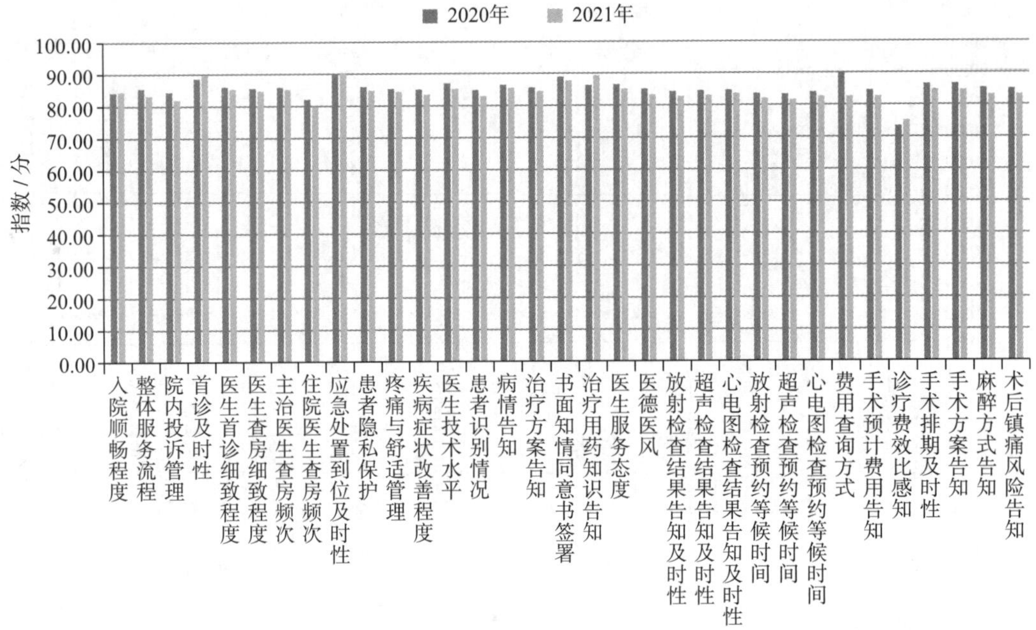

图 4-69　华中地区医疗质量患者体验要素指数 2020—2021 年历史对比结果统计图

华南地区 2021 年住院患者医疗质量患者体验要素指数（表 4-28，图 4-70）结果显示，指数较高的影响要素有应急处置到位及时性（90.72 分）、首诊及时性（89.45 分）、书面知情同意书签署（87.92 分）等，指数较低的影响要素有诊疗费效比感知（75.78 分）、住院医生查房频次（78.34 分）等。

表 4-28　华南地区医疗质量患者体验要素指数 2019—2021 年分析结果

要素	患者体验指数 / 分			患者体验指数差值 / 分	
	2019 年	2020 年	2021 年	2020 年与 2019 年	2021 年与 2020 年
入院顺畅程度	83.55	82.50	83.55	−1.05	1.05
整体服务流程	83.74	83.07	83.81	−0.67	0.74
院内投诉管理	82.84	81.52	83.16	−1.32	1.64
首诊及时性	89.65	90.03	89.45	0.38	−0.58
医生首诊细致程度	84.78	83.55	84.45	−1.23	0.90
医生查房细致程度	84.13	82.87	83.95	−1.26	1.08
主治医生查房频次	84.84	83.89	84.87	−0.95	0.98
住院医生查房频次	78.08	76.11	78.34	−1.97	2.23
应急处置到位及时性	90.98	90.70	90.72	−0.28	0.02
患者隐私保护	84.13	82.17	84.12	−1.96	1.95
疼痛与舒适管理	84.41	82.59	83.87	−1.82	1.28
疾病症状改善程度	82.34	81.67	82.75	−0.67	1.08
医生技术水平	85.13	83.53	84.49	−1.60	0.96
患者识别情况	84.21	82.82	83.62	−1.39	0.80
病情告知	84.27	83.31	84.41	−0.96	1.10

续表

要素	患者体验指数 / 分			患者体验指数差值 / 分	
	2019 年	2020 年	2021 年	2020 年与 2019 年	2021 年与 2020 年
治疗方案告知	82.97	82.31	83.45	−0.66	1.14
书面知情同意书签署	87.30	84.63	87.92	−2.67	3.29
治疗用药知识告知	85.91	83.77	87.60	−2.14	3.83
医生服务态度	84.66	83.43	84.59	−1.23	1.16
医德医风	84.35	82.75	84.21	−1.60	1.46
放射检查结果告知及时性	81.82	81.38	82.94	−0.44	1.56
超声检查结果告知及时性	81.51	81.44	82.98	−0.07	1.54
心电图检查结果告知及时性	82.46	81.89	83.16	−0.57	1.27
放射检查预约等候时间	80.81	81.05	82.33	0.24	1.28
超声检查预约等候时间	79.60	80.93	82.20	1.33	1.27
心电图检查预约等候时间	81.57	81.72	82.73	0.15	1.01
费用查询方式	81.60	89.24	86.40	7.64	−2.84
手术预计费用告知	82.55	82.90	83.40	0.35	0.50
诊疗费效比感知	73.63	74.30	75.78	0.67	1.48
手术排期及时性	84.20	85.29	84.85	1.09	−0.44
手术方案告知	85.92	85.82	85.56	−0.10	−0.26
麻醉方式告知	83.88	84.37	84.45	0.49	0.08
术后镇痛风险告知	83.77	84.75	84.17	0.98	−0.58

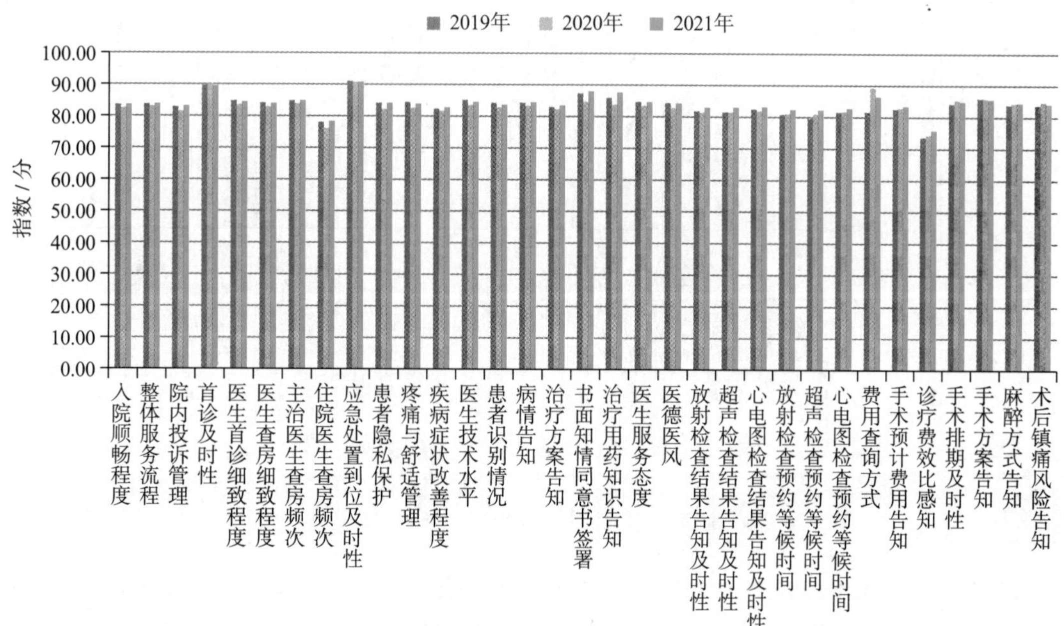

图 4-70　华南地区医疗质量患者体验要素指数 2019—2021 年分析结果统计图

2020 年与 2019 年相比，华南地区医疗质量患者体验指数上升较明显的要素为费用查询方式、超声检查预约等候时间、手术排期及时性，指数下降较明显的要素为住院医生查房频次、治疗用药知识告知、书面知情同意书签署（图 4-71）。

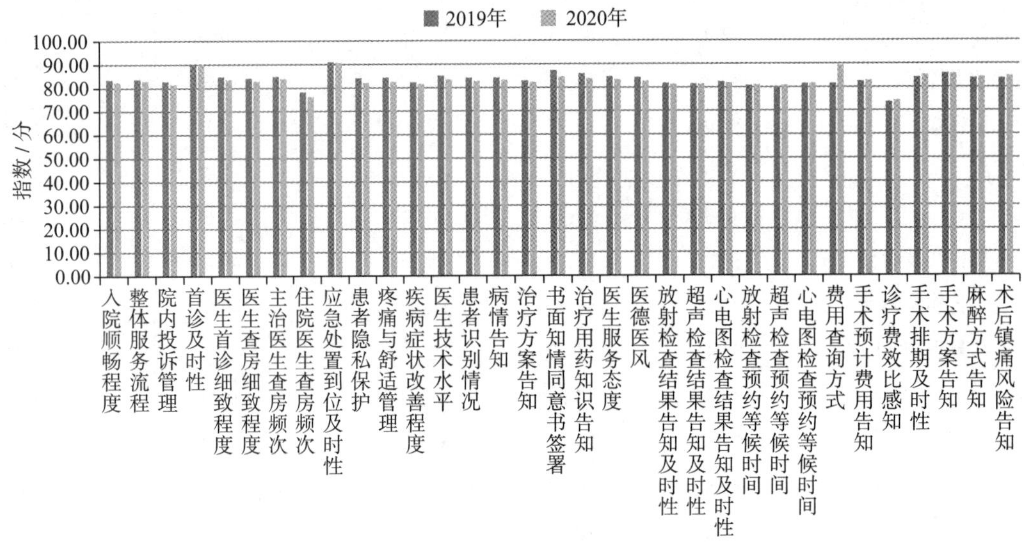

图 4-71　华南地区医疗质量患者体验要素指数 2019—2020 年历史对比结果统计图

2021 年与 2020 年相比，华南地区医疗质量患者体验要素指数普遍上升，其中指数上升较明显的为治疗用药知识告知、书面知情同意书签署、住院医生查房频次，指数下降的患者体验要素为手术方案告知、手术排期及时性、术后镇痛风险告知、首诊及时性、费用查询方式（图 4-72）。

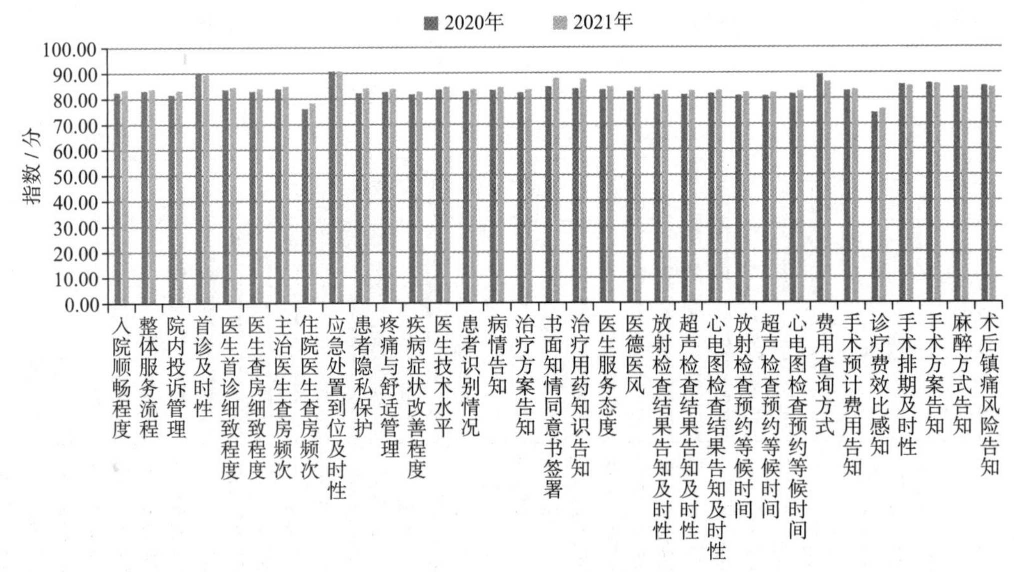

图 4-72　华南地区医疗质量患者体验要素指数 2020—2021 年历史对比结果统计图

西南地区 2021 年住院患者医疗质量患者体验要素指数（表 4-29，图 4-73）结果显示，指数较高的影响要素有应急处置到位及时性（91.20 分）、首诊及时性（90.31 分）、治疗用药知识告知（90.19 分）等，指数较低的影响要素有诊疗费效比感知（77.09 分）、超声检查预约等候时间（81.37 分）、放射检查预约等候时间（81.40 分）等。

表 4-29　西南地区医疗质量患者体验要素指数 2019—2021 年分析结果

要素	患者体验指数 / 分			患者体验指数差值 / 分	
	2019 年	2020 年	2021 年	2020 年与 2019 年	2021 年与 2020 年
入院顺畅程度	83.93	83.93	82.64	0.00	−1.29
整体服务流程	83.50	83.85	83.93	0.35	0.08
院内投诉管理	82.77	82.69	82.52	−0.08	−0.17
首诊及时性	93.28	93.04	90.31	−0.24	−2.73
医生首诊细致程度	85.02	85.36	84.25	0.34	−1.11
医生查房细致程度	84.35	84.88	84.06	0.53	−0.82
主治医生查房频次	87.17	87.67	86.16	0.50	−1.51
住院医生查房频次	82.52	83.10	82.24	0.58	−0.86
应急处置到位及时性	92.90	93.05	91.20	0.15	−1.85
患者隐私保护	84.32	84.86	84.49	0.54	−0.37
疼痛与舒适管理	83.37	83.99	84.10	0.62	0.11
疾病症状改善程度	83.15	83.71	83.64	0.56	−0.07
医生技术水平	83.57	84.31	84.81	0.74	0.50
患者识别情况	83.51	83.88	83.53	0.37	−0.35
病情告知	85.34	85.69	85.06	0.35	−0.63
治疗方案告知	84.33	84.72	84.41	0.39	−0.31
书面知情同意书签署	86.97	88.12	86.99	1.15	−1.13
治疗用药知识告知	83.74	84.73	90.19	0.99	5.46
医生服务态度	83.82	84.37	84.38	0.55	0.01
医德医风	83.81	83.91	83.75	0.10	−0.16
放射检查结果告知及时性	82.42	83.34	81.83	0.92	−1.51
超声检查结果告知及时性	82.71	83.32	82.06	0.61	−1.26
心电图检查结果告知及时性	82.75	83.42	82.36	0.67	−1.06
放射检查预约等候时间	81.94	82.90	81.40	0.96	−1.50
超声检查预约等候时间	81.54	82.68	81.37	1.14	−1.31
心电图检查预约等候时间	82.27	83.03	81.97	0.76	−1.06
费用查询方式	84.12	85.13	84.96	1.01	−0.17
手术预计费用告知	83.20	83.77	84.12	0.57	0.35
诊疗费效比感知	77.48	77.71	77.09	0.23	−0.62
手术排期及时性	84.49	85.09	84.65	0.60	−0.44
手术方案告知	84.40	85.11	85.35	0.71	0.24
麻醉方式告知	83.51	84.63	84.69	1.12	0.06
术后镇痛风险告知	83.71	84.68	84.62	0.97	−0.06

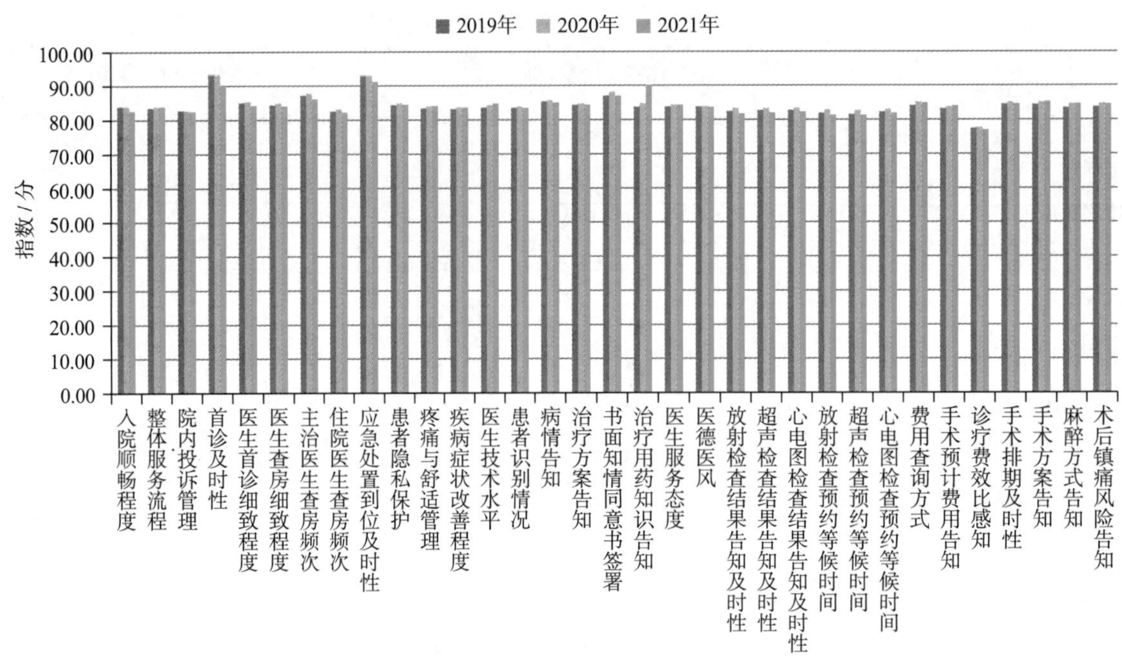

图 4-73　西南地区医疗质量患者体验要素指数 2019—2021 年分析结果统计图

2020 年与 2019 年相比，西南地区医疗质量患者体验要素指数上升较明显的要素为书面知情同意书签署、超声检查预约等候时间、麻醉方式告知，指数下降的要素为院内投诉管理、首诊及时性（图 4-74）。

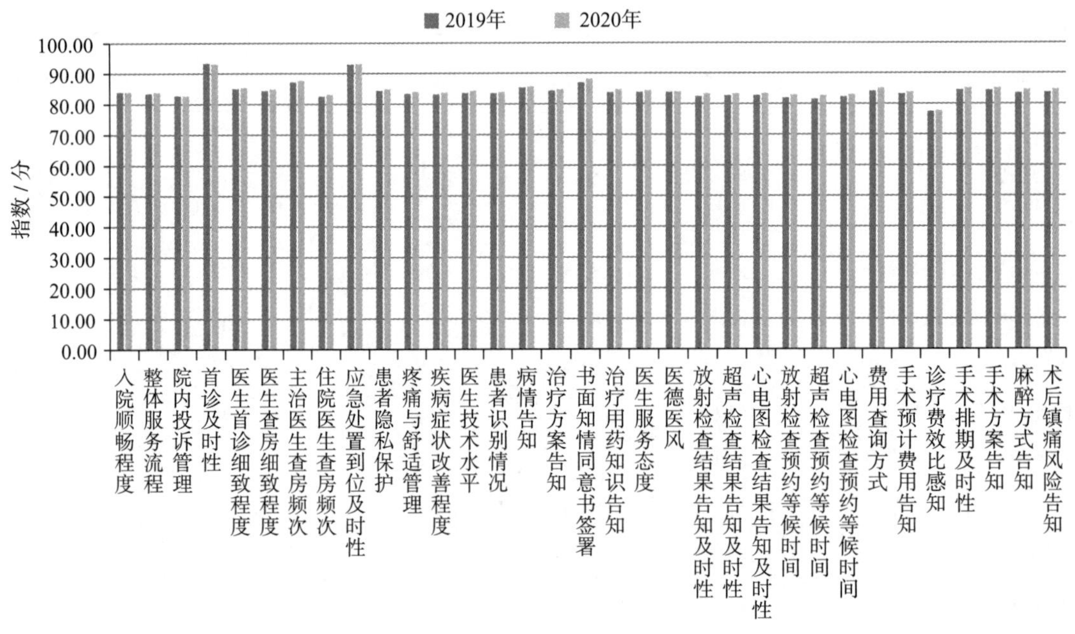

图 4-74　西南地区医疗质量患者体验要素指数 2019—2020 年历史对比结果统计图

2021 年与 2020 年相比，西南地区医疗质量患者体验要素指数普遍下降，其中指数下降较明显的为放射检查预约等候时间、放射检查结果告知及时性、主治医生查房频次、应急处置到位及时性、首诊及时性，指数上升最明显的患者体验要素为治疗用药知识告知（图 4-75）。

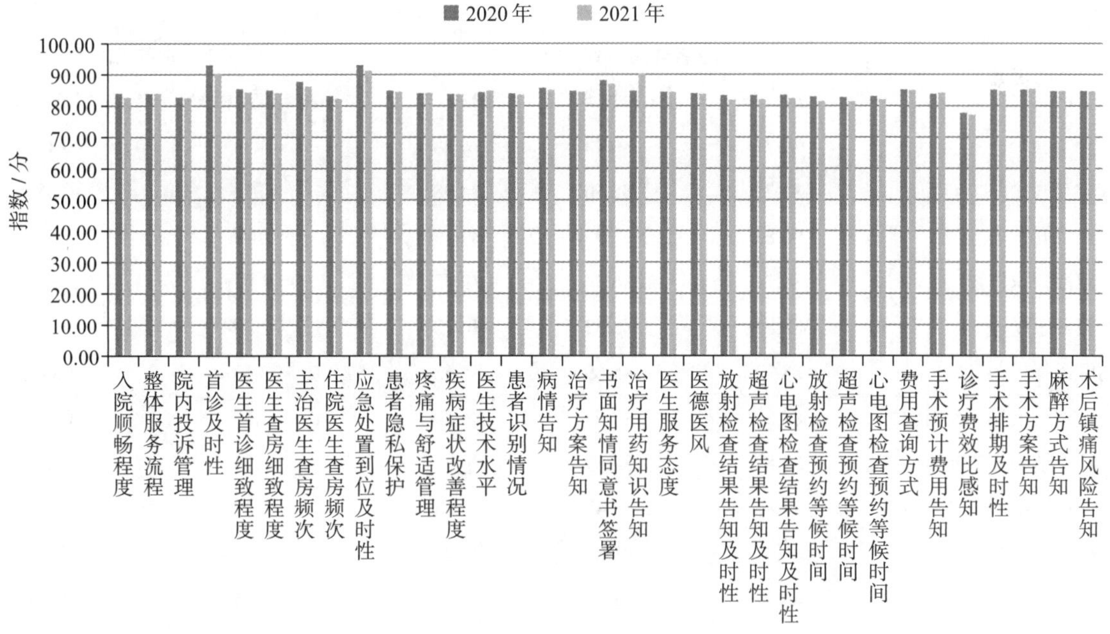

图 4-75 西南地区医疗质量患者体验要素指数 2020—2021 年历史对比结果统计图

西北地区 2021 年住院患者医疗质量患者体验要素指数（表 4-30、图 4-76）结果显示，指数较高的影响要素有应急处置到位及时性（90.66 分）、治疗用药知识告知（89.42 分）、书面知情同意书签署（89.29 分）等，指数较低的影响要素有诊疗费效比感知（76.56 分）、住院医生查房频次（82.44 分）、超声检查预约等候时间（82.77 分）等。

表 4-30 西北地区医疗质量患者体验要素指数 2019—2021 年分析结果

要素	患者体验指数 / 分			患者体验指数差值 / 分	
	2019 年	2020 年	2021 年	2020 年与 2019 年	2021 年与 2020 年
入院顺畅程度	89.44	84.37	83.50	−5.07	−0.87
整体服务流程	87.92	86.26	85.45	−1.66	−0.81
院内投诉管理	87.59	84.77	84.68	−2.82	−0.09
首诊及时性	93.73	85.95	89.23	−7.78	3.28
医生首诊细致程度	89.11	86.34	86.10	−2.77	−0.24
医生查房细致程度	88.45	85.73	86.14	−2.72	0.41
主治医生查房频次	90.36	86.96	86.77	−3.40	−0.19
住院医生查房频次	85.41	82.93	82.44	−2.48	−0.49
应急处置到位及时性	93.07	87.14	90.66	−5.93	3.52
患者隐私保护	91.08	87.53	85.80	−3.55	−1.73
疼痛与舒适管理	88.12	85.64	85.43	−2.48	−0.21
疾病症状改善程度	86.47	85.42	84.59	−1.05	−0.83
医生技术水平	87.06	88.01	86.67	0.95	−1.34
患者识别情况	86.47	85.38	84.88	−1.09	−0.50

续表

要素	患者体验指数 / 分			患者体验指数差值 / 分	
	2019 年	2020 年	2021 年	2020 年与 2019 年	2021 年与 2020 年
病情告知	89.77	86.43	86.28	–3.34	–0.15
治疗方案告知	87.72	85.56	84.98	–2.16	–0.58
书面知情同意书签署	90.83	90.97	89.29	0.14	–1.68
治疗用药知识告知	88.71	86.74	89.42	–1.97	2.68
医生服务态度	88.85	86.52	86.33	–2.33	–0.19
医德医风	88.32	85.69	85.63	–2.63	–0.06
放射检查结果告知及时性	87.52	84.99	84.58	–2.53	–0.41
超声检查结果告知及时性	87.83	84.89	84.67	–2.94	–0.22
心电图检查结果告知及时性	87.80	84.47	85.08	–3.33	0.61
放射检查预约等候时间	86.01	83.86	83.27	–2.15	–0.59
超声检查预约等候时间	86.94	83.59	82.77	–3.35	–0.82
心电图检查预约等候时间	86.99	83.39	84.50	–3.60	1.11
费用查询方式	81.65	86.78	88.25	5.13	1.47
手术预计费用告知	92.00	85.62	84.00	–6.38	–1.62
诊疗费效比感知	81.28	71.12	76.56	–10.16	5.44
手术排期及时性	85.33	85.62	86.54	0.29	0.92
手术方案告知	92.00	86.29	86.35	–5.71	0.06
麻醉方式告知	88.00	85.62	84.76	–2.38	–0.86
术后镇痛风险告知	88.00	85.62	84.89	–2.38	–0.73

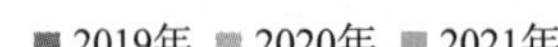

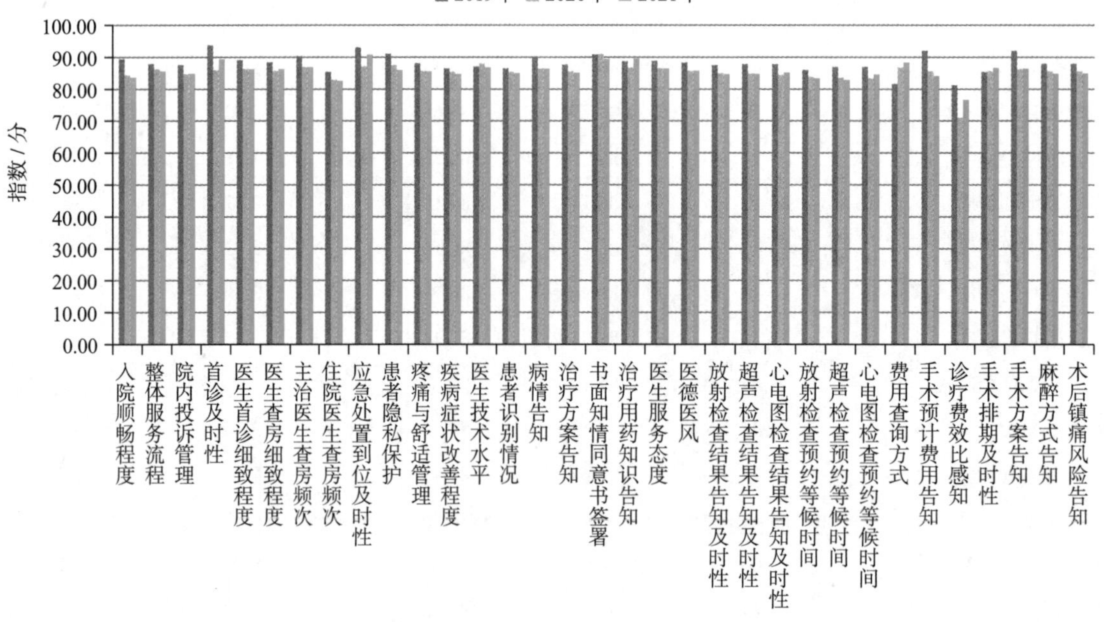

图 4-76　西北地区医疗质量患者体验要素指数 2019—2021 年分析结果统计图

2020 年与 2019 年相比，西北地区医疗质量患者体验要素指数上升的要素为费用查询方式、医生技术水平、手术排期及时性、书面知情同意书签署，其余要素指数均有所下降，其中下降较明显的为手术预计费用告知、首诊及时性、诊疗费效比感知（图 4-77）。

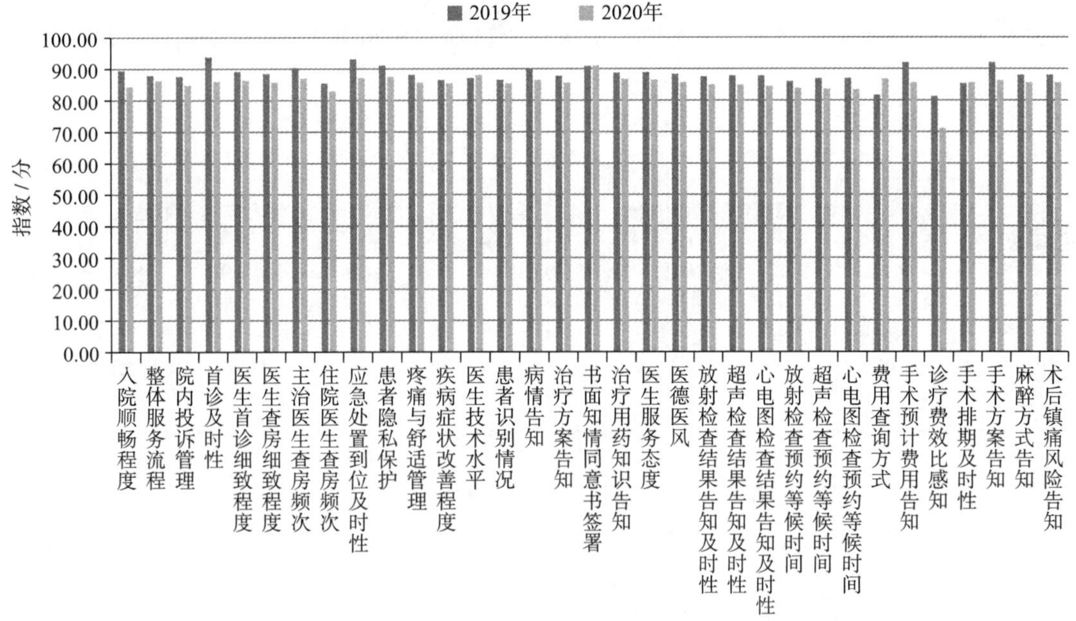

图 4-77　西北地区医疗质量患者体验要素指数 2019—2020 年历史对比结果统计图

2021 年与 2020 年相比，西北地区医疗质量患者体验要素指数上升较明显的要素为诊疗费效比感知、应急处置到位及时性、首诊及时性，指数下降的要素为手术预计费用告知、书面知情同意书签署、患者隐私保护（图 4-78）。

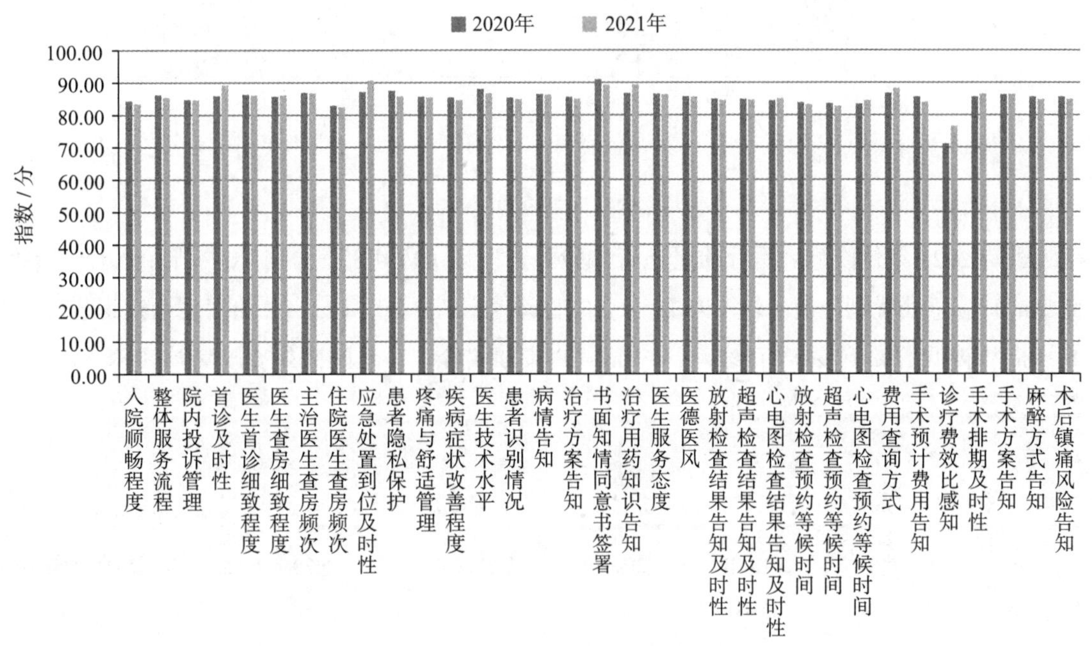

图 4-78　西北地区医疗质量患者体验要素指数 2020—2021 年历史对比结果统计图

（三）三级和二级医院住院医疗质量患者体验指数分析

1. 三级和二级医院住院医疗质量患者体验总体指数分析

对比三级医院与二级医院住院医疗质量患者体验总体指数（表 4-31，图 4-79）发现，三级医院住院患者就医体验指数明显高于二级医院。历史对比显示，2020 年与 2019 年相比，2021 年与 2020 年相比，三级医院住院患者就医体验指数均有所下降。

表 4-31　三级和二级医院住院医疗质量患者体验总体指数 2019—2021 年分析结果

医院等级	患者体验指数 / 分			患者体验指数差值 / 分	
	2019 年	2020 年	2021 年	2020 年与 2019 年	2021 年与 2020 年
三级医院	86.00	85.55	85.13	−0.45	−0.42
二级医院	84.51	84.94	84.17	0.44	−0.77

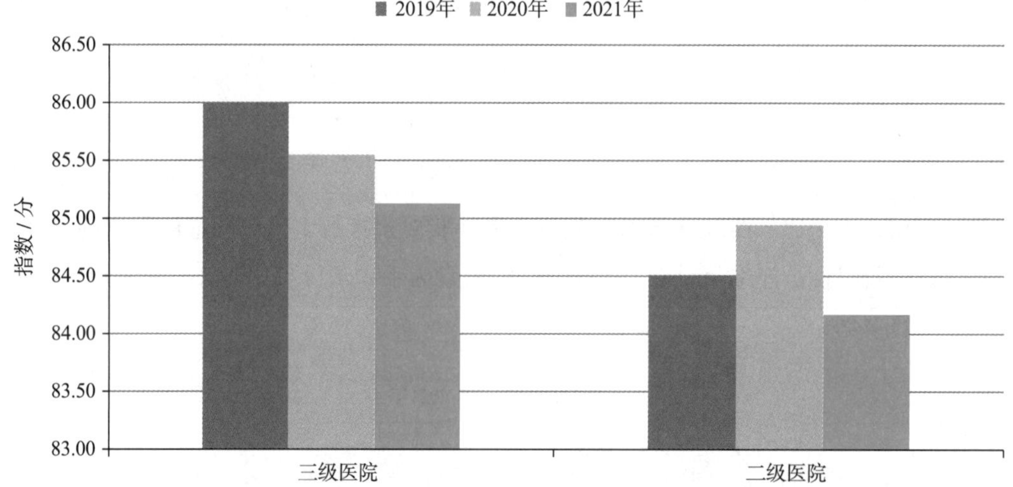

图 4-79　三级和二级医院住院医疗质量患者体验总体指数 2019—2021 年分析结果统计图

2. 三级和二级医院住院医疗质量患者体验要素指数分析

三级医院 2021 年住院患者医疗质量患者体验要素指数（表 4-32，图 4-80）结果显示，指数较高的影响要素有应急处置到位及时性（91.29 分）、首诊及时性（90.14 分）、治疗用药知识告知（90.10 分）等，指数较低的影响要素有诊疗费效比感知（77.94 分）、住院医生查房频次（81.54 分）、超声检查预约等候时间（83.13 分）等。

表 4-32　三级医院医疗质量患者体验要素指数 2019—2021 年分析结果

要素	患者体验指数 / 分			患者体验指数差值 / 分	
	2019 年	2020 年	2021 年	2020 年与 2019 年	2021 年与 2020 年
入院顺畅程度	85.68	84.67	84.04	−1.01	−0.63
整体服务流程	85.97	85.34	84.97	−0.63	−0.37

续表

要素	患者体验指数 / 分			患者体验指数差值 / 分	
	2019 年	2020 年	2021 年	2020 年与 2019 年	2021 年与 2020 年
院内投诉管理	85.11	84.29	84.11	−0.82	−0.18
首诊及时性	92.21	91.73	90.14	−0.48	−1.59
医生首诊细致程度	87.14	86.34	85.54	−0.80	−0.80
医生查房细致程度	86.59	85.86	85.22	−0.73	−0.64
主治医生查房频次	87.40	87.09	86.17	−0.31	−0.92
住院医生查房频次	82.92	82.00	81.54	−0.92	−0.46
应急处置到位及时性	92.22	92.04	91.29	−0.18	−0.75
患者隐私保护	86.67	85.97	85.53	−0.70	−0.44
疼痛与舒适管理	85.96	85.27	85.24	−0.69	−0.03
疾病症状改善程度	85.56	84.88	84.47	−0.68	−0.41
医生技术水平	86.83	86.33	85.93	−0.50	−0.40
患者识别情况	85.89	85.17	84.72	−0.72	−0.45
病情告知	87.02	86.30	85.88	−0.72	−0.42
治疗方案告知	86.18	85.53	85.06	−0.65	−0.47
书面知情同意书签署	88.78	88.77	88.12	−0.01	−0.65
治疗用药知识告知	86.63	86.28	90.10	−0.35	3.82
医生服务态度	86.51	86.03	85.73	−0.48	−0.30
医德医风	86.13	85.27	85.02	−0.86	−0.25
放射检查结果告知及时性	84.72	84.40	83.77	−0.32	−0.63
超声检查结果告知及时性	84.88	84.57	84.04	−0.31	−0.53
心电图检查结果告知及时性	85.10	84.70	84.25	−0.40	−0.45
放射检查预约等候时间	83.87	83.77	83.21	−0.10	−0.56
超声检查预约等候时间	83.64	83.78	83.13	0.14	−0.65
心电图检查预约等候时间	84.36	84.30	83.74	−0.06	−0.56
费用查询方式	85.56	86.70	85.19	1.14	−1.51
手术预计费用告知	85.45	85.09	84.31	−0.36	−0.78
诊疗费效比感知	78.63	76.37	77.94	−2.26	1.57
手术排期及时性	86.27	86.24	85.50	−0.03	−0.74
手术方案告知	86.70	86.56	85.95	−0.14	−0.61
麻醉方式告知	85.66	85.71	84.87	0.05	−0.84
术后镇痛风险告知	85.71	85.73	84.66	0.02	−1.07

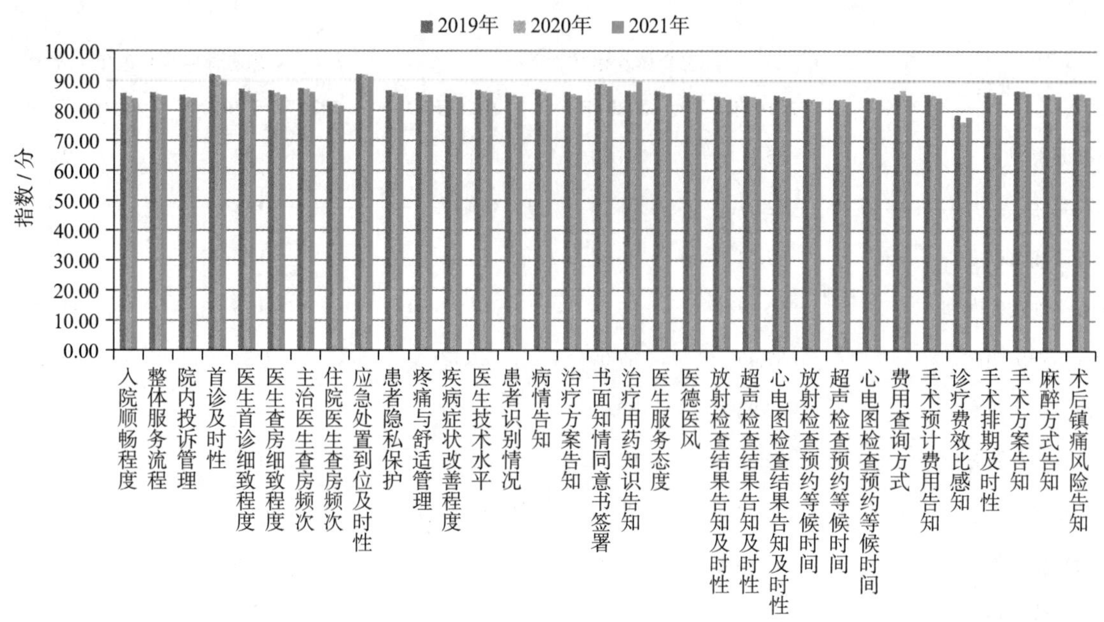

图 4-80　三级医院医疗质量患者体验要素指数 2019—2021 年分析结果统计图

2020 年与 2019 年相比，三级医院医疗质量患者体验要素指数普遍下降，其中指数下降较明显的为住院医生查房频次、入院顺畅程度、诊疗费效比感知，指数上升的为费用查询方式、超声检查预约等候时间、麻醉方式告知、术后镇痛风险告知（图 4-81）。

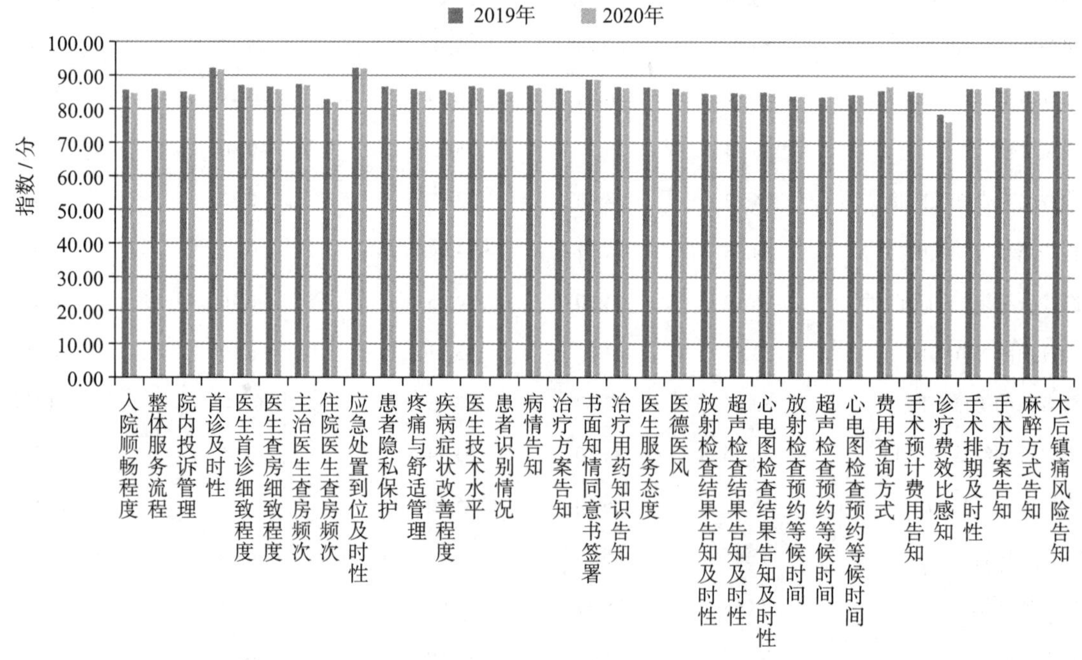

图 4-81　三级医院医疗质量患者体验要素指数 2019—2020 年历史对比结果统计图

2021 年与 2020 年相比，三级医院医疗质量患者体验要素指数普遍下降，其中指数下降较明显的为术后镇痛风险告知、费用查询方式、首诊及时性，指数上升的为治疗用药知识告知、诊疗费效比感知（图 4-82）。

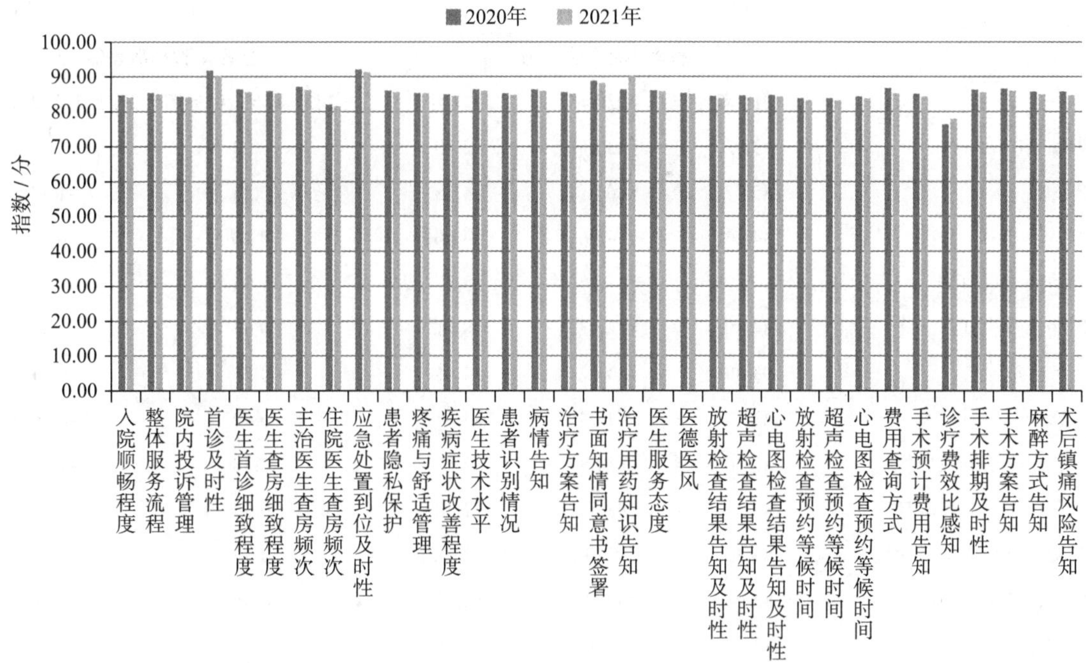

图 4-82 三级医院医疗质量患者体验要素指数 2020—2021 年历史对比结果统计图

二级医院 2021 年住院患者医疗质量患者体验要素指数（表 4-33，图 4-83）结果显示，指数较高的影响要素有应急处置到位及时性（89.82 分）、首诊及时性（89.54 分）、治疗用药知识告知（88.71 分）等，指数较低的影响要素有诊疗费效比感知（77.82 分）、住院医生查房频次（81.60 分）、超声检查预约等候时间（81.78 分）等。

表 4-33 二级医院医疗质量患者体验要素指数 2019—2021 年分析结果

要素	患者体验指数 / 分			患者体验指数差值 / 分	
	2019 年	2020 年	2021 年	2020 年与 2019 年	2021 年与 2020 年
入院顺畅程度	84.25	84.23	83.24	–0.02	–0.99
整体服务流程	83.69	84.40	83.57	0.71	–0.83
院内投诉管理	83.14	83.03	82.51	–0.11	–0.52
首诊及时性	92.82	91.77	89.54	–1.05	–2.23
医生首诊细致程度	85.32	85.55	84.29	0.23	–1.26
医生查房细致程度	84.80	85.11	83.82	0.31	–1.29
主治医生查房频次	87.69	87.71	85.51	0.02	–2.20
住院医生查房频次	84.03	83.78	81.60	–0.25	–2.18
应急处置到位及时性	92.93	92.42	89.82	–0.51	–2.60
患者隐私保护	84.48	84.62	84.30	0.14	–0.32
疼痛与舒适管理	84.03	84.18	83.99	0.15	–0.19
疾病症状改善程度	83.28	84.15	83.05	0.87	–1.10
医生技术水平	83.45	84.68	84.46	1.23	–0.22

续表

要素	患者体验指数 / 分			患者体验指数差值 / 分	
	2019 年	2020 年	2021 年	2020 年与 2019 年	2021 年与 2020 年
患者识别情况	83.02	83.85	82.70	0.83	−1.15
病情告知	85.77	86.01	84.58	0.24	−1.43
治疗方案告知	84.76	84.96	84.06	0.20	−0.90
书面知情同意书签署	85.83	87.77	88.27	1.94	0.50
治疗用药知识告知	84.30	84.93	88.71	0.63	3.78
医生服务态度	83.89	84.62	84.01	0.73	−0.61
医德医风	83.58	83.98	83.08	0.40	−0.90
放射检查结果告知及时性	83.20	83.58	82.52	0.38	−1.06
超声检查结果告知及时性	83.29	83.59	82.30	0.30	−1.29
心电图检查结果告知及时性	83.30	83.69	82.42	0.39	−1.27
放射检查预约等候时间	82.94	83.50	82.12	0.56	−1.38
超声检查预约等候时间	82.52	83.07	81.78	0.55	−1.29
心电图检查预约等候时间	83.15	83.37	82.26	0.22	−1.11
费用查询方式	84.27	87.65	87.48	3.38	−0.17
手术预计费用告知	83.75	83.70	84.42	−0.05	0.72
诊疗费效比感知	78.65	78.05	77.82	−0.60	−0.23
手术排期及时性	85.28	85.55	84.70	0.27	−0.85
手术方案告知	84.92	85.63	85.28	0.71	−0.35
麻醉方式告知	84.05	85.07	84.68	1.02	−0.39
术后镇痛风险告知	84.42	84.98	84.81	0.56	−0.17

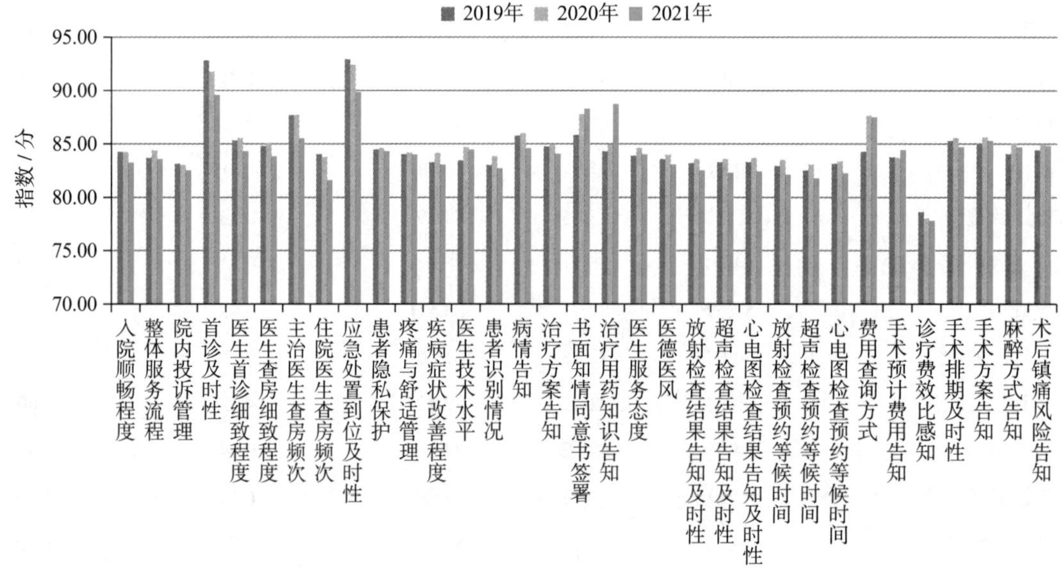

图 4-83　二级医院医疗质量患者体验要素指数 2019—2021 年分析结果统计图

2020 年与 2019 年相比，二级医院医疗质量患者体验指数上升较明显的要素为费用查询方式、书面知情同意书签署、医生技术水平，指数下降较明显的要素为应急处置到位及时性、诊疗费效比感知、首诊及时性（图 4-84）。

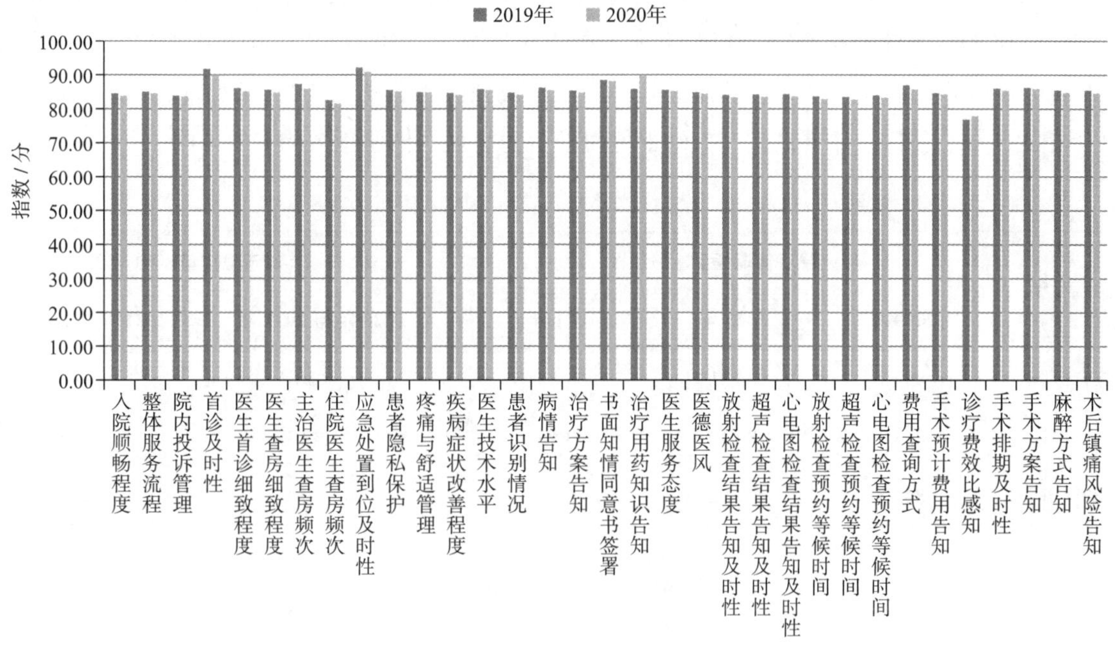

图 4-84　二级医院医疗质量患者体验要素指数 2019—2020 年历史对比结果统计图

2021 年与 2020 年相比，二级医院医疗质量患者体验要素指数普遍下降，其中指数下降较明显的为住院医生查房频次、主治医生查房频次、首诊及时性、应急处置到位及时性，指数上升的为治疗用药知识告知、手术预计费用告知、书面知情同意书签署（图 4-85）。

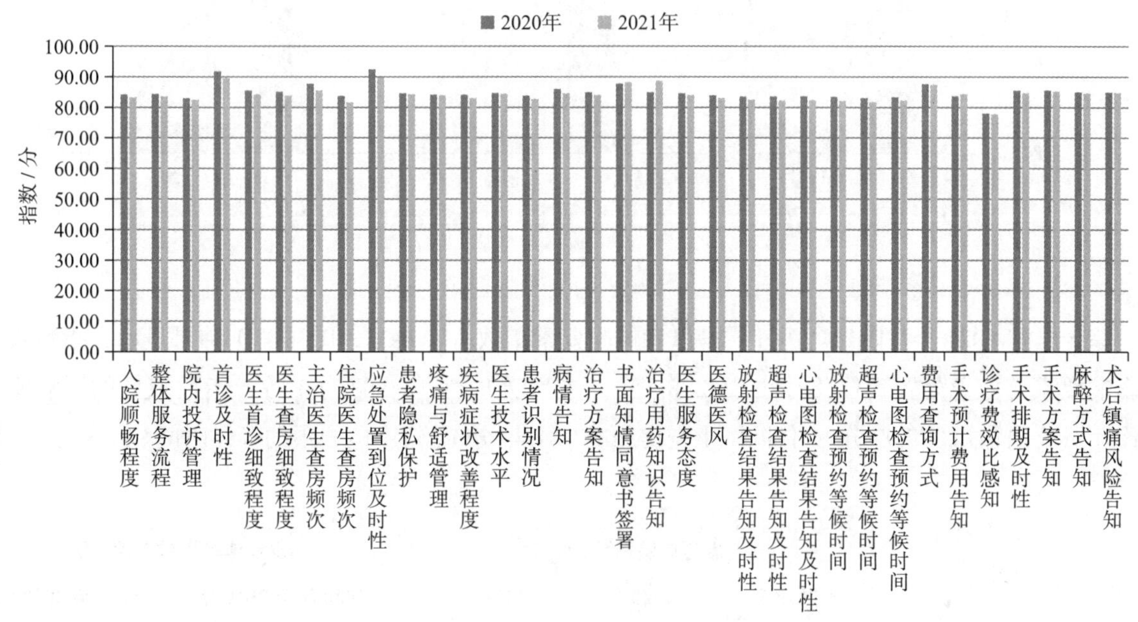

图 4-85　二级医院医疗质量患者体验要素指数 2020—2021 年历史对比结果统计图

（四）综合、中医和妇幼医院住院医疗质量患者体验指数分析

1. 综合、中医和妇幼医院住院医疗质量患者体验总体指数分析

对比综合、中医和妇幼医院住院医疗质量患者体验总体指数（表 4-34，图 4-86）发现，不同类型医院住院患者就医体验指数结果相差不大。历史对比显示，2020 年与 2019 年相比，综合医院住院患者就医体验指数有所下降，妇幼保健院、中医医院住院患者就医体验指数有所上升，2021 年与 2020 年相比，综合医院、中医医院、妇幼保健院住院患者就医体验指数均有所下降。

表 4-34　综合、中医和妇幼医院住院医疗质量患者体验指数 2019—2021 年分析结果

医院类型	患者体验指数 / 分			患者体验指数差值 / 分	
	2019 年	2020 年	2021 年	2020 年与 2019 年	2021 年与 2020 年
综合医院	85.67	85.31	84.86	−0.36	−0.46
中医医院	85.03	85.40	84.95	0.37	−0.45
妇幼保健院	84.68	85.68	85.49	1.00	−0.19

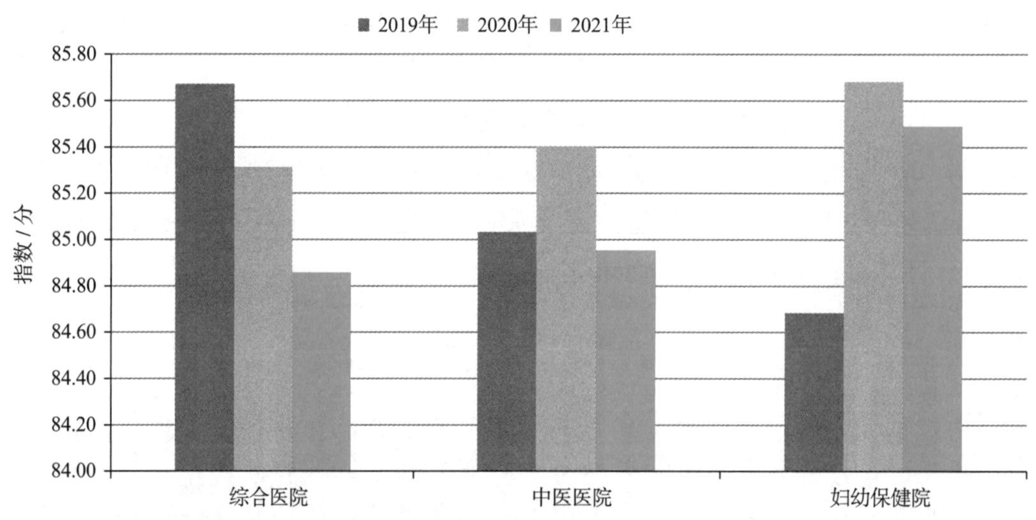

图 4-86　三级和二级医院住院医疗质量患者体验总体指数 2019—2021 年分析结果统计图

2. 综合、中医和妇幼医院住院医疗质量患者体验要素指数分析

综合医院 2021 年住院患者医疗质量患者体验要素指数（表 4-35，图 4-87）结果显示，指数较高的影响要素有应急处置到位及时性（90.88 分）、首诊及时性（90.03 分）等，指数较低的影响要素有诊疗费效比感知（77.97 分）、住院医生查房频次（81.49 分）、超声检查预约等候时间（82.82 分）等。

表 4-35　综合医院医疗质量患者体验要素指数 2019—2021 年分析结果

要素	患者体验指数 / 分			患者体验指数差值 / 分	
	2019 年	2020 年	2021 年	2020 年与 2019 年	2021 年与 2020 年
入院顺畅程度	85.47	84.43	83.79	−1.04	−0.64

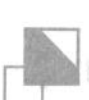

续表

要素	患者体验指数 / 分			患者体验指数差值 / 分	
	2019 年	2020 年	2021 年	2020 年与 2019 年	2021 年与 2020 年
整体服务流程	85.42	85.08	84.56	−0.34	−0.52
院内投诉管理	84.68	83.94	83.71	−0.74	−0.23
首诊及时性	92.42	91.54	90.03	−0.88	−1.51
医生首诊细致程度	86.71	86.08	85.17	−0.63	−0.91
医生查房细致程度	86.24	85.61	84.80	−0.63	−0.81
主治医生查房频次	87.37	87.14	85.89	−0.23	−1.25
住院医生查房频次	83.21	82.34	81.49	−0.87	−0.85
应急处置到位及时性	92.29	91.99	90.88	−0.30	−1.11
患者隐私保护	86.17	85.51	85.14	−0.66	−0.37
疼痛与舒适管理	85.55	84.88	84.85	−0.67	−0.03
疾病症状改善程度	85.04	84.69	84.05	−0.35	−0.64
医生技术水平	85.84	85.88	85.46	0.04	−0.42
患者识别情况	85.04	84.80	84.09	−0.24	−0.71
病情告知	86.87	86.18	85.47	−0.69	−0.71
治疗方案告知	86.02	85.36	84.74	−0.66	−0.62
书面知情同意书签署	87.56	88.18	88.09	0.62	−0.09
治疗用药知识告知	85.98	85.84	89.64	−0.14	3.80
医生服务态度	85.81	85.61	85.20	−0.20	−0.41
医德医风	85.49	84.91	84.41	−0.58	−0.50
放射检查结果告知及时性	84.41	83.95	83.42	−0.46	−0.53
超声检查结果告知及时性	84.48	84.16	83.58	−0.32	−0.58
心电图检查结果告知及时性	84.59	84.31	83.74	−0.28	−0.57
放射检查预约等候时间	83.75	83.47	82.95	−0.28	−0.52
超声检查预约等候时间	83.54	83.49	82.82	−0.05	−0.67
心电图检查预约等候时间	84.10	83.93	83.36	−0.17	−0.57
费用查询方式	85.61	87.19	85.87	1.58	−1.32
手术预计费用告知	85.14	84.81	84.38	−0.33	−0.43
诊疗费效比感知	79.25	76.74	77.97	−2.51	1.23
手术排期及时性	85.99	86.05	85.44	0.06	−0.61
手术方案告知	86.25	86.23	85.89	−0.02	−0.34
麻醉方式告知	85.43	85.53	84.77	0.10	−0.76
术后镇痛风险告知	85.43	85.50	84.68	0.07	−0.82

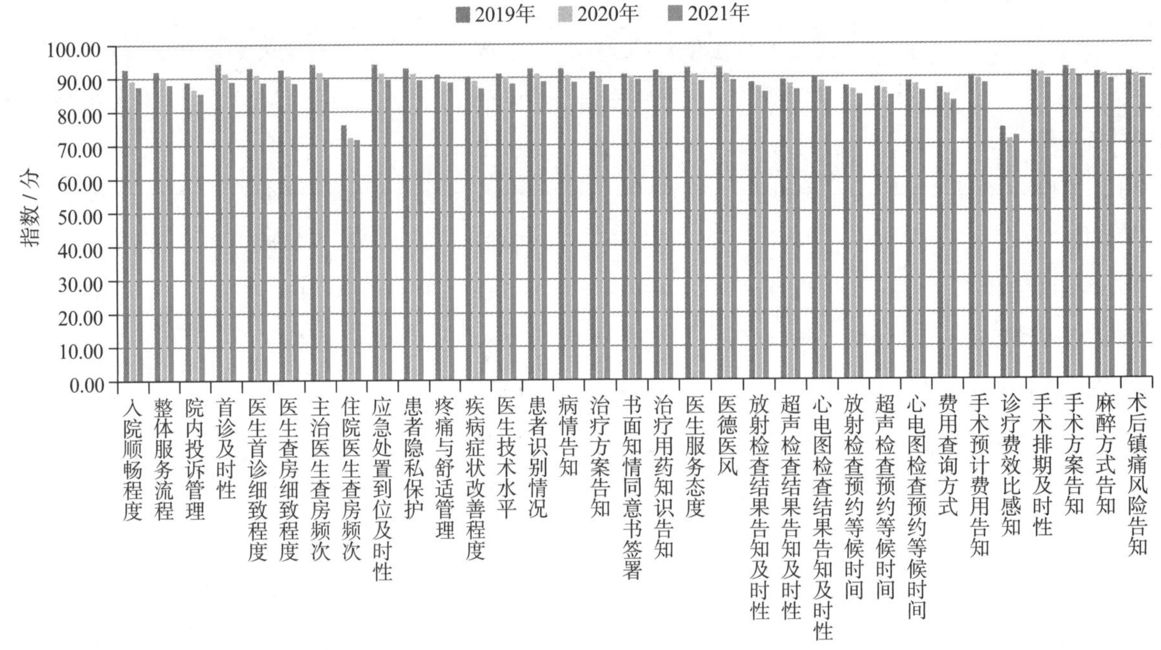

图 4-87 综合医院医疗质量患者体验要素指数 2019—2021 年分析结果统计图

2020 年与 2019 年相比，综合医院医疗质量患者体验要素指数普遍下降，其中下降较明显的要素为首诊及时性、入院顺畅程度、诊疗费效比感知，上升较明显的要素为费用查询方式（图 4-88）。

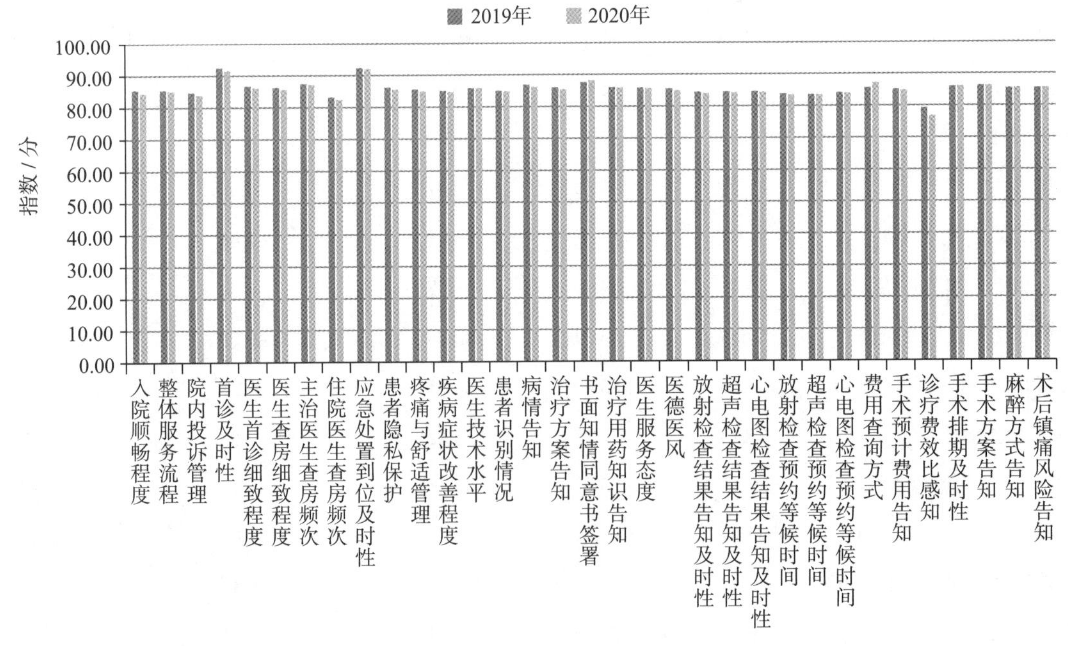

图 4-88 综合医院医疗质量患者体验要素指数 2019—2020 年历史对比结果统计图

2021 年与 2020 年相比，综合医院医疗质量患者体验除治疗用药知识告知、诊疗费效比感知指数略有上升外，其余患者体验要素指数均有不同程度的下降，其中指数下降较明显的为主治医生查房频次、费用查询方式、首诊及时性（图 4-89）。

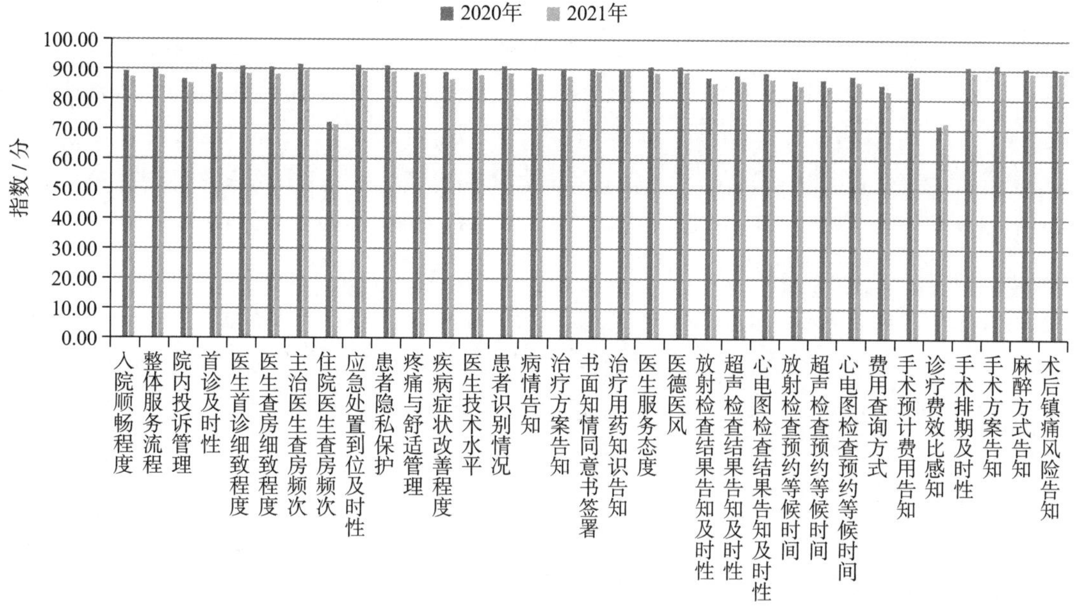

图 4-89　综合医院医疗质量患者体验要素指数 2020—2021 年历史对比结果统计图

中医医院 2021 年住院患者医疗质量患者体验要素指数（表 4-36、图 4-90）结果显示，指数较高的影响要素有应急处置到位及时性（92.35 分）、首诊及时性（91.39 分）、治疗用药知识告知（91.25 分）等，指数较低的影响要素有诊疗费效比感知（78.48 分）、费用查询方式（81.73 分）、手术预计费用告知（82.07 分）等。

表 4-36　中医医院医疗质量患者体验要素指数 2019—2021 年分析结果

要素	患者体验指数 / 分			患者体验指数差值 / 分	
	2019 年	2020 年	2021 年	2020 年与 2019 年	2021 年与 2020 年
入院顺畅程度	84.86	85.44	85.23	0.58	−0.21
整体服务流程	84.35	84.78	84.55	0.43	−0.23
院内投诉管理	83.35	83.04	82.51	−0.31	−0.53
首诊及时性	95.67	94.56	91.39	−1.11	−3.17
医生首诊细致程度	86.33	86.45	85.57	0.12	−0.88
医生查房细致程度	85.21	86.05	85.22	0.84	−0.83
主治医生查房频次	88.39	88.24	88.00	−0.15	−0.24
住院医生查房频次	85.25	83.24	84.73	−2.01	1.49
应急处置到位及时性	95.11	94.09	92.35	−1.02	−1.74
患者隐私保护	85.12	85.55	85.14	0.43	−0.41
疼痛与舒适管理	84.23	85.00	84.76	0.77	−0.24
疾病症状改善程度	84.01	84.51	83.70	0.50	−0.81
医生技术水平	84.70	85.39	85.00	0.69	−0.39
患者识别情况	84.04	84.43	84.50	0.39	0.07

续表

要素	患者体验指数 / 分			患者体验指数差值 / 分	
	2019 年	2020 年	2021 年	2020 年与 2019 年	2021 年与 2020 年
病情告知	86.40	86.55	85.88	0.15	−0.67
治疗方案告知	84.86	85.51	84.80	0.65	−0.71
书面知情同意书签署	87.67	89.31	86.42	1.64	−2.89
治疗用药知识告知	84.20	85.32	91.25	1.12	5.93
医生服务态度	84.61	85.31	85.51	0.70	0.20
医德医风	84.14	84.58	84.96	0.44	0.38
放射检查结果告知及时性	83.17	84.41	83.29	1.24	−1.12
超声检查结果告知及时性	83.69	84.34	83.24	0.65	−1.10
心电图检查结果告知及时性	83.57	84.69	83.76	1.12	−0.93
放射检查预约等候时间	82.78	84.21	83.17	1.43	−1.04
超声检查预约等候时间	83.14	83.85	82.55	0.71	−1.30
心电图检查预约等候时间	83.46	84.45	83.66	0.99	−0.79
费用查询方式	82.75	84.22	81.73	1.47	−2.49
手术预计费用告知	83.85	83.44	82.07	−0.41	−1.37
诊疗费效比感知	78.74	77.88	78.48	−0.86	0.60
手术排期及时性	85.24	84.87	85.49	−0.37	0.62
手术方案告知	84.97	85.20	86.39	0.23	1.19
麻醉方式告知	83.59	84.72	84.66	1.13	−0.06
术后镇痛风险告知	84.63	84.62	83.52	−0.01	−1.10

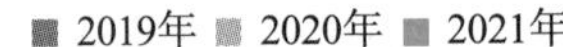

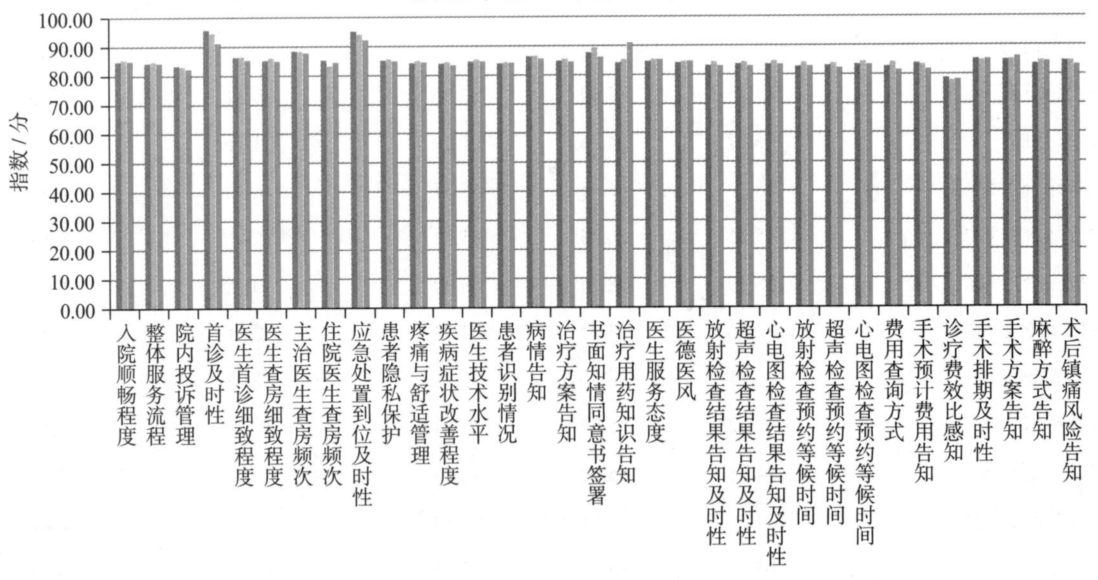

图 4-90　中医医院医疗质量患者体验要素指数 2019—2021 年分析结果统计图

2020 年与 2019 年相比，中医医院医疗质量指数上升较明显的患者体验要素为书面知情同意书签署、费用查询方式、放射检查预约等候时间，指数下降较明显的患者体验要素为应急处置到位及时性、首诊及时性、住院医生查房频次（图 4-91）。

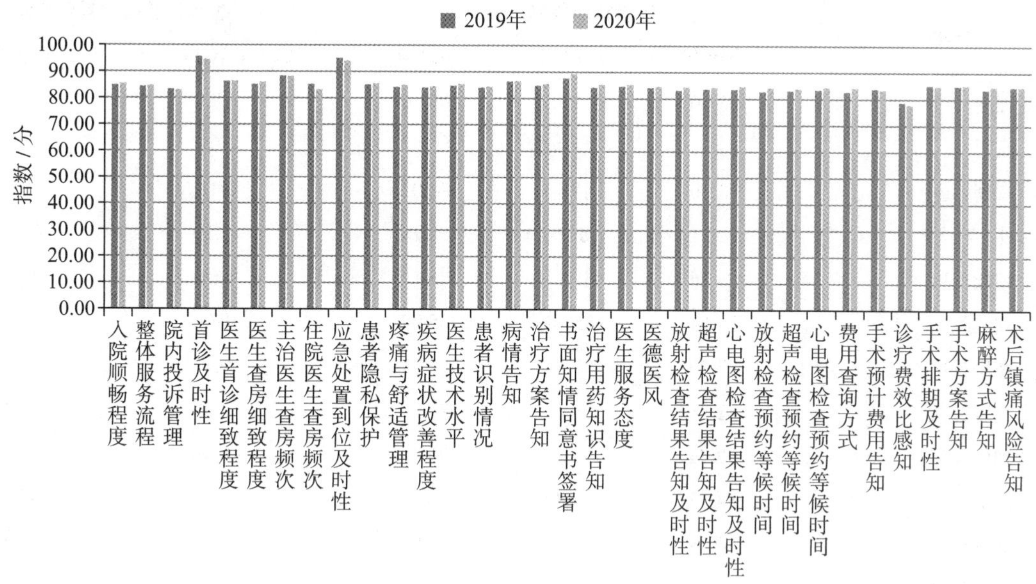

图 4-91　中医医院医疗质量患者体验要素指数 2019—2020 年历史对比结果统计图

2021 年与 2020 年相比，中医医院医疗质量指数上升较明显的患者体验要素为治疗用药知识告知、住院医生查房频次、手术方案告知，指数下降较明显的患者体验要素为费用查询方式、书面知情同意书签署、首诊及时性（图 4-92）。

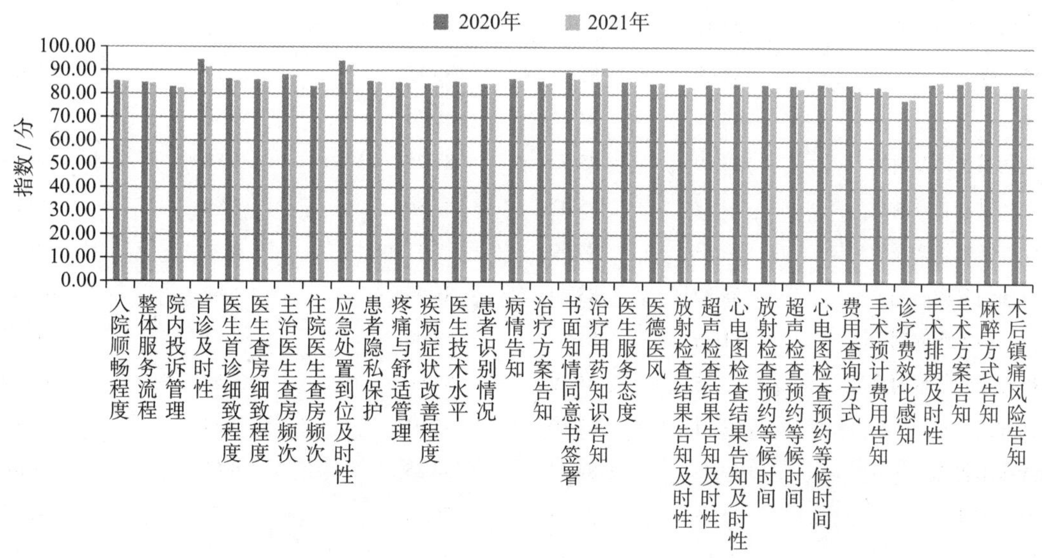

图 4-92　中医医院医疗质量患者体验要素指数 2020—2021 年历史对比结果统计图

妇幼保健院 2021 年住院患者医疗质量患者体验要素指数（表 4-37，图 4-93）结果显示，指数较高的影响要素有书面知情同意书签署（91.33 分）、应急处置到位及时性（90.55 分）、治疗用药知识告知（89.69 分）等，指数较低的影响要素有诊疗费效比感知（76.43 分）、住院医生查房频次（82.27 分）、超声检查预约等候时间（83.00 分）等。

表 4-37　妇幼保健院医疗质量患者体验要素指数 2019—2021 年分析结果

要素	患者体验指数 / 分			患者体验指数差值 / 分	
	2019 年	2020 年	2021 年	2020 年与 2019 年	2021 年与 2020 年
入院顺畅程度	83.60	84.53	85.16	0.93	0.63
整体服务流程	84.01	84.96	85.67	0.95	0.71
院内投诉管理	83.86	84.34	84.03	0.48	−0.31
首诊及时性	92.21	90.71	88.28	−1.50	−2.43
医生首诊细致程度	85.16	85.77	85.11	0.61	−0.66
医生查房细致程度	84.54	85.28	85.04	0.74	−0.24
主治医生查房频次	87.99	87.64	86.33	−0.35	−1.31
住院医生查房频次	82.88	83.86	82.27	0.98	−1.59
应急处置到位及时性	92.74	91.76	90.55	−0.98	−1.21
患者隐私保护	84.77	85.82	86.15	1.05	0.33
疼痛与舒适管理	83.98	85.20	85.96	1.22	0.76
疾病症状改善程度	83.26	84.38	85.19	1.12	0.81
医生技术水平	84.54	85.54	86.53	1.00	0.99
患者识别情况	84.63	84.68	85.29	0.05	0.61
病情告知	85.02	86.16	86.23	1.14	0.07
治疗方案告知	84.13	85.07	85.67	0.94	0.60
书面知情同意书签署	89.61	90.00	91.33	0.39	1.33
治疗用药知识告知	85.57	86.54	89.69	0.97	3.15
医生服务态度	84.49	85.67	86.15	1.18	0.48
医德医风	84.39	84.77	85.74	0.38	0.97
放射检查结果告知及时性	83.69	85.57	84.78	1.88	−0.79
超声检查结果告知及时性	84.17	85.07	83.86	0.90	−1.21
心电图检查结果告知及时性	84.63	84.69	84.31	0.06	−0.38
放射检查预约等候时间	83.37	85.06	83.57	1.69	−1.49
超声检查预约等候时间	81.80	83.85	83.00	2.05	−0.85
心电图检查预约等候时间	83.65	84.19	83.50	0.54	−0.69
费用查询方式	83.51	88.10	87.91	4.59	−0.19
手术预计费用告知	83.42	84.37	84.85	0.95	0.48
诊疗费效比感知	75.58	77.35	76.43	1.77	−0.92
手术排期及时性	85.80	86.83	85.72	1.03	−1.11
手术方案告知	85.45	87.60	86.06	2.15	−1.54
麻醉方式告知	83.61	85.96	85.41	2.35	−0.55
术后镇痛风险告知	84.49	86.19	85.41	1.70	−0.78

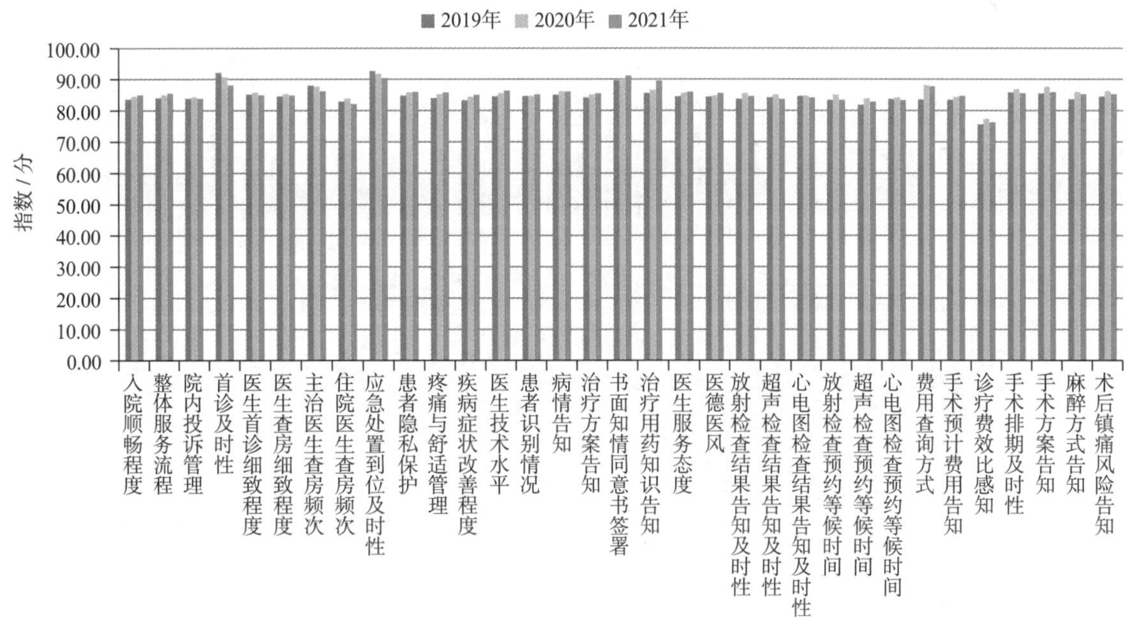

图 4-93　妇幼保健院医疗质量患者体验要素指数 2019—2021 年分析结果统计图

2020 年与 2019 年相比，妇幼保健院医疗质量患者体验要素除首诊及时性、应急处置到位及时性、主治医生查房频次指数有所下降外，其余要素指数均有不同程度的上升，其中上升较明显的患者体验要素为费用查询方式、麻醉方式告知、手术方案告知、超声检查预约等候时间（图 4-94）。

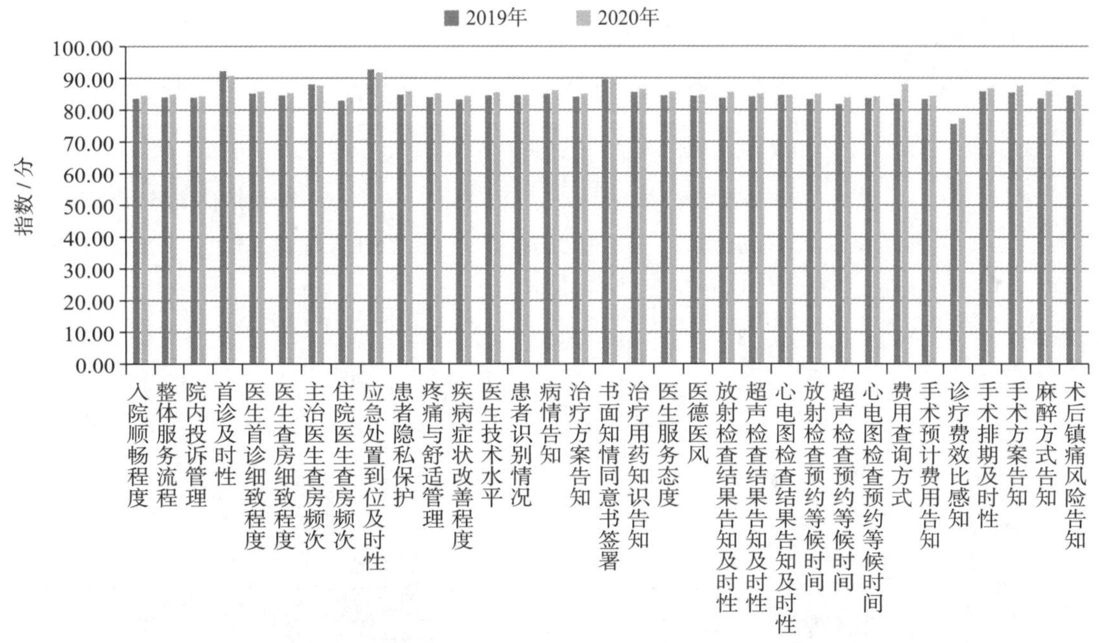

图 4-94　妇幼保健院医疗质量患者体验要素指数 2019—2020 年历史对比结果统计图

2021 年与 2020 年相比，妇幼保健院医疗质量指数上升较明显的患者体验要素为治疗用药知识告知、书面知情同意书签署，指数下降较明显的患者体验要素为手术方案告知、住院医生查房频次、首诊及时性（图 4-95）。

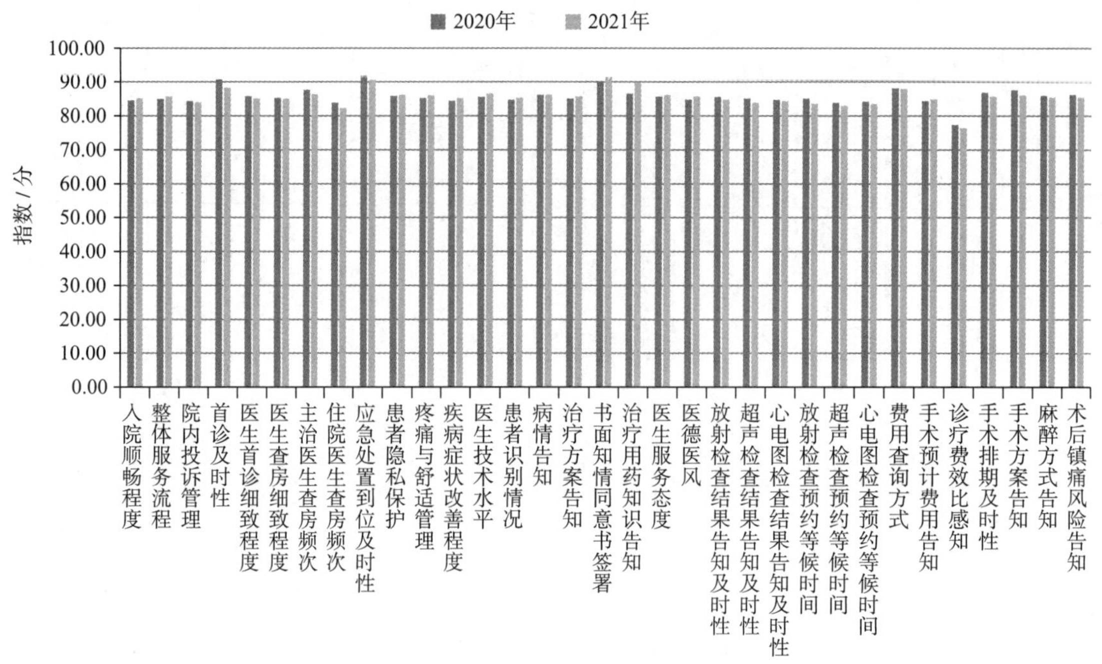

图 4-95　妇幼保健院医疗质量患者体验要素指数 2020—2021 年历史对比结果统计图

（五）公立和民营医院住院医疗质量患者体验指数分析

1. 公立和民营医院住院医疗质量患者体验总体指数分析

2020 年与 2019 年相比，公立医院、民营医院住院患者就医体验指数（表 4-38，图 4-96）均有所上升，2021 年与 2020 年相比，公立医院、民营医院住院患者就医体验指数均有所下降。

表 4-38　公立和民营医院住院医疗质量患者体验指数 2019—2021 年分析结果

医院性质	患者体验指数 / 分			患者体验指数差值 / 分	
	2019 年	2020 年	2021 年	2020 年与 2019 年	2021 年与 2020 年
公立医院	85.07	85.12	84.50	0.04	–0.62
民营医院	86.11	87.67	86.88	1.57	–0.80

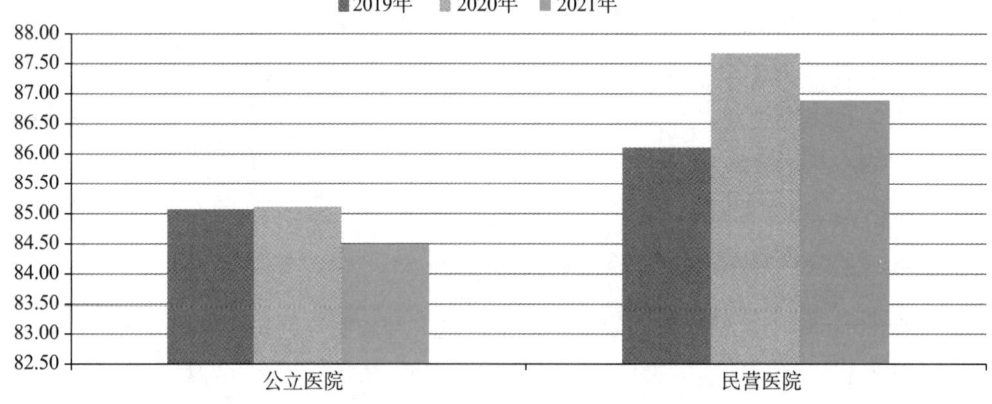

图 4-96　公立和民营医院住院医疗质量患者体验指数 2019—2021 年分析结果统计图

2. 公立和民营医院住院医疗质量患者体验要素指数分析

公立医院 2021 年住院患者医疗质量患者体验要素指数（表 4-39，图 4-97）结果显示，指数较高的影响要素有应急处置到位及时性（90.68 分）、首诊及时性（89.85 分）、治疗用药知识告知（89.33 分）等，指数较低的影响要素有诊疗费效比感知（77.58 分）、住院医生查房频次（81.01 分）、超声检查预约等候时间（82.43 分）等。

表 4-39　公立医院医疗质量患者体验要素指数 2019—2021 年分析结果

要素	患者体验指数 / 分			患者体验指数差值 / 分	
	2019 年	2020 年	2021 年	2020 年与 2019 年	2021 年与 2020 年
入院顺畅程度	84.72	84.35	83.66	−0.37	−0.69
整体服务流程	84.67	84.79	84.18	0.12	−0.61
院内投诉管理	83.89	83.60	83.30	−0.29	−0.30
首诊及时性	92.62	91.69	89.85	−0.93	−1.84
医生首诊细致程度	86.09	85.86	84.91	−0.23	−0.95
医生查房细致程度	85.48	85.37	84.52	−0.11	−0.85
主治医生查房频次	87.28	87.13	85.71	−0.15	−1.42
住院医生查房频次	82.97	82.29	81.01	−0.68	−1.28
应急处置到位及时性	92.57	92.01	90.68	−0.56	−1.33
患者隐私保护	85.33	85.25	84.79	−0.08	−0.46
疼痛与舒适管理	84.73	84.66	84.47	−0.07	−0.19
疾病症状改善程度	84.25	84.38	83.62	0.13	−0.76
医生技术水平	85.25	85.51	85.06	0.26	−0.45
患者识别情况	84.59	84.49	83.77	−0.10	−0.72
病情告知	86.17	85.92	85.12	−0.25	−0.80
治疗方案告知	85.21	85.06	84.39	−0.15	−0.67
书面知情同意书签署	87.42	88.15	87.94	0.73	−0.21
治疗用药知识告知	85.24	85.55	89.33	0.31	3.78
医生服务态度	85.12	85.30	84.89	0.18	−0.41
医德医风	84.73	84.59	84.08	−0.14	−0.51
放射检查结果告知及时性	83.58	83.92	83.06	0.34	−0.86
超声检查结果告知及时性	83.73	84.03	83.22	0.30	−0.81
心电图检查结果告知及时性	83.91	84.15	83.42	0.24	−0.73
放射检查预约等候时间	82.88	83.47	82.58	0.59	−0.89
超声检查预约等候时间	82.58	83.34	82.43	0.76	−0.91
心电图检查预约等候时间	83.32	83.78	83.03	0.46	−0.75
费用查询方式	84.96	86.62	85.14	1.66	−1.48
手术预计费用告知	84.57	84.40	83.76	−0.17	−0.64
诊疗费效比感知	78.33	76.72	77.58	−1.61	0.86
手术排期及时性	85.68	85.82	84.98	0.14	−0.84

续表

要素	患者体验指数 / 分			患者体验指数差值 / 分	
	2019 年	2020 年	2021 年	2020 年与 2019 年	2021 年与 2020 年
手术方案告知	85.81	86.05	85.50	0.24	−0.55
麻醉方式告知	84.79	85.29	84.25	0.50	−1.04
术后镇痛风险告知	85.00	85.27	84.15	0.27	−1.12

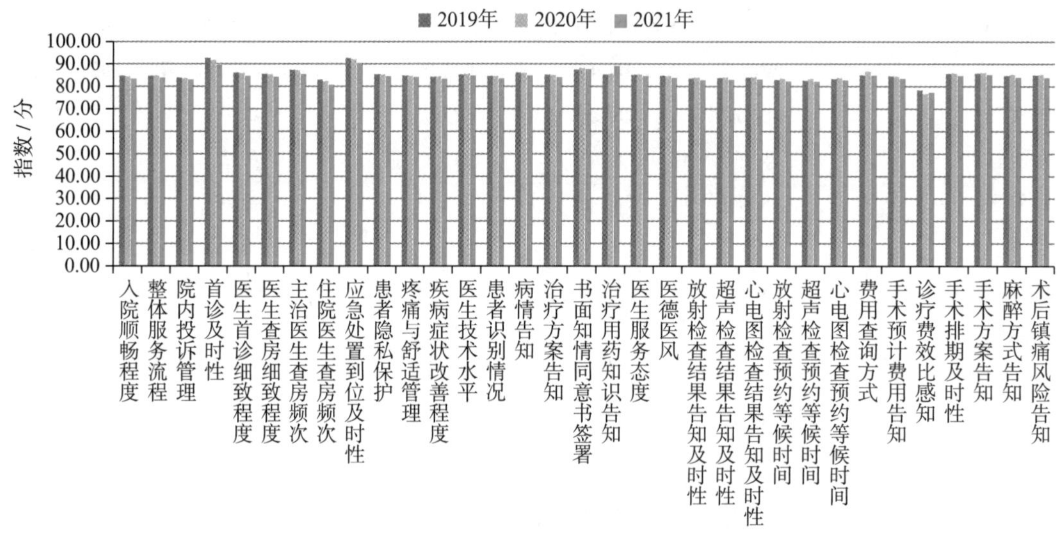

图 4-97 公立医院医疗质量患者体验要素指数 2019—2021 年分析结果统计图

2020 年与 2019 年相比，公立医院医疗质量指数上升较明显的患者体验要素为费用查询方式、超声检查预约等候时间、书面知情同意书签署，指数下降较明显的患者体验要素为住院医生查房频次、首诊及时性、诊疗费效比感知（图 4-98）。

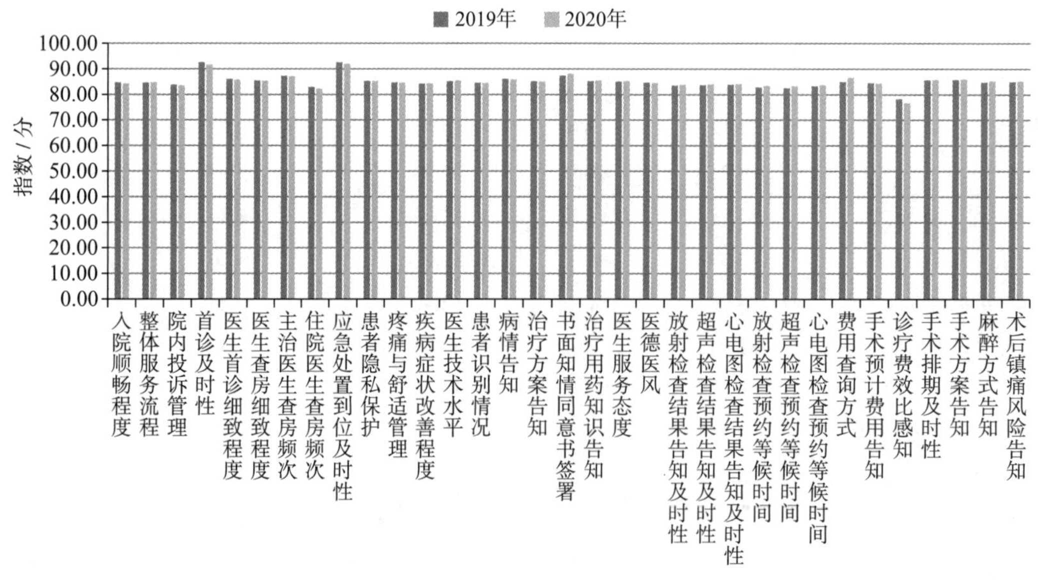

图 4-98 公立医院医疗质量患者体验要素指数 2019—2020 年历史对比结果统计图

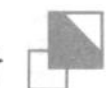

2021 年与 2020 年相比，公立医院医疗质量除治疗用药知识告知、诊疗费效比感知上升 3.78 分、0.86 分外，其余患者体验要素指数均有所下降，其中下降较明显的要素为主治医生查房频次、费用查询方式、首诊及时性（图 4-99）。

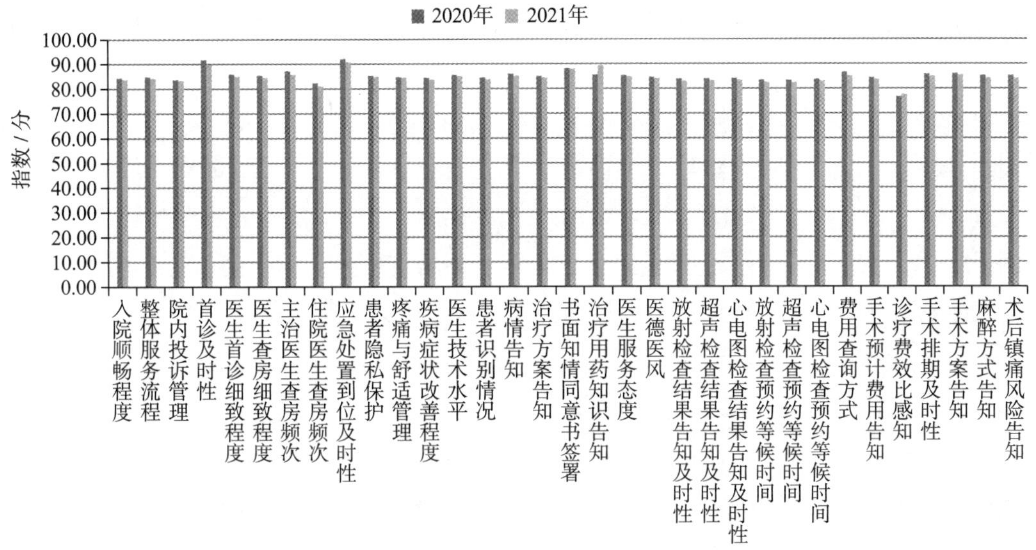

图 4-99 公立医院医疗质量患者体验要素指数 2020—2021 年历史对比结果统计图

民营医院 2021 年住院患者医疗质量患者体验要素指数（表 4-40，图 4-100）结果显示，指数较高的影响要素有应急处置到位及时性（92.21 分）、治疗用药知识告知（91.82 分）、首诊及时性（90.96 分）等，指数较低的影响要素有诊疗费效比感知（79.96 分）等。

表 4-40 民营医院医疗质量患者体验要素指数 2019—2021 年分析结果

要素	患者体验指数 / 分			患者体验指数差值 / 分	
	2019 年	2020 年	2021 年	2020 年与 2019 年	2021 年与 2020 年
入院顺畅程度	86.70	86.24	84.08	−0.46	−2.16
整体服务流程	86.31	87.13	86.57	0.82	−0.56
院内投诉管理	85.81	86.63	85.34	0.82	−1.29
首诊及时性	90.44	92.58	90.96	2.14	−1.62
医生首诊细致程度	87.03	88.26	85.50	1.23	−2.76
医生查房细致程度	87.08	88.19	85.47	1.11	−2.72
主治医生查房频次	87.81	88.93	86.76	1.12	−2.17
住院医生查房频次	84.09	85.62	85.40	1.53	−0.22
应急处置到位及时性	90.79	94.14	92.21	3.35	−1.93
患者隐私保护	86.81	88.60	87.14	1.79	−1.46
疼痛与舒适管理	86.67	87.00	87.17	0.33	0.17
疾病症状改善程度	86.06	86.90	86.67	0.84	−0.23
医生技术水平	85.52	88.45	87.83	2.93	−0.62

续表

要素	患者体验指数 / 分			患者体验指数差值 / 分	
	2019 年	2020 年	2021 年	2020 年与 2019 年	2021 年与 2020 年
患者识别情况	84.64	86.87	85.94	2.23	−0.93
病情告知	87.39	89.41	87.32	2.02	−2.09
治疗方案告知	86.73	88.43	86.66	1.70	−1.77
书面知情同意书签署	87.50	92.17	88.11	4.67	−4.06
治疗用药知识告知	87.33	89.07	91.82	1.74	2.75
医生服务态度	86.66	88.06	86.45	1.40	−1.61
医德医风	86.42	87.42	86.39	1.00	−1.03
放射检查结果告知及时性	86.24	85.78	85.30	−0.46	−0.48
超声检查结果告知及时性	86.34	86.19	85.09	−0.15	−1.10
心电图检查结果告知及时性	86.16	86.41	84.97	0.25	−1.44
放射检查预约等候时间	86.11	85.45	84.61	−0.66	−0.84
超声检查预约等候时间	85.75	85.31	84.52	−0.44	−0.79
心电图检查预约等候时间	86.13	85.67	84.58	−0.46	−1.09
费用查询方式	84.10	93.59	90.43	9.49	−3.16
手术预计费用告知	84.16	86.72	88.73	2.56	2.01
诊疗费效比感知	78.73	78.47	79.96	−0.26	1.49
手术排期及时性	85.16	87.70	88.56	2.54	0.86
手术方案告知	85.61	87.68	88.33	2.07	0.65
麻醉方式告知	84.64	86.80	89.02	2.16	2.22
术后镇痛风险告知	84.60	87.34	88.99	2.74	1.65

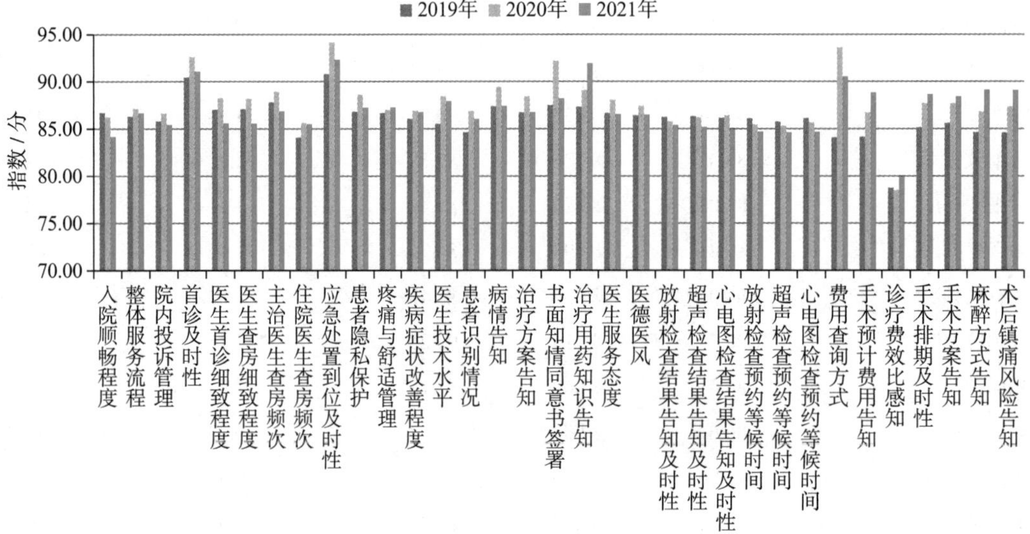

图 4-100 民营医院医疗质量患者体验要素指数 2019—2021 年分析结果统计图

2020 年与 2019 年相比，民营医院医疗质量指数上升较明显的患者体验要素为费用查询方式、书面知情同意书签署、应急处置到位及时性，指数下降较明显的患者体验要素为放射检查结果告知及时性、心电图检查预约等候时间、入院顺畅程度、放射检查预约等候时间（图 4-101）。

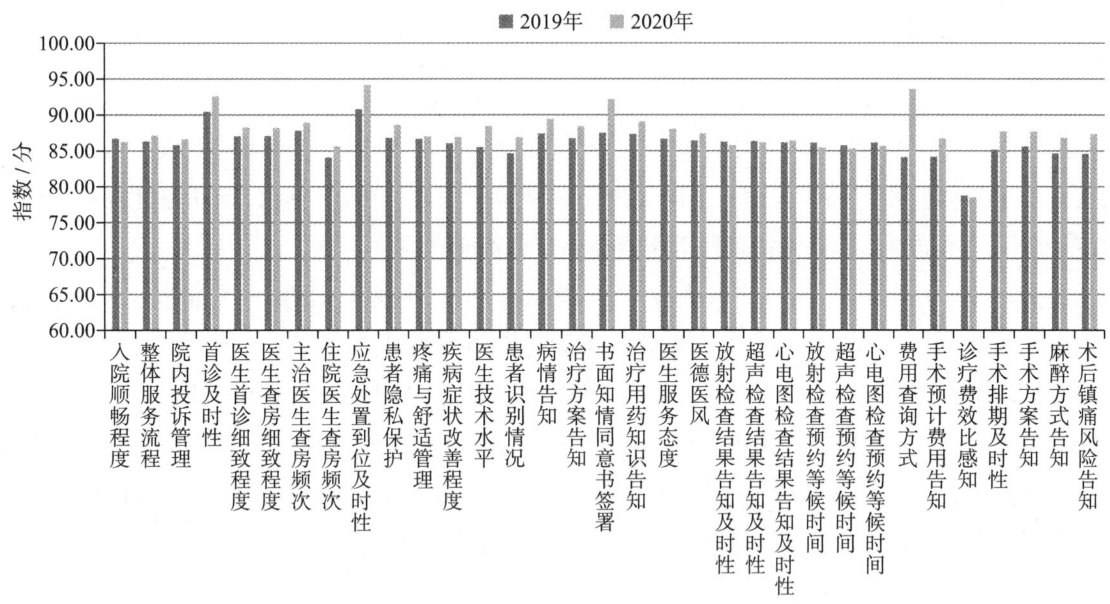

图 4-101　民营医院医疗质量患者体验要素指数 2019—2020 年历史对比结果统计图

2021 年与 2020 年相比，民营医院医疗质量患者体验要素指数上升的因素有 8 个，其中上升较明显的为治疗用药知识告知、麻醉方式告知、手术预计费用告知，指数下降的因素有 25 个，其中下降较明显的为医生首诊细致程度、费用查询方式、书面知情同意书签署（图 4-102）。

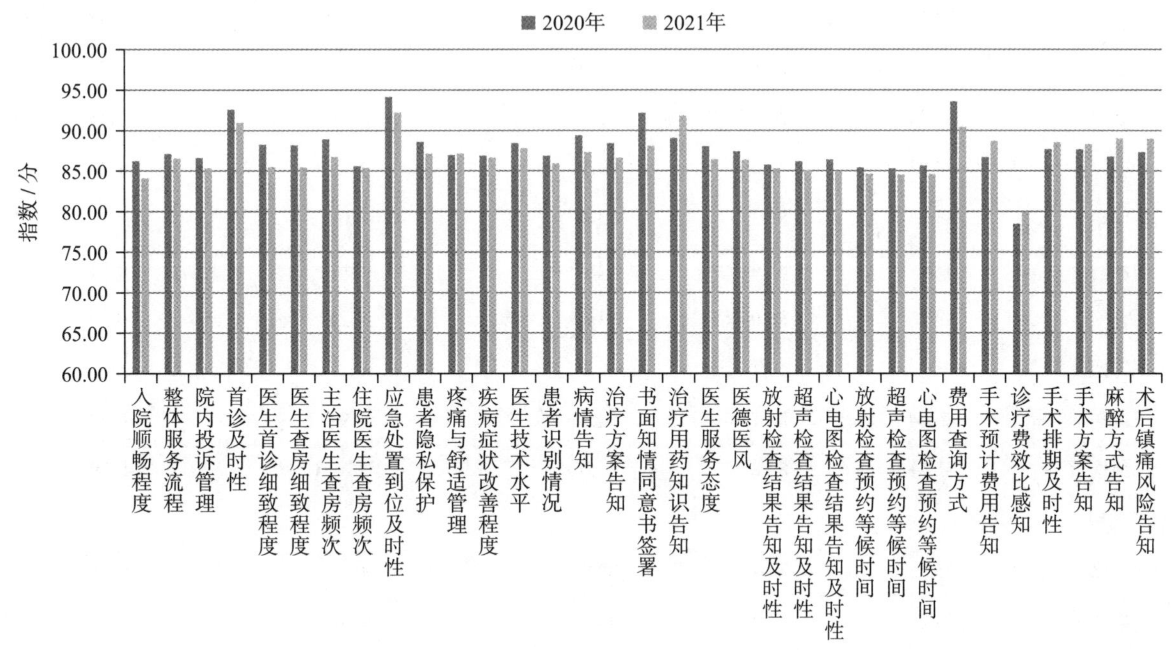

图 4-102　民营医院医疗质量患者体验要素指数 2020—2021 年历史对比结果统计图

四、住院医疗质量患者体验重点影响要素分析

（一）住院服务过程分析

2019—2021 年住院服务过程（表 4-41，图 4-103）评价结果显示，2021 年患者体验指数为 83.96 分；不同区域中东北地区、华东地区、华北地区、西北地区高于全国患者体验指数；不同等级医院中三级医院患者体验指数高于全国；不同类型医院中综合医院、中医医院、妇幼保健院患者体验指数均高于全国；不同性质医院中民营医院患者体验指数高于全国。

2020 年与 2019 年相比，全国患者体验指数下降 0.48 分；不同区域医院中东北地区、华东地区、华南地区、西北地区患者体验指数有所下降；不同等级中三级医院患者体验指数有所下降、不同类型中综合医院患者体验指数有所下降、不同性质中公立医院患者体验指数有所下降。

2021 年与 2020 年相比，全国患者体验指数下降 0.50 分；不同区域医院中除华南地区患者体验指数有所上升外，其余地区患者体验指数均有所下降；不同等级、不同性质医院患者体验指数均有下降；不同类型医院中综合医院、中医医院患者体验指数均有所下降。

表 4-41　住院服务过程 2019—2021 年分析结果

类别	患者体验指数 / 分			患者体验指数差值 / 分	
	2019 年	2020 年	2021 年	2020 年与 2019 年	2021 年与 2020 年
全国	84.94	84.46	83.96	−0.48	−0.50
不同区域					
东北	92.13	89.61	85.92	−2.52	−3.69
华东	88.30	87.81	85.05	−0.49	−2.76
华北	86.24	86.67	85.32	0.43	−1.35
华中	83.92	84.60	83.27	0.68	−1.33
华南	83.36	82.33	83.49	−1.03	1.16
西南	83.41	83.48	82.96	0.07	−0.52
西北	89.28	85.04	84.45	−4.24	−0.59
不同等级					
三级医院	85.64	84.73	84.33	−0.91	−0.40
二级医院	83.71	83.87	83.08	0.16	−0.79
不同类型					
综合医院	85.25	84.44	83.98	−0.81	−0.46
中医医院	84.20	84.44	84.11	0.24	−0.33
妇幼保健院	83.80	84.58	84.92	0.78	0.34

续表

类别	患者体验指数 / 分			患者体验指数差值 / 分	
	2019 年	2020 年	2021 年	2020 年与 2019 年	2021 年与 2020 年
不同性质					
公立医院	84.42	84.22	83.68	−0.20	−0.54
民营医院	86.29	86.62	85.21	0.33	−1.41

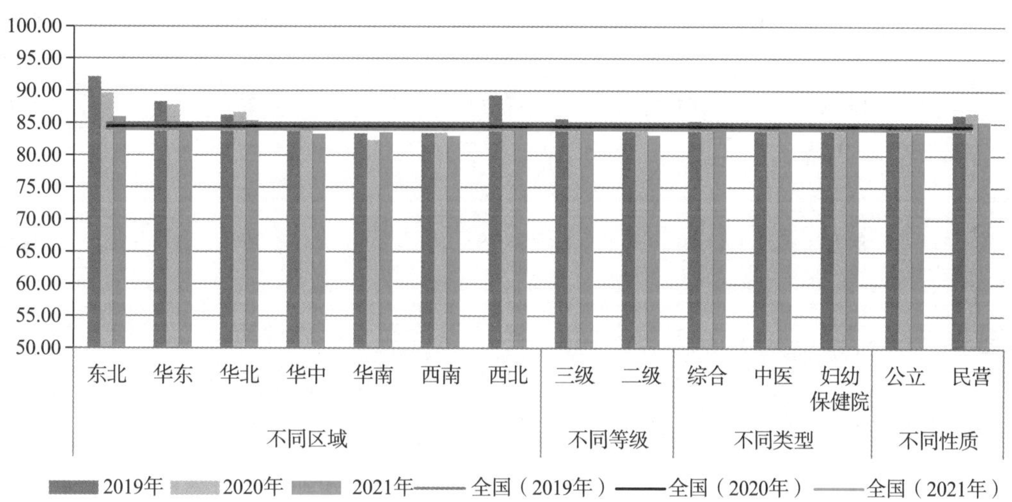

图 4-103 住院服务过程 2019—2021 年分析结果统计图

1. 服务流程分析

2019—2021 年服务流程（表 4-42，图 4-104）评价结果显示，2021 年患者体验指数为 84.12 分；不同区域中东北地区、华东地区、华北地区、西北地区高于全国患者体验指数；不同等级医院中三级医院患者体验指数高于全国；不同类型医院中，中医医院、妇幼保健院患者体验指数高于全国；不同性质医院中民营医院患者体验指数高于全国。

2020 年与 2019 年相比，全国患者体验指数下降 0.45 分；不同区域医院中东北地区、华东地区、华南地区、西北地区患者体验指数有所下降；不同等级医院中三级医院患者体验指数有所下降、不同类型医院中综合医院患者体验指数有所下降、不同性质医院中公立医院患者体验指数有所下降。

2021 年与 2020 年相比，全国患者体验指数下降 0.63 分；不同区域医院中除华南地区患者体验指数有所上升外，其余地区患者体验指数均有所下降；不同等级、不同性质医院患者体验指数均有下降；不同类型医院中，综合医院、中医医院患者体验指数均有所下降。

表 4-42 服务流程 2019—2021 年分析结果

类别	患者体验指数 / 分			患者体验指数差值 / 分	
	2019 年	2020 年	2021 年	2020 年与 2019 年	2021 年与 2020 年
全国	85.20	84.75	84.12	−0.45	−0.63
不同区域					

续表

类别	患者体验指数 / 分			患者体验指数差值 / 分	
	2019 年	2020 年	2021 年	2020 年与 2019 年	2021 年与 2020 年
东北	92.35	88.91	85.83	−3.44	−3.08
华东	88.34	87.90	84.95	−0.44	−2.95
华北	86.43	86.76	85.45	0.33	−1.31
华中	84.12	84.73	83.96	0.61	−0.77
华南	83.63	82.74	83.66	−0.89	0.92
西南	83.75	83.89	83.18	0.14	−0.71
西北	89.43	85.17	84.33	−4.26	−0.84
不同等级					
三级医院	85.87	84.95	84.44	−0.92	−0.51
二级医院	84.01	84.30	83.38	0.29	−0.92
不同类型					
综合医院	85.51	84.71	84.12	−0.80	−0.59
中医医院	84.64	85.16	84.94	0.52	−0.22
妇幼保健院	83.77	84.71	85.38	0.94	0.67
不同性质					
公立医院	84.70	84.54	83.88	−0.16	−0.66
民营医院	86.54	86.62	85.14	0.08	−1.48

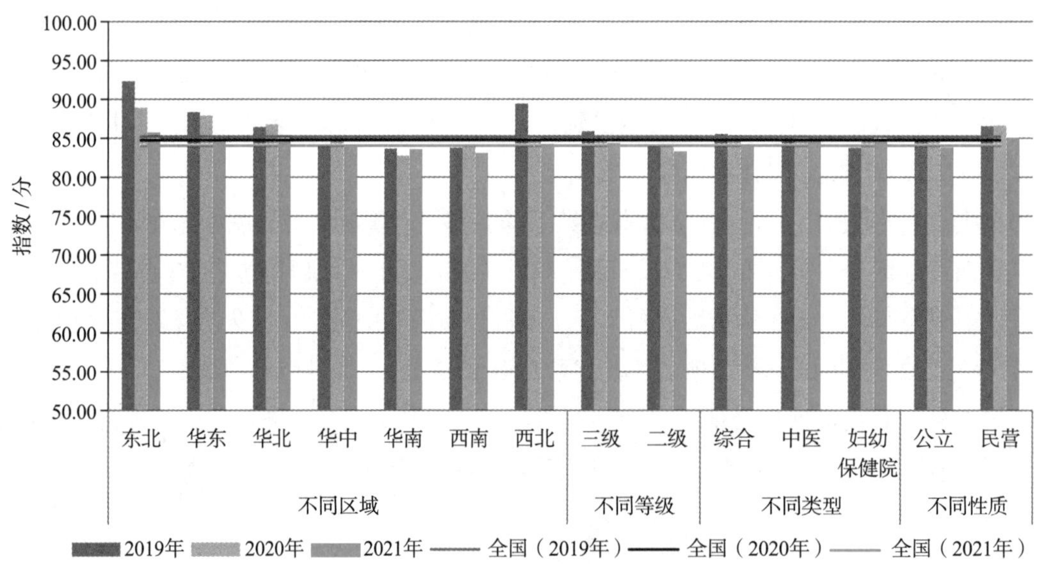

图 4-104　服务流程 2019—2021 年分析结果统计图

（1）入院顺畅程度：2019—2021 年入院顺畅程度（表 4-43，图 4-105 ~ 图 4-108）测评结果显示，有超过 80.00% 的患者认为入院顺畅；历史对比结果显示，2020 年与 2019 年相比，感觉入院很顺畅的患者占比有所下降，2021 年与 2020 年相比，感觉入院很顺畅的患者占比有所上升。

表 4-43　入院顺畅程度 2019—2021 年分析结果

入院顺畅程度	人数占比 /%			指数	
	2019 年	2020 年	2021 年	2020—2019 年	2021—2020 年
很顺畅	37.33	34.37	37.81	–2.96	3.44
顺畅	54.82	55.01	49.50	0.19	–5.51
一般	6.29	9.08	10.43	2.79	1.35
不顺畅	1.31	1.36	1.98	0.05	0.62
很不顺畅	0.25	0.18	0.28	–0.07	0.10

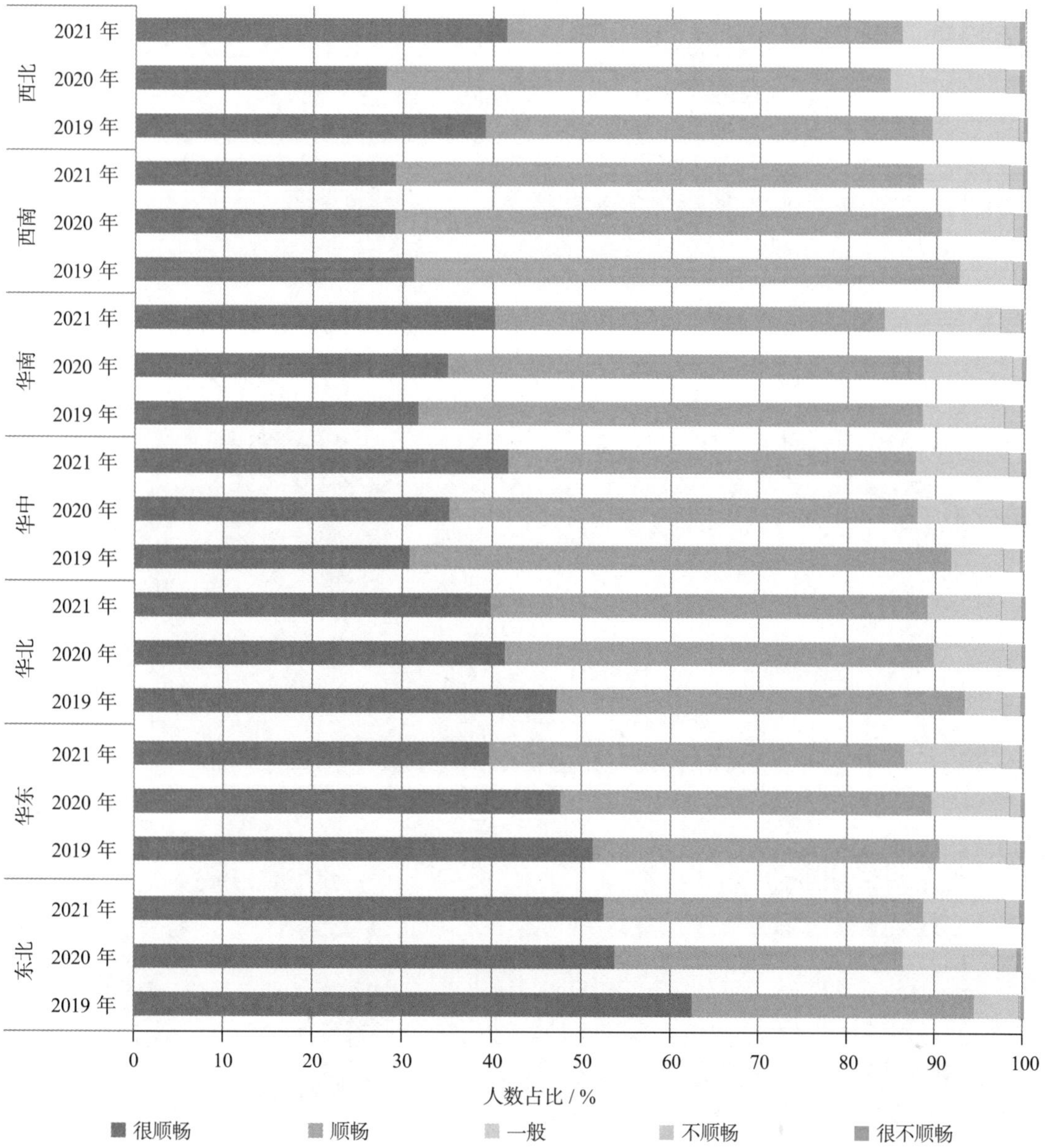

图 4-105　不同区域医院入院顺畅程度 2019—2021 年分析结果统计图

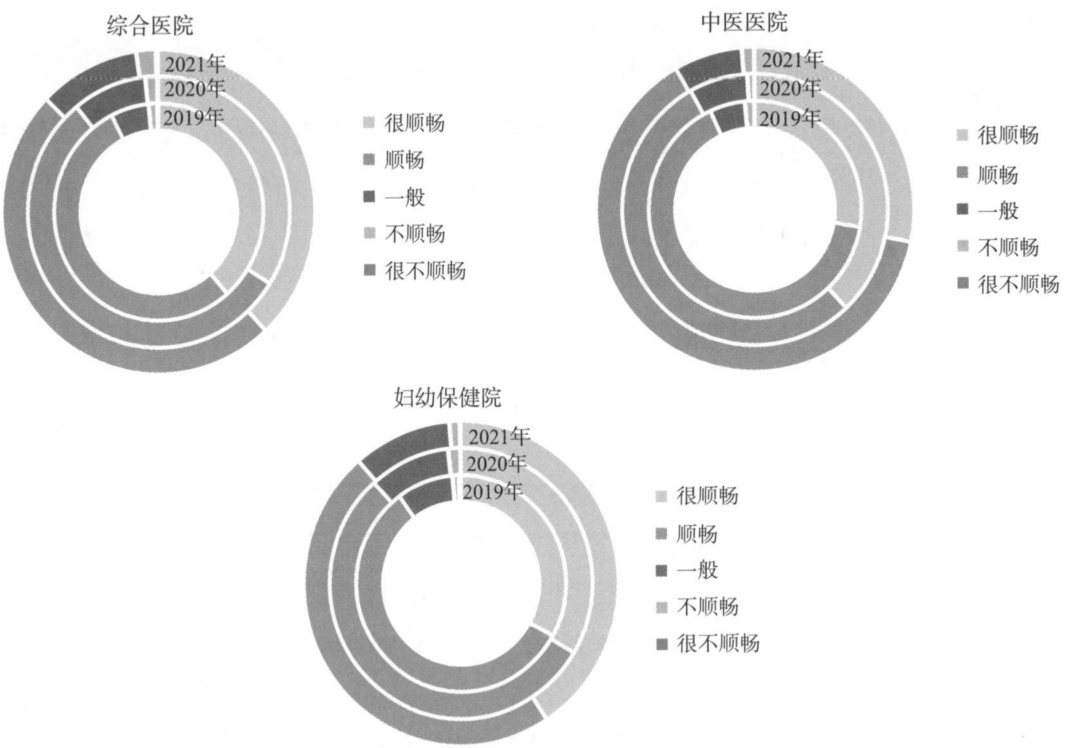

图 4-106　不同类型医院入院顺畅程度 2019—2021 年分析结果统计图

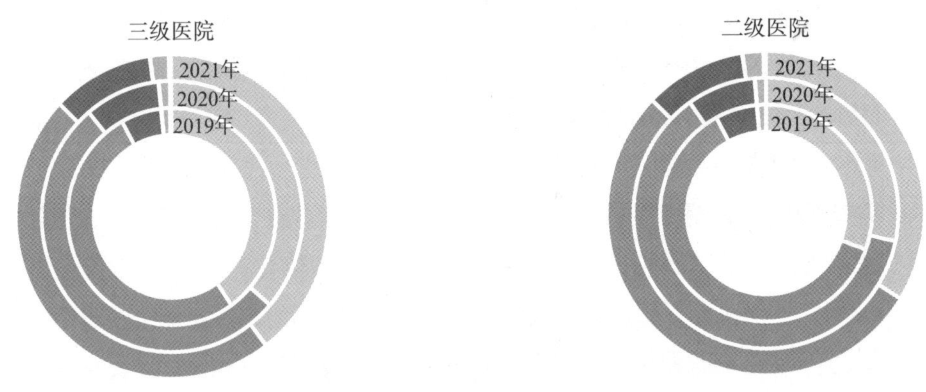

图 4-107　不同等级医院入院顺畅程度 2019—2021 年分析结果统计图

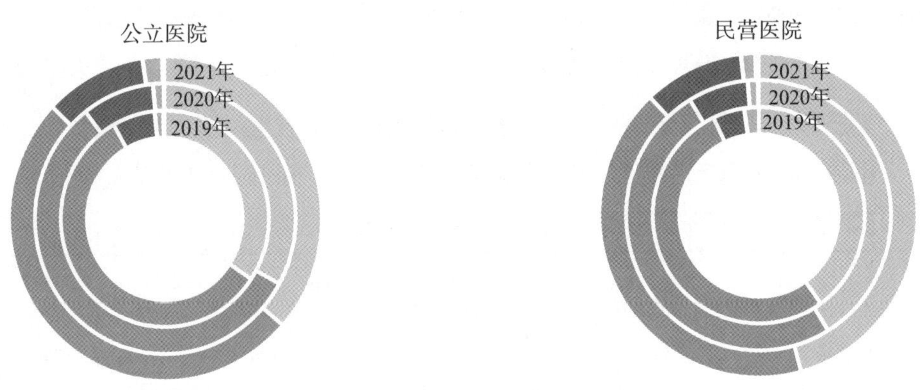

图 4-108　不同性质医院入院顺畅程度 2019—2021 年分析结果统计图

（2）整体服务流程：2019—2021 年整体服务流程（表 4-44，图 4-109 ~ 图 4-112）测评结果显示，有超过 80.00% 的患者对整体服务流程表示满意；历史对比结果显示，2020 年与 2019 年相比，对整体服务流程很满意的患者占比有所下降，2021 年与 2020 年相比，对整体服务流程很满意的患者占比有所上升。

表 4-44　整体服务流程 2019—2021 年分析结果

整体服务流程	人数占比 /%			指数	
	2019 年	2020 年	2021 年	2020—2019	2021—2020
很满意	38.45	37.37	38.33	−1.08	0.96
满意	53.30	52.91	49.59	−0.39	−3.32
一般	6.99	8.65	10.30	1.66	1.65
不满意	1.13	1.00	1.70	−0.13	0.70
很不满意	0.13	0.07	0.08	−0.06	0.01

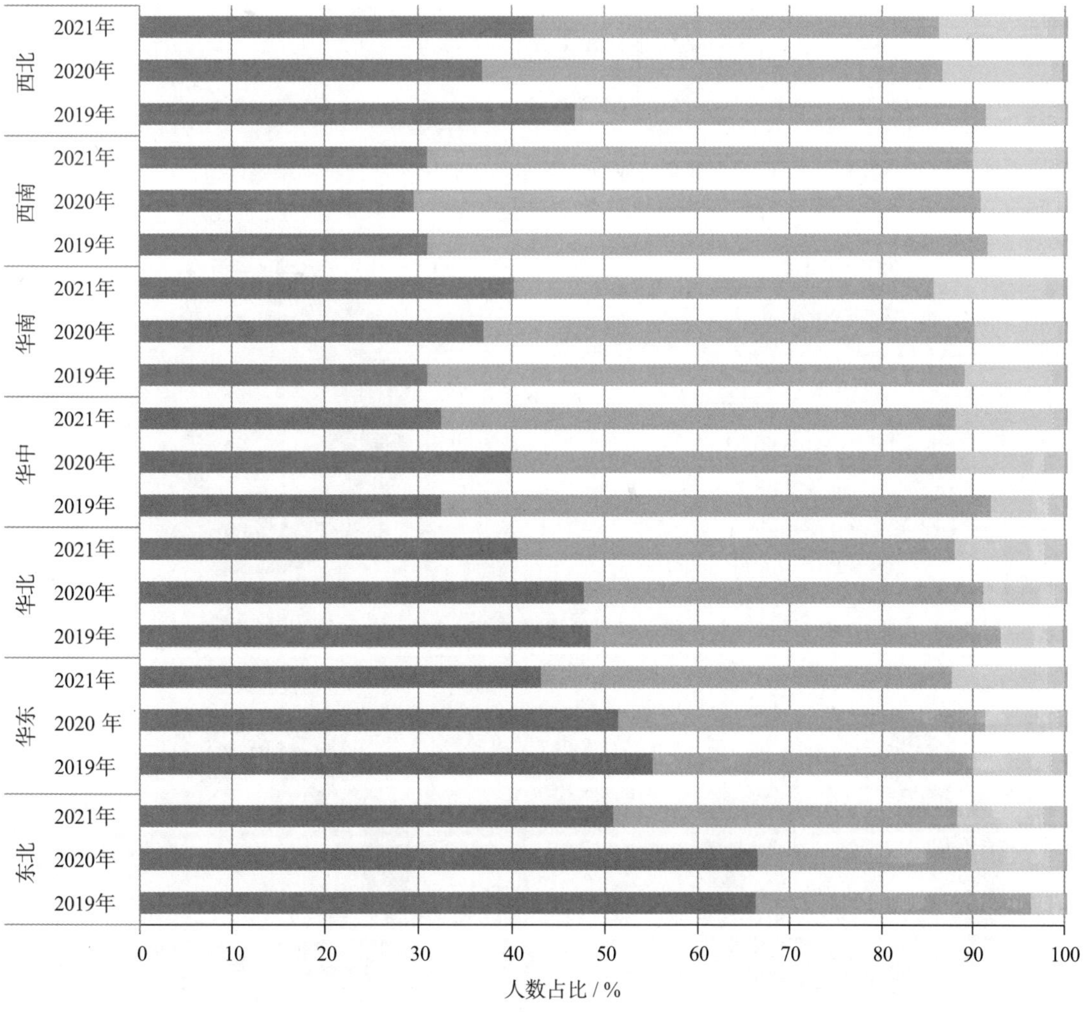

图 4-109　不同区域医院整体服务流程 2019—2021 年分析结果统计图

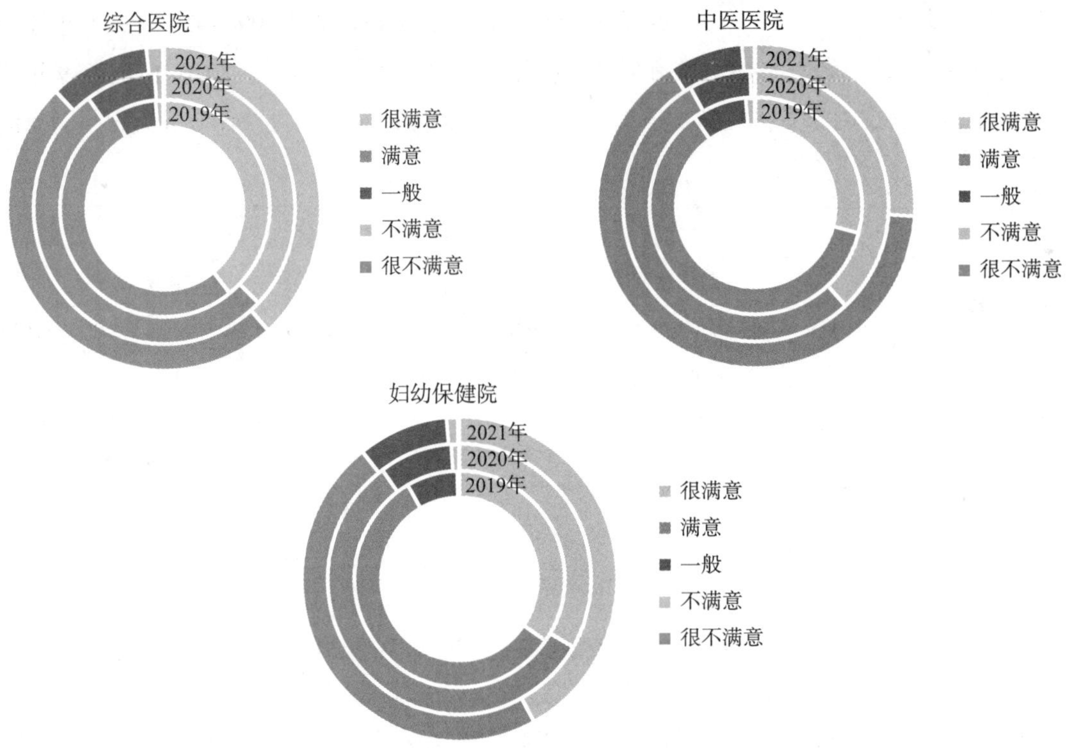

图 4-110　不同类型医院整体服务流程 2019—2021 年分析结果统计图

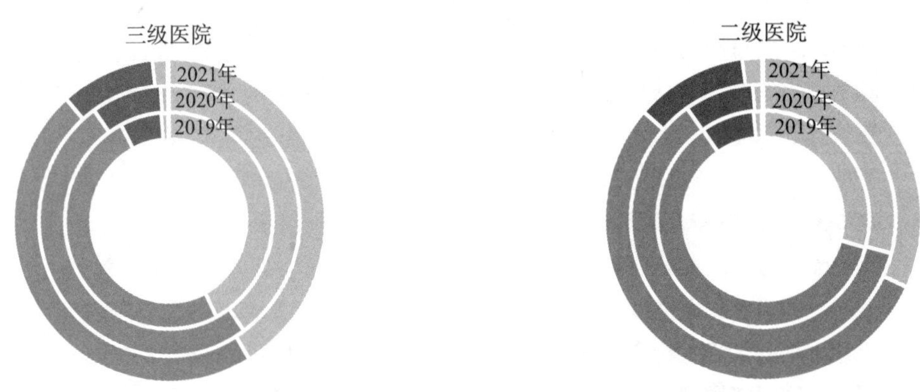

图 4-111　不同等级医院整体服务流程 2019—2021 年分析结果统计图

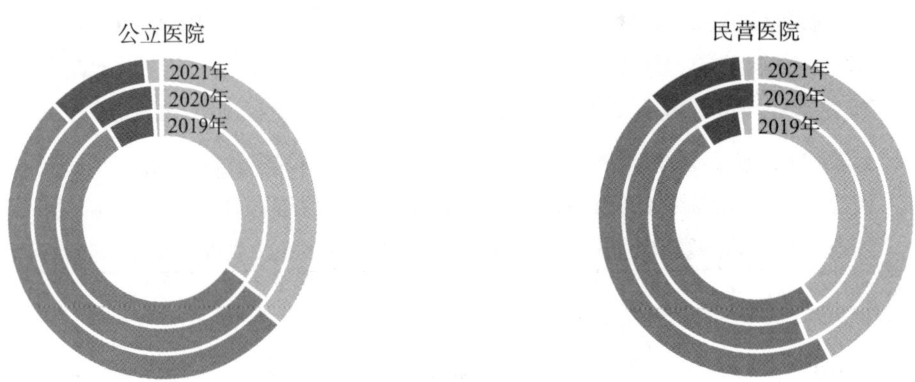

图 4-112　不同性质医院整体服务流程 2019—2021 年分析结果统计图

2. 投诉管理分析

2019—2021 年投诉管理（表 4-45，图 4-113）评价结果显示，2021 年患者体验指数为 83.66 分；不同区域中东北地区、华东地区、华北地区、西北地区高于全国患者体验指数；不同等级医院中三级医院患者体验指数高于全国；不同类型医院中综合医院、妇幼保健院患者体验指数高于全国；不同性质医院中民营医院患者体验指数高于全国。

2020 年与 2019 年相比，全国患者体验指数下降 0.56 分；不同区域医院中东北地区、华东地区、华南地区、西南地区、西北地区患者体验指数有所下降；不同等级医院患者体验指数有所下降；不同类型医院中综合医院、中医医院患者体验指数有所下降；不同性质医院中公立医院患者体验指数有所下降。

2021 年与 2020 年相比，全国患者体验指数下降 0.23 分；不同区域医院中，除华南地区患者体验指数有所上升外，其余地区患者体验指数均有所下降；不同等级、不同类型、不同性质医院患者体验指数均有所下降。

表 4-45 投诉管理 2019—2021 年分析结果

类别	患者体验指数 / 分			患者体验指数差值 / 分	
	2019 年	2020 年	2021 年	2020 年与 2019 年	2021 年与 2020 年
全国	84.45	83.89	83.66	−0.56	−0.23
不同区域					
东北	91.70	90.95	86.10	−0.75	−4.85
华东	88.21	87.62	85.24	−0.59	−2.38
华北	85.90	86.51	85.06	0.61	−1.45
华中	83.54	84.35	81.96	0.81	−2.39
华南	82.84	81.52	83.16	−1.32	1.64
西南	82.77	82.69	82.52	−0.08	−0.17
西北	89.00	84.77	84.68	−4.23	−0.09
不同等级					
三级医院	85.20	84.29	84.11	−0.91	−0.18
二级医院	83.14	83.03	82.51	−0.11	−0.52
不同类型				0.00	0.00
综合医院	84.75	83.94	83.71	−0.81	−0.23
中医医院	83.35	83.04	82.51	−0.31	−0.53
妇幼保健院	83.86	84.34	84.03	0.48	−0.31
不同性质					
公立医院	83.89	83.60	83.30	−0.29	−0.30
民营医院	85.81	86.63	85.34	0.82	−1.29

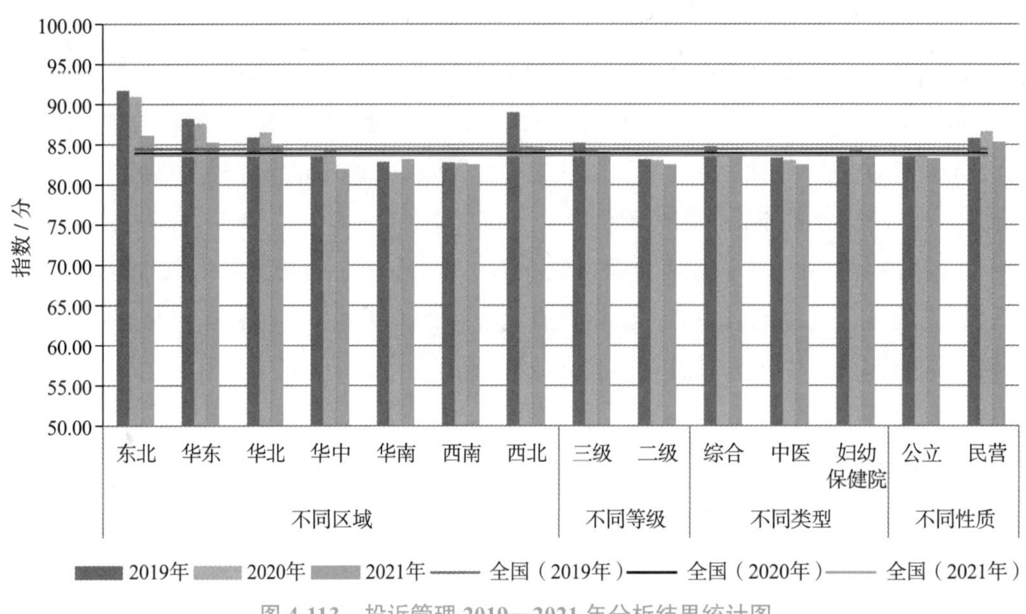

图 4-113　投诉管理 2019—2021 年分析结果统计图

2019—2021 年院内投诉管理（表 4-46，图 4-114 ~ 图 4-117）测评结果显示，有超过 80.00% 的患者对院内投诉管理感到满意；历史对比结果显示，2020 年与 2019 年相比，对院内投诉管理很满意的患者占比有所下降，2021 年与 2020 年相比，对院内投诉管理很满意的患者占比有所上升。

表 4-46　院内投诉管理 2019—2021 年分析结果

院内投诉管理	人数占比 /%			差值	
	2019 年	2020 年	2021 年	2020—2019	2021—2020
很满意	39.08	35.86	35.98	−3.22	0.12
满意	49.44	50.99	49.17	1.55	−1.82
一般	9.76	11.80	13.31	2.04	1.51
不满意	1.50	1.14	1.36	−0.36	0.22
很不满意	0.22	0.21	0.18	−0.01	−0.03

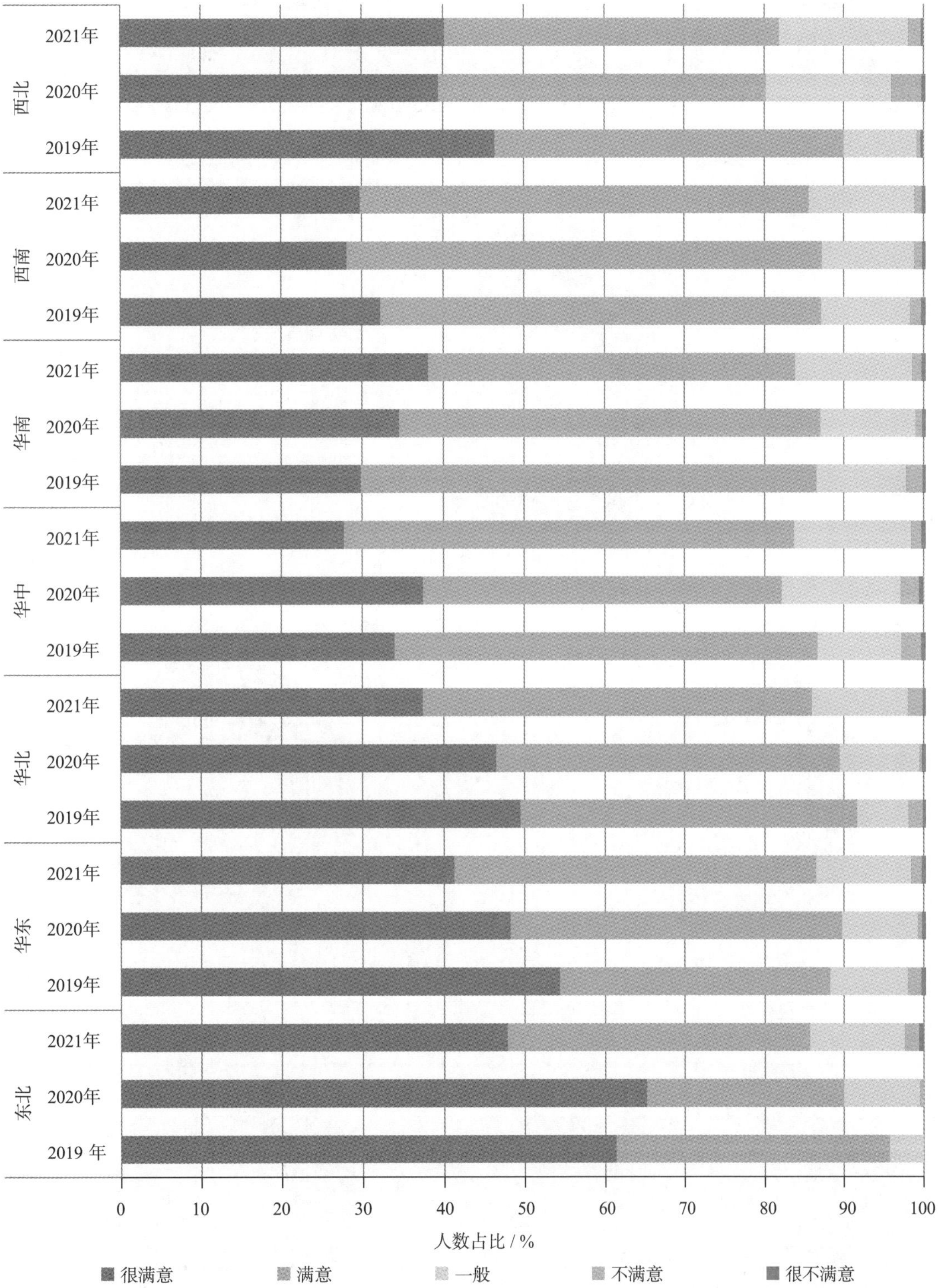

图 4-114　不同区域医院投诉管理 2019—2021 年分析结果统计图

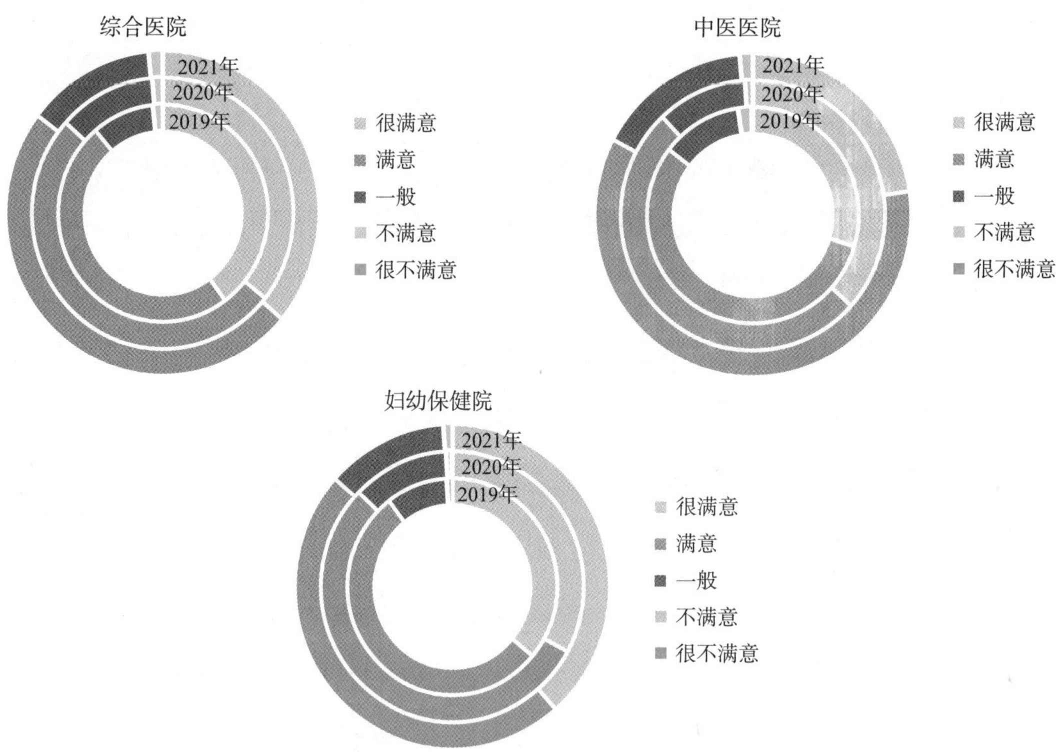

图 4-115　不同类型医院投诉管理 2019—2021 年分析结果统计图

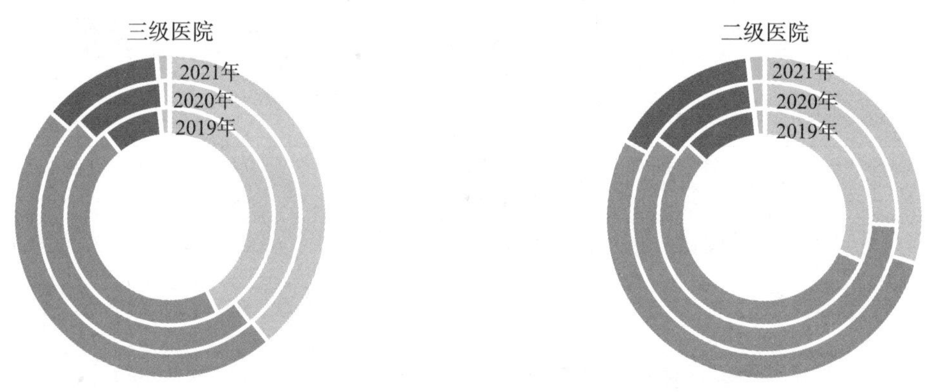

图 4-116　不同等级医院投诉管理 2019—2021 年分析结果统计图

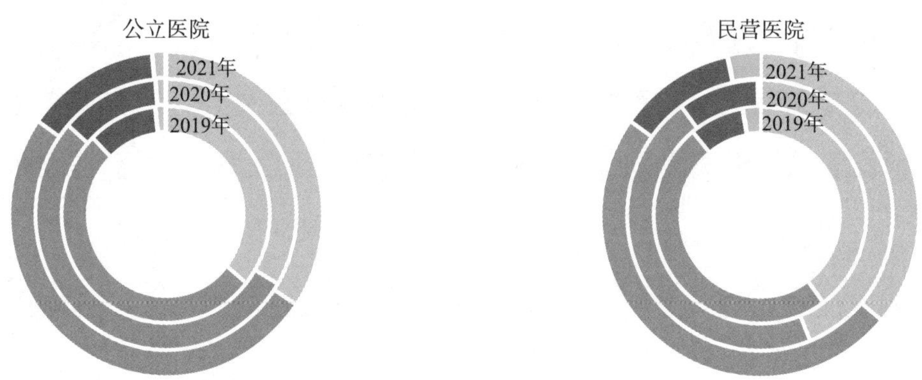

图 4-117　不同性质医院投诉管理 2019—2021 年分析结果统计图

（二）住院诊疗质量感知分析

2019—2021 年住院诊疗质量感知（表 4-47，图 4-118）评价结果显示，2021 年患者体验指数为 85.37 分；不同区域中东北地区、华东地区、华北地区、西北地区高于全国患者体验指数；不同等级医院中三级医院患者体验指数高于全国；不同类型医院中中医医院、妇幼保健院患者体验指数高于全国；不同性质医院中民营医院患者体验指数高于全国。

2020 年与 2019 年相比，全国患者体验指数下降 0.30 分；不同区域医院中东北地区、华东地区、华南地区、西北地区患者体验指数有所下降；不同等级医院中三级医院患者体验指数有所下降；不同类型医院中综合医院患者体验指数有所下降，不同性质医院中公立医院患者体验指数有所下降。

2021 年与 2020 年相比，全国患者体验指数下降 0.69 分；不同区域医院中除华南地区患者体验指数有所上升外，其余地区患者体验指数均有所下降；不同等级、不同性质医院患者体验指数均有下降；不同类型医院中综合医院、中医医院患者体验指数均有所下降。

表 4-47　住院诊疗质量感知 2019—2021 年分析结果

类别	患者体验指数 / 分			患者体验指数差值 / 分	
	2019 年	2020 年	2021 年	2020 年与 2019 年	2021 年与 2020 年
全国	86.36	86.06	85.37	−0.30	−0.69
不同区域					
东北	92.44	91.13	86.57	−1.31	−4.56
华东	89.05	88.50	86.02	−0.55	−2.48
华北	87.40	88.25	86.71	0.85	−1.54
华中	85.38	85.87	84.73	0.49	−1.14
华南	84.76	83.41	84.51	−1.35	1.10
西南	85.11	85.55	84.94	0.44	−0.61
西北	90.79	86.28	86.00	−4.51	−0.28
不同等级					
三级医院	87.04	86.33	85.79	−0.71	−0.54
二级医院	85.16	85.48	84.39	0.32	−1.09
不同类型					
综合医院	86.55	86.03	85.36	−0.52	−0.67
中医医院	86.17	86.33	85.84	0.16	−0.49
妇幼保健院	85.62	86.05	86.10	0.43	0.05
不同性质					
公立医院	85.97	85.81	85.04	−0.16	−0.77
民营医院	86.56	88.43	87.19	1.87	−1.24

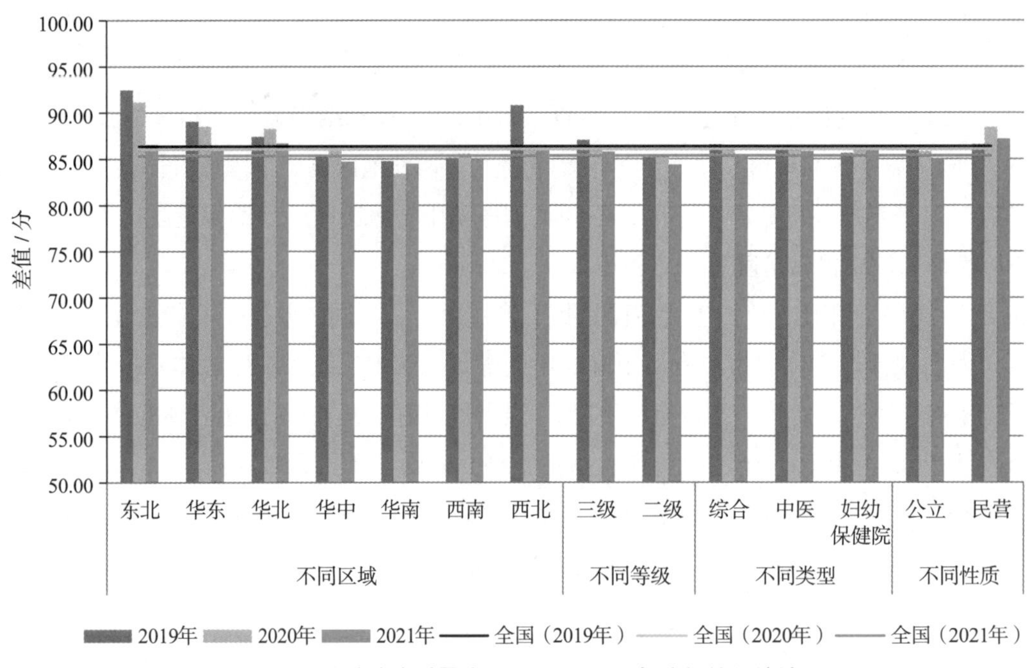

图 4-118　住院诊疗质量感知 2019—2021 年分析结果统计图

1. 首诊管理分析

2019—2021 年首诊管理（表 4-48，图 4-119 ~ 图 4-123）评价结果显示，2021 年患者体验指数为 87.30 分；不同区域中华东地区、华北地区、西北地区高于全国患者体验指数；不同等级医院中三级医院患者体验指数高于全国；不同类型医院中综合医院、中医医院患者体验指数高于全国；不同性质医院中民营医院患者体验指数高于全国。

2020 年与 2019 年相比，全国患者体验指数下降 0.59 分；不同区域医院中东北地区、华东地区、华中地区、华南地区、西北地区患者体验指数有所下降；不同等级、不同类型医院患者体验指数均有下降；不同性质医院中公立医院患者体验指数有所下降。

2021 年与 2020 年相比，全国患者体验指数下降 1.30 分；不同区域医院中东北地区、华东地区、华北地区、西南地区患者体验指数有所下降；不同等级、不同类型、不同性质医院患者体验指数均有下降。

表 4-48　首诊管理 2019—2021 年分析结果

类别	患者体验指数 / 分			患者体验指数差值 / 分	
	2019 年	2020 年	2021 年	2020 年与 2019 年	2021 年与 2020 年
全国	89.19	88.60	87.30	−0.59	−1.30
不同区域					
东北	92.87	91.01	86.35	−1.86	−4.66
华东	90.66	90.08	87.56	−0.58	−2.52
华北	89.43	90.05	88.58	0.62	−1.47
华中	87.79	87.14	87.25	−0.65	0.11

续表

类别	患者体验指数 / 分			患者体验指数差值 / 分	
	2019 年	2020 年	2021 年	2020 年与 2019 年	2021 年与 2020 年
华南	86.95	86.43	86.68	−0.52	0.25
西南	88.70	88.77	86.95	0.07	−1.82
西北	93.08	86.17	87.49	−6.91	1.32
不同等级					
三级医院	89.49	88.74	87.58	−0.75	−1.16
二级医院	88.65	88.32	86.62	−0.33	−1.70
不同类型					
综合医院	89.33	88.51	87.34	−0.82	−1.17
中医医院	90.49	90.06	88.16	−0.43	−1.90
妇幼保健院	88.30	87.97	86.52	−0.33	−1.45
不同性质					
公立医院	89.00	88.45	87.11	−0.55	−1.34
民营医院	88.55	90.18	87.93	1.63	−2.25

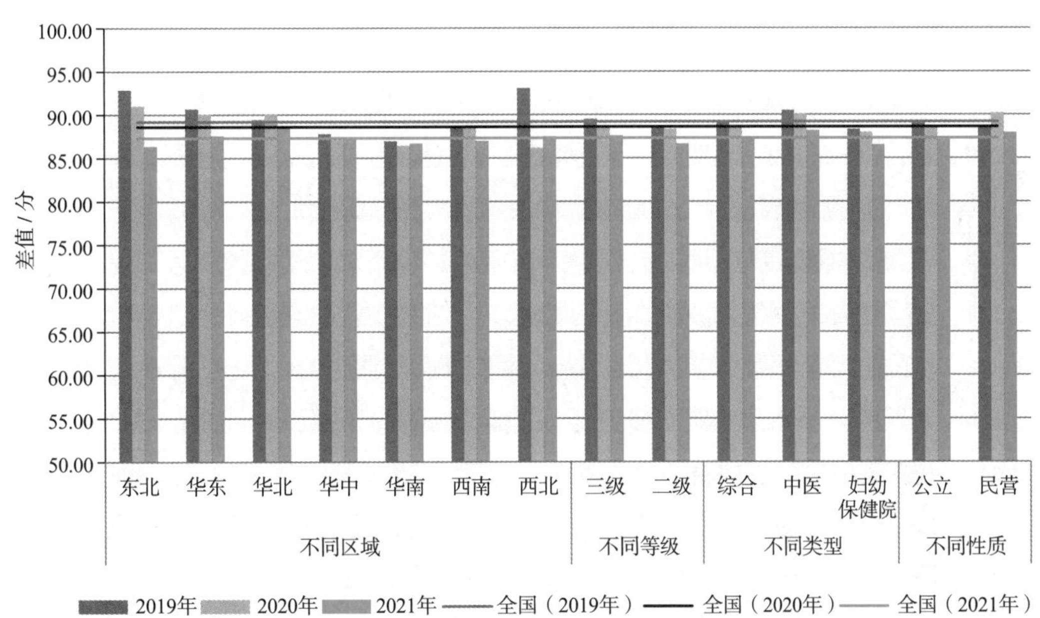

图 4-119 首诊管理 2019—2021 年分析结果统计图

（1）首诊及时性：2019—2021 年首诊及时性（表 4-49，图 4-119）测评结果显示，有超过 60.00% 的患者首诊及时性在 0.5 小时以内，约 0.35% 的患者首诊及时性超过 8 小时；历史对比结果显示，2019—2021 年首诊及时性 0.5 小时以内的占比呈逐年下降趋势。

表 4-49　首诊及时性 2019—2021 年分析结果

首诊及时性	人数占比 /%			差值	
	2019 年	2020 年	2021 年	2020—2019	2021—2020
0.5 小时以内	70.38	69.02	68.53	−1.36	−0.49
0.5 ~ 2 小时	23.65	22.50	20.24	−1.15	−2.26
2 ~ 4 小时	4.39	6.56	8.45	2.17	1.89
4 ~ 8 小时	1.20	1.60	2.33	0.40	0.73
超过 8 小时	0.38	0.32	0.45	−0.06	0.13

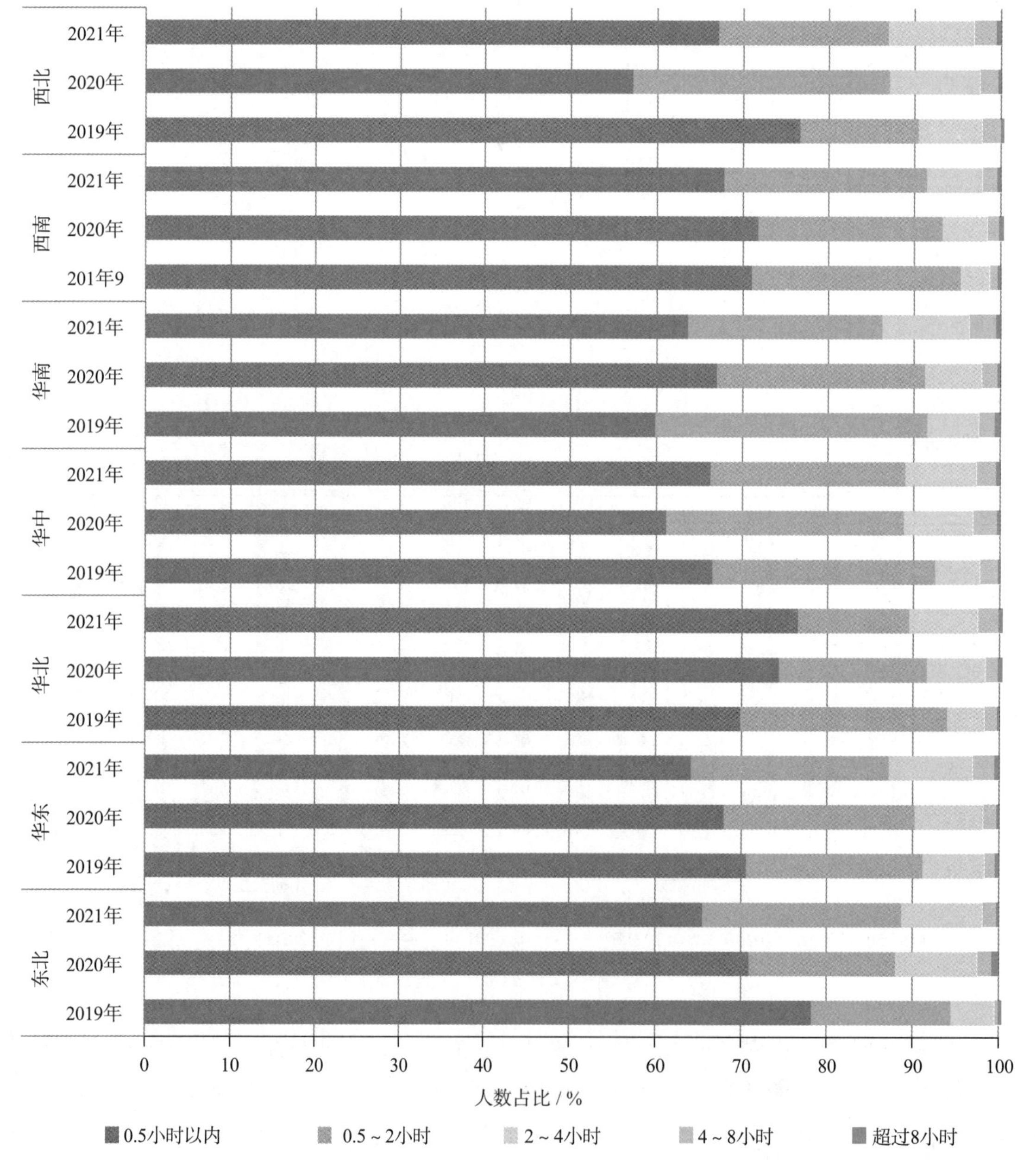

图 4-120　不同区域医院首诊管理 2019—2021 年分析结果统计图

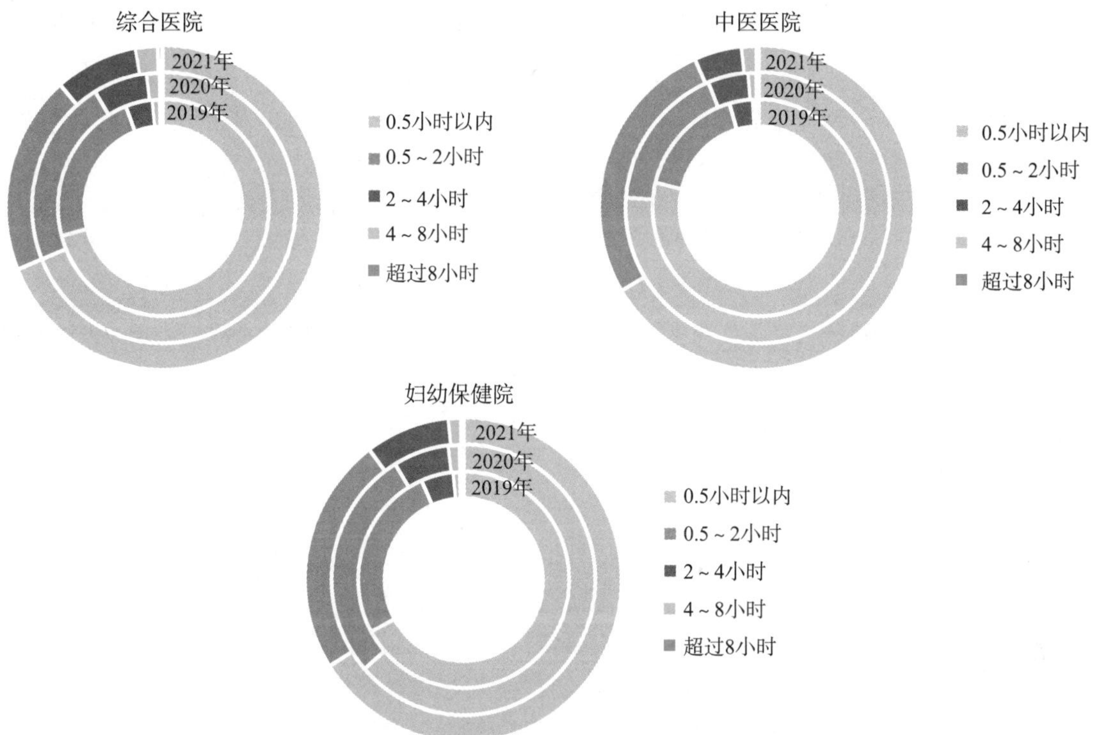

图 4-121　不同类型医院首诊管理 2019—2021 年分析结果统计图

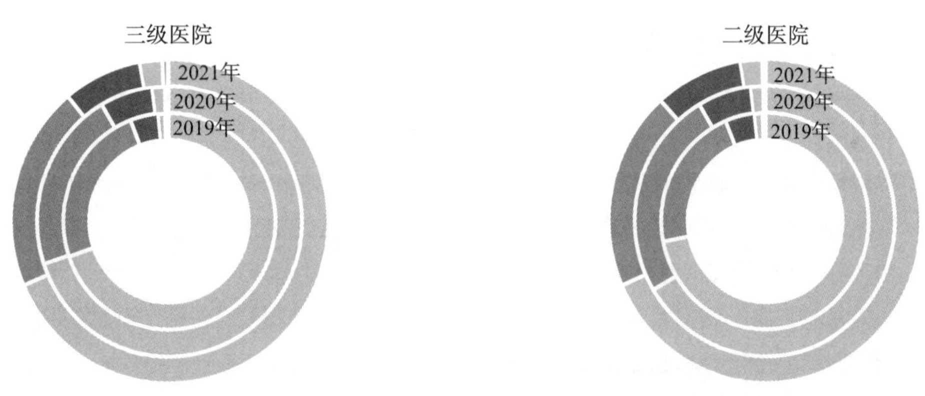

图 4-122　不同等级医院首诊管理 2019—2021 年分析结果统计图

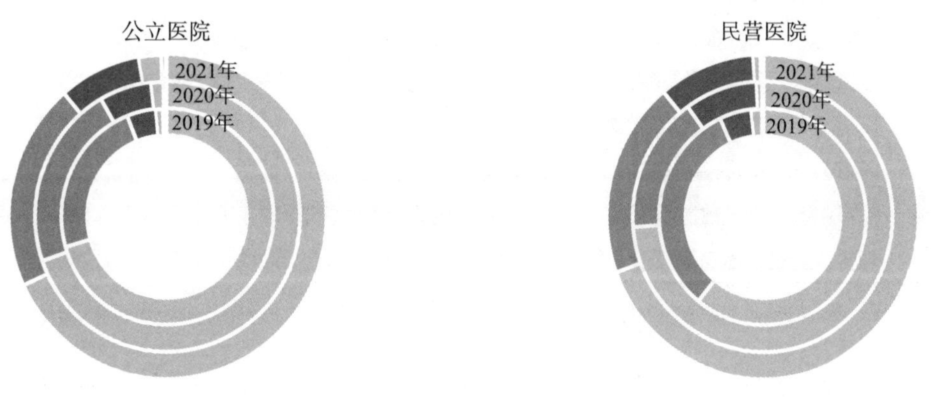

图 4-123　不同性质医院首诊管理 2019—2021 年分析结果统计图

（2）医生首诊细致程度：2019—2021 年医生首诊细致程度（表 4-50，图 4-124 ~ 图 4-127）测评结果显示，有超过 80.00% 的患者对医生首诊细致程度满意；历史对比结果显示，2020 年与 2019 年相比，对医生首诊细致程度很满意的患者占比有所下降，2021 年与 2020 年相比，对医生首诊细致程度很满意的患者占比有所上升。

表 4-50　医生首诊细致程度 2019—2021 年分析结果

医生首诊细致程度	人数占比 /%			差值	
	2019 年	2020 年	2021 年	2020—2019	2021—2020
很满意	43.63	40.82	41.81	−2.81	0.99
满意	49.19	50.10	46.72	0.91	−3.38
一般	6.09	8.07	9.61	1.98	1.54
不满意	0.94	0.95	1.74	0.01	0.79
很不满意	0.15	0.06	0.12	−0.09	0.06

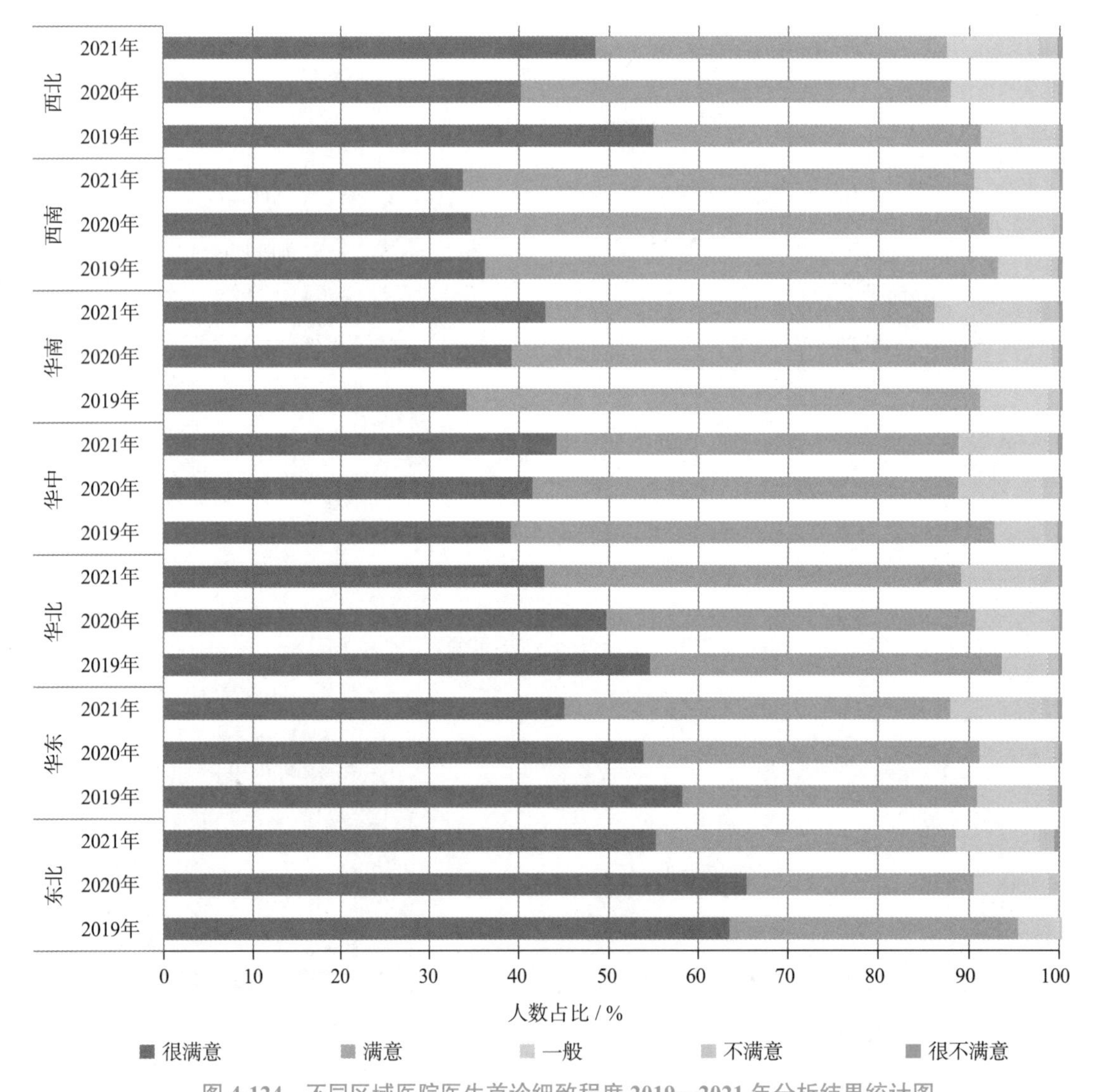

图 4-124　不同区域医院医生首诊细致程度 2019—2021 年分析结果统计图

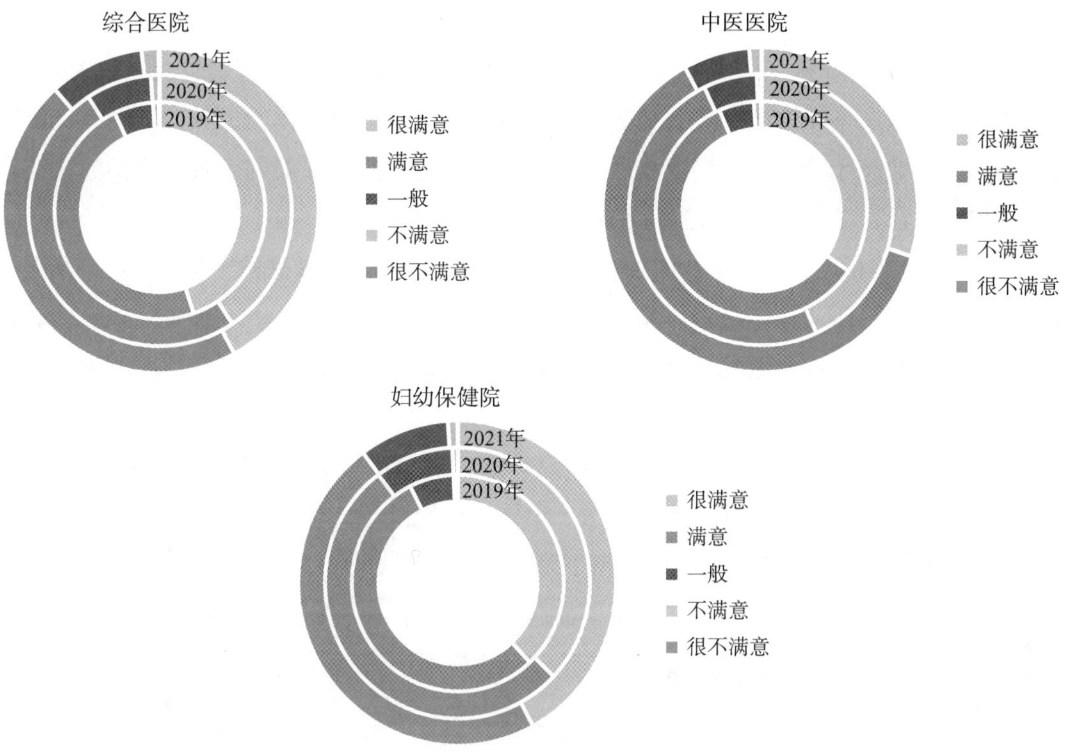

图 4-125　不同类型医院医生首诊细致程度 2019—2021 年分析结果统计图

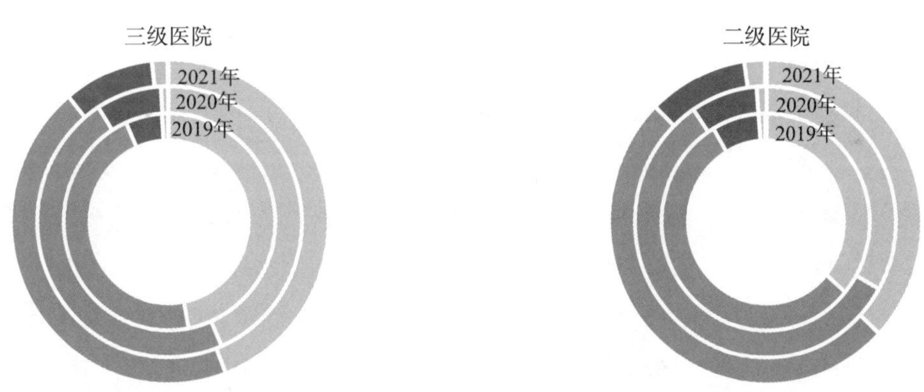

图 4-126　不同等级医院医生首诊细致程度 2019—2021 年分析结果统计图

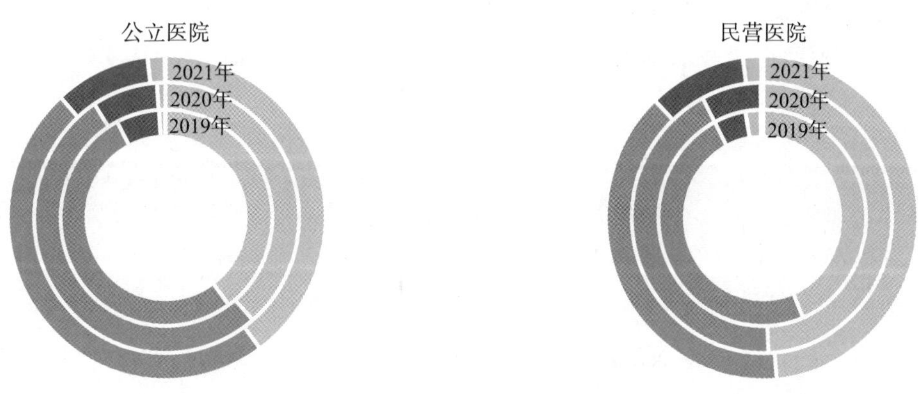

图 4-127　不同性质医院医生首诊细致程度 2019—2021 年分析结果统计图

2. 查房管理分析

2019—2021 年查房管理（表 4-51，图 4-128）评价结果显示，2021 年患者体验指数为 84.16 分；不同区域中东北地区、华东地区、华北地区、西北地区高于全国患者体验指数；不同等级医院中三级医院患者体验指数高于全国；不同类型医院中，中医医院、妇幼保健院患者体验指数高于全国；不同性质医院中民营医院患者体验指数高于全国。

2020 年与 2019 年相比，全国患者体验指数下降 0.52 分；不同区域医院中东北地区、华东地区、华中地区、华南地区、西北地区患者体验指数有所下降；不同等级医院中三级医院患者体验指数有所下降；不同类型医院中综合医院、中医医院患者体验指数有所下降；不同性质医院中公立医院患者体验指数有所下降。

2021 年与 2020 年相比，全国患者体验指数下降 1.05 分；除华南地区患者体验指数有所上升外，其余地区患者体验指数均有所下降；不同等级、不同性质医院患者体验指数均有下降；不同类型医院中综合医院、妇幼保健院患者体验指数有所下降。

表 4-51　查房管理 2019—2021 年分析结果

类别	患者体验指数 / 分			患者体验指数差值 / 分	
	2019 年	2020 年	2021 年	2020 年与 2019 年	2021 年与 2020 年
全国	85.73	85.21	84.16	−0.52	−1.05
不同区域					
东北	92.64	89.74	86.47	−2.90	−3.27
华东	87.35	87.02	84.91	−0.33	−2.11
华北	86.82	88.10	85.51	1.28	−2.59
华中	85.12	84.59	83.39	−0.53	−1.20
华南	82.53	81.15	82.54	−1.38	1.39
西南	84.67	85.21	84.16	0.54	−1.05
西北	90.84	85.27	85.22	−5.57	−0.05
不同等级					
三级医院	85.87	85.08	84.41	−0.79	−0.67
二级医院	85.47	85.52	83.67	0.05	−1.85
不同类型					
综合医院	85.79	85.10	84.14	−0.69	−0.96
中医医院	86.21	85.88	85.94	−0.33	0.06
妇幼保健院	85.11	85.59	84.61	0.48	−0.98
不同性质					
公立医院	85.29	84.99	83.83	−0.30	−1.16
民营医院	86.40	87.64	85.85	1.24	−1.79

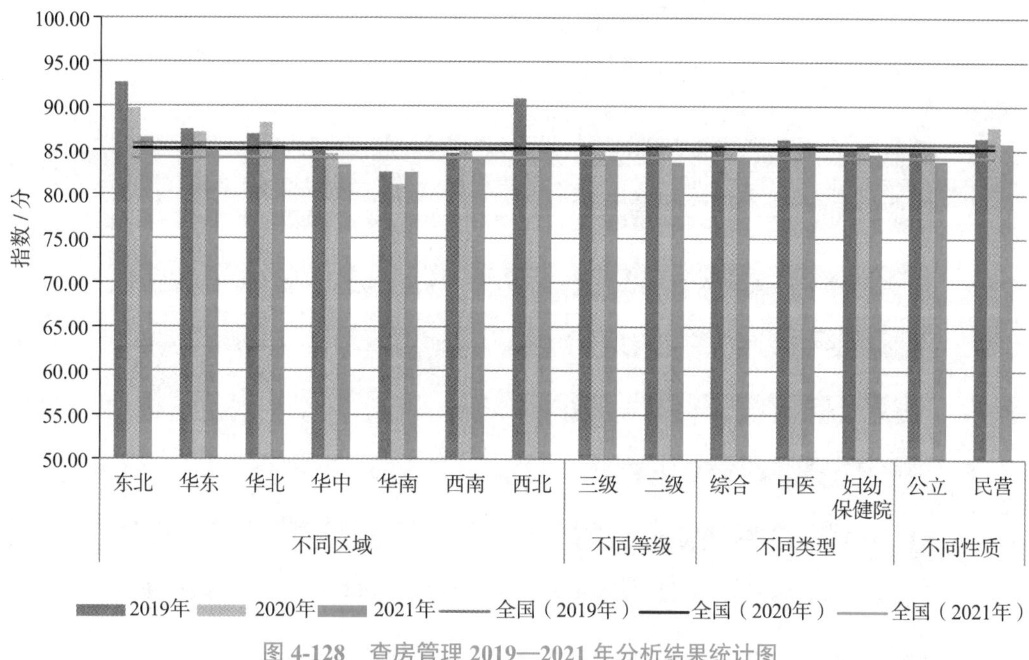

图 4-128　查房管理 2019—2021 年分析结果统计图

（1）医生查房细致程度：2019—2021 年医生查房细致程度（表 4-52，图 4-129 ~ 图 4-132）测评结果显示，有超过 80.00% 的患者对医生查房细致程度满意；历史对比结果显示，2020 年与 2019 年相比，对医生查房细致程度很满意的患者占比有所下降，2021 年与 2020 年相比，对医生查房细致程度很满意的患者占比有所上升。

表 4-52　医生查房细致程度 2019—2021 年分析结果

医生查房细致程度	人数占比 /%			差值	
	2019 年	2020 年	2021 年	2020—2019	2021—2020
很满意	41.34	39.00	40.60	−2.34	1.60
满意	50.93	51.61	47.70	0.68	−3.91
一般	6.60	8.33	9.80	1.73	1.47
不满意	1.02	1.00	1.82	−0.02	0.82
很不满意	0.11	0.06	0.08	−0.05	0.02

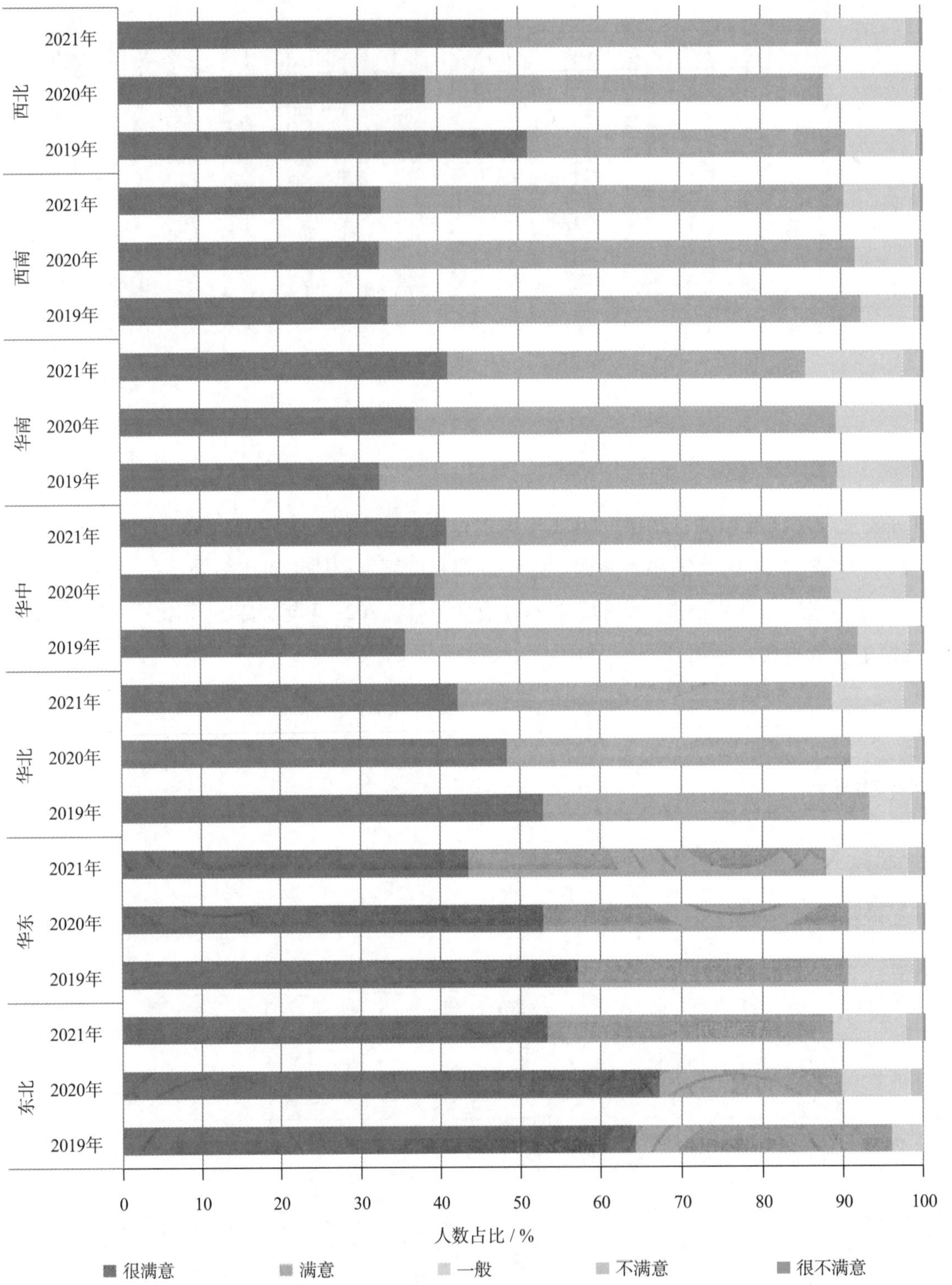

图 4-129　不同区域医院医生查房细致程度 2019—2021 年分析结果统计图

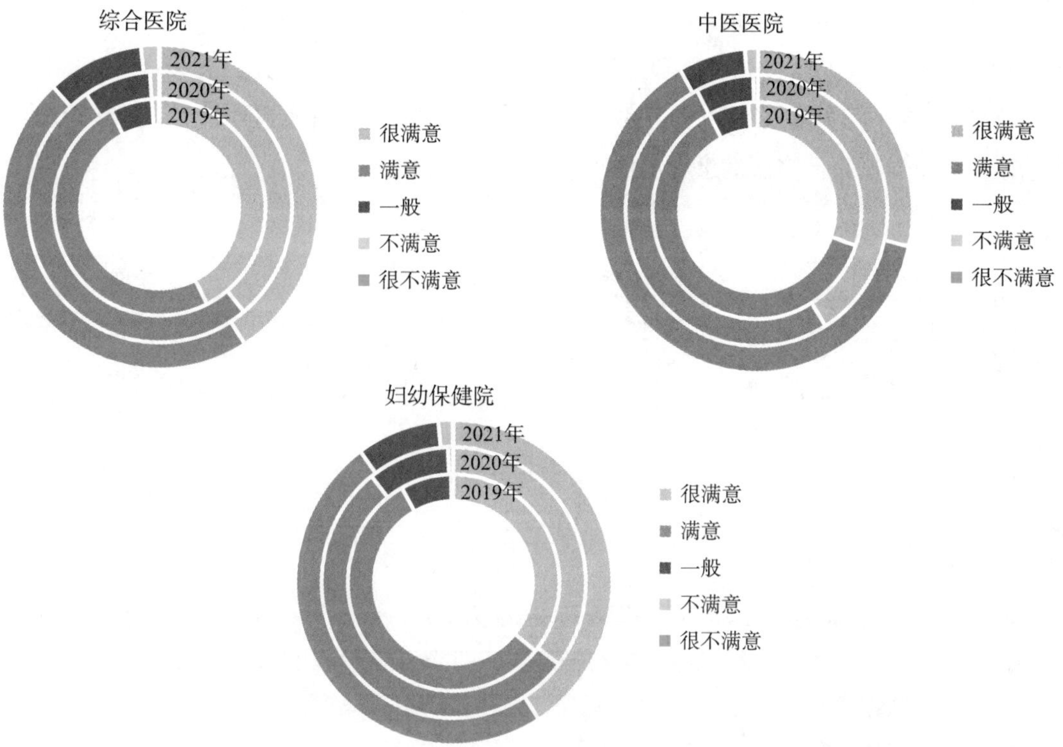

图 4-130　不同类型医院医生查房细致程度 2019—2021 年分析结果统计图

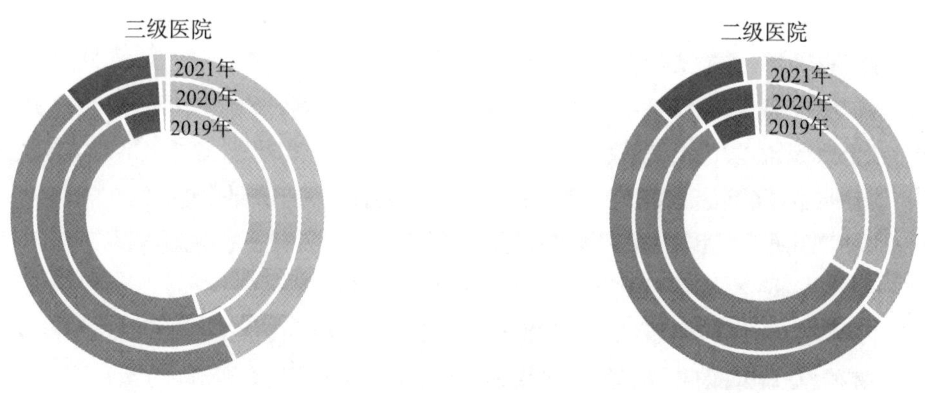

图 4-131　不同等级医院医生查房细致程度 2019—2021 年分析结果统计图

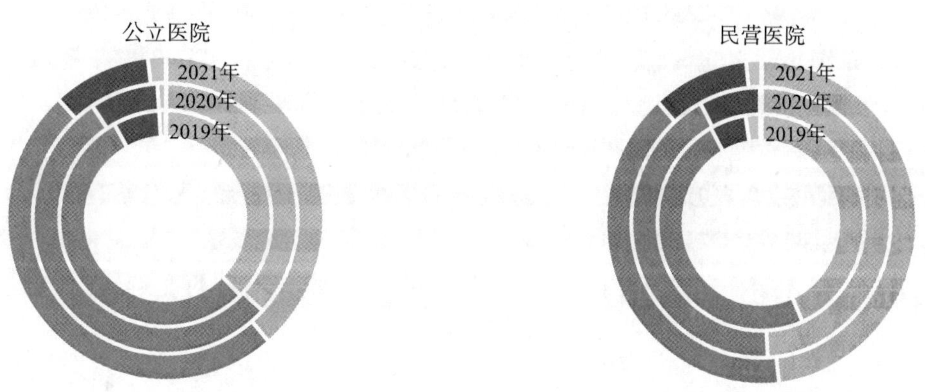

图 4-132　不同性质医院医生查房细致程度 2019—2021 年分析结果统计图

（2）主治医生查房频次：2019—2021 年主治医生查房频次（表 4-53，图 4-133 ~ 图 4-136）测评结果显示，有超过 80.00% 的患者感知主治医生查房频次在每天一次及以上；历史对比结果显示，2020 年与 2019 年相比，感知主治医生查房频次每天多次的患者占比有所下降，2021 年与 2020 年相比，感知主治医生查房频次每天多次的患者占比有所上升。

表 4-53　主治医生查房频次 2019—2021 年分析结果

主治医生查房频次	人数占比 /%			差值	
	2019 年	2020 年	2021 年	2020—2019	2021—2020
每天多次	48.22	46.06	46.18	−2.16	0.12
每天一次	46.08	45.76	43.47	−0.32	−2.29
隔天一次	4.02	6.36	7.75	2.34	1.39
很少查房	1.46	1.72	2.49	0.26	0.77
不查房	0.22	0.10	0.11	−0.12	0.01

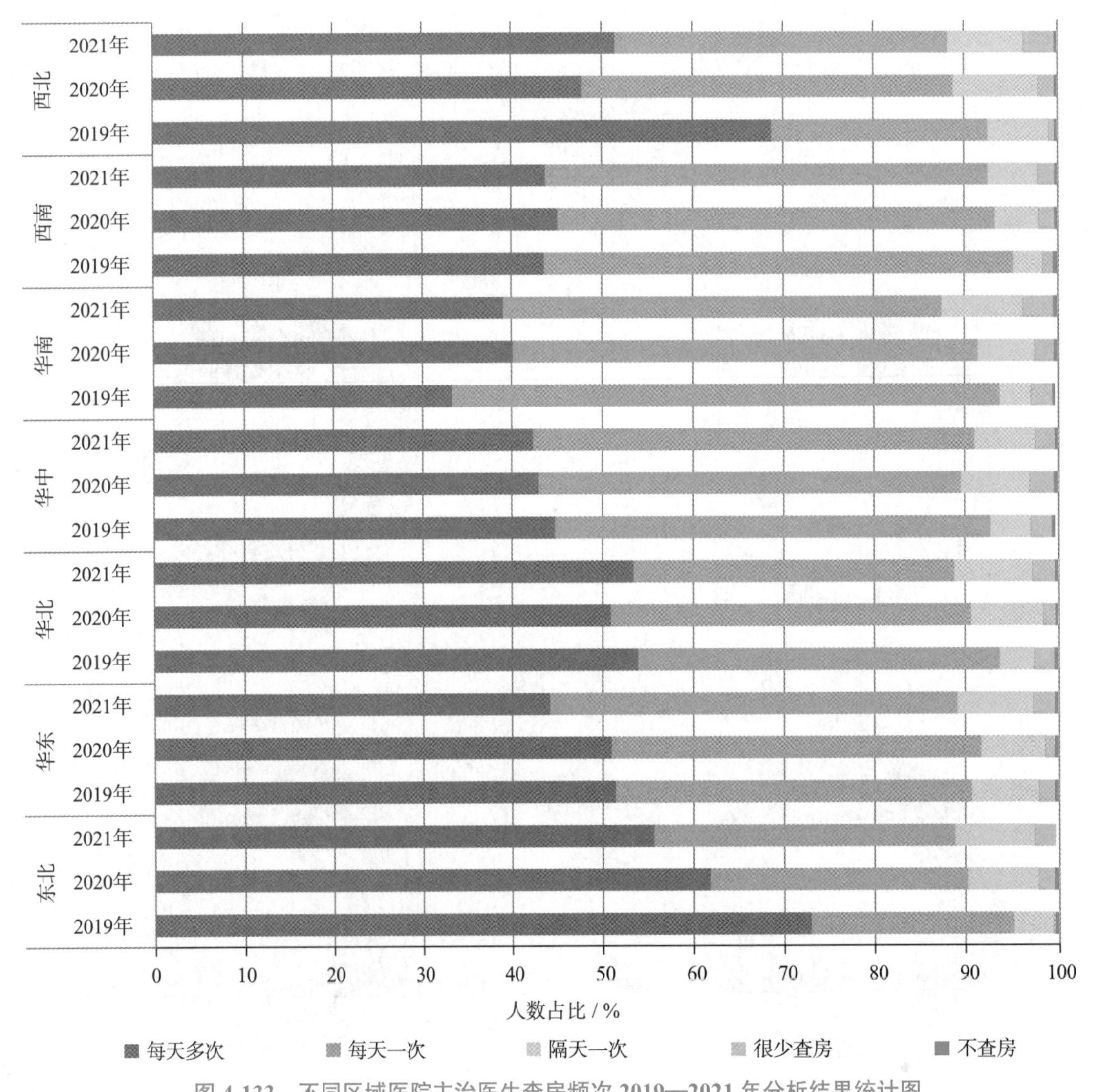

图 4-133　不同区域医院主治医生查房频次 2019—2021 年分析结果统计图

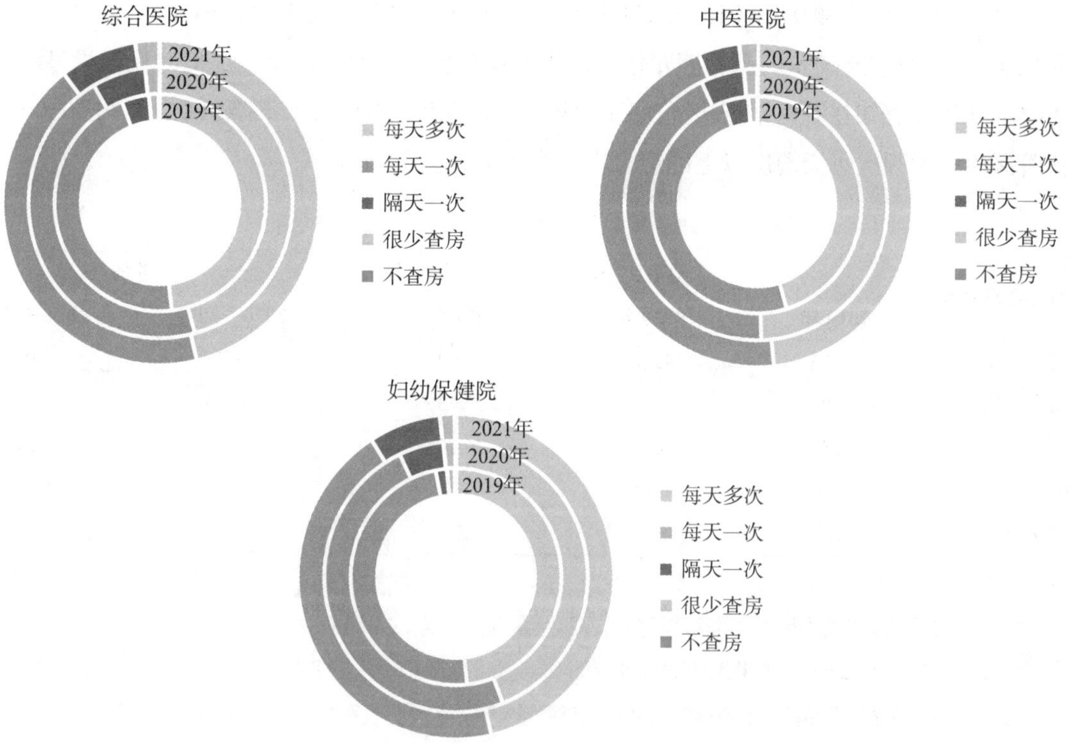

图 4-134　不同类型医院主治医生查房频次 2019—2021 年分析结果统计图

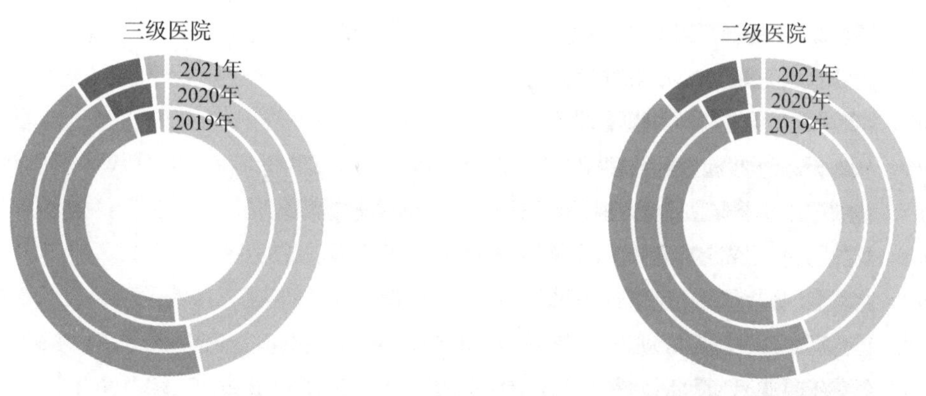

图 4-135　不同等级医院主治医生查房频次 2019—2021 年分析结果统计图

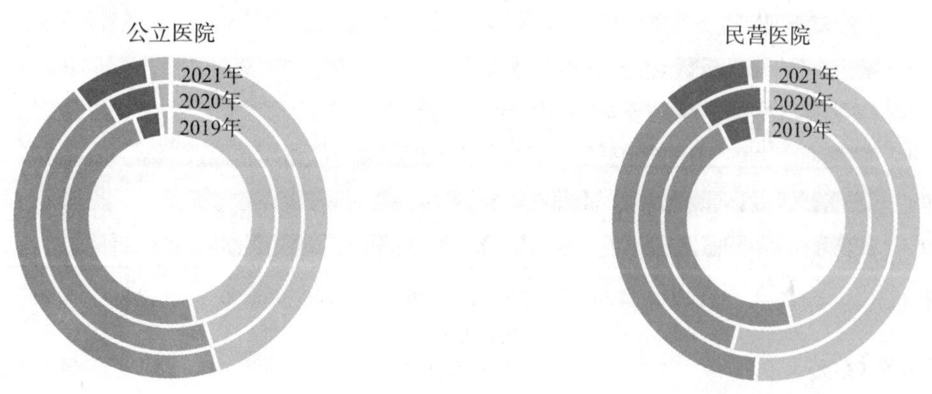

图 4-136　不同性质医院主治医生查房频次 2019—2021 年分析结果统计图

（3）住院医生查房频次：2019—2021年住院医生查房频次（表4-54，图4-137～图4-140）测评结果显示，有超过70.00%的患者感知住院医生查房频次每天两次以上；历史对比结果显示，2020年与2019年相比，感知住院医生查房频次每天两次以上的患者占比有所下降，2021年与2020年相比，感知住院医生查房频次每天两次以上的患者占比有所上升。

表4-54 住院医生查房频次2019—2021年分析结果

住院医生查房频次	人数占比/%			差值	
	2019年	2020年	2021年	2020—2019	2021—2020
每天多次	45.75	42.99	43.99	−2.76	1.00
每天二次	30.00	29.07	27.73	−0.93	−1.34
每天一次	22.53	26.69	26.70	4.16	0.01
隔天一次	1.18	0.85	1.19	−0.33	0.34
很少查房	0.54	0.40	0.39	−0.14	−0.01

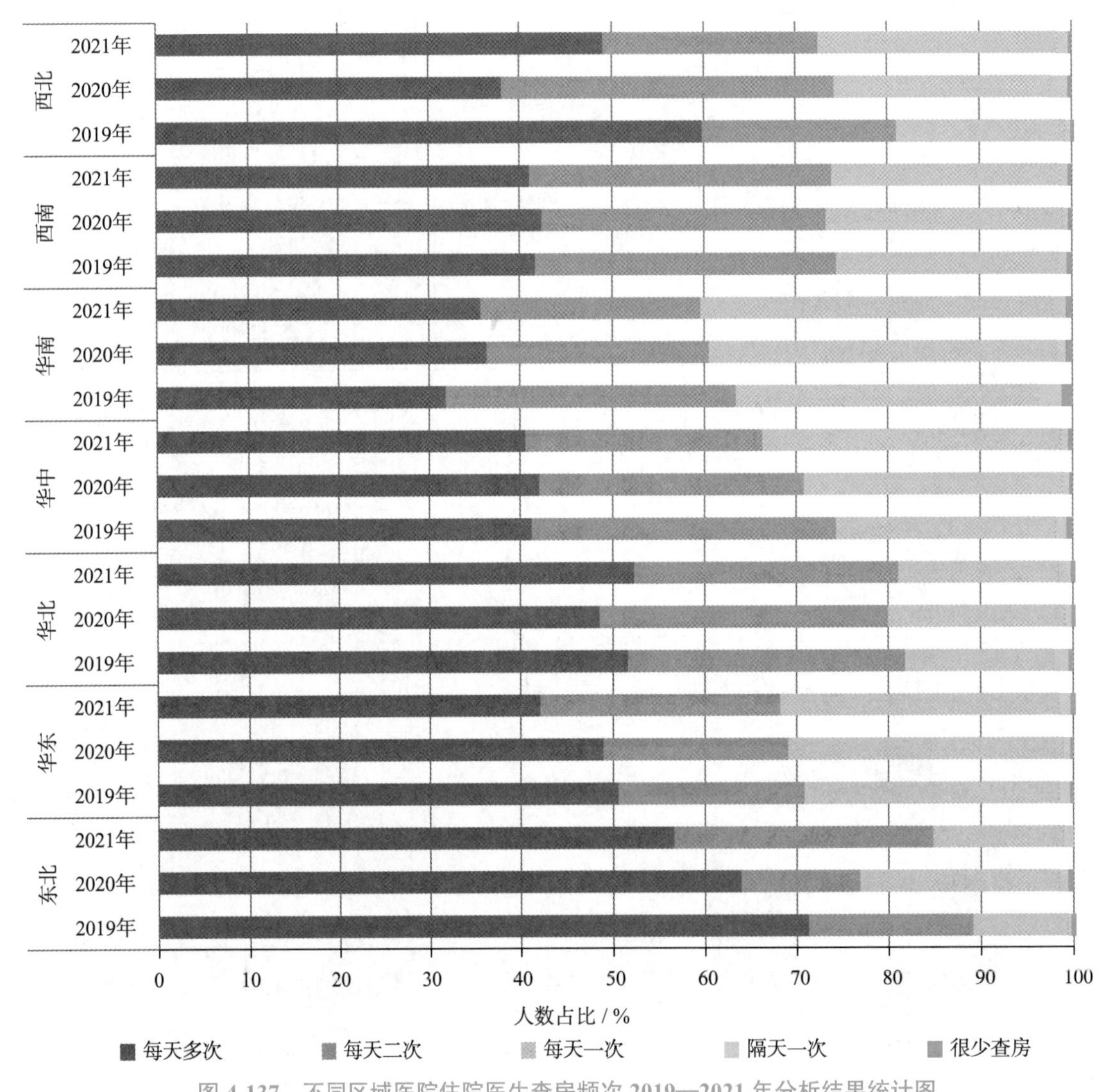

图4-137 不同区域医院住院医生查房频次2019—2021年分析结果统计图

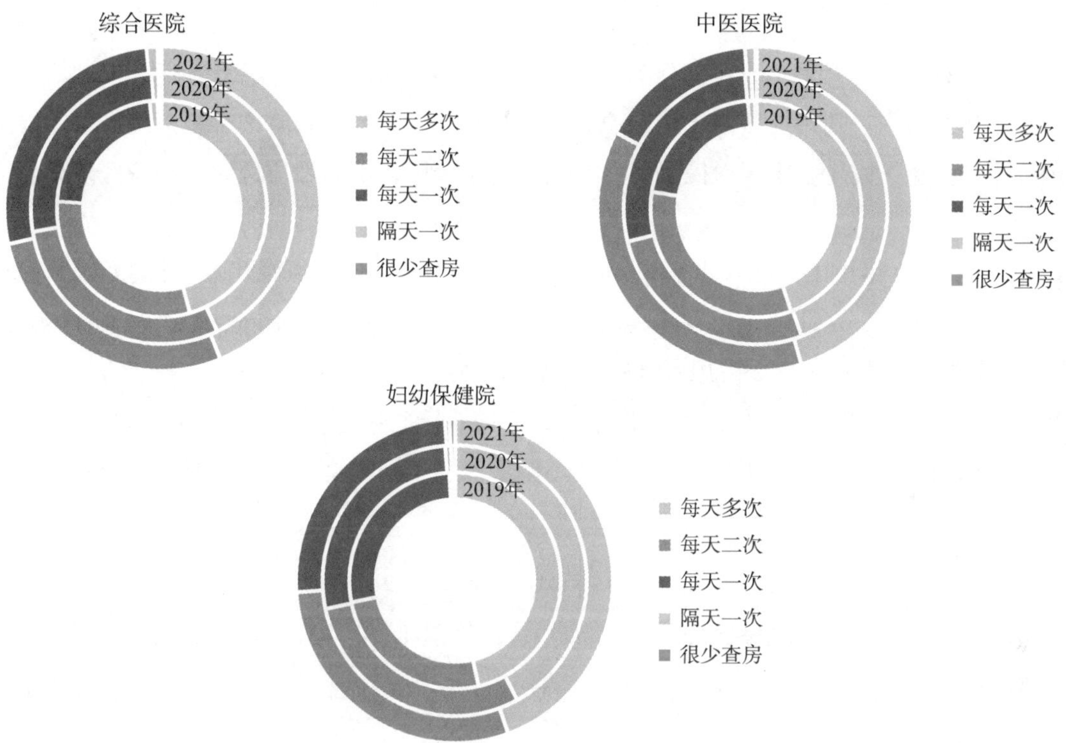

图 4-138　不同类型医院住院医生查房频次 2019—2021 年分析结果统计图

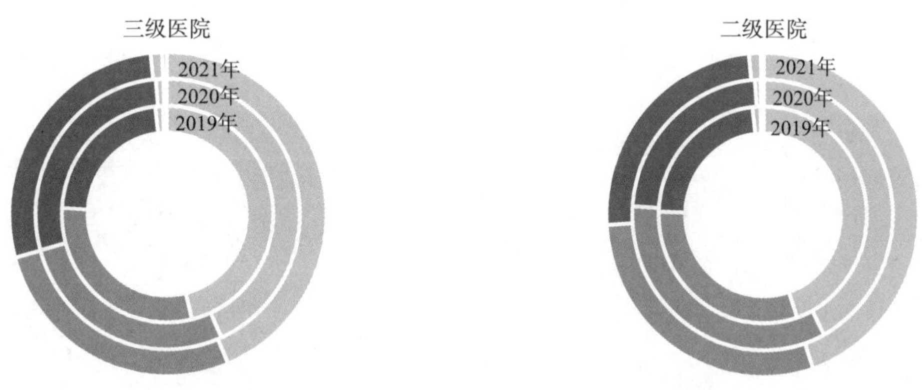

图 4-139　不同等级医院住院医生查房频次 2019—2021 年分析结果统计图

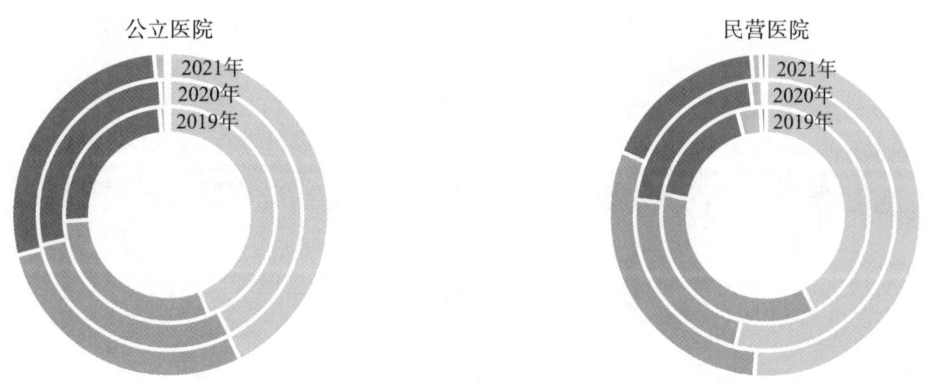

图 4-140　不同性质医院住院医生查房频次 2019—2021 年分析结果统计图

3. 应急管理分析

2019—2021 年应急管理（表 4-55，图 4-141）评价结果显示，2021 年患者体验指数为 90.90 分；不同区域中华北地区、西南地区高于全国患者体验指数；不同等级医院中三级医院患者体验指数高于全国；不同类型医院中，中医医院患者体验指数高于全国；不同性质医院中民营医院患者体验指数高于全国。

2020 年与 2019 年相比，全国患者体验指数下降 0.37 分；不同区域医院中东北地区、华东地区、华中地区、华南地区、西北地区患者体验指数有所下降；不同等级、不同类型医院患者体验指数均有下降；不同性质医院中公立医院患者体验指数有所下降。

2021 年与 2020 年相比，全国患者体验指数下降 1.26 分；不同区域医院中东北地区、华东地区、华北地区、西南地区患者体验指数有所下降；不同等级、不同类型、不同性质医院患者体验指数均有下降。

表 4-55　应急管理 2019—2021 年分析结果

类别	患者体验指数 / 分			患者体验指数差值 / 分	
	2019 年	2020 年	2021 年	2020 年与 2019 年	2021 年与 2020 年
全国	92.53	92.16	90.90	−0.37	−1.26
不同区域					
东北	94.75	93.72	87.09	−1.03	−6.63
华东	92.80	92.26	90.88	−0.54	−1.38
华北	90.87	92.06	91.21	1.19	−0.85
华中	92.11	89.99	90.34	−2.12	0.35
华南	90.98	90.70	90.72	−0.28	0.02
西南	92.90	93.05	91.20	0.15	−1.85
西北	94.93	87.14	90.66	−7.79	3.52
不同等级					
三级医院	92.30	92.04	91.29	−0.26	−0.75
二级医院	92.93	92.42	89.82	−0.51	−2.60
不同类型					
综合医院	92.35	91.99	90.88	−0.36	−1.11
中医医院	95.11	94.09	92.35	−1.02	−1.74
妇幼保健院	92.74	91.76	90.55	−0.98	−1.21
不同性质					
公立医院	92.57	92.01	90.68	−0.56	−1.33

类别	患者体验指数 / 分			患者体验指数差值 / 分	
	2019 年	2020 年	2021 年	2020 年与 2019 年	2021 年与 2020 年
民营医院	90.79	94.14	92.21	3.35	-1.93

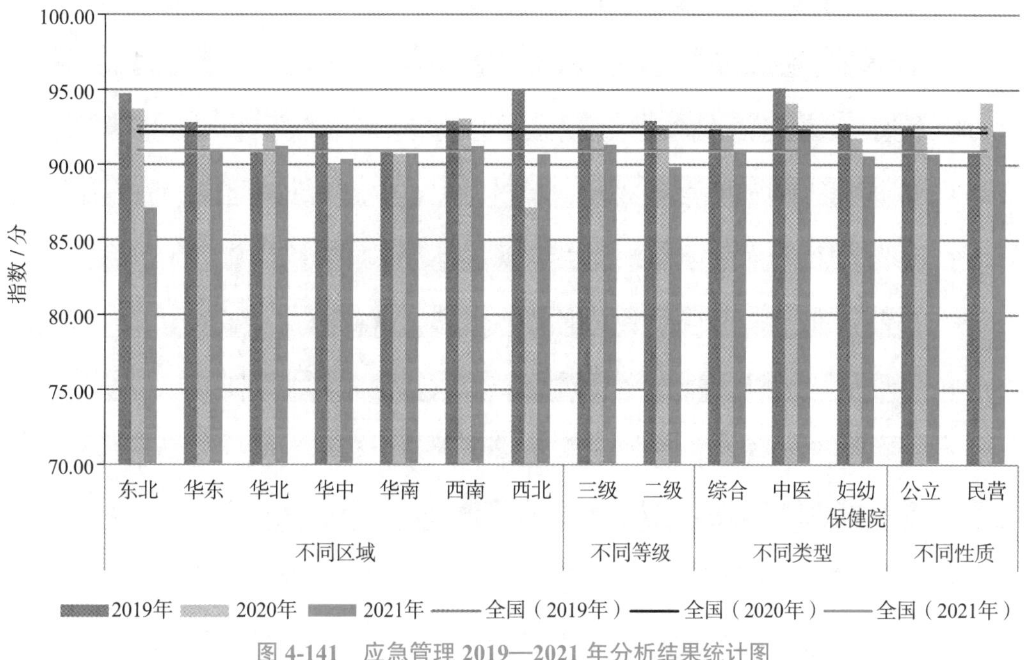

图 4-141 应急管理 2019—2021 年分析结果统计图

2019—2021 年应急处置到位及时性（表 4-56，图 4-142 ~ 图 4-145）测评结果显示，有超过 70.00% 的患者感知应急处置到位及时性在 3 分钟以内；历史对比结果显示，2019—2021 年应急处置到位及时性在 3 分钟以内的患者占比呈逐年上升趋势。

表 4-56 应急处置到位及时性 2019—2021 年分析结果

应急处置到位及时性	人数占比 /%			差值 /%	
	2019 年	2020 年	2021 年	2020 年与 2019 年	2021 年与 2020 年
3 分钟以内	71.51	71.60	72.09	0.09	0.49
3 ~ 5 分钟	22.42	19.91	17.35	-2.51	-2.56
5 ~ 10 分钟	4.75	6.89	7.92	2.14	1.03
1 ~ 30 分钟	1.00	1.39	2.33	0.39	0.94
30 分钟以上	0.32	0.21	0.31	-0.11	0.10

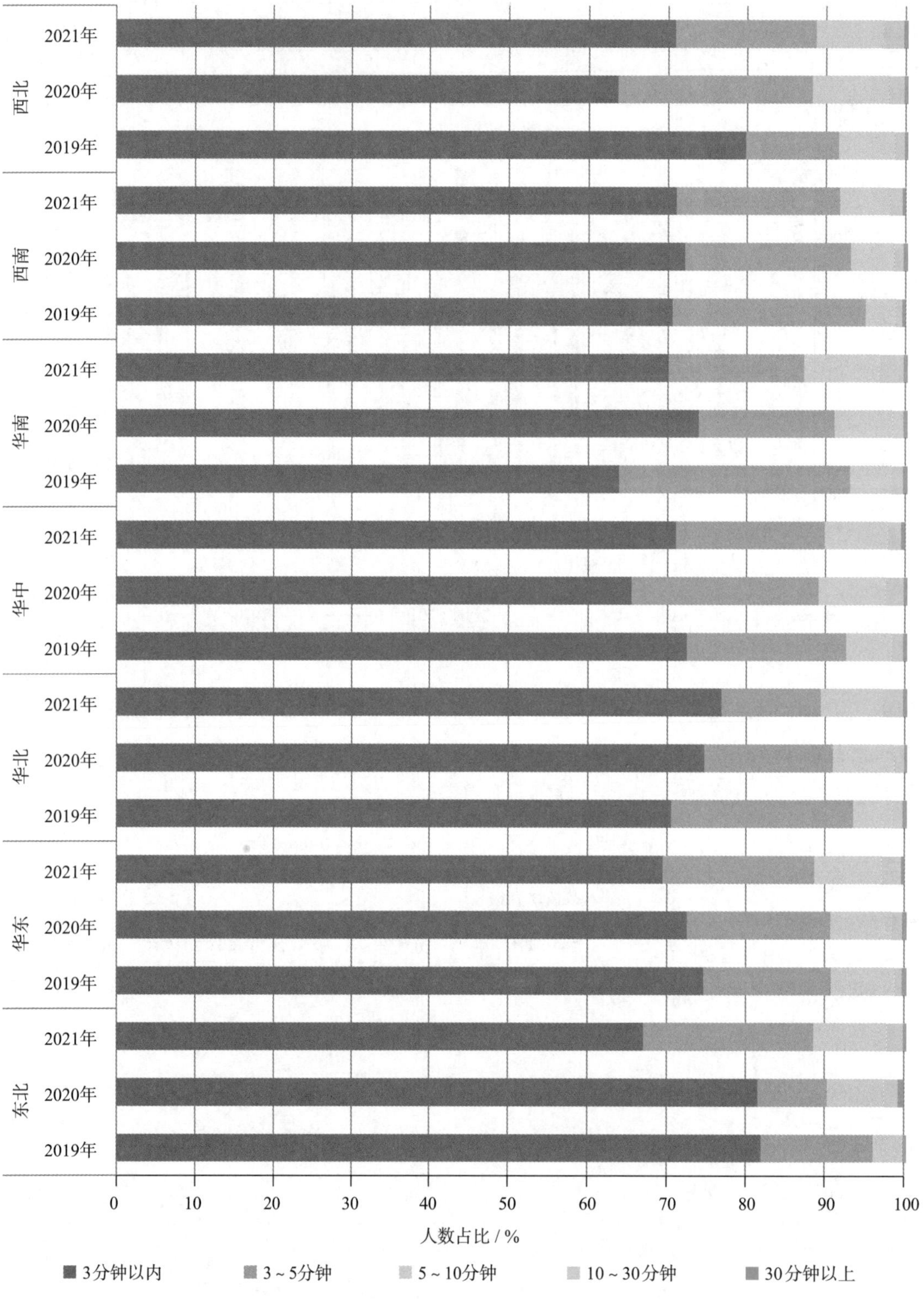

图 4-142　不同区域医院应急处置到位及时性 2019—2021 年分析结果统计图

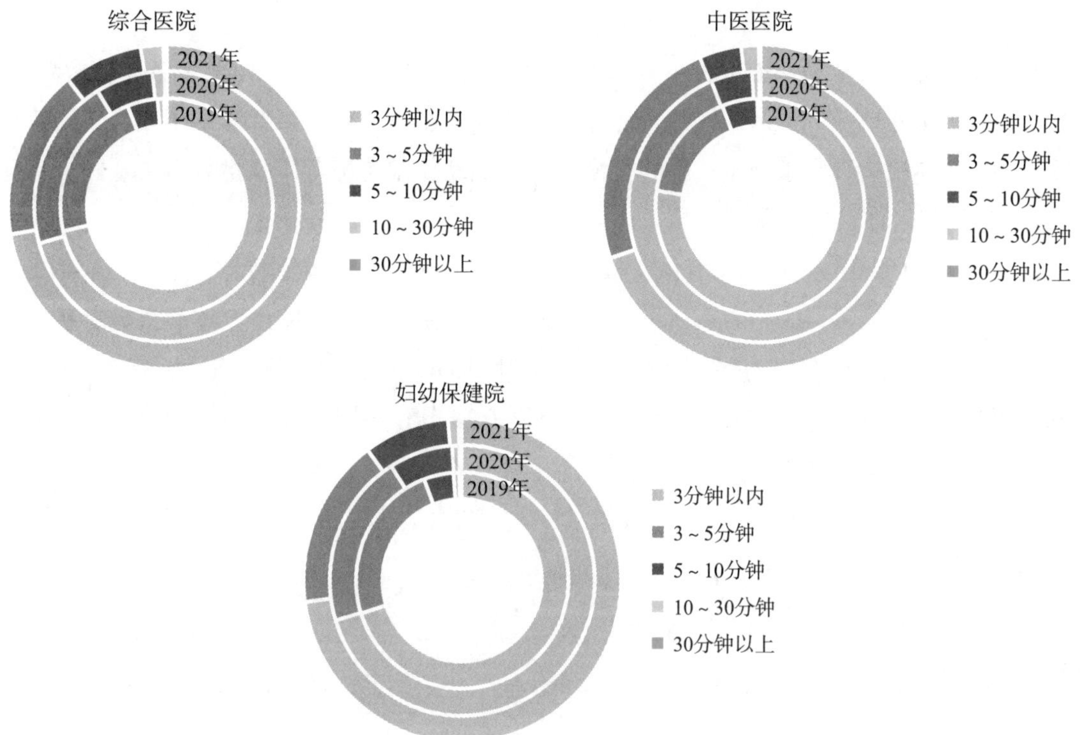

图 4-143　不同类型医院应急处置到位及时性 2019—2021 年分析结果统计图

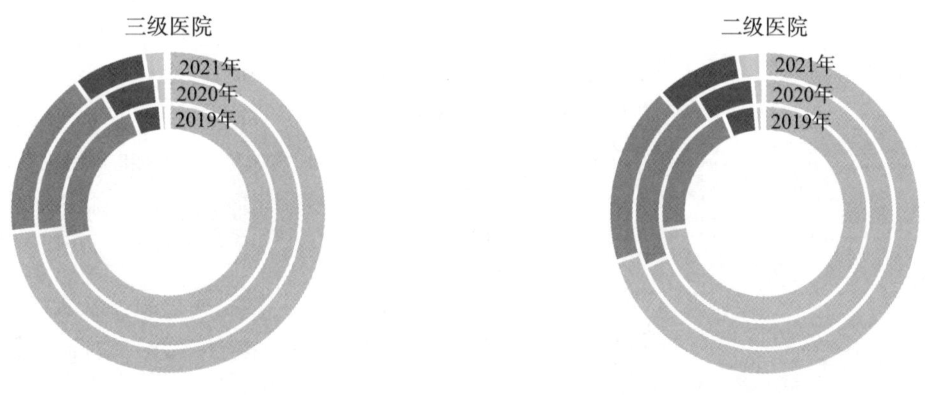

图 4-144　不同等级医院应急处置到位及时性 2019—2021 年分析结果统计图

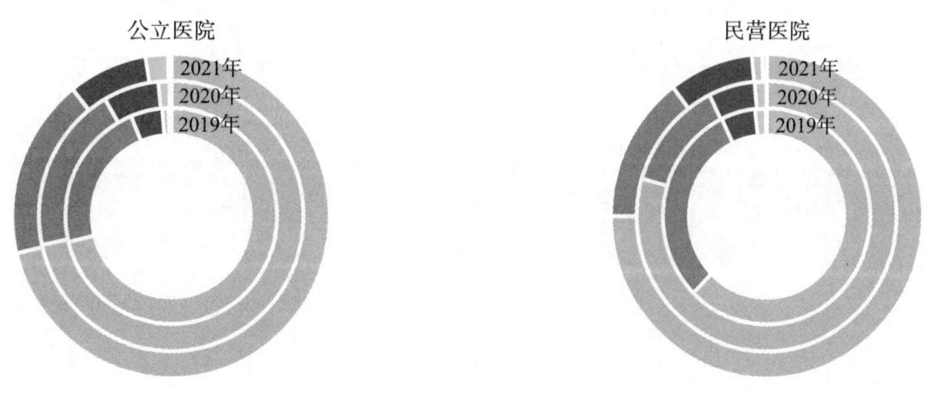

图 4-145　不同性质医院应急处置到位及时性 2019—2021 年分析结果统计图

4. 患者隐私保护分析

2019—2021 年患者隐私保护（表 4-57，图 4-146）评价结果显示，2021 年患者体验指数为 85.15 分；不同区域中东北地区、华东地区、华北地区、西北地区高于全国患者体验指数；不同等级医院中三级医院患者体验指数高于全国；不同类型医院中妇幼保健院患者体验指数高于全国；不同性质医院中民营医院患者体验指数高于全国。

2020 年与 2019 年相比，全国患者体验指数下降 0.33 分；不同区域医院中东北地区、华东地区、华南地区、西北地区患者体验指数有所下降；不同等级医院中三级医院患者体验指数有所下降；不同类型医院中综合医院患者体验指数有所下降，不同性质医院中公立医院患者体验指数有所下降。

2021 年与 2020 年相比，全国患者体验指数下降 0.39 分；不同区域医院中除华南地区患者体验指数有所上升外，其余地区患者体验指数均有所下降；不同等级、不同性质医院患者体验指数均有下降；不同类型医院中综合医院、中医医院患者体验指数有所下降。

表 4-57　患者隐私保护 2019—2021 年分析结果

类别	患者体验指数 / 分			患者体验指数差值 / 分	
	2019 年	2020 年	2021 年	2020 年与 2019 年	2021 年与 2020 年
全国	85.87	85.54	85.15	−0.33	−0.39
不同区域					
东北	92.55	90.84	86.99	−1.71	−3.85
华东	89.05	88.47	85.93	−0.58	−2.54
华北	87.47	88.04	86.78	0.57	−1.26
华中	84.53	85.90	84.78	1.37	−1.12
华南	84.13	82.17	84.12	−1.96	1.95
西南	84.32	84.86	84.49	0.54	−0.37
西北	91.08	87.53	85.80	−3.55	−1.73
不同等级					
三级医院	86.67	85.97	85.53	−0.70	−0.44
二级医院	84.48	84.62	84.30	0.14	−0.32
不同类型					
综合医院	86.17	85.51	85.14	−0.66	−0.37
中医医院	85.12	85.55	85.14	0.43	−0.41
妇幼保健院	84.77	85.82	86.15	1.05	0.33
不同性质					
公立医院	85.33	85.25	84.79	−0.08	−0.46
民营医院	86.81	88.60	87.14	1.79	−1.46

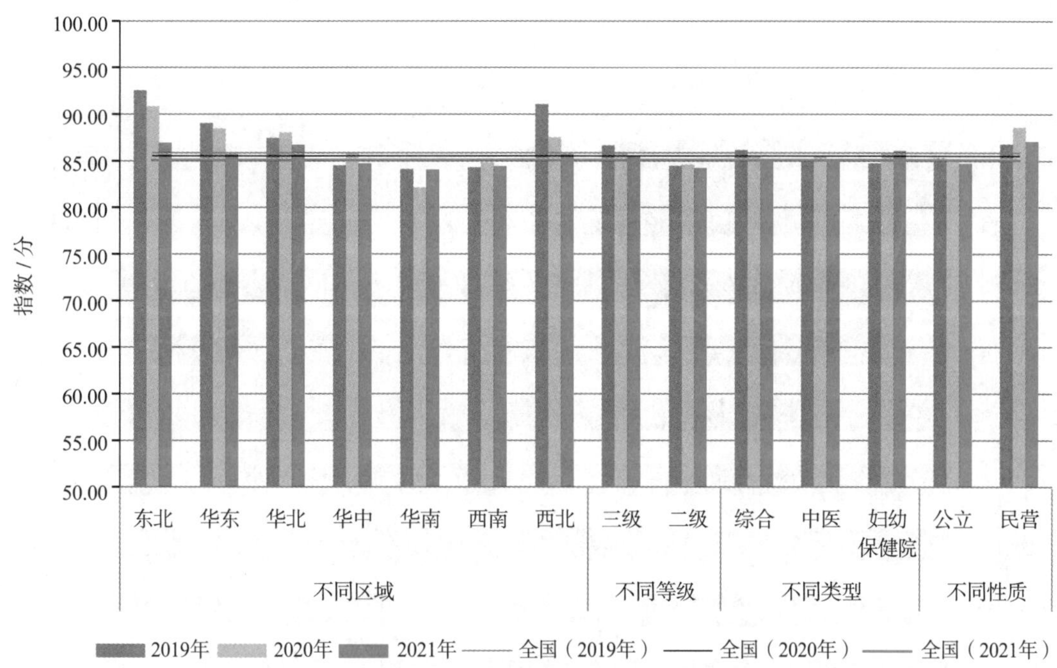

图 4-146　患者隐私保护 2019—2021 年分析结果统计图

2019—2021 年患者隐私保护（表 4-68、图 4-147 ~ 图 4-150）测评结果显示，有超过 85.00% 的患者对患者隐私保护满意；历史对比结果显示，2020 年与 2019 年相比，对患者隐私保护很满意的患者占比有所下降，2021 年与 2020 年相比，对患者隐私保护很满意的患者占比有所上升。

表 4-58　患者隐私保护 2019—2021 年分析结果

患者隐私保护	人数占比 /%			差值 /%	
	2019 年	2020 年	2021 年	2020 年与 2019 年	2021 年与 2020 年
很满意	40.69	38.73	41.11	–1.96	2.38
满意	52.13	52.68	48.17	0.55	–4.51
一般	5.78	7.43	8.61	1.65	1.18
不满意	1.04	0.99	1.83	–0.05	0.84
很不满意	0.36	0.17	0.28	–0.19	0.11

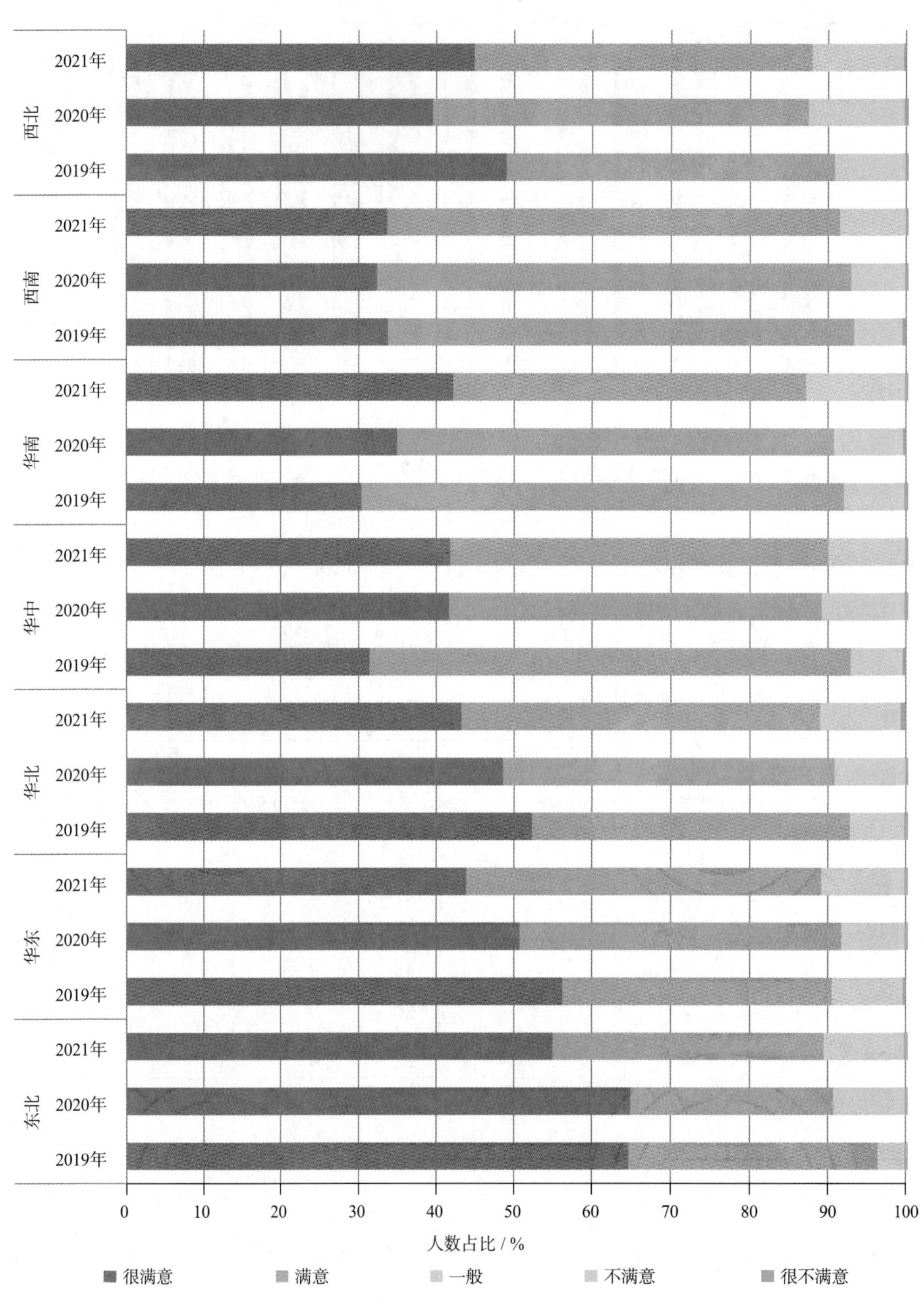

图 4-147　不同区域医院患者隐私保护 2019—2021 年分析结果统计图

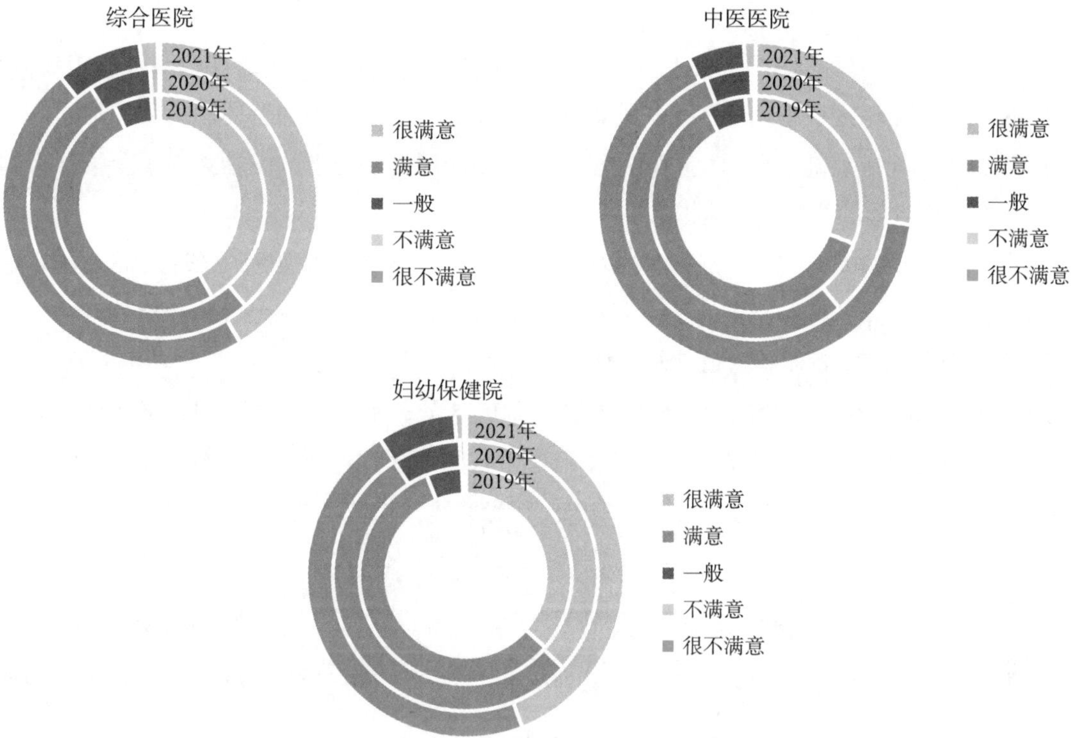

图 4-148 不同类型医院患者隐私保护 2019—2021 年分析结果统计图

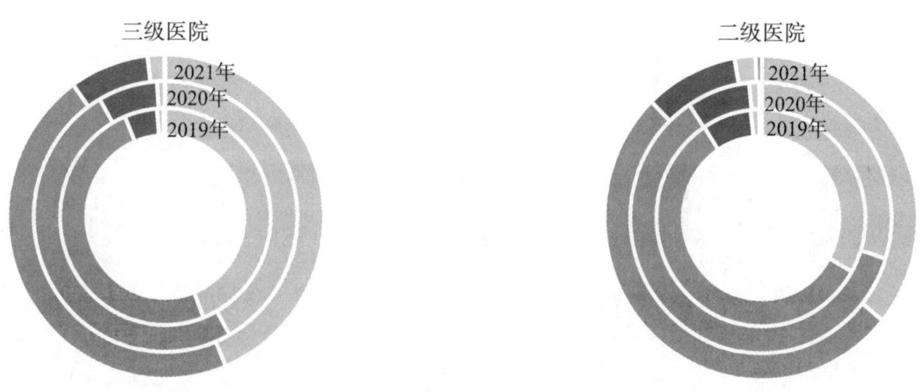

图 4-149 不同等级医院患者隐私保护 2019—2021 年分析结果统计图

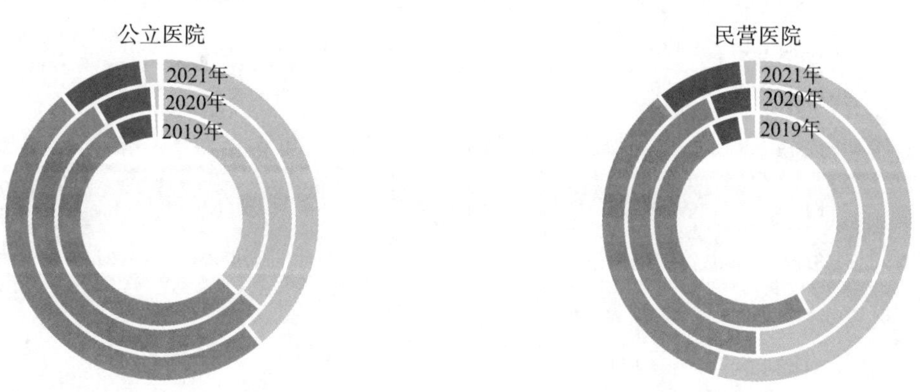

图 4-150 不同性质医院患者隐私保护 2019—2021 年分析结果统计图

5. 诊疗效果分析

2019—2021 年患者隐私保护（表 4-59，图 4-151）评价结果显示，2021 年患者体验指数为 84.43 分；不同区域中东北地区、华北地区、华北地区、西北地区高于全国患者体验指数；不同等级医院中三级医院患者体验指数高于全国；不同类型医院中妇幼保健院患者体验指数高于全国；不同性质医院中民营医院患者体验指数高于全国。

2020 年与 2019 年相比，全国患者体验指数下降 0.27 分；不同区域医院中东北地区、华东地区、华南地区、西北地区患者体验指数有所下降；不同等级医院中三级医院患者体验指数有所下降；不同类型医院中综合医院患者体验指数有所下降。

2021 年与 2020 年相比，全国患者体验指数下降 0.35 分；不同区域医院中除华南地区、西南地区患者体验指数有所上升外，其余地区患者体验指数有所下降；不同等级、不同性质医院患者体验指数均有下降；不同类型医院中综合医院、中医医院患者体验指数有所下降。

表 4-59　诊疗效果 2019—2021 年分析结果

类别	患者体验指数 / 分			患者体验指数差值 / 分	
	2019 年	2020 年	2021 年	2020 年与 2019 年	2021 年与 2020 年
全国	85.05	84.78	84.43	−0.27	−0.35
不同区域					
东北	92.18	91.13	86.78	−1.05	−4.35
华东	88.67	87.97	85.36	−0.70	−2.61
华北	86.94	87.33	86.00	0.39	−1.33
华中	84.30	85.14	83.88	0.84	−1.26
华南	83.32	82.11	83.28	−1.21	1.17
西南	83.26	83.84	83.86	0.58	0.02
西北	89.57	85.53	84.99	−4.04	−0.54
不同等级					
三级医院	85.86	85.06	84.83	−0.80	−0.23
二级医院	83.64	84.16	83.50	0.52	−0.66
不同类型					
综合医院	85.37	84.78	84.43	−0.59	−0.35
中医医院	84.11	84.74	84.20	0.63	−0.54
妇幼保健院	83.60	84.77	85.55	1.17	0.78
不同性质					
公立医院	84.48	84.51	84.02	0.03	−0.49
民营医院	86.35	86.95	86.91	0.60	−0.04

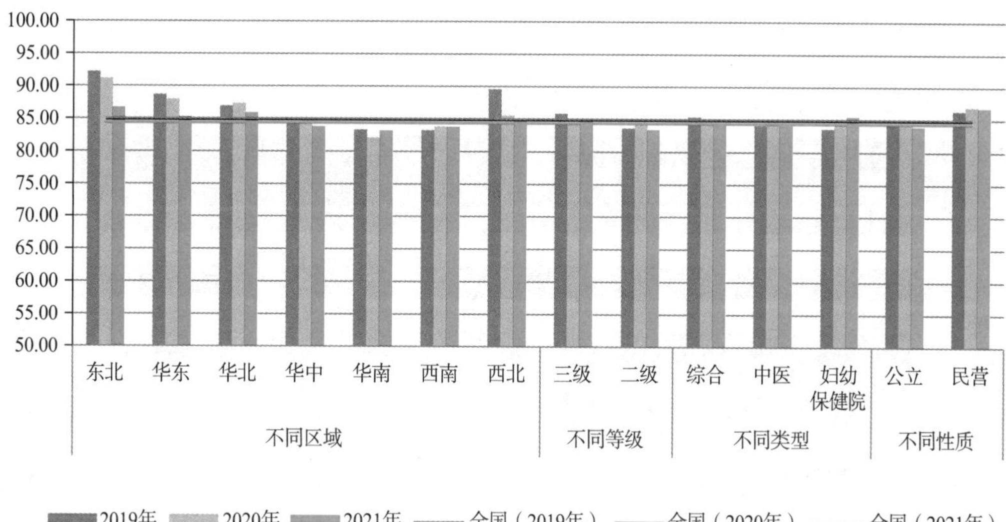

图 4-151 诊疗效果 2019—2021 年分析结果统计图

（1）疼痛与舒适管理：2019—2021 年疼痛与舒适管理（表 4-60、图 4-152 ~ 图 4-155）测评结果显示，有超过 85.00% 的患者感知疼痛与舒适管理满意；历史对比结果显示，2020 年与 2019 年相比，对疼痛与舒适管理很满意的患者占比有所下降，2021 年与 2020 年相比，对疼痛与舒适管理很满意的患者占比有所上升。

表 4-60 疼痛与舒适管理 2019—2021 年分析结果

疼痛与舒适管理	人数占比 /%			差值 /%	
	2019 年	2020 年	2021 年	2020 年与 2019 年	2021 年与 2020 年
很满意	40.31	36.85	40.59	−3.46	3.74
满意	50.50	52.39	47.89	1.89	−4.50
一般	7.87	9.87	9.60	2.00	−0.27
不满意	1.19	0.83	1.79	−0.36	0.96
很不满意	0.13	0.06	0.13	−0.07	0.07

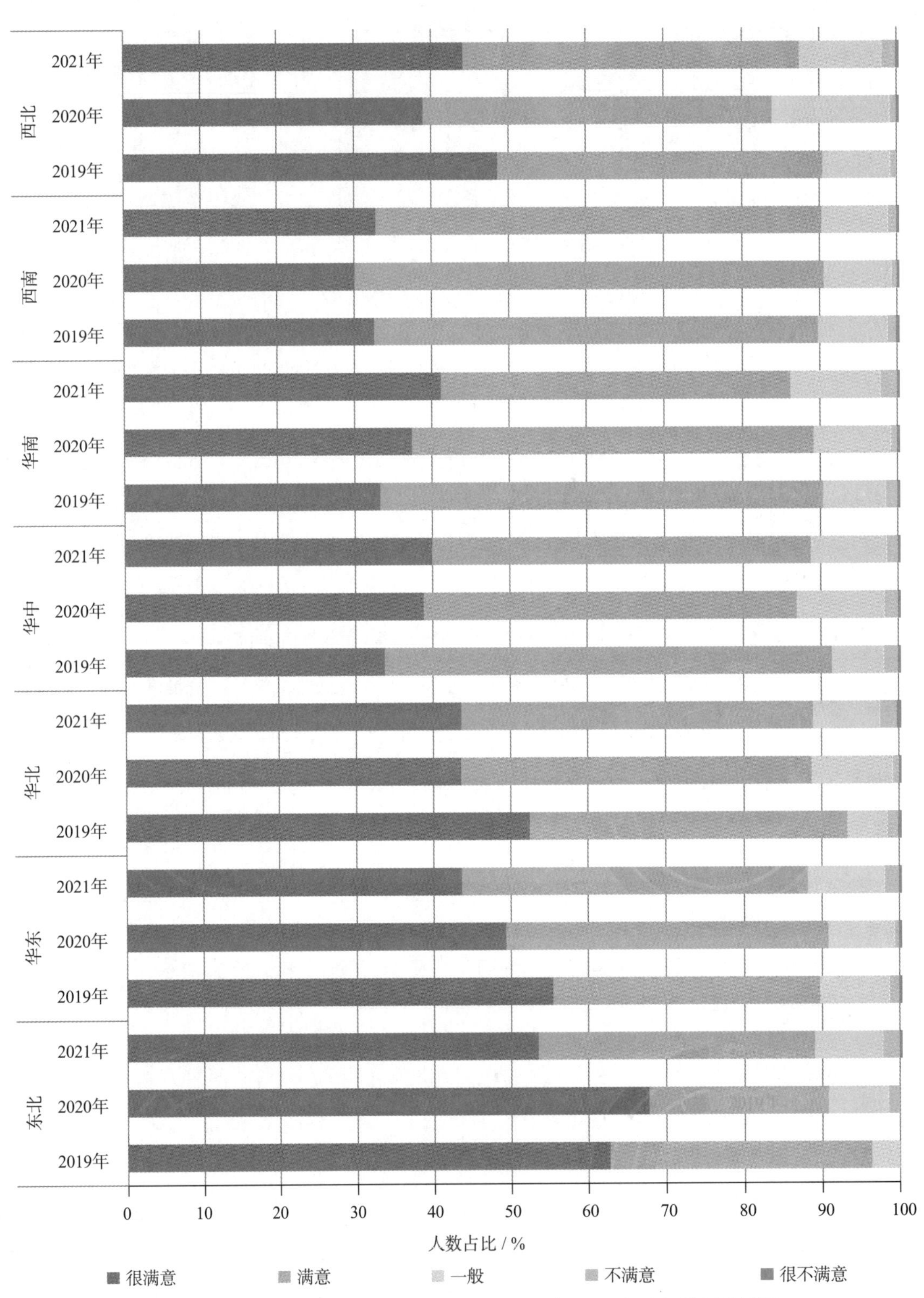

图 4-152　不同区域医院疼痛与舒适管理 2019—2021 年分析结果统计图

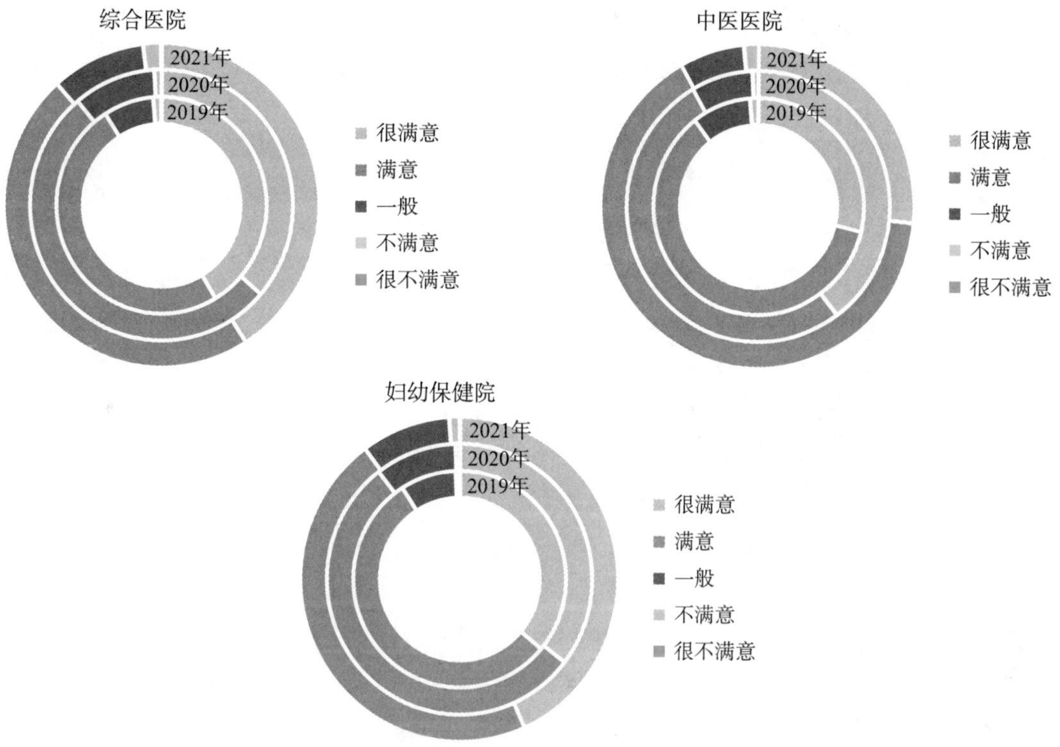

图 4-153　不同类型医院疼痛与舒适管理 2019—2021 年分析结果统计图

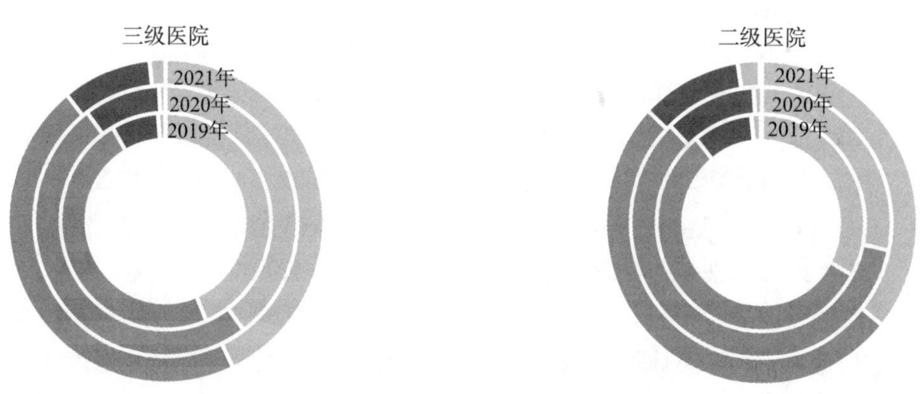

图 4-154　不同等级医院疼痛与舒适管理 2019—2021 年分析结果统计图

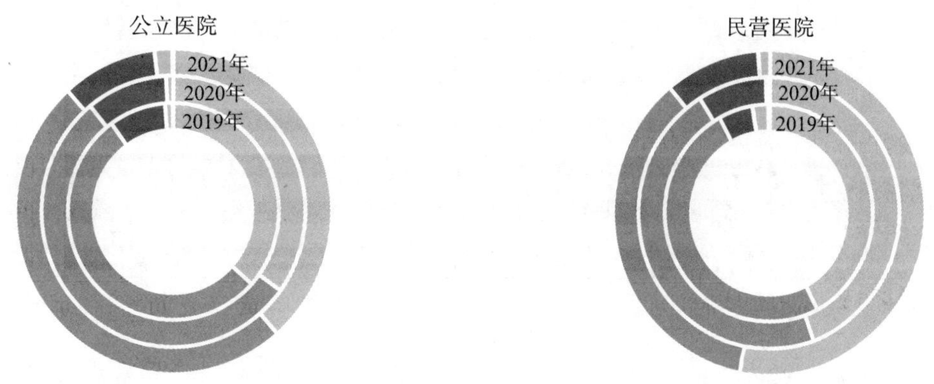

图 4-155　不同性质医院疼痛与舒适管理 2019—2021 年分析结果统计图

（2）疾病症状改善程度：2019—2021 年疾病症状改善程度（表 4-61，图 4-156 ~ 图 4-159）测评结果显示，有超过 85.00% 的患者感知疾病症状改善程度满意；历史对比结果显示，2020 年与 2019 年相比，对疾病症状改善程度很满意的患者占比有所下降，2021 年与 2020 年相比，对疾病症状改善程度很满意的患者占比有所上升。

表 4-61　疾病症状改善程度 2019—2021 年分析结果

疾病症状改善程度	人数占比 /%			差值 /%	
	2019 年	2020 年	2021 年	2020 年与 2019 年	2021 年与 2020 年
很满意	37.28	36.29	38.78	–0.99	2.49
满意	52.92	52.64	47.98	–0.28	–4.66
一般	8.59	10.07	11.58	1.48	1.51
不满意	1.10	0.95	1.58	–0.15	0.63
很不满意	0.11	0.05	0.08	–0.06	0.03

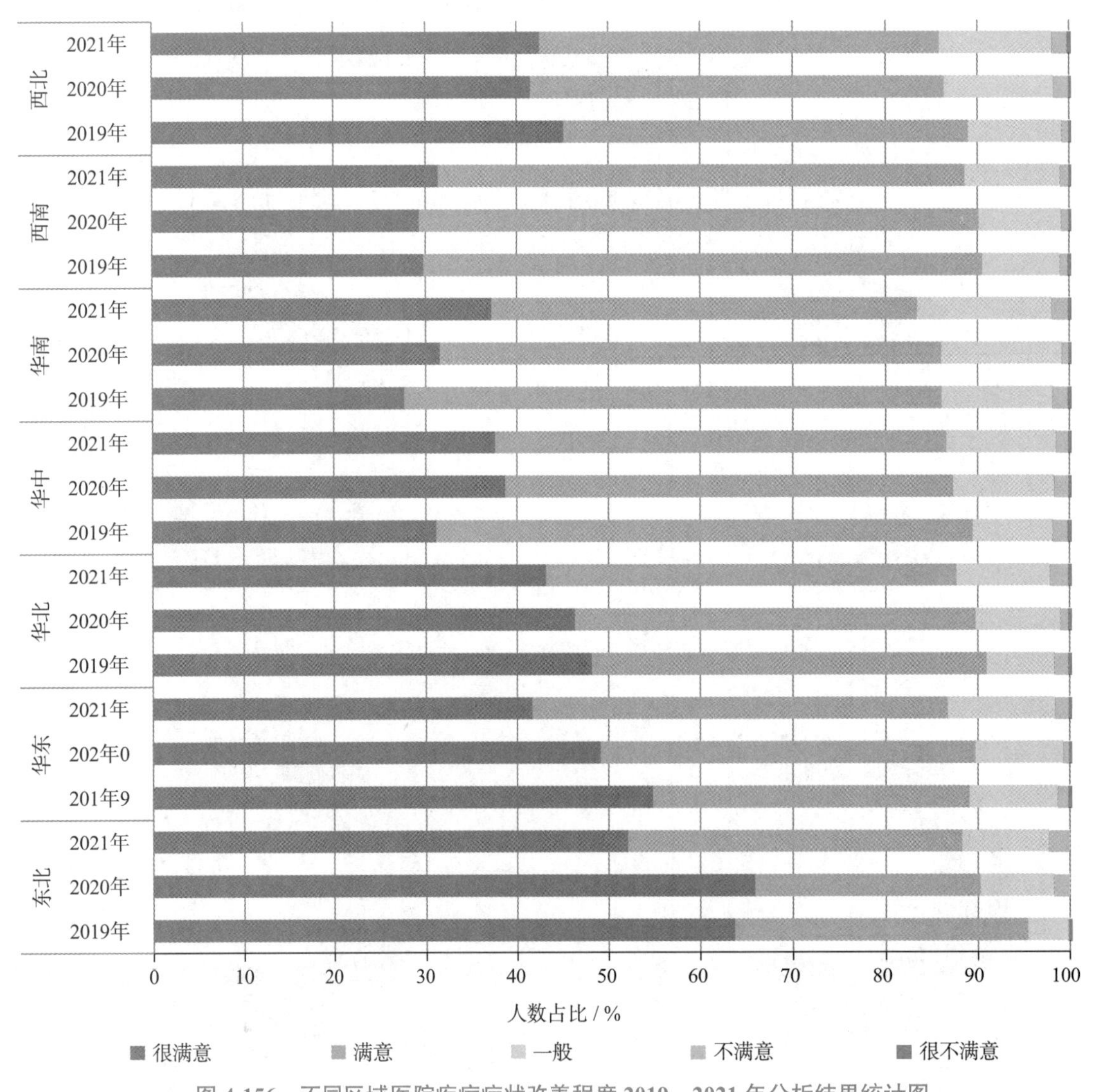

图 4-156　不同区域医院疾病症状改善程度 2019—2021 年分析结果统计图

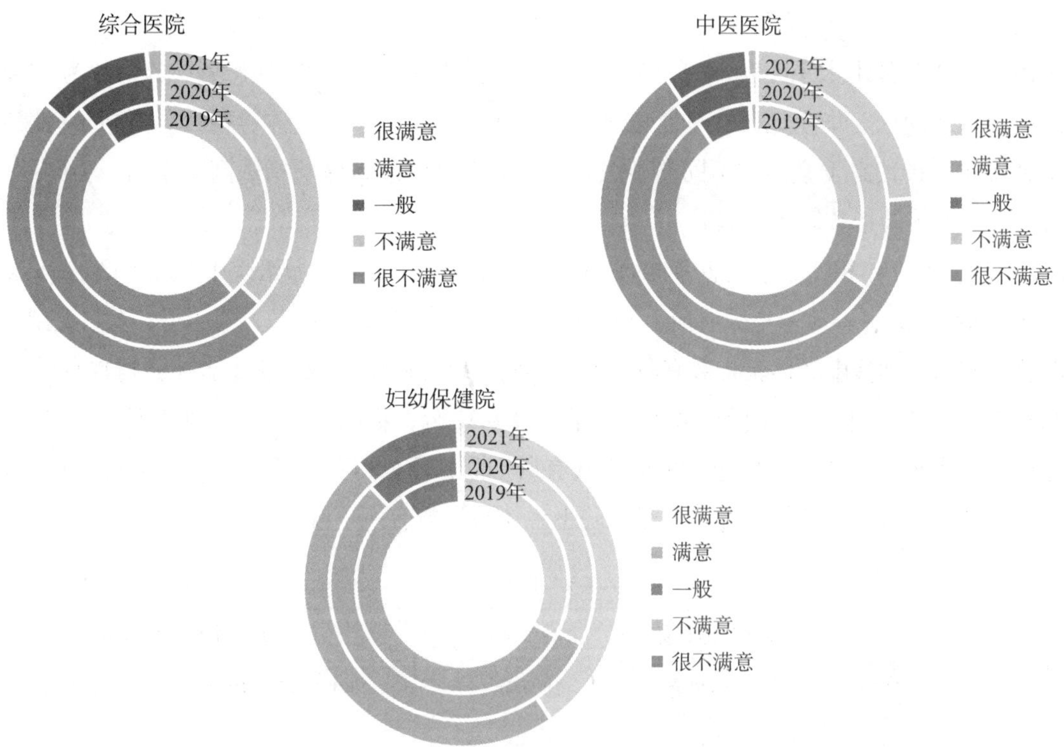

图 4-157　不同类型医院疾病症状改善程度 2019—2021 年分析结果统计图

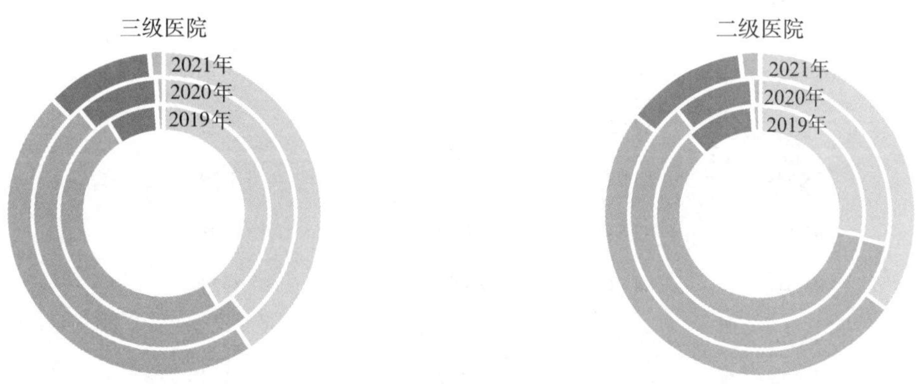

图 4-158　不同等级医院疾病症状改善程度 2019—2021 年分析结果统计图

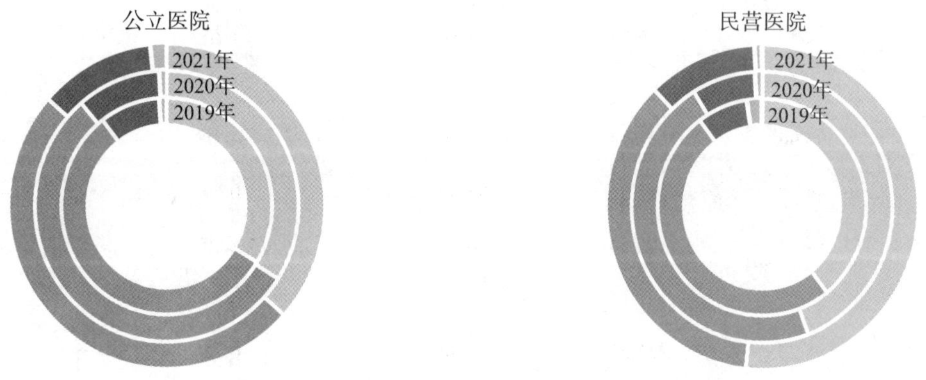

图 4-159　不同性质医院疾病症状改善程度 2019—2021 年分析结果统计图

6. 技术水平分析

2019—2021 年技术水平（表 4-62，图 4-160）评价结果显示，2021 年患者体验指数为 85.48 分；不同区域中东北地区、华东地区、华北地区、西北地区高于全国患者体验指数；不同等级医院中三级医院患者体验指数高于全国；不同类型医院中妇幼保健院患者体验指数高于全国；不同性质医院中民营医院患者体验指数高于全国。

2020 年与 2019 年相比，全国患者体验指数上升 0.11 分；不同区域医院中东北地区、华北地区、华中地区、西南地区患者体验指数有所上升；不同性质医院患者体验指数均有上升；不同类型医院中，中医医院、妇幼保健院患者体验指数有所上升；不同等级医院中二级医院患者体验指数有所上升。

2021 年与 2020 年相比，全国患者体验指数下降 0.32 分；不同区域医院中东北地区、华东地区、华北地区、华中地区、西北地区患者体验指数有所下降；不同等级、不同性质医院患者体验指数均有下降；不同类型医院中综合医院、中医医院患者体验指数有所下降。

表 4-62　技术水平 2019—2021 年分析结果

类别	患者体验指数 / 分			患者体验指数差值 / 分	
	2019 年	2020 年	2021 年	2020 年与 2019 年	2021 年与 2020 年
全国	85.69	85.80	85.48	0.11	−0.32
不同区域					
东北	93.10	93.51	87.10	0.41	−6.41
华东	89.82	89.41	86.33	−0.41	−3.08
华北	87.72	89.05	86.77	1.33	−2.28
华中	85.54	86.93	85.24	1.39	−1.69
华南	85.13	83.53	84.49	−1.60	0.96
西南	83.57	84.31	84.81	0.74	0.50
西北	90.76	88.01	86.67	−2.75	−1.34
不同等级					
三级医院	86.96	86.33	85.93	−0.63	−0.40
二级医院	83.45	84.68	84.46	1.23	−0.22
不同类型					
综合医院	85.96	85.88	85.46	−0.08	−0.42
中医医院	84.70	85.39	85.00	0.69	−0.39
妇幼保健院	84.54	85.54	86.53	1.00	0.99
不同性质					
公立医院	85.25	85.51	85.06	0.26	−0.45
民营医院	85.52	88.45	87.83	2.93	−0.62

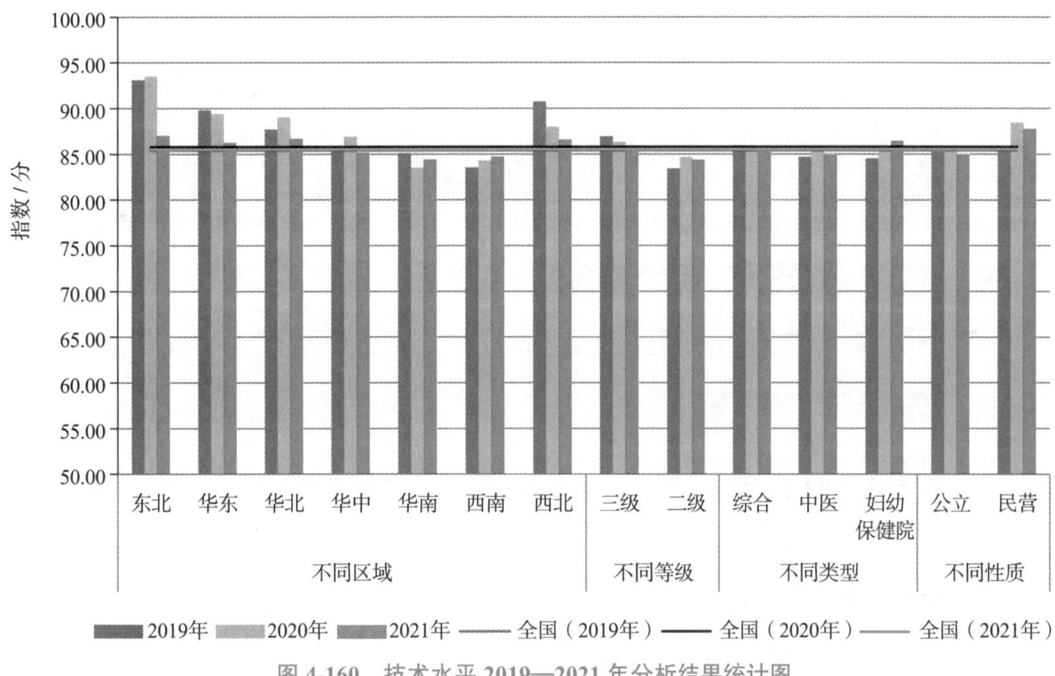

图 4-160 技术水平 2019—2021 年分析结果统计图

2019—2021 年医生技术水平（表 4-63，图 4-161 ~ 图 4-164）测评结果显示，有超过 85.00% 的患者感知医生技术水平高；历史对比结果显示，2020 年与 2019 年相比，感知医生技术水平很好的患者占比有所下降，2021 年与 2020 年相比，感知医生技术水平很好的患者占比有所上升。

表 4-63 医生技术水平 2019—2021 年分析结果

医生技术水平	人数占比 /%			差值 /%	
	2019 年	2020 年	2021 年	2020 年与 2019 年	2021 年与 2020 年
很好	41.97	41.31	43.20	−0.66	1.89
好	49.25	48.95	44.97	−0.30	−3.98
一般	7.69	8.90	10.29	1.21	1.39
不好	0.91	0.80	1.47	−0.11	0.67
很不好	0.18	0.04	0.07	−0.14	0.03

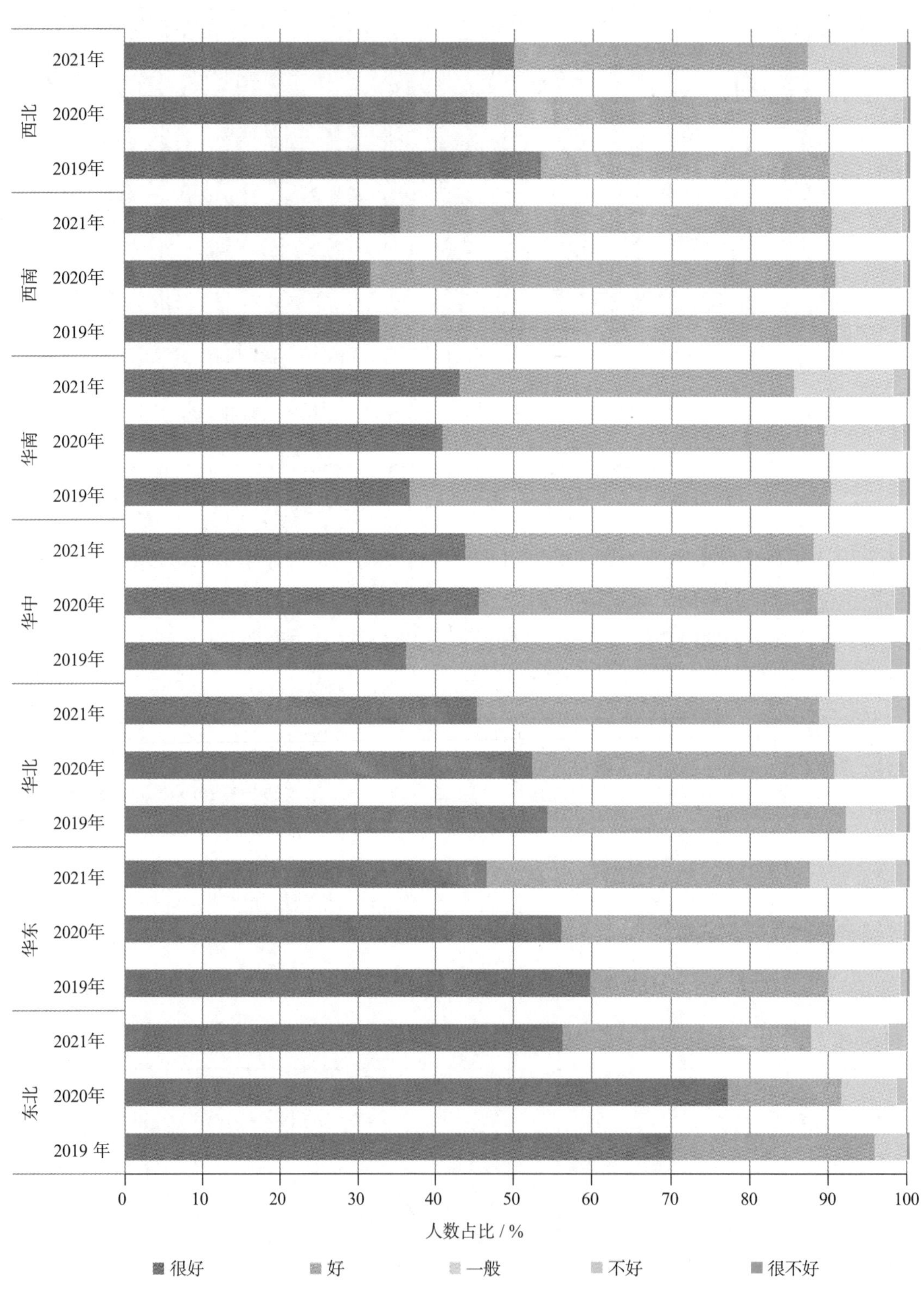

图 4-161　不同区域医院医生技术水平 2019—2021 年分析结果统计图

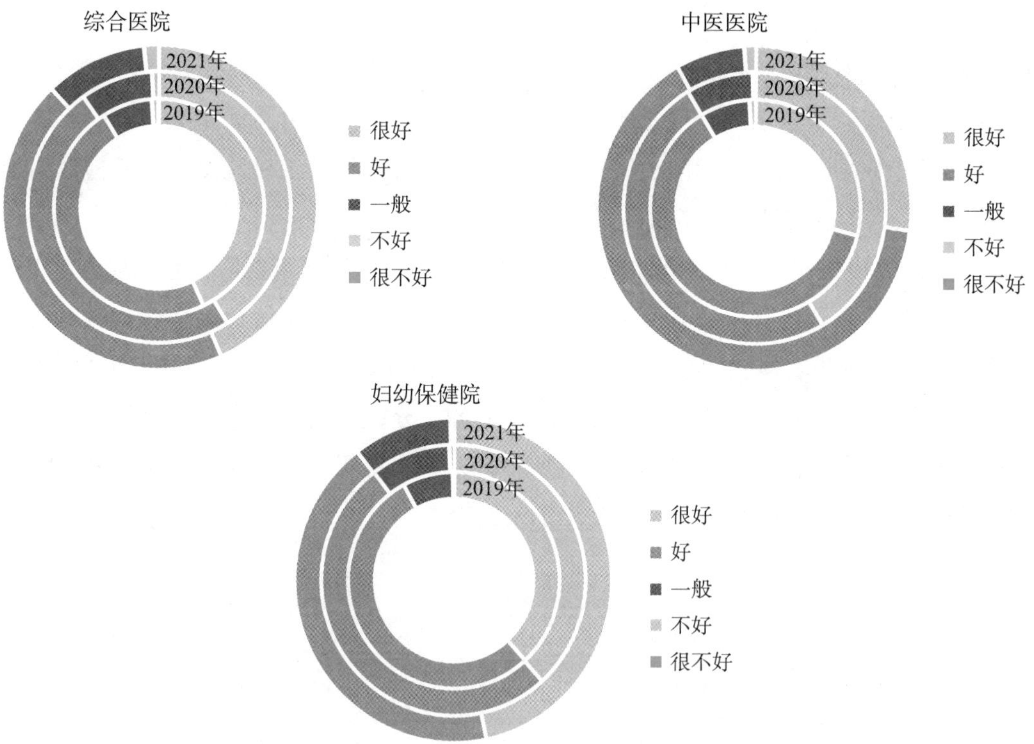

图 4-162　不同类型医院医生技术水平 2019—2021 年分析结果统计图

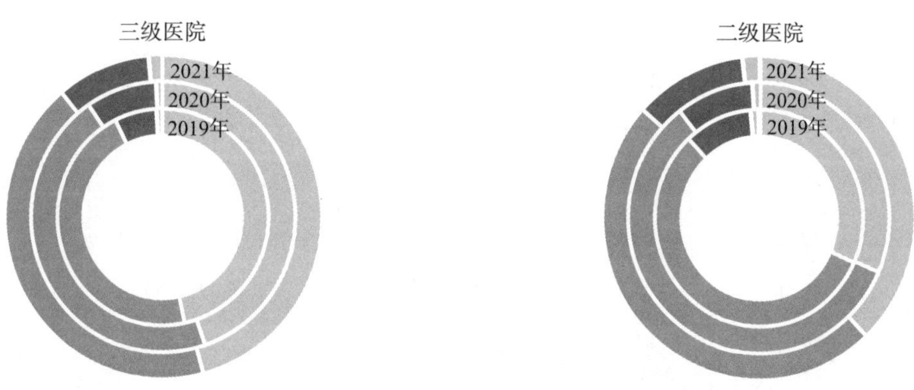

图 4-163　不同等级医院医生技术水平 2019—2021 年分析结果统计图

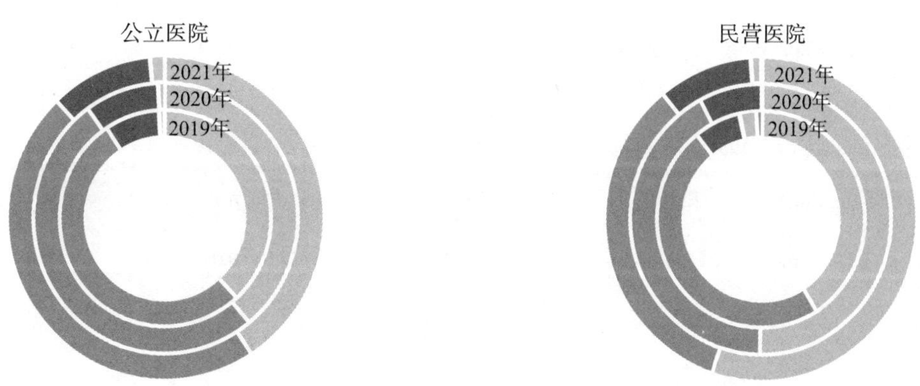

图 4-164　不同性质医院医生技术水平 2019—2021 年分析结果统计图

7. 查对制度分析

2019—2021 年查对制度（表 4-64，图 4-165）评价结果显示，2021 年患者体验指数为 84.12 分；不同区域中东北地区、华东地区、华北地区、西北地区高于全国患者体验指数；不同等级医院中三级医院患者体验指数高于全国；不同类型医院中，中医医院、妇幼保健院患者体验指数高于全国；不同性质医院中民营医院患者体验指数高于全国。

2020 年与 2019 年相比，全国患者体验指数下降 0.16 分；不同区域医院中东北地区、华东地区、华南地区、西北地区患者体验指数有所下降；不同等级医院中三级医院患者体验指数有所下降；不同类型医院中综合医院患者体验指数有所下降，不同性质医院中公立医院患者体验指数有所下降。

2021 年与 2020 年相比，全国患者体验指数下降 0.63 分；不同区域医院中除华南地区患者体验指数有所上升外，其余地区患者体验指数均有所下降；不同等级、不同性质医院患者体验指数均有下降；不同类型医院中综合医院患者体验指数有所下降。

表 4-64　查对制度 2019—2021 年分析结果

类别	患者体验指数 / 分			患者体验指数差值 / 分	
	2019 年	2020 年	2021 年	2020 年与 2019 年	2021 年与 2020 年
全国	84.91	84.75	84.12	−0.16	−0.63
不同区域					
东北	91.36	90.78	85.94	−0.58	−4.84
华东	88.10	87.55	84.79	−0.55	−2.76
华北	85.97	87.00	85.43	1.03	−1.57
华中	83.77	84.81	82.95	1.04	−1.86
华南	84.21	82.82	83.62	−1.39	0.80
西南	83.51	83.88	83.53	0.37	−0.35
西北	89.00	85.38	84.88	−3.62	−0.50
不同等级					
三级医院	85.99	85.17	84.72	−0.82	−0.45
二级医院	83.02	83.85	82.70	0.83	−1.15
不同类型					
综合医院	85.12	84.80	84.09	−0.32	−0.71
中医医院	84.04	84.43	84.50	0.39	0.07
妇幼保健院	84.63	84.68	85.29	0.05	0.61
不同性质					
公立医院	84.59	84.49	83.77	−0.10	−0.72
民营医院	84.64	86.87	85.94	2.23	−0.93

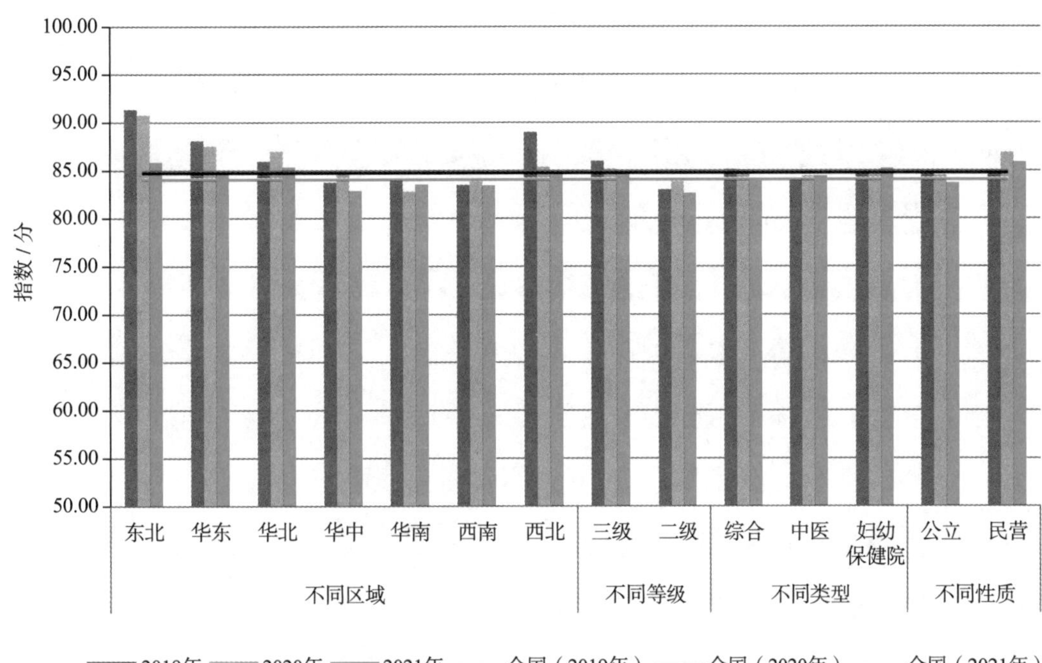

图 4-165　查对制度 2019—2021 年分析结果统计图

2019—2021 年患者识别情况（表 4-65，图 4-166 ~ 图 4-169）测评结果显示，有超过 85.00% 的对患者识别情况满意；历史对比结果显示，2020 年与 2019 年相比，对患者识别情况很满意的占比有所下降，2021 年与 2020 年相比，对患者识别情况很满意的占比有所上升。

表 4-65　患者识别情况 2019—2021 年分析结果

患者识别情况	人数占比 /%			差值 /%	
	2019 年	2020 年	2021 年	2020 年与 2019 年	2021 年与 2020 年
很满意	37.26	35.13	36.07	−2.13	0.94
满意	55.28	56.08	52.69	0.80	−3.39
一般	5.99	7.68	9.32	1.69	1.64
不满意	1.03	0.91	1.73	−0.12	0.82
未核查	0.44	0.20	0.19	−0.24	−0.01

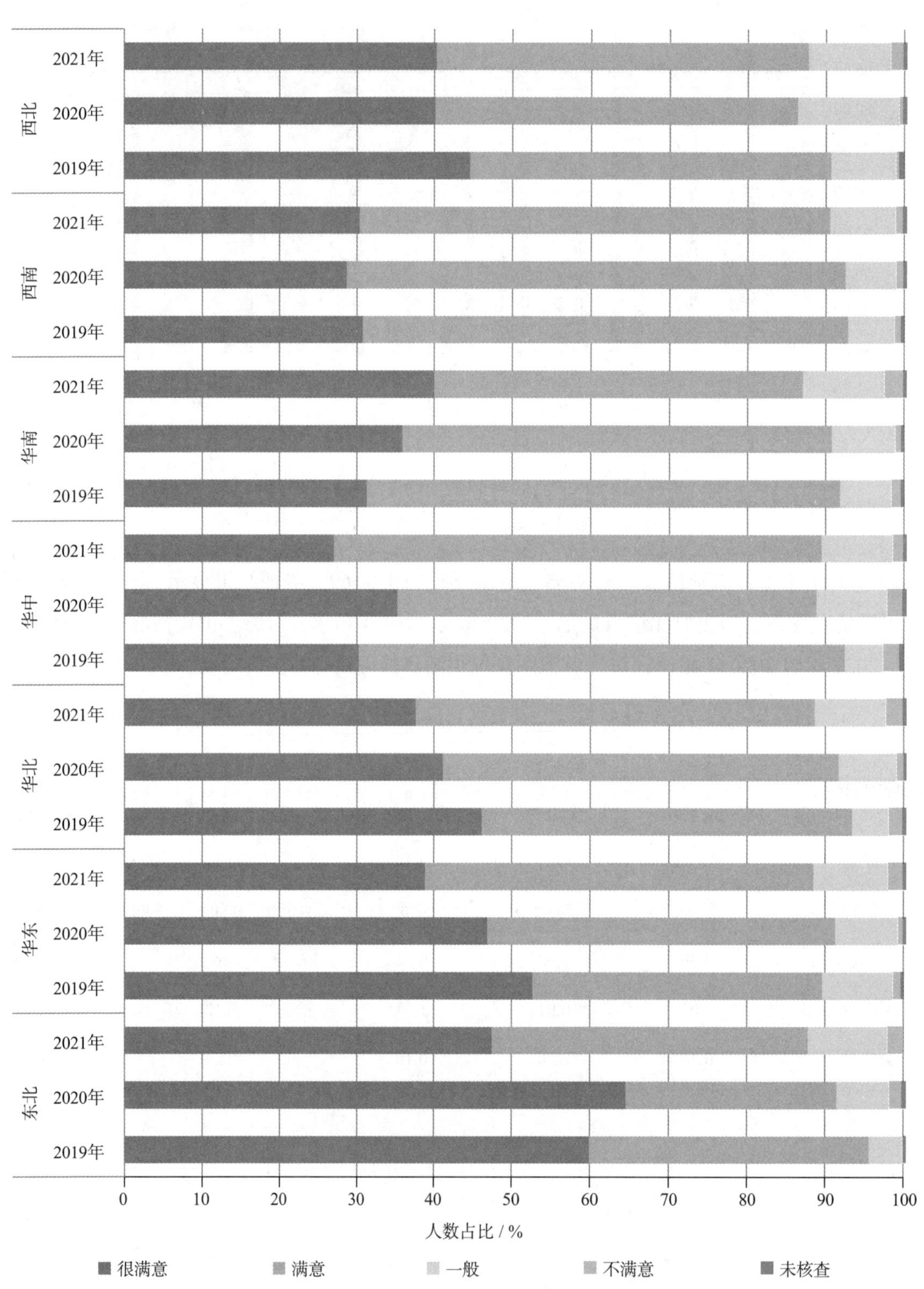

图 4-166　不同区域医院患者识别情况 2019—2021 年分析结果统计图

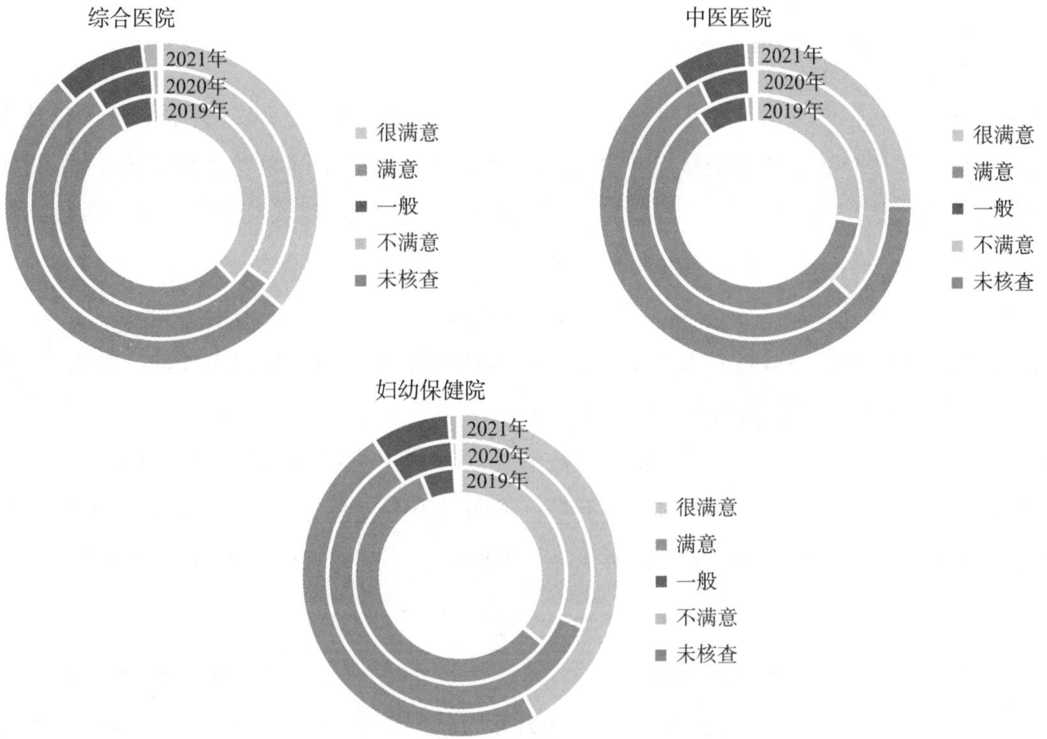

图 4-167　不同类型医院患者识别情况 2019—2021 年分析结果统计图

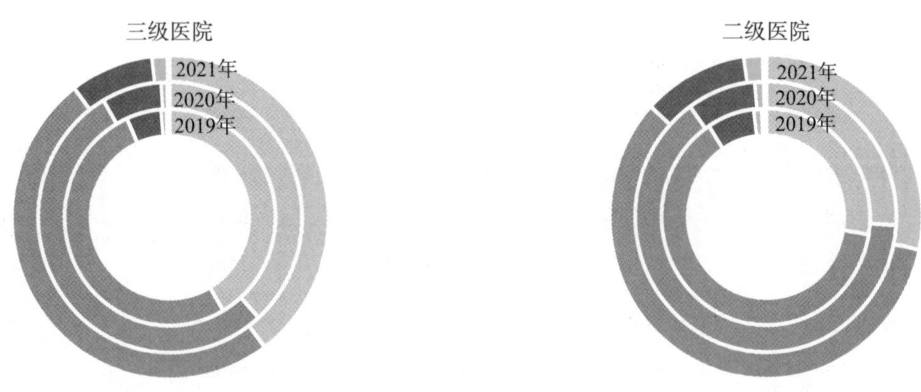

图 4-168　不同等级医院患者识别情况 2019—2021 年分析结果统计图

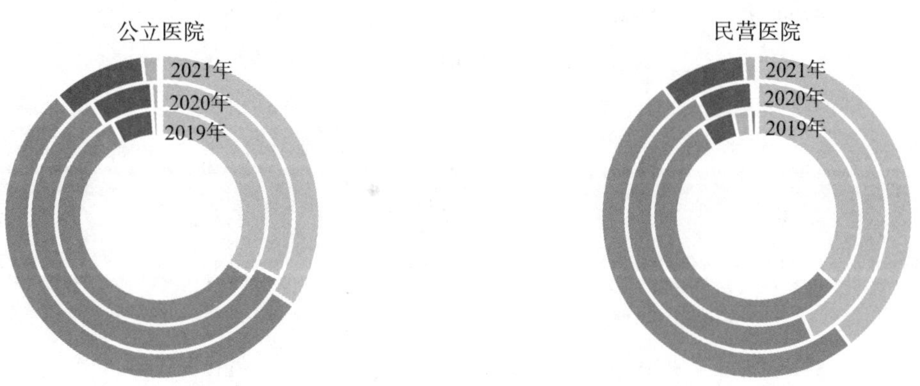

图 4-169　不同性质医院患者识别情况 2019—2021 年分析结果统计图

（三）住院医患沟通分析

2019—2021 年住院医患沟通（表 4-66，图 4-170）评价结果显示，2021 年患者体验指数为 85.86 分；不同区域中东北地区、华东地区、华北地区、西北地区高于全国患者体验指数；不同等级医院中三级医院患者体验指数高于全国；不同类型医院中，中医医院、妇幼保健院患者体验指数高于全国；不同性质医院中民营医院患者体验指数高于全国。

2020 年与 2019 年相比，全国患者体验指数下降 0.11 分；不同区域医院中东北地区、华东地区、华南地区、西北地区患者体验指数有所下降；不同等级医院中三级医院患者体验指数有所下降；不同类型医院中综合医院患者体验指数有所下降。

2021 年与 2020 年相比，全国患者体验指数下降 0.07 分；除华南地区、西南地区患者体验指数有所上升外，其余地区患者体验指数均有所下降；不同等级医院中二级医院患者体验指数有所下降；不同类型医院中综合医院患者体验指数有所下降；不同性质医院患者体验指数均有下降。

表 4-66　住院医患沟通 2019—2021 年分析结果

类别	患者体验指数 / 分			患者体验指数差值 / 分	
	2019 年	2020 年	2021 年	2020 年与 2019 年	2021 年与 2020 年
全国	86.04	85.93	85.86	−0.11	−0.07
不同区域					
东北	92.46	91.85	86.83	−0.61	−5.02
华东	89.52	88.92	86.56	−0.60	−2.36
华北	87.00	88.18	87.12	1.18	−1.06
华中	85.51	86.38	85.47	0.87	−0.91
华南	84.79	83.33	85.08	−1.46	1.75
西南	84.54	85.07	85.26	0.53	0.19
西北	90.94	86.86	86.70	−4.08	−0.16
不同等级					
三级医院	86.90	86.26	86.26	−0.64	0.00
二级医院	84.53	85.21	84.95	0.68	−0.26
不同类型					
综合医院	86.28	85.90	85.84	−0.38	−0.06
中医医院	85.20	85.93	86.02	0.73	0.09
妇幼保健院	85.31	86.17	87.07	0.86	0.90
不同性质					
公立医院	85.54	85.64	85.53	0.10	−0.11
民营医院	86.91	88.85	87.32	1.94	−1.53

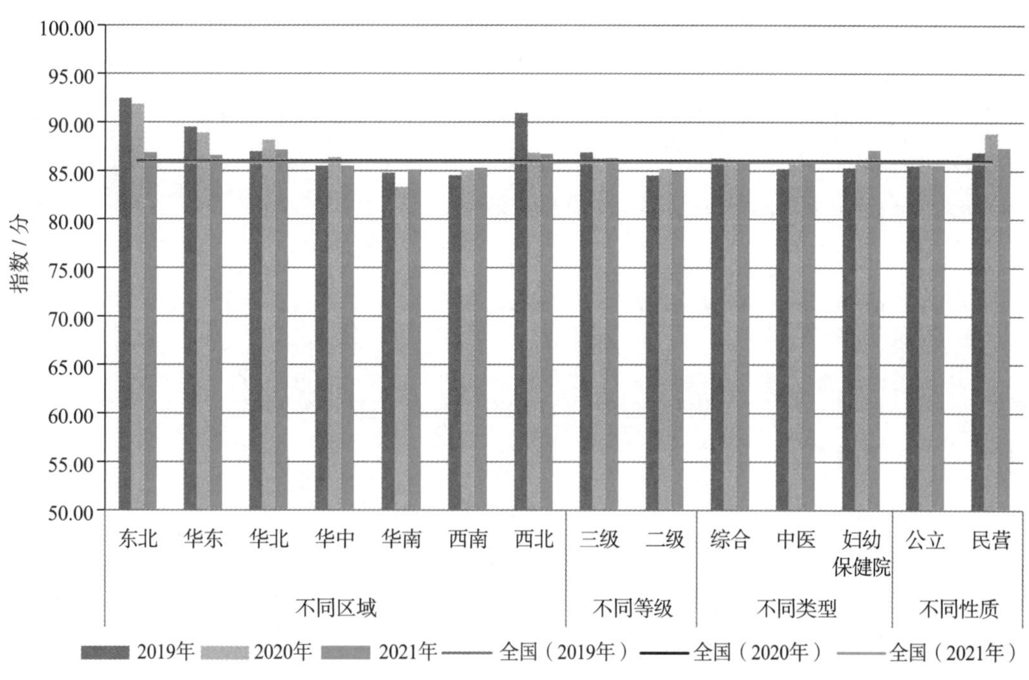

图 4-170　住院医患沟通 2019—2021 年分析结果统计图

1. 诊疗告知分析

2019—2021 年诊疗告知（表 4-67，图 4-171）评价结果显示，2021 年患者体验指数为 86.12 分；不同区域中东北地区、华东地区、华北地区、西北地区高于全国患者体验指数；不同等级医院中三级医院患者体验指数高于全国；不同类型医院中妇幼保健院患者体验指数高于全国；不同性质医院中民营医院患者体验指数高于全国。

2020 年与 2019 年相比，全国患者体验指数下降 0.07 分；不同区域医院中东北地区、华东地区、华南地区、西北地区患者体验指数有所下降；不同等级医院中三级医院患者体验指数有所下降；不同类型医院中综合医院患者体验指数有所下降。

2021 年与 2020 年相比，全国患者体验指数下降 0.55 分；不同区域医院中除华南地区患者体验指数有所上升外，其余地区患者体验指数均有所下降；不同等级、不同性质医院患者体验指数均有下降；不同类型医院中综合医院、中医医院患者体验指数有所下降。

表 4-67　诊疗告知 2019—2021 年分析结果

类别	患者体验指数 / 分			患者体验指数差值 / 分	
	2019 年	2020 年	2021 年	2020 年与 2019 年	2021 年与 2020 年
全国	86.74	86.67	86.12	−0.07	−0.55
不同区域					
东北	92.78	91.81	87.04	−0.97	−4.77
华东	89.94	89.24	86.87	−0.70	−2.37
华北	87.08	88.73	87.46	1.65	−1.27

续表

类别	患者体验指数 / 分			患者体验指数差值 / 分	
	2019 年	2020 年	2021 年	2020 年与 2019 年	2021 年与 2020 年
华中	85.99	86.95	85.88	0.96	–1.07
华南	84.85	83.42	85.26	–1.43	1.84
西南	85.55	86.18	85.48	0.63	–0.70
西北	92.40	87.66	86.85	–4.74	–0.81
不同等级					
三级医院	87.47	86.87	86.35	–0.60	–0.52
二级医院	85.45	86.25	85.64	0.80	–0.61
不同类型					
综合医院	86.93	86.57	86.10	–0.36	–0.47
中医医院	86.31	87.12	85.70	0.81	–1.42
妇幼保健院	86.26	87.08	87.75	0.82	0.67
不同性质					
公立医院	86.26	86.38	85.82	0.12	–0.56
民营医院	87.21	90.00	87.36	2.79	–2.64

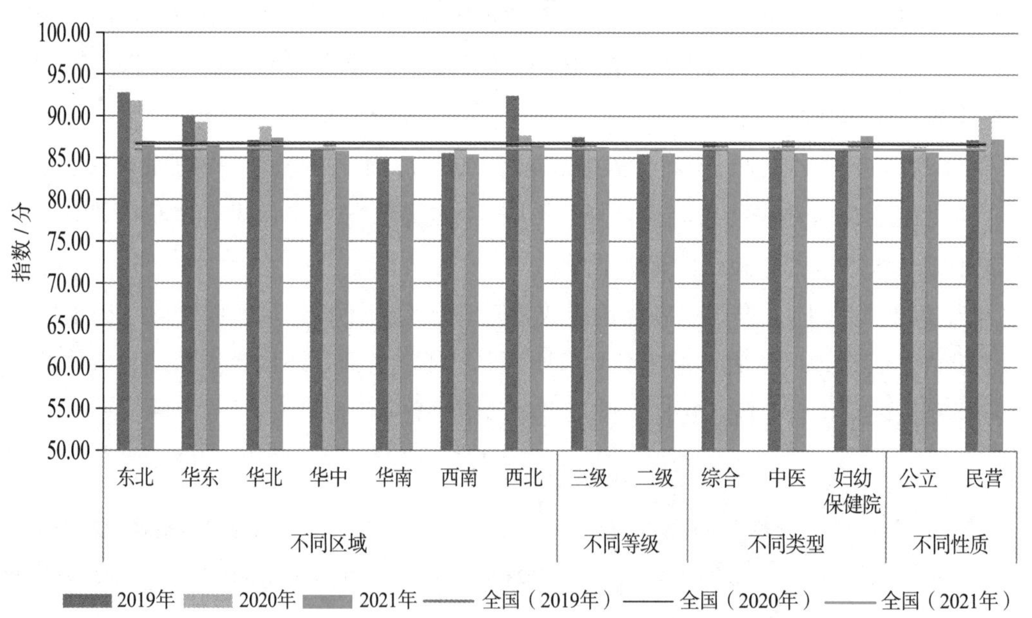

图 4-171　诊疗告知 2019—2021 年分析结果统计图

（1）病情告知：2019—2021 年病情告知（表 4-68，图 4-172 ~ 图 4-175）测评结果显示，有超过 85.00% 的患者对病情告知感到满意；历史对比结果显示，2020 年与 2019 年相比，对病情告知很满意的患者占比有所下降，2021 年与 2020 年相比，对病情告知很满意的患者占比有所上升。

表 4-68 病情告知 2019—2021 年分析结果

病情告知	人数占比 /%			差值 /%	
	2019 年	2020 年	2021 年	2020 年与 2019 年	2021 年与 2020 年
很满意	44.34	40.80	43.53	–3.54	2.73
满意	47.98	49.83	45.05	1.85	–4.78
一般	6.49	8.27	9.49	1.78	1.22
不满意	1.09	1.03	1.85	–0.06	0.82
很不满意	0.10	0.07	0.08	–0.03	0.01

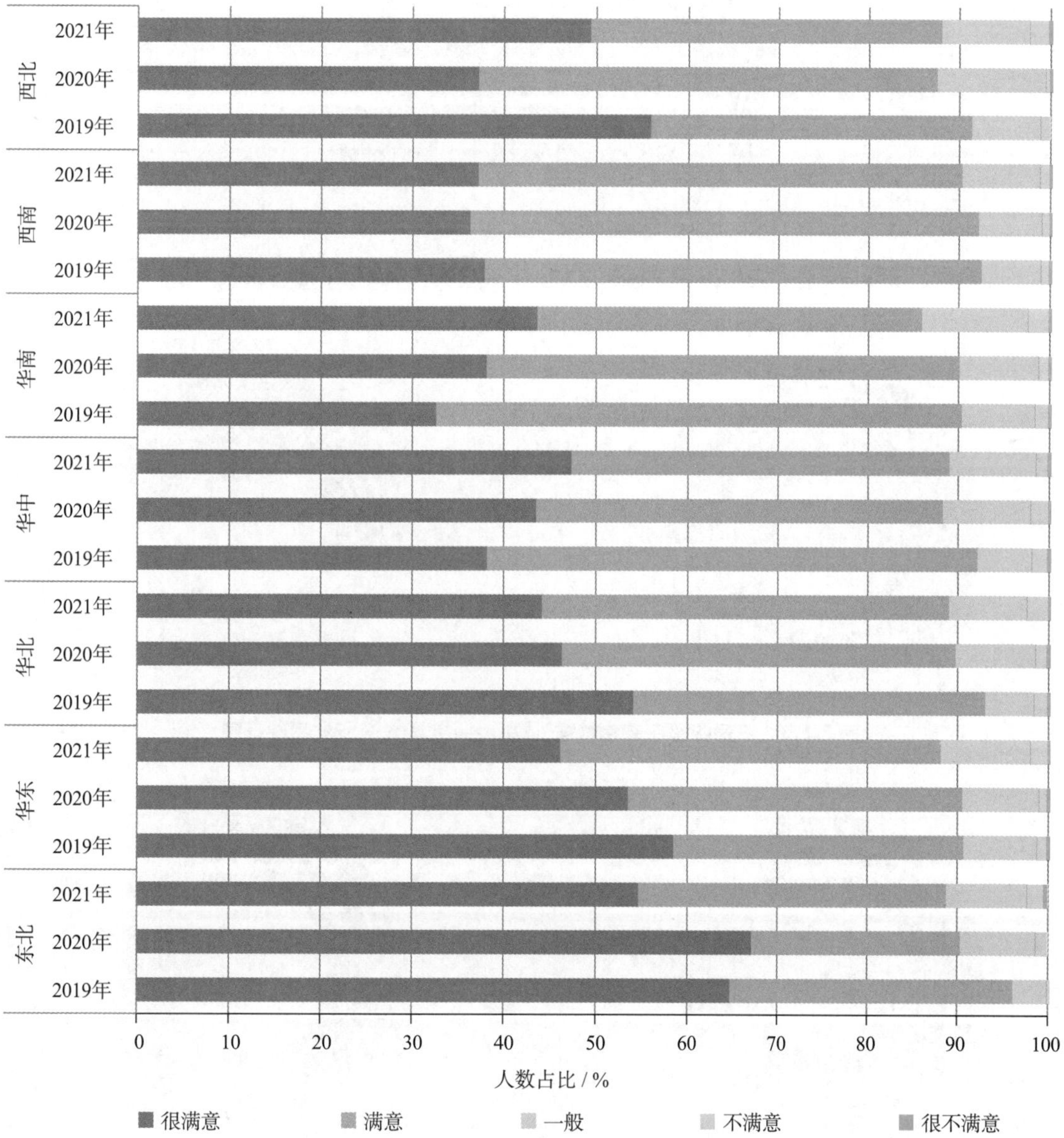

图 4-172 不同区域医院病情告知 2019—2021 年分析结果统计图

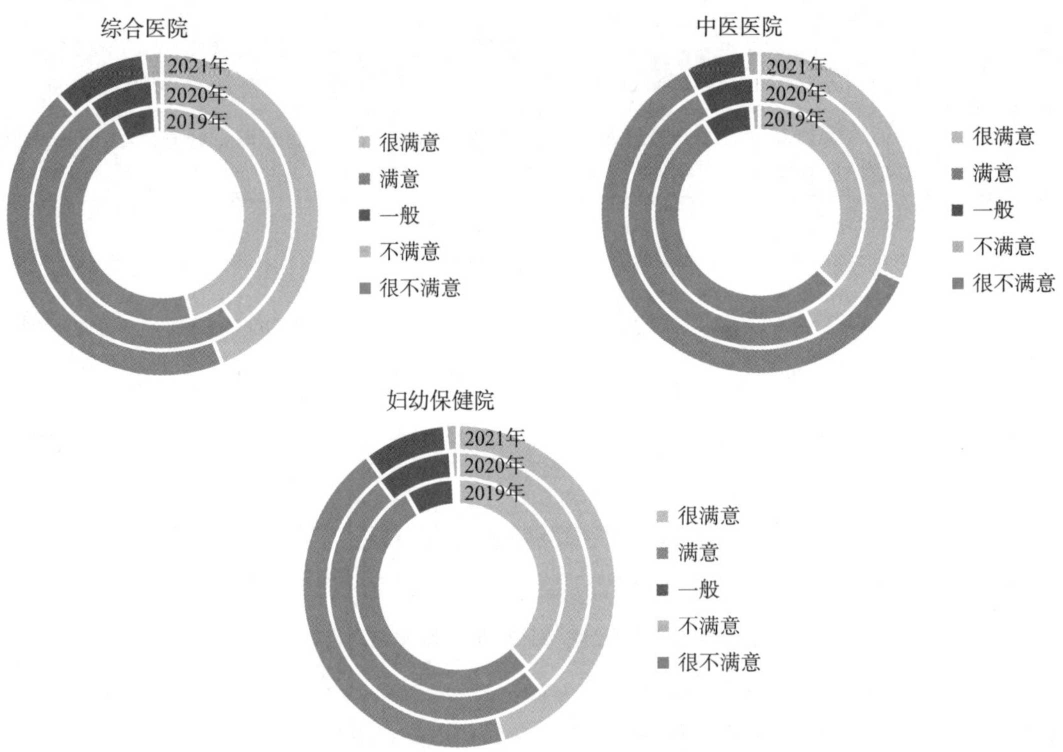

图 4-173　不同类型医院病情告知 2019—2021 年分析结果统计图

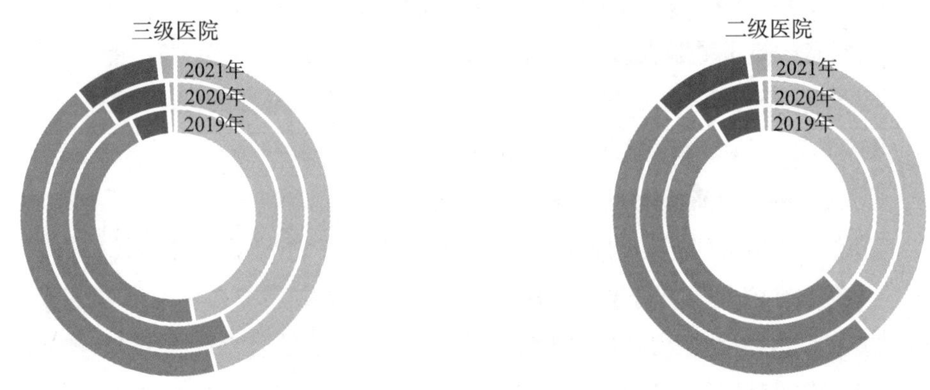

图 4-174　不同等级医院病情告知 2019—2021 年分析结果统计图

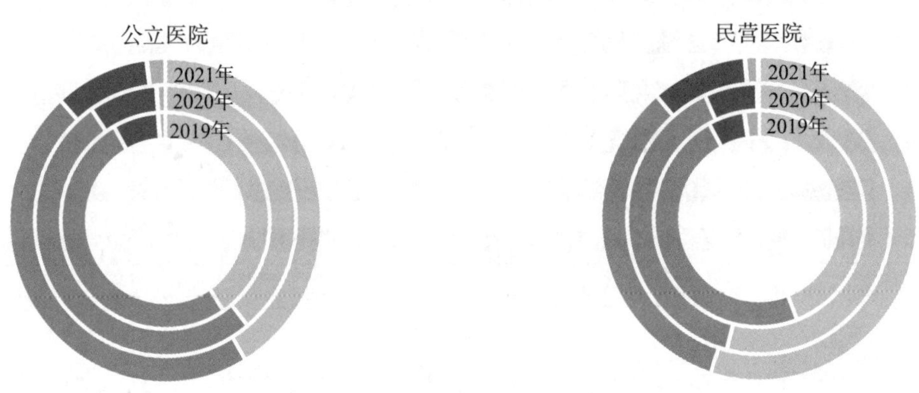

图 4-175　不同性质医院病情告知 2019—2021 年分析结果统计图

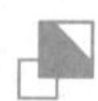

（2）治疗方案告知：2019—2021 年治疗方案告知（表 4-69，图 4-176 ~ 图 4-179）测评结果显示，有超过 85.00% 的患者对治疗方案告知感到满意；历史对比结果显示，2020 年与 2019 年相比，对治疗方案告知很满意的患者占比有所下降，2021 年与 2020 年相比，对治疗方案告知很满意的患者占比有所上升。

表 4-69　治疗方案告知 2019—2021 年分析结果

治疗方案告知	人数占比 /%			差值 /%	
	2019 年	2020 年	2021 年	2020 年与 2019 年	2021 年与 2020 年
很满意	40.85	37.91	40.63	–2.94	2.72
满意	50.43	51.81	47.15	1.38	–4.66
一般	7.48	9.25	10.43	1.77	1.18
不满意	1.11	0.98	1.70	–0.13	0.72
很不满意	0.13	0.05	0.09	–0.08	0.04

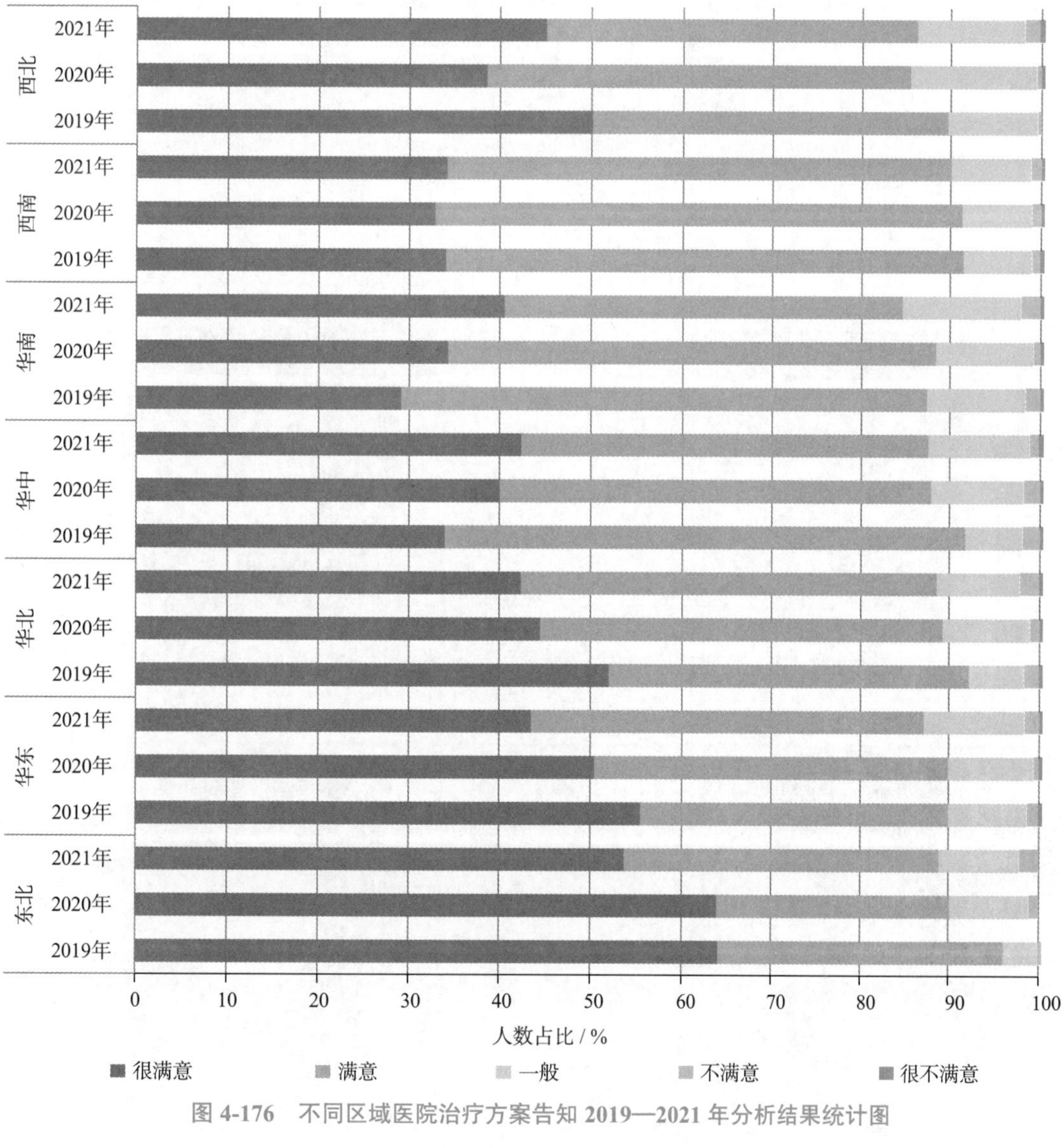

图 4-176　不同区域医院治疗方案告知 2019—2021 年分析结果统计图

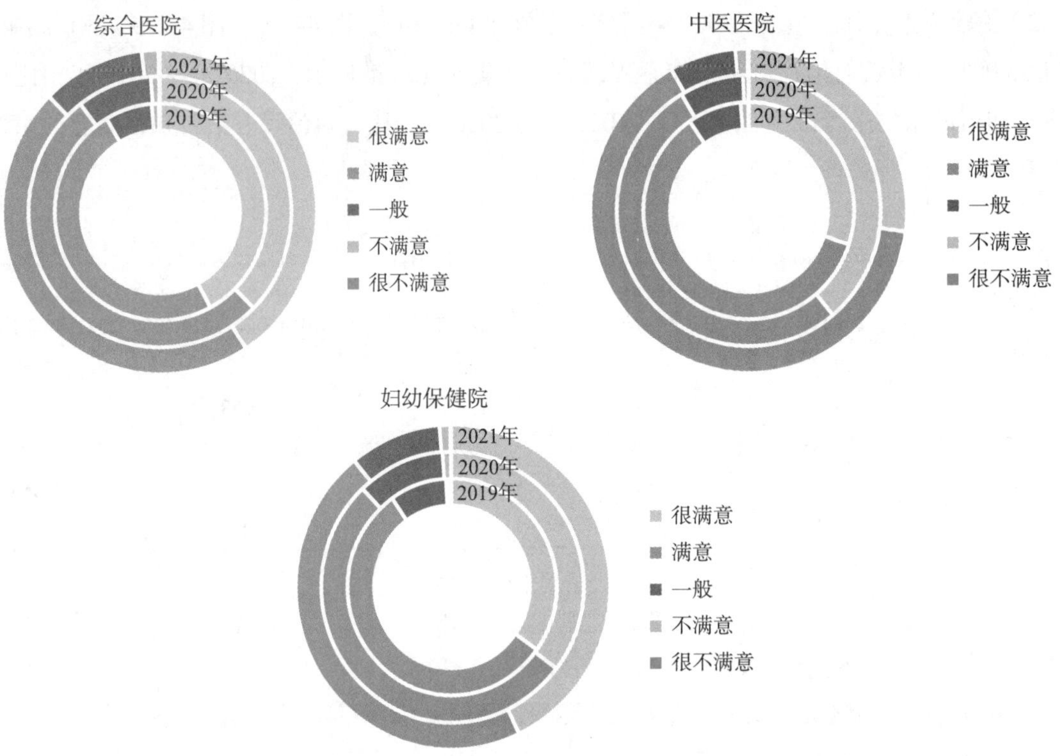

图 4-177　不同等级医院治疗方案告知 2019—2021 年分析结果统计图

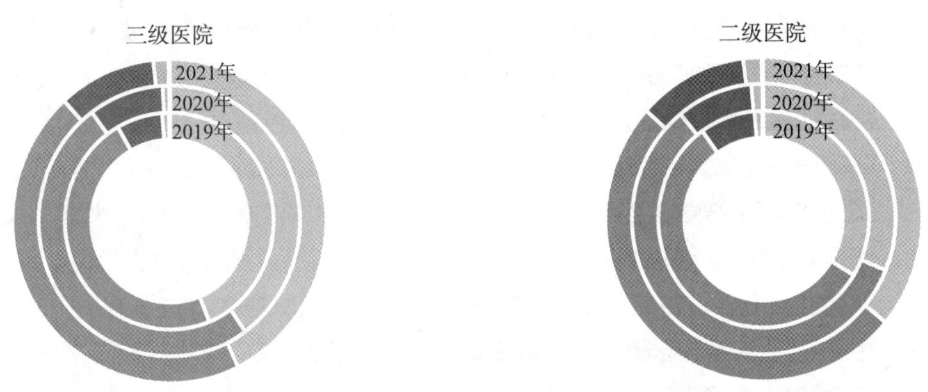

图 4-178　不同类型医院治疗方案告知 2019—2021 年分析结果统计图

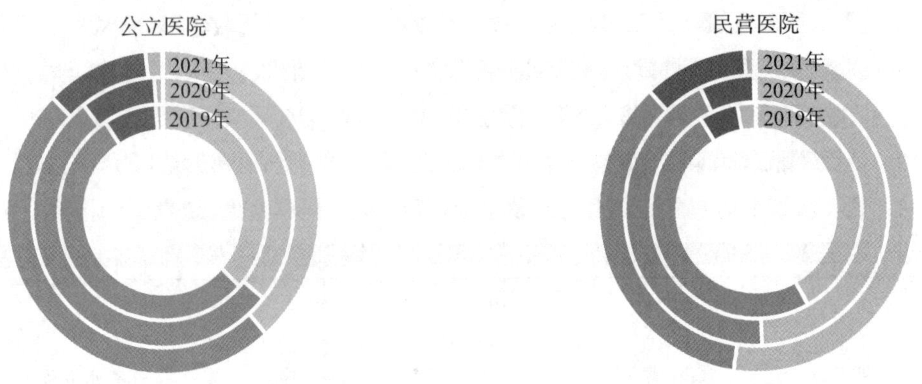

图 4-179　不同性质医院治疗方案告知 2019—2021 年分析结果统计图

（3）书面知情同意书签署：2019—2021 年书面知情同意书签署（表 4-70，图 4-180 ～图 4-183）测评结果显示，有超过 50.00% 的患者明白并签署书面知情同意书；历史对比结果显示，2020 年与 2019 年相比，明白并签署书面知情同意书的患者占比有所下降，2021 年与 2020 年相比，明白并签署书面知情同意书的患者占比有所上升。

表 4-70 书面知情同意书签署 2019—2021 年分析结果

书面知情同意书签署	人数占比 /%			差值 /%	
	2019 年	2020 年	2021 年	2020 年与 2019 年	2021 年与 2020 年
明白并签署	55.28	53.95	55.50	–1.33	1.55
基本明白并签署	35.84	36.83	33.84	0.99	–2.99
有点明白并签署	7.09	8.31	9.27	1.22	0.96
不明白并签署	1.35	0.72	1.20	–0.63	0.48
未告知，未签署	0.44	0.19	0.19	–0.25	0.00

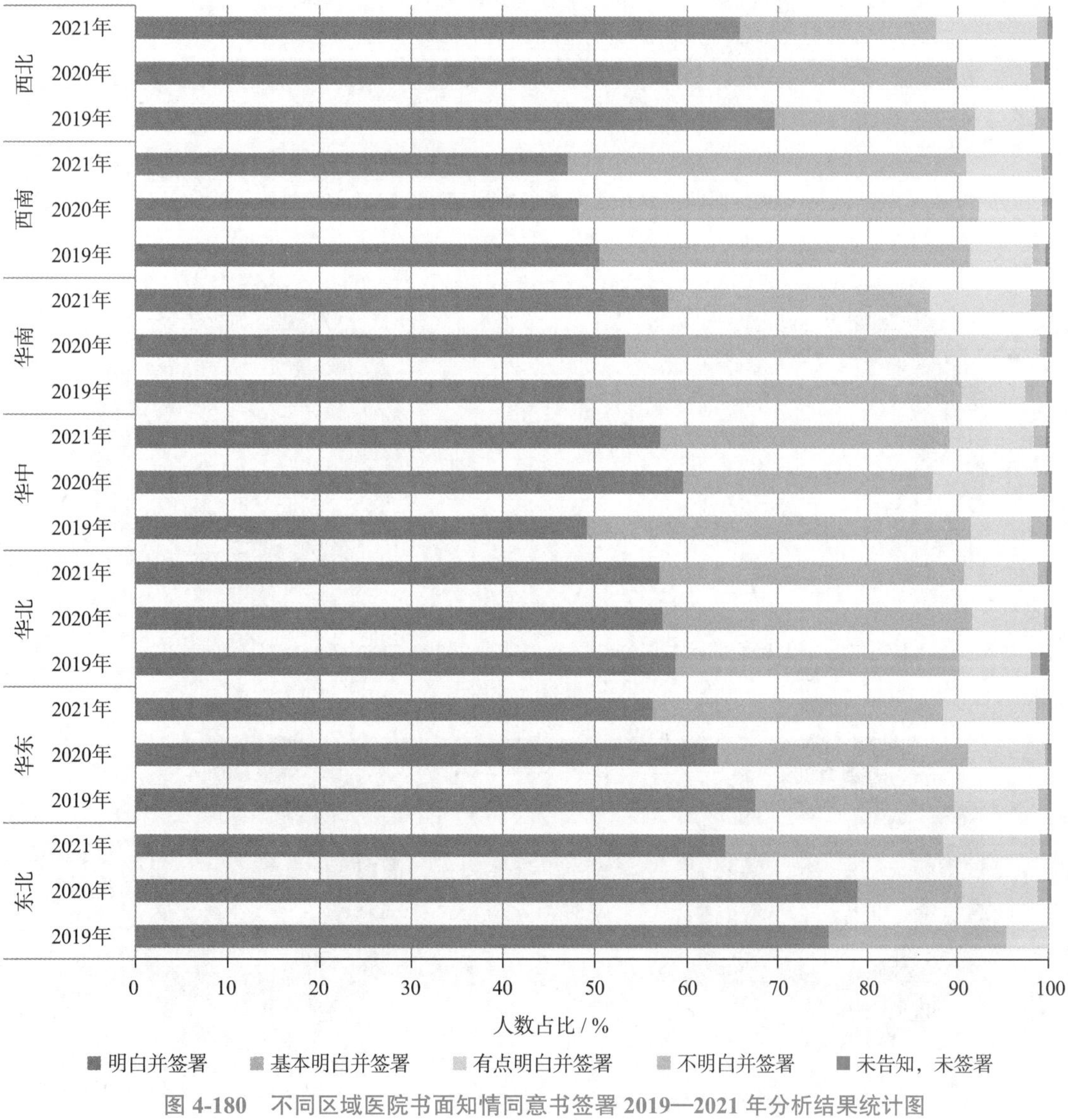

图 4-180 不同区域医院书面知情同意书签署 2019—2021 年分析结果统计图

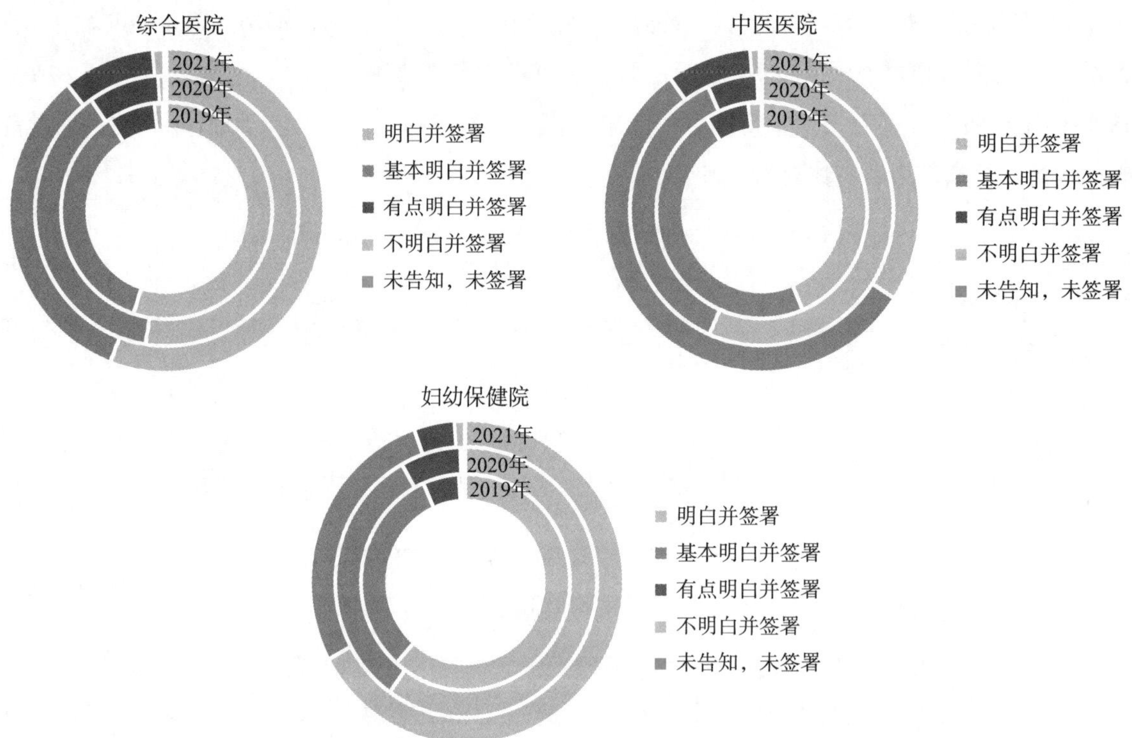

图 4-181　不同类型医院书面知情同意书签署 2019—2021 年分析结果统计图

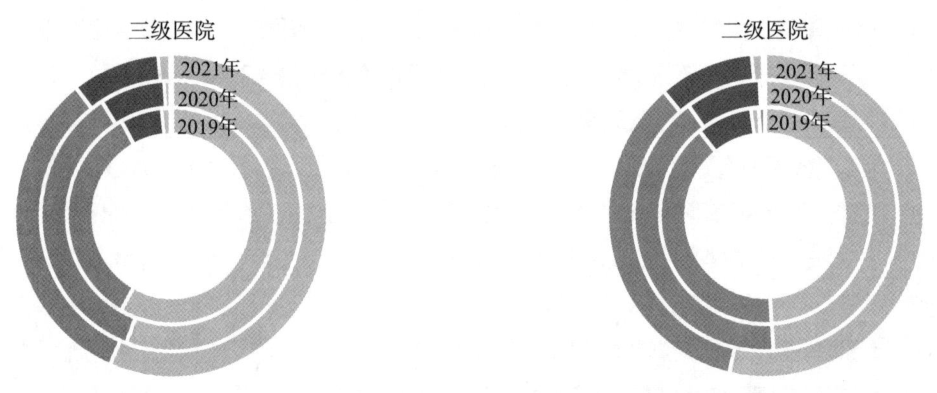

图 4-182　不同等级医院书面知情同意书签署 2019—2021 年分析结果统计图

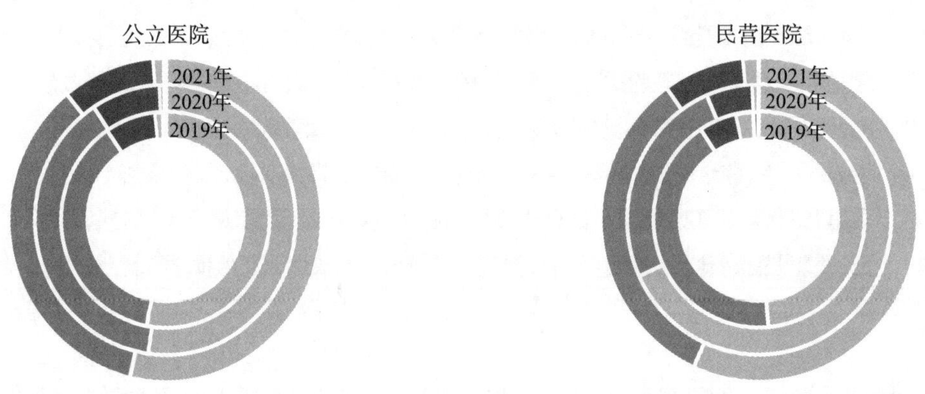

图 4-183　不同性质医院书面知情同意书签署 2019—2021 年分析结果统计图

2. 合理用药分析

2019—2021 年合理用药（表 4-71，图 4-184）评价结果显示，2021 年患者体验指数为 89.65 分；不同区域中华北地区、华北地区、西南地区高于全国患者体验指数；不同等级医院中三级医院患者体验指数高于全国；不同类型医院中，中医医院、妇幼保健院患者体验指数高于全国；不同性质医院中民营医院患者体验指数高于全国。

2020 年与 2019 年相比，全国患者体验指数下降 0.01 分；不同区域医院中华东地区、华南地区、西北地区患者体验指数有所下降；不同等级医院中三级医院患者体验指数有所下降；不同类型医院中综合医院患者体验指数有所下降。

2021 年与 2020 年相比，全国患者体验指数上升 3.80 分；除东北地区患者体验指数有所下降外，其余不同区域患者体验指数均有所上升；不同等级、不同类型、不同性质医院患者体验指数均有上升。

表 4-71　合理用药 2019—2021 年分析结果

类别	患者体验指数 / 分			患者体验指数差值 / 分	
	2019 年	2020 年	2021 年	2020 年与 2019 年	2021 年与 2020 年
全国	85.86	85.85	89.65	–0.01	3.80
不同区域					
东北	93.02	93.03	87.18	0.01	–5.85
华东	89.78	89.28	90.23	–0.50	0.95
华北	87.93	88.17	91.39	0.24	3.22
华中	85.85	86.27	89.25	0.42	2.98
华南	85.91	83.77	87.60	–2.14	3.83
西南	83.74	84.73	90.19	0.99	5.46
西北	90.93	86.74	89.42	–4.19	2.68
不同等级					
三级医院	86.75	86.28	90.10	–0.47	3.82
二级医院	84.30	84.93	88.71	0.63	3.78
不同类型					
综合医院	86.08	85.84	89.64	–0.24	3.80
中医医院	84.20	85.32	91.25	1.12	5.93
妇幼保健院	85.57	86.54	89.69	0.97	3.15
不同性质					
公立医院	85.24	85.55	89.33	0.31	3.78
民营医院	87.33	89.07	91.82	1.74	2.75

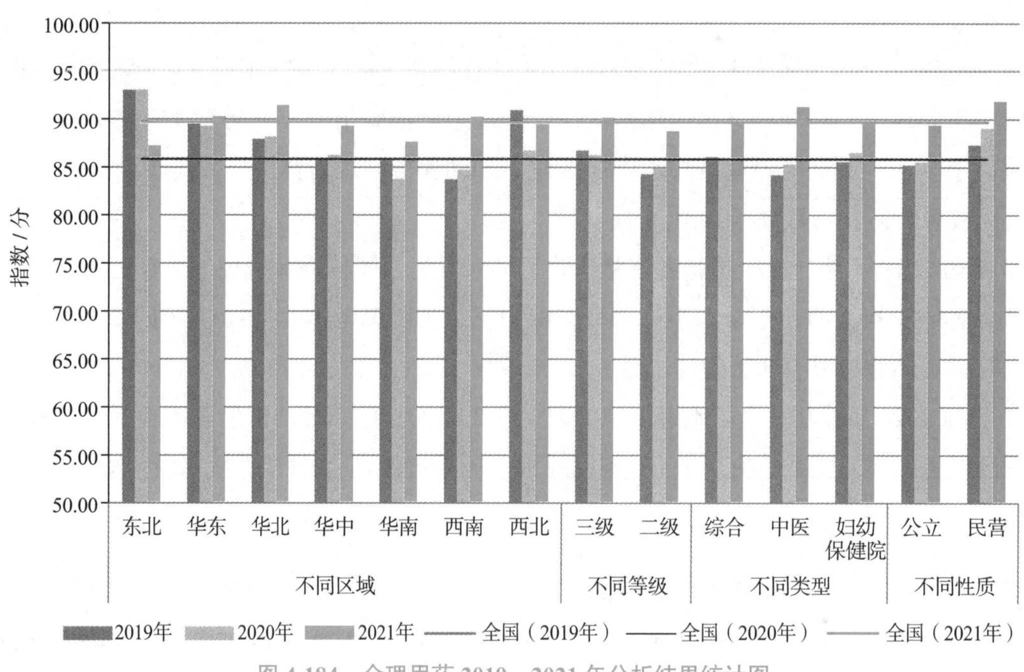

图 4-184　合理用药 2019—2021 年分析结果统计图

治疗用药知识告知

2019—2021 年治疗用药知识告知（表 4-72，图 4-185 ~ 图 4-188）测评结果显示，有超过 85.00% 的患者认为治疗用药知识已介绍，非常清楚；历史对比结果显示，2020 年与 2019 年相比，认为治疗用药知识告知非常清楚的患者占比有所下降，2021 年与 2020 年相比，认为治疗用药知识告知非常清楚的患者占比有显著上升。

表 4-72　治疗用药知识告知 2019—2021 年分析结果

治疗用药知识告知	人数占比 /%			差值 /%	
	2019 年	2020 年	2021 年	2020 年与 2019 年	2021 年与 2020 年
已介绍，非常清楚	43.93	41.43	67.77	−2.50	26.34
已介绍，基本清楚	48.18	48.84	22.17	0.66	−26.67
已介绍，不太清楚	5.94	8.13	6.56	2.19	−1.57
已介绍，不清楚	1.24	1.18	2.78	−0.06	1.60
没介绍	0.71	0.42	0.72	−0.29	0.30

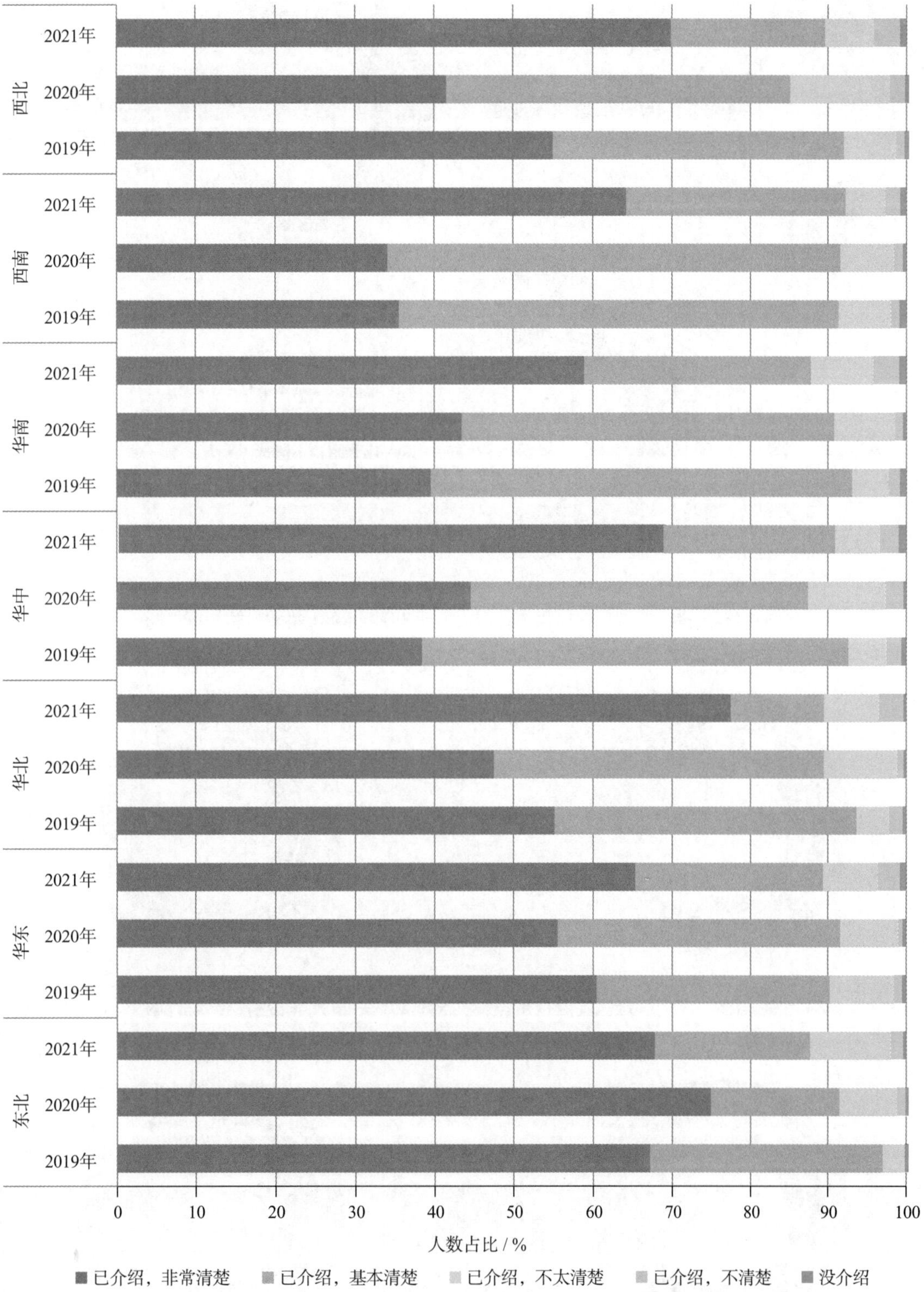

图 4-185 不同区域医院治疗用药知识告知 2019—2021 年分析结果统计图

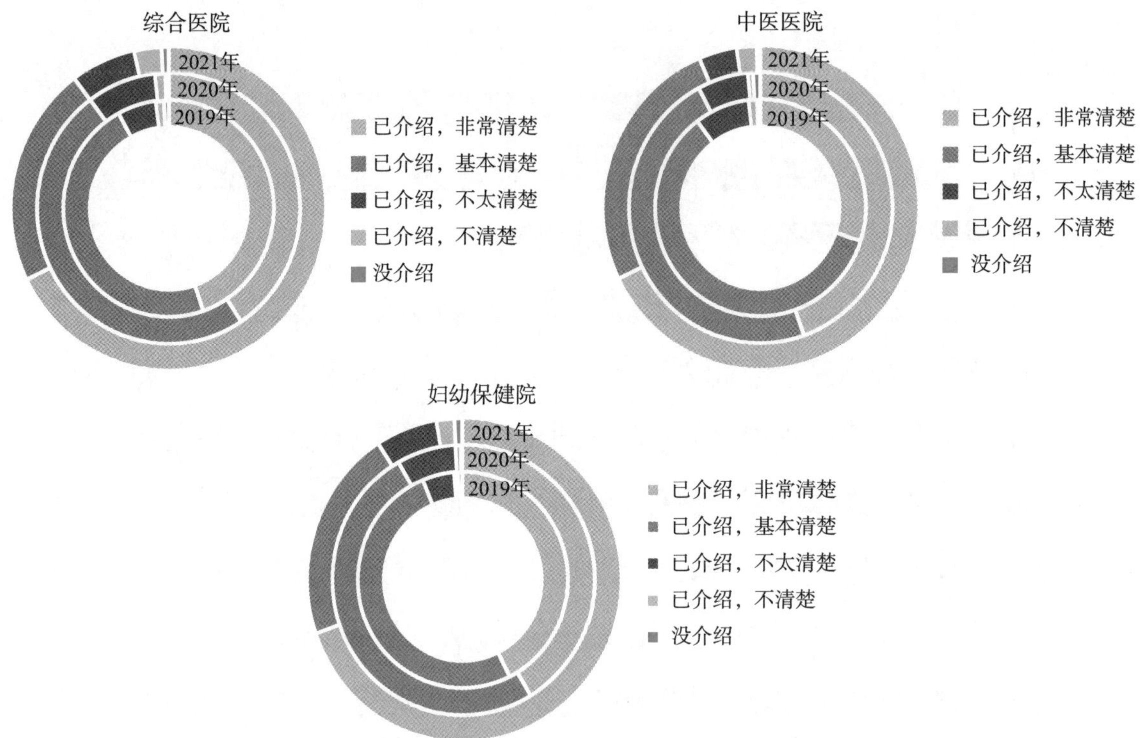

图 4-186　不同类型医院治疗用药知识告知 2019—2021 年分析结果统计图

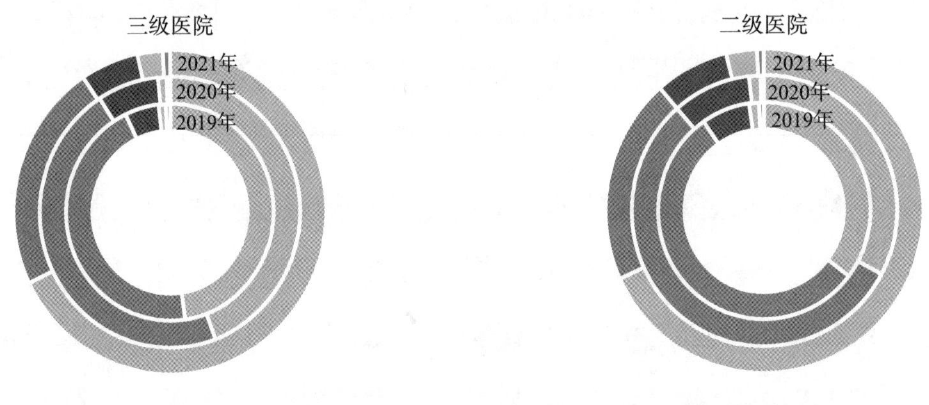

图 4-187　不同等级医院治疗用药知识告知 2019—2021 年分析结果统计图

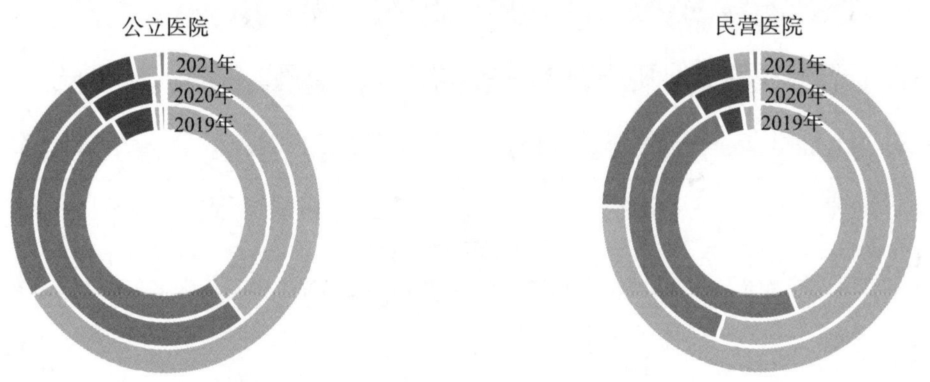

图 4-188　不同性质医院治疗用药知识告知 2019—2021 年分析结果统计图

3. 服务态度分析

2019—2021 年服务态度（表 4-73，图 4-189）评价结果显示，2021 年患者体验指数为 85.22 分；不同区域中东北地区、华东地区、华北地区、西北地区高于全国患者体验指数；不同等级医院中三级医院患者体验指数高于全国；不同类型医院中，中医医院、妇幼保健院患者体验指数高于全国；不同性质医院中民营医院患者体验指数高于全国。

2020 年与 2019 年相比，全国患者体验指数下降 0.03 分；不同区域医院中华东地区、华南地区、西北地区患者体验指数有所下降；不同等级医院中三级医院患者体验指数有所下降；不同类型医院中综合医院患者体验指数有所下降。

2021 年与 2020 年相比，全国患者体验指数下降 0.36 分；不同区域医院中除华南地区、西南地区患者体验指数有所上升外，其余地区患者体验指数有所下降；不同等级、不同性质医院患者体验指数均有下降；不同类型医院中综合医院患者体验指数有所下降。

表 4-73　服务态度 2019—2021 年分析结果

类别	患者体验指数 / 分			患者体验指数差值 / 分	
	2019 年	2020 年	2021 年	2020 年与 2019 年	2021 年与 2020 年
全国	85.61	85.58	85.22	–0.03	–0.36
不同区域					
东北	92.03	92.14	87.02	0.11	–5.12
华东	89.41	88.96	85.95	–0.45	–3.01
华北	87.15	88.04	86.37	0.89	–1.67
华中	85.64	86.46	85.12	0.82	–1.34
华南	84.66	83.43	84.59	–1.23	1.16
西南	83.82	84.37	84.38	0.55	0.01
西北	90.05	86.52	86.33	–3.53	–0.19
不同等级					
三级医院	86.59	86.03	85.73	–0.56	–0.30
二级医院	83.89	84.62	84.01	0.73	–0.61
不同类型					
综合医院	85.89	85.61	85.20	–0.28	–0.41
中医医院	84.61	85.31	85.51	0.70	0.20
妇幼保健院	84.49	85.67	86.15	1.18	0.48
不同性质					
公立医院	85.12	85.30	84.89	0.18	–0.41
民营医院	86.66	88.06	86.45	1.40	–1.61

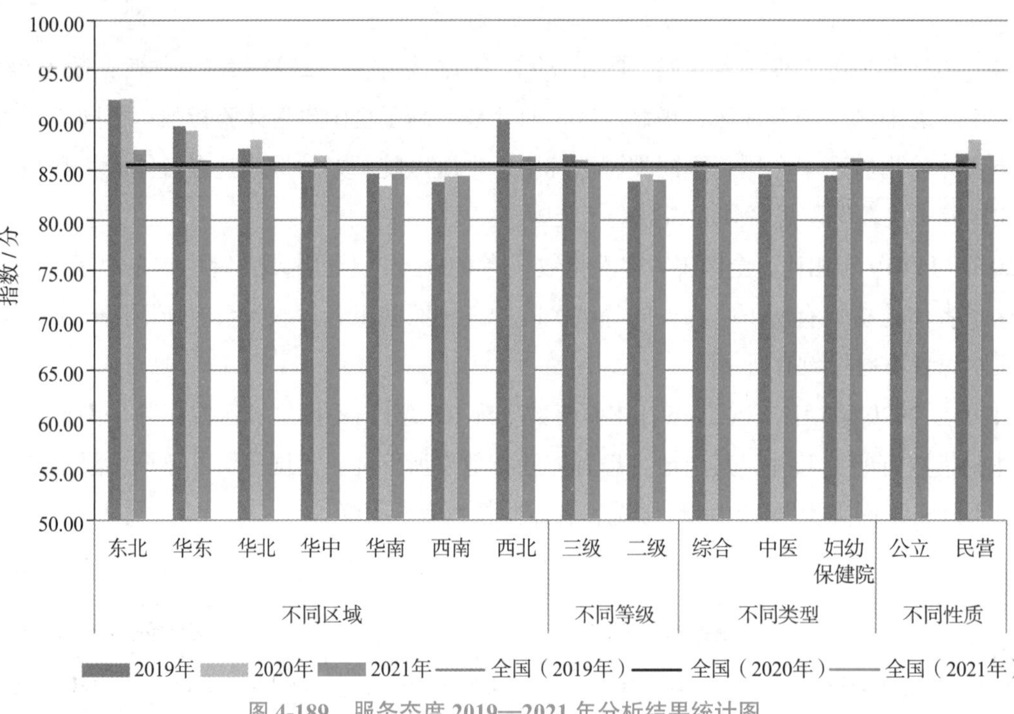

图 4-189 服务态度 2019—2021 年分析结果统计图

2019—2021 年医生服务态度（表 4-74，图 4-190 ～图 4-193）测评结果显示，有超过 85.00% 的患者对医生服务态度满意；历史对比结果显示，2020 年与 2019 年相比，对医生服务态度很满意的患者占比有所下降，2021 年与 2020 年相比，对医生服务态度很满意的患者占比有所上升。

表 4-74 医生服务态度 2019—2021 年分析结果

医生服务态度	人数占比 /%			差值 /%	
	2019 年	2020 年	2021 年	2020 年与 2019 年	2021 年与 2020 年
很满意	40.62	39.76	41.01	–0.86	1.25
满意	52.06	51.31	47.83	–0.75	–3.48
一般	5.77	7.76	9.13	1.99	1.37
不满意	1.09	0.97	1.80	–0.12	0.83
很不满意	0.46	0.20	0.23	–0.26	0.03

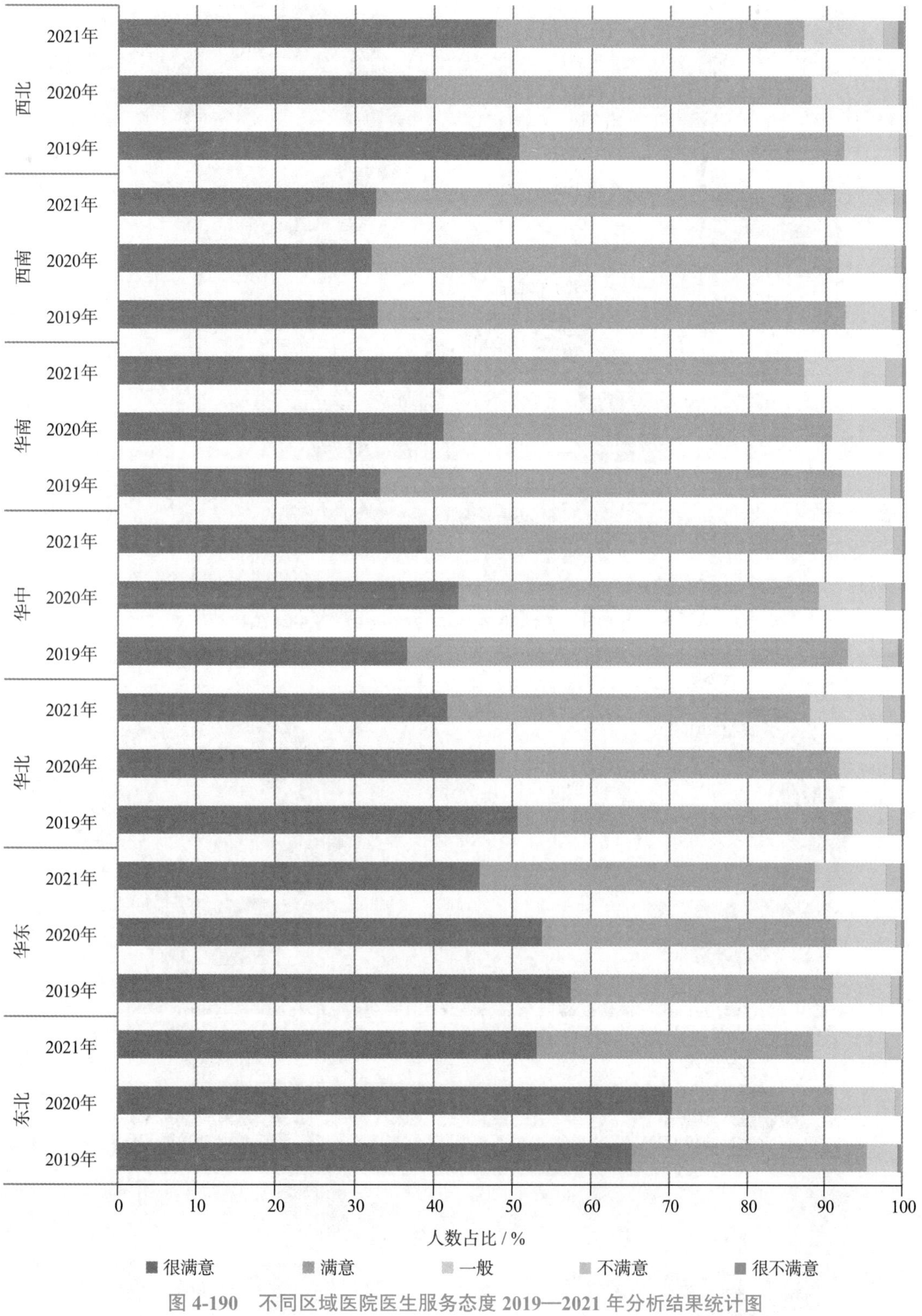

图 4-190 不同区域医院医生服务态度 2019—2021 年分析结果统计图

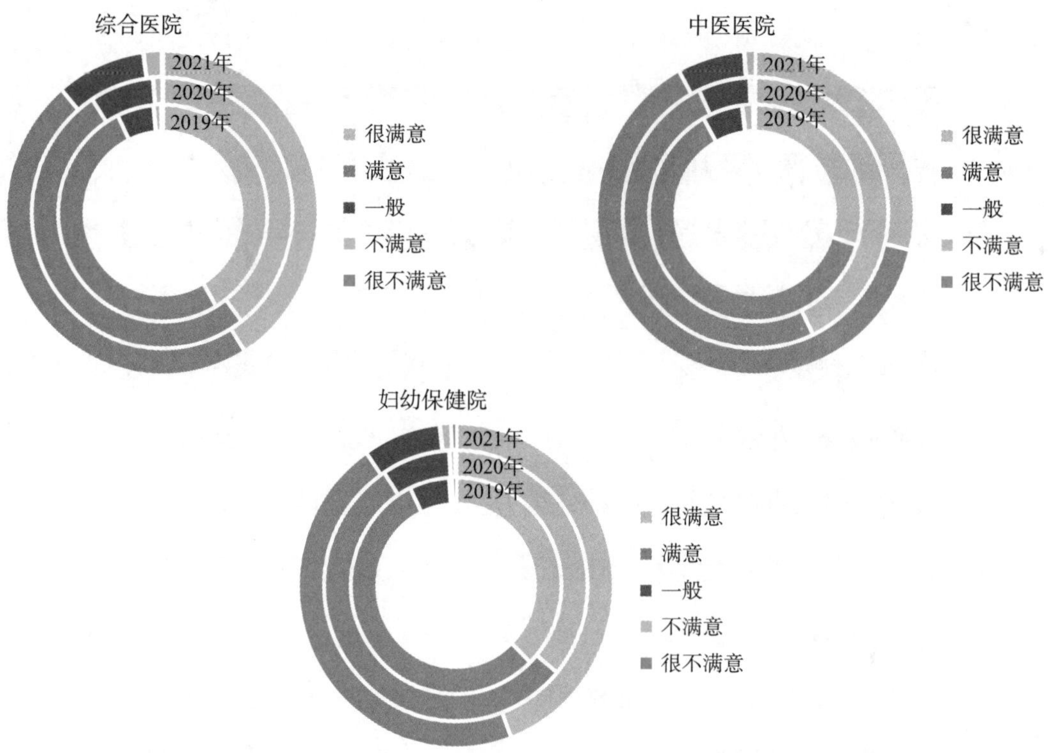

图 4-191　不同类型医院医生服务态度 2019—2021 年分析结果统计图

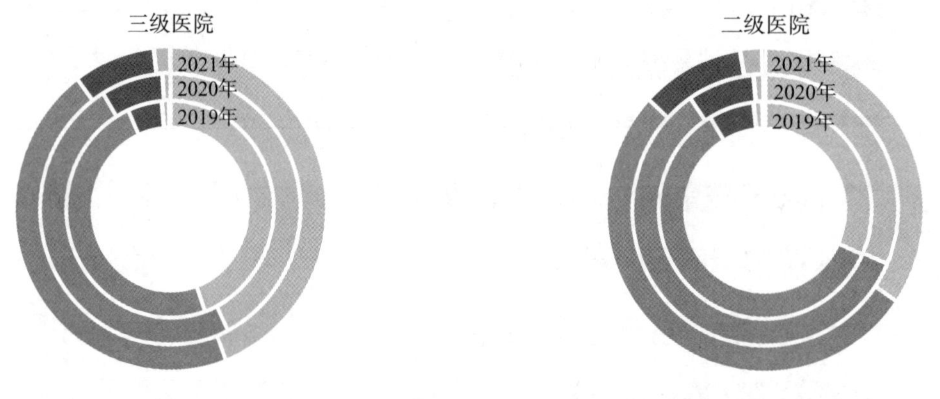

图 4-192　不同等级医院医生服务态度 2019—2021 年分析结果统计图

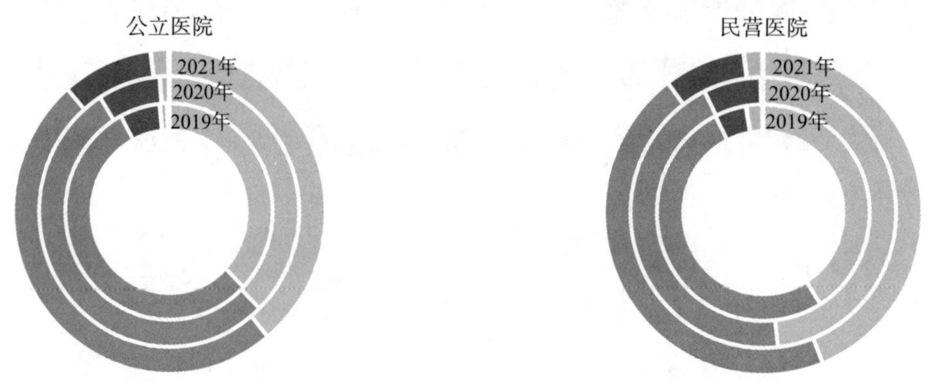

图 4-193　不同性质医院医生服务态度 2019—2021 年分析结果统计图

4. 医德医风分析

2019—2021 年医德医风（表 4-75，图 4-194）评价结果显示，2021 年患者体验指数为 84.44 分；不同区域中东北地区、华东地区、华北地区、西北地区高于全国患者体验指数；不同等级医院中三级医院患者体验指数高于全国；不同类型医院中，中医医院、妇幼保健院患者体验指数高于全国；不同性质医院中民营医院患者体验指数高于全国。

2020 年与 2019 年相比，全国患者体验指数下降 0.33 分；不同区域医院中东北地区、华东地区、华南地区、西北地区患者体验指数有所下降；不同等级医院中三级医院患者体验指数有所下降；不同类型医院中综合医院患者体验指数有所下降；不同性质医院中公立医院患者体验指数有所下降。

2021 年与 2020 年相比，全国患者体验指数下降 0.43 分；不同区域医院中除华南地区患者体验指数有所上升外，其余地区患者体验指数有所下降；不同等级、不同性质医院患者体验指数均有下降；不同类型医院中综合医院患者体验指数有所下降。

表 4-75　医德医风 2019—2021 年分析结果

类别	患者体验指数 / 分			患者体验指数差值 / 分	
	2019 年	2020 年	2021 年	2020 年与 2019 年	2021 年与 2020 年
全国	85.20	84.87	84.44	−0.33	−0.43
不同区域					
东北	92.17	90.92	85.91	−1.25	−5.01
华东	88.65	87.97	85.05	−0.68	−2.92
华北	86.15	87.16	85.48	1.01	−1.68
华中	84.07	85.08	83.28	1.01	−1.80
华南	84.35	82.75	84.21	−1.60	1.46
西南	83.81	83.91	83.75	0.10	−0.16
西北	88.32	85.69	85.63	−2.63	−0.06
不同等级					
三级医院	86.13	85.27	85.02	−0.86	−0.25
二级医院	83.58	83.98	83.08	0.40	−0.90
不同类型					
综合医院	85.49	84.91	84.41	−0.58	−0.50
中医医院	84.14	84.58	84.96	0.44	0.38
妇幼保健院	84.39	84.77	85.74	0.38	0.97
不同性质					
公立医院	84.73	84.59	84.08	−0.14	−0.51
民营医院	86.42	87.42	86.39	1.00	−1.03

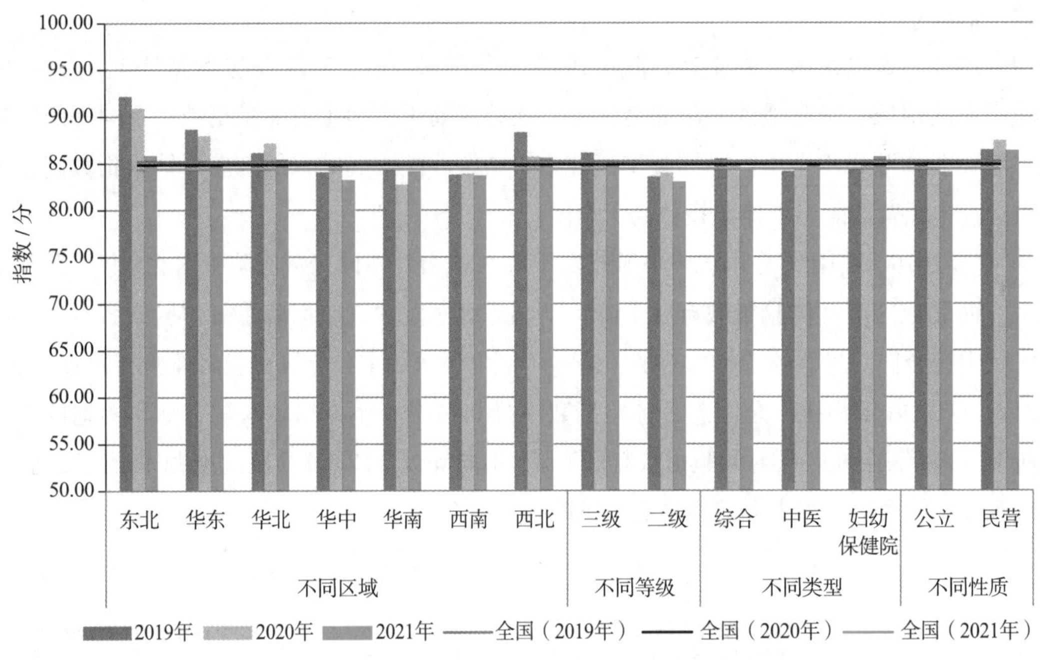

图 4-194　医德医风 2019—2021 年分析结果统计图

2019—2021 年医德医风（表 4-76，图 4-195 ~ 图 4-198）测评结果显示，有超过 85.00% 的患者对医德医风满意；历史对比结果显示，2020 年与 2019 年相比，对医德医风很满意的患者占比有所下降，2021 年与 2020 年相比，对医德医风很满意的患者占比有所上升。

表 4-76　医德医风 2019—2021 年分析结果

医德医风	人数占比 /%			差值 /%	
	2019 年	2020 年	2021 年	2020 年与 2019 年	2021 年与 2020 年
很满意	37.51	35.34	36.86	–2.17	1.52
满意	55.50	55.84	52.18	0.34	–3.66
一般	5.83	7.83	9.14	2.00	1.31
不满意	1.07	0.95	1.78	–0.12	0.83
很不满意	0.09	0.04	0.04	–0.05	0.00

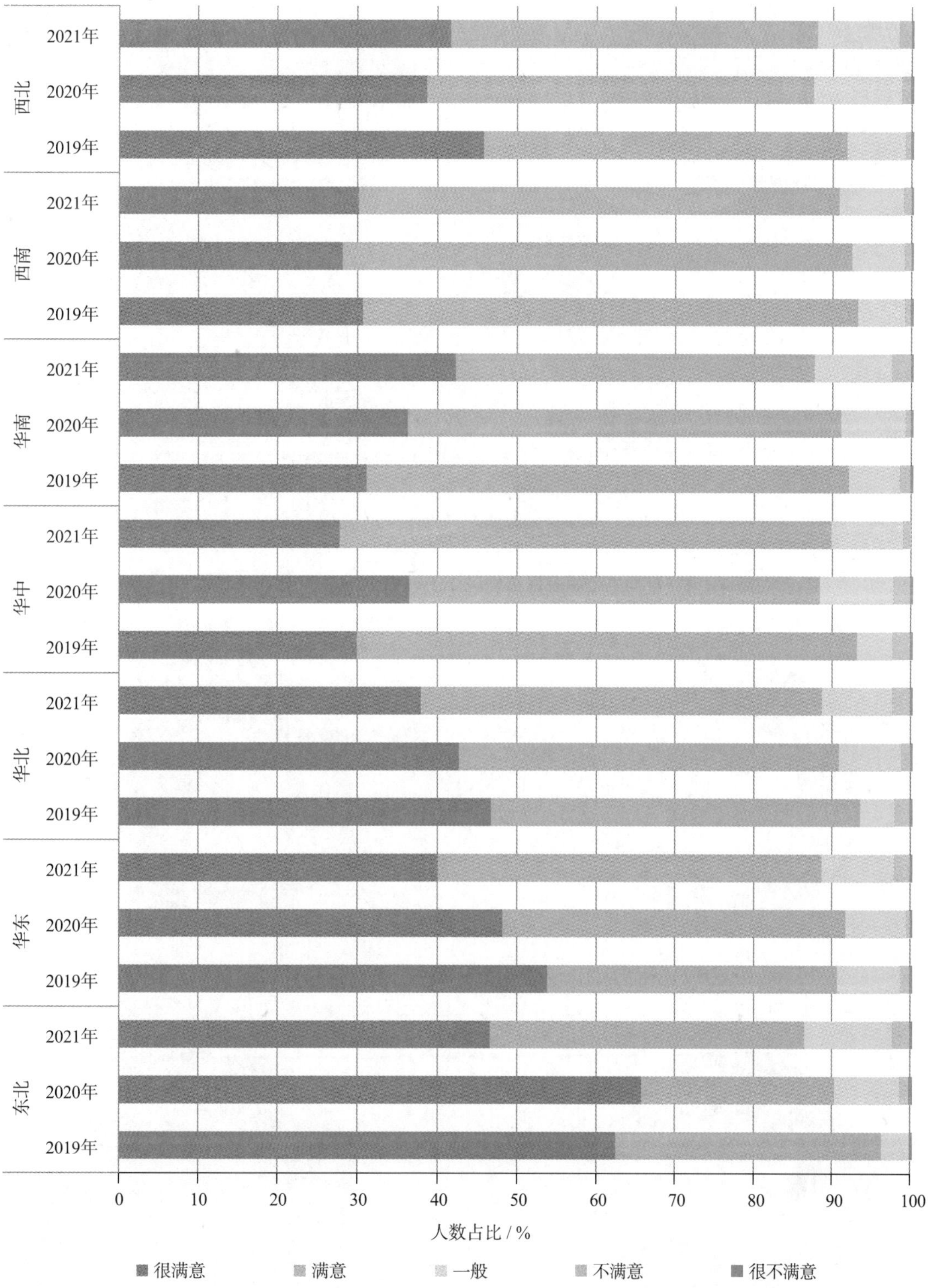

图 4-195　不同区域医院医德医风 2019—2021 年分析结果统计图

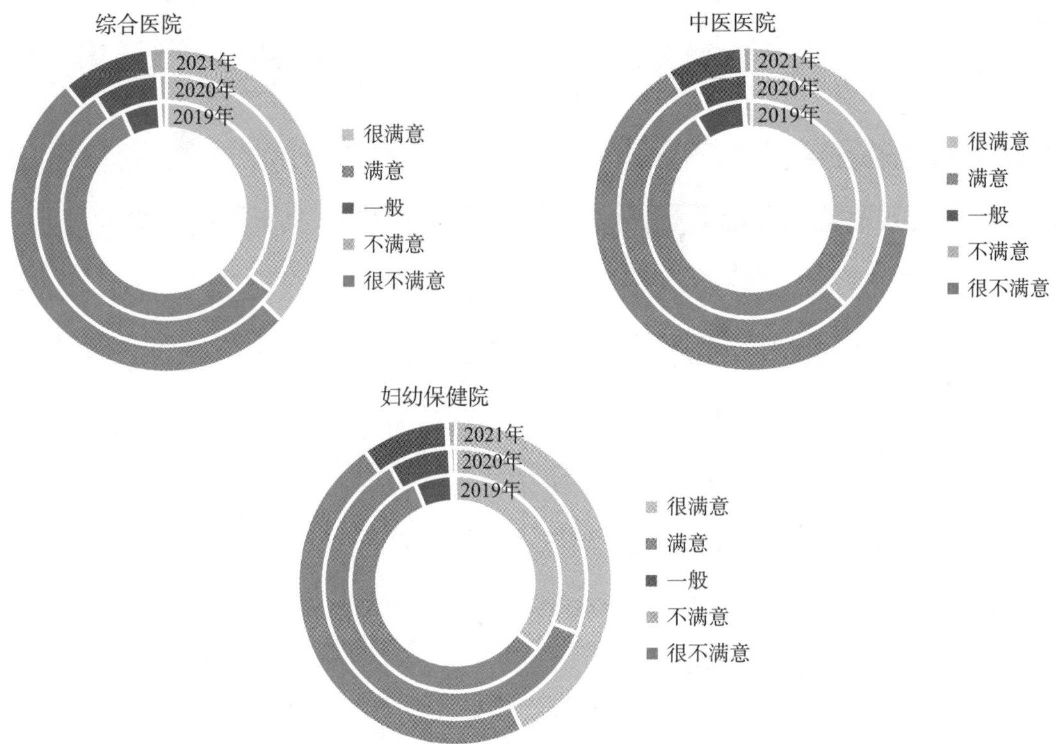

图 4-196　不同类型医院医德医风 2019—2021 年分析结果统计图

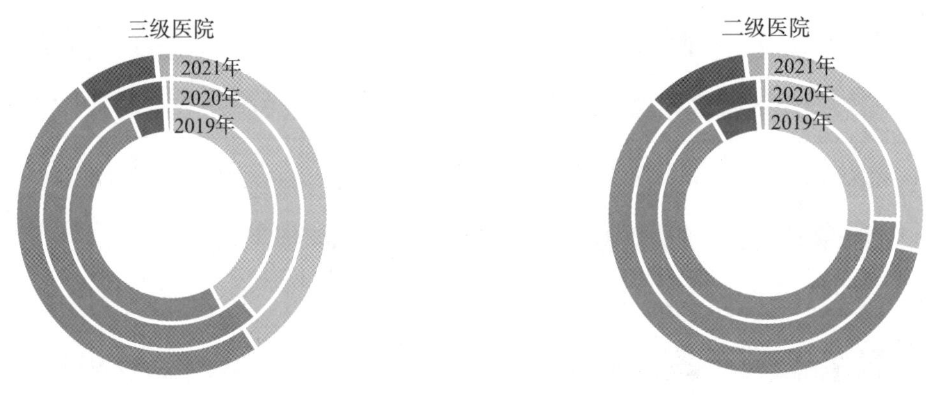

图 4-197　不同等级医院医德医风 2019—2021 年分析结果统计图

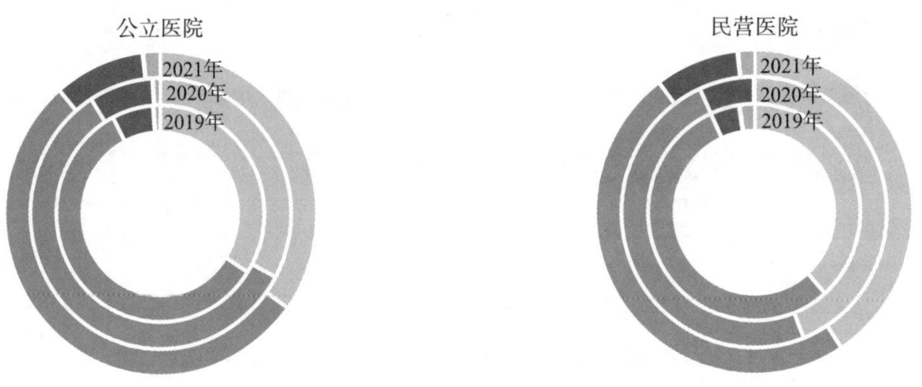

图 4-198　不同性质医院医德医风 2019—2021 年分析结果统计图

（四）住院辅技检查质量感知分析

2019—2021 年住院辅技检查质量感知（表 4-77，图 4-199）评价结果显示，2021 年患者体验指数为 83.31 分；不同区域中东北地区、华东地区、华北地区、西北地区高于全国患者体验指数；不同等级医院中三级医院患者体验指数高于全国；不同类型医院中综合医院、妇幼保健院患者体验指数高于全国；不同性质医院中民营医院患者体验指数高于全国。

2020 年与 2019 年相比，全国患者体验指数上升 0.39 分；不同区域医院中除东北、西北地区患者体验指数有所下降外，其余地区患者体验指数有所上升；不同等级、不同类型、医院患者体验指数均有上升；不同性质医院中公立医院患者体验指数有所上升。

2021 年与 2020 年相比，全国患者体验指数下降 0.74 分；不同区域医院中除华南地区患者体验指数有所上升外，其余地区患者体验指数有所下降；不同等级、不同类型、不同性质医院患者体验指数均有下降。

表 4-77　住院辅技检查质量感知 2019—2021 年分析结果

类别	患者体验指数 / 分			患者体验指数差值 / 分	
	2019 年	2020 年	2021 年	2020 年与 2019 年	2021 年与 2020 年
全国	83.66	84.05	83.31	0.39	–0.74
不同区域					
东北	92.13	89.81	86.74	–2.32	–3.07
华东	84.32	87.42	84.74	3.10	–2.68
华北	85.79	86.48	84.88	0.69	–1.60
华中	83.63	84.12	82.72	0.49	–1.40
华南	81.40	81.43	82.78	0.03	1.35
西南	82.33	83.16	81.87	0.83	–1.29
西北	87.38	84.30	84.25	–3.08	–0.05
不同等级					
三级医院	83.97	84.30	83.75	0.33	–0.55
二级医院	83.10	83.49	82.27	0.39	–1.22
不同类型					
综合医院	83.78	83.93	83.36	0.15	–0.57
中医医院	83.33	84.35	83.30	1.02	–1.05
妇幼保健院	83.66	84.81	83.92	1.15	–0.89
不同性质					
公立医院	82.96	83.83	83.01	0.87	–0.82
民营医院	86.14	85.86	84.89	–0.28	–0.97

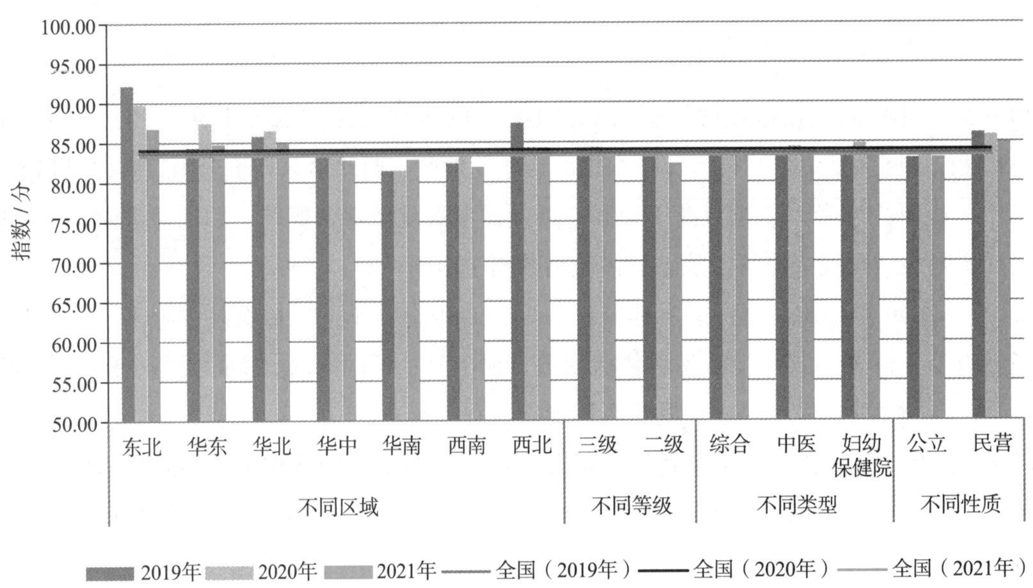

图 4-199 住院辅技检查质量感知 2019—2021 年分析结果统计图

1. 服务效率分析

2019—2021 年服务效率（表 4-78，图 4-200）评价结果显示，2021 年患者体验指数为 83.55 分；不同区域中东北地区、华东地区、华北地区、西北地区高于全国患者体验指数；不同等级医院中三级医院患者体验指数高于全国；不同类型医院中综合医院、妇幼保健院患者体验指数高于全国；不同性质医院中民营医院患者体验指数高于全国。

2020 年与 2019 年相比，全国患者体验指数下降 0.09 分；不同区域医院中东北地区、华东地区、华南地区、西北地区患者体验指数有所下降；不同等级医院中三级医院患者体验指数有所下降；不同类型医院中综合医院患者体验指数有所下降；不同性质医院中民营医院患者体验指数有所下降。

2021 年与 2020 年相比，全国患者体验指数下降 0.71 分；不同区域医院中除华南地区患者体验指数有所上升外，其余地区患者体验指数有所下降；不同等级、不同类型、不同性质医院患者体验指数均有下降。

表 4-78 服务效率 2019—2021 年分析结果

类别	患者体验指数 / 分			患者体验指数差值 / 分	
	2019 年	2020 年	2021 年	2020 年与 2019 年	2021 年与 2020 年
全国	84.35	84.26	83.55	−0.09	−0.71
不同区域					
东北	92.19	90.75	86.79	−1.44	−3.96
华东	87.90	87.60	84.93	−0.30	−2.67
华北	85.99	86.61	85.01	0.62	−1.60
华中	84.12	84.46	83.13	0.34	−1.33

续表

类别	患者体验指数 / 分			患者体验指数差值 / 分	
	2019 年	2020 年	2021 年	2020 年与 2019 年	2021 年与 2020 年
华南	81.93	81.57	83.03	−0.36	1.46
西南	82.62	83.36	82.08	0.74	−1.28
西北	88.22	84.78	84.77	−3.44	−0.01
不同等级					
三级医院	84.97	84.56	84.02	−0.41	−0.54
二级医院	83.27	83.62	82.42	0.35	−1.20
不同类型					
综合医院	84.55	84.14	83.58	−0.41	−0.56
中医医院	83.48	84.48	83.43	1.00	−1.05
妇幼保健院	84.16	85.11	84.32	0.95	−0.79
不同性质					
公立医院	83.74	84.03	83.23	0.29	−0.80
民营医院	86.25	86.12	85.12	−0.13	−1.00

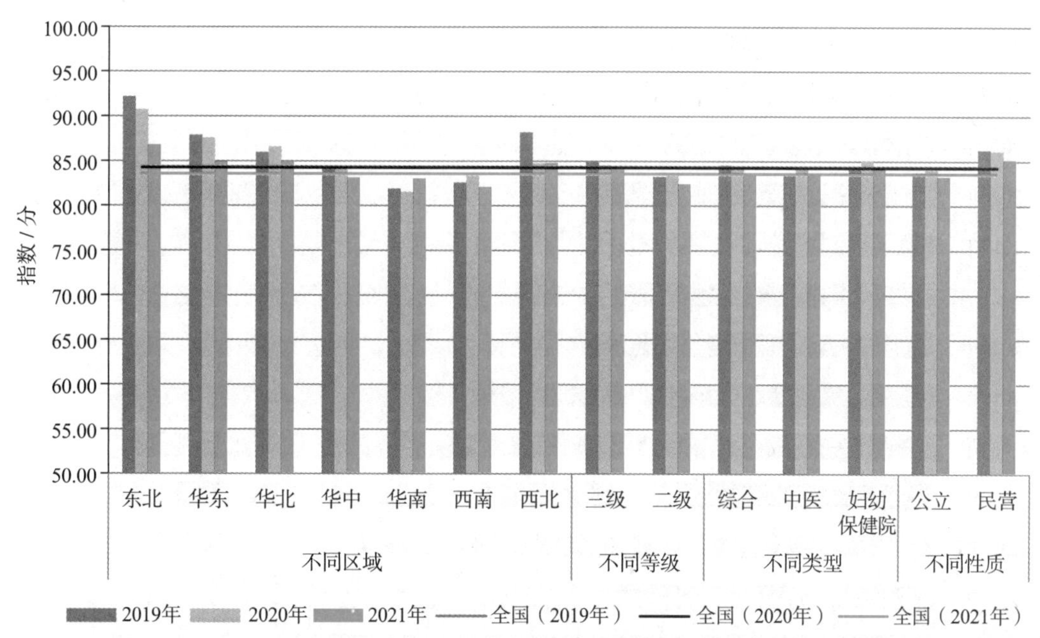

图 4-200　服务效率 2019—2021 年分析结果统计图

（1）放射检查结果告知及时性：2019—2021 年放射检查结果告知及时性（表 4-79，图 4-201 ~ 图 4-204）测评结果显示，有超过 85.00% 的患者对放射检查结果告知及时性满意；历史对比结果显示，2020 年与 2019 年相比，对放射检查结果告知及时性很满意的患者占比有所下降，2021 年与 2020 年相比，对放射检查结果告知及时性很满意的患者占比有所上升。

表 4-79　放射检查结果告知及时性 2019—2021 年分析结果

放射检查结果告知及时性	人数占比 /%			差值 /%	
	2019 年	2020 年	2021 年	2020 年与 2019 年	2021 年与 2020 年
很满意	37.42	34.09	35.20	−3.33	1.11
满意	50.89	53.52	50.14	2.63	−3.38
一般	10.05	11.02	12.83	0.97	1.81
不满意	1.50	1.27	1.69	−0.23	0.42
很不满意	0.14	0.10	0.14	−0.04	0.04

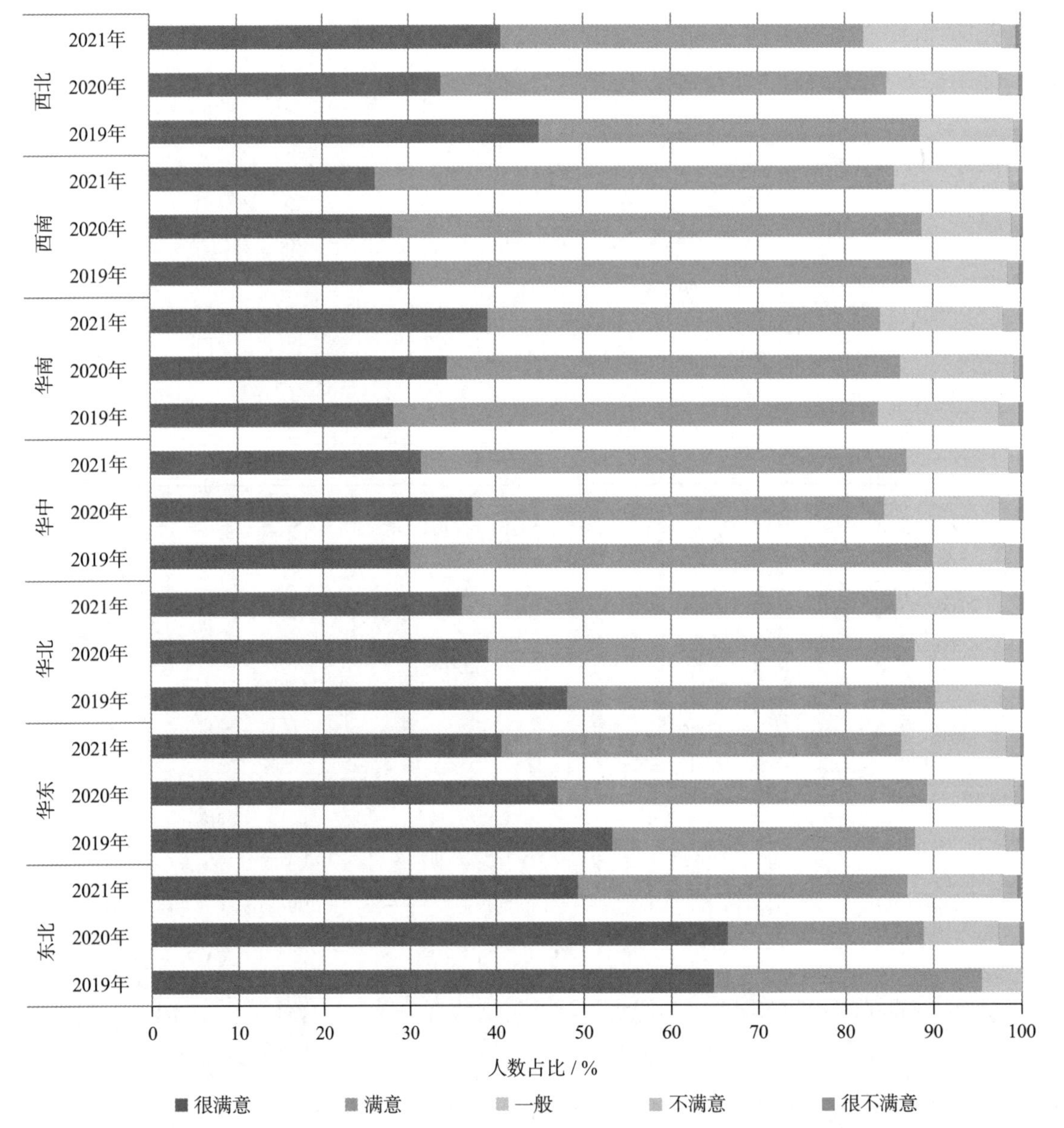

图 4-201　不同区域医院放射检查结果告知及时性 2019—2021 年分析结果统计图

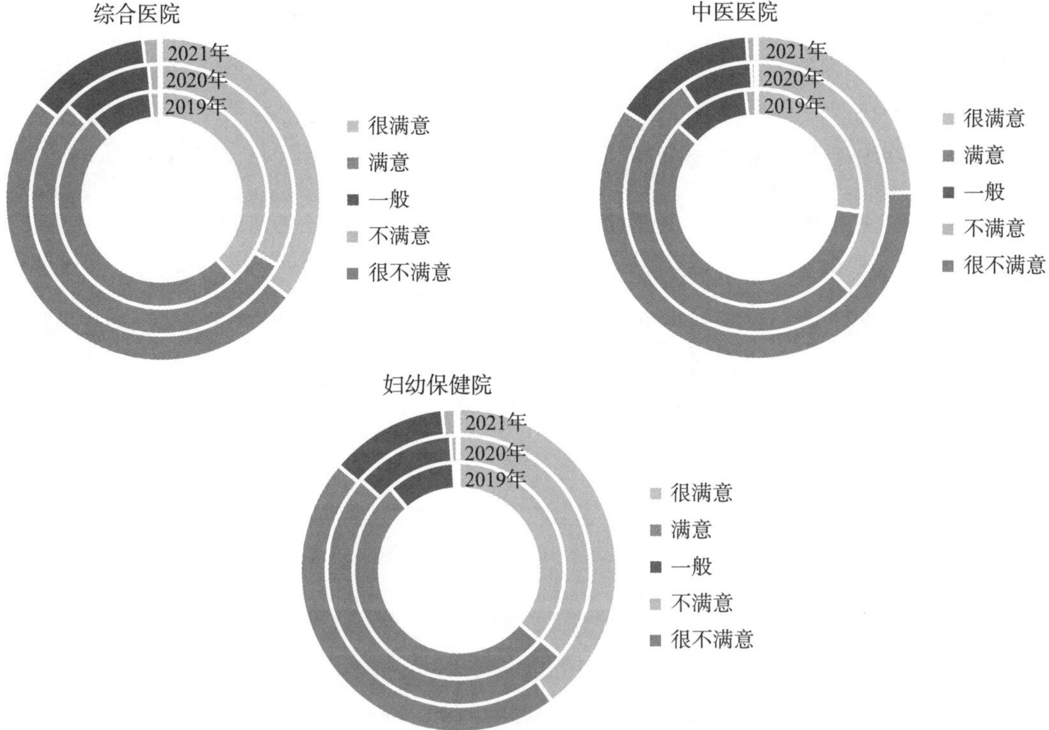

图 4-202　不同类型医院放射检查结果告知及时性 2019—2021 年分析结果统计图

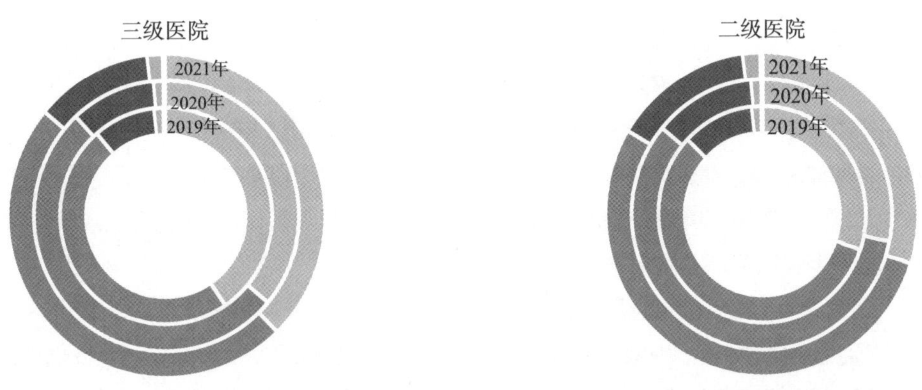

图 4-203　不同等级医院放射检查结果告知及时性 2019—2021 年分析结果统计图

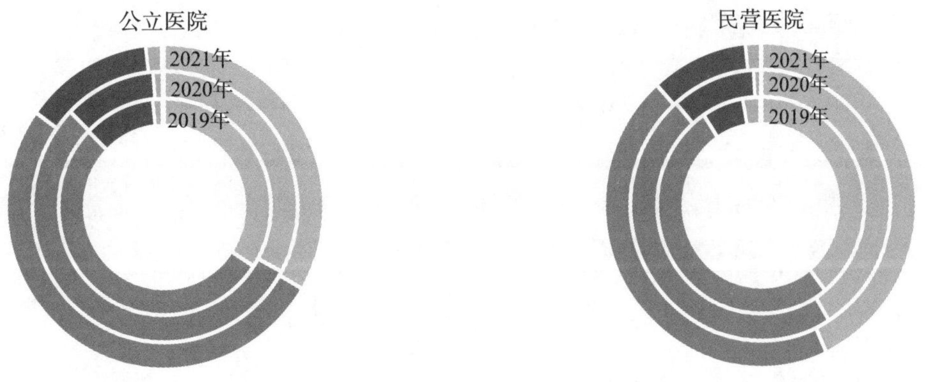

图 4-204　不同性质医院放射检查结果告知及时性 2019—2021 年分析结果统计图

（2）超声检查结果告知及时性：2019—2021年超声检查结果告知及时性（表4-80，图4-205～图4-208）测评结果显示，有超过85.00%的患者对超声检查结果告知及时性满意；历史对比结果显示，2020年与2019年相比，对超声检查结果告知及时性很满意的患者占比有所下降，2021年与2020年相比，对超声检查结果告知及时性很满意的患者占比有所上升。

表4-80 超声检查结果告知及时性2019—2021年分析结果

超声检查结果告知及时性	人数占比/%			差值/%	
	2019年	2020年	2021年	2020年与2019年	2021年与2020年
很满意	36.89	33.71	34.74	–3.18	1.03
满意	52.32	54.62	51.36	2.30	–3.26
一般	9.29	10.65	12.22	1.36	1.57
不满意	1.37	0.91	1.56	–0.46	0.65
很不满意	0.13	0.11	0.12	–0.02	0.01

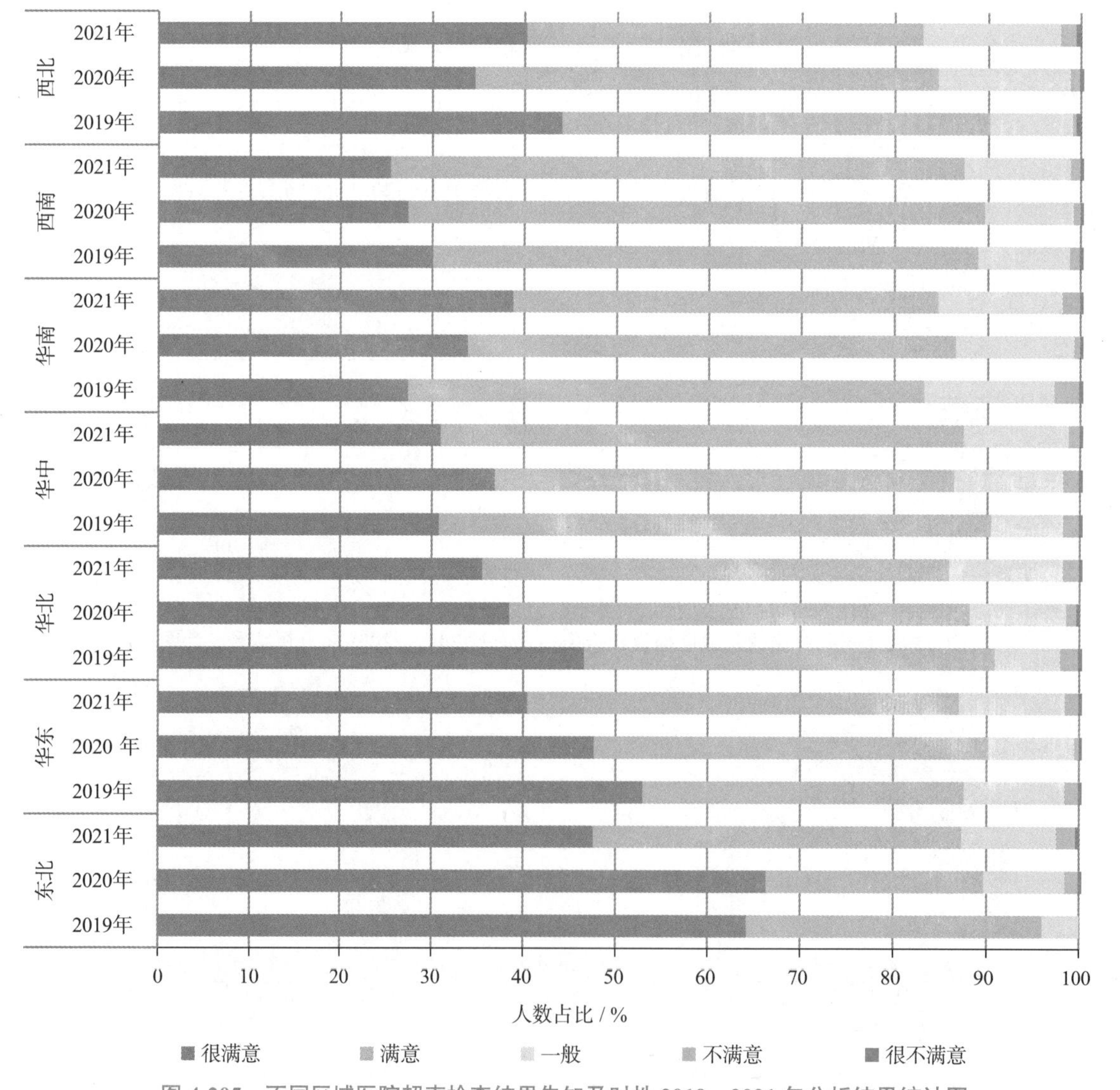

图4-205 不同区域医院超声检查结果告知及时性2019—2021年分析结果统计图

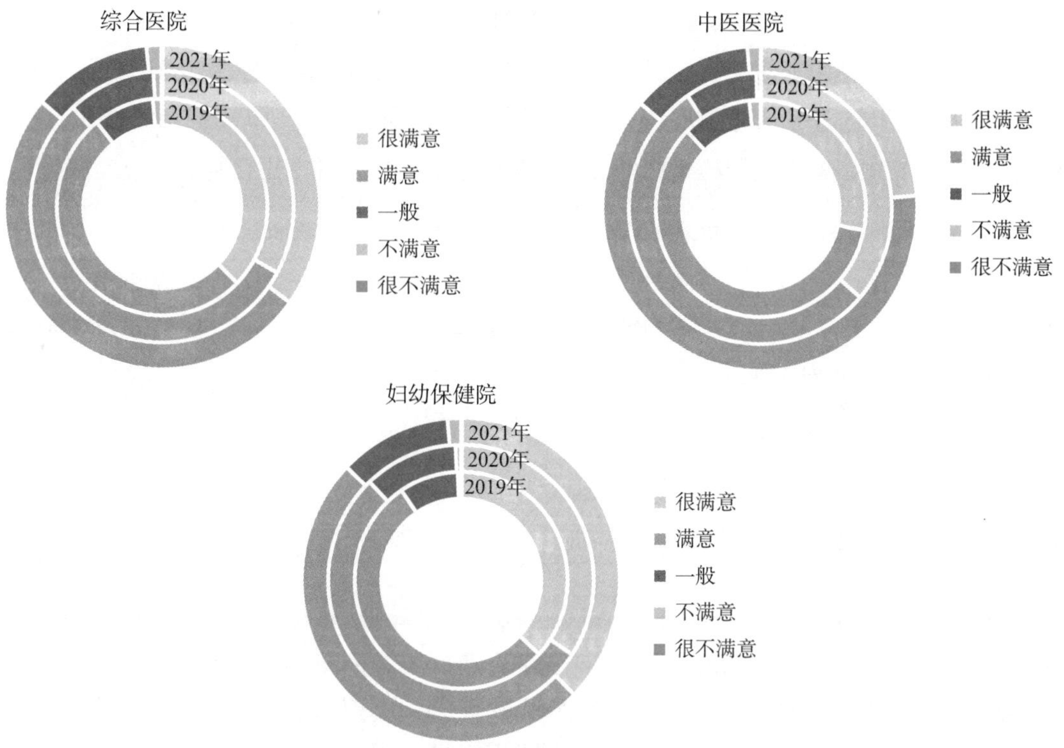

图 4-206　不同类型医院超声检查结果告知及时性 2019—2021 年分析结果统计图

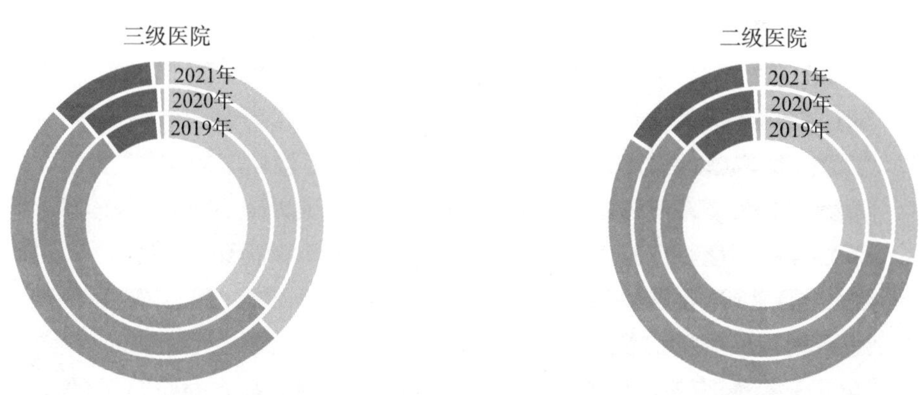

图 4-207　不同等级医院超声检查结果告知及时性 2019—2021 年分析结果统计图

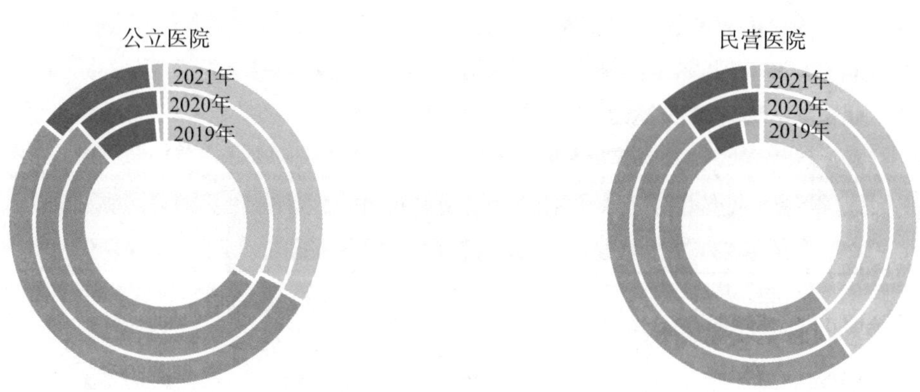

图 4-208　不同性质医院超声检查结果告知及时性 2019—2021 年分析结果统计图

（3）心电图检查结果告知及时性：2019—2021 年心电图检查结果告知及时性（表 4-81，图 4-209 ~ 图 -212）测评结果显示，有超过 85.00% 的患者对心电图检查结果告知及时性满意；历史对比结果显示，2020 年与 2019 年相比，对心电图检查结果告知及时性很满意的患者占比有所下降，2021 年与 2020 年相比，对心电图检查结果告知及时性很满意的患者占比有所上升。

表 4-81　心电图检查结果告知及时性 2019—2021 年分析结果

心电图检查结果告知及时性	人数占比 /%			差值 /%	
	2019 年	2020 年	2021 年	2020 年与 2019 年	2021 年与 2020 年
很满意	36.99	33.87	34.90	–3.12	1.03
满意	52.99	55.25	51.89	2.26	–3.36
一般	8.71	9.95	11.51	1.24	1.56
不满意	1.23	0.88	1.62	–0.35	0.74
很不满意	0.08	0.05	0.08	–0.03	0.03

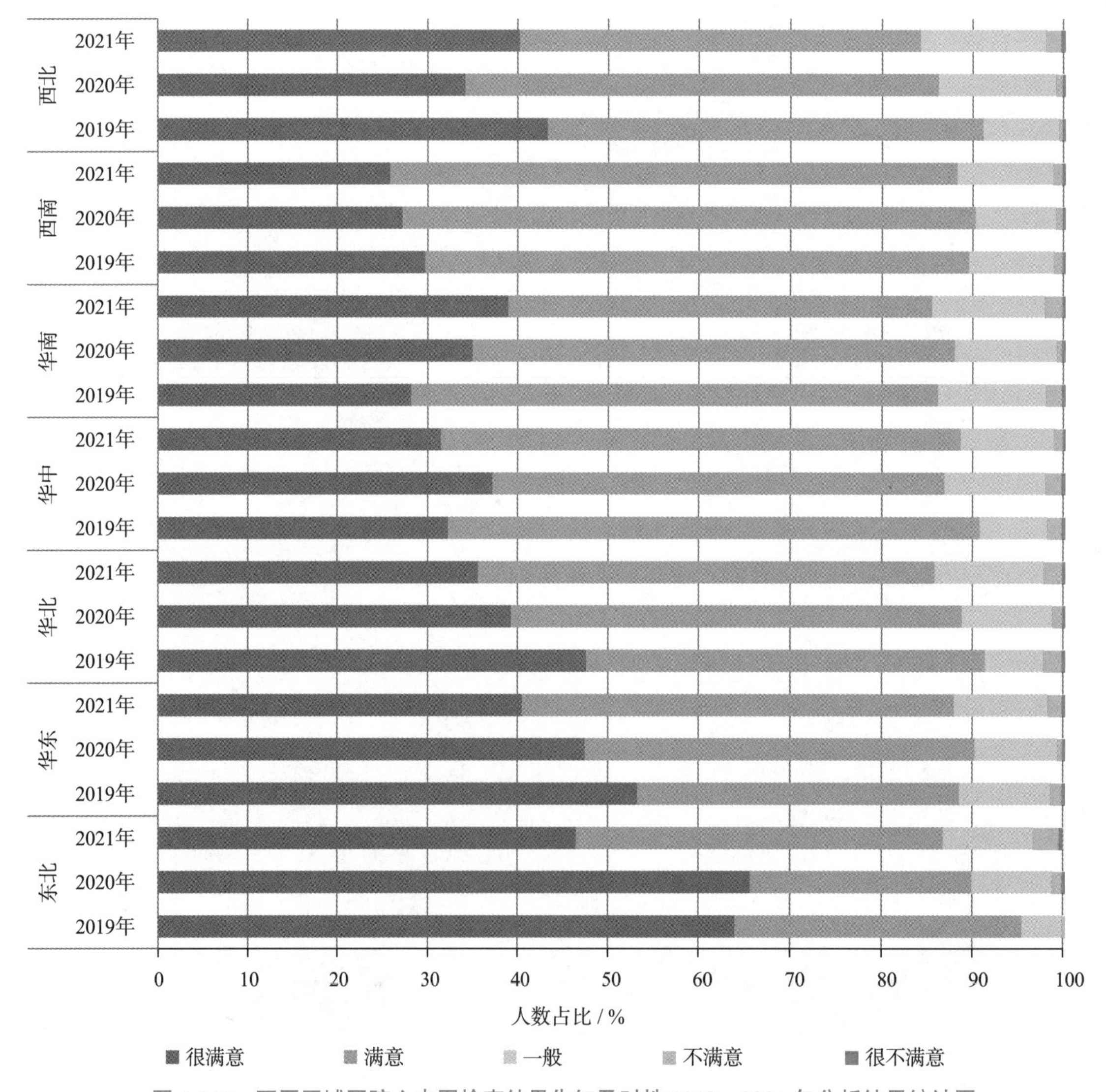

图 4-209　不同区域医院心电图检查结果告知及时性 2019—2021 年分析结果统计图

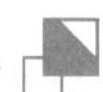

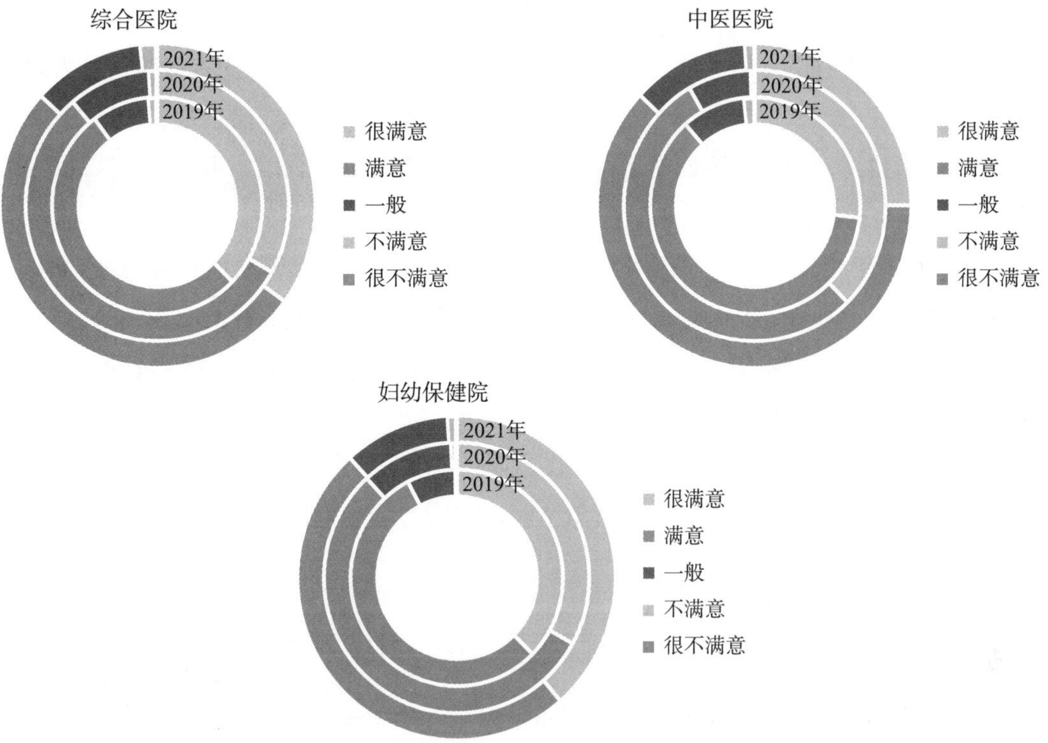

图 4-210　不同类型医院心电图检查结果告知及时性 2019—2021 年分析结果统计图

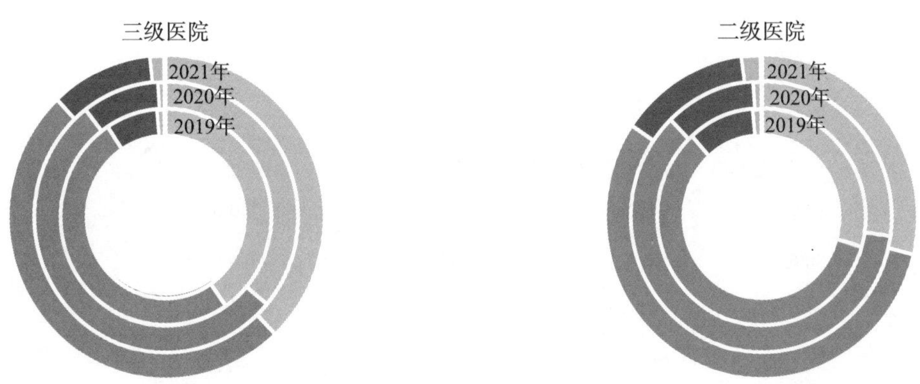

图 4-211　不同等级医院心电图检查结果告知及时性 2019—2021 年分析结果统计图

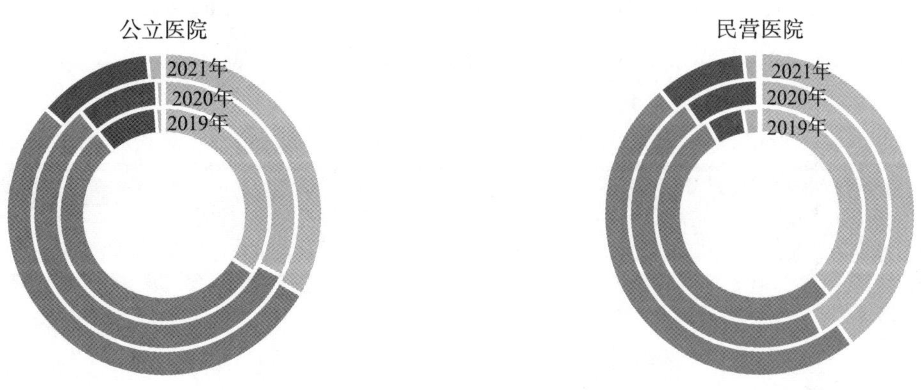

图 4-212　不同性质医院心电图检查结果告知及时性 2019—2021 年分析结果统计图

2. 检查预约分析

2019—2021 年检查预约（表 4-82，图 4-213）评价结果显示，2021 年患者体验指数为 82.97 分；不同区域中东北地区、华东地区、华北地区、西北地区高于全国患者体验指数；不同等级医院中三级医院患者体验指数高于全国；不同类型医院患者体验指数均高于全国；不同性质医院中民营医院患者体验指数高于全国。

2020 年与 2019 年相比，全国患者体验指数上升 0.17 分；不同区域医院中除东北地区、西北地区患者体验指数有所下降外，其余地区患者体验指数有所上升；不同等级医院中二级医院患者体验指数有所上升；不同类型医院中，中医医院、妇幼保健院患者体验指数有所上升；不同性质医院中公立医院患者体验指数有所上升。

2021 年与 2020 年相比，全国患者体验指数下降 0.77 分；不同区域医院中除华南地区患者体验指数有所上升外，其余地区患者体验指数有所下降；不同等级、不同类型、不同性质医院患者体验指数均有下降。

表 4-82　检查预约 2019—2021 年分析结果

类别	患者体验指数 / 分			患者体验指数差值 / 分	
	2019 年	2020 年	2021 年	2020 年与 2019 年	2021 年与 2020 年
全国	83.57	83.74	82.97	0.17	−0.77
不同区域					
东北	92.03	88.45	86.66	−3.58	−1.79
华东	87.07	87.16	84.47	0.09	−2.69
华北	85.52	86.30	84.69	0.78	−1.61
华中	82.93	83.62	82.12	0.69	−1.50
华南	80.65	81.23	82.42	0.58	1.19
西南	81.91	82.87	81.58	0.96	−1.29
西北	86.18	83.61	83.51	−2.57	−0.10
不同等级					
三级医院	83.99	83.95	83.36	−0.04	−0.59
二级医院	82.87	83.31	82.05	0.44	−1.26
不同类型					
综合医院	83.82	83.63	83.04	−0.19	−0.59
中医医院	83.13	84.17	83.12	1.04	−1.05
妇幼保健院	82.94	84.37	83.36	1.43	−1.01
不同性质					
公立医院	82.92	83.53	82.68	0.61	−0.85
民营医院	86.00	85.48	84.57	−0.52	−0.91

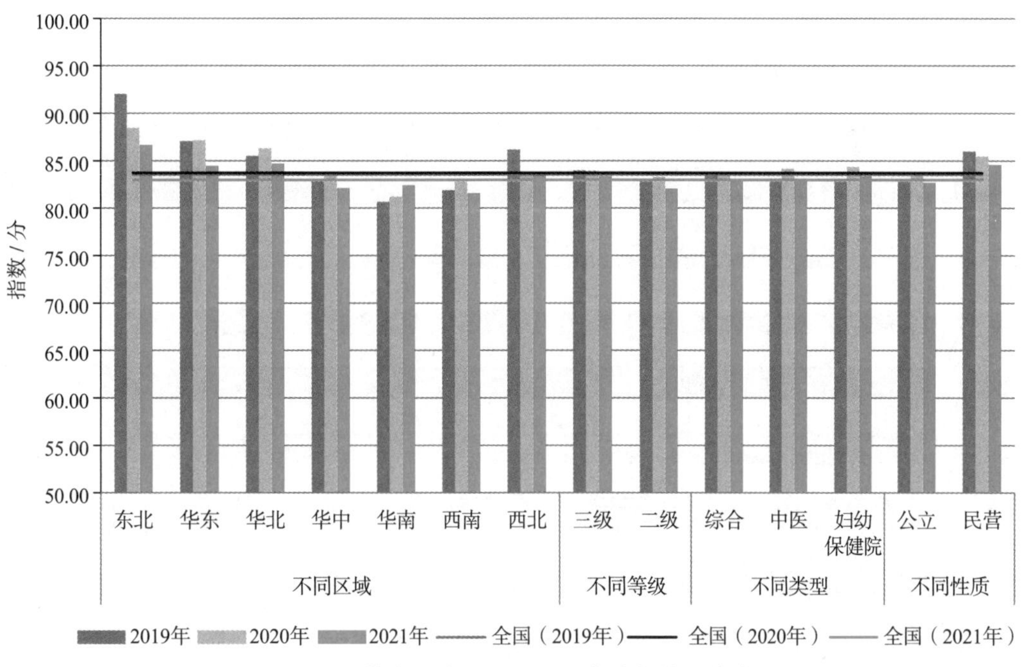

图 4-213　检查预约 2019—2021 年分析结果统计图

（1）放射检查预约等候时间：2019—2021 年放射检查预约等候时间（表 4-83，图 4-214 ~ 图 4-217）测评结果显示，有超过 80.00% 的患者对放射检查预约等候时间满意；历史对比结果显示，2020 年与 2019 年相比，对放射检查预约等候时间很满意的患者占比有所下降，2021 年与 2020 年相比，对放射检查预约等候时间很满意的患者占比有所上升。

表 4-83　放射检查预约等候时间 2019—2021 年分析结果

放射检查预约等候时间	人数占比 /%			差值 /%	
	2019 年	2020 年	2021 年	2020 年与 2019 年	2021 年与 2020 年
很满意	35.45	32.90	33.51	–2.55	0.61
满意	51.79	53.87	51.02	2.08	–2.85
一般	10.65	11.41	13.20	0.76	1.79
不满意	1.90	1.62	2.03	–0.28	0.41
很不满意	0.21	0.20	0.24	–0.01	0.04

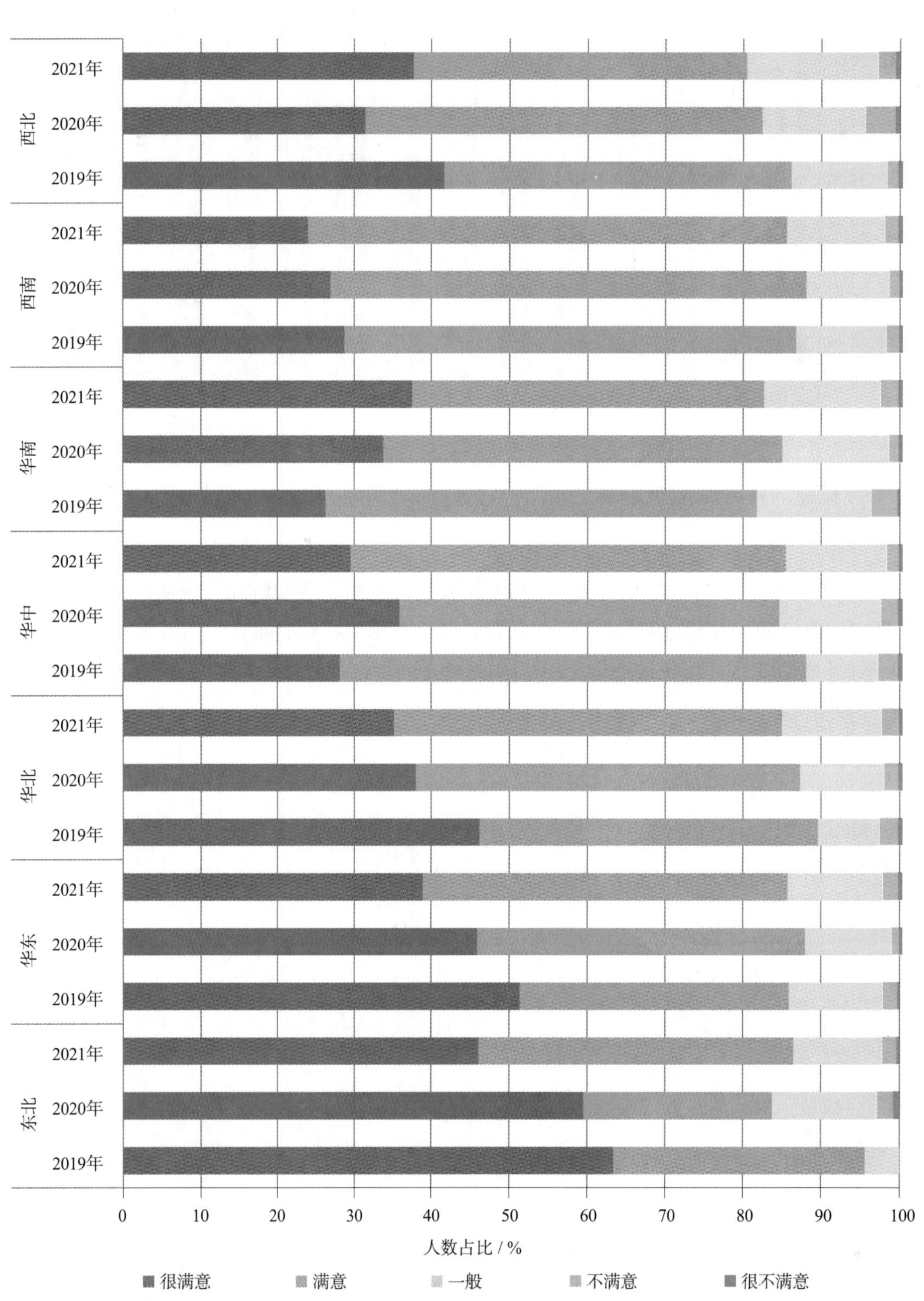

图 4-214　不同区域医院放射检查预约等候时间 2019—2021 年分析结果统计图

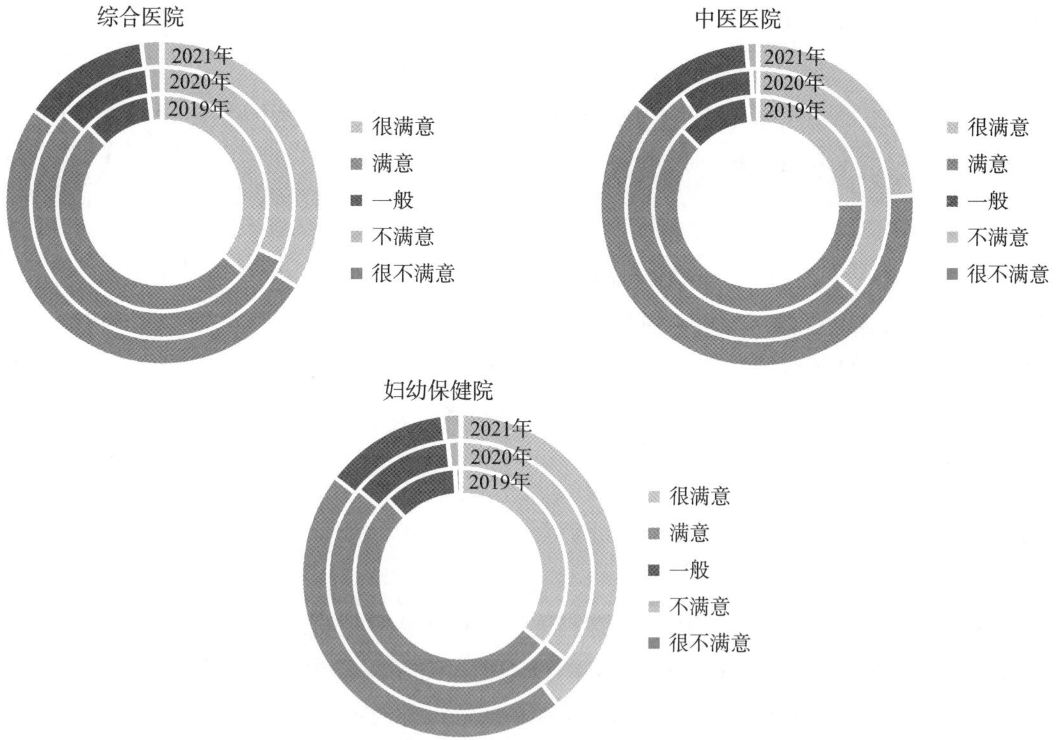

图 4-215 不同类型医院放射检查预约等候时间 2019—2021 年分析结果统计图

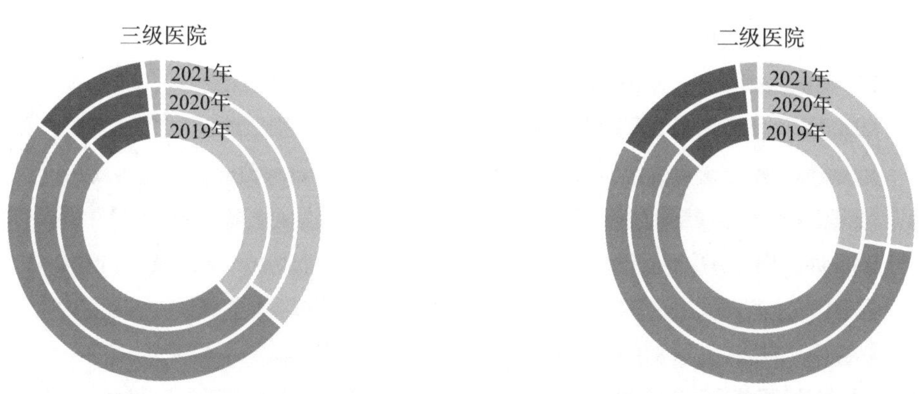

图 4-216 不同等级医院放射检查预约等候时间 2019—2021 年分析结果统计图

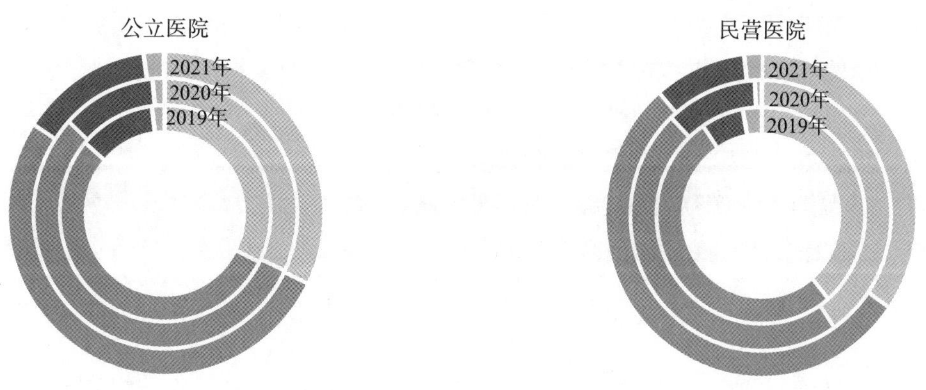

图 4-217 不同性质医院放射检查预约等候时间 2019—2021 年分析结果统计图

（2）超声检查预约等候时间：2019—2021 年超声检查预约等候时间（表 4-84，图 4-218 ~ 图 4-221）测评结果显示，有超过 80.00% 的患者对超声检查预约等候时间满意；历史对比结果显示，2020 年与 2019 年相比，对超声检查预约等候时间很满意的患者占比有所下降，2021 年与 2020 年相比，对超声检查预约等候时间很满意的患者占比有所上升。

表 4-84　超声检查预约等候时间 2019—2021 年分析结果

超声检查预约等候时间	人数占比 /%			差值 /%	
	2019 年	2020 年	2021 年	2020 年与 2019 年	2021 年与 2020 年
很满意	34.66	32.28	33.07	–2.38	0.79
满意	51.74	54.33	51.24	2.59	–3.09
一般	11.26	11.86	13.57	0.60	1.71
不满意	2.05	1.37	1.95	–0.68	0.58
很不满意	0.29	0.16	0.17	–0.13	0.01

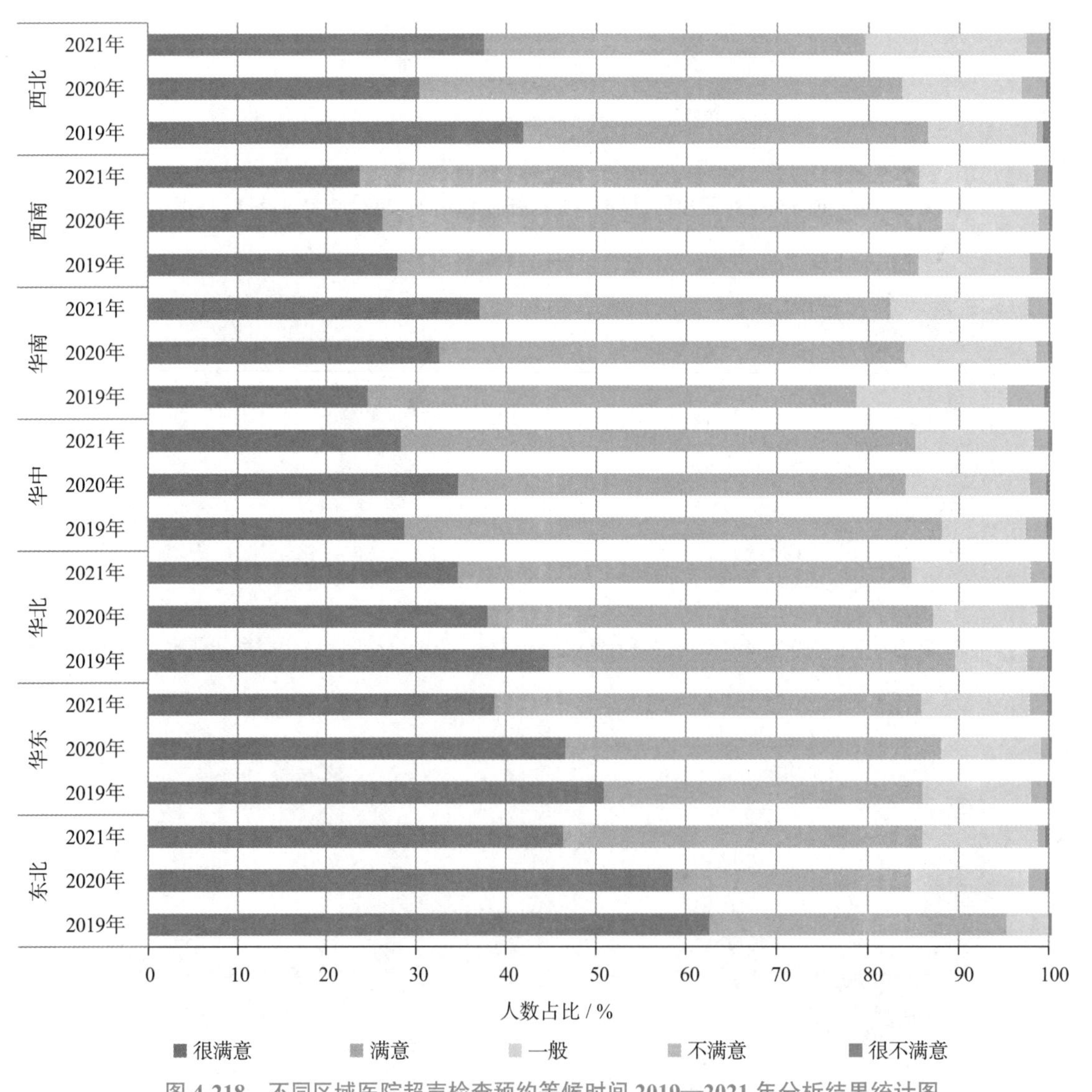

图 4-218　不同区域医院超声检查预约等候时间 2019—2021 年分析结果统计图

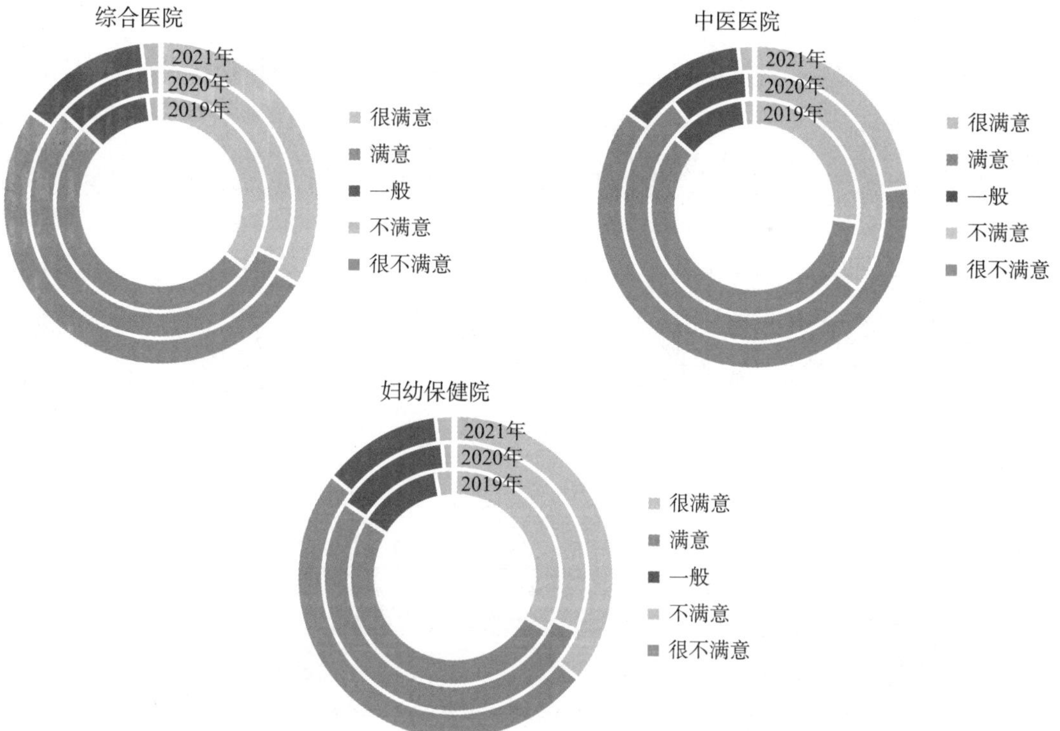

图 4-219　不同类型医院超声检查预约等候时间 2019—2021 年分析结果统计图

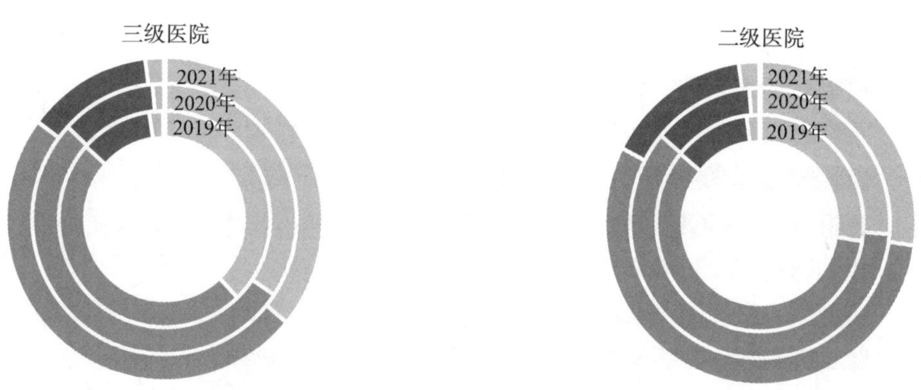

图 4-220　不同等级医院超声检查预约等候时间 2019—2021 年分析结果统计图

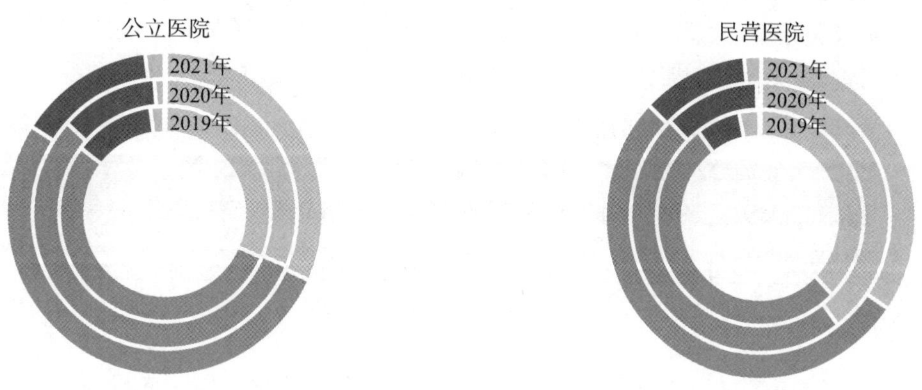

图 4-221　不同性质医院超声检查预约等候时间 2019—2021 年分析结果统计图

（3）心电图检查预约等候时间：2019—2021 年心电图检查预约等候时间（表 4-85，图 4-222 ~ 图 4-225）测评结果显示，有超过 85.00% 的患者对心电图检查预约等候时间满意；历史对比结果显示，2020 年与 2019 年相比，对心电图检查预约等候时间很满意的患者占比有所下降，2021 年与 2020 年相比，对心电图检查预约等候时间很满意的患者占比有所上升。

表 4-85　心电图检查预约等候时间 2019—2021 年分析结果

心电图检查预约等候时间	人数占比 /%			差值 /%	
	2019 年	2020 年	2021 年	2020 年与 2019 年	2021 年与 2020 年
很满意	35.49	32.80	33.67	−2.69	0.87
满意	53.10	55.25	52.12	2.15	−3.13
一般	9.82	10.87	12.48	1.05	1.61
不满意	1.47	1.01	1.65	−0.46	0.64
很不满意	0.12	0.07	0.08	−0.05	0.01

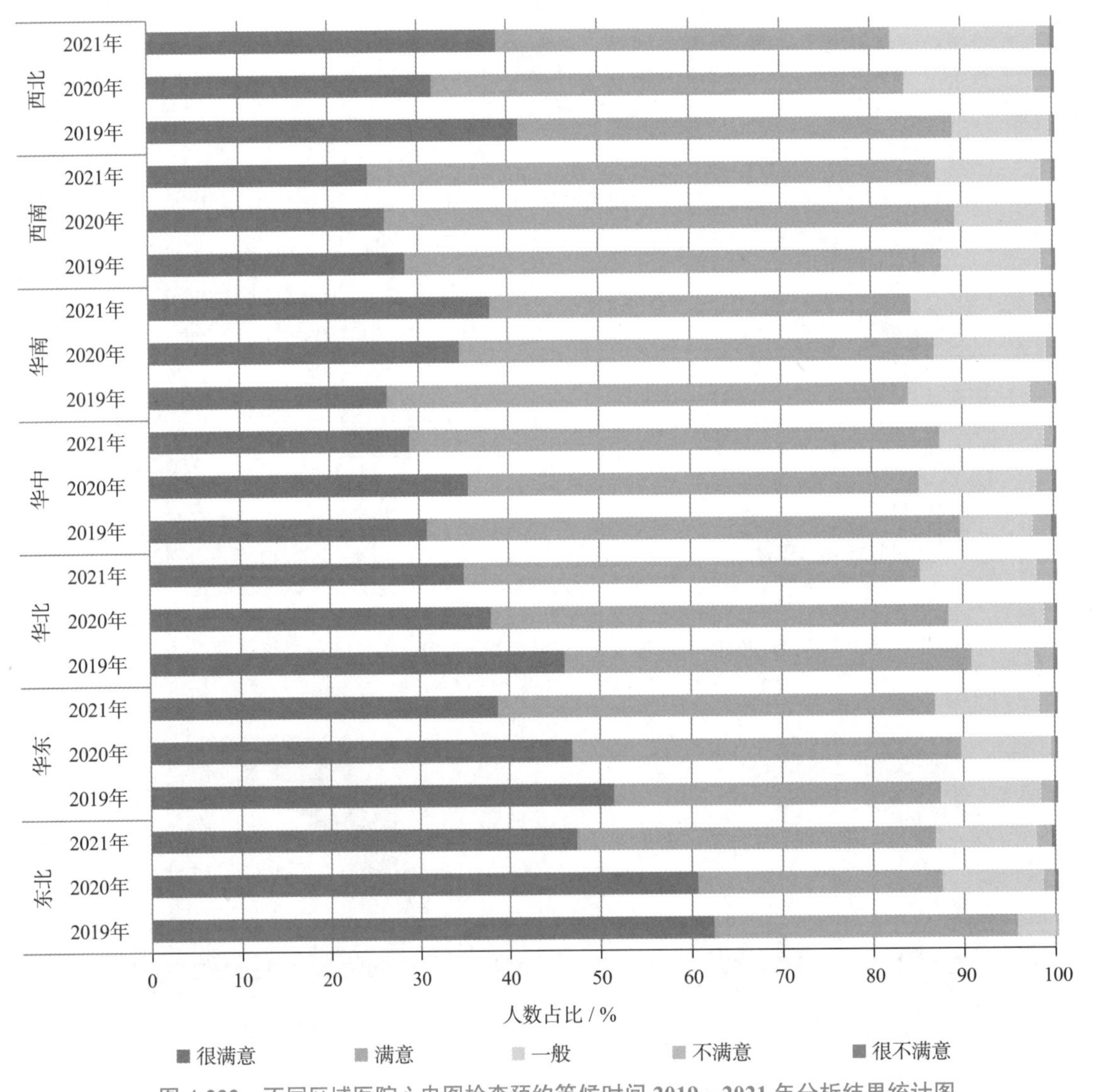

图 4-222　不同区域医院心电图检查预约等候时间 2019—2021 年分析结果统计图

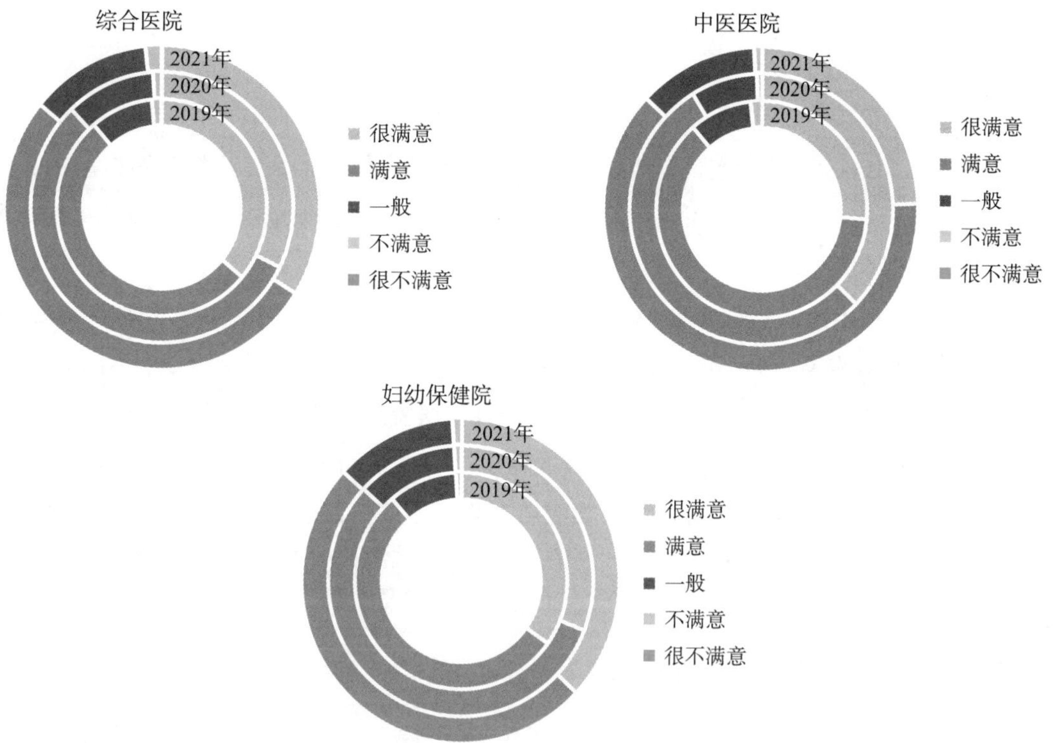

图 4-223　不同类型医院心电图检查预约等候时间 2019—2021 年分析结果统计图

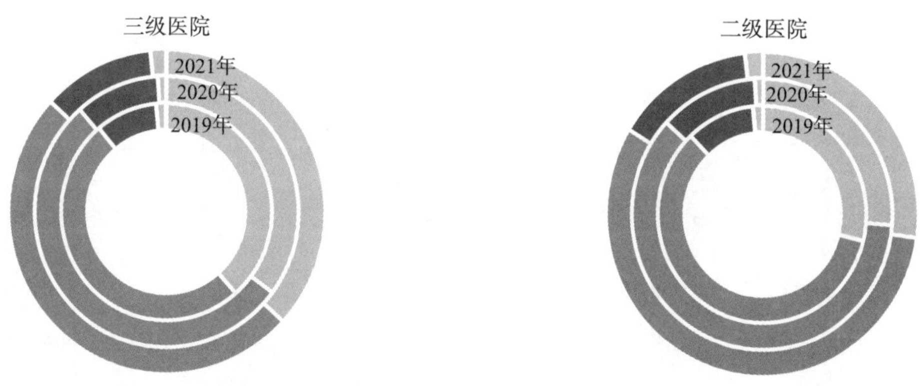

图 4-224　不同等级医院心电图检查预约等候时间 2019—2021 年分析结果统计图

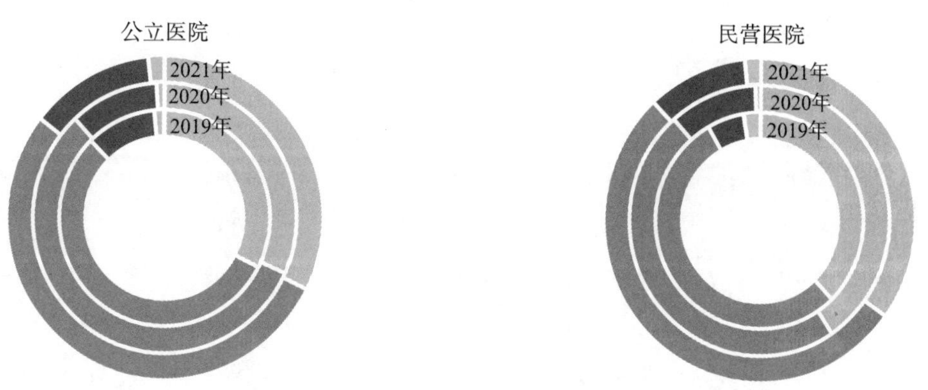

图 4-225　不同性质医院心电图检查预约等候时间 2019—2021 年分析结果统计图

（五）住院手术管理相关要素分析

2019—2021 年住院手术管理（表 4-86，图 4-226）评价结果显示，2021 年患者体验指数为 85.24 分；不同区域中东北地区、华东地区、西北地区高于全国患者体验指数；不同等级医院中三级医院患者体验指数高于全国；不同类型医院中综合医院患者体验指数高于全国；不同性质医院中民营医院患者体验指数高于全国。

2020 年与 2019 年相比，全国患者体验指数上升 0.14 分；不同区域医院中华北地区、华南地区、西南地区患者体验指数有所上升；不同等级医院中二级医院患者体验指数有所上升；不同类型医院中，中医医院、妇幼保健院患者体验指数有所上升；不同性质医院患者体验指数均有上升。

2021 年与 2020 年相比，全国患者体验指数下降 0.62 分；不同区域医院中东北地区、华东地区、华中地区、华南地区、西南地区患者体验指数有所下降；不同等级患者体验指数均有下降；不同类型医院中综合医院、妇幼保健院患者体验指数有所下降；不同性质医院中公立医院患者体验指数有所下降。

表 4-86　住院手术管理 2019—2021 年分析结果

类别	患者体验指数 / 分			患者体验指数差值 / 分	
	2019 年	2020 年	2021 年	2020 年与 2019 年	2021 年与 2020 年
全国	85.72	85.86	85.24	0.14	−0.62
不同区域					
东北	93.88	89.88	87.15	−4.00	−2.73
华东	88.26	88.21	84.08	−0.05	−4.13
华北	87.06	88.17	88.27	1.11	0.10
华中	87.27	85.90	84.05	−1.37	−1.85
华南	84.43	85.10	84.78	0.67	−0.32
西南	84.11	84.91	84.81	0.80	−0.10
西北	89.81	85.77	85.79	−4.04	0.02
不同等级					
三级医院	86.22	86.10	85.30	−0.12	−0.80
二级医院	84.77	85.35	84.85	0.58	−0.50
不同类型					
综合医院	85.90	85.87	85.25	−0.03	−0.62
中医医院	84.71	84.86	85.12	0.15	0.26
妇幼保健院	85.00	86.69	85.67	1.69	−1.02
不同性质					
公立医院	85.38	85.65	84.77	0.27	−0.88
民营医院	85.04	87.43	88.69	2.39	1.26

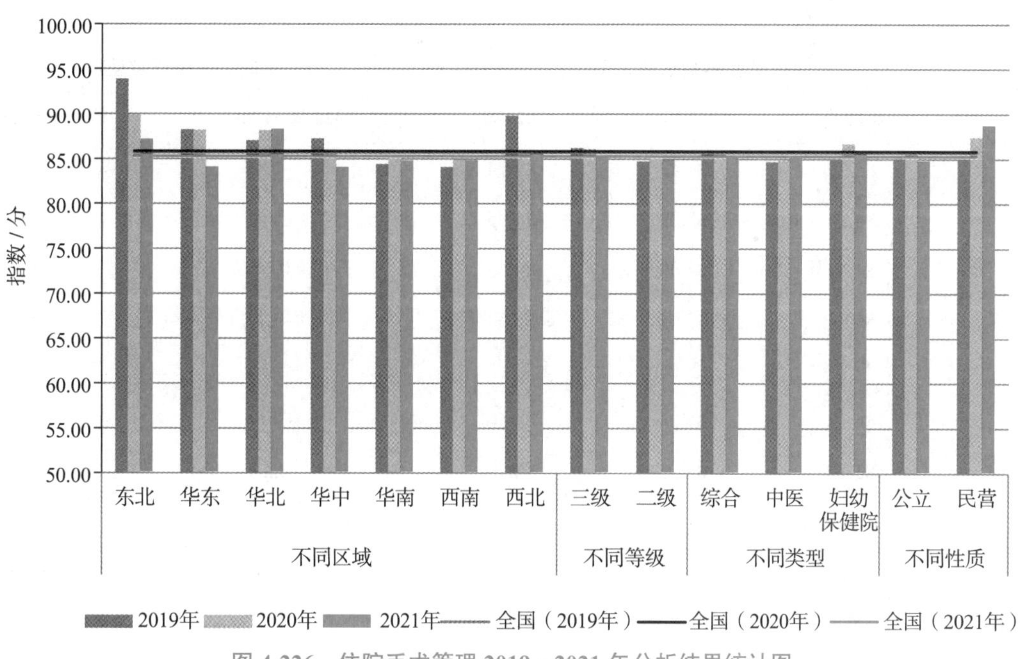

图 4-226 住院手术管理 2019—2021 年分析结果统计图

1. 工作效率分析

2019—2021 年工作效率（表 4-87，图 4-227）评价结果显示，2021 年患者体验指数为 85.42 分；不同区域中东北地区、华北地区、西北地区高于全国患者体验指数；不同等级医院中三级医院患者体验指数高于全国；不同类型医院中患者体验指数均高于全国；不同性质医院中民营医院患者体验指数高于全国。

2020 年与 2019 年相比，全国患者体验指数上升 0.03 分；不同区域医院中华北地区、华南地区、西南地区患者体验指数有所上升；不同性质医院患者体验指数均有上升；不同等级医院中二级医院患者体验指数有所上升；不同类型医院中妇幼保健院患者体验指数有所上升。

2021 年与 2020 年相比，全国患者体验指数下降 0.61 分；不同区域医院中除华北地区、西北地区患者体验指数有所上升外，其余地区患者体验指数有所下降；不同等级患者体验指数均有下降；不同类型医院中综合医院、妇幼保健院患者体验指数有所下降；不同性质医院中公立医院患者体验指数有所下降。

表 4-87 工作效率 2019—2021 年分析结果

类别	患者体验指数 / 分			患者体验指数差值 / 分	
	2019 年	2020 年	2021 年	2020 年与 2019 年	2021 年与 2020 年
全国	86.00	86.03	85.42	0.03	−0.61
不同区域					
东北	93.85	90.95	87.39	−2.90	−3.56
华东	88.62	88.32	84.31	−0.30	−4.01
华北	87.04	87.72	88.73	0.68	1.01

续表

类别	患者体验指数 / 分			患者体验指数差值 / 分	
	2019 年	2020 年	2021 年	2020 年与 2019 年	2021 年与 2020 年
华中	88.26	86.43	84.74	−1.83	−1.69
华南	84.20	85.29	84.85	1.09	−0.44
西南	84.49	85.09	84.65	0.60	−0.44
西北	88.73	85.62	86.54	−3.11	0.92
不同等级					
三级医院	86.38	86.24	85.50	−0.14	−0.74
二级医院	85.28	85.55	84.70	0.27	−0.85
不同类型					
综合医院	86.08	86.05	85.44	−0.03	−0.61
中医医院	85.24	84.87	85.49	−0.37	0.62
妇幼保健院	85.80	86.83	85.72	1.03	−1.11
不同性质					
公立医院	85.68	85.82	84.98	0.14	−0.84
民营医院	85.16	87.70	88.56	2.54	0.86

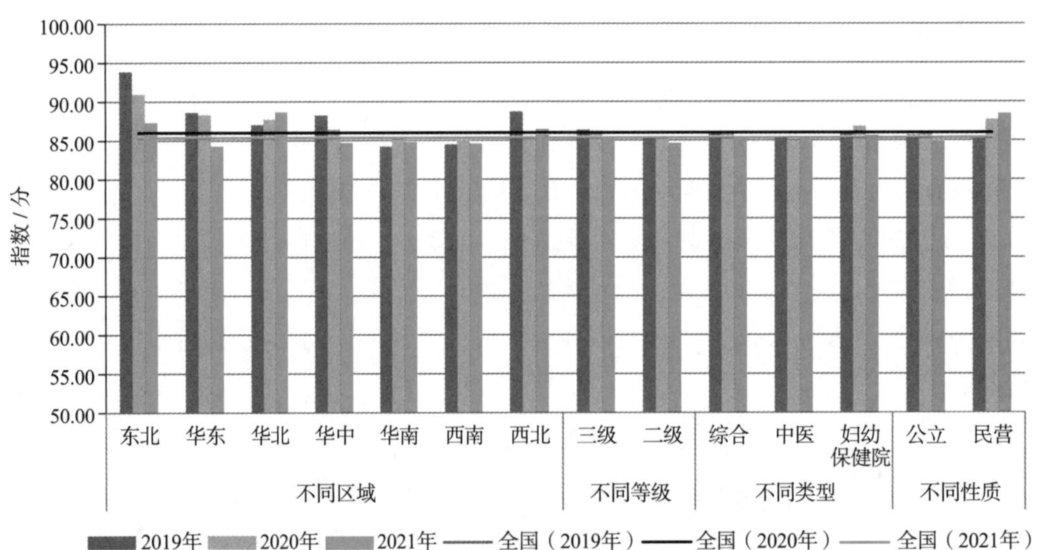

图 4-227　工作效率 2019—2021 年分析结果统计图

2019—2021 年手术排期及时性（表 4-88，图 4-228 ~ 图 4-231）测评结果显示，有超过 85.00% 的患者认为手术排期及时；历史对比结果显示，2020 年与 2019 年相比，手术排期很及时的患者占比有所下降，2021 年与 2020 年相比，手术排期很及时的患者占比有所上升。

表 4-88　手术排期及时性 2019—2021 年分析结果

手术排期及时性	人数占比 /%			差值 /%	
	2019 年	2020 年	2021 年	2020 年与 2019 年	2021 年与 2020 年
很及时	42.46	39.77	40.24	−2.69	0.47
及时	49.12	51.54	49.03	2.42	−2.51
一般	7.40	7.89	9.50	0.49	1.61
不及时	0.88	0.71	1.10	−0.17	0.39
很不及时	0.14	0.09	0.13	−0.05	0.04

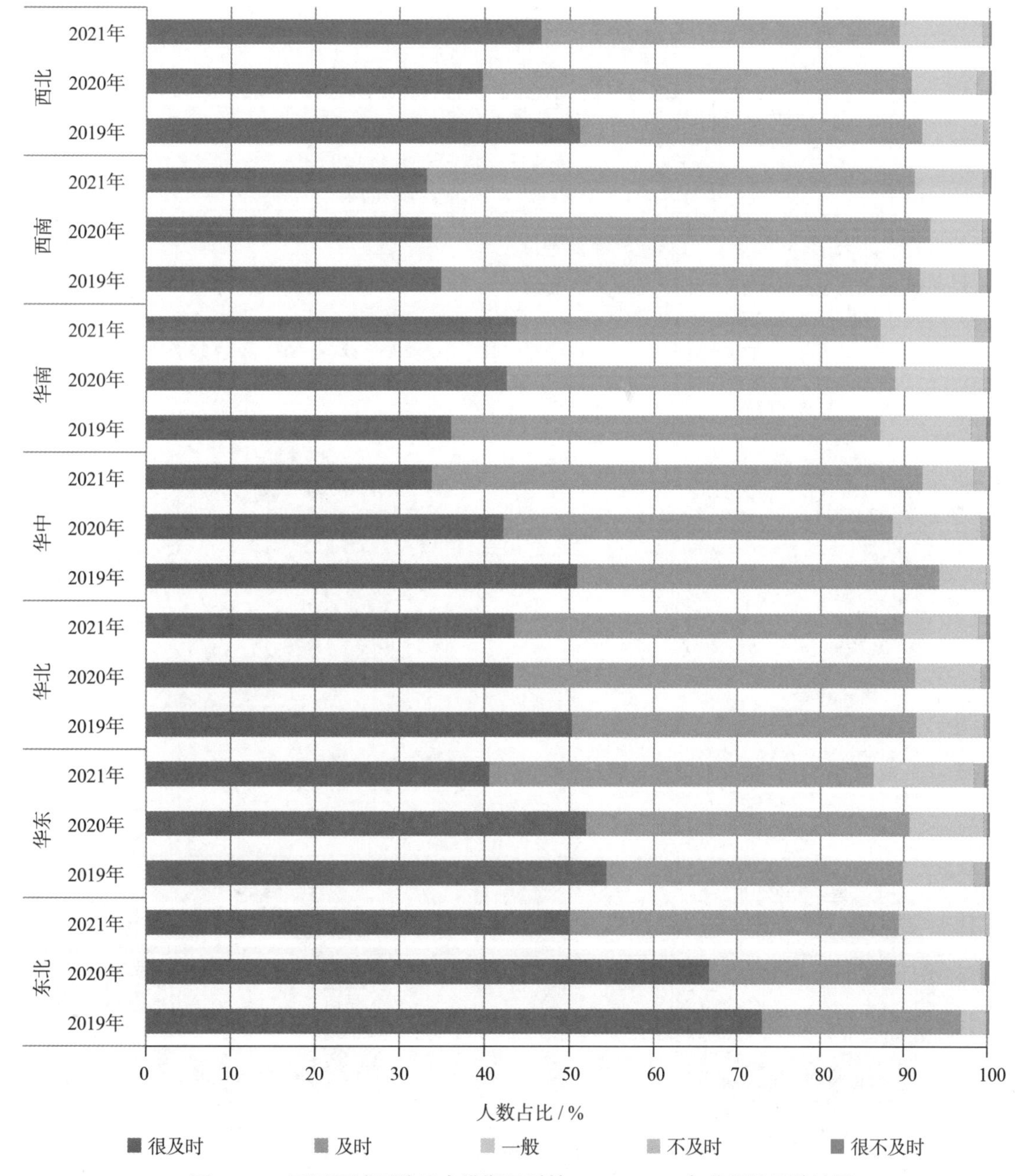

图 4-228　不同区域医院手术排期及时性 2019—2021 年分析结果统计图

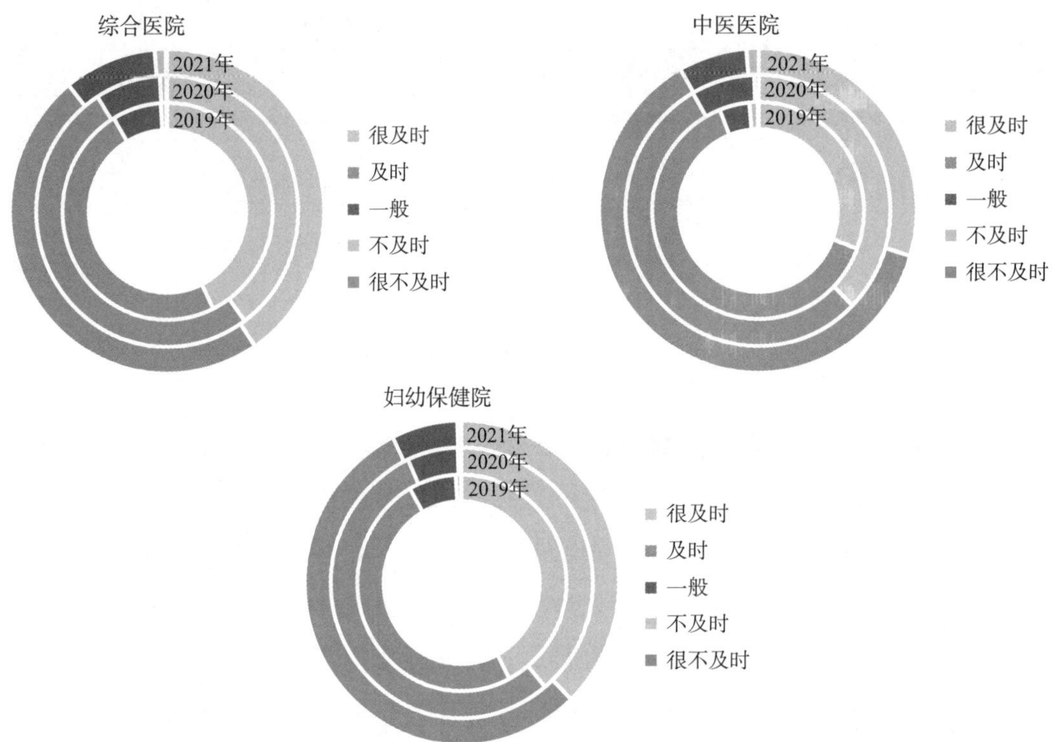

图 4-229　不同类型医院手术排期及时性 2019—2021 年分析结果统计图

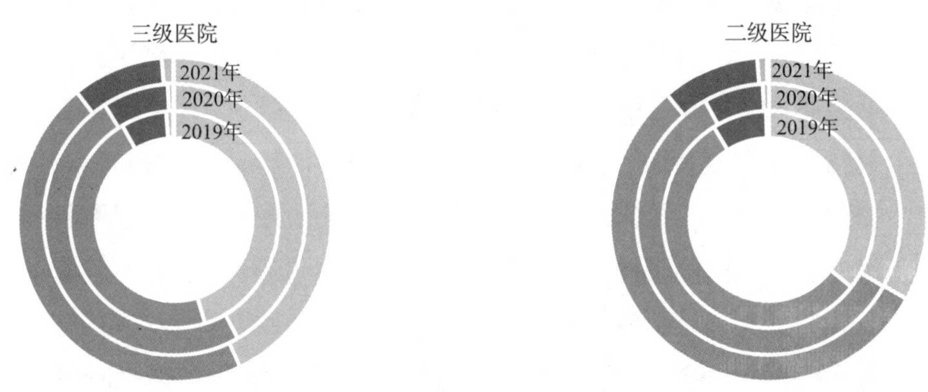

图 4-230　不同等级医院手术排期及时性 2019—2021 年分析结果统计图

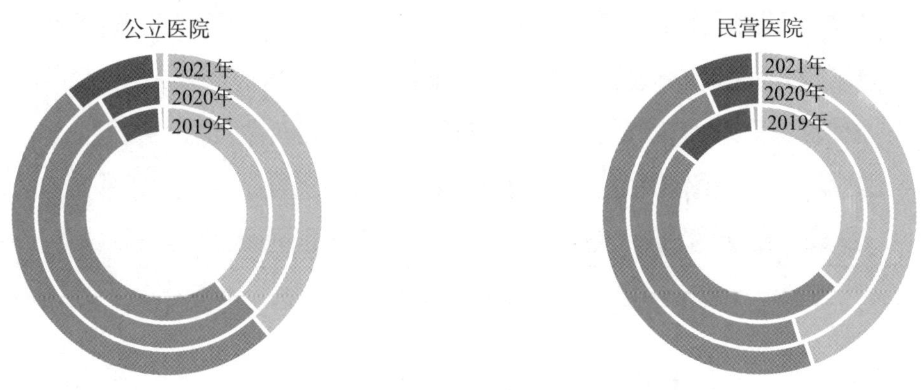

图 4-231　不同性质医院手术排期及时性 2019—2021 年分析结果统计图

2. 知情同意分析

2019—2021 年知情同意（表 4-89，图 4-232）评价结果显示，2021 年患者体验指数为 85.13 分；不同区域中东北地区、华北地区、西北地区高于全国患者体验指数；不同等级医院中三级医院患者体验指数高于全国；不同类型医院中妇幼保健院患者体验指数高于全国；不同性质医院中民营医院患者体验指数高于全国。

2020 年与 2019 年相比，全国患者体验指数上升 0.21 分；不同区域医院中华东地区、华北地区、华南地区、西南地区患者体验指数有所上升；不同等级医院中二级医院患者体验指数有所上升；不同类型医院中，中医医院、妇幼保健院患者体验指数有所上升；不同性质医院患者体验指数均有上升。

2021 年与 2020 年相比，全国患者体验指数下降 0.64 分；不同区域医院中除西南地区患者体验指数有所上升外，其余地区患者体验指数有所下降；不同等级医院患者体验指数均有下降；不同类型医院中综合医院、妇幼保健院患者体验指数有所下降；不同性质医院中公立医院患者体验指数有所下降。

表 4-89　知情同意 2019—2021 年分析结果

类别	患者体验指数 / 分			患者体验指数差值 / 分	
	2019 年	2020 年	2021 年	2020 年与 2019 年	2021 年与 2020 年
全国	85.56	85.77	85.13	0.21	−0.64
不同区域					
东北	93.90	89.27	87.02	−4.63	−2.25
华东	88.05	88.15	83.95	0.10	−4.20
华北	87.07	88.43	88.01	1.36	−0.42
华中	86.70	85.59	83.65	−1.11	−1.94
华南	84.56	85.00	84.75	0.44	−0.25
西南	83.88	84.81	84.90	0.93	0.09
西北	90.43	85.86	85.36	−4.57	−0.50
不同等级					
三级医院	86.14	86.01	85.18	−0.13	−0.83
二级医院	84.47	85.24	84.93	0.77	−0.31
不同类型					
综合医院	85.80	85.77	85.13	−0.03	−0.64
中医医院	84.41	84.86	84.90	0.45	0.04
妇幼保健院	84.54	86.61	85.64	2.07	−0.97
不同性质					
公立医院	85.22	85.55	84.66	0.33	−0.89
民营医院	84.97	87.28	88.77	2.31	1.49

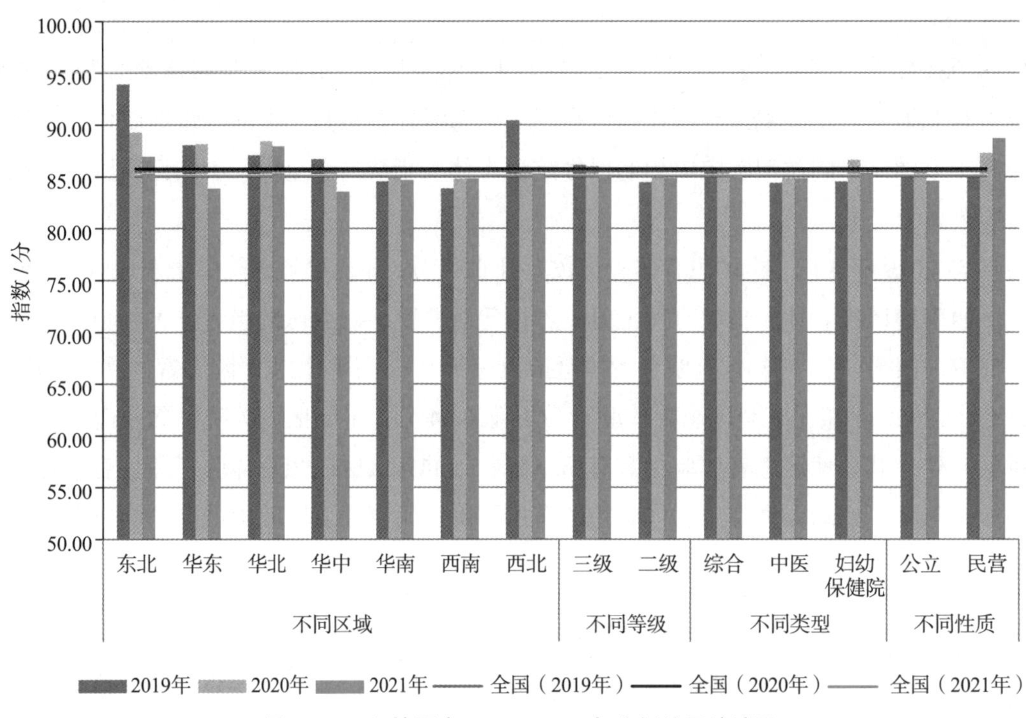

图 4-232 知情同意 2019—2021 年分析结果统计图

（1）手术方案告知：2019—2021 年手术方案告知（表 4-90，图 4-233 ~ 图 4-236）测评结果显示，有超过 90.00% 的患者认为手术方案告知清楚；历史对比结果显示，2020 年与 2019 年相比，手术方案告知很清楚的患者占比有所下降，2021 年与 2020 年相比，手术方案告知很清楚的患者占比有所上升。

表 4-90 手术方案告知 2019—2021 年分析结果

手术方案告知	人数占比 /%			差值 /%	
	2019 年	2020 年	2021 年	2020 年与 2019 年	2021 年与 2020 年
很清楚	43.35	41.65	42.41	–1.70	0.76
清楚	49.62	50.55	47.67	0.93	–2.88
一般	5.36	6.72	8.69	1.36	1.97
不清楚	0.92	0.60	0.89	–0.32	0.29
未告知	0.75	0.48	0.34	–0.27	–0.14

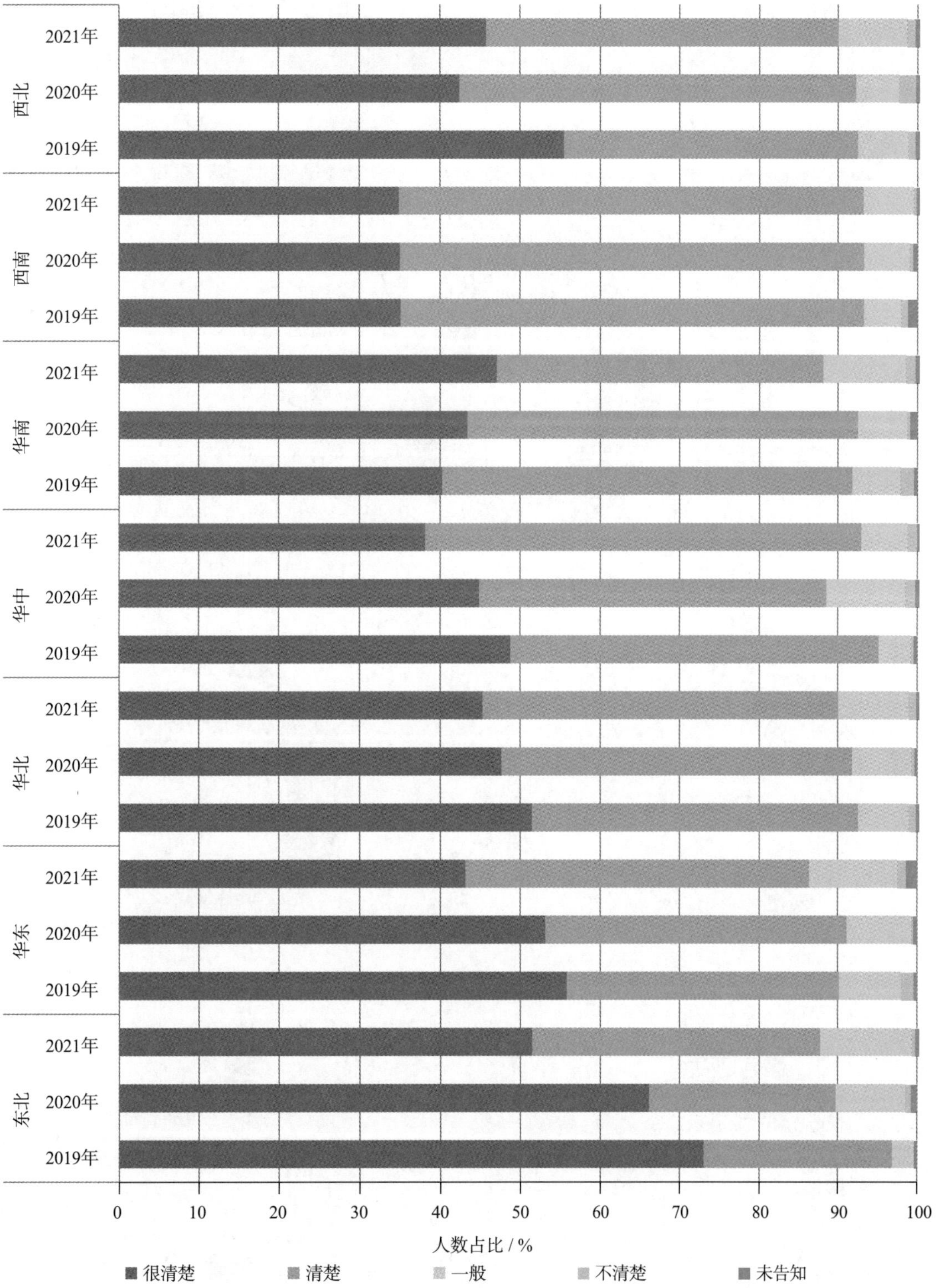

图 4-233　不同区域医院手术方案告知 2019—2021 年分析结果统计图

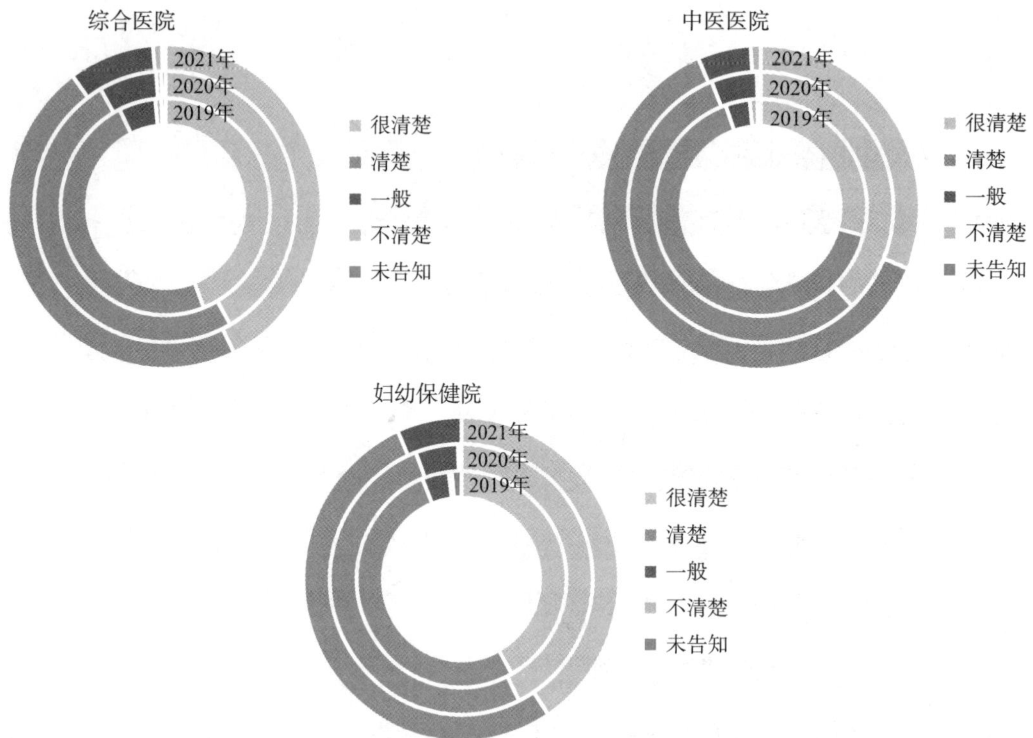

图 4-234　不同类型医院手术方案告知 2019—2021 年分析结果统计图

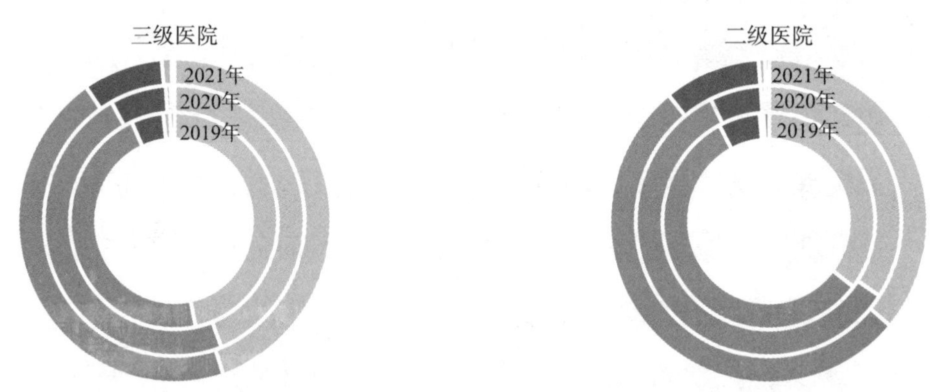

图 4-235　不同等级医院手术方案告知 2019—2021 年分析结果统计图

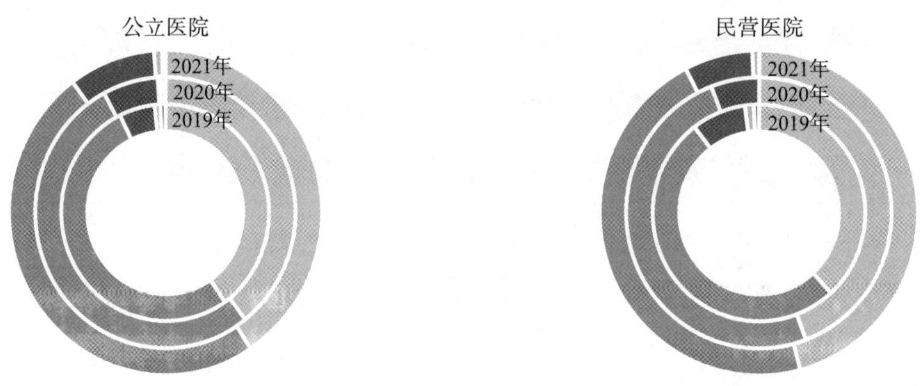

图 4-236　不同性质医院手术方案告知 2019—2021 年分析结果统计图

（2）麻醉方式告知：2019—2021 年麻醉方式告知（表 4-91，图 4-237 ~ 图 4-240）测评结果显示，有超过 85.00% 的患者认为麻醉方式告知清楚；历史对比结果显示，2019—2021 年麻醉方式告知很清楚的患者占比呈逐年下降趋势。

表 4-91　麻醉方式告知 2019—2021 年分析结果

麻醉方式告知	人数占比 /%			差值 /%	
	2019 年	2020 年	2021 年	2020 年与 2019 年	2021 年与 2020 年
很清楚	40.99	39.29	39.27	−1.70	−0.02
清楚	50.11	51.70	49.87	1.59	−1.83
一般	6.20	7.51	9.11	1.31	1.60
不清楚	1.62	0.87	1.09	−0.75	0.22
未告知	1.08	0.63	0.66	−0.45	0.03

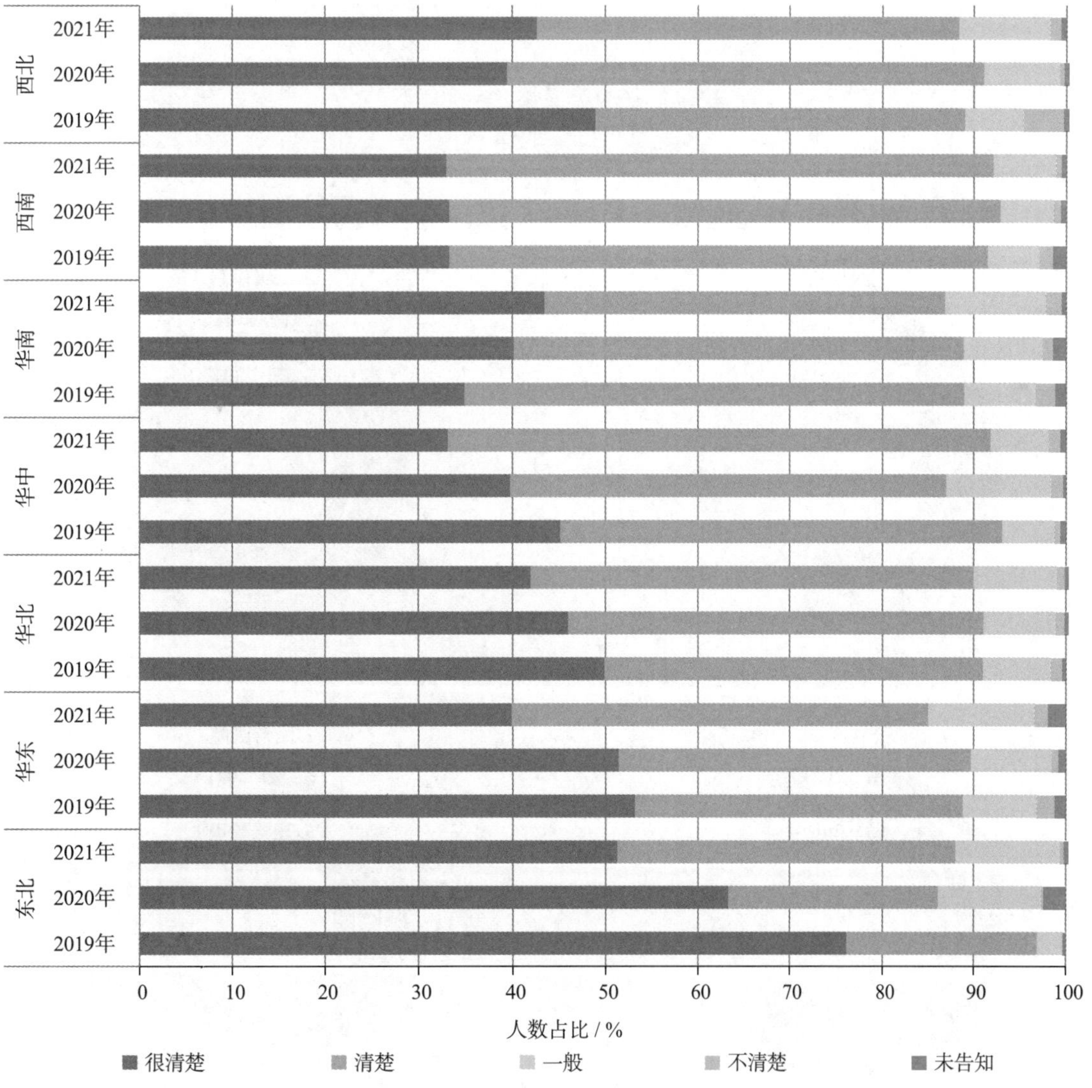

图 4-237　不同区域医院麻醉方式告知 2019—2021 年分析结果统计图

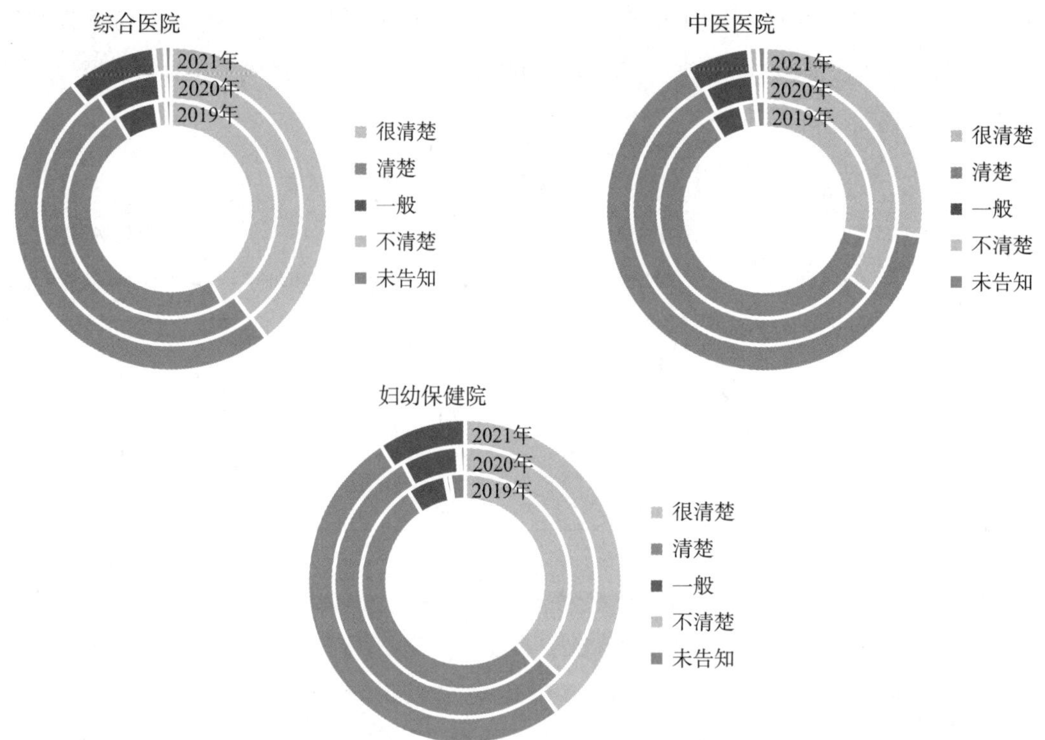

图 4-238　不同类型医院麻醉方式告知 2019—2021 年分析结果统计图

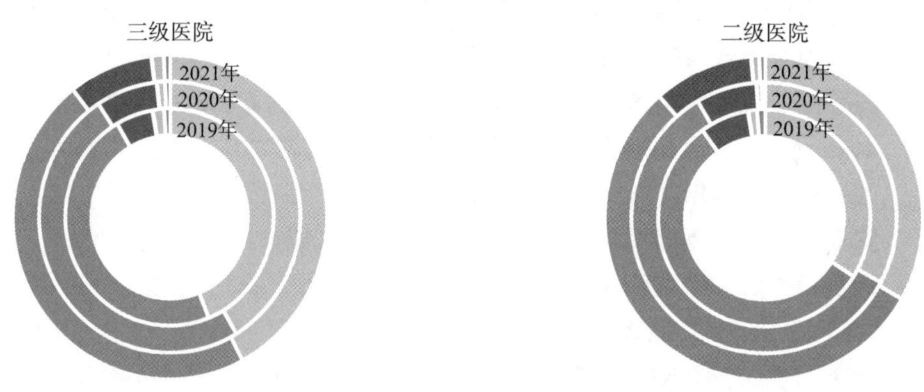

图 4-239　不同等级医院麻醉方式告知 2019—2021 年分析结果统计图

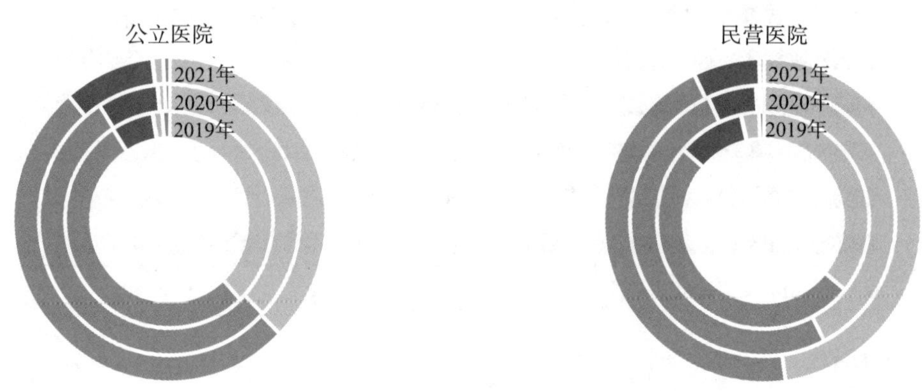

图 4-240　不同性质医院麻醉方式告知 2019—2021 年分析结果统计图

（3）术后镇痛风险告知：2019—2021 年术后镇痛风险告知（表 4-92，图 4-241 ~ 图 4-244）测评结果显示，有超过 85.00% 的患者认为术后镇痛风险告知清楚；历史对比结果显示，2019—2021 年术后镇痛风险告知很清楚的患者占比呈逐年下降趋势。

表 4-92　术后镇痛风险告知 2019—2021 年分析结果

术后镇痛风险告知	人数占比 /%			差值 /%	
	2019 年	2020 年	2021 年	2020 年与 2019 年	2021 年与 2020 年
很清楚	40.89	38.94	38.76	−1.95	−0.18
清楚	50.49	51.93	50.43	1.44	−1.50
一般	6.32	7.53	8.76	1.21	1.23
不清楚	1.27	0.87	1.27	−0.40	0.40
未告知	1.03	0.73	0.78	−0.30	0.05

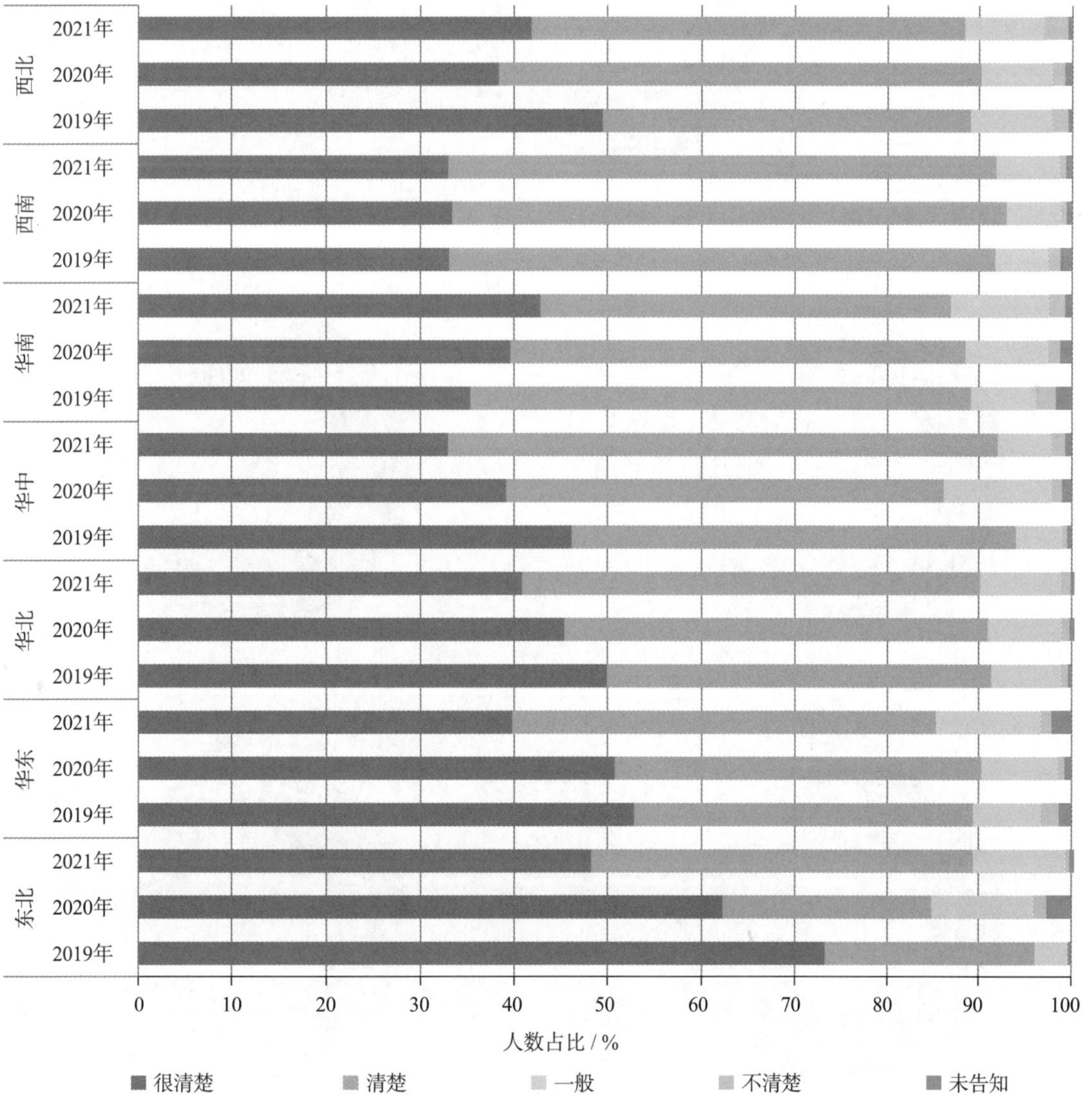

图 4-241　不同区域医院术后镇痛风险告知 2019—2021 年分析结果统计图

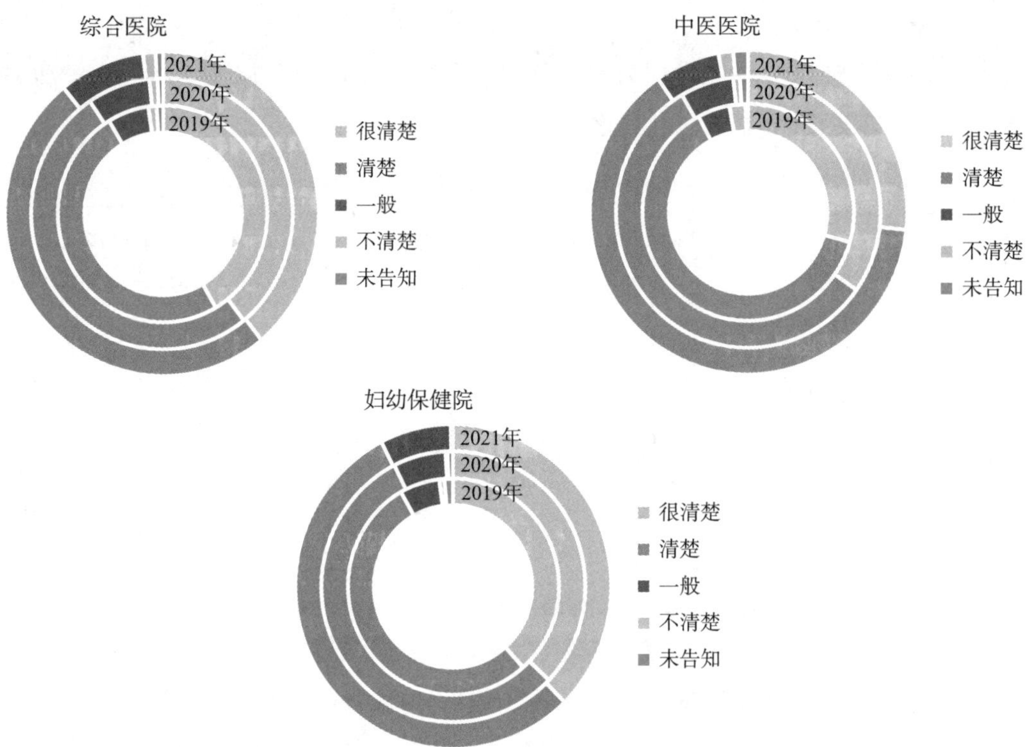

图 4-242　不同类型医院术后镇痛风险告知 2019—2021 年分析结果统计图

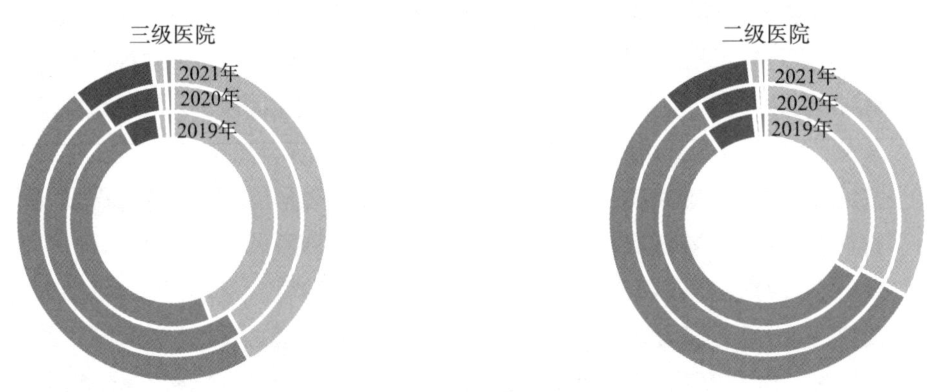

图 4-243　不同等级医院术后镇痛风险告知 2019—2021 年分析结果统计图

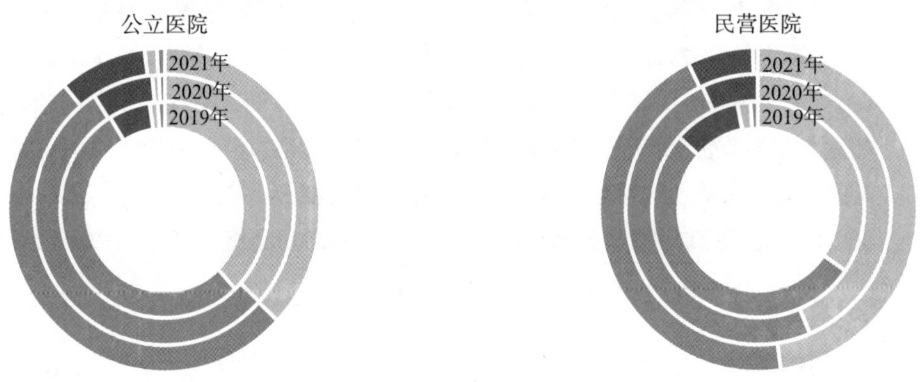

图 4-244　不同性质医院术后镇痛风险告知 2019—2021 年分析结果统计图

（六）住院费用管理分析

2019—2021 年住院手术管理（表 4-93，图 4-225）评价结果显示，2021 年患者体验指数为 81.53 分；不同区域中东北地区、华北地区、西北地区高于全国患者体验指数；不同等级医院中二级医院患者体验指数高于全国；不同类型医院中综合医院患者体验指数高于全国；不同性质医院中民营医院患者体验指数高于全国。

2020 年与 2019 年相比，全国患者体验指数下降 0.36 分；不同区域医院中东北地区、华东地区、华中地区、西北地区患者体验指数有所下降；不同等级医院中三级医院患者体验指数有所下降；不同类型医院中综合医院患者体验指数有所下降；不同性质医院中公立医院患者体验指数有所下降。

2021 年与 2020 年相比，全国患者体验指数上升 0.02 分；不同区域医院中东北地区、华北地区、华南地区、西北地区患者体验指数有所上升；不同等级医院中三级医院患者体验指数有所上升；不同类型医院中综合医院患者体验指数有所上升；不同性质医院中民营医院患者体验指数有所上升。

表 4-93　住院费用管理 2019—2021 年分析结果

类别	患者体验指数 / 分			患者体验指数差值 / 分	
	2019 年	2020 年	2021 年	2020 年与 2019 年	2021 年与 2020 年
全国	81.87	81.51	81.53	−0.36	0.02
不同区域					
东北	91.04	84.27	85.58	−6.77	1.31
华东	83.95	83.08	82.58	−0.87	−0.50
华北	83.34	83.53	84.15	0.19	0.62
华中	80.56	80.48	78.97	−0.08	−1.51
华南	77.95	80.33	80.45	2.38	0.12
西南	80.61	81.22	80.91	0.61	−0.31
西北	86.43	78.84	81.46	−7.59	2.62
不同等级					
三级医院	82.24	81.27	81.43	−0.97	0.16
二级医院	81.24	82.04	81.99	0.80	−0.05
不同类型					
综合医院	82.38	81.50	81.64	−0.88	0.14
中医医院	81.07	81.22	80.23	0.15	−0.99
妇幼保健院	79.62	81.90	81.53	2.28	−0.37
不同性质					
公立医院	81.59	81.25	81.10	−0.34	−0.15
民营医院	81.16	84.64	84.89	3.48	0.25

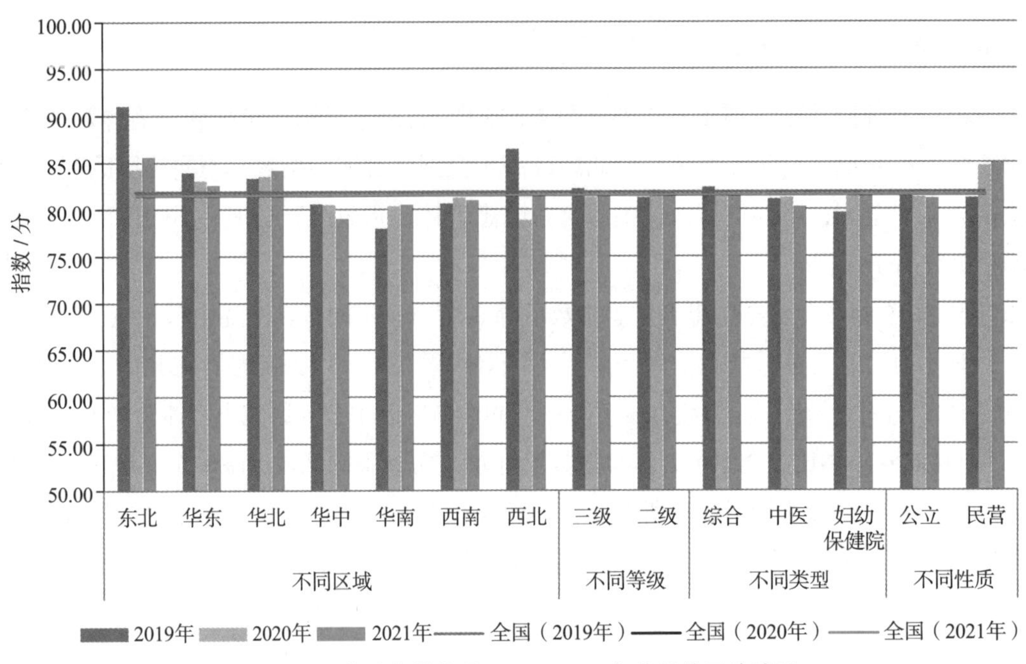

图 4-245 住院费用管理 2019—2021 年分析结果统计图

1. 费用告知分析

2019—2021 年费用告知（表 4-94，图 4-246）评价结果显示，2021 年患者体验指数为 85.00 分；不同区域中东北地区、华北地区、西北地区高于全国患者体验指数；不同等级医院中二级医院患者体验指数高于全国；不同类型医院中综合医院、妇幼保健院患者体验指数高于全国；不同性质医院中民营医院患者体验指数高于全国。

2020 年与 2019 年相比，全国患者体验指数上升 0.96 分；不同区域医院中华北地区、华中地区、华南地区、西南地区患者体验指数有所上升；不同等级、不同类型、不同性质医院患者体验指数均有上升。

2021 年与 2020 年相比，全国患者体验指数下降 0.90 分；不同区域医院各地区患者体验指数均有下降；不同等级医院中三级医院患者体验指数有所下降；不同类型医院中综合医院、中医医院患者体验指数有所下降；不同性质医院患者体验指数均有下降。

表 4-94 费用告知 2019—2021 年分析结果

类别	患者体验指数 / 分			患者体验指数差值 / 分	
	2019 年	2020 年	2021 年	2020 年与 2019 年	2021 年与 2020 年
全国	84.94	85.90	85.00	0.96	−0.90
不同区域					
东北	92.50	88.86	87.02	−3.64	−1.84
华东	87.21	86.90	84.70	−0.31	−2.20
华北	85.81	89.60	87.07	3.79	−2.53

续表

类别	患者体验指数 / 分			患者体验指数差值 / 分	
	2019 年	2020 年	2021 年	2020 年与 2019 年	2021 年与 2020 年
华中	85.67	87.27	82.63	1.60	–4.64
华南	82.07	86.07	84.90	4.00	–1.17
西南	83.58	84.55	84.54	0.97	–0.01
西北	91.28	86.20	86.12	–5.08	–0.08
不同等级					
三级医院	85.65	85.93	84.75	0.28	–1.18
二级医院	83.70	85.84	85.95	2.14	0.11
不同类型					
综合医院	85.34	86.03	85.13	0.69	–0.90
中医医院	83.30	84.41	81.90	1.11	–2.51
妇幼保健院	83.47	86.24	86.38	2.77	0.14
不同性质					
公立医院	84.69	85.56	84.45	0.87	–1.11
民营医院	83.47	90.52	89.58	7.05	–0.94

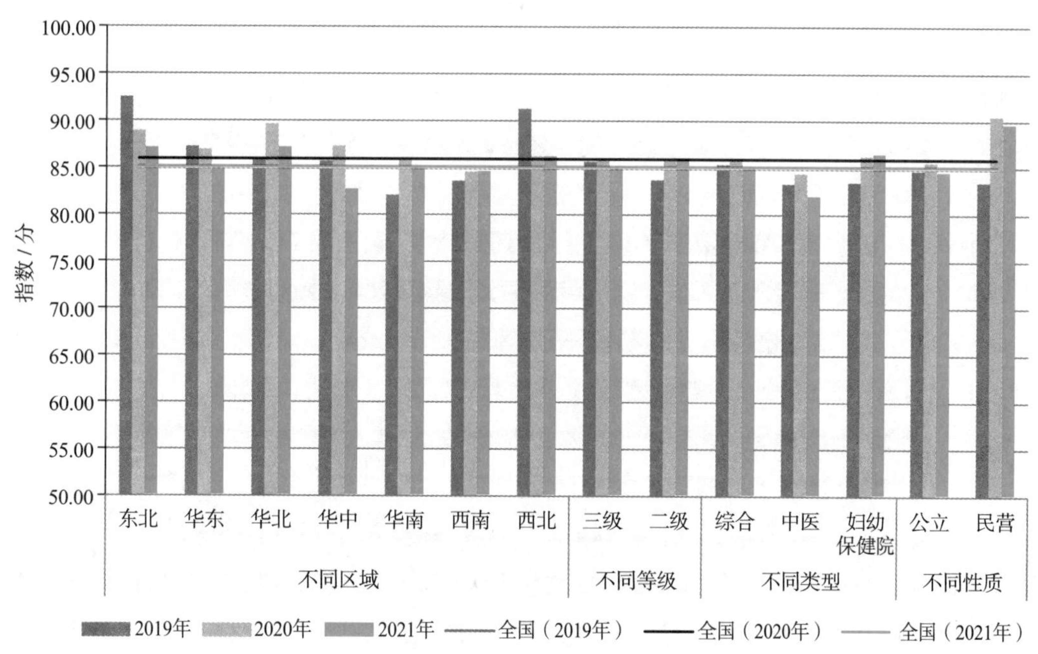

图 4-246　费用告知 2019—2021 年分析结果统计图

（1）费用查询方式：2019—2021 年费用查询方式（表 4-95，图 4-247 ~ 图 4-250）测评结果显示，有超过 80.00% 的患者对费用查询方式满意；历史对比结果显示，2020 年与 2019 年相比，费用查询方式很满意的患者占比有显著上升，2021 年与 2020 年相比，费用查询方式很满意的患者占比有所下降。

表 4-95　费用查询方式 2019—2021 年分析结果

费用查询方式		人数占比 /%			差值 /%	
		2019 年	2020 年	2021 年	2020 年与 2019 年	2021 年与 2020 年
很满意	主动提供一日清单	48.62	58.02	54.13	9.40	–3.89
满意	有便捷查询方式	37.47	26.36	28.19	–11.11	1.83
一般	查询方式较复杂	10.36	12.75	13.99	2.39	1.24
不满意	查询困难	1.83	1.60	2.02	–0.23	0.42
很不满意	未告知，无法查询	1.72	1.27	1.67	–0.45	0.40

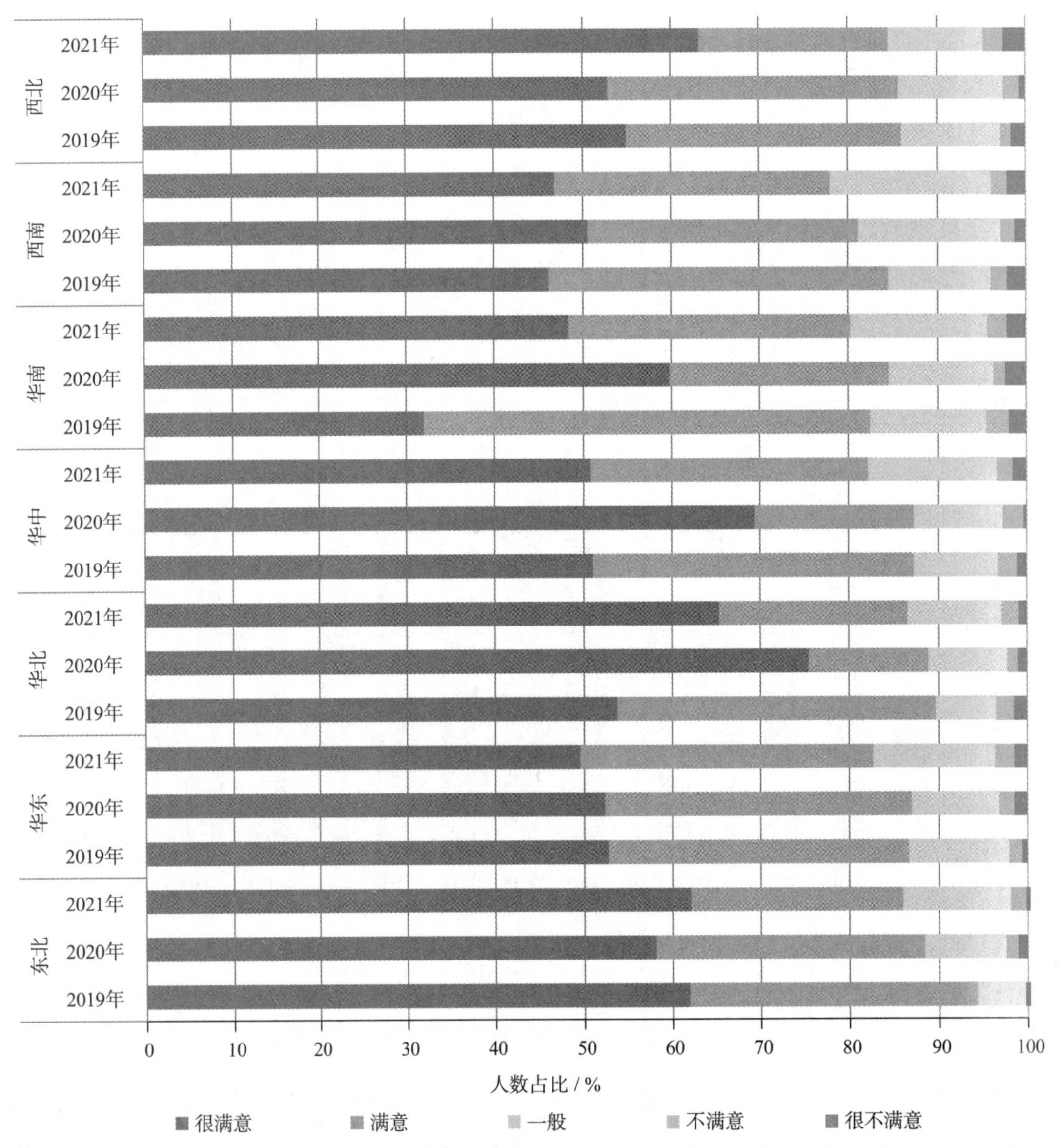

图 4-247　不同区域医院费用查询方式 2019—2021 年分析结果统计图

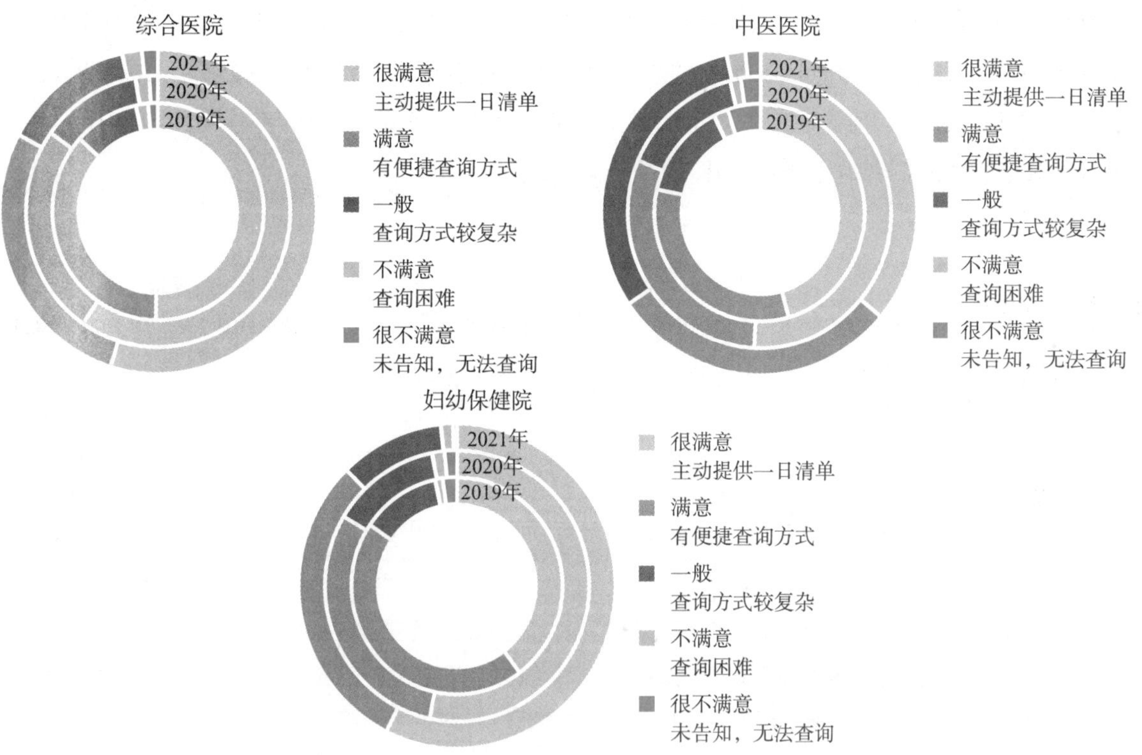

图 4-248　不同类型医院费用查询方式 2019—2021 年分析结果统计图

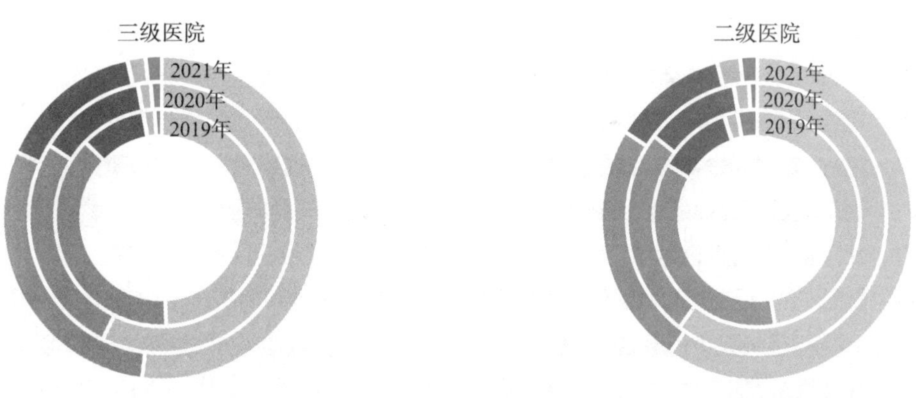

图 4-249　不同等级医院费用查询方式 2019—2021 年分析结果统计图

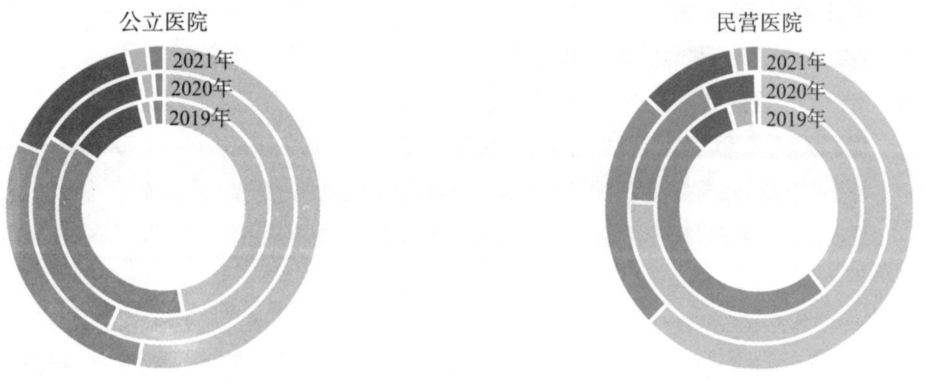

图 4-250　不同性质医院费用查询方式 2019—2021 年分析结果统计图

（2）手术预计费用告知：2019—2021 年手术预计费用告知（表 4-6，图 4-251 ~ 图 4-251 ~ 图 4-254）测评结果显示，有超过 85.00% 的患者对手术预计费用告知清楚；历史对比结果显示，2020 年与 2019 年相比，手术预计费用告知很清楚的患者占比有所下降，2021 年与 2020 年相比，手术预计费用告知很清楚的患者占比有所上升。

表 4-96　手术预计费用告知 2019—2021 年分析结果

手术预计费用告知	人数占比 /%			差值	
	2019 年	2020 年	2021 年	2020—2019	2021—2020
很清楚	40.91	38.55	39.39	–2.36	0.84
清楚	49.25	50.55	48.61	1.30	–1.94
一般	6.48	7.98	9.48	1.50	1.50
不清楚	2.03	1.57	1.51	–0.46	–0.06
未告知	1.33	1.35	1.01	0.02	–0.34

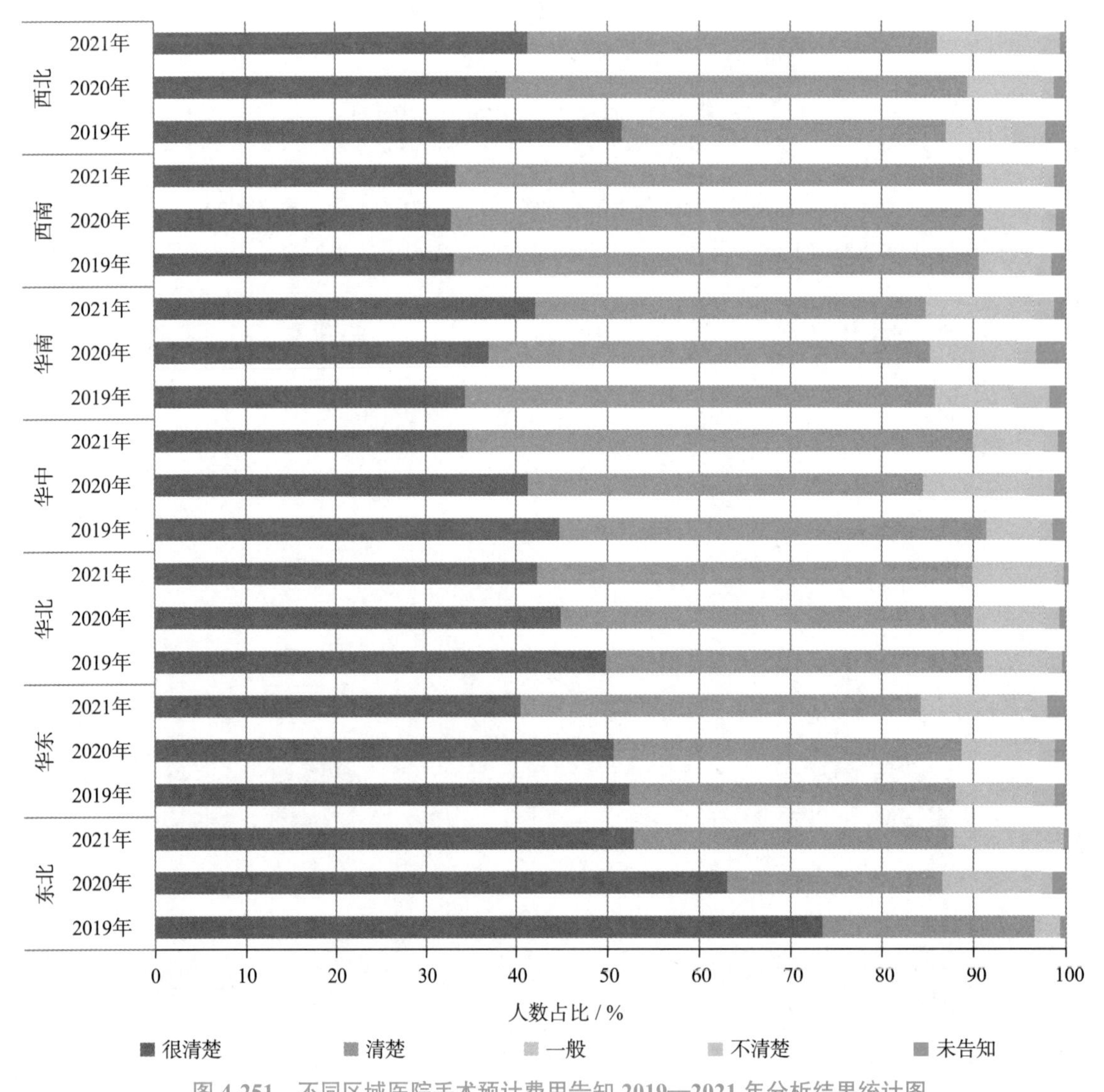

图 4-251　不同区域医院手术预计费用告知 2019—2021 年分析结果统计图

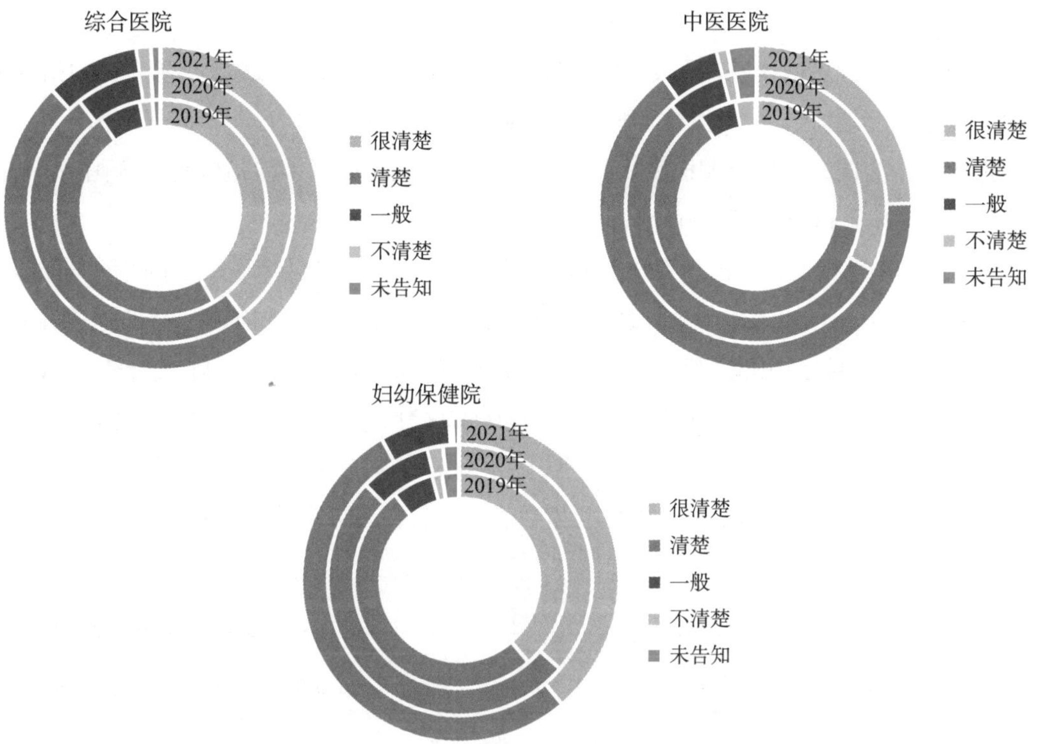

图 4-252　不同类型医院手术预计费用告知 2019—2021 年分析结果统计图

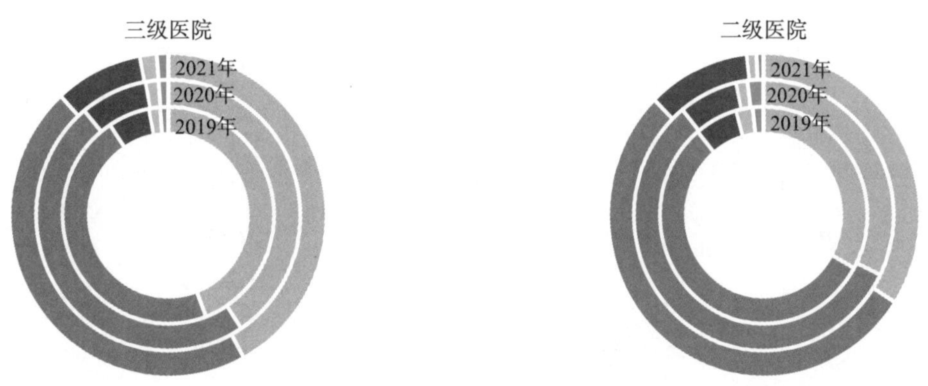

图 4-253　不同等级医院手术预计费用告知 2019—2021 年分析结果统计图

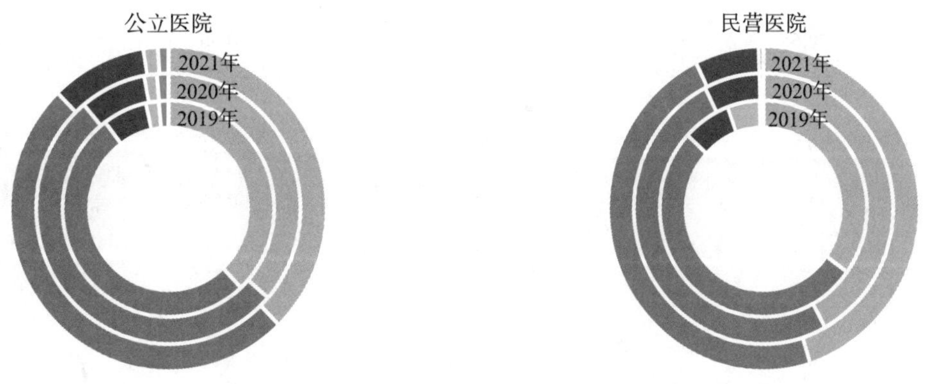

图 4-254　不同性质医院手术预计费用告知 2019—2021 年分析结果统计图

2. 诊疗费效比感知分析

2019—2021年诊疗费效比感知（表4-97，图4-255）评价结果显示，2021年患者体验指数为77.89分；不同区域中东北地区、华东地区、华北地区高于全国患者体验指数；不同等级医院中三级医院患者体验指数高于全国；不同类型医院中综合医院、中医医院患者体验指数高于全国；不同性质医院中民营医院患者体验指数高于全国。

2020年与2019年相比，全国患者体验指数下降1.74分；不同区域医院中除华南地区、西南地区患者体验指数有所上升外，其余地区患者体验指数均有所下降；不同等级、不同性质医院患者体验指数均有下降；不同类型医院中综合医院、中医医院患者体验指数有所下降。

2021年与2020年相比，全国患者体验指数上升0.99分；不同区域医院中除西南地区患者体验指数有所下降外，其余地区患者体验指数有所上升；不同等级医院中三级医院患者体验指数有所上升；不同类型医院中综合医院、中医医院患者体验指数有所上升；不同性质医院患者体验指数均有上升。

表4-97　诊疗费效比感知2019—2021年分析结果

类别	患者体验指数/分			患者体验指数差值/分	
	2019年	2020年	2021年	2020年与2019年	2021年与2020年
全国	78.64	76.90	77.89	−1.74	0.99
不同区域					
东北	89.50	79.46	84.07	−10.04	4.61
华东	80.52	79.07	80.36	−1.45	1.29
华北	80.75	77.15	81.10	−3.60	3.95
华中	75.20	73.36	75.13	−1.84	1.77
华南	73.63	74.30	75.78	0.67	1.48
西南	77.48	77.71	77.09	0.23	−0.62
西北	81.28	71.12	76.56	−10.16	5.44
不同等级					
三级医院	78.63	76.37	77.94	−2.26	1.57
二级医院	78.65	78.05	77.82	−0.60	−0.23
不同类型					
综合医院	79.25	76.74	77.97	−2.51	1.23
中医医院	78.74	77.88	78.48	−0.86	0.60
妇幼保健院	75.58	77.35	76.43	1.77	−0.92
不同性质					
公立医院	78.33	76.72	77.58	−1.61	0.86
民营医院	78.73	78.47	79.96	−0.26	1.49

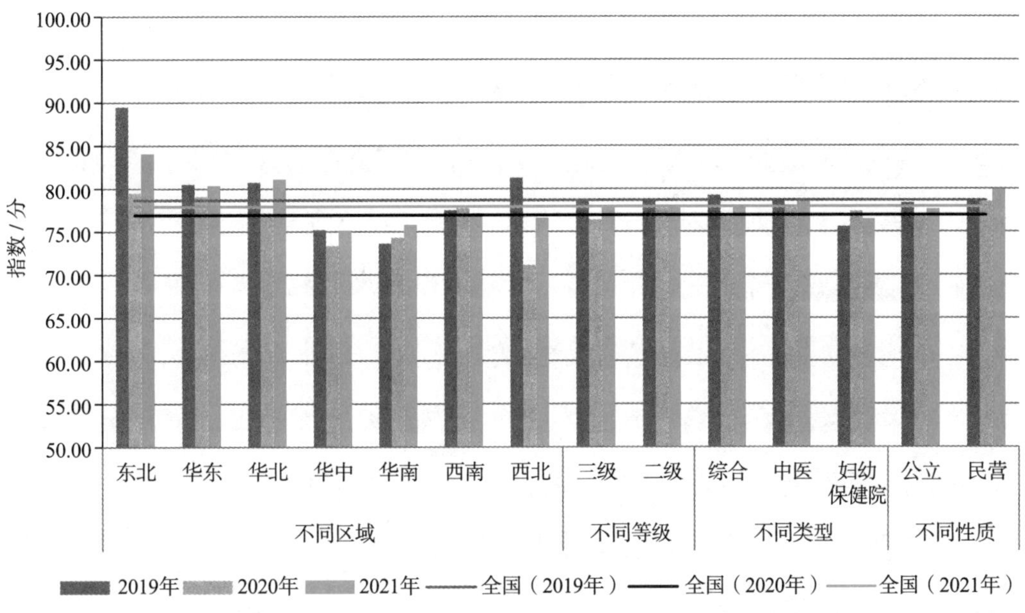

图 4-255　诊疗费效比感知 2019—2021 年分析结果统计图

2019—2021 年诊疗费效比感知（表 4-98，图 4-256 ~ 图 4-259）测评结果显示，有超过 70.00% 的患者认为诊疗费效比感知比预期要便宜；历史对比结果显示，2020 年与 2019 年相比，诊疗费效比感知比预期要便宜的患者占比有所下降，2021 年与 2020 年相比，诊疗费效比感知比预期要便宜的患者占比有所上升。

表 4--8　诊疗费效比感知 2019—2021 年分析结果

诊疗费效比感知	人数占比 /%			差值 /%	
	2019 年	2020 年	2021 年	2020 年与 2019 年	2021 年与 2020 年
比预期要便宜	24.82	18.47	24.69	−6.35	6.22
与预期相符	48.76	53.38	47.52	4.62	−5.86
有点贵但能接受	22.65	23.68	23.62	1.03	−0.06
很贵	3.16	3.82	3.69	0.66	−0.13
无法接受	0.61	0.65	0.48	0.04	−0.17

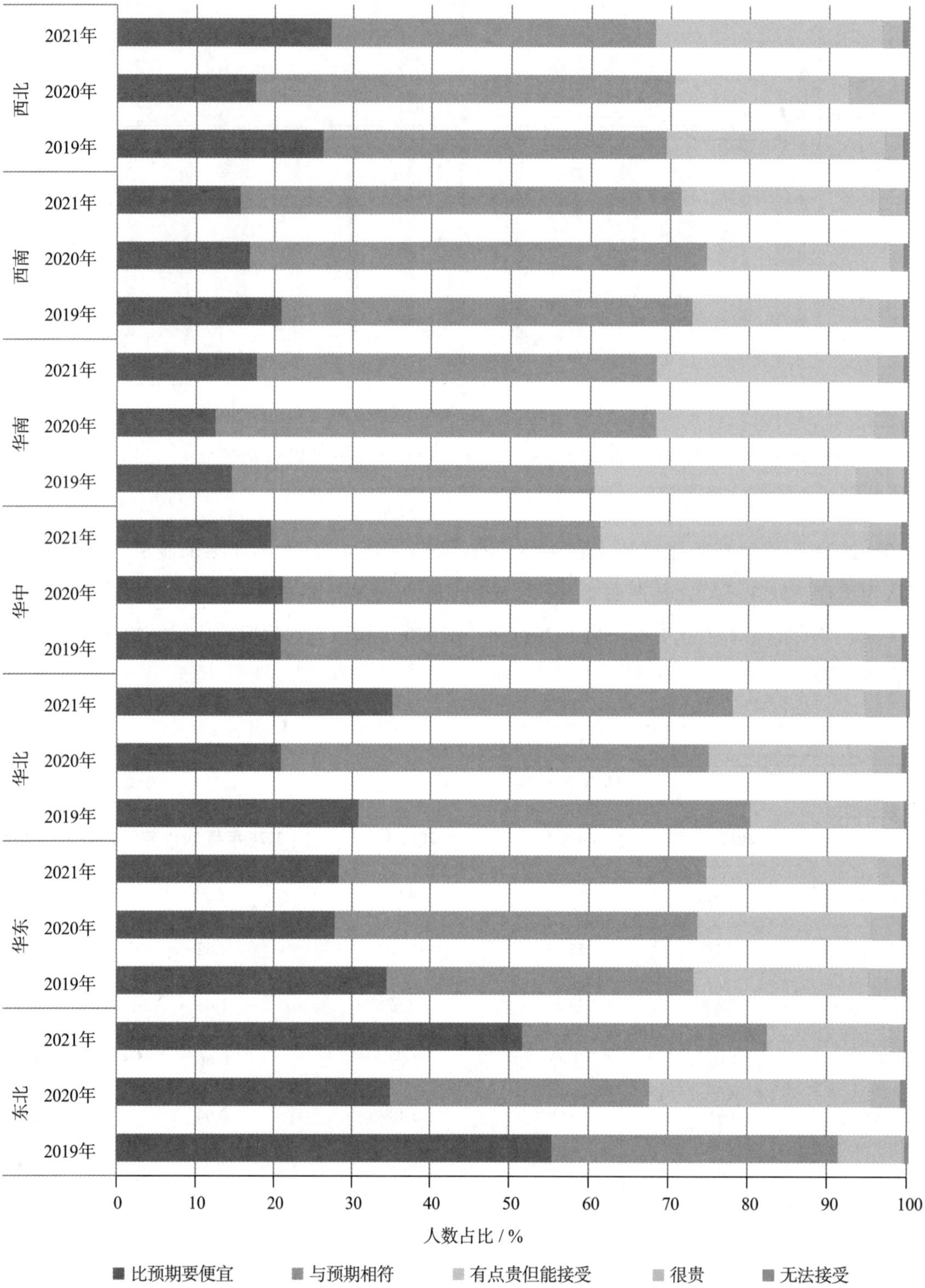

图 4-256　不同区域医院诊疗费效比感知 2019—2021 年分析结果统计图

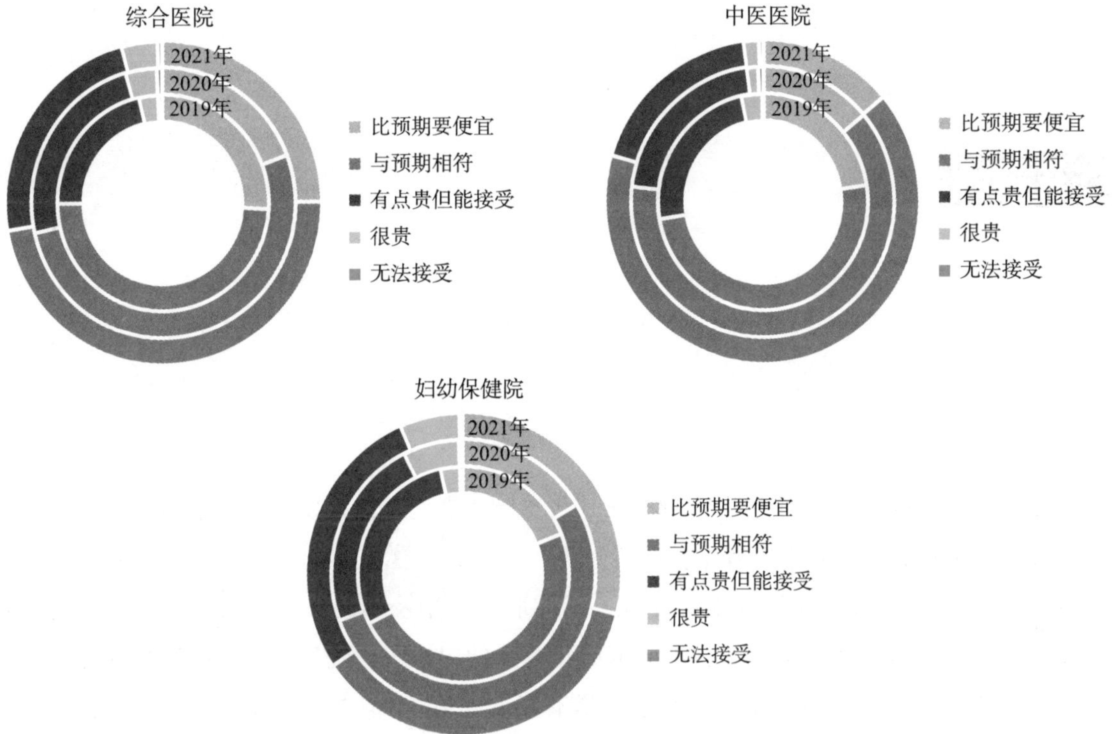

图 4-257　不同类型医院诊疗费效比感知 2019—2021 年分析结果统计图

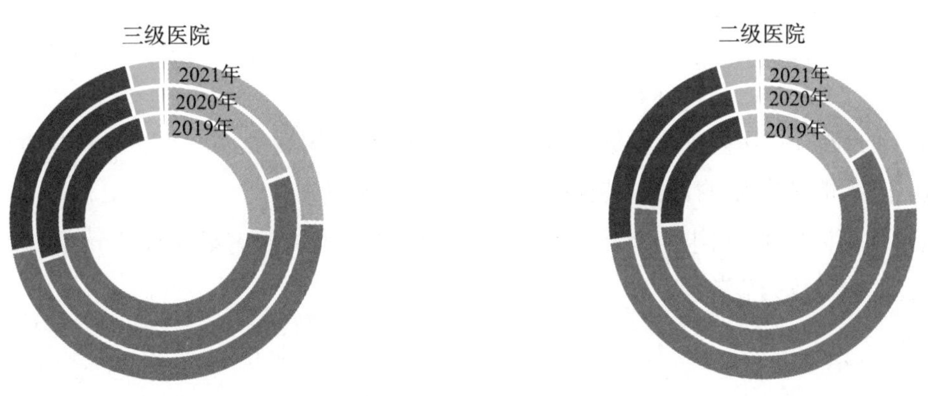

图 4-258　不同等级医院诊疗费效比感知 2019—2021 年分析结果统计图

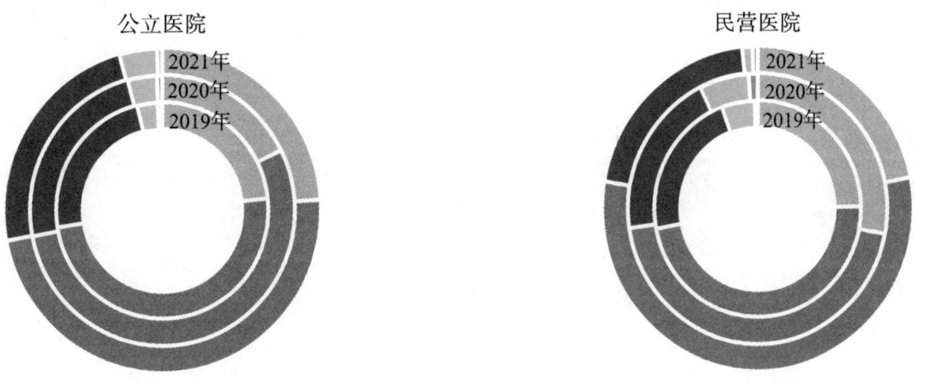

图 4-259　不同性质医院诊疗费效比感知 2019—2021 年分析结果统计图

第五章

不同特征人群就医体验分析

一直以来，国内外学者对于患者自身因素是否影响患者对于医疗服务的满意度存在争议，本研究取各医院2021年的医疗质量患者体验评价数据，对门诊、住院不同特征人群的患者体验指数进行了均值比较，结果显示，不同长期居住地、不同职业类型及不同来院理由的门诊、住院患者体验指数均有显著性差异（$P < 0.05$），不同家庭年收入的门诊、住院患者体验指数均无显著性差异（$P > 0.05$），不同性别、年龄的门诊患者体验指数有显著性差异，但住院患者体验指数无显著性差异，详细结果如下。

一、门诊不同特征人群就医体验分析

取2021年的数据，以医院医疗质量总体患者体验指数作为因变量，分别就测评对象的性别、年龄、长期居住地、收入情况等人口社会学特征的差异进行均值比较分析。

结果显示：不同性别、不同年龄、不同居住地的患者体验指数有显著性差异（$P < 0.05$），不同性别的患者体验指数无显著性差异（$P > 0.05$）。

详见表5-1。

表5-1　2021年不同人口社会学特征人群的患者体验指数差异分析

人口社会学情况	患者体验指数 / 分	F	P
性别		10.297	0.001**
男	82.22		
女	81.27		
年龄 / 岁		4.826	0.001**
≤ 18	82.36		
19 ~ 39	81.84		
40 ~ 59	81.03		
60 ~ 79	81.65		
≥ 80	81.08		

续表

人口社会学情况	患者体验指数 / 分	F	P
长期居住地		17.294	0.000**
本市	81.73		
本省其他城市	80.67		
外省（市）	81.98		
港澳台	63.28		
国外	75.51		
家庭年收入 / 万元		1.982	0.095
< 3	81.80		
3 ~ 10	81.42		
11 ~ 20	81.83		
21 ~ 50	82.04		
> 50	81.92		

**：$P < 0.01$。

取2021年的数据，以医院医疗质量患者体验指数作为因变量，分别就测评对象的费用类别、职业、来院方式及来院理由等就医特征方面的差异进行均值比较分析。

结果显示：不同挂号方式、不同职业类型、不同来院理由的患者体验指数有显著性差异（$P < 0.05$），不同性别费用类别、不同就诊次数的患者体验指数无显著性差异（$P > 0.05$）。

详见表 5-2。

表 5-2　2021 年不同就医特征人群的患者体验指数差异分析

人口社会学情况	患者体验指数 / 分	F	P
挂号方式		4.420	0.000**
医院窗口	82.04		
医院自助	81.98		
电话预约	80.76		
网络预约	81.31		
手机 APP 预约	81.28		
微信预约	81.06		
其他方式	80.96		
费用类别		1.274	0.240
城镇职工医保	81.68		
城乡居民医保	81.85		
生育保险	81.08		
工伤保险	78.97		

续表

人口社会学情况	患者体验指数 / 分	F	P
商业保险	81.87		
公费医疗	83.04		
军队医改	84.41		
异地医保	81.30		
异地联网	76.46		
自费	81.37		
其他	82.07		
职业类型		7.360	0.000**
学生	82.94		
公司职员	81.64		
企事业高管	80.69		
工人	81.13		
农民	80.84		
公务员	82.66		
军人	85.29		
（离）退休	81.20		
自由职业者	80.47		
个体经营	81.84		
无业	80.68		
其他	82.01		
就诊次数		1.581	0.209
初诊	81.91		
复诊	81.34		
来院理由		44.061	0.000**
医院名气大	82.97		
专家多	83.14		
技术高	83.74		
服务态度好	85.04		
就近方便	79.55		
设备先进	81.57		
就诊环境好	82.39		
收费合理	82.82		
他人介绍	79.23		
院内有熟人	82.34		
其他	78.70		

**：$P < 0.01$。

（一）不同性别人群就医体验分析

1. 不同区域医院不同性别人群就医体验分析

2019 年不同区域不同性别人群就医体验结果显示：东北地区女性患者体验指数高于男性患者体验指数，华东、华北、华中、华南、西南、西北地区男性患者体验指数高于女性患者体验指数。

2020 年不同区域不同性别人群就医体验结果显示：东北地区女性患者体验指数高于男性患者体验指数，华东、华北、华中、华南、西南、西北地区男性患者体验指数高于女性患者体验指数。

2021 年不同区域不同性别人群就医体验结果显示：东北、华东、华北、华中、华南、西南、西北地区男性患者体验指数高于女性患者体验指数。

详见表 5-3。

表 5-3　2019—2021 年不同区域不同性别人群患者体验指数对比统计表

时间 / 年	性　别	不同区域医院 / 分						
		东北	华东	华北	华中	华南	西南	西北
2019	男	90.74	82.51	82.71	79.67	79.43	78.29	81.82
	女	90.95	81.84	80.54	78.54	77.96	77.39	80.92
2020	男	91.22	83.59	83.66	80.39	82.25	80.26	79.49
	女	91.43	83.18	82.17	80.10	80.84	79.56	77.73
2021	男	86.96	82.52	84.62	79.34	82.37	80.23	81.80
	女	86.49	81.89	83.39	79.10	80.93	79.38	80.14

2. 三级和二级医院不同性别人群就医体验分析

2019 年三级和二级医院不同性别人群就医体验结果显示：二级、三级医院男性患者体验指数高于女性患者体验指数。

2020 年三级和二级医院不同性别人群就医体验结果显示：二级、三级医院男性患者体验指数高于女性患者体验指数。

2021 年三级和二级医院不同性别人群就医体验结果显示：二级、三级医院男性患者体验指数高于女性患者体验指数。

详见表 5-4。

表 5-4　2019—2021 年三级和二级医院不同性别人群患者体验指数对比统计表

时间 / 年	性　别	不同等级医院 / 分	
		三级医院	二级医院
2019	男	80.25	80.91
	女	78.74	79.13
2020	男	81.23	84.46
	女	80.01	83.63
2021	男	81.95	82.27
	女	80.89	81.49

3. 综合、中医和妇幼医院不同性别人群就医体验分析

2019 年综合、中医和妇幼医院不同性别人群就医体验结果显示：综合医院、中医医院、妇幼保健院男性患者体验指数高于女性患者体验指数。

2020 年综合、中医和妇幼医院不同性别人群就医体验结果显示：综合医院、中医医院、妇幼保健院男性患者体验指数高于女性患者体验指数。

2021 年综合、中医和妇幼医院不同性别人群就医体验结果显示：综合医院、中医医院、妇幼保健院男性患者体验指数高于女性患者体验指数。

详见表 5-5。

表 5-5　2019—2021 年综合、中医和妇幼医院不同性别人群患者体验指数对比统计表

时间 / 年	性　别	不同类型医院 / 分		
		综合医院	中医医院	妇幼保健院
2019	男	80.44	81.10	78.36
	女	78.93	80.41	77.60
2020	男	81.31	83.14	78.36
	女	80.34	82.21	77.60
2021	男	82.23	81.37	78.36
	女	81.24	80.36	77.60

4. 公立和民营医院不同性别人群就医体验分析

2019 年公立和民营医院不同性别人群就医体验结果显示：公立医院、民营医院男性患者体验指数高于女性患者体验指数。

2020 年公立和民营医院不同性别人群就医体验结果显示：公立医院、民营医院男性患者体验指数高于女性患者体验指数。

2021 年公立和民营医院不同性别人群就医体验结果显示：公立医院、民营医院男性患者体验指数高于女性患者体验指数。

详见表 5-6。

表 5-6　2019—2021 年公立和民营医院不同性别人群患者体验指数对比统计表

时间 / 年	性　别	不同性质医院 / 分	
		公立医院	民营医院
2019	男	79.84	83.92
	女	78.42	82.92
2020	男	81.44	86.89
	女	80.56	86.37
2021	男	82.05	85.33
	女	81.12	84.07

（二）不同年龄人群就医体验分析

1. 不同区域医院不同年龄人群就医体验分析

2019 年不同区域不同年龄人群就医体验结果显示：东北、华中、华北地区患者体验指数最高的为 80 岁及以上的患者，华东、西北地区患者体验指数最高的为 19 ~ 39 岁的患者，华南地区患者体验指数最高的为 40 ~ 59 岁的患者，西南地区患者体验指数最高的为 18 岁及以下的患者；东北、华南地区患者体验指数最低的为 18 岁及以下的患者，华北、华中地区患者体验指数最低的为 19 ~ 39 岁的患者，华东、西南地区患者体验指数最低的为 40 ~ 59 岁的患者，西北地区患者体验指数最低的为 60 ~ 79 岁的患者。

2020 年不同区域不同年龄人群就医体验结果显示：东北、华南、西北地区患者体验指数最高的为 80 岁及以上的患者，华东、华北、华中、西南地区患者体验指数最高的为 18 岁及以下的患者；东北、华南地区患者体验指数最低的为 18 岁及以下的患者，华东、华东、西南地区患者体验指数最低的为 40 ~ 59 岁的患者，华中、西北地区患者体验指数最低的为 60 ~ 79 岁的患者。

2021 年不同区域不同年龄人群就医体验结果显示：东北地区患者体验指数最高的为 60 ~ 79 岁的患者，华东地区患者体验指数最高的为 19 ~ 39 岁的患者，华北、华中、西南、西北地区患者体验指数最高的为 18 岁及以下的患者，华南地区患者体验指数最高的为 18 岁及以下的患者和 80 岁及以上的患者；华东、华中、华南、西南、西北地区患者体验指数最低的为 40 ~ 59 岁的患者，东北、华北地区患者体验指数最低的为 80 岁及以上的患者。

详见表 5-7。

表 5-7　2019—2021 年不同区域不同年龄人群患者体验指数对比统计表

时间 / 年	年　龄	不同区域医院 / 分						
		东北	华东	华北	华中	华南	西南	西北
2019	18 岁及以下	88.58	82.34	82.10	79.30	77.02	78.78	81.66
	19 ~ 39 岁	92.25	82.62	80.71	78.49	78.49	77.68	82.65
	40 ~ 59 岁	89.97	81.24	82.26	78.83	81.10	76.81	79.53
	60 ~ 79 岁	89.91	81.96	82.19	80.19	80.53	78.06	79.12
	80 岁及以上	95.59	81.33	82.86	82.47	79.66	78.26	79.65
2020	18 岁及以下	89.05	83.98	83.84	81.20	80.41	81.20	79.59
	19 ~ 39 岁	92.74	83.65	83.56	80.85	81.21	79.84	78.79
	40 ~ 59 岁	90.44	82.49	81.69	78.74	82.22	79.14	77.46
	60 ~ 79 岁	90.38	83.60	81.97	78.59	83.42	79.74	76.84
	80 岁及以上	96.09	83.27	81.43	80.75	85.51	80.39	80.60
2021	18 岁及以下	87.71	82.45	84.28	80.51	81.78	81.40	81.83
	19 ~ 39 岁	86.70	82.82	84.06	79.38	81.58	80.26	80.99
	40 ~ 59 岁	85.73	81.19	83.38	77.69	80.95	78.31	79.66
	60 ~ 79 岁	88.35	81.26	83.92	79.52	81.60	79.11	81.00
	80 岁及以上	84.27	82.08	82.72	78.32	81.78	80.34	80.16

2. 三级和二级医院不同年龄人群就医体验分析

2019 年三级和二级医院不同年龄人群就医体验结果显示：三级医院患者体验指数最高的为 18 岁及以下的患者，患者体验指数最低的为 60 ～ 79 岁的患者；二级医院患者体验指数最高的为 60 ～ 79 岁的患者，患者体验指数最低的为 19 ～ 39 岁的患者。

2020 年三级和二级医院不同年龄人群就医体验结果显示：三级医院患者体验指数最高的为 18 岁及以下的患者，患者体验指数最低的为 40 ～ 59 岁的患者；二级医院患者体验指数最高的为 18 岁及以下的患者，患者体验指数最低的为 19 ～ 39 岁的患者。

2021 年三级和二级医院不同年龄人群就医体验结果显示：三级医院患者体验指数最高的为 18 岁及以下的患者，患者体验指数最低的为 40 ～ 59 岁的患者；二级医院患者体验指数最高的为 60 ～ 79 岁的患者，患者体验指数最低的为 19 ～ 39 岁的患者。

详见表 5-8。

表 5-8　2019—2021 年三级和二级不同年龄人群患者体验指数对比统计表

时间 / 年	年　龄	不同等级医院 / 分	
		三级医院	二级医院
2019	18 岁及以下	79.84	80.50
	19 ～ 39 岁	79.37	78.77
	40 ～ 59 岁	79.25	79.91
	60 ～ 79 岁	79.15	81.12
	80 岁及以上	79.52	81.05
2020	18 岁及以下	81.10	84.69
	19 ～ 39 岁	80.62	83.78
	40 ～ 59 岁	79.83	84.06
	60 ～ 79 岁	80.47	83.96
	80 岁及以上	80.90	83.85
2021	18 岁及以下	82.16	82.30
	19 ～ 39 岁	81.86	81.32
	40 ～ 59 岁	80.08	81.99
	60 ～ 79 岁	80.71	82.57
	80 岁及以上	80.89	81.89

3. 综合、中医和妇幼医院不同年龄人群就医体验分析

2019 年综合、中医和妇幼医院不同年龄人群就医体验结果显示：综合医院患者体验指数最高的为 18 岁及以下的患者，患者体验指数最低的为 40 ~ 59 岁的患者；中医医院患者体验指数最高的为 19 ~ 39 岁的患者，患者体验指数最低的为 40 ~ 59 岁的患者；妇幼医院患者体验指数最高的为 40 ~ 59 岁的患者，患者体验指数最低的为 80 岁及以上的患者。

2020 年综合、中医和妇幼医院不同年龄人群就医体验结果显示：综合医院患者体验指数最高的为 18 岁及以下的患者，患者体验指数最低的为 40 ~ 59 岁的患者；中医医院患者体验指数最高的为 80 岁及以上的患者，患者体验指数最低的为 40 ~ 59 岁的患者；妇幼医院患者体验指数最高的为 40 ~ 59 岁的患者，患者体验指数最低的为 80 岁及以上的患者。

2021 年综合、中医和妇幼医院不同年龄人群就医体验结果显示：综合医院患者体验指数最高的为 18 岁及以下的患者，患者体验指数最低的为 40 ~ 59 岁的患者；中医医院患者体验指数最高的为 18 岁及以下的患者，患者体验指数最低的为 40 ~ 59 岁的患者；妇幼医院患者体验指数最高的为 40 ~ 59 岁的患者，患者体验指数最低的为 80 岁及以上的患者。

详见表 5-9。

表 5-9　2019—2021 年综合、中医和妇幼医院不同年龄人群患者体验指数对比统计表

时间 / 年	年　龄	不同类型医院 / 分		
		综合医院	中医医院	妇幼保健院
2019	18 岁及以下	80.35	81.13	77.91
	19 ~ 39 岁	79.44	81.15	77.56
	40 ~ 59 岁	79.35	79.92	79.58
	60 ~ 79 岁	79.75	80.45	79.32
	80 岁及以上	80.05	80.84	75.04
2020	18 岁及以下	81.93	83.02	77.91
	19 ~ 39 岁	80.90	82.75	77.56
	40 ~ 59 岁	79.93	81.93	79.58
	60 ~ 79 岁	80.54	82.57	79.32
	80 岁及以上	81.12	84.37	75.04
2021	18 岁及以下	82.26	82.23	77.91
	19 ~ 39 岁	81.99	81.21	77.56
	40 ~ 59 岁	80.71	79.63	79.58
	60 ~ 79 岁	81.28	80.26	79.32
	80 岁及以上	81.44	81.24	75.04

4. 公立和民营医院不同年龄人群就医体验分析

2019 年公立和民营医院不同年龄人群就医体验结果显示：公立医院患者体验指数最高的为 80 岁及以上的患者，患者体验指数最低的为 19 ~ 39 岁的患者；民营医院患者体验指数最高的为 80 岁及以上的患者，患者体验指数最低的为 18 岁及以下的患者。

2020 年公立和民营医院不同年龄人群就医体验结果显示：公立医院患者体验指数最高的为 18 岁及以下的患者，患者体验指数最低的为 40 ~ 59 岁的患者；民营医院患者体验指数最高的为 19 ~ 39 岁的患者，患者体验指数最低的为 80 岁及以上的患者。

2021 年公立和民营医院不同年龄人群就医体验结果显示：公立医院患者体验指数最高的为 18 岁及以下的患者，患者体验指数最低的为 40 ~ 59 岁的患者；民营医院患者体验指数最高的为 40 ~ 59 岁的患者，患者体验指数最低的为 80 岁及以上的患者。

详见表 5-10。

表 5-10　2019—2021 年公立和民营不同年龄人群患者体验指数对比统计表

时间 / 年	年　龄	不同性质医院 / 分	
		公立医院	民营医院
2019	18 岁及以下	79.25	82.61
	19 ~ 39 岁	78.73	82.74
	40 ~ 59 岁	78.85	84.62
	60 ~ 79 岁	79.53	83.79
	80 岁及以上	80.02	85.47
2020	18 岁及以下	81.43	86.27
	19 ~ 39 岁	81.02	87.08
	40 ~ 59 岁	80.35	86.40
	60 ~ 79 岁	80.85	86.63
	80 岁及以上	81.41	86.11
2021	18 岁及以下	82.12	84.56
	19 ~ 39 岁	81.85	84.70
	40 ~ 59 岁	80.51	85.45
	60 ~ 79 岁	81.13	83.55
	80 岁及以上	81.46	82.57

（三）不同长期居住地就医体验分析

1. 不同区域医院不同居住地人群就医体验分析

2019 年不同区域医院不同居住地人群就医体验结果显示：东北、华北、华中地区患者体验指数最高的为长期居在港澳台的患者，华东、华南、西南地区患者体验指数最高的为长期居住在外省（市）的患者，西北地区患者体验指数最高的为长期居住在本市（区、县）的患者。

2020 年不同区域医院不同居住地人群就医体验结果显示：东北地区患者体验指数最高的为长期居住在本省其他城市的患者，华东地区患者体验指数最高的为长期居住本市（区、县）的患者，华中地区患者体验指数最高的为长期居住外省（市）的患者，西南地区患者体验指数最高的为长期居住在港澳台的患者，华北、华南、西北地区患者体验指数最高的为长期居住在国外的患者。

2021 年不同区域医院不同居住地人群就医体验结果显示：西北、华南地区患者体验指数最高的为长期居住在港澳台的患者，东北、华北、华中、西南地区患者体验指数最高的为长期居住在外省（市）的患者，华东地区患者体验指数最高的为长期居住在本市（区、县）的患者。

详见表 5-11。

表 5-11　2019—2021 年不同区域医院不同居住地人群患者就医体验指数对比统计表

时间 / 年	不同居住地	不同区域医院 / 分						
		东北	华东	华北	华中	华南	西南	西北
2019	本市（区、县）	90.64	82.22	81.96	79.06	78.11	77.74	81.94
	本省其他城市	95.65	81.62	79.89	77.92	78.89	77.29	80.22
	外省（市）	90.53	82.30	80.02	80.71	82.26	77.93	78.97
	港澳台	100.00	65.00	82.24	90.00	71.09	63.50	—
	国外	90.85	74.65	79.01	78.45	78.20	71.14	79.96
2020	本市（区、县）	91.12	83.49	82.79	80.26	81.46	79.84	78.62
	本省其他城市	96.15	82.73	82.72	80.01	80.11	79.76	77.91
	外省（市）	91.01	82.37	83.21	80.60	81.79	79.46	78.53
	港澳台	—	79.24	81.77	59.55	80.32	82.51	42.23
	国外	91.33	80.01	86.40	80.15	82.82	73.03	83.97
2021	本市（区、县）	86.77	82.30	83.92	79.45	81.49	79.73	81.33
	本省其他城市	83.20	81.52	82.90	77.64	81.55	79.02	78.73
	外省（市）	89.01	80.61	84.02	79.61	81.65	80.69	80.06
	港澳台	—	80.18	82.72	57.65	81.76	74.79	83.19
	国外	73.61	78.58	80.63	72.46	75.55	73.52	74.93

2. 三级和二级医院不同居住地人群就医体验分析

2019 年三级和二级医院不同居住地人群就医体验结果显示：三级医院患者体验指数最高的为长期居住在外省（市）的患者，患者体验指数最低的为长期居住在港澳台的患者；二级医院患者体验指数最高的为长期居住在本市（区、县）的患者，患者体验指数最低的为长期居住在港澳台的患者。

2020 年三级和二级医院不同居住地人群就医体验结果显示：三级医院患者体验指数最高的为长期居住在外省（市）的患者，患者体验指数最低的为长期居住在国外的患者；二级医院患者体验指数最高的为长期居住在国外的患者，患者体验指数最低的为长期居住在港澳台的患者。

2021 年三级和二级医院不同居住地人群就医体验结果显示：三级医院患者体验指数最高的为长期居住在港澳台的患者，患者体验指数最低的为长期居住在国外的患者；二级医院患者体验指数最高的为长期居住在外省（市）的患者，患者体验指数最低的为长期居住在港澳台的患者。

详见表 5-12

表 5-12　2019—2021 年三级和二级医院不同居住地人群患者就医体验指数对比统计表

时间 / 年	不同居住地	不同等级医院 / 分	
		三级医院	二级医院
2019	本市（区、县）	79.33	79.78
	本省其他城市	78.81	77.08
	外省（市）	80.51	78.89
	港澳台	73.03	66.22
	国外	74.83	73.34
2020	本市（区、县）	80.48	83.97
	本省其他城市	80.57	85.44
	外省（市）	80.49	85.18
	港澳台	77.58	83.78
	国外	76.70	85.94
2021	本市（区、县）	81.37	81.86
	本省其他城市	80.75	80.14
	外省（市）	81.47	82.20
	港澳台	82.14	58.75
	国外	75.68	78.97

3. 综合、中医和妇幼医院不同居住地人群就医体验分析

2019 年综合、中医和妇幼医院不同居住地人群就医体验结果显示：综合医院患者体验指数最高的为长期居住在外省（市）的患者，患者体验指数最低的为长期居住在港澳台的患者；中医医院患者体验指数最高的为长期居住在外省（市）的患者，患者体验指数最低的为长期居住在国外的患者；妇幼医院患者体验指数最高的为长期居住在外省（市）的患者，患者体验指数最低的为长期居住在港澳台的患者。

2020 年综合、中医和妇幼医院不同居住地人群就医体验结果显示：综合医院患者体验指数最高的为长期居住在本市（区、县）的患者，患者体验指数最低的为长期居住在港澳台的患者；中医医院患者体验指数最高的为长期居住在港澳台的患者，患者体验指数最低的为长期居住在国外的患者；妇幼医院患者体验指数最高的为长期居住在外省（市）的患者，患者体验指数最低的为长期居住在港澳台的患者。

2021 年综合、中医和妇幼医院不同居住地人群就医体验结果显示：综合医院患者体验指数最高的为长期居住在本市（区、县）的患者，患者体验指数最低的为长期居住在国外的患者；中医医院患者体验指数最高的为长期居住在港澳台的患者，患者体验指数最低的为长期居住在国外的患者；妇幼医院患者体验指数最高的为长期居住在外省（市）的患者，患者体验指数最低的为长期居住在国外的患者。

详见表 5-13。

表 5-13 2019—2021 年综合、中医和妇幼医院不同居住地人群患者人群就医体验指数对比统计表

时间 / 年	不同居住地	不同类型医院 / 分		
		综合医院	中医医院	妇幼保健院
2019	本市（区、县）	79.60	80.70	77.75
	本省其他城市	79.22	80.05	77.77
	外省（市）	79.75	82.42	77.90
	港澳台	73.21	72.71	71.18
	国外	74.32	63.04	75.97
2020	本市（区、县）	80.80	82.58	77.75
	本省其他城市	80.14	83.07	77.77
	外省（市）	80.67	82.24	77.90
	港澳台	74.32	84.42	71.18
	国外	78.98	80.76	75.97
2021	本市（区、县）	81.75	80.70	77.75
	本省其他城市	80.51	81.27	77.77
	外省（市）	81.41	82.81	77.90
	港澳台	79.17	84.03	71.18
	国外	76.15	72.31	75.97

4. 公立和民营医院性质不同居住地人群就医体验分析

2019 年公立和民营医院不同居住地人群就医体验结果显示：公立医院患者体验指数最高的为长期居住在外省（市）的患者，患者体验指数最低的为长期居住在港澳台的患者；民营医院患者体验指数最高的为长期居住在国外的患者，患者体验指数最低的为长期居住在港澳台的患者。

2020 年公立和民营医院性质不同居住地人群就医体验结果显示：公立医院患者体验指数最高的为长期居在外省（市）的患者，患者体验指数最低的为长期居住在港澳台的患者；民营医院患者体验指数最高的为长期居住在国外的患者，患者体验指数最低的为长期居住在外省（市）的患者。

2021 年公立和民营医院性质不同居住地人群就医体验结果显示：公立医院患者体验指数最高的为长期居住在本市（区、县）的患者，患者体验指数最低的为长期居住在国外的患者；民营医院患者体验指数最高的为长期居住在外省（市）的患者，患者体验指数最低的为长期居住在国外的患者。

详见表 5-14。

表 5-14　2019—2021 年公立和民营医院不同居住地人群患者就医体验指数对比统计表

时间 / 年	不同居住地	不同性质医院 / 分	
		公立医院	民营医院
2019	本市（区、县）	78.99	83.64
	本省其他城市	78.61	80.35
	外省（市）	79.15	83.80
	港澳台	72.72	71.09
	国外	74.09	100.00
2020	本市（区、县）	80.94	86.77
	本省其他城市	80.47	86.48
	外省（市）	81.24	83.31
	港澳台	78.18	—
	国外	78.19	98.22
2021	本市（区、县）	81.61	84.44
	本省其他城市	80.07	85.34
	外省（市）	81.27	85.93
	港澳台	78.92	—
	国外	76.30	68.05

（四）不同收入人群就医体验分析

1. 不同区域医院不同收入人群就医体验分析

2019 年不同区域不同收入人群就医体验结果显示：东北地区患者体验指数最高的为家庭年收入在（3 ~ 10）万元的患者，华东、华北、华南、西北地区患者体验指数最高的为家庭年收入在（10 ~ 20）万元的患者，华中地区患者体验指数最高的为家庭年收入在（20 ~ 50）万元的患者，西南地区患者体验指数最高的为家庭年收入在 50 万元以上的患者。

2020 年不同区域不同收入人群就医体验结果显示：东北地区患者体验指数最高的为家庭年收入在（3 ~ 10）万元的患者，华东、华北地区患者体验指数最高的为家庭年收入在（10 ~ 20）万元的患者，华中、西南地区患者体验指数最高的为家庭年收入在 3 万元以下的患者，华南、西北地区患者体验指数最高的为家庭年收入在 50 万元以上的患者。

2021 年不同区域不同收入人群就医体验结果显示：东北地区患者体验指数最高的为家庭年收入在（20 ~ 50）万元的患者，华东、华中、华南地区患者体验指数最高的为家庭年收入在（10 ~ 20）万元的患者，华北地区患者体验指数最高的为家庭年收入在 3 万元以下的患者，西南、西北地区患者体验指数最高的为家庭年收入在 50 万元以上的患者。

详见表 5-15。

表 5-15　2019—2021 年不同区域医院不同收入人群患者就医体验指数对比统计表

时间 / 年	收入 / 万元	不同区域医院 / 分						
		东北	华东	华北	华中	华南	西南	西北
2019	3 以下	90.37	82.25	80.45	79.07	77.34	77.44	80.14
	3 ~ 10	91.90	82.00	80.83	79.03	77.70	77.92	81.32
	10 ~ 20	88.32	82.42	83.39	78.51	81.36	77.94	83.32
	20 ~ 50	76.78	81.79	81.65	80.96	80.51	76.85	80.71
	50 以上	76.91	80.51	80.35	75.19	76.94	78.15	79.18
2020	3 以下	90.85	83.28	82.92	80.69	81.29	80.04	79.02
	3 ~ 10	92.38	83.14	82.68	79.78	81.16	79.64	78.37
	10 ~ 20	88.78	83.99	83.24	80.55	81.60	79.67	77.86
	20 ~ 50	77.18	83.83	82.23	80.31	81.87	79.44	77.87
	50 以上	77.31	82.74	82.01	76.68	83.04	79.32	80.53
2021	3 以下	86.98	81.69	84.53	79.04	81.36	79.39	80.80
	3 ~ 10	86.64	82.23	83.50	79.22	81.22	79.64	80.89
	10 ~ 20	85.88	82.53	83.19	79.89	82.07	80.67	80.88
	20 ~ 50	87.83	82.53	82.35	78.53	81.68	80.00	79.90
	50 以上	84.97	81.81	83.32	77.16	81.28	80.93	81.92

2. 三级和二级医院不同收入人群就医体验分析

2019 年三级和二级医院不同收入人群地就医体验结果显示：三级医院患者体验指数最高的为家庭年收入在（10 ~ 20）万元的患者，患者体验指数最低的为家庭年收入在 50 万元以上的患者；二级医院患者体验指数最高的为家庭年收入在 50 万元以上的患者，患者体验指数最低为家庭年收入在（3 ~ 10）万元的患者。

2020 年三级和二级医院不同收入人群地就医体验结果显示：三级医院患者体验指数最高的为家庭年收入在（20 ~ 50）万元的患者，患者体验指数最低的为家庭年收入在 3 万元以下的患者；二级医院患者体验指数最高为家庭年收入在（20 ~ 50）万元的患者，患者体验指数最低的为家庭年收入在 10 ~ 20 万元的患者。

2021 年三级和二级医院不同收入人群地就医体验结果显示：三级医院患者体验指数最高的为家庭年收入在（10 ~ 20）万元的患者，患者体验指数最低的为家庭年收入在 3 万元以下的患者；二级医院患者体验指数最高的为家庭年收入在 50 万元以上的患者，患者体验指数最低的为家庭年收入在（3 ~ 10）万元的患者。

详见表 5-16。

表 5-16　2019—2021 年三级和二级医院不同收入人群患者就医体验指数对比统计表

时间 / 年	收入 / 万元	不同等级医院 / 分	
		三级医院	二级医院
2019	3 以下	78.24	80.16
	3 ~ 10	79.41	78.97
	10 ~ 20	81.25	79.92
	20 ~ 50	79.73	79.39
	50 以上	78.13	89.53
2020	3 以下	80.35	84.50
	3 ~ 10	80.50	83.88
	10 ~ 20	80.68	83.25
	20 ~ 50	80.70	90.26
	50 以上	80.59	87.34
2021	3 以下	81.05	82.74
	3 ~ 10	81.21	80.83
	10 ~ 20	81.95	82.93
	20 ~ 50	81.65	83.43
	50 以上	81.55	84.52

3. 综合、中医和妇幼医院不同收入人群就医体验分析

2019 年综合、中医和妇幼医院不同收入人群就医体验结果显示：综合医院患者体验指数最高的为家庭年收入在（10 ～ 20）万元的患者，患者体验指数最低的为家庭年收入在 3 万元以下的患者；中医医院患者体验指数最高的为家庭年收入在（10 ～ 20）万元的患者，患者体验指数最低的为家庭年收入在 50 万元以上的患者；妇幼医院患者体验指数最高的为家庭年收入在（20 ～ 50）万元的患者，患者体验指数最低的为家庭年收入在（10 ～ 20）万元的患者。

2020 年综合、中医和妇幼医院不同收入人群就医体验结果显示：综合医院患者体验指数最高为家庭年收入在（20 ～ 50）万元的患者，患者体验指数最低的为家庭年收入在 50 万元以上的患者；中医医院患者体验指数最高的为家庭年收入在 50 万元以上的患者，患者体验指数最低的为家庭年收入在（3 ～ 10）万元的患者；妇幼医院患者体验指数最高的为家庭年收入在（20 ～ 50）万元的患者，患者体验指数最低的为家庭年收入在（10 ～ 20）万元的患者。

2021 年综合、中医和妇幼医院不同收入人群就医体验结果显示：综合医院患者体验指数最高为家庭年收入在（10 ～ 20）万元的患者，患者体验指数最低的为家庭年收入在 50 万元以上的患者；中医医院患者体验指数最高的为家庭年收入在（20 ～ 50）万元的患者，患者体验指数最低的为家庭年收入在（3 ～ 10）万元的患者；妇幼医院患者体验指数最高的为家庭年收入在（20 ～ 50）万元的患者，患者体验指数最低的为家庭年收入在（10 ～ 20）万元的患者。

详见表 5-17。

表 5-17　2019—2021 年综合、中医和妇幼不同收入人群患者就医体验指数对比统计表

时间 / 年	收入 / 万元	不同类型医院 / 分		
		综合医院	中医医院	妇幼保健院
2019	3 以下	78.51	81.11	77.90
	3 ～ 10	79.66	80.09	77.67
	10 ～ 20	81.61	81.96	77.41
	20 ～ 50	79.57	80.98	78.81
	50 以上	78.84	75.78	78.53
2020	3 以下	80.80	82.72	77.90
	3 ～ 10	80.59	82.32	77.67
	10 ～ 20	81.00	82.71	77.41
	20 ～ 50	81.06	82.66	78.81
	50 以上	80.30	83.56	78.53
2021	3 以下	81.67	81.13	77.90
	3 ～ 10	81.47	80.41	77.67
	10 ～ 20	82.04	80.48	77.41
	20 ～ 50	81.67	83.24	78.81
	50 以上	81.44	82.50	78.53

4. 公立和民营医院不同收入人群就医体验分析

2019 年公立和民营医院不同收入人群就医体验结果显示：公立医院患者体验指数最高的为家庭年收入在（10 ~ 20）万元的患者，患者体验指数最低的为家庭年收入在 50 万元以上的患者；民营医院患者体验指数最高为家庭年收入在 50 万元以上的患者，患者体验指数最低的为家庭年收入在（3 ~ 10）万元的患者。

2020 年公立和民营医院不同收入人群就医体验结果显示：公立医院患者体验指数最高的为家庭年收入在 50 万元以上的患者，患者体验指数最低的为家庭年收入在（3 ~ 10）万元的患者；民营医院患者体验指数最高的为家庭年收入在（20 ~ 50）万元的患者，患者体验指数最低的为家庭年收入在（3 ~ 10）万元的患者。

2021 年公立和民营医院不同收入人群就医体验结果显示：公立医院患者体验指数最高的为家庭年收入在（10 ~ 20）万元的患者，患者体验指数最低的为家庭年收入在（3 ~ 10）万元的患者；民营医院患者体验指数最高的为家庭年收入在 3 万元以下的患者，患者体验指数最低的为家庭年收入在（10 ~ 20）万元的患者。

详见表 5-18。

表 5-18　2019—2021 年公立和民营医院不同收入人群患者就医体验指数对比统计表

时间 / 年	收入 / 万元	不同性质医院 / 分	
		公立医院	民营医院
2019	3 以下	78.35	83.41
	3 ~ 10	79.06	82.22
	10 ~ 20	80.20	84.95
	20 ~ 50	79.41	82.73
	50 以上	78.18	85.78
2020	3 以下	80.94	87.30
	3 ~ 10	80.72	86.07
	10 ~ 20	81.23	87.09
	20 ~ 50	81.39	93.39
	50 以上	81.54	90.33
2021	3 以下	81.56	85.39
	3 ~ 10	81.27	84.66
	10 ~ 20	81.89	82.58
	20 ~ 50	81.76	84.47
	50 以上	81.30	83.81

（五）不同费用类别人群就医体验分析

1. 不同区域医院不同费用类别人群就医体验分析

2019 年不同区域医院不同费用类别人群就医体验结果显示：东北地区患者体验指数最高的为生育保险的患者，华东、西北地区患者体验指数最高的为军队医改的患者，华北地区患者体验指数最高的为异地联网的患者，华中、西南地区患者体验指数最高的为工伤保险的患者，华南地区患者体验指数最高的为异地医保的患者。

2020 年不同区域不同医院费用类别人群就医体验结果显示：东北地区患者体验指数最高的为异地联网的患者，华东地区患者体验指数最高的为其他的患者，华北地区患者体验指数最高的为军队医改的患者，华中、西南地区患者体验指数最高的为工伤保险的患者，华南、西北地区患者体验指数最高的为异地联网的患者。

2021 年不同区域不同医院费用类别人群就医体验结果显示：华东地区患者体验指数最高的为商业保险的患者，东北、华北、西南、西北地区患者体验指数最高的为军队医改的患者，华中地区患者体验指数最高的为异地联网的患者，华南地区患者体验指数最高的为公费医疗的患者。

详见表 5-19。

表 5-19　2019—2021 年不同区域医院不同费用类别人群患者就医体验指数对比统计表

时间 / 年	不同费用类别	不同区域医院 / 分						
		东北	华东	华北	华中	华南	西南	西北
2019	城镇职工医保	93.47	81.76	80.95	80.80	78.15	78.20	82.01
	城乡居民医保	86.16	82.54	82.65	78.31	78.21	77.80	80.99
	生育保险	98.79	82.37	75.12	78.87	75.50	77.55	84.47
	工伤保险	62.72	83.14	81.90	84.53	80.23	80.61	77.16
	商业保险	91.82	83.75	83.35	83.23	78.77	76.99	85.93
	公费医疗	89.14	81.91	78.28	79.05	78.23	76.47	78.14
	军队医改	—	86.16	87.16	69.23	74.52	79.10	93.36
	异地医保	85.85	80.78	79.81	77.51	83.20	75.99	80.19
	异地联网	—	77.44	92.80	—	—	78.07	74.29
	自费	90.47	81.54	82.18	78.35	78.56	77.15	79.15
	其他	90.42	83.32	83.81	78.59	79.17	78.40	81.41
2020	城镇职工医保	—	83.81	81.88	79.71	82.78	79.54	78.48
	城乡居民医保	86.61	83.36	83.08	80.59	81.07	80.28	78.11
	生育保险	90.90	81.55	81.00	84.34	81.07	78.50	70.59
	工伤保险	90.95	83.78	85.69	85.94	81.41	82.08	75.72
	商业保险	93.96	82.21	83.24	81.77	81.40	80.79	77.26
	公费医疗	89.61	82.73	83.07	81.83	80.96	78.53	77.03
	军队医改	63.05	78.36	91.10	81.29	80.22	81.24	85.42

续表

时间 / 年	不同费用类别	不同区域医院 / 分						
		东北	华东	华北	华中	华南	西南	西北
2020	异地医保	86.30	82.49	81.29	78.44	82.86	79.05	77.34
	异地联网	99.31	52.28	84.93	73.39	86.39	71.45	87.86
	自费	92.30	82.79	82.36	79.89	80.22	79.44	77.88
	其他	—	84.86	83.78	80.79	81.93	80.65	79.85
2021	城镇职工医保	86.33	82.45	83.96	79.65	82.34	79.12	80.93
	城乡居民医保	87.48	82.40	83.58	78.82	80.73	79.81	80.68
	生育保险	83.80	81.11	80.87	81.49	80.86	79.05	83.64
	工伤保险	85.32	82.29	84.05	78.01	81.95	82.80	81.89
	商业保险	82.17	82.97	85.28	78.82	80.79	79.95	79.12
	公费医疗	86.00	82.92	82.89	80.35	82.80	79.58	80.17
	军队医改	89.11	82.38	90.04	80.24	80.31	85.02	90.49
	异地医保	84.82	80.94	83.92	78.84	80.78	79.86	78.67
	异地联网	—	73.42	79.16	89.00	79.77	83.35	70.47
	自费	87.01	81.21	83.92	79.36	81.53	79.88	80.14
	其他	87.16	81.74	85.20	79.82	81.23	81.52	82.73

2. 三级和二级医院不同费用类别人群就医体验分析

2019 年三级和二级医院不同费用类别人群就医体验结果显示：三级医院患者体验指数最高的为军队医改的患者，患者体验指数最低的为异地联网的患者；二级医院患者体验指数最高的为异地联网的患者，患者体验指数最低的为军队医改的患者。

2020 年三级和二级医院不同费用类别人群就医体验结果显示：三级医院患者体验指数最高的为工伤保险的患者，患者体验指数最低的为异地联网的患者；二级医院患者体验指数最高的为军队医改的患者，患者体验指数最低的为公费医疗的患者。

2021 年三级和二级医院不同费用类别人群就医体验结果显示：三级医院患者体验指数最高的为军队医改的患者，患者体验指数最低的为异地联网的患者；二级医院患者体验指数最高的为异地联网的患者，患者体验指数最低的为军队医改的患者。

详见表 5-20。

表 5-20　2019—2021 年三级和二级医院不同费用类别人群患者就医体验指数对比统计表

时间 / 年	不同费用类别	不同等级医院 / 分	
		三级医院	二级医院
2019	城镇职工医保	80.07	80.01
	城乡居民医保	79.32	79.38
	生育保险	78.04	79.83
	工伤保险	81.61	78.88

续表

时间 / 年	不同费用类别	不同等级医院 / 分	
		三级医院	二级医院
2019	商业保险	79.91	81.75
	公费医疗	78.09	79.52
	军队医改	84.14	73.26
	异地医保	78.53	80.83
	异地联网	77.33	90.26
	自费	78.66	80.54
	其他	80.42	79.72
2020	城镇职工医保	80.81	83.91
	城乡居民医保	80.71	84.67
	生育保险	79.27	84.26
	工伤保险	83.65	82.97
	商业保险	81.63	84.36
	公费医疗	80.88	80.22
	军队医改	82.52	88.10
	异地医保	80.06	82.90
	异地联网	74.86	—
	自费	79.78	82.14
	其他	81.55	83.63
2021	城镇职工医保	81.96	80.21
	城乡居民医保	81.22	82.62
	生育保险	80.04	81.80
	工伤保险	83.05	84.86
	商业保险	81.60	84.82
	公费医疗	82.31	85.84
	军队医改	88.25	71.21
	异地医保	81.15	81.50
	异地联网	78.06	90.38
	自费	80.58	82.35
	其他	81.85	81.58

3. 综合、中医和妇幼医院不同费用类别人群就医体验分析

2019 年综合、中医和妇幼医院不同费用类别人群就医体验结果显示：综合医院患者体验指数最高的为军队医改的患者，患者体验指数最低的为生育保险的患者；中医医院患者体验指数最高的为其他的患者，患者体验指数最低的为公费医疗的患者；妇幼医院患者体验指数最高的为工伤保险的患者，患者体验指数最低的为军队医改的患者。

2020 年综合、中医和妇幼医院不同费用类别人群就医体验结果显示：综合医院患者体验指数最高的为军队医改的患者，患者体验指数最低的为异地联网的患者；中医医院患者体验指数最高的为军队医改的患者，患者体验指数最低的为自费的患者；妇幼医院患者体验指数最高的为工伤保险的患者，患者体验指数最低的为军队医改的患者。

2021 年综合、中医和妇幼医院不同费用类别人群就医体验结果显示：综合医院患者体验指数最高的为军队医改的患者，患者体验指数最低的为异地联网的患者；中医医院患者体验指数最高的为军队医改的患者，患者体验指数最低的为异地联网的患者；妇幼医院患者体验指数最高的为工伤保险的患者，患者体验指数最低的为军队医改的患者。

详见表 5-21。

表 5-21　2019—2021 年综合、中医和妇幼医院不同费用类别人群患者就医体验指数对比统计表

时间 / 年	不同费用类别	不同类型医院 / 分		
		综合医院	中医医院	妇幼保健院
2019	城镇职工医保	80.22	80.78	78.95
	城乡居民医保	79.45	81.16	78.34
	生育保险	78.53	82.07	75.17
	工伤保险	81.04	80.48	84.54
	商业保险	80.51	82.40	80.35
	公费医疗	78.70	73.77	79.06
	军队医改	88.35	82.87	74.48
	异地医保	78.62	80.08	77.67
	异地联网	81.10	83.17	76.11
	自费	78.96	79.45	77.07
	其他	80.38	83.32	77.72
2020	城镇职工医保	80.65	83.39	78.95
	城乡居民医保	81.02	82.54	78.34
	生育保险	79.15	82.96	75.17
	工伤保险	83.51	82.70	84.54
	商业保险	81.05	84.02	80.35
	公费医疗	80.74	81.68	79.06
	军队医改	88.42	89.34	74.48
	异地医保	80.03	82.92	77.67
	异地联网	74.72	82.70	76.11
	自费	80.10	81.58	77.07
	其他	81.25	83.09	77.72
2021	城镇职工医保	82.13	81.28	78.95
	城乡居民医保	81.54	81.69	78.34

续表

时间 / 年	不同费用类别	不同类型医院 / 分		
		综合医院	中医医院	妇幼保健院
2021	生育保险	80.66	80.87	75.17
	工伤保险	82.24	83.90	84.54
	商业保险	81.57	79.18	80.35
	公费医疗	82.07	84.50	79.06
	军队医改	88.86	86.83	74.48
	异地医保	80.85	82.77	77.67
	异地联网	79.70	77.48	76.11
	自费	81.05	79.93	77.07
	其他	81.62	82.03	77.72

4. 公立和民营医院不同费用类别人群就医体验分析

2019 年公立和民营医院不同费用类别人群就医体验结果显示：公立医院患者体验指数最高的为工伤保险的患者，患者体验指数最低的为军队医改的患者；民营医院患者体验指数最高的为异地联网的患者，患者体验指数最低的为生育保险的患者。

2020 年公立和民营医院不同费用类别人群就医体验结果显示：公立医院患者体验指数最高的为工伤保险的患者，患者体验指数最低的为异地联网的患者；民营医院患者体验指数最高为商业保险的患者，患者体验指数最低的为公费医疗的患者。

2021 年公立和民营医院不同费用类别人群就医体验结果显示：公立医院患者体验指数最高的为工伤保险的患者，患者体验指数最低的为异地联网的患者；民营医院患者体验指数最高的为工伤保险的患者，患者体验指数最低的为城镇职工医保的患者。

详见表 5-22。

表 5-22 2019—2021 年公立和民营医院不同费用类别人群患者就医体验指数对比统计表

时间 / 年	不同费用类别	不同性质医院 / 分	
		公立医院	民营医院
2019	城镇职工医保	79.70	83.58
	城乡居民医保	79.05	84.78
	生育保险	77.56	79.47
	工伤保险	80.79	85.71
	商业保险	79.48	85.91
	公费医疗	78.23	80.41
	军队医改	77.24	—
	异地医保	76.97	87.41
	异地联网	78.15	100.00
	自费	78.25	82.11

续表

时间 / 年	不同费用类别	不同性质医院 / 分	
		公立医院	民营医院
2019	其他	79.49	85.54
2020	城镇职工医保	81.30	86.67
	城乡居民医保	81.13	87.11
	生育保险	80.05	88.18
	工伤保险	83.67	83.89
	商业保险	81.56	91.48
	公费医疗	80.79	64.10
	军队医改	81.26	89.32
	异地医保	80.86	81.74
	异地联网	74.20	—
	自费	80.16	85.30
	其他	81.50	87.42
2021	城镇职工医保	82.09	82.93
	城乡居民医保	81.36	85.90
	生育保险	80.52	86.06
	工伤保险	82.30	100.00
	商业保险	81.28	86.03
	公费医疗	82.29	90.58
	军队医改	81.12	98.29
	异地医保	80.67	86.35
	异地联网	79.33	96.03
	自费	80.98	84.37
	其他	81.53	84.38

（六）不同职业类型人群就医体验分析

1. 不同区域医院不同职业类型人群就医体验分析

2019 年不同区域医院不同职业类型人群就医体验结果显示：东北、西南、西北地区患者体验指数最高为军人的患者，华东、华北地区患者体验指数最高为军人的患者，华中地区患者体验指数最高的为（离）退休的患者，华南地区患者体验指数最高为工人的患者。

2020 年不同区域医院不同职业类型人群就医体验结果显示：东北、华北、西北地区患者体验指数最高的为军人的患者，华中、西南、华东地区患者体验指数最高的为学生的患者，华南地区患者体验指数最高的为（离）退休的患者。

2021 年不同区域医院不同职业类型人群就医体验结果显示：东北、华东、华北、华中、西南、西北地区患者体验指数最高的为军人的患者，华南地区患者体验指数最高的为学生的患者。

详见表 5-23。

表 5-23 2019—2021 年不同区域医院不同职业类型人群患者就医体验指数对比统计表

时间 / 年	不同职业类型	不同区域医院 / 分						
		东北	华东	华北	华中	华南	西南	西北
2019	学生	91.28	83.95	81.55	80.32	78.14	79.12	82.89
	公司职员	92.76	82.02	80.37	79.21	77.85	78.03	82.27
	企事业高管	97.61	78.22	80.74	78.93	79.88	75.42	79.66
	工人	88.78	81.20	81.99	80.29	81.12	77.66	81.00
	农民	84.51	81.61	83.19	78.01	78.20	76.45	78.13
	公务员	95.43	82.92	80.02	77.03	78.42	77.16	81.16
	军人	99.40	83.98	87.59	75.23	77.78	79.46	92.48
	（离）退休	93.52	82.04	81.13	80.87	77.89	77.84	79.42
	自由职业者	83.75	82.24	83.15	78.56	78.61	77.82	79.82
	个体经营	88.98	81.98	84.94	79.96	81.01	77.01	79.30
	无业	86.68	81.27	79.84	77.33	78.16	77.33	78.15
	其他	87.72	82.27	82.17	77.82	77.58	78.10	82.82
2020	学生	91.76	84.50	84.28	82.08	82.66	81.54	80.01
	公司职员	93.25	83.38	81.93	80.13	81.78	79.92	77.43
	企事业高管	98.12	81.30	80.85	77.54	82.49	77.89	79.57
	工人	89.25	83.23	82.86	79.47	81.54	79.19	78.37
	农民	84.95	83.09	82.72	79.82	81.15	79.09	77.47
	公务员	95.93	84.32	83.39	80.67	82.54	78.84	78.66
	军人	99.92	80.21	90.50	81.06	82.15	80.74	85.69
	（离）退休	94.01	83.86	81.73	79.01	84.33	78.84	78.37
	自由职业者	84.19	82.03	81.86	79.50	80.26	80.62	76.95
	个体经营	89.45	83.81	81.51	78.91	80.16	79.63	77.81
	无业	87.14	81.58	81.62	79.90	79.29	78.58	76.39
	其他	88.18	83.36	82.93	80.20	80.67	80.20	78.27
2021	学生	88.74	83.26	85.09	80.09	82.73	81.66	82.48
	公司职员	86.72	82.80	84.16	79.63	81.59	79.88	80.37
	企事业高管	85.59	80.89	80.78	80.69	80.51	80.90	80.59
	工人	85.76	81.69	83.55	78.07	81.40	78.50	81.39
	农民	84.88	81.38	84.03	77.41	79.68	77.88	79.37
	公务员	90.80	82.73	84.14	79.28	82.51	80.10	80.65
	军人	92.87	84.87	89.97	84.16	82.70	83.19	91.24
	（离）退休	87.27	81.13	82.94	79.75	81.89	78.54	81.95
	自由职业者	81.96	81.28	82.20	78.82	81.04	78.61	79.76
	个体经营	89.16	82.56	84.13	79.47	80.96	80.42	78.87
	无业	87.15	81.77	83.27	78.60	79.55	79.19	77.70
	其他	86.20	81.80	83.63	79.74	81.59	80.53	80.57

2. 三级和二级医院不同职业类型人群就医体验分析

2019 年三级和二级医院不同职业类型人群就医体验结果显示：三级医院患者体验指数最高的为军人的患者，患者体验指数最低的为农民的患者；二级医院患者体验指数最高的为（离）退休的患者，患者体验指数最低的为军人的患者。

2020 年三级和二级医院不同职业类型人群就医体验结果显示：三级医院患者体验指数最高的为军人的患者，患者体验指数最低的为企事业高管的患者；二级医院患者体验指数最高的为公务员的患者，患者体验指数最低的为自由职业者的患者。

2021 年三级和二级医院不同职业类型人群就医体验结果显示：三级医院患者体验指数最高的为军人的患者，患者体验指数最低的为农民的患者；二级医院患者体验指数最高的为其他的患者，患者体验指数最低的为企事业高管的患者。

详见表 5-24。

表 5-24　2019—2021 年三级和二级医院不同职业类型人群患者就医体验指数对比统计表

时间 / 年	不同职业类型	不同等级医院 / 分	
		三级医院	二级医院
2019	学生	80.93	80.01
	公司职员	79.84	80.00
	企事业高管	78.59	78.59
	工人	80.29	78.82
	农民	77.27	79.88
	公务员	80.12	80.90
	军人	81.43	75.81
	（离）退休	80.25	81.78
	自由职业者	79.11	80.44
	个体经营	80.52	81.11
	无业	77.66	79.65
	其他	79.05	78.93
2020	学生	81.93	85.65
	公司职员	80.84	83.47
	企事业高管	77.92	83.16
	工人	80.39	83.97
	农民	79.53	83.71
	公务员	80.84	86.93
	军人	85.76	83.20
	（离）退休	80.72	84.65
	自由职业者	80.15	82.77
	个体经营	80.45	84.70

续表

时间 / 年	不同职业类型	不同等级医院 / 分	
		三级医院	二级医院
2020	无业	78.95	83.89
	其他	80.34	84.05
2021	学生	82.78	83.05
	公司职员	82.14	79.93
	企事业高管	80.83	78.40
	工人	80.79	80.31
	农民	79.69	82.51
	公务员	81.89	83.45
	军人	85.96	79.05
	（离）退休	80.54	81.48
	自由职业者	80.15	79.81
	个体经营	81.48	82.35
	无业	79.94	81.27
	其他	81.38	83.69

3. 综合、中医和妇幼医院不同职业类型人群就医体验分析

2019 年综合、中医和妇幼医院不同职业类型人群就医体验结果显示：综合医院患者体验指数最高的为军人的患者，患者体验指数最低的为农民的患者；中医医院患者体验指数最高的为学生的患者，患者体验指数最低的为企事业高管的患者；妇幼医院患者体验指数最高的为农民的患者，患者体验指数最低的为企事业高管的患者。

2020 年综合、中医和妇幼医院不同职业类型人群就医体验结果显示：综合医院患者体验指数最高的为军人的患者，患者体验指数最低的为无业的患者；中医医院患者体验指数最高的为军人的患者，患者体验指数最低的为农民的患者；妇幼医院患者体验指数最高的为农民的患者，患者体验指数最低的为企事业高管的患者。

2021 年综合、中医和妇幼医院不同职业类型人群就医体验结果显示：综合医院患者体验指数最高的为军人的患者，患者体验指数最低的为自由职业者的患者；中医医院患者体验指数最高的为军人的患者，患者体验指数最低的为农民的患者；妇幼医院患者体验指数最高的为农民的患者，患者体验指数最低的为企事业高管的患者。

详见表 5-25。

表 5-25　2019—2021 年综合、中医和妇幼医院不同职业类型人群患者就医体验指数对比统计表

时间 / 年	不同职业类型	不同类型医院 / 分		
		综合医院	中医医院	妇幼保健院
2019	学生	80.79	82.05	78.03
	公司职员	80.00	81.67	77.19

续表

时间 / 年	不同职业类型	不同类型医院 / 分		
		综合医院	中医医院	妇幼保健院
2019	企事业高管	78.46	77.12	76.79
	工人	80.09	81.45	79.41
	农民	77.87	80.22	79.52
	公务员	79.47	81.48	79.24
	军人	86.68	77.25	76.90
	（离）退休	80.17	81.15	79.04
	自由职业者	79.84	79.28	77.54
	个体经营	80.62	81.31	77.55
	无业	78.22	78.55	77.07
	其他	79.18	80.72	77.92
2020	学生	82.37	83.74	78.03
	公司职员	80.80	82.69	77.19
	企事业高管	79.17	82.57	76.79
	工人	80.78	82.18	79.41
	农民	80.04	81.52	79.52
	公务员	80.48	84.20	79.24
	军人	87.27	85.00	76.90
	（离）退休	80.71	82.95	79.04
	自由职业者	80.37	81.64	77.54
	个体经营	80.26	82.88	77.55
	无业	79.16	82.04	77.07
	其他	80.64	82.52	77.92
2021	学生	82.73	83.09	78.03
	公司职员	82.12	80.83	77.19
	企事业高管	80.87	79.32	76.79
	工人	81.42	80.14	79.41
	农民	80.86	79.20	79.52
	公务员	81.99	83.73	79.24
	军人	88.10	87.83	76.90
	（离）退休	81.00	79.99	79.04
	自由职业者	80.15	80.26	77.54
	个体经营	81.64	81.17	77.55
	无业	80.51	79.60	77.07
	其他	81.69	80.69	77.92

4. 公立和民营医院不同职业类型人群就医体验分析

2019 年公立和民营医院不同职业类型人群就医体验结果显示：公立医院患者体验指数最高的为学生的患者，患者体验指数最低的为企事业高管的患者；民营医院患者体验指数最高的为是军人，患者体验指数最低的为无业的患者。

2020 年公立和民营医院不同职业类型人群就医体验结果显示：公立医院患者体验指数最高的为学生的患者，患者体验指数最低的为企事业高管的患者；民营医院患者体验指数最高的为军人的患者，患者体验指数最低的为企事业高管的患者。

2021 年公立和民营医院不同职业类型人群就医体验结果显示：公立医院患者体验指数最高的为军人的患者，患者体验指数最低的为自由职业的患者；民营医院患者体验指数最高的为军人的患者，患者体验指数最低的为（离）退休的患者。

详见表 5-26。

表 5-26　2019—2021 年公立和民营医院不同职业类型人群患者就医体验指数对比统计表

时间 / 年	不同职业类型	不同性质医院 / 分	
		公立医院	民营医院
2019	学生	80.30	84.31
	公司职员	79.35	82.36
	企事业高管	77.63	83.18
	工人	79.48	83.60
	农民	77.82	83.92
	公务员	79.31	84.76
	军人	79.52	88.67
	（离）退休	80.06	84.25
	自由职业者	78.71	84.12
	个体经营	79.14	85.57
	无业	77.81	82.04
	其他	78.63	82.39
2020	学生	82.45	86.26
	公司职员	81.27	86.98
	企事业高管	79.26	84.95
	工人	80.98	87.75
	农民	80.34	85.53
	公务员	80.99	92.21
	军人	81.29	94.82
	（离）退休	81.19	86.15
	自由职业者	80.50	91.13
	个体经营	80.29	85.34

续表

时间 / 年	不同职业类型	不同性质医院 / 分	
		公立医院	民营医院
2020	无业	79.43	86.37
	其他	80.73	85.69
2021	学生	82.68	85.12
	公司职员	81.98	84.61
	企事业高管	80.42	85.09
	工人	81.34	82.94
	农民	80.74	84.30
	公务员	81.97	85.48
	军人	83.01	86.89
	（离）退休	80.97	80.99
	自由职业者	80.07	86.27
	个体经营	81.61	84.61
	无业	80.37	84.05
	其他	81.56	86.50

（七）不同就诊次数人群就医体验分析

1. 不同区域医院不同就诊次数人群就医体验分析

2019 年不同区域医院不同就诊次数人群就医体验结果显示：东北、华东、华北、华南、西南、西北地区患者体验指数最高的为初诊的患者，华中地区患者体验指数初诊、复诊的患者就诊次数持平。

2020 年不同区域医院不同就诊次数人群就医体验结果显示：华北、华中、华南、西南、西北地区患者体验指数最高的为初诊的患者，华东地区患者体验指数最高的为复诊的患者。

2021 年不同区域医院不同就诊次数人群就医体验结果显示：华东、华北、华中、华南、西南、西北地区患者体验指数最高的为初诊的患者，东北地区患者体验指数最高的为复诊的患者。

详见表 5-27。

表 5-27　2019—2021 年不同区域医院不同就诊次数人群患者就医体验指数对比统计表

时间 / 年	不同就诊次数	不同区域医院 / 分						
		东北	华东	华北	华中	华南	西南	西北
2019	初诊	91.67	82.38	81.90	79.00	80.16	77.88	81.40
	复诊	87.81	81.74	80.64	79.00	76.84	77.51	81.24
2020	初诊	—	83.34	83.04	80.49	81.51	79.85	78.80
	复诊	—	83.37	82.55	79.89	81.29	79.79	78.13
2021	初诊	86.60	82.18	84.11	79.40	81.69	79.77	81.27
	复诊	86.71	82.14	83.53	78.92	81.34	79.63	80.36

2. 三级和二级医院不同就诊次数人群就医体验分析

2019 年三级和二级医院不同就诊次数人群就医体验结果显示：三级医院患者体验指数最高的为初诊的患者；二级医院患者体验指数最高的为初诊的患者。

2020 年三级和二级医院不同就诊次数人群就医体验结果显示：三级医院患者体验指数最高的为初诊的患者；二级医院患者体验指数最高的为初诊的患者。

2021 年三级和二级医院不同就诊次数人群就医体验结果显示：三级医院患者体验指数最高的为初诊的患者；二级医院患者体验指数最高的为初诊的患者。

详见表 5-28。

表 5-28　2019—2021 年三级和二级医院不同就诊次数人群患者就医体验指数对比统计表

时间 / 年	不同就诊次数	不同等级医院 / 分	
		三级医院	二级医院
2019	初诊	79.95	79.67
	复诊	78.51	79.62
2020	初诊	80.66	84.40
	复诊	80.31	83.55
2021	初诊	81.56	82.17
	复诊	81.07	81.27

3. 综合、中医和妇幼医院不同就诊次数人群就医体验分析

2019 年综合、中医和妇幼医院不同就诊次数人群就医体验结果显示：综合、中医、妇幼医院患者体验指数最高的均为初诊的患者。

2020 年综合、中医和妇幼医院不同就诊次数人群就医体验结果显示：综合、中医、妇幼医院患者体验指数最高的均为初诊的患者。

2021 年综合、中医和妇幼医院不同就诊次数人群就医体验结果显示：综合、妇幼医院患者体验指数最高的为初诊的患者；中医医院患者体验指数最高的为复诊的患者。

详见表 5-29。

表 5-29　2019—2021 年综合、中医和妇幼医院不同就诊次数人群患者就医体验指数对比统计表

时间 / 年	不同就诊次数	不同类型医院 / 分		
		综合医院	中医医院	妇幼保健院
2019	初诊	80.10	80.89	78.40
	复诊	78.73	80.43	77.30
2020	初诊	80.82	82.69	78.40
	复诊	80.63	82.53	77.30
2021	初诊	81.86	80.45	78.40
	复诊	81.40	81.01	77.30

4. 公立和民营医院性质不同就诊次数人群就医体验分析

2019 年公立和民营医院性质不同就诊次数人群就医体验结果显示：公立医院患者体验指数最高的为初诊的患者；民营医院患者体验指数最高的为初诊的患者。

2020 年公立和民营医院性质不同就诊次数人群就医体验结果显示：公立医院患者体验指数最高的为初诊的患者；民营医院患者体验指数最高的为复诊的患者。

2021 年公立和民营医院性质不同就诊次数人群就医体验结果显示：公立医院患者体验指数最高的为初诊的患者；民营医院患者体验指数最高的为初诊的患者。

详见表 5-30。

表 5-30　2019—2021 年公立和民营医院不同就诊次数人群患者就医体验指数对比统计表

时间 / 年	不同就诊次数	不同性质医院 / 分	
		公立医院	民营医院
2019	初诊	79.51	84.60
	复诊	78.24	80.98
2020	初诊	81.00	85.99
	复诊	80.81	88.06
2021	初诊	81.68	85.87
	复诊	81.27	83.22

（八）不同挂号方式人群就医体验分析

1. 不同区域医院不同挂号方式人群就医体验分析

2019 年不同区域医院不同挂号方式人群就医体验结果显示：东北地区患者体验指数最高的挂号方式为微信预约的患者，华东地区患者体验指数最高的挂号方式为其他方式的患者，华北地区患者体验指数最高的挂号方式为医院自助的患者，华中地区患者体验指数最高的挂号方式为电话预约的患者，华南、西南、西北地区患者体验指数最高的挂号方式为医院窗口的患者。

2020 年不同区域医院不同挂号方式人群就医体验结果显示：东北地区患者体验指数最高的挂号方式为微信预约的患者，华东、华北、西北地区患者体验指数最高的挂号方式为医院窗口的患者，华中地区患者体验指数最高的为电话预约的患者，华南、西南地区患者体验指数最高的挂号方式为医院自助的患者。

2021 年不同区域医院不同挂号方式人群就医体验结果显示：东北、华北地区患者体验指数最高的挂号方式为医院窗口的患者，华东地区患者体验指数最高的挂号方式为手机APP预约的患者，华中、西南地区患者体验指数最高的挂号方式为其他方式的患者，华南地区患者体验指数最高的挂号方式为电话预约的患者，西北地区患者体验指数最高的挂号方式为医院自助的患者。

详见表 5-31。

表 5-31　2019—2021 年不同区域不同挂号方式人群患者就医体验指数对比统计表

时间 / 年	不同职业类型	不同区域医院 / 分						
		东北	华东	华北	华中	华南	西南	西北
2019	医院窗口	90.81	82.39	81.17	79.67	79.48	77.91	82.70
	医院自助	90.83	82.03	83.96	77.18	75.39	77.40	80.99
	电话预约	94.24	81.93	81.20	80.24	78.20	76.99	79.00
	网络预约	—	81.26	78.43	78.42	76.61	77.25	77.89
	手机 APP 预约	93.97	82.27	78.33	79.61	77.51	77.75	76.44
	微信预约	94.83	81.55	78.77	78.49	77.69	77.35	78.79
	其他方式	—	82.64	81.46	70.47	78.81	76.09	75.90
2020	医院窗口	91.29	83.62	83.52	81.01	81.04	80.06	80.56
	医院自助	91.31	83.51	82.31	80.61	82.42	80.44	79.48
	电话预约	94.74	82.62	81.15	82.08	82.38	79.92	78.30
	网络预约	—	83.24	81.95	79.17	81.82	78.68	77.17
	手机 APP 预约	94.46	83.01	82.14	78.33	82.23	79.85	77.20
	微信预约	95.33	82.98	81.69	79.20	80.30	79.55	76.05
	其他方式	—	80.30	83.23	80.72	82.07	79.20	79.32
2021	医院窗口	87.44	81.70	84.47	80.09	81.81	79.54	82.92
	医院自助	86.25	82.41	84.07	79.34	81.58	80.23	84.10
	电话预约	86.20	81.21	82.52	78.28	82.07	78.99	78.57
	网络预约	86.76	82.43	82.40	77.42	81.03	79.72	78.62
	手机 APP 预约	85.88	83.37	82.76	77.46	81.66	79.89	75.13
	微信预约	85.75	82.45	83.14	77.57	81.44	79.68	78.51
	其他方式	83.23	80.41	83.00	81.24	80.16	80.34	79.58

2. 三级和二级医院不同挂号方式人群就医体验分析

2019 年三级和二级医院不同挂号方式人群就医体验结果显示：三级医院患者体验指数最高的挂号方式为医院自助的患者，患者体验指数最低的挂号方式为其他方式的患者；二级医院患者体验指数最高的挂号方式为其他方式的患者，患者体验指数最低的挂号方式为电话预约的患者。

2020 年三级和二级医院不同挂号方式人群就医体验结果显示：三级医院患者体验指数最高的挂号方式为医院自助的患者，患者体验指数最低的挂号方式为微信预约的患者；二级医院患者体验指数最高的挂号方式为微信预约的患者，患者体验指数最低的挂号方式为其他方式的患者。

2021 年三级和二级医院不同挂号方式人群就医体验结果显示：三级医院患者体验指数最高的挂号方式为医院自助的患者，患者体验指数最低的挂号方式为其他方式的患者；二级医院患者体验指数最高的挂号方式为手机 APP 预约的患者，患者体验指数最低的挂号方式为医院自助的患者。

详见表 5-32。

表 5-32　2019—2021 年三级和二级医院不同挂号方式人群患者就医体验指数对比统计表

时间 / 年	不同职业类型	不同等级医院 / 分	
		三级医院	二级医院
2019	医院窗口	79.58	79.65
	医院自助	80.48	80.16
	电话预约	79.41	78.41
	网络预约	78.20	80.95
	手机 APP 预约	78.66	80.40
	微信预约	77.85	78.77
	其他方式	77.57	81.63
2020	医院窗口	80.58	83.98
	医院自助	81.94	85.91
	电话预约	81.07	85.55
	网络预约	80.11	82.00
	手机 APP 预约	80.59	81.88
	微信预约	79.60	86.77
	其他方式	81.71	79.83
2021	医院窗口	81.30	82.56
	医院自助	82.19	77.70
	电话预约	81.18	79.13
	网络预约	81.09	82.21
	手机 APP 预约	81.28	83.43
	微信预约	80.99	82.09
	其他方式	80.91	78.48

3. 综合、中医和妇幼医院不同挂号方式人群就医体验分析

2019 年综合、中医和妇幼医院不同挂号方式人群就医体验结果显示：综合医院患者体验指数最高的挂号方式为医院自助的患者，患者体验指数最低的挂号方式为微信预约的患者；中医医院患者体验指数最高的挂号方式为医院自助的患者，患者体验指数最低的挂号方式为电话预约的患者；妇幼医院患者体验指数最高的挂号方式为其他方式的患者，患者体验指数最低的挂号方式为电话预约的患者。

2020 年综合、中医和妇幼医院不同挂号方式人群就医体验结果显示：综合医院患者体验指数最高的挂号方式为医院自助的患者，患者体验指数最低的挂号方式为微信预约的患者；中医医院患者体验指数最高的挂号方式为电话预约的患者，患者体验指数最低的挂号方式为微信预约的患者；妇幼医院患者体验指数最高的挂号方式为其他方式的患者，患者体验指数最低的挂号方式为电话预约的患者。

2021 年综合、中医和妇幼医院不同挂号方式人群就医体验结果显示：综合医院患者体验指数最

高的挂号方式为医院自助的患者，患者体验指数最低的挂号方式为网络预约的患者；中医医院患者体验指数最高的挂号方式为医院自助的患者，患者体验指数最低的挂号方式为微信预约的患者；妇幼医院患者体验指数最高的挂号方式为其他方式的患者，患者体验指数最低的挂号方式为电话预约的患者。

详见表 5-33。

表 5-33　2019—2021 年综合、中医和妇幼医院不同挂号方式人群患者就医体验指数对比统计表

时间 / 年	不同职业类型	不同类型医院 / 分		
		综合医院	中医医院	妇幼保健院
2019	医院窗口	79.77	80.52	77.70
	医院自助	80.75	84.19	78.91
	电话预约	79.44	78.61	77.36
	网络预约	78.08	81.41	77.47
	手机 APP 预约	78.44	—	78.05
	微信预约	77.75	80.47	77.39
	其他方式	79.00	—	81.69
2020	医院窗口	81.10	82.56	77.70
	医院自助	81.53	84.18	78.91
	电话预约	81.15	84.34	77.36
	网络预约	79.80	82.47	77.47
	手机 APP 预约	80.08	82.29	78.05
	微信预约	79.77	81.86	77.39
	其他方式	80.50	82.59	81.69
2021	医院窗口	82.06	80.35	77.70
	医院自助	82.15	82.73	78.91
	电话预约	81.19	81.83	77.36
	网络预约	80.75	82.11	77.47
	手机 APP 预约	81.50	81.16	78.05
	微信预约	81.11	79.97	77.39
	其他方式	81.02	81.67	81.69

4. 公立和民营医院性质不同挂号方式人群就医体验分析

2019 年公立和民营医院不同挂号方式人群就医体验结果显示：公立医院患者体验指数最高的挂号方式为医院自助的患者，患者体验指数最低的挂号方式为微信预约的患者；民营医院患者体验指数最高的挂号方式为医院自助的患者，患者体验指数最低的挂号方式为网络预约的患者。

2020 年公立和民营医院不同挂号方式人群就医体验结果显示：公立医院患者体验指数最高的挂号方式为医院自助的患者，患者体验指数最低的挂号方式为微信预约的患者；民营医院患者体验指数最高的挂号方式为电话预约的患者，患者体验指数最低的挂号方式为其他方式的患者。

2021 年公立和民营医院不同挂号方式人群就医体验结果显示：公立医院患者体验指数最高的挂号方式为医院自助的患者，患者体验指数最低的挂号方式为其他方式的患者；民营医院患者体验指数最高的挂号方式为医院自助的患者，患者体验指数最低的挂号方式为电话预约的患者。

详见表 5-34。

表 5-34　2019—2021 年公立和民营医院不同挂号方式人群患者就医体验指数对比统计表

时间 / 年	不同职业类型	不同性质医院 / 分	
		公立医院	民营医院
2019	医院窗口	78.94	83.73
	医院自助	80.58	86.57
	电话预约	79.01	84.62
	网络预约	78.07	78.85
	手机 APP 预约	78.95	79.11
	微信预约	77.70	79.77
	其他方式	79.08	79.22
2020	医院窗口	80.99	87.05
	医院自助	81.73	83.71
	电话预约	81.41	94.23
	网络预约	80.75	94.10
	手机 APP 预约	80.93	90.00
	微信预约	80.02	82.37
	其他方式	80.50	81.60
2021	医院窗口	81.76	85.28
	医院自助	82.04	87.94
	电话预约	81.14	82.01
	网络预约	81.00	85.23
	手机 APP 预约	81.28	82.98
	微信预约	80.87	83.28
	其他方式	80.83	83.31

（九）不同来院理由人群就医体验分析

1. 不同区域医院不同来院理由人群就医体验分析

2019 年不同区域医院不同来院理由人群就医体验结果显示：东北地区患者体验指数最高的来院理由为专家多的患者，华东、华中、西南、西北地区患者体验指数最高的来院理由为服务态度好的患者，华北地区患者体验指数最高的来院理由为就诊环境好的患者，华南地区患者体验指数最高的来院理由为设备先进的患者。

2020 年不同区域医院不同来院理由人群就医体验结果显示：东北、华东地区患者体验指数最高的来院理由为专家多的患者，华北地区患者体验指数最高的来院理由为就诊环境好的患者，华中地区患者体验指数最高的来院理由为收费合理的患者，华南、西南、西北地区患者体验指数最高的来院理由为服务态度好的患者。

2021 年不同区域不同来院理由人群就医体验结果显示：东北地区患者体验指数最高的来院理由为设备先进的患者，华东、华北、华中、华南、西南、西北地区患者体验指数最高的来院理由为服务态度好的患者。

详见表 5-35。

表 5-35　2019—2021 年不同区域不同来院理由人群患者就医体验指数对比统计表

时间 / 年	不同来院理由	不同区域医院 / 分						
		东北	华东	华北	华中	华南	西南	西北
2019	医院名气大	94.22	82.89	80.84	79.19	76.88	78.53	79.93
	专家多	96.56	83.44	82.95	77.83	78.48	77.95	81.77
	技术高	92.17	83.23	84.18	80.86	79.78	78.47	82.11
	服务态度好	93.97	84.83	84.85	84.05	80.70	81.25	86.71
	就近方便	84.70	79.34	79.30	78.51	77.87	76.55	79.56
	设备先进	89.78	81.08	84.61	76.13	82.52	76.49	80.88
	就诊环境好	89.30	83.92	85.12	78.76	82.11	79.28	86.53
	收费合理	82.08	83.52	83.76	83.25	78.61	79.04	81.91
	他人介绍	89.65	81.26	78.49	75.94	78.12	76.62	76.91
	院内有熟人	89.61	82.28	79.71	80.60	78.01	78.51	85.92
	其他	81.96	80.15	76.31	77.68	75.16	76.18	78.28
2020	医院名气大	94.72	84.76	83.72	80.01	81.09	81.34	76.85
	专家多	97.07	85.10	83.72	81.00	82.93	81.10	79.33
	技术高	92.65	84.51	84.19	82.98	84.00	81.32	80.18
	服务态度好	94.46	85.09	84.89	84.59	84.77	82.56	83.02
	就近方便	85.15	80.60	79.61	76.91	79.48	77.92	76.24
	设备先进	90.25	82.01	82.17	78.32	78.98	78.38	79.02
	就诊环境好	89.77	84.36	86.22	81.08	81.79	79.41	81.04
	收费合理	82.51	82.94	84.50	84.68	81.50	80.60	79.70
	他人介绍	90.12	80.70	79.31	77.67	80.30	78.63	76.14
	院内有熟人	90.08	83.53	80.99	79.24	83.48	79.23	79.97
	其他	82.39	79.40	79.81	77.38	78.65	77.22	76.40
2021	医院名气大	88.76	83.40	85.42	79.15	83.69	80.42	79.34
	专家多	87.16	83.89	84.36	80.45	82.70	81.01	80.44
	技术高	89.08	84.23	84.39	81.21	83.32	81.51	82.75
	服务态度好	87.42	85.09	86.50	84.57	84.71	83.19	86.69
	就近方便	81.85	79.76	81.56	76.85	79.94	78.32	78.95

续表

时间 / 年	不同来院理由	不同区域医院 / 分						
		东北	华东	华北	华中	华南	西南	西北
2021	设备先进	89.13	81.21	82.35	77.39	80.23	79.62	79.42
	就诊环境好	85.32	82.79	85.02	81.89	82.12	80.45	85.03
	收费合理	80.68	82.93	85.59	82.49	83.33	82.35	84.05
	他人介绍	81.87	79.66	81.79	77.27	80.42	76.67	77.34
	院内有熟人	82.20	81.15	82.07	81.13	82.60	81.41	86.39
	其他	81.19	78.59	80.34	76.39	77.78	77.45	78.61

2. 三级和二级医院不同来院理由人群就医体验分析

2019 年三级和二级医院不同来院理由人群就医体验结果显示：三级医院患者体验指数最高的来院理由为服务态度好的患者，患者体验指数最低的来院理由为其他的患者；二级医院患者体验指数最高的来院理由为就诊环境好的患者，患者体验指数最低的来院理由为其他的患者。

2020 年三级和二级医院不同来院理由人群就医体验结果显示：三级医院患者体验指数最高的来院理由为服务态度好的患者，患者体验指数最低的来院理由为其他的患者；二级医院患者体验指数最高的来院理由为医院名气大的患者，患者体验指数最低的来院理由为就近方便的患者。

2021 年三级和二级医院不同来院理由人群就医体验结果显示：三级医院患者体验指数最高的来院理由为服务态度好的患者，患者体验指数最低的来院理由为其他的患者；二级医院患者体验指数最高的来院理由为服务态度好的患者，患者体验指数最低的来院理由为他人介绍的患者。

详见表 5-36。

表 5-36　2019—2021 年三级和二级医院不同来院理由人群患者就医体验指数对比统计表

时间 / 年	不同来院理由类型	不同等级医院 / 分	
		三级医院	二级医院
2019	医院名气大	80.33	80.24
	专家多	80.74	80.38
	技术高	80.58	82.18
	服务态度好	82.49	82.87
	就近方便	77.39	78.68
	设备先进	81.31	82.58
	就诊环境好	82.14	83.01
	收费合理	80.24	78.90
	他人介绍	77.54	78.69
	院内有熟人	79.85	82.71
	其他	76.81	77.81
2020	医院名气大	81.65	88.04
	专家多	82.36	85.57

续表

时间 / 年	不同来院理由类型	不同等级医院 / 分	
		三级医院	二级医院
2020	技术高	82.47	84.33
	服务态度好	83.01	86.76
	就近方便	78.02	81.09
	设备先进	79.38	83.36
	就诊环境好	81.59	83.65
	收费合理	82.14	83.26
	他人介绍	79.11	83.54
	院内有熟人	80.34	83.67
	其他	77.73	81.97
2021	医院名气大	83.17	83.37
	专家多	83.25	84.08
	技术高	83.12	84.95
	服务态度好	84.38	85.87
	就近方便	79.27	80.46
	设备先进	80.54	83.65
	就诊环境好	82.75	78.72
	收费合理	83.34	82.32
	他人介绍	79.89	77.15
	院内有熟人	82.61	82.52
	其他	78.03	79.53

3. 综合、中医和妇幼医院不同来院理由人群就医体验分析

2019 年综合、中医和妇幼医院不同来院理由人群就医体验结果显示：综合医院患者体验指数最高的来院理由为服务态度好的患者，患者体验指数最低的来院理由为其他的患者；中医医院患者体验指数最高的来院理由为医院名气大的患者，患者体验指数最低的来院理由为其他的患者；妇幼医院患者体验指数最高的来院理由为服务态度好的患者，患者体验指数最低的来院理由为其他的患者。

2020 年综合、中医和妇幼医院不同来院理由人群就医体验结果显示：综合医院患者体验指数最高的来院理由为服务态度好的患者，患者体验指数最低的来院理由为其他的患者；中医医院患者体验指数最高的来院理由为服务态度好的患者，患者体验指数最低的来院理由为其他的患者；妇幼医院患者体验指数最高的来院理由为服务态度好的患者，患者体验指数最低的来院理由为其他的患者。

2021 年综合、中医和妇幼医院不同来院理由人群就医体验结果显示：综合医院患者体验指数最高的来院理由为服务态度好的患者，患者体验指数最低的来院理由为其他的患者；中医医院患者体验指数最高的来院理由为设备先进的患者，患者体验指数最低的来院理由为其他的患者；妇幼医院患者体验指数最高的来院理由为服务态度好的患者，患者体验指数最低的来院理由为其他的患者。

详见表 5-37。

表 5-37 2019—2021 年综合、中医和妇幼医院不同来院理由人群患者就医体验指数对比统计表

时间 / 年	不同来院理由类型	不同类型医院 / 分		
		综合医院	中医医院	妇幼保健院
2019	医院名气大	79.99	84.43	78.26
	专家多	81.02	83.47	79.09
	技术高	80.51	81.90	80.16
	服务态度好	82.87	83.97	82.25
	就近方便	77.76	78.74	76.05
	设备先进	80.58	83.57	77.83
	就诊环境好	82.75	80.77	78.81
	收费合理	80.63	84.07	77.90
	他人介绍	77.99	79.27	75.98
	院内有熟人	80.33	79.21	77.47
	其他	76.84	77.80	75.54
2020	医院名气大	81.56	84.23	78.26
	专家多	82.06	84.41	79.09
	技术高	82.62	84.94	80.16
	服务态度好	83.51	85.34	82.25
	就近方便	78.15	80.53	76.05
	设备先进	79.11	84.26	77.83
	就诊环境好	80.90	84.43	78.81
	收费合理	81.77	82.87	77.90
	他人介绍	78.46	81.58	75.98
	院内有熟人	80.11	85.00	77.47
	其他	77.82	79.65	75.54
2021	医院名气大	83.25	82.52	78.26
	专家多	82.69	84.98	79.09
	技术高	83.26	84.25	80.16
	服务态度好	85.00	83.88	82.25
	就近方便	79.55	79.31	76.05
	设备先进	80.30	85.25	77.83
	就诊环境好	82.48	83.72	78.81
	收费合理	83.33	83.04	77.90
	他人介绍	78.90	82.27	75.98
	院内有熟人	81.99	82.81	77.47
	其他	78.25	78.97	75.54

4. 公立和民营医院性质不同来院理由人群就医体验分析

2019 年公立和民营医院性质不同来院理由人群就医体验结果显示：公立医院患者体验指数最高的来院理由为服务态度好的患者，患者体验指数最低的来院理由为其他的患者；民营医院患者体验指数最高的来院理由为收费合理的患者，患者体验指数最低的来院理由为其他的患者。

2020 年公立和民营医院性质不同来院理由人群就医体验结果显示：公立医院患者体验指数最高的来院理由为服务态度好的患者，患者体验指数最低的来院理由为其他的患者；民营医院患者体验指数最高的来院理由为医院名气大的患者，患者体验指数最低的来院理由为收费合理的患者。

2021 年公立和民营医院性质不同来院理由人群就医体验结果显示：公立医院患者体验指数最高的来院理由为服务态度好的患者，患者体验指数最低的来院理由为其他的患者；民营医院患者体验指数最高的来院理由为技术高的患者，患者体验指数最低的来院理由为就近方便的患者。

详见表 5-38。

表 5-38　2019—2021 年公立和民营医院不同来院理由人群患者就医体验指数对比统计表

时间 / 年	不同来院理由类型	不同性质医院 / 分	
		公立医院	民营医院
2019	医院名气大	79.81	85.99
	专家多	80.78	83.15
	技术高	80.25	85.83
	服务态度好	82.35	83.81
	就近方便	77.15	82.09
	设备先进	78.82	86.25
	就诊环境好	80.73	86.44
	收费合理	79.83	87.14
	他人介绍	77.47	78.76
	院内有熟人	79.66	81.73
	其他	76.57	78.50
2020	医院名气大	81.84	88.19
	专家多	82.40	85.67
	技术高	82.81	85.62
	服务态度好	83.71	88.18
	就近方便	78.57	84.59
	设备先进	79.20	86.17
	就诊环境好	81.64	86.11
	收费合理	81.99	81.12
	他人介绍	79.38	83.82
	院内有熟人	80.95	86.38
	其他	77.84	82.87

续表

时间 / 年	不同来院理由类型	不同性质医院 / 分	
		公立医院	民营医院
2021	医院名气大	83.32	86.86
	专家多	82.66	86.74
	技术高	83.13	86.96
	服务态度好	84.79	86.19
	就近方便	79.49	81.72
	设备先进	80.25	85.09
	就诊环境好	82.25	85.43
	收费合理	83.19	84.46
	他人介绍	78.65	83.16
	院内有熟人	81.67	86.77
	其他	77.96	83.52

二、住院不同特征人群就医体验分析

取 2021 年的数据，以医院医疗质量患者体验指数作为因变量，分别就测评对象的性别、年龄、长期居住地、收入情况等人口社会学特征的差异进行均值比较分析。

结果显示：不同性别、不同年龄、不同家庭年收入的患者体验指数无显著性差异（$P > 0.05$），不同居住地的患者体验指数有显著性差异（$P < 0.05$）。

详见表 5-39。

表 5-39　2021 年不同人口社会学特征人群的患者体验指数差异分析

人口社会学情况	患者体验指数 / 分	F	P
性别		0.303	0.582
男	86.69		
女	86.63		
年龄 / 岁		1.020	0.396
≤ 18	86.09		
19 ~ 39	87.09		
40 ~ 59	86.68		
60 ~ 79	86.57		
≥ 80	86.52		
长期居住地		3.357	0.010*
本市	86.70		
本省其他城市	85.69		

续表

人口社会学情况	患者体验指数 / 分	*F*	*P*
外省（市）	86.72		
港澳台	89.24		
国外	82.71		
家庭年收入 / 万元		1.736	0.140
＜3	86.84		
3 ~ 10	86.37		
11 ~ 20	87.44		
21 ~ 50	88.93		
＞50	87.88		

取 2021 年的数据，以医院医疗质量患者体验指数作为因变量，分别就测评对象的费用类别、职业、来院方式及来院理由等就医特征方面的差异进行均值比较分析。

结果显示：不同费用类别、不同职业类型、是否转诊、不同来院理由的患者体验指数均有显著性差异（$P < 0.05$）。

详见表 5-40。

表 5-40　2021 年不同就医特征人群的患者体验指数差异分析

人口社会学情况	患者体验指数 / 分	*F*	*P*
费用类别		3.843	0.000**
城镇职工医保	87.02		
城乡居民医保	86.52		
生育保险	88.46		
工伤保险	85.64		
商业保险	84.96		
公费医疗	87.23		
军队医改	88.36		
异地医保	87.13		
异地联网	90.56		
自费	85.80		
其他	85.49		
职业类型		5.135	0.000**
学生	86.77		
公司职员	87.36		
企事业高管	87.50		
工人	86.67		

续表

人口社会学情况	患者体验指数 / 分	F	P
农民	86.87		
公务员	89.06		
军人	89.40		
（离）退休	86.27		
自由职业者	86.00		
个体经营	87.25		
无业	85.41		
其他	86.74		
是否转诊		3.825	0.004**
上级医院转诊	90.03		
同级医院转诊	87.44		
下级医院转诊	86.90		
社区诊所转诊	86.32		
非转诊（直接来院）	86.53		
来院理由		17.896	0.000**
医院名气大	88.59		
专家多	86.79		
技术高	87.48		
服务态度好	88.48		
就近方便	84.08		
设备先进	85.49		
就诊环境好	86.11		
收费合理	84.71		
他人介绍	83.76		
院内有熟人	87.16		
其他	82.44		

**：$P < 0.01$。

（一）不同性别人群就医体验分析

1. 不同区域医院不同性别人群就医体验分析

2019 年不同区域医院不同性别人群就医体验结果显示：东北、华东、华北、华中地区男性患者体验指数高于女性患者体验指数，华南、西南、西北地区男性患者体验指数低于女性患者体验指数。

2020 年不同区域医院不同性别人群就医体验结果显示：东北、华北、西北地区男性患者体验指数高于女性患者体验指数，华东、华中、华南、西南地区男性患者体验指数低于女性患者体验指数。

2021 年不同区域医院不同性别人群就医体验结果显示：东北、华北、华中、华南地区男性患者体验指数高于女性患者体验指数，华东、西南、西北地区男性患者体验指数低于女性患者体验指数。

详见表 5-41。

表 5-41 2019—2021 年不同区域不同性别人群患者体验指数对比统计表

时间 / 年	性　别	不同区域医院 / 分						
		东北	华东	华北	华中	华南	西南	西北
2019	男	92.32	90.24	89.80	85.83	82.20	85.20	89.06
	女	91.91	89.67	89.64	85.66	84.05	85.18	89.84
2020	男	92.63	89.60	88.71	88.09	85.02	85.68	86.28
	女	92.08	89.69	88.62	88.46	85.05	86.25	86.19
2021	男	87.63	87.91	89.36	86.42	86.83	85.54	88.23
	女	86.67	88.46	89.23	86.29	86.73	85.97	88.47

2. 三级和二级医院不同性别人群就医体验分析

2019 年三级和二级医院不同性别人群就医体验结果显示：三级医院男性患者体验指数高于女性患者体验指数，二级医院男性患者体验指数低于女性患者体验指数。

2020 年三级和二级医院不同性别人群就医体验结果显示：三级医院、二级医院患者体验指数均低于女性患者体验指数。

2021 年三级和二级医院不同性别人群就医体验结果显示：三级医院男性患者体验指数低于女性患者体验指数，二级医院男性患者体验指数高于女性患者体验指数。

详见表 5-42。

表 5-42 2019—2021 年三级和二级医院不同性别人群患者体验指数对比统计表

时间 / 年	性　别	不同等级医院 / 分	
		三级医院	二级医院
2019	男	86.45	83.55
	女	85.96	83.96
2020	男	86.26	85.74
	女	86.37	86.05
2021	男	86.56	85.38
	女	86.73	84.53

3. 综合、中医和妇幼医院不同性别人群就医体验分析

2019 年综合、中医和妇幼医院不同性别人群就医体验结果显示：综合医院、中医医院男性患者体验指数高于女性患者体验指数，妇幼保健院男性患者体验指数低于女性患者体验指数。

2020 年综合、中医和妇幼医院不同性别人群就医体验结果显示：综合医院、妇幼保健院男性患者体验指数低于女性患者体验指数，中医医院男性患者体验指数高于女性患者体验指数。

2021 年综合、中医和妇幼医院不同性别人群就医体验结果显示：综合医院、妇幼保健院男性患者体验指数低于女性患者体验指数，中医医院男性患者体验指数高于女性患者体验指数。

详见表 5-43。

表 5-43　2019—2021 年综合、中医和妇幼医院不同性别人群患者体验指数对比统计表

时间 / 年	性　别	不同类型医院 / 分		
		综合医院	中医医院	妇幼保健院
2019	男	87.25	84.48	82.17
	女	87.19	84.06	83.28
2020	男	87.31	85.90	82.17
	女	87.59	85.71	83.28
2021	男	87.44	84.83	82.17
	女	87.60	84.26	83.28

4. 公立和民营医院不同性别人群就医体验分析

2019 年公立和民营医院不同性别人群就医体验结果显示：公立医院男性患者体验指数略高于女性患者体验指数，民营医院男性患者体验指数低于女性患者体验指数。

2020 年公立和民营医院不同性别人群就医体验结果显示：公立医院、民营医院男性患者体验指数均低于女性患者体验指数。

2021 年公立和民营医院不同性别人群就医体验结果显示：公立医院男性患者体验指数略低于女性患者体验指数，民营医院男性患者体验指数高于女性患者体验指数。

详见表 5-44。

表 5-44　2019—2021 年公立和民营医院不同性别人群患者体验指数对比统计表

时间 / 年	性　别	不同性质医院 / 分	
		公立医院	民营医院
2019	男	85.88	86.53
	女	85.77	87.04
2020	男	86.69	89.26
	女	86.71	90.44
2021	男	86.85	89.31
	女	87.01	88.86

（二）不同年龄人群就医体验分析

1. 不同区域医院不同年龄人群就医体验分析

2019 年不同区域医院不同年龄人群就医体验结果显示：东北、华南、西北地区患者体验指数最高的人群是 19 ~ 39 岁，华东、西南地区患者体验指数最高的人群是 40 ~ 59 岁，华北、华中地区患者体验指数最高的人群是 80 岁及以上；东北、华北、华中、华南、西北地区患者体验指数最低的人群是 18 岁及以下，华东、西南地区患者体验指数最低的人群是 80 岁及以上。

2020 年不同区域医院不同年龄人群就医体验结果显示：东北地区患者体验指数最高的人群是 80

岁及以上，华东、华北、华中、华南、西南、西北地区患者体验指数最高的人群是 19 ~ 39 岁；东北、华北、华南地区患者体验指数最低的人群是 18 岁及以下，华东地区患者体验指数最低的人群是 60 ~ 79 岁，华中、西南、西北地区患者体验指数最低的人群是 80 岁及以上。

2021 年不同区域医院不同年龄人群就医体验结果显示：东北、华北、华中、西南地区患者体验指数最高的人群是 19 ~ 39 岁，华东地区患者体验指数最高的人群是 18 岁及以下，华南、西北地区患者体验指数最高的人群是 80 岁及以上；东北、华南、西北地区患者体验指数最低的人群是 18 岁及以下，华东、西南地区患者体验指数最低的人群是 40 ~ 59 岁，华北、华中地区患者体验指数最低的人群是 80 岁及以上。

详见表 5-45。

表 5-45　2019—2021 年不同区域不同年龄人群患者体验指数对比统计表

时间 / 年	年龄 / 岁	不同区域医院 / 分						
		东北	华东	华北	华中	华南	西南	西北
2019	18 及以下	90.37	90.21	89.21	84.69	81.52	84.42	88.49
	19 ~ 39	93.34	90.20	90.42	86.29	85.12	85.43	91.21
	40 ~ 59	92.02	90.41	89.44	85.54	83.11	85.71	89.09
	60 ~ 79	91.07	89.49	89.51	85.78	82.22	85.02	88.71
	80 及以上	92.62	89.25	90.67	86.36	82.32	84.28	88.75
2020	18 及以下	91.71	90.35	86.60	88.40	81.82	86.08	85.71
	19 ~ 39	92.45	90.37	89.03	89.96	85.68	87.54	87.75
	40 ~ 59	92.00	89.58	88.75	88.43	85.65	86.46	86.24
	60 ~ 79	92.00	89.22	88.87	86.84	85.55	84.98	85.56
	80 及以上	96.08	89.67	88.05	86.32	85.23	84.20	84.08
2021	18 及以下	84.50	88.63	89.00	85.96	85.51	85.98	87.51
	19 ~ 39	87.74	88.60	89.77	86.95	86.81	86.77	89.21
	40 ~ 59	87.52	87.94	89.42	86.62	87.02	85.45	88.45
	60 ~ 79	86.75	88.04	89.16	86.00	86.75	85.54	87.67
	80 及以上	87.52	88.21	88.10	85.77	87.38	85.50	89.42

2. 三级和二级医院不同年龄人群就医体验分析

2019 年三级和二级医院不同年龄人群就医体验结果显示：三级医院患者体验指数最高的人群是 40 ~ 59 岁，患者体验指数最低的人群是 18 岁及以下；二级医院患者体验指数最高的人群是 80 岁及以上，患者体验指数最低的人群是 18 岁及以下。

2020 年三级和二级医院不同年龄人群就医体验结果显示：三级医院患者体验指数最高的人群是 19 ~ 39 岁，患者体验指数最低的人群是 80 岁及以上；二级医院患者体验指数最高的人群是 40 ~ 59 岁，患者体验指数最低的人群是 80 岁及以上。

2021 年三级和二级医院不同年龄人群就医体验结果显示：三级医院患者体验指数最高的人群是

19 ~ 39岁，患者体验指数最低的人群是60 ~ 79岁；二级医院患者体验指数最高的人群是80岁及以上，患者体验指数最低的人群是18岁及以下。

详见表5-46。

表5-46 2019—2021年三级和二级医院不同年龄人群患者体验指数对比统计表

时间/年	年龄	不同等级医院/分	
		三级医院	二级医院
2019	18岁及以下	85.01	81.06
	19 ~ 39岁	86.62	83.90
	40 ~ 59岁	86.64	84.99
	60 ~ 79岁	85.95	83.77
	80岁及以上	86.21	85.95
2020	18岁及以下	85.40	85.92
	19 ~ 39岁	87.25	85.80
	40 ~ 59岁	86.68	86.10
	60 ~ 79岁	85.86	86.06
	80岁及以上	85.34	84.89
2021	18岁及以下	86.85	83.44
	19 ~ 39岁	87.23	84.42
	40 ~ 59岁	86.69	84.57
	60 ~ 79岁	86.27	85.62
	80岁及以上	86.32	86.34

3.综合、中医和妇幼医院不同年龄人群就医体验分析

2019年综合、中医和妇幼医院不同年龄人群就医体验结果显示：综合医院患者体验指数最高的人群是19 ~ 39岁，患者体验指数最低的人群是80岁及以上；中医医院患者体验指数最高的人群是40 ~ 59岁，患者体验指数最低的人群是60 ~ 79岁；妇幼保健院患者体验指数最高的人群是19 ~ 39岁，患者体验指数最低的人群是80岁及以上。

2020年综合、中医和妇幼医院不同年龄人群就医体验结果显示：综合医院患者体验指数最高的人群是19 ~ 39岁，患者体验指数最低的人群是80岁及以上；中医医院患者体验指数最高的人群是19 ~ 39岁，患者体验指数最低的人群是80岁及以上；妇幼保健院患者体验指数最高的人群是19 ~ 39岁，患者体验指数最低的人群是80岁及以上。

2021年综合、中医和妇幼医院不同年龄人群就医体验结果显示：综合医院患者体验指数最高的人群是19 ~ 39岁，患者体验指数最低的人群是18岁及以下；中医医院患者体验指数最高的人群是19 ~ 39岁，患者体验指数最低的人群是60 ~ 79岁；妇幼保健院患者体验指数最高的人群是19 ~ 39岁，患者体验指数最低的人群是80岁及以上。

详见表5-47。

表 5-47　2019—2021 年综合、中医和妇幼医院不同年龄人群患者体验指数对比统计表

时间 / 年	年　龄	不同类型医院 / 分		
		综合医院	中医医院	妇幼保健院
2019	18 岁及以下	86.51	84.53	82.07
	19 ~ 39 岁	87.91	84.42	83.69
	40 ~ 59 岁	87.49	85.02	83.38
	60 ~ 79 岁	86.83	83.40	83.20
	80 岁及以上	86.47	85.01	79.44
2020	18 岁及以下	87.43	84.71	82.07
	19 ~ 39 岁	88.79	86.35	83.69
	40 ~ 59 岁	87.62	86.10	83.38
	60 ~ 79 岁	86.72	85.53	83.20
	80 岁及以上	86.25	84.49	79.44
2021	18 岁及以下	87.27	84.18	82.07
	19 ~ 39 岁	88.05	85.91	83.69
	40 ~ 59 岁	87.49	84.67	83.38
	60 ~ 79 岁	87.33	83.96	83.20
	80 岁及以上	87.38	84.21	79.44

4. 公立和民营医院不同年龄人群就医体验分析

2019 年公立和民营医院不同年龄人群就医体验结果显示：公立医院患者体验指数最高的人群是 19 ~ 39 岁，患者体验指数最低的人群是 18 岁及以下；民营医院患者体验指数最高的人群是 80 岁及以上，患者体验指数最低的人群是 19 ~ 39 岁。

2020 年公立和民营医院不同年龄人群就医体验结果显示：公立医院患者体验指数最高的人群是 19 ~ 39 岁，患者体验指数最低的人群是 80 岁及以上；民营医院患者体验指数最高的人群是 60 ~ 79 岁，患者体验指数最低的人群是 18 岁及以下。

2021 年公立和民营医院不同年龄人群就医体验结果显示：公立医院患者体验指数最高的人群是 19 ~ 39 岁，患者体验指数最低的人群是 60 ~ 79 岁；民营医院患者体验指数最高的人群是 60 ~ 79 岁，患者体验指数最低的人群是 18 岁及以下。

详见表 5-48。

表 5-48　2019—2021 年公立和民营医院不同年龄人群患者体验指数对比统计表

时间 / 年	年　龄	不同性质医院 / 分	
		公立医院	民营医院
2019	18 岁及以下	84.78	86.01
	19 ~ 39 岁	86.33	84.74
	40 ~ 59 岁	86.20	86.51
	60 ~ 79 岁	85.61	88.08
	80 岁及以上	85.55	90.84
2020	18 岁及以下	86.21	84.64
	19 ~ 39 岁	87.62	90.30
	40 ~ 59 岁	86.93	90.66
	60 ~ 79 岁	86.15	91.27
	80 岁及以上	85.99	89.86
2021	18 岁及以下	86.83	88.30
	19 ~ 39 岁	87.34	88.40
	40 ~ 59 岁	86.84	88.96
	60 ~ 79 岁	86.82	89.48
	80 岁及以上	86.83	88.50

（三）不同居住地人群就医体验分析

1. 不同区域医院不同居住地人群就医体验分析

2019 年不同区域医院不同居住地人群就医体验结果显示：东北地区患者体验指数最高的是长期居住在本市（区、县）的患者；华中、华南患者体验指数最高的是长期居住在本省其他城市的患者；西南、西北患者体验指数最高的是长期居住在外省（市）的患者；华东、华北地区患者体验指数最高的是长期居住在国外的患者。

2020 年不同区域医院不同居住地人群就医体验结果显示：东北、华南地区患者体验指数最高的是长期居住在本市（区、县）的患者；华中、西北地区患者体验指数最高的是长期居住在本省其他城市的患者；华北、西南患者体验指数最高的人群是长期居住在港澳台的患者；华东地区患者体验指数最高的是长期居住在国外的患者。

2021 年不同区域医院不同居住地人群就医体验结果显示：东北、华东地区患者体验指数最高的人群是长期居住在本市（区、县）的患者；华中、华南、西南地区患者体验指数最高的长期居住在港澳台的患者；华北、西北地区患者体验指数最高的人群是长期居住在国外的患者。

详见表 5-49。

表 5-49　2019—2021 年不同区域医院不同居住地人群患者体验指数对比统计表

时间 / 年	不同居住地	不同区域医院 / 分						
		东北	华东	华北	华中	华南	西南	西北
2019	本市（区、县）	92.31	89.63	89.79	85.73	83.40	84.95	88.44
	本省其他城市	90.30	91.81	89.98	86.30	83.69	84.69	90.89
	外省（市）	90.98	89.27	89.05	84.78	81.40	90.22	91.46
	港澳台	—	92.17	80.62	69.29	80.14	79.05	—
	国外	86.48	93.59	90.20	64.88	—	84.28	91.43
2020	本市（区、县）	93.21	89.41	88.89	87.00	85.32	85.71	85.96
	本省其他城市	91.31	91.39	88.12	90.40	83.21	86.23	86.93
	外省（市）	91.20	88.72	86.73	90.09	84.12	90.41	86.07
	港澳台	—	90.50	96.59	85.10	—	93.64	—
	国外	—	93.11	92.90	87.92	84.44	91.21	86.85
2021	本市（区、县）	87.41	88.40	89.35	85.29	86.90	85.92	88.12
	本省其他城市	81.72	86.63	86.56	89.85	85.69	83.92	88.95
	外省（市）	84.43	85.34	89.98	89.09	86.29	88.03	88.49
	港澳台	—	84.48	91.94	94.24	90.89	88.65	87.67
	国外	—	82.57	94.22	86.98	80.77	81.75	89.54

2. 三级和二级医院不同居住地人群就医体验分析

2019 年三级和二级医院不同居住地人群就医体验结果显示：三级、二级医院患者体验指数最高的是长期居住在外省（市）的患者，患者体验指数最低的是长期居住在港澳台的患者。

2020 年三级和二级医院不同居住地人群就医体验结果显示：三级医院患者体验指数最高的人群为长期居住在港澳台的患者，患者体验指数最低的为长期居住地在国外的患者；二级医院患者体验指数最高的人群为长期居住在国外的患者，患者体验指数最低的为长期居住在本省其他城市的患者。

2021 年三级和二级医院不同居住地人群就医体验结果显示：三级、二级医院患者体验指数最高的人群为长期居住在港澳台的患者，患者体验指数最低的为长期居住在国外的患者。

详见表 5-50。

表 5-50　2019—2021 年三级和二级医院不同居住地人群患者体验指数对比统计表

时间 / 年	不同居住地	不同等级医院 / 分	
		三级医院	二级医院
2019	本市（区、县）	86.15	83.80
	本省其他城市	85.30	80.90
	外省（市）	87.59	86.52
	港澳台	82.23	75.33
	国外	86.21	83.60
2020	本市（区、县）	86.22	85.94
	本省其他城市	86.15	83.75
	外省（市）	86.39	87.74
	港澳台	90.60	—
	国外	85.93	88.97
2021	本市（区、县）	86.76	85.06
	本省其他城市	85.87	83.07
	外省（市）	86.07	84.77
	港澳台	87.05	91.83
	国外	81.51	70.72

3. 综合、中医和妇幼医院不同居住地人群就医体验分析

2019 年综合、中医和妇幼医院不同居住地人群就医体验结果显示：综合医院患者体验指数最高的是长期居住在外省（市）的患者，患者体验指数最低的是长期居住在港澳台的患者；中医医院患者体验指数最高的是长期居住在国外的患者，患者体验指数最低的是长期居住在本市（区、县）的患者；妇幼保健院患者体验指数最高的是长期居住在港澳台的患者，患者体验指数最低的是长期居住在外省（市）的患者。

2020 年综合、中医和妇幼医院不同居住地人群就医体验结果显示：综合医院患者体验指数最高的是长期居住在国外的患者，患者体验指数最低的是长期居住地在本市（区、县）的患者；中医医院患者体验指数最高的是长期居住在国外的患者，患者体验指数最低的是长期居住在本省其他城市的患者；妇幼保健院患者体验指数最高的是长期居住在港澳台的患者，患者体验指数最低的是长期居住在外省（市）的患者。

2021 年综合、中医和妇幼医院不同居住地人群就医体验结果显示：综合医院患者体验指数最高的是长期居住在港澳台的患者，患者体验指数最低的是长期居住在国外的患者；中医医院患者体验指数最高的是长期居住在外省（市）的患者，患者体验指数最低的为长期居住在国外的患者；妇幼保健院患者体验指数最高的是长期居住在港澳台的患者，患者体验指数最低的是长期居住在外省（市）的患者。

详见表 5-51。

表 5-51　2019—2021 年综合、中医和妇幼医院不同居住地人群患者体验指数对比统计表

时间 / 年	不同居住地	不同类型医院 / 分		
		综合医院	中医医院	妇幼保健院
2019	本市（区、县）	86.94	84.10	83.05
	本省其他城市	88.40	85.04	82.80
	外省（市）	89.22	88.61	82.42
	港澳台	82.42	—	90.94
	国外	86.93	98.61	86.82
2020	本市（区、县）	87.08	85.92	83.05
	本省其他城市	89.08	84.66	82.80
	外省（市）	88.24	84.95	82.42
	港澳台	90.60	—	90.94
	国外	90.79	88.78	86.82
2021	本市（区、县）	87.55	84.41	83.05
	本省其他城市	87.00	86.01	82.80
	外省（市）	87.95	87.94	82.42
	港澳台	88.44	—	90.94
	国外	84.80	80.44	86.82

4. 公立和民营医院不同居住地人群就医体验分析

2019 年公立和民营医院不同居住地人群就医体验结果显示：公立医院患者体验指数最高的是长期居住在本省其他城市的患者，患者体验指数最低的是长期居住在港澳台的患者；民营医院患者体验指数最高的是长期居住在国外的患者，患者体验指数最低的是长期居住在港澳台的患者。

2020 年公立和民营医院不同居住地人群就医体验结果显示：公立医院患者体验指数最高的是长期居住在港澳台的患者，患者体验指数最低的是长期居住地在本市（区、县）的患者；民营医院患者体验指数最高的是长期居住在本市（区、县）的患者，患者体验指数最低的是长期居住在外省（市）的患者。

2021 年公立和民营医院不同居住地人群就医体验结果显示：公立医院患者体验指数最高的是长期居住在港澳台的患者，患者体验指数最低的是长期居住地在本市（区、县）的患者；民营医院患者体验指数最高的是长期居住在本市（区、县）的患者，患者体验指数最低的是长期居住在本省其他城市的患者。

详见表 5-52。

表 5-52 2019—2021 年公立和民营医院不同居住地人群患者体验指数对比统计表

时间 / 年	不同居住地	不同性质医院 / 分	
		公立医院	民营医院
2019	本市（区、县）	85.80	87.58
	本省其他城市	86.22	83.87
	外省（市）	84.86	84.85
	港澳台	82.97	79.79
	国外	85.94	100.00
2020	本市（区、县）	86.38	91.44
	本省其他城市	88.54	88.73
	外省（市）	87.00	83.56
	港澳台	90.27	—
	国外	90.04	—
2021	本市（区、县）	87.09	89.30
	本省其他城市	85.77	87.56
	外省（市）	85.90	88.82
	港澳台	88.44	—
	国外	83.76	—

（四）不同收入人群就医体验分析

1. 不同区域医院不同收入人群就医体验分析

2019 年不同区域医院不同收入人群就医体验结果显示：东北、西南地区医院患者体验指数最高的是家庭年收入为（10 ~ 20）万元的患者；华北、华中、华南、西北地区医院患者体验指数最高是家庭年收入为（20 ~ 50）万元的患者；华东地区医院患者体验指数最高的是家庭年收入为 50 万元以上的患者。

2020 年不同区域医院不同收入人群就医体验结果显示：东北、华东、华南、西北地区医院患者体验指数最高的是家庭年收入为（20 ~ 50）万元的患者；华北、华中地区医院患者体验指数最高的是家庭年收入为（10 ~ 20）万元的患者；西南地区医院患者体验指数最高的是家庭年收入为 50 万元以上的患者。

2021 年不同区域医院不同收入人群就医体验结果显示：东北、华东、华北、华南、西南、西北地区医院患者体验指数最高的是家庭年收入为（20 ~ 50）万元的患者；华中地区医院患者体验指数最高的是家庭年收入为（10 ~ 20）万元的患者。

详见表 5-53。

 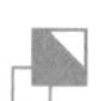

表 5-53　2019—2021 年不同区域医院不同收入人群患者体验指数对比统计表

时间 / 年	收入 / 万元	不同区域医院 / 分						
		东北	华东	华北	华中	华南	西南	西北
2019	3 以下	91.17	89.63	89.96	85.55	82.21	83.81	87.74
	3 ~ 10	93.16	89.75	90.17	85.83	83.39	86.41	90.53
	10 ~ 20	94.35	91.12	88.26	86.13	84.51	86.43	90.37
	20 ~ 50	85.54	92.15	92.04	86.87	90.73	85.84	93.91
	50 以上	89.87	93.44	89.96	80.47	84.80	85.58	86.66
2020	3 以下	91.44	87.98	88.58	87.86	84.26	84.76	86.13
	3 ~ 10	92.77	90.60	88.80	88.33	85.50	87.29	85.90
	10 ~ 20	94.41	90.90	89.18	91.73	86.53	88.41	88.20
	20 ~ 50	95.12	91.05	86.06	89.74	87.54	87.55	89.89
	50 以上	88.34	90.83	86.65	89.36	86.72	93.33	87.72
2021	3 以下	87.50	87.66	89.31	85.90	85.37	85.56	87.19
	3 ~ 10	86.85	88.26	89.15	86.52	87.03	85.74	89.12
	10 ~ 20	86.24	89.24	89.37	88.09	88.42	86.67	90.28
	20 ~ 50	88.17	89.31	92.32	86.82	89.19	89.47	91.04
	50 以上	84.21	89.19	90.50	87.59	89.02	85.55	87.55

2. 三级和二级医院不同收入人群就医体验分析

2019 年三级和二级医院不同收入人群就医体验结果显示：三级医院患者体验指数最高的是家庭年收入为 50 万元以上的患者，患者体验指数最低的是家庭年收入为 3 万元以下的患者；二级医院患者体验指数最高的是家庭年收入为 50 万元以上的患者，患者体验指数最低的是家庭年收入为（20 ~ 50）万元的患者。

2020 年三级和二级医院不同收入人群就医体验结果显示：三级医院患者体验指数最高的是家庭年收入在 50 万元以上的患者，患者体验指数最低的是家庭年收入在 3 万元以下的患者；二级医院患者体验指数最高的是家庭年收入在（10 ~ 20）万元的患者，患者体验指数最低的是家庭年收入在（20 ~ 50）万元的患者。

2021 年三级和二级医院不同收入人群就医体验结果显示：三级、二级医院患者体验指数最高的是家庭年收入在（20 ~ 50）万元的患者，患者体验指数最低的是家庭年收入在（3 ~ 10）万元的患者。

详见表 5-54。

表 5-54 2019—2021 年三级和二级医院不同收入人群患者体验指数对比统计表

时间 / 年	收入 / 万元	不同等级医院 / 分	
		三级医院	二级医院
2019	3 以下	85.35	83.34
	3 ~ 10	86.70	84.24
	10 ~ 20	87.05	83.89
	20 ~ 50	87.73	79.40
	50 以上	87.97	88.05
2020	3 以下	85.45	85.84
	3 ~ 10	87.24	86.07
	10 ~ 20	87.80	86.45
	20 ~ 50	87.15	85.50
	50 以上	90.28	86.21
2021	3 以下	86.54	85.75
	3 ~ 10	86.46	83.85
	10 ~ 20	87.11	88.04
	20 ~ 50	89.41	88.13
	50 以上	87.69	84.08

3. 综合、中医和妇幼医院不同收入人群就医体验分析

2019 年综合、中医和妇幼医院不同收入人群就医体验结果显示：综合医院患者体验指数最高的是家庭年收入在（20 ~ 50）万元的患者，患者体验指数最低的是家庭年收入在 3 万元以下的患者；中医医院患者体验指数最高的是家庭年收入在 50 万元以上的患者，患者体验指数最低的是家庭年收入在 3 万元以下的患者；妇幼保健院患者体验指数最高的是家庭年收入在（20 ~ 50）万元的患者，患者体验指数最低的是家庭年收入在（3 ~ 10）万元的患者。

2020 年综合、中医和妇幼医院不同收入人群就医体验结果显示：综合医院患者体验指数最高的是家庭年收入在 50 万元以上的患者，患者体验指数最低的是家庭年收入在 3 万元以下的患者；中医医院患者体验指数最高的是家庭年收入在（20 ~ 50）万元的患者，患者体验指数最低的是家庭年收入在 3 万元以下的患者；妇幼保健院患者体验指数最高的是家庭年收入在（20 ~ 50）万元的患者，患者体验指数最低的是家庭年收入在 3 万元以下的患者。

2021 年综合、中医和妇幼医院不同收入人群就医体验结果显示：综合医院患者体验指数最高的是家庭年收入在（20 ~ 50）万元的患者，患者体验指数最低的是家庭年收入在 3 万元以下的患者；中医医院患者体验指数最高的是家庭年收入在 50 万元以上的患者，患者体验指数最低的是家庭年收入在（10 ~ 20）万元的患者；妇幼保健院患者体验指数最高的是家庭年收入在（20 ~ 50）万元的患者，患者体验指数最低的是家庭年收入在（3 ~ 10）万元的患者。

详见表 5-55。

表 5-55　2019—2021 年综合、中医和妇幼医院不同收入人群患者体验指数对比统计表

时间 / 年	收入 / 万元	不同类型医院 / 分		
		综合医院	中医医院	妇幼保健院
2019	3 以下	85.61	83.14	83.57
	3 ~ 10	88.41	85.58	82.98
	10 ~ 20	88.58	84.88	83.88
	20 ~ 50	90.61	86.24	86.08
	50 以上	88.96	95.41	84.44
2020	3 以下	86.38	85.43	83.57
	3 ~ 10	88.36	86.02	82.98
	10 ~ 20	90.13	85.68	83.88
	20 ~ 50	89.05	87.81	86.08
	50 以上	90.59	87.71	84.44
2021	3 以下	87.17	86.88	83.57
	3 ~ 10	87.51	82.99	82.98
	10 ~ 20	88.60	82.94	83.88
	20 ~ 50	89.56	87.66	86.08
	50 以上	88.71	88.19	84.44

4. 公立和民营医院不同收入人群就医体验分析

2019 年公立和民营医院不同收入人群就医体验结果显示：公立医院患者体验指数最高的是家庭年收入在 50 万元以上的患者，患者体验指数最低的是家庭年收入在 3 万元以下的患者；民营医院患者体验指数最高的是家庭年收入在 50 万元以上的患者，患者体验指数最低的是家庭年收入在（10 ~ 20）万元的患者。

2020 年公立和民营医院不同收入人群就医体验结果显示：公立医院患者体验指数最高的是家庭年收入在（20 ~ 50）万元的患者，患者体验指数最低的是家庭年收入在 3 万元以下的患者；民营医院患者体验指数最高的是家庭年收入在 50 万元以上的患者，患者体验指数最低的是家庭年收入在 3 万元以下的患者。

2021 年公立和民营医院不同收入人群就医体验结果显示：公立医院患者体验指数最高的人群为家庭年收入在（20 ~ 50）万元的患者，患者体验指数最低的是家庭年收入在（3 ~ 10）万元的患者；民营医院患者体验指数最高的是家庭年收入在 50 万元以上的患者，患者体验指数最低的是家庭年收入在（10 ~ 20）万元的患者。

详见表 5-56。

表 5-56　2019—2021 年综合、中医和妇幼医院不同收入人群患者体验指数对比统计表

时间 / 年	收入 / 万元	不同性质医院 / 分	
		公立医院	民营医院
2019	3 以下	84.96	87.30
	3 ～ 10	86.35	86.46
	10 ～ 20	87.35	86.27
	20 ～ 50	87.90	87.52
	50 以上	88.06	93.11
2020	3 以下	86.03	89.40
	3 ～ 10	87.33	89.43
	10 ～ 20	88.38	93.87
	20 ～ 50	88.76	94.45
	50 以上	88.74	98.21
2021	3 以下	86.79	91.73
	3 ～ 10	86.74	87.45
	10 ～ 20	87.78	86.38
	20 ～ 50	89.06	88.61
	50 以上	88.36	98.44

（五）不同费用类别人群就医体验分析

1. 不同区域医院不同费用类别人群就医体验分析

2019 年不同区域医院不同费用类别人群就医体验结果显示：东北地区医院患者体验指数最高的是费用类别为工伤保险的患者；华东、华北地区医院患者体验指数最高的是费用类别为异地联网的患者；华中地区医院患者体验指数最高的是费用类别为生育保险的患者；华南、西北地区医院患者体验指数最高的是费用类别为军队医改的患者；西南地区医院患者体验指数最高的是费用类别为异地医保的患者。

2020 年不同区域医院不同费用类别人群就医体验结果显示：东北、华中地区医院患者体验指数最高的是费用类别为生育保险的患者；华东、西南地区医院患者体验指数最高的是费用类别为军队医改的患者；华北地区医院患者体验指数最高的是费用类别为工伤保险的患者；华南、西北地区医院患者体验指数最高的是费用类别为异地联网的患者。

2021 年不同区域医院不同费用类别人群就医体验结果显示：东北地区医院患者体验指数最高的是费用类别为自费的患者；华东地区医院患者体验指数最高的是费用类别为生育保险的患者；华北、华中地区医院患者体验指数最高的是费用类别为异地联网的患者；华南、西南、西北地区医院患者体验指数最高的是费用类别为军队医改的患者。

详见表 5-57。

表 5-57 2019—2021 年不同区域医院不同费用类别人群患者体验指数对比统计表

时间 / 年	不同费用类别	不同区域医院 / 分						
		东北	华东	华北	华中	华南	西南	西北
2019	城镇职工医保	92.56	90.52	88.63	86.59	84.61	87.01	90.67
	城乡居民医保	90.94	89.78	90.30	85.61	82.90	84.23	88.37
	生育保险	91.35	93.34	88.60	92.52	86.50	84.36	94.24
	工伤保险	97.76	90.52	92.52	84.01	83.20	83.52	86.62
	商业保险	93.03	91.77	91.68	87.46	84.43	86.66	89.77
	公费医疗	91.15	89.05	89.60	88.37	83.64	83.92	90.98
	军队医改	92.38	85.25	92.55	87.01	100.00	89.41	95.35
	异地医保	90.11	91.25	89.52	86.18	83.35	91.15	90.12
	异地联网	65.08	93.45	92.92	—	88.95	89.39	—
	自费	93.07	88.08	89.64	84.69	83.18	82.77	87.95
	其他	93.19	88.88	91.10	82.54	82.05	84.17	87.42
2020	城镇职工医保	93.52	90.53	89.41	87.89	86.80	86.98	86.45
	城乡居民医保	92.25	89.31	88.40	88.41	84.24	85.51	86.07
	生育保险	96.51	90.86	90.30	92.70	86.33	86.09	94.10
	工伤保险	91.88	90.04	90.60	85.39	88.12	85.75	86.82
	商业保险	91.49	90.25	87.75	88.45	85.61	86.21	82.72
	公费医疗	88.71	91.61	87.04	90.11	85.50	81.52	86.11
	军队医改	95.13	98.99	89.08	86.84	85.25	91.11	88.59
	异地医保	91.68	88.78	86.28	90.65	86.03	90.70	86.31
	异地联网	—	90.45	—	91.94	89.62	88.30	96.55
	自费	90.33	88.03	87.30	87.43	83.00	83.32	85.97
	其他	92.54	87.20	87.94	87.04	83.46	83.14	85.43
2021	城镇职工医保	86.88	88.96	90.12	86.63	87.90	86.64	89.35
	城乡居民医保	88.07	87.97	88.08	86.26	85.72	85.12	87.70
	生育保险	85.19	91.42	88.76	85.92	86.80	90.99	86.04
	工伤保险	81.07	86.44	91.79	87.44	86.75	86.12	88.22
	商业保险	86.35	89.34	88.01	83.53	86.72	84.88	91.67
	公费医疗	85.03	89.67	92.28	86.39	85.69	84.97	91.78
	军队医改	70.61	90.86	94.48	90.35	90.60	95.03	95.39
	异地医保	82.64	86.95	89.70	89.14	88.49	87.80	87.65
	异地联网	—	87.21	95.76	93.15	85.88	94.87	94.83
	自费	89.60	86.50	88.16	86.11	86.19	84.11	87.19
	其他	82.30	88.15	91.27	85.40	85.28	84.93	86.53

2. 三级和二级医院不同费用类别人群就医体验分析

2019 年三级和二级医院不同费用类别人群就医体验结果显示：三级医院患者体验指数最高的是费用类别为异地联网的患者，患者体验指数最低的是费用类别为自费的患者；二级医院患者体验指数最高的是费用类别为生育保险的患者，患者体验指数最低的是费用类别为军队医改的患者。

2020 年三级和二级医院不同费用类别人群就医体验结果显示：三级医院患者体验指数最高的是费用类别为异地联网的患者，患者体验指数最低的是费用类别为军队医改的患者；二级医院患者体验指数最高的是费用类别为生育保险的患者，患者体验指数最低的是费用类别为公费医疗的患者。

2021 年三级和二级医院不同费用类别人群就医体验结果显示：三级医院患者体验指数最高的是费用类别为异地联网的患者；二级医院患者体验指数最高的是费用类别为异地联网的患者，患者体验指数最低的是费用类别为商业保险的患者。

详见表 5-58。

表 5-58 2019—2021 年三级和二级医院不同费用类别人群患者体验指数对比统计表

时间 / 年	不同费用类别	不同等级医院 / 分	
		三级医院	二级医院
2019	城镇职工医保	87.47	84.71
	城乡居民医保	85.55	83.17
	生育保险	85.50	92.67
	工伤保险	88.02	82.75
	商业保险	88.00	82.11
	公费医疗	86.17	80.60
	军队医改	86.97	74.77
	异地医保	87.31	81.39
	异地联网	88.03	89.10
	自费	84.79	87.87
	其他	85.26	83.56
2020	城镇职工医保	86.98	87.08
	城乡居民医保	85.95	85.74
	生育保险	86.74	89.98
	工伤保险	88.81	85.18
	商业保险	87.32	86.85
	公费医疗	84.97	82.60
	军队医改	82.09	89.37
	异地医保	86.33	89.83
	异地联网	89.49	—
	自费	85.23	82.87
	其他	85.86	83.83

续表

时间 / 年	不同费用类别	不同等级医院 / 分	
		三级医院	二级医院
2021	城镇职工医保	87.55	83.02
	城乡居民医保	85.91	86.58
	生育保险	88.63	94.00
	工伤保险	87.77	84.88
	商业保险	86.54	73.73
	公费医疗	87.24	83.21
	军队医改	87.69	79.17
	异地医保	87.99	83.81
	异地联网	89.81	95.44
	自费	86.11	82.28
	其他	85.30	80.50

3. 综合、中医和妇幼医院不同费用类别人群就医体验分析

2019 年综合、中医和妇幼医院不同费用类别人群就医体验结果显示：综合医院患者体验指数最高的是费用类别为军队医改的患者，患者体验指数最低的是费用类别为自费的患者；中医医院患者体验指数最高的是费用类别为公费医疗的患者，患者体验指数最低的是费用类别为军队医改的患者；妇幼保健院患者体验指数最高的是费用类别为军队医改的患者，患者体验指数最低的是费用类别为工伤保险的患者。

2020 年综合、中医和妇幼医院不同费用类别人群就医体验结果显示：综合医院患者体验指数最高的是费用类别为异地联网的患者；中医医院患者体验指数最高的是费用类别为异地联网的患者，患者体验指数最低的是费用类别为军队医改的患者；妇幼保健院患者体验指数最高的是费用类别为军队医改的患者，患者体验指数最低的是费用类别为工伤保险的患者。

2021 年综合、中医和妇幼医院不同费用类别人群就医体验结果显示：综合医院患者体验指数最高的是费用类别为军队医改的患者；中医医院患者体验指数最高的是费用类别为公费医疗的患者，患者体验指数最低的是费用类别为军队医改的患者；妇幼保健院患者体验指数最高的是费用类别为军队医改的患者，患者体验指数最低的是费用类别为工伤保险的患者。

详见表 5-59。

表 5-59　2019—2021 年综合、中医和妇幼医院不同费用类别人群患者体验指数对比统计表

时间 / 年	不同费用类别	不同类型医院 / 分		
		综合医院	中医医院	妇幼保健院
2019	城镇职工医保	88.49	85.05	84.78
	城乡居民医保	86.31	83.69	83.29
	生育保险	88.40	82.11	84.38

续表

时间 / 年	不同费用类别	不同类型医院 / 分		
		综合医院	中医医院	妇幼保健院
2019	工伤保险	86.99	85.85	72.01
	商业保险	88.80	88.44	82.59
	公费医疗	86.71	89.27	83.96
	军队医改	92.93	80.33	86.44
	异地医保	91.05	87.16	82.66
	异地联网	90.73	80.36	82.16
	自费	85.89	86.21	82.28
	其他	86.96	83.27	82.73
2020	城镇职工医保	88.32	86.32	84.78
	城乡居民医保	87.01	85.53	83.29
	生育保险	89.15	86.66	84.38
	工伤保险	88.24	87.93	72.01
	商业保险	87.89	84.61	82.59
	公费医疗	86.24	84.73	83.96
	军队医改	89.40	78.83	86.44
	异地医保	89.16	87.13	82.66
	异地联网	90.78	89.62	82.16
	自费	86.13	83.83	82.28
	其他	85.77	84.09	82.73
2021	城镇职工医保	88.49	84.70	84.78
	城乡居民医保	86.79	84.10	83.29
	生育保险	89.25	83.40	84.38
	工伤保险	87.50	86.51	72.01
	商业保险	87.29	84.47	82.59
	公费医疗	88.69	94.10	83.96
	军队医改	94.43	80.35	86.44
	异地医保	88.30	88.61	82.66
	异地联网	90.34	—	82.16
	自费	86.42	85.43	82.28
	其他	86.21	86.79	82.73

4. 公立和民营医院不同费用类别人群就医体验分析

2019 年公立和民营医院不同费用类别人群就医体验结果显示：公立医院患者体验指数最高的是费用类别为异地联网的患者，患者体验指数最低的是费用类别为军队医改的患者；民营医院患者体验指数最低的是费用类别为军队医改的患者。

2020 年公立和民营医院不同费用类别人群就医体验结果显示：公立医院患者体验指数最高的是费用类别为异地联网的患者；民营医院患者体验指数最高的是费用类别为生育保险的患者，患者体验指数最低的是费用类别为异地医保的患者。

2021 年公立和民营医院不同费用类别人群就医体验结果显示：公立医院患者体验指数最高的是费用类别为生育保险的患者，患者体验指数最低的是费用类别为自费的患者；民营医院患者体验指数最高的是费用类别为异地医保的患者，民营医院患者体验指数最低的是费用类别为工商保险的患者。

详见表 5-60。

表 5-60　2019—2021 年公立和民营医院不同费用类别人群患者体验指数对比统计表

时间 / 年	不同费用类别	不同性质医院 / 分	
		公立医院	民营医院
2019	城镇职工医保	87.21	88.23
	城乡居民医保	85.23	87.01
	生育保险	86.23	84.28
	工伤保险	87.72	83.64
	商业保险	87.91	86.07
	公费医疗	86.57	82.57
	军队医改	84.04	79.37
	异地医保	86.91	84.75
	异地联网	90.50	81.26
	自费	84.69	84.12
	其他	84.76	88.83
2020	城镇职工医保	87.47	91.45
	城乡居民医保	86.40	89.56
	生育保险	87.64	100.00
	工伤保险	88.10	89.50
	商业保险	87.02	96.70
	公费医疗	85.96	98.50
	军队医改	87.96	—
	异地医保	87.88	83.96
	异地联网	90.13	—
	自费	85.45	90.00
	其他	85.01	86.97
2021	城镇职工医保	87.95	87.50
	城乡居民医保	86.24	89.91
	生育保险	88.82	—
	工伤保险	87.46	81.72
	商业保险	86.75	—
	公费医疗	87.38	83.49
	军队医改	88.05	—
	异地医保	87.46	90.00
	异地联网	87.51	—
	自费	86.11	87.30
	其他	86.14	89.62

（六）不同职业类型人群就医体验分析

1. 不同区域医院不同职业类型人群就医体验分析

2019 年不同区域医院不同职业类型人群就医体验结果显示：东北地区医院患者体验指数最高的是职业类型为自由职业者的患者；华东地区医院患者体验指数最高的是职业类型为个体经营的患者；华北地区医院患者体验指数最高的是职业类型为工人的患者；华中、西南地区医院患者体验指数最高的是职业类型为公务员的患者；华南地区医院患者体验指数最高的是职业类型为农民的患者的患者；西北地区医院患者体验指数最高的是职业类型为军人的患者的患者。

2020 年不同区域医院不同职业类型人群就医体验结果显示：东北、华北地区医院患者体验指数最高的是职业类型为企事业高管的患者；华东、西北地区医院患者体验指数最高的是职业类型为军人的患者；华中地区医院患者体验指数最高的是职业类型为公务员的患者；华南地区医院患者体验指数最高的是职业类型为公司职员的患者。

2021 年不同区域医院不同职业类型人群就医体验结果显示：东北、华东、华中地区医院患者体验指数最高的是职业类型为公务员的患者；华北、华南、西南、西北地区医院患者体验指数最高的是职业类型为军人的患者。

详见表 5-61。

表 5-61　2019—2021 年不同区域医院不同职业类型人群患者体验指数对比统计表

时间 / 年	不同职业类型	不同区域医院 / 分						
		东北	华东	华北	华中	华南	西南	西北
2019	学生	92.86	90.99	89.78	86.02	82.09	85.14	89.11
	公司职员	92.87	89.19	89.85	85.80	84.18	86.79	90.50
	企事业高管	91.19	90.62	89.28	85.69	88.67	87.93	91.41
	工人	92.30	90.11	91.53	86.45	83.19	87.40	87.60
	农民	89.81	89.79	89.84	85.24	81.54	83.19	88.50
	公务员	92.06	90.58	91.17	89.35	86.99	87.98	92.06
	军人	88.28	87.24	91.43	84.96	85.60	86.69	96.06
	（离）退休	92.25	90.23	89.31	86.34	82.47	86.32	90.47
	自由职业者	93.74	88.99	87.90	85.14	84.07	85.52	90.96
	个体经营	93.47	91.51	87.79	86.29	84.54	86.77	92.65
	无业	91.02	90.35	89.31	85.14	82.95	84.98	86.91
	其他	92.46	89.49	88.99	84.74	83.89	85.01	88.61
2020	学生	91.13	90.92	86.78	89.72	83.66	86.86	87.16
	公司职员	93.74	90.36	88.80	89.42	87.01	88.15	87.69
	企事业高管	93.76	91.03	92.01	86.30	86.38	91.00	86.76
	工人	93.00	90.45	89.55	88.34	86.19	86.76	86.21
	农民	90.79	89.27	88.53	88.10	83.99	85.13	85.88

续表

时间 / 年	不同职业类型	不同区域医院 / 分						
		东北	华东	华北	华中	华南	西南	西北
2020	公务员	91.37	91.26	89.41	90.97	86.84	89.15	88.70
	军人	89.10	92.07	88.80	88.15	86.23	87.54	89.29
	（离）退休	93.34	90.04	88.76	86.26	85.86	85.45	85.44
	自由职业者	92.65	88.99	91.92	88.85	85.50	88.35	86.15
	个体经营	93.56	89.82	90.75	90.30	86.24	86.92	86.67
	无业	91.15	88.34	86.55	87.78	82.95	82.26	85.46
	其他	93.44	87.87	87.91	88.29	84.29	86.85	86.26
2021	学生	87.68	89.06	90.32	86.87	86.62	86.42	87.81
	公司职员	87.80	88.79	90.29	87.26	88.02	86.49	90.86
	企事业高管	86.03	89.09	87.51	86.42	87.92	88.25	89.32
	工人	85.29	87.50	90.93	86.54	86.68	85.62	88.37
	农民	88.18	87.90	89.00	86.41	84.97	84.89	87.13
	公务员	93.60	90.46	90.91	89.87	87.14	88.38	90.02
	军人	90.36	90.32	94.60	89.75	90.01	90.22	95.10
	（离）退休	86.79	87.79	88.98	85.35	87.81	85.42	88.43
	自由职业者	86.23	87.52	89.95	86.08	86.56	85.05	88.13
	个体经营	89.22	88.31	90.00	87.65	86.46	87.06	88.18
	无业	82.80	88.32	89.19	85.53	84.87	83.73	87.41
	其他	86.90	88.62	88.87	86.27	87.29	86.53	89.26

2. 三级和二级医院不同职业类型人群就医体验分析

2019 年三级和二级医院不同职业类型人群就医体验结果显示：三级、二级医院患者体验指数最高的是职业类型为公务员的患者。

2020 年三级和二级医院不同职业类型人群就医体验结果显示：三级医院患者体验指数最高的是职业类型为企事业高管的患者；二级医院患者体验指数最高的是职业类型为个体经营的患者。

2021 年三级和二级医院不同职业类型人群就医体验结果显示：三级医院患者体验指数最高的是职业类型为军人的患者；二级医院患者体验指数最高的是职业类型为公务员的患者。

详见表 5-62。

表 5-62　2019—2021 年三级和二级医院不同职业类型人群患者体验指数对比统计表

时间 / 年	不同职业类型	不同等级医院 / 分	
		三级医院	二级医院
2019	学生	86.58	81.50
	公司职员	87.13	84.19
	企事业高管	88.33	88.66

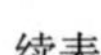

续表

时间 / 年	不同职业类型	不同等级医院 / 分	
		三级医院	二级医院
2019	工人	88.53	87.01
	农民	85.35	84.10
	公务员	88.67	88.73
	军人	88.26	79.50
	（离）退休	87.36	87.64
	自由职业者	85.74	87.60
	个体经营	86.93	86.34
	无业	84.78	83.71
	其他	84.76	81.68
2020	学生	86.84	86.59
	公司职员	87.05	86.36
	企事业高管	89.68	88.16
	工人	88.58	86.51
	农民	86.44	85.87
	公务员	88.57	89.56
	军人	85.08	87.28
	（离）退休	86.16	87.39
	自由职业者	87.98	89.12
	个体经营	87.54	89.65
	无业	83.32	84.77
	其他	85.87	84.39
2021	学生	87.42	83.54
	公司职员	87.72	83.88
	企事业高管	88.26	84.77
	工人	87.23	83.53
	农民	86.28	86.33
	公务员	88.46	88.69
	军人	90.69	78.67
	（离）退休	86.15	84.40
	自由职业者	85.98	82.88
	个体经营	87.30	85.81
	无业	84.71	84.87
	其他	86.70	85.44

3. 综合、中医和妇幼医院不同职业类型人群就医体验分析

2019 年综合、中医和妇幼医院不同职业类型人群就医体验结果显示：综合、中医医院患者体验指数最高的是职业类型为军人的患者；妇幼保健院患者体验指数最高的是职业类型为公务员的患者。

2020 年综合、中医和妇幼医院不同职业类型人群就医体验结果显示：综合医院患者体验指数最高的是职业类型为企事业高管的患者；中医医院患者体验指数最高的是职业类型为军人的患者；妇幼保健院患者体验指数最高的是职业类型为公务员的患者。

2021 年综合、中医和妇幼医院不同职业类型人群就医体验结果显示：综合、中医医院患者体验指数最高的是职业类型为军人的患者；妇幼保健院患者体验指数最高的是职业类型为公务员的患者。

详见表 5-63。

表 5-63　2019—2021 年综合、中医和妇幼医院不同职业类型人群患者体验指数对比统计表

时间 / 年	不同职业类型	不同类型医院 / 分		
		综合医院	中医医院	妇幼保健院
2019	学生	87.62	83.95	83.35
	公司职员	88.82	87.92	83.92
	企事业高管	89.38	80.40	85.74
	工人	88.83	90.27	85.43
	农民	85.49	85.32	83.89
	公务员	89.56	83.20	87.55
	军人	90.20	92.51	84.45
	（离）退休	88.01	85.48	83.13
	自由职业者	87.10	80.90	83.22
	个体经营	88.50	84.37	83.65
	无业	86.22	81.19	83.04
	其他	86.57	83.02	82.88
2020	学生	88.31	85.74	83.35
	公司职员	89.16	87.00	83.92
	企事业高管	90.24	87.13	85.74
	工人	88.46	86.71	85.43
	农民	86.94	85.24	83.89
	公务员	89.86	86.54	87.55
	军人	88.68	90.07	84.45
	（离）退休	87.26	85.85	83.13
	自由职业者	88.84	87.39	83.22
	个体经营	89.07	87.32	83.65
	无业	84.68	82.66	83.04
	其他	87.34	85.29	82.88

续表

时间 / 年	不同职业类型	不同类型医院 / 分		
		综合医院	中医医院	妇幼保健院
2021	学生	87.85	84.17	83.35
	公司职员	88.35	85.65	83.92
	企事业高管	88.08	90.69	85.74
	工人	87.69	86.04	85.43
	农民	86.95	85.93	83.89
	公务员	89.55	87.15	87.55
	军人	92.89	93.06	84.45
	（离）退休	87.41	84.01	83.13
	自由职业者	86.67	84.00	83.22
	个体经营	87.70	86.49	83.65
	无业	86.14	86.09	83.04
	其他	87.88	82.69	82.88

4. 公立和民营医院不同职业类型人群就医体验分析

2019 年公立和民营医院不同职业类型人群就医体验结果显示：公立医院患者体验指数最高的是职业类型为企事业高管的患者；民营医院患者体验指数最高的是职业类型为（离）退休的患者。

2020 年公立和民营医院不同职业类型人群就医体验结果显示：公立医院患者体验指数最高的是职业类型为公务院的患者；民营医院患者体验指数最高的是职业类型为个体经营的患者。

2021 年公立和民营医院不同职业类型人群就医体验结果显示：公立医院患者体验指数最高的是职业类型为公务员的患者；民营医院患者体验指数最高的是职业类型为农民的患者。

详见表 5-64。

表 5-64　2019—2021 年综合、中医和妇幼医院不同职业类型人群患者体验指数对比统计表

时间 / 年	不同职业类型	不同性质医院 / 分	
		公立医院	民营医院
2019	学生	85.74	87.12
	公司职员	87.51	83.64
	企事业高管	88.43	88.58
	工人	88.25	86.16
	农民	84.96	86.53
	公务员	88.27	86.55
	军人	85.99	81.00
	（离）退休	86.91	89.80
	自由职业者	85.39	86.17
	个体经营	87.51	86.69

续表

时间 / 年	不同职业类型	不同性质医院 / 分	
		公立医院	民营医院
2019	无业	84.71	86.46
	其他	84.43	88.57
2020	学生	87.84	84.75
	公司职员	88.00	89.71
	企事业高管	88.26	86.81
	工人	87.93	92.69
	农民	86.72	92.49
	公务员	89.73	89.40
	军人	86.87	86.75
	（离）退休	86.86	90.80
	自由职业者	87.89	93.17
	个体经营	88.35	95.69
	无业	83.93	87.76
	其他	85.60	87.01
2021	学生	87.38	87.93
	公司职员	87.71	88.54
	企事业高管	86.72	87.75
	工人	87.25	86.88
	农民	86.43	93.23
	公务员	88.77	86.99
	军人	88.13	—
	（离）退休	86.84	86.25
	自由职业者	86.03	88.35
	个体经营	87.29	87.36
	无业	85.66	84.07
	其他	87.32	88.16

（七）不同来院方式人群就医体验分析

1. 不同区域医院不同来院方式人群就医体验分析

2019 年不同区域医院不同来院方式人群就医体验结果显示：东北、华北地区医院患者体验指数最高的是来院方式为社区诊所转诊的患者；华东地区医院患者体验指数最高的是来院方式为下级医院转诊的患者；华中、华南、西南、西北地区医院患者体验指数最高的是来院方式为上级医院转诊的患者。

2020 年不同区域医院不同来院方式人群就医体验结果显示：东北地区医院患者体验指数最高的

是来院方式为社区诊所转诊的患者；华东、华北、华中、华南、西南、西北地区医院患者体验指数最高的是来院方式为上级医院转诊的患者。

2021 年不同区域医院不同来院方式人群就医体验结果显示：华北地区医院患者体验指数最高的是来院方式为同级医院转诊的患者；东北、华东、华中、华南、西南、西北地区医院患者体验指数最高的是来院方式为上级医院转诊的患者。

详见表 5-65。

表 5-65　2019—2021 年不同区域医院不同来院方式人群患者体验指数对比统计表

时间 / 年	不同职业类型	不同区域医院 / 分						
		东北	华东	华北	华中	华南	西南	西北
2019	上级医院转诊	93.04	89.13	89.08	90.79	83.89	86.08	91.40
	同级医院转诊	93.62	86.61	89.49	87.11	79.43	83.94	89.78
	下级医院转诊	92.85	90.76	89.72	86.54	80.95	85.30	89.92
	社区诊所转诊	96.78	88.95	91.96	83.81	82.09	83.41	90.62
	非转诊（直接来院）	91.87	90.20	89.75	85.29	83.67	85.19	89.26
2020	上级医院转诊	92.00	93.28	91.88	92.20	86.24	88.31	89.03
	同级医院转诊	85.99	86.94	86.61	88.99	84.01	85.54	85.38
	下级医院转诊	91.70	90.11	88.33	89.67	83.21	86.31	85.29
	社区诊所转诊	96.11	88.15	84.61	84.34	84.51	81.03	84.04
	非转诊（直接来院）	92.95	89.61	88.75	87.40	85.18	85.97	86.43
2021	上级医院转诊	92.46	91.06	88.56	91.75	87.51	90.19	90.67
	同级医院转诊	84.65	87.67	96.85	84.81	85.89	84.75	88.47
	下级医院转诊	84.36	89.06	90.92	88.85	84.43	84.95	87.90
	社区诊所转诊	84.65	87.86	90.79	83.90	85.67	83.65	88.57
	非转诊（直接来院）	86.69	88.04	88.87	85.66	86.93	85.75	88.33

2. 三级和二级医院不同来院方式人群就医体验分析

2019 年三级和二级医院不同来院方式人群就医体验结果显示：三级医院患者体验指数最高的是来院方式为下级医院转诊的患者；二级医院患者体验指数最高的是来院方式为非转诊（直接来院）的患者。

2020 年三级和二级医院不同来院方式人群就医体验结果显示：三级、二级医院患者体验指数最高的是来院方式为上级医院转诊的患者。

2021 年三级和二级医院不同来院方式人群就医体验结果显示：三级、二级医院患者体验指数最高的是来院方式为上级医院转诊的患者。

详见表 5-66。

表 5-66 2019—2021 年三级和二级医院不同来院方式人群患者体验指数对比统计表

时间 / 年	不同职业类型	不同等级医院 / 分	
		三级医院	二级医院
2019	上级医院转诊	86.94	78.60
	同级医院转诊	85.48	76.29
	下级医院转诊	87.00	81.10
	社区诊所转诊	85.13	82.15
	非转诊（直接来院）	86.19	83.86
2020	上级医院转诊	89.90	91.12
	同级医院转诊	85.77	84.32
	下级医院转诊	86.43	85.07
	社区诊所转诊	82.62	83.06
	非转诊（直接来院）	86.24	85.68
2021	上级医院转诊	90.09	90.72
	同级医院转诊	87.27	85.44
	下级医院转诊	86.61	84.58
	社区诊所转诊	85.55	87.01
	非转诊（直接来院）	86.55	84.87

3. 综合、中医和妇幼医院不同来院方式人群就医体验分析

2019 年综合、中医和妇幼医院不同来院方式人群就医体验结果显示：综合医院、妇幼保健院患者体验指数最高的人群是来院方式为上级医院转诊的患者；中医医院患者体验指数最高的人群是来院方式为同级医院转诊的患者。

2020 年综合、中医和妇幼医院不同来院方式人群就医体验结果显示：综合、中医、妇幼医院患者体验指数最高的是来院方式为上级医院转诊的患者。

2021 年综合、中医和妇幼医院不同来院方式人群就医体验结果显示：综合、中医、妇幼医院患者体验指数最高的是来院方式为上级医院转诊的患者。

详见表 5-67。

表 5-67 2019—2021 年综合、中医和妇幼医院不同来院方式人群患者体验指数对比统计表

时间 / 年	不同职业类型	不同类型医院 / 分		
		综合医院	中医医院	妇幼保健院
2019	上级医院转诊	87.98	84.34	86.16
	同级医院转诊	86.52	85.38	85.03
	下级医院转诊	87.77	79.90	83.81
	社区诊所转诊	86.08	85.17	82.76
	非转诊（直接来院）	87.18	84.24	83.27
2020	上级医院转诊	90.66	91.17	86.16

续表

时间 / 年	不同职业类型	不同类型医院 / 分		
		综合医院	中医医院	妇幼保健院
2020	同级医院转诊	86.75	86.94	85.03
	下级医院转诊	88.71	85.77	83.81
	社区诊所转诊	83.41	85.11	82.76
	非转诊（直接来院）	87.26	85.69	83.27
2021	上级医院转诊	90.29	91.96	86.16
	同级医院转诊	89.10	86.95	85.03
	下级医院转诊	87.94	91.06	83.81
	社区诊所转诊	86.41	84.60	82.76
	非转诊（直接来院）	87.36	84.31	83.27

4. 公立和民营医院不同来院方式人群就医体验分析

2019 年公立和民营医院不同来院方式人群就医体验结果显示：公立医院患者体验指数最高的是来院方式为上级医院转诊的患者；民营医院患者体验指数最高的是来院方式为非转诊（直接来院）的患者。

2020 年公立和民营医院不同来院方式人群就医体验结果显示：公立医院患者体验指数最高的是来院方式为上级医院转诊的患者；民营医院患者体验指数最高的是来院方式为非转诊（直接来院）的患者。

2021 年公立和民营医院不同来院方式人群就医体验结果显示：公立医院患者体验指数最高的是来院方式为上级医院转诊的患者；民营医院患者体验指数最高的是来院方式为社区诊所转诊的患者。

详见表 5-68。

表 5-68　2019—2021 年公立和民营医院不同来院方式人群患者体验指数对比统计表

时间 / 年	不同职业类型	不同性质医院 / 分	
		公立医院	民营医院
2019	上级医院转诊	87.79	84.22
	同级医院转诊	85.74	86.45
	下级医院转诊	86.70	86.74
	社区诊所转诊	85.99	82.56
	非转诊（直接来院）	85.68	87.02
2020	上级医院转诊	90.61	88.00
	同级医院转诊	86.54	85.02
	下级医院转诊	88.71	84.35
	社区诊所转诊	83.47	83.75
	非转诊（直接来院）	86.39	90.79
2021	上级医院转诊	89.79	88.23

续表

时间 / 年	不同职业类型	不同性质医院 / 分	
		公立医院	民营医院
2021	同级医院转诊	88.73	89.34
	下级医院转诊	87.15	87.00
	社区诊所转诊	85.38	91.90
	非转诊（直接来院）	86.79	89.03

（八）不同来院理由人群就医体验分析

1. 不同区域医院不同来院理由人群就医体验分析

2019 年不同区域医院不同来院理由人群就医体验结果显示：东北地区医院患者体验指数最高的是来院理由为就诊环境好的患者；华东、华北、西南地区医院患者体验指数最高的是来院理由为技术高的患者；华中地区医院患者体验指数最高的是来院理由为专家多的患者；华南地区医院患者体验指数最高的是来院理由为服务态度好的患者；西北地区医院患者体验指数最高的是来院理由为医院名气大的患者。

2020 年不同区域医院不同来院理由人群就医体验结果显示：东北、华中地区医院患者体验指数最高的是来院理由为服务态度好的患者；华东地区医院患者体验指数最高的是来院理由为医院名气大的患者；华北地区医院患者体验指数最高的是来院理由为就诊环境好的患者；华南地区医院患者体验指数最高的是来院理由为技术高的患者；西南、西北地区医院患者体验指数最高的是来院理由为收费合理的患者。

2019 年不同区域医院不同来院理由就医体验结果显示：东北域医院患者体验指数最高的是来院理由为院内有熟人的患者；华东、华北、华南地区医院患者体验指数最高的群是来院理由为医院名气大的患者；华中地区医院患者体验指数最高的是来院理由为技术高的患者；西南、西北地区医院患者体验指数最高的是来院理由为服务态度好的患者。

详见表 5-69。

表 5-69　2019—2021 年不同区域医院不同来院理由人群患者体验指数对比统计表

时间 / 年	不同职业类型	不同区域医院 / 分						
		东北	华东	华北	华中	华南	西南	西北
2019	医院名气大	92.86	90.54	91.43	87.00	84.17	85.96	91.92
	专家多	93.00	89.27	89.62	87.97	83.56	85.45	91.26
	技术高	93.45	91.68	92.01	86.54	84.83	87.53	90.73
	服务态度好	91.14	91.44	91.57	87.67	85.23	86.96	88.82
	就近方便	91.20	86.73	86.71	83.50	81.28	82.89	84.52
	设备先进	92.09	87.22	88.64	86.26	82.99	82.28	88.42
	就诊环境好	93.56	90.04	87.72	86.19	83.78	84.90	88.55

续表

时间 / 年	不同职业类型	不同区域医院 / 分						
		东北	华东	华北	华中	华南	西南	西北
2019	收费合理	93.11	90.75	92.00	83.62	79.06	85.78	90.52
	他人介绍	92.26	85.82	85.21	82.56	81.90	82.77	86.56
	院内有熟人	93.08	89.87	89.27	84.66	81.62	84.11	86.47
	其他	92.12	86.62	84.61	83.17	79.50	82.11	87.07
2020	医院名气大	91.37	91.91	89.92	89.43	85.60	88.83	86.97
	专家多	91.64	88.51	88.82	87.56	84.73	87.80	85.32
	技术高	93.16	91.35	88.92	89.39	86.84	86.48	87.12
	服务态度好	94.43	90.79	89.41	90.69	86.39	86.65	87.78
	就近方便	82.71	85.52	85.43	82.89	83.82	82.84	81.92
	设备先进	91.07	87.43	86.79	87.53	82.42	84.51	85.25
	就诊环境好	87.88	88.11	90.04	88.12	83.36	85.61	87.97
	收费合理	86.22	87.23	89.48	87.93	83.75	89.05	88.12
	他人介绍	87.96	85.08	84.18	84.08	84.01	84.14	84.05
	院内有熟人	84.94	89.46	85.01	85.79	85.50	83.26	86.76
	其他	89.90	82.70	87.84	82.25	81.46	81.05	82.16
2021	医院名气大	90.31	89.96	91.36	87.95	88.47	87.47	89.32
	专家多	83.74	89.25	89.06	87.38	86.74	86.15	89.36
	技术高	85.50	88.94	88.17	88.14	87.34	87.30	89.49
	服务态度好	85.24	89.53	89.57	87.95	88.39	88.29	91.53
	就近方便	83.45	84.62	87.12	81.53	85.82	82.22	83.43
	设备先进	84.41	88.58	86.40	85.90	86.37	85.17	85.59
	就诊环境好	85.44	88.38	87.76	85.79	86.89	83.44	89.87
	收费合理	79.68	87.55	87.97	84.33	83.34	85.55	89.02
	他人介绍	83.56	84.72	87.28	82.47	84.47	81.42	82.69
	院内有熟人	95.91	87.22	89.41	84.64	87.30	85.54	81.73
	其他	79.16	83.06	85.12	81.12	83.17	81.35	83.81

2. 三级和二级医院不同来院理由人群就医体验分析

2019 年三级和二级医院不同来院理由人群就医体验结果显示：三级医院患者体验指数最高的是来院理由为服务态度的患者；二级医院患者体验指数最高的是来院理由为设备先进的患者，患者体验指数最低的是来院理由为他人介绍的患者。

2020 年三级和二级医院不同来院理由人群就医体验结果显示：三级、二级医院患者体验指数最高的是来院理由为医院名气大的患者。

2021 年三级和二级医院不同来院理由人群就医体验结果显示：三级医院患者体验指数最高的是来院理由为医院名气大的患者；二级医院患者体验指数最高的是来院理由为服务态度好的患者，患者体验指数最低的是来院理由为他人介绍的患者。

详见表 5-70。

表 5-70　2019—2021 年三级和二级医院不同来院理由人群患者体验指数对比统计表

时间 / 年	不同职业类型	不同等级医院 / 分	
		三级医院	二级医院
2019	医院名气大	86.67	84.27
	专家多	86.41	82.35
	技术高	88.04	84.56
	服务态度好	89.04	85.59
	就近方便	83.39	83.33
	设备先进	85.67	90.51
	就诊环境好	86.29	83.98
	收费合理	86.63	86.37
	他人介绍	83.82	80.75
	院内有熟人	86.31	82.77
	其他	82.56	80.92
2020	医院名气大	88.90	90.17
	专家多	87.01	86.85
	技术高	86.66	86.80
	服务态度好	87.56	87.38
	就近方便	83.04	83.15
	设备先进	85.73	86.24
	就诊环境好	85.90	86.90
	收费合理	87.32	85.10
	他人介绍	83.48	83.75
	院内有熟人	85.18	85.69
	其他	81.76	82.79
2021	医院名气大	88.82	85.67
	专家多	87.09	85.40
	技术高	86.74	85.91
	服务态度好	88.33	88.63
	就近方便	83.82	84.65
	设备先进	85.91	84.98
	就诊环境好	87.04	81.52
	收费合理	85.44	83.79
	他人介绍	84.06	80.67
	院内有熟人	85.77	83.71
	其他	82.47	81.48

3. 综合、中医和妇幼医院不同来院理由人群就医体验分析

2019 年综合、中医和妇幼医院不同来院理由人群就医体验结果显示：综合医院患者体验指数最高的是来院理由为技术高的患者；中医、妇幼医院患者体验指数最高的是来院理由为服务态度好的患者。

2020 年综合、中医和妇幼医院不同来院理由人群就医体验结果显示：综合、中医医院患者体验指数最高的是来院理由为医院名气大的患者；妇幼保健院患者体验指数最高的是来院理由为服务态度好的患者。

2021 年综合、中医和妇幼医院不同来院理由人群就医体验结果显示：综合医院患者体验指数最高的是来院理由为医院名气大的患者；中医医院患者体验指数最高的是来院理由为院内有熟人的患者；妇幼保健院患者体验指数最高的是来院理由为服务态度好的患者。

详见表 5-71。

表 5-71　2019—2021 年综合、中医和妇幼医院不同来院理由人群患者体验指数对比统计表

时间 / 年	不同职业类型	不同类型医院 / 分		
		综合医院	中医医院	妇幼保健院
2019	医院名气大	88.13	86.49	83.97
	专家多	87.78	87.95	83.33
	技术高	89.19	83.57	86.04
	服务态度好	88.77	89.44	86.17
	就近方便	84.26	81.18	81.34
	设备先进	85.28	83.27	82.34
	就诊环境好	87.21	81.65	83.04
	收费合理	87.24	89.41	82.69
	他人介绍	84.59	78.55	81.04
	院内有熟人	86.76	84.31	82.15
	其他	83.23	80.96	80.18
2020	医院名气大	89.35	88.44	83.97
	专家多	87.80	85.26	83.33
	技术高	88.28	86.23	86.04
	服务态度好	88.46	88.15	86.17
	就近方便	83.45	84.13	81.34
	设备先进	86.15	85.10	82.34
	就诊环境好	87.04	85.77	83.04
	收费合理	88.51	86.90	82.69
	他人介绍	84.15	86.15	81.04
	院内有熟人	85.44	86.91	82.15
	其他	82.34	83.41	80.18

续表

时间 / 年	不同职业类型	不同类型医院 / 分		
		综合医院	中医医院	妇幼保健院
2021	医院名气大	89.68	86.43	83.97
	专家多	88.00	85.28	83.33
	技术高	88.18	88.27	86.04
	服务态度好	88.97	89.93	86.17
	就近方便	84.58	81.82	81.34
	设备先进	86.56	87.54	82.34
	就诊环境好	86.59	87.96	83.04
	收费合理	86.45	78.56	82.69
	他人介绍	83.89	89.63	81.04
	院内有熟人	86.55	91.34	82.15
	其他	83.01	84.07	80.18

4. 公立和民营医院不同来院理由人群就医体验分析

2019 年公立和民营医院不同来院理由人群就医体验结果显示：公立医院患者体验指数最高的是来院理由为服务态度好的患者；民营医院患者体验指数最高的是来院理由为技术高的患者。

2020 年公立和民营医院不同来院理由人群就医体验结果显示：公立、民营医院患者体验指数最高的是来院理由为医院名气大的患者。

2021 年公立和民营医院不同来院理由人群就医体验结果显示：公立医院患者体验指数最高的是来院理由为医院名气大的患者；民营医院患者体验指数最高的是来院理由为院内有熟人的患者。

详见表 5-72。

表 5-72　2019—2021 年公立和民营医院不同来院理由人群患者体验指数对比统计表

时间 / 年	不同职业类型	不同性质医院 / 分	
		公立医院	民营医院
2019	医院名气大	86.64	88.26
	专家多	86.02	87.43
	技术高	87.77	90.35
	服务态度好	88.19	89.41
	就近方便	83.39	83.61
	设备先进	83.87	86.76
	就诊环境好	86.12	86.93
	收费合理	86.77	84.67
	他人介绍	83.48	82.81
	院内有熟人	86.07	84.03
	其他	82.33	83.22

续表

时间 / 年	不同职业类型	不同性质医院 / 分	
		公立医院	民营医院
2020	医院名气大	88.74	93.12
	专家多	87.08	85.53
	技术高	87.58	87.66
	服务态度好	87.97	92.22
	就近方便	83.44	88.05
	设备先进	85.60	89.43
	就诊环境好	86.13	90.08
	收费合理	86.57	88.56
	他人介绍	83.85	82.42
	院内有熟人	85.43	83.83
	其他	82.03	86.67
2021	医院名气大	89.28	93.35
	专家多	87.35	87.02
	技术高	87.23	89.13
	服务态度好	88.54	87.23
	就近方便	84.31	87.76
	设备先进	86.08	80.29
	就诊环境好	86.13	88.86
	收费合理	85.79	84.37
	他人介绍	83.45	86.01
	院内有熟人	86.43	97.89
	其他	82.67	83.82

第六章

门诊医疗质量患者体验提升典型案例

一、鄂州市中心医院：基于用药指导软件工具的患者智能化药事服务升级

（一）案例背景

鄂州市中心医院始建于1946年，是鄂东南地区一所集医疗、教学、科研、康复、预防保健等功能为一体的综合性三级甲等医院。院本部现有业务用房建筑面积约10万平方米，编制床位1200张。

随着医院就诊量的不断提升，以及百姓对药品知识的关注增加，越来越多的患者聚集在发药窗口，向药师咨询药品用法用量、储藏方式、禁忌慎用、饮食运动等知识。但是由于门诊患者数量多，平均用药交代时间短。以及纸质医嘱单和口头交代的模式，不便于阅读和容易丢失，造成患者用药知识、用药时间均在后期混淆或者遗忘，患者难以严格按照医嘱用药，导致用药依从性较差。

国家卫生健康委、教育部、财政部、人力资源社会保障部、国家医保局、国家药监局于2020年2月21日联合发文《关于印发加强医疗机构药事管理促进合理用药的意见的通知》，明确提出：规范“互联网+药学服务”。在开展互联网诊疗或远程医疗服务过程中，要以实体医疗机构内的药师为主体，积极提供在线药学咨询、指导患者合理用药、用药知识宣教等“互联网+药学服务”。

（二）具体做法

1. 组织先行、明确需求

通过前期调研分析，依据医院患者药事服务实际情况，药学部联合信息中心、门诊办公室、临床科室等部门组成的项目组，开展对患者用药指导项目的可行性分析工作。其中、药学部梳理线上线下服务流程、信息中心协调产品开发，门诊办公室、临床科室协助推广。

具体的方案：应用PDCA分析方法，从认真调研开始，制定可研分析报告，通过项目组讨论，明确患者药事服务环节中的痛点，本着解决问题的原则，开展产品设计和接口开发。并利用产品试点的机会，搜集使用单位的新需求，经过项目组综合评价后，有针对性的进行迭代升级。最终，在

全院范围内，上线使用（图 6-1）。

对使用过程中，遇到的问题，如老年患者智能化设备使用程度不高、不能够便捷使用该服务的难点，项目组将此需求，作为未来版本中，功能升级的一个方面。

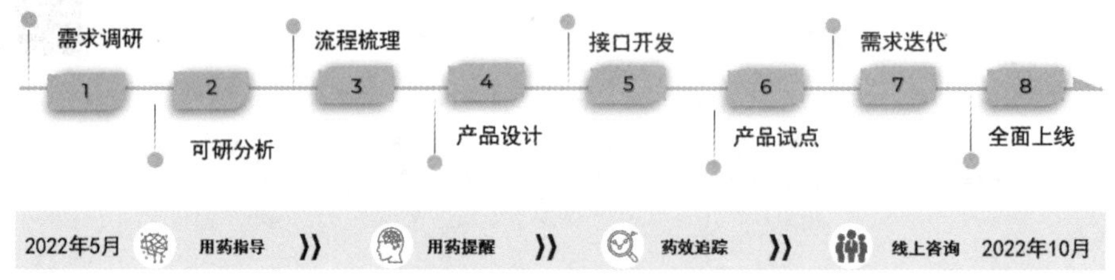

图 6-1　患者智能化药事服务软件 PDCA 鱼骨图

项目组经过深入的讨论，利用已经建成的智慧医院、互联网医院等平台，融合患者药事服务的特点，形成了一整套智能化、信息化的用药指导服务方案和实施方案（图 6-2）。

序号	项目模块	开始时间	项目阶段	截止时间	完成进度	完成状态	2022年5月	2022年6月	2022年7月	2022年8月	2022年9月	2022年10月
1	需求调研	2022年5月	验收阶段	2022年5月	100%	已完成						
2	可研分析	2022年5月	验收阶段	2022年5月	100%	已完成						
3	流程梳理	2022年5月	验收阶段	2022年5月	100%	已完成						
4	产品设计	2022年6月	验收阶段	2022年6月	100%	已完成						
5	接口开发	2022年6月	验收阶段	2022年6月	100%	已完成						
6	产品试点	2022年6月	验收阶段	2022年7月	100%	已完成						
7	需求迭代	2022年7月	施工阶段	2022年8月	50%	进行中						
8	全面上线	2022年9月	准备阶段	2022年10月	0%	未开始						

图 6-2　患者智能化药事服务软件实施甘特图

2. 选择工具、梳理流程

通过微信平台（公众号+小程序）等方式，为患者提供更多服务：当患者取药后，只需要掏出手机，用药指导报告就通过微信消息模板，推送至患者手机（图 6-3）。功能涵盖：药品用法用量、注意事项、不良反应处理方法、患教知识、用药提醒、用药信息采集、电子版的药品说明书等。

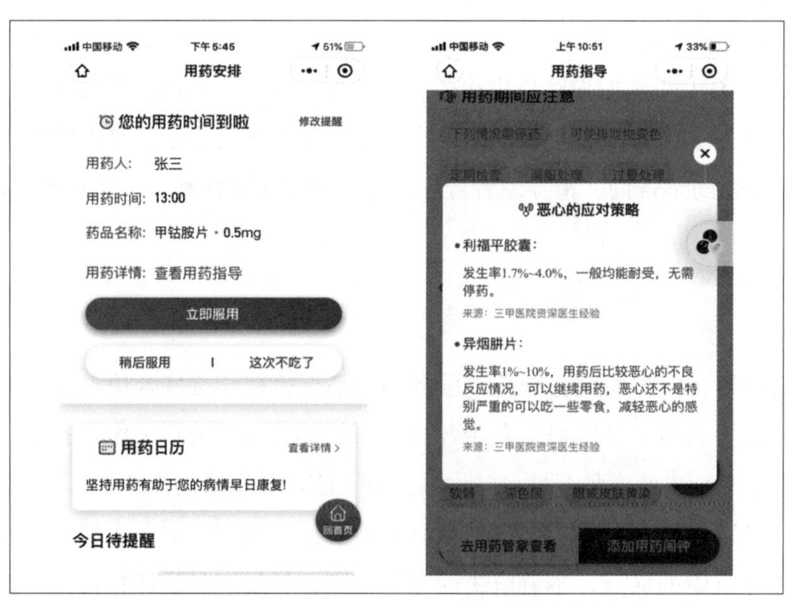

图 6-3　用药安排和用药应对策略

3. 医患联动、线上线下一体

为了紧密结合药师职能向专业药学服务的转变的需求，系统提供了患者在线咨询医院药师的平台，患者在微信小程序里通过文字向药师提问，药师以有偿或无偿的方式在微信小程序通过文字或语音的形式回答患者的提问。药师端除了个人版，还有网页科室版，以统一科室形象对外提供线上药学服务（图 6-4）。

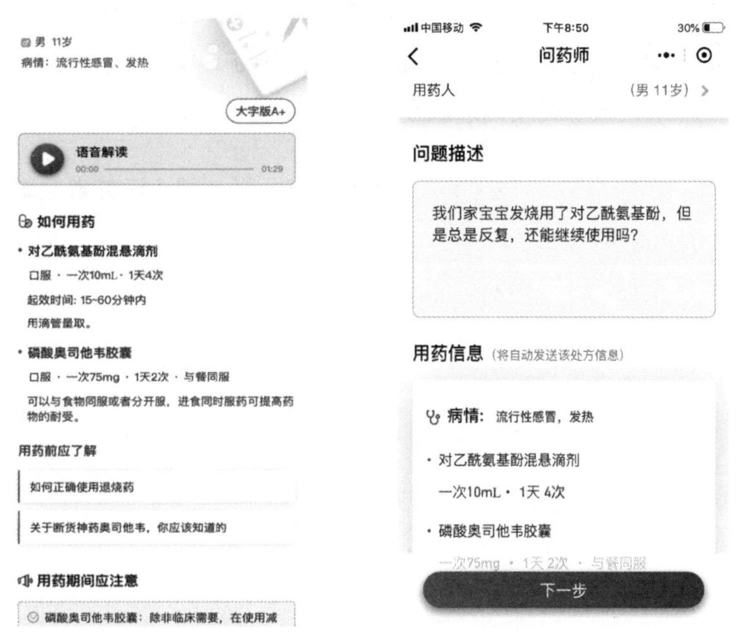

图 6-4　用药指导报告和线上药事咨询

（三）经验与效果

通过适配线下药事咨询流程，辅佐以智能化的工具，做到了该项服务的线上线下一体化。从患者拿到处方，即可获得用药指导，离院后也可随时查看，避免了离院后发现用药问题却无法得到解答，提升患者就医获得感。

避免患者各方面用药错误，例如：饭前饭后使用错误、存储方式错误、特殊剂型操作方式不对、对药物注意事项了解不够等；减小患者各种用药依从性问题带来的治疗效果折扣，例如：忘记吃药、擅自停药、擅自减量、该停药未停药等，提高用药依从性；加强了对药物不良反应的了解，当出现症状时协助患者了解是否是药物常见不良反应，并告知不良反应的应对措施提升对不良反应的应对能力；随时享受用药咨询服务，无论何时何地，有用药相关问题，均可咨询医院药师，提高了药物治疗的效果。以该项服务为切入口，提高医院公众号或者小程序的使用量，同时降低用药事故、提高治疗效果、延伸离院服务和患者满意度。

陈　军　汪德银　倪凤梅

专家点评

案例医院依托智慧医院、互联网医院等平台，融合药事服务的特点，通过适配线下药事咨询流程，辅佐以智能化的工具，做到了药事服务的线上线下一体化。在规范用药、减少不良反应发生、防范配伍禁忌、规范联合用药中效果显著。能够精准把握患者需求，轻松实现全面、主动、连续的药事管理，打破时空限定，远程实时解决了用药问题。大大降低了用药事故，提高了治疗效果，延伸了离院服务，提升了患者就医获得感。在未来的工作中，希望系统能够强化大数据药事服务的分析，进一步扩展服务的空间和深度。

点评专家：张　鹏（江苏省盐城市第一人民医院）

二、高密市人民医院：以问题为导向重塑门急诊，全面提升服务品质和内涵

（一）案例背景

高密市人民医院始建于1946年，现发展为一所集医疗、急救、科研、教学及预防功能于一体的三级乙等综合医院，职工1731人，开放床位1430张，年门急诊量81万人次，出院5.2万人次，手术1.3万人次，微创手术占比43.21%；三、四级手术占比70.09%。2021年以优异成绩创建为潍坊综合类别市级区域医疗中心、市级神经专科区域医疗中心，连续多年入选中国县级医院百强，2021届位列81名；2022年成为首批纳入国家"千县工程"的县级综合医院。

就医体验是一所医院医疗服务质量和服务能力的综合体现。为满足群众日益增长的健康服务需求，提升群众入院看病就医体验，医院借助国家医患体验大数据平台进行第三方患者满意度调查测评，准确了解目前医院所面临的问题，及时找出原因，并解决问题，以此促进医疗服务质量的提高。调查数据显示：医院门急诊存在基础设施陈旧，设备逐年老化、导引功能不精确、导医服务态度及业务能力不足、患者就诊期间程序复杂、反复排队奔波、就诊秩序混乱等问题。医院高度重视，迅速整改，数次召开门急诊工作调度会议，听取多方意见建议，创新多项服务举措，持续优化门急诊服务流程，实现患者就医更便捷、更高效。

（二）具体做法

1. 合理布局就诊空间，打造更舒适就医环境

为响应"六大中心"建设，打造一支急诊急救"集团军"，医院调整人力结构，优化资源配置，将一座4000多平方米的旧行政楼改造成急诊医学部，分区布局合理，扩大抢救区域，设置内外妇儿五官诊室，有独立的急诊检查拍片、CT、彩超、检验区域，实现了急危重症救治"一站式"闭环服务。

加强门诊科室优化调整，集功能相近科室于一体设立诊疗平台，在一楼成立神经系统疾病诊疗中心、泌尿系统疾病诊疗中心、手足疾病诊疗中心、创面诊疗中心门诊手术室等；在二楼成立胸心血管疾病诊疗区、内分泌疾病诊疗中心、胃肠肝胆疾病诊疗中心；三楼设立中医诊疗中心、疼痛诊疗中心、癌症诊疗中心；通过多学科、多专业的协调配合，打破科室间的业务壁垒，提供最优诊疗方案，让数据多跑路，让百姓少跑腿。

改善内镜检查就诊环境，新建建筑面积966平方米的内镜中心，由消化内镜、支气管镜和膀胱镜三个独立功能区组成，集预约、麻醉、检查、洗消功能于一体，致力打造全市最优内镜管理平台。

2. 全方位创新服务举措，打造"一站式"暖心服务

在门诊一楼大厅设立综合服务中心，服务范围突破单一的导诊概念，融合导医服务、咨询服务、便民服务、免费轮椅、住院病历复印、邮寄服务、门诊病历打印、助诊、陪诊服务、一站式退费服务、医技预约服务、设立便民服务箱、志愿服务、"有事帮您办"接待群众就医诉求等功能为一体，

让来院就医及咨询的群众在门诊“第一站”就感受到良好的就医体验。

为满足不同患者不同就医需求，倡导落实“提前五分钟开诊活动”，开展“延时门诊”“夜间门诊”。大力推进智慧门诊建设，实现多渠道预约挂号、掌上充值、两天内同科室就诊免挂号费、实现诊间结算、智能导航、手机同步推送报告等便民措施。积极创建老年友善医院，规范老年人服务，为老年人建立快速畅通的诊疗服务流程，开展“智慧助老”服务行动。

发挥党员先锋模范作用，创新推行“践初心，促服务，百名党员进门诊”活动，参加“党员奉献岗”的党员们，分散在门诊取药窗口、自助机、采血大厅、内科诊区、外科诊区、妇科诊区、内窥镜候诊区等不同岗位，帮助群众解决就医过程中遇到的各种问题，成为医院亮眼的党建品牌，深受群众好评。目前已组织党员 1356 人次上岗，服务群众 2 万余次，收到意见建议 598 条。

（三）效果与经验

通过在医院人性化服务和细节服务上进行突破创新，整合和拓展门诊服务内容、简化服务流程，切实给患者带来了全方位、多层次的优质高效快捷的服务，群众满意率由 79.08% 提升至 81.45%。

高密市人民医院将牢固树立以人民为中心的发展理念，继续创新服务理念，加强行业作风建设，不断提升服务质量，改善服务态度，推动建立全过程、全链条、全方位、全周期的优质医疗服务，有效解决群众反映的焦点问题，努力提升群众基本医疗服务满意度，争做有情怀有温度的人文医院。

李慧卿

专家点评

案例在整改过程中找“根因”，根据找准的问题制定整改措施，精准施策解决问题。全方位再造门诊就医流程中，院方下大力气科学整合患者就医区域、各种功能检查室相对集中在一层或较近楼层、相关专业诊室进行重新合理调整。全院内镜检查进行彻底整合，成立内镜中心。急诊中心真正实现了“一站式”闭环服务。门诊一楼大厅综合服务台服务内容全面，从患者的角度出发真正做到“一站式”“跑一趟”。建议进一步加强智慧门诊建设；建立门诊功能检查集中预约中心；实施分时段预约、分时段就诊、分时段检查；住院患者与门诊患者功能检查全部实施预约制统筹错峰安排。

点评专家：李小龙（陕西省延安大学附属医院）

三、高邮市中西医结合医院：改善老年患者就医体验的适老环境建设

（一）案例背景

高邮市中西医结合医院创建于 1956 年，地处北宋婉约派诗人秦观之故里。为江苏扬州地区唯一二级甲等中西医结合医院，集医疗、教学、科研为一体的现代化医院，目前设有床位 300 张，年门诊服务 42 万人次，其中 40% 的患者为 60 岁以上人群，现为高邮市老年病医院。

医院所在地区 60 岁以上老年人口占比达到 22%，超过全国平均水平。随着当地人口老龄化趋势逐渐加重，医院早期建设布局，功能设备已不能适应老年人就医需求。医院越来越多的信息化布局对老年就诊患者产生不便影响。以一名 66 岁的高血压患者就诊为例，来医院就诊前，不懂得网上预约挂号，到院后不会操作自助挂号机，只能通过传统人工窗口排队挂号。就诊时对重新调整的门诊分布不熟悉，看不懂导视图，如没有工作人员引导，找到对应门诊需要花费较长时间，再经过检查、付费、领药全过程，老年人不借助自助系统，耗时较长，就医体验较差。近年来，根据对院内职能部门的服务调查及民意收集分析结果，医院自创主动认知行为干预模式（initiative cognitive behavior intervene, ICBI），加快院区适老化改造，为老年患者提供舒心、温馨的就诊环境和便捷、顺畅的就医流程。

（二）具体做法

1. 问题主动找

一是自我“找茬”。对后勤、医务、护理、院办进行明确分工，基于就医环境、就医流程、就医服务主动寻找医院内部与老年人就医不相适应的“堵点”“痛点”。由各个分管职能部门拟定改造方案，报医院老年友善创建领导小组审核后，逐项推动落实。并对改造建设效果明显的部门与个人都予以公开表彰。二是请人“找茬”。通过召开工休座谈会，邀请老年患者及其家属听取他们的提意见，并开展实地就诊体验活动，请 10 名不同年龄层次，不同病种的老年人模拟走一遍就诊流程，对全过程中不满意之处“挑刺”，做到有的放矢，换位感受，更易找到痛点和不足之处，提高了改造提升的针对性。

2. 感官优先改

基于老年人的生理特点和不同年龄认知能力的差异，医院主动从方便老年人认知上持续推进环境建设的改变。一是信息化与人工服务相结合。所有自助设备增大显示字体，由信息工程师改进软件，使自助操作界面进行对老年人更亲和友善，减少自助程序的复杂性，一步直达率提升到 50%，两步完成操作率的达到 80%。同时，不减少人工服务窗口，确保针对老年人的服务效率不因信息化的推进而降低。二是引导标识更易懂。除了加大各个引导标识的字体外，针对老年人布局更多的示意图与文字相结合的标识，使不认识字的老年人也能看懂。

3. 行为重帮扶

针对老年患者的行为特点，一是加大志愿帮扶。依靠医院建立多年的志愿队伍，全免费式进行导医、导诊服务，不断提高老年患者的就医满意度。对于行动有困难的老年患者采取一站到底的志愿服务模式，从就诊开始到结束全程采取义务陪诊的方式，帮助解决老年人就医困难。二是引入社工参与。为弥补医院志愿服务人力不足问题，医院与地方认可度高的志愿团队、社工团队联系，引导其积极参与到医院志愿服务中，为更多老年患者提供义务服务，并且将他们的服务记录整理上报至地方党委，促其获得荣誉，调动他们的积极性。

（三）效果与经验

经过两年的不断改进，在就医服务人次逐年增加的情况下，门诊老年患者的就医时长平均缩短23 分钟 / 人次，老年患者入院办理时长平均缩短了 15 分钟 / 人次。两年来，未接到一次老年患者的投诉。2021 年，医院获得了“江苏省老年友善医院优秀单位”的称号，医院基于适老环境的改造与建设得到了最佳的认可。

换位思考，站在老年患者角度观察，从感官上改造亲老环境，从行为加大人工帮扶，是打造老年友善就医自然与人文环境的有效举措。

张兆林

专家点评

该案例重点从“问题主动找”“感官优先改”“行为重帮扶”三个维度介绍了该院在改善老年患者就医体验工作中的具体做法，其中“请人‘找茬’”“注重感官体验”“依托志愿者、社工开展引导服务”等做法具有一定的可推广意义。建议该院在原有工作的基础上，聚焦文化建设、制度建设、主观能动性开发等方面工作，进一步深挖细排，软硬兼施、点面结合，不断完善基础条件和硬件设施，确实让“老年友善”理念成为医务人员的行为自觉。

点评专家：段林灿（云南省肿瘤医院）

四、哈尔滨医科大学附属第一医院：基于 PDCA 循环工具优化门诊窗口服务案例

（一）案例背景

哈尔滨医科大学附属第一医院群力院区以打造“高端医疗技术中心、高水平服务中心、高标准平急结合救治中心、精细化管理示范中心”为目标，坚持“一切以患者为中心”的服务理念，提高窗口服务效能，简化患者办事流程。

随着社会发展，医疗机构患者就医体验越来越被全社会关注。医院窗口服务是保证医院管理及门诊诊疗流程高效运转的重要途径，同时其也直接代表着医院的形象。医院以窗口服务优化为切入点，借助PDCA工具优化窗口服务，构建“一站式”服务中心平台。医院发现由于院区资源整合仍不够深入，职能部门协同不足，往往存在窗口设立多且分散、流程烦琐、手续复杂等情况，导致患者及家属遇到问题到处咨询、重复排队、办事难、办事烦，一方面增加患者痛苦，甚至耽误最佳的诊疗时机；另一方面占用医院人力，浪费大量医院资源。针对以上情况，院区高度重视，将该问题确定为群力“三高一精”必抓项，决定由医务部、门诊部牵头，医保办、病案室、结算中心、信息中心等各职能部门配合，共同优化窗口服务。

（二）具体做法

1. 组建团队，选择合适的质量管理工具

根据群力院区实际情况，由门诊部、医务部、医保办、病案室、结算中心、后勤服务、体检中心等相关职能科室组成综合管理小组，将医疗业务、办事事项、简化流程纳入此次窗口服务优化项目。经小组成员共同讨论，最终决定以 PDCA 循环质量管理工具来不断优化群力院区窗口服务。

2. 服务整合，运用 PDCA 循环质量管理

管理小组成员通过收集群力院区患者反馈窗口服务存在办事烦，重复排队、到处咨询等问题，巡查院内窗口人员工作情况，结合《国家三级公立医院绩效考核实施方案》中患者满意度评价指标考核，决定采用 5W1H 分析整合窗口服务。5W1H 分析法是对选定的项目、工序或操作，都要从原因（何因，why）、对象（何事，what）、地点（何地，where）、时间（何时，when）、人员（何人，who）、方法（何法，how）等六个方面提出问题进行思考。采用 PDCA 循环质量管理，按照 PDCA 进行服务优化，即整合窗口服务体验、设立“一站式”服务中心明确服务内容、收集人群反馈分析服务效果、简化流程优化服务。

3. 强化管理，优化“一站式”服务

管理小组结合院区实际情况，启动“一站式”服务中心，地点设在群力院区门诊大厅一层醒目位置，实行柜台式面对面服务，公示服务项目。一站式服务内容包括十二项：预约病案复印、医保咨询审核、体检咨询、信息修正、病理报告打印、医学证明盖章、导医咨询、来访接待、出生证明办理、

老年人服务、失物招领、便民服务。通过加强职能部门协调配合，全力为患者及家属提供真正的“一站式”服务，让信息多跑路，让患者少跑腿。同时管理小组对“一站式”服务人员进行岗位培训，培训内容包含：十二件事项的具体办理流程，可能出现问题及处理措施，患者需求的完成情况；患者需求的熟练度；工作人员的精神面貌和整体形象；工作人员礼貌及文明用语情况；工作人员的服务意识和沟通能力等。

以上内容，经培训考核合格后上岗，定期监督一站式服务满意度情况，对于工作不合格人员给予调岗。“一站式”服务中心成立以来，分析 2021 年 5 月服务量较大的项目，发现预约病历复印服务 1242 人、结算窗口加号服务 260 人、医保咨询审核服务 154 人、出生证明办理 23 人、老年人服务 19 人次、导医咨询 51 人、打印病理报告 118 人。2022 年 6 月预约病历复印服务 1379 人次、结算窗口加号服务 400 人、医保咨询审核服务 144 人次、出生证明办理 53 人、老年人服务 59 人次、导医咨询 88 人次、打印病理报告 172 份。对比 5 月相同工作日工作量情况，预约病历复印服务量较 5 月增长 11.03%，打印病理报告服务量较 5 月增长 45.76%，医保咨询审核服务量较 5 月增长 41.56%，结算窗口加号服务 53.82%，导医咨询服务量较 5 月增长 103.92%，出生证明办理服务量较 5 月增长 130.43%，老年人服务服务量较 5 月增长 210.53%。“一站式”服务中心服务患者量持续增长。

（三）效果与经验

“一站式”服务中心成立至今 1 年多的时间里，按照 PDCA 循环质量管理不断根据患者需求结合院区实际情况，经历多次调整，随着服务体系的持续完善，服务意识的不断提高，各项便民服务措施均取得了很好的成效。此外，开展服务满意度调查将成为“一站式”服务中心的一项常态化工作，中心将着力通过满意度调查，接受患者及家属的监督，广泛征求意见和建议，解决在服务工作中的问题，为患者和家属提供更加优质、高效的服务，获得了广大患者赞誉好评。

于凯江

专家点评

该案例报道的“一站式”服务的本质，是基于服务理念的转变和信息资源的联通，将相关服务项目要素和流程有机整合起来，优化了就医全流程，实现让“信息技术、医护人员跑”，让患者可以“不跑、少跑、就近跑”。改进的效果最直接体现在有效缩短患者往返路程和办理繁杂手续的时间，最大程度减少聚集，提升了就医体验。案例实施中较好体现了运用 PDCA 循环对质量管理进行把控，用科学方法促进服务流程不断优化的科学管理实践。未来可进一步拓展“一站式”服务内涵，引入创新智慧医疗服务理念，以完善诊疗服务机制，以便为人民群众提供更有品质、更有温度、更可信赖的医疗服务。

点评专家：马伟杭（清华大学医院管理研究院）

五、海南医学院第一附属医院：构建妊娠全周期健康管理的孕产妇一体化服务中心

（一）案例背景

海南医学院第一附属医院始建于1973年，是一所集医疗、教学、科研、预防、保健、急救于一体的三级甲等综合医院。医院位于海口市中心，占地面积59亩，编制床位1500张，正在建设的江东新院区，占地254.5亩，编制床位2000张，医院现有职工2600人，其中高级职称占比22.73%。医院拥有国家重点专科/学科5个、省级重点专科/学科19个、国家重大新药创制科技平台1个、国家基因检测技术应用示范中心1个、国家国际联合研究中心1个（中-缅区域性重大疾病防治联合研究）、院士工作站/团队创新中心2个。2021年医院获批建设9个海南省级器官系统疾病中心和临床医学中心，涵盖12个专业。近年来，医院积极响应健康中国战略，以多年来形成的肿瘤学、慢性病治疗与管理、生殖医学、急诊医学以及临床药学等五大特色为主要抓手，统筹推动各学科和各专科均衡发展。

我国在2015年实施了全面的二胎政策，使得国民累积生育需求得到释放，孕产妇数量有一定增长，其中高龄产妇占比显著上升，对医疗服务的利用率明显增加；与一般医疗服务相比，孕产妇需要长时间且连续性的医疗服务，比如女性在怀孕期间，正常的产检次数在6 ~ 11次，而高危孕妇则需要接受更多次的产前检查服务。然而面对整个孕期十几次的孕期检查：挂号、排队、就医、付费、检查等过程让本身承受孕育辛苦的孕产妇们疲惫不堪，尤其是受疫情影响的当下，更是增加了感染的风险；同时这也是直接影响产科门诊就医体验感的关键因素。在上述背景的前提下，我院思考如何在妊娠全周期（怀孕早期至产后42天）健康管理模式下进一步探索优化和创新产科门诊服务流程后，最终在多科室和部门的共同努力协作下开设了孕产妇一体化服务中心。

（二）主要做法

1. 明确管理定位，确定组织构架

我院院领导组织医务部、护理部、门诊部、产科、检验科、B超室、心电图室、抽血室、信息中心、收费处、后勤部等多科室和部门通过对原产科门诊服务流程存在的弊端：流程烦琐分散，标识不清，门诊格局分布不合理造成的“三长一短”就诊现象严重，即挂号排队时间长、交费排队时间长、取药排队时间长和看病时间短进行专题分析讨论，将门诊就诊孕产妇纳入重点管理对象，将孕产妇妊娠全周期健康管理纳入门诊管理工作重点内容，成立以院长为总负责人的医院管理组织构架，并将医务科、护理部及门诊部作为主要配合职能部门，明确主要职能部门牵头组织实施孕产妇一体化服务中心管理措施。

2. 建立全面制度，规范一体化管理

制定孕产妇一体化服务中心管理制度，整合并规范管理流程，旨在以孕产妇为中心，全面提升孕产妇就诊效率和就医体验感。建立多科合作模式下的孕产妇全流程管理标准。专人随访管理，保障孕产妇群体定期随访，提升门诊就诊孕产妇参与度，减少失访。规范高危孕产妇转诊转介标准，畅通绿色通道，实现医疗资源的整合和充分利用，发挥专案管理价值。

3. 整合产科门诊空间布局，借鉴管理学方法优化服务流程

孕产妇一体化服务中心空间布局采用的是“一站式”（One-Stop）模式，同时借鉴先进的管理学方法对产科门诊服务流程进行优化，如流程再造（business process reengineering）和六西格玛法（six sigma），实现“一站式”办理。孕产妇一体化服务中心服务涵盖产科专家门诊、普通门诊、高危孕产妇门诊、产科特需（VIP）门诊、助产士门诊、母胎医学多学科会诊门诊、妊娠期糖尿病一日门诊、母乳喂养咨询门诊、孕妇学校、孕妇建档等，其中产科门诊配套设置彩超室、心电图室、远程胎监、胎心监护室、孕妇建档室、VIP 候诊室等（图 6-5）。结合智慧医疗建设，孕产妇可以在线上进行预约挂号、微信群咨询以及远程胎心监护；现场还增加投放多台签到机和自助机，减少现场候诊、排队缴费和打印检查单等情况。产科特需（VIP）门诊还能为孕产妇提供个性化服务。

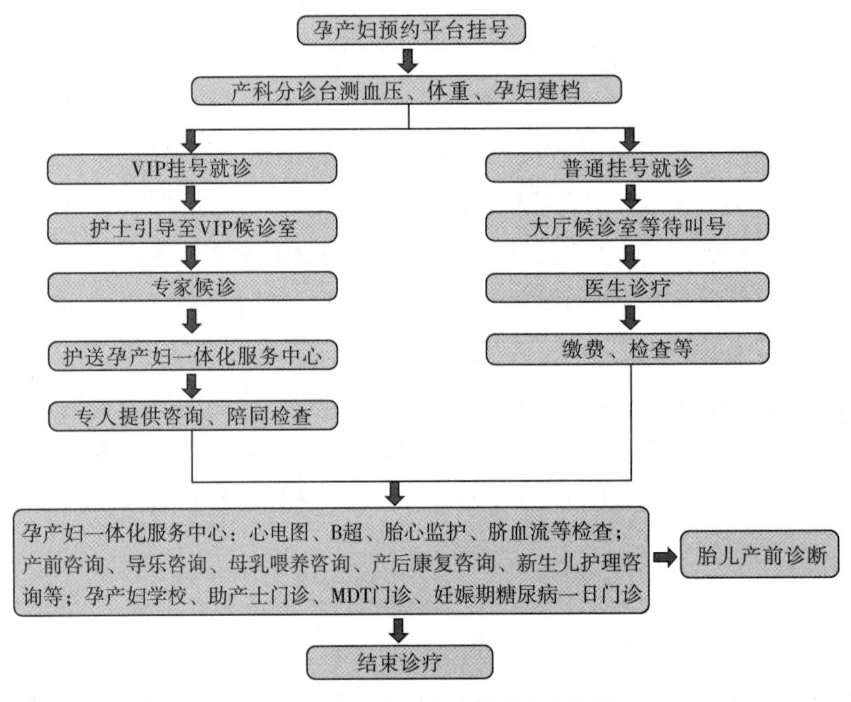

图 6-5　孕产妇一体化服务中心流程

在此之前，孕产妇按原门诊就诊流程需要辗转于多个窗口办理挂号、看诊和缴费，再持各种检查单到各楼层等候完成相关辅助检查，等候时间长，流程烦琐，现如今“一次产检四处跑腿”的情景已不复存在，孕产妇们在孕产妇一体化服务中心只需走几步就能享受集成服务，即就诊、缴费、采血、心电图检查、B 超检查、孕产知识传授（产前咨询、导乐分娩咨询和母乳喂养咨询等）、多学科诊治、远程胎心监护等“一体化”全流程诊疗服务，减少来回奔波的辛苦，大大缩短了产检时间，提升了就医体验感（图 6-6）。妊娠全周期所需的检查项目前移至孕产妇一体化服务中心完成，真正地体现了以人为本，以孕产妇为中心，体现了优质高效的服务精神，提高了孕产妇对护理人员的信任，

形成了医护患三者良好的互动模式，既符合患者利益需要，也符合医院发展需要，更符合医疗市场发展需要。

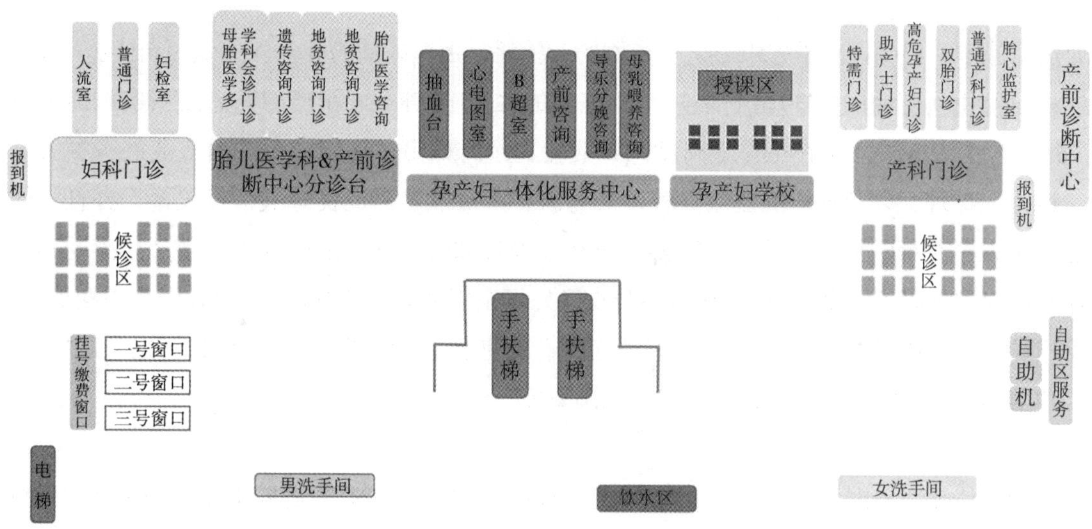

图 6-6　孕产妇一体化服务中心空间布局示意图

4. 配备专业人员，健全专病专科门诊

孕产妇一体化服务中心人员配备：各相关临床科室医生和技师，诊台护士均由经验丰富、主管护师职称以上的助产士担任。助产士门诊模式相比于常规产科门诊来说，能够让孕产妇及其家属对分娩有一个更加充分且正确的认知，纠正以往传统错误认知，掌握正确分娩知识，有效避免护患纠纷的发生，孕产妇配合度、依从性和满意度得以大幅度提升。孕产妇一体化服务中心门诊配备：助产士门诊、双胎门诊、高危孕产妇门诊、特需孕产妇门诊、胎儿医学科、产前诊断中心、母胎医学多学科会诊门诊、遗传咨询门诊、地贫咨询门诊等专科门诊，并安排高年资医生坐诊，为高需求的孕产妇特供高级别和个性化服务，同时还为高危孕产妇提供更有效的专病诊疗，将高年资、高职称医生的优质医疗资源向高危人群倾斜。当高危级别发生改变时，动态转诊至相应级别的医生诊治。

5. “互联网 + 妇幼健康”融入，对孕产妇分级别专案管理

将“互联网 + 妇幼健康”融入孕产妇妊娠全周期服务全过程，在“海南省妇幼健康服务管理信息系统”为初次来院就诊的所有孕产妇建立档案和填报信息，根据检查结果和“五色”预警标准对孕产妇高危级别进行评估。对其中“黄”“橙”“红”“紫”色高危孕产妇建立专案，通过高危识别、预警提醒、治疗干预、定期风险评估、结案等闭环管理实现对高危孕产妇的全程动态跟踪管理，提升高危孕产妇的管理率及高危因素的有效干预率，最终实现全面、高效、畅通的管理。

6. 多渠道宣传健康教育知识

将孕产妇知识覆盖到孕妇学校、孕妇微信群、宣教视频、宣传折页、官方微信公众号等渠道，提高孕产妇及其监护人的自我识别、自我监测、自我干预意识，保障医患互动。

（三）效果与经验

1. 孕产妇一体化服务提高了孕产妇满意度

通过实施孕产妇一体化服务中心，孕产妇的产检耗时由实施前的 3 ~ 4 天缩短至实施后的 1 ~ 2 天、候诊时间由实施前的≥ 30 分钟缩短至实施后的≤ 15 分钟）、孕产妇满意度由实施前 88.5% 提升至 96.7%。由于医护人员在工作上高度的专业化，孕产妇由孕期到产后均由专业的医护人员进行诊治、检查、护理，以及连续的健康宣教，其与医护人员能够形成良好的信任关系，并且一体化服务中心医护人员全程掌握病情动态，能够及时有效处理和防止并发症的发生，使产妇感受到快捷、无缝隙的医疗护理服务。同时孕产妇还能参与自己妊娠全周期方案的制订，了解妊娠全周期护理过程，整个诊疗护理过程透明化、细致化，健康教育个体化，使孕产妇信任感增加，保证了以孕产妇为中心，构建了和谐的医护患关系，显著提升了孕产妇满意度。

2. 孕产妇一体化服务改善了产科门诊服务现状

孕产妇一体化服务围绕“以孕产妇为中心”的目标，统筹运用高效协同工作机制和数字化技术，将智慧医疗、一体化和现代化贯穿到产科门诊管理工作，对医院产科门诊运营机制、组织构架、方式流程、工具手段等进行全方位和系统性重塑，是一项服务集成创新，它打破了传统的产科门诊、产科相关临床科室和各检查科室之间平行线的工作模式，更注重共同参与和制订诊疗 / 护理方案，能够更深入和及时地动态掌握孕产妇的孕期情况，发现问题并反馈，使产科相关科室及医护合作更为协调，提升了相互之间的满意度。孕产妇一体化服务通过医疗及医护人员共同参与对孕产妇病情变化进行探讨，使相关医护人员及时了解本专业的最新动态，拓展了知识领域，提高了业务水平，同时还增加了团队合作精神和增强彼此之间的凝聚力，提高了医疗护理服务质量和工作效率。

综上所述，我院借助“高质量发展”赋能，多方协同，深抓落实妊娠全周期健康管理模式下的孕产妇一体化服务，就是“以孕产妇为中心”，用最短时间、最佳质量、最优效率、最低成本，服务更多的孕产妇。运营孕产妇一体化服务中心期间不仅结合医院的实际情况，同时还借鉴国内外经验对滞后的、不合理的产科门诊流程进行优化改造，有效的促进了医疗服务质量的提高，改善了医患关系，树立了医院品牌形象，有利于社会和谐稳定，增加了医院的竞争力，对医院发展带起了积极的推动作用。值得一提的是，我院在运营孕产妇一体化服务中心时发现，该服务模式对所有人员、各相关科室和部门，尤其是信息中心的工作方法、工作成效及软硬件设备提出了较高要求，需要高度的协同和及时有效的沟通交流，这也是我院孕产妇一体化服务中心今后发展和处理的重点工作方向之一。

林亚妹

专家点评

该案例在妊娠全周期健康管理模式下，优化创新服务流程，将孕产妇就诊、缴费、采血、心电图、B 超、多学科诊治、远程胎心监护等妊娠全周期所需的检查项目，前移至孕产妇一体化服务中心集合完成，减少来回奔波，缩短产检时间。孕产妇由孕期到产后由专业人员进行诊治、检查、护理，医护人员可全程掌握病情动态，及时有效处理和防止并发症的发生，使孕产妇感受到快捷、无缝隙的医疗护理服务，在保障孕产妇安全方面值得推广和借鉴。

点评专家：王　琳（山东省青岛市妇女儿童医院）

六、湖州市中心医院：基于 BPR 理论助推门诊服务效能提升

（一）案例背景

湖州市中心医院始建于 1944 年，前身为浙江省立传染病医院、浙江省立第二医院，承担着湖州及安徽宣城、江苏吴江等周边地区 400 多万人口的医疗保健工作，正在全力建设浙北区域医疗中心和浙苏皖边界医学高地。医院开放床位 1500 张，年门急诊量 160 万余人次，出院病人 7.5 万余人次。在全国三级公立医院绩效考核中位列百强，进入 A+ 序列；连续 10 年入围中国地级城市医院竞争力百强。

门诊是医院对外服务的重要窗口，但我院在国考的三个满意度考核中，门诊患者的满意度提升较慢，分析原因，在门诊就医流程中仍存在“挂号难”“结算难”“预约难”“认路难”“诊治难”的问题。我院将 BPR 理论应用于门诊管理中，使门诊资源得到有效整合，进一步提升门诊服务效能。

（二）具体做法

1. 资源配置

人：①招聘导医人员，组建专职门诊导医队伍；②招募社会志愿者，扩大门诊“爱之翼”志愿服务队伍；③整合现有医疗资源，组建一站式“综合服务中心”。

财：医院加大资金投入，增加门诊各类设备购置。

物：添购门诊自助服务机、报告打印机等设备，并在技术层面进行更新。

信息化：“互联网 +”助力，建设医后付、自助挂号、智慧门诊等移动智慧平台。

2. 流程优化

（1）创新预约就诊模式：优化预约方式，提前 10 天向基层医疗卫生机构开放 90% 号源，建立多种预约渠道，统一预约号源，基层患者在社区就能轻松挂号。增加自助机数量，固定志愿服务队伍，对自助机进行升级，同时招聘专职自助机引导员，负责自助机指导工作。开设“康大姐热线”，为预约就诊的老年患者开设陪伴就诊服务，设置老年人优先窗口。

（2）优化一站式“综合服务中心”：以“最多跑一次”为导向，全面整合 CT、彩超、MRI、医保等项目，建立全资源预约系统，同时增加服务窗口数量，缩短预约等待时间和次数，实行“一窗受理、一站服务、一章管理”。细化一站式“综合服务中心”服务内容。包括预检分诊、门诊病历打印、缴费退费等 15 项工作内容。制定“综合服务中心”制度和流程。

（3）变革支付方式：自助机支付为主，窗口人工支付为辅。大力推广“医后付”移动支付，医保患者待就诊结束可以选择在自助机或移动端一次性结算。建立统一支付和统一对账平台。构建可实时监管的医院收支财务核算体系。

（4）创新取药模式：引入门诊智能快速发药系统，取代人工取药。上线云药房，可选择自提取药或物流配送形式，减少了人员流动。

（5）“互联网 +”助力门诊服务：上线互联网医院、云门诊，成立并高效运行远程会诊中心及多学科门诊，满足患者的多重就医需求。同时整合院内优势资源，开设疑难杂症MDT门诊、线上门诊，助力疫情防控。引入“众寻导航小程序”，基于5G技术打造动态就医场景。落实“检验检查精准互认”，提高医疗资源利用率，改善群众就医体验。上线”云胶片”服务。患者通过手机扫描检查报告上的“二维码”，即可查看包括电子胶片、原始影像和图文报告在内的全部检查数据。

（三）效果与经验

项目实施一年后，门诊患者平均预约率增加10%，门诊患者预约后等待时间降低至5分钟以内，患者平均付费次数从2.8次减少到1.2次，在减少人群聚集、缩短患者在院停留时间方面取得了显著的成效。同时“云胶片”服务降低了CT检查患者的均次费用，减轻患者就医负担。

医院在提升门诊服务效率上主要是通过创新预约就诊模式，统一预约号源，解决患者“挂号难”问题；优化一站式“综合服务中心”，实行“一窗受理、一站服务、一章管理”，解决患者“预约难”问题；变革支付方式，大力推广“医后付”移动支付，并建立统一支付和统一对账平台，解决患者“结算难”问题；引入“众寻导航”小程序，解决患者“认路难”问题；上线互联网医院、云门诊，满足患者的多重就医需求，解决医生“诊治难”问题。

马建明

专家点评

案例医院结合自身实际情况，以患者需求为导向，深入分析查摆存在的痛点难点问题，从解决患者“五难”问题入手，科学研判、精准施策，通过优化社区联动的预约方式、拓展“一站式综合服务”功能、推广“医后付”移动支付、上线云药房、云门诊等系列举措，很好的践行了“以患者为中心”的服务理念，“康大姐热线、最多跑一次”等创新服务举措，已成为医院一张亮丽的名片，在取得成效的同时，也收获了患者的一致点赞。

点评专家：冯　斌（北京市医院管理中心）

七、武汉市黄陂区人民医院：强化医疗质量管理提升门诊预约诊疗率

（一）案例背景

武汉市黄陂区人民医院是一家集医疗、科研、教学、预防、保健、康复、急救于一体三级甲等综合医院。医院占地面积 8 万余平，建筑面积 12 万余平方米。编制床位 1150 张，实际开放床位 1150 张。设有 56 个临床医技科室，22 个一级诊疗科目。2019 年，医院住院患者 8 万余人，接待门诊患者 86 万人。曾荣获全国综合医院中医药工作示范单位、湖北省文明单位等 30 余项省市区荣誉。

2020 年，医院质控办发现，在对门诊就诊患者的随机抽样调查中，预约诊疗人数连续下降，最低已经不足调查样本总量的 10%。医院对此高度重视，决定以门诊办牵头，集中推进预约诊疗服务。

（二）具体做法

1. 查找问题，分析原因

医院由门诊办牵头，组织医疗、护理、质控等多个部门。对医院当前预约诊疗的现状进行了全面分析。

（1）存在问题：我院门诊挂号目前虽已开通微信预约、支付宝预约、现场窗口预约、电话预约和网上预约方式，但预约挂号率偏低，知晓并使用了这些预约挂号方式的群众不多。

（2）原因分析：医院门办及相关科室开展头脑风暴，对预约诊疗率不高的原因进行分析。

患者方面：部分群众不知晓医院开通了各种预约挂号方式。医院就诊老年人占比高，农村老年人群没有智能手机或不会在手机上进行操作。很多老年人认为网上预约操作太烦琐，更为适应传统的排队挂号模式。

医院方面：医院宣传力度不够大，区内群众不了解医院预约挂号的方式方法。导医台人员对于老年就诊人群的帮助还不够深入，没有主动的去推广和帮助其应用预约诊疗服务。

医护人员方面：存在门诊坐诊医生自行临时换班的情况，患者在预约挂号后未能找到对口医生就诊。造成了患者对于当前预约诊疗服务的不信任。

软件方面：医院预约诊疗的软件老化，存在操作烦琐、功能不完善的地方，未能与时俱进。

2. 制订方案，落实改进

根据以上的原因，绘制出鱼骨图，并制订改进方案及如下：

（1）完善大厅、官网、微信公众号的预约流程图，加大门诊预约宣传力度。做短视频宣传预约操作指南，线上线下同时推广。

（2）安排导医及志愿者在门诊大厅引导患者使用手机挂号，并详细指导其操作。

（3）给门诊医生护士做带个人属性的二维码，后台可以统计到他们预约推广的数据，对优秀人员进行激励。

（4）增加诊间预约挂号等扩展预约挂号范围，加强复诊患者预约率。

（5）优化升级门诊分诊叫号系统，加强分诊导医护士的培训，切实落实分时段预约患者能按时段优先就诊。

（6）对于无手机或难以掌握信息化预约手段的患者，可在导医人员、志愿者的引导下，通过人工窗口或自助机预约。

（7）与区域诊疗平台联动，预留部分预约资源给基层医疗机构，提高转诊患者的就诊体验。

（8）加快上线医技检查预约系统，实现门诊和住院医检查全预约，通过智能规则引擎，推荐最为合理的检查时间，保证检查患者能在最快最合理的时间内得到服务。

（三）效果与经验

我们对 PDCA 循环改进前（2021 年 1 月至 7 月）与改进中（2021 年 8 月至 10 月）的手机预约挂号率进行了初步统计分析，8 ~ 10 月平均为 16.68%，较前提高了 73.03%。改进方案已经初步达到效果。

在疫情常态化时期，预约诊疗服务能够分散现场集中式挂号的压力，减少挂号与缴费等待时间，有效化解排队拥挤人流，减轻医院门诊管理人力成本，避免人群扎堆，降低防控风险。本院在定期分析门诊患者的抽样调查数据中，发现了不足，立即与医院自身的运营数据进行对照，得出服务流程环节存在不足的结论。进而要求门诊办运用质量管理工具，立即完善改进。有效的提升了医院服务能力，改善了就医群众的获得感。

朱绍咏

专家点评

案例医院提出的八项改进措施，详实有效，具有可操作性和可借鉴性。尤其是“加快上线医技检查预约系统，实现门诊和住院医检查全预约，通过智能规则引擎，推荐最为合理的检查时间，保证检查患者能在最快最合理的时间内得到服务”值得借鉴推广。该院现有的硬件设施未能匹配所需的功能，体现在预约诊疗软件较老旧，存在操作繁琐、功能不完善之处，未能更新完善。建议该院采用 PDCA 循环等方式，对预约挂号率进行持续的统计分析，以此来改进提升预约诊疗率的措施及方案，不断完善以达到可推广应用。

点评专家：唐学文（重庆市巴南区人民医院）

八、丽水市人民医院：构建患者超说明书用药监管体系

（一）案例背景

丽水市人民医院成立于1937年9月，前身为浙江省第一临时辅助医院。2011年成为三级甲等综合性医院，是温州医科大学附属第六医院、丽水学院附属第一医院。医院共有两个院区，府前院区和东城院区，两院区编制床位1600张，开放床位1800张。2021年，医院员工人数2424人，门急诊1857658人次；住院人次数57017人次。

曾经超说明书用药让临床医生如履薄冰，随着新《中华人民共和国医师法》的发布，超说明书用药真正意义上成为有法可依。新版医师法虽然纳入了在循证支持下超说明书用药，但仍然对超说明书用药提出规制。因此，规范全院超说明书用药的管理和使用刻不容缓。经随机抽查我院门诊20000张处方，发现超说明书用药品种75种，处方数共412张，备案后超说明书用药处方为19张。为此，我院决定由药事管理与药物治疗学委员会牵头，通过优化制度及流程，借助信息化平台管控，建立自查与督查考评体系等措施，初步构建了我院超说明书用药管理体系，实现了对超说明书用药管理从粗犷到精细化的进步。

（二）具体做法

1. 组建团队，构建超说明书用药监管体系

为解决门诊超说明书用药合理使用率低的现状，我院成立了持续改进小组，以多个部门协作方式明确权责。由医院药事管理与药物治疗学委员会和医院伦理委员会担任决策层，负责制度、监管机制的制定。药学部、质管处联合医务处担任监管层，负责制度的落实和监管。临床科室、门诊药房、临床药学室及信息科担任执行层，负责具体工作的开展。

2. 总体改进思路和管理工具的应用

通过构建超说明书用药管理体系，优化制度及监管机制，借助信息化平台管控，实时提醒医师和药师超说明书用药警示，规范医师超说明书用药行为，建立自查与督查考评机制，最终形成超说明书用药规范管理持续改进的长效机制。

3. 质量管理工具的应用

分别从人、机、环境和其他四个方面进行原因分析，头脑风暴。认为问题主要原因集中于8个方面：①缺少实用性强的管理制度和流程；②系统对超说明书的干预、拦截力度差；③药师对超说明书用药干预不够；④超说明书用药培训考核不足；⑤监管力度不够，考核机制欠完善；⑥医师对超说明书用药理解有歧义；⑦医师对申请超说明书用药配合度不高；⑧超说明书用药知晓率低。按照频次计算出每个主要原因所占累计百分比，绘制了柏拉图。按照“二八法则”确立要因，又通过真因验证，将缺少实用性强的管理制度和流程，系统对超说明书的干预、拦截力度差，药师对超说明书用药干预不够，监管力度不够，考核机制欠完善确定为要整改的真因。

4. 超说明书用药监管体系建设过程

执行第一阶段：药事管理与药物治疗学委员会重新修订《超说明书用药管理制度》，明确了超说明书用药的定义，细化权责，简化审批流程，统一申请表和知情同意书等相关表单，发 OA 全院人员查询、获得。将超说明书用药管理要点纳入全院医护人员应知应会手册供学习、考核。成立药事培训小组，线下组织临床科室学习超说明书用药等药事管理 32 场，线上集中培训 2 场。

执行第二阶段：持续完善信息管控系统，升级逸曜合理用药系统 3.0 至 3.5，对超适应症用药有规则提醒。结合超说明书用药处方点评结果，将有循证证据而未备案的超说明书用药设置 5 级提醒，引导医师及科室申请超说明书用药。循证级别不充分的与科室沟通，经药事会讨论通过后设置逸曜 8 级拦截。对已备案的超说明书用药设置 5 级提示，告知医师正在使用超说明书用药，并按规范合理使用。设置门诊医生站推荐用法用量 669 项供医师参考，引导医师按说明书用药。

执行第三阶段：成立超说明书用药点评小组，组织学习广东省药学会发布的《超说明书用药目录（2020 版）》《超说明书用药参考（第二版）》等常见超说明书用药，提升药师综合能力。每日常态化开展超说明书用药处方点评，对不合理超说明书用药与相关医师沟通干预，上报不良事件，有循证支持的建议医师申请备案；开展超说明书用药专项点评，点评结果设置逸曜系统规则干预。

执行第四阶段：按科室成立 37 个药物专管员，对本科室超说明书用药进行季度自查，临床药师负责定期收集自查表；药事会每季度结合超说明书用药处方点评情况进行督查，访谈科室人员对超说明书用药掌握情况，督促科室对未备案超说明书用药进行申请，督查结果纳入绩效考核。

（三）效果与经验

我院在超说明书用药管理体系的建设过程中，通过修订《超说明书用药管理制度》、简化申请流程，统一了管理标准。借助多渠道的培训、考核，提高了全院员工超说明书用药的知晓率。运用逸曜超说明书用药管控模块高效地去引导、监管医师规范合理地使用超说明书用药，实现了对超说明书用药的信息化管控。通过建立自查与督查的考评体系，实现了超说明书用药的闭环化管理。

本项目也有一定的不足之处，医学的不断发展势必会让超说明书用药动态更新，我院的超说明书用药目录药品较多，应结合最新的循证依据不断修正。同时，我们接下来的重点会放在超说明书用药的综合性评价上，特别是对超说明书用药的疗效和安全性评价，真正地保障患者权益、解医师后顾之忧，提升医院合理用药水平及医疗安全。

刘丽仙　潘志星　金凡茂　刘诚睎

专家点评

该院通过组建团队，成立持续改进小组，由决策层、监管层、执行层联动开展具体工作。明确主体责任、优化管理制度、完善信息管控系统、成立超说明书用药点评小组、药物专管员自查自纠等举措最终形成超说明书用药规范管理持续改进的长效机制。在统一管理标准、提高超说明书用药的知晓率、实现信息化的管控、闭环化管理方面效果显著。该案例的经验与举措在提升医院合理用药水平及医疗安全等方面具有推广的意义和价值，但该案例在改进后的数据支持方面稍显欠缺，建议展示举措实施后对超说明书用药合理使用率的情况，以体现质量改进的具体效果。

点评专家：胡建民（福建医科大学附属第二附属医院）

九、临沭县人民医院：提升门诊服务高效能　助力医院高质量发展

（一）案例背景

临沭县人民医院始建于1949年，前身为华东野战军淮海战役战地医院。建院70多年来，披荆斩棘，砥砺奋进，现已发展成为一所集医疗、教学、科研、预防、保健、康复为一体的三级乙等综合医院。医院现有三个院区，职工1179人，总编制床位1200张，净资产6.53亿元，全年门急诊诊疗86.66万人次。

门诊是医院医疗服务的首要窗口，其服务水平直接反映出医院整体的管理水平，是影响患者满意度的一个重要环节，所以怎样为患者优化就诊流程，提高就医体验，提供高效的服务，就成为了门诊管理工作中首需解决的问题。根据山东省卫生健康委员会关于《公立医院高质量发展促进行动实施方案（2021—2025年）》的文件要求，深化“放管服”改革工作，进一步优化门诊就诊流程，提高门诊服务质量，加强公立医院精细化管理，促进公立医院高质量发展。院党委高度重视，决定将“提高门诊服务高效能”，作为助力医院高质量发展的先头兵，切实推进实施方案落地。

（二）具体做法

1. 组建团队，开展现状调查

成立以院党委书记为组长的专项治理小组，小组成员包括：门诊部、医务部、护理部、总务科、信息科等有关科室负责人。小组采用沉浸式就医体验、门诊就医体验调查问卷等多种形式调研目前门诊服务的现状，运用管理工具分析出目前存在的影响患者门诊就医体验的主要问题为：预约形式单一、门诊就诊流程烦琐、患者等候时间长、诊室内患者聚集、取药等候时间长。

2. 运用质管工具，查找根因

将调研发现的五个主要存在问题归纳分类为预约挂号、门诊看病、交费取药三个环节，针对这三个环节小组组织相应环节的工作人员，分管负责人员及志愿者群众分别进行头脑风暴，运用鱼骨图、柏拉图分析确定每个环节出现问题的主要原因。预约挂号：预约形式单一、预约系统与叫号系统不联通、预约后无明确就医反馈、挂号排队耽误时间；门诊看病：叫号系统不能全覆盖、患者就诊秩序混乱；交费取药：诊断完毕后交费取药需重复排队。

3. 信息化助力，流程再造

预约挂号：一是开通网上预约诊疗及现场预约登记。通过临沭县人民医院患者服务平台及健康临沂可实现网上预约，时间精确到半小时，患者预约成功后可收到确认信息提醒，明确就诊时间和具体诊室。二是取消门诊大厅挂号及实体就诊卡。在各分诊台开通激活身份证功能，无须到缴费处进行挂号，节省患者看病前等待时间。三是实现多种就诊方式。身份证、电子健康卡、山东省健康码通行码、医保电子凭证均可作为就诊依据。

门诊看病：一是增设门诊叫号设备，优化信息支持，联通预约挂号和叫号系统，规范叫号秩序。

二是增加各诊室等候区座椅，增设宣传材料书架，提供公用电子血压计、体温计及体重仪等测量仪器，提高就诊患者舒适度。三是规范“一医一患一诊室”。各诊室门口增设出诊信息显示屏，详细显示坐诊医师信息、当前就诊患者及下一位就诊患者。四是增设备用诊室，就诊高峰就医拥堵时及时通知科主任开启备用诊室分流患者，缩短就诊等候时间。

交费取药：一是开展“诊间结算”，把收费窗口服务功能“搬进”每个诊室，有效分流收款窗口交费排队人员，实现信息多跑路、患者少跑腿问题。二是增设药房潮汐窗口，每日上午 9 ~ 11 点，下午 3 ~ 4 点，固定增加一个拿药窗口，满足门诊患者取药咨询需求。对慢病患者同时“开展互联网 + 门诊慢性病智慧药房”结算模式，提高就医便捷度。成立门诊慢性病定点药店，为患者提供线上问诊续方、线下配送药品服务，开启慢病患者“足不出户、求医问药”新格局。

（三）效果与经验

门诊服务高效能提升以信息化为重要手段，通过多元化预约，引入智能叫号系统，提供医院特色服务等多重举措，打破了传统的门诊就诊模式，实现了患者看病少排队，诊间支付少等待，就诊取药更便捷，便民服务更贴心，避免了人员聚集，提高了医院工作运转效率，改善了患者就医体验，提升了患者满意度，助力了医院高质量发展。

刘瑞林

专家点评

该案例有三个做法值得行业借鉴：①主官牵头确保系统性组织管理：门诊服务涉及的环节多、岗位多、多点交付，木桶效应明显，由医院党委书记牵头多部门提升患者服务体验，确保了跨部门沟通协调的高效和系统性；②采用循证改进工具和方法确保高效科学：采用根因分析法对患者就诊全流程问题进行定量加定性相结合的问题定位，确保找到影响患者就诊体验的关键“短板”；③信息化流程优化确保快速迭代改进：充分应用信息化技术优化就诊流程的短板环节，实现了让“信息多跑路，病人少跑路”。案例成效能否实现持续改进、不断优化迭代，真正形成以患者为中心的服务改进长效机制有待进一步探索。

点评专家：吴　昊（海尔盈康医疗）

十、上海市第一人民医院：基于创新动力模型的“X+ 就医”门诊服务流程再造

（一）案例背景

上海市第一人民医院始建于 1864 年，是全国建院最早的综合性百年老院之一，也是全国首批三级甲等综合性医院。医院分设虹口和松江两部，占地约 453.8 亩。全院在岗职工 4060 人，核定床位 1820 张，南北两部临床三级学科和医技学科共 96 个。2021 年全年门急诊量 453.82 万，出院人次 13.30 万，住院手术人次 8.33 万，均次费用保持在同级同类医院平均水平。建院以来，医院在国内、市内卫生系统中一直处于领先地位。

在《公立医院高质量发展促进行动（2021—2025 年）》方案中明确提出，推动公立医院“以疾病为中心”向“以健康为中心”的转变，在服务模式转变的同时，必须以“患者需求”为导向，站在“患者”的角度，推进改善医疗服务，包括优化服务诊疗流程，规范诊疗行为等，以期更好促进医疗服务高质量发展，增强患者就医获得感。在此背景下，医院提出借助创新动力模型，针对患者线上 + 线下就医过程中的“信息盲”焦虑，创新打造“X+ 就医”服务流程，重点解决患者就医五大信息盲焦虑，数字鸿沟等一系列问题，为患者提供连续、便捷、智慧、高效、安全的就医体验流程，最大程度提高门诊诊疗服务效率。在技术开发层面，利用 5G 信息技术整合患者就医流程的需求功能，打通不同就诊流程业务节点，创新建造就医流程信息平台。减少患者在院内诊治的复杂流程，减少患者及其家庭的时间与经济成本，持续提升患者就医体验。

（二）具体做法

1. 建立跨部门沟通协调与运作机制

“X+ 就医”服务流程建设是一项系统性工程。医院打破党政领导分工与行政部门管辖壁垒，建立跨部门沟通协调与运作机制。项目方案由患者体验处提出，经院领导和院务会讨论通过后执行；项目领导由分管医疗副院长与信息副院长共同担任；项目实施聚焦“患者体验”，从“患者需求”出发，项目执行由患者体验处牵头负责协调与推进，多部门共同参与，信息技术服务公司提供技术支撑与保障。具体做法如下：①改变传统信息、医疗、护理等各部门“单打独斗”的情况，于 2021 年 3 月成立工作专班；②由患者体验处牵头，医务处、护理部、信息处、财务处等多个部门共同参与，制订方案，明确分工，持续推进，高效有序，协同管理；③依据各部门任务的特点，拓展合作，增强沟通，纵横联动，强化管理，并进一步加快推进该平台的实际应用。

2. 明确操作思路

医院前期开展调查与座谈，针对患者对就医体验与服务需求调研，结果显示 53% 的患者表示“进了医院不知道要干嘛”，“信息盲”已成患者就医的首要焦虑因素，尤其是老年人和异地患者，往往得在每个就医环节反复询问，既降低了就诊效率，也使就医体验大打折扣。针对这一问题，医院明确了借助创新动力模型管理工具对患者就医流程需求的市场推动力和技术创意开发的科技推动力这两个方面进行技术创新、流程创新、管理创新。本着就医流程创新项目以患者为中心，站在患者角度，对患者就医服务需求与技术开发进行分析，启动创新机制，搭建信息平台，创新打造就医流程，同时考虑到患者在接受新事物和流程应用中可能遇到的问题，在创新动力模型研究中引入更多的经验性方法，以更好地促进患者方便，顺畅使用该就医流程。结合医院已有的 AI 智能导航系统 +5G 信息技术，针对患者就医过程中信息盲等焦虑问题，打通患者就医全环节，创新打造“X+ 就医”全流程服务，推动就医服务流程创新。

3. 明确工作目标、内容及实施方案

①工作目标：构建统一规划、联动合作、资源整合、数据共享、便捷、高效、连续、智能的“X+就医”线上，线下全融合创新服务流程。②工作内容：转变服务理念，研发信息平台，创新服务流程，共享安全数据，重塑管理流程，打造便捷、高效、连续、安全的就医服务流程。③实施方案：依据建设主要目标、内容，强化人、财、物等方面的基础保障体系建设，包括信息接口开发和网络开通，搭建、完善、优化平台内涵体系，逐步展开科室试点，分阶段推广应用，并持续优化就医流程方案，形成常态化工作机制，建立考核评价体系。

4. 搭建服务系统平台

基于信息化管理手段，梳理 AI 智慧导航系统路径，全面升级就医流程。坚持“数据赋能”，打通院内外信息系统，实现数据互通共享，形成智慧就医服务新模式，实现跨部门合作就医流程管理的全过程信息化，连续化、便捷化、智能化和安全化，从而形成全流程的闭环管理。

5. 打造“X+ 就医”服务流程

针对患者线上、线下就医过程中的“信息盲”焦虑，依托实体医院和信息系统的有机融合，打通从咨询、挂号到就诊、检查，再到付费、取药的患者就医全环节，全面升级打造“X+ 就医”全流程服务系统，该系统覆盖了涵括在线诊疗及线下诊疗两大流程体系，包括了“互联网医院”与“智慧就医导航”两大模块，下设“健康管理人”“健康档案”“AI+ 六师团队阶梯式咨询”等实用功能，将患者就医流程精准为“就医任务清单”，“手把手”教会患者，实现患者就医看病“照单办事”，告别“一步一问”，精准破解患者就医中“看病难”“信息盲”等难点、痛点问题，具体见图 6-7。

6. 坚持持续完善有序推进

在创新服务，创新流程过程中，针对创新动力模型中患者需求和技术创新开发这两个方面进行分析。根据患者需求反馈，不断完善、优化“X+ 就医”平台的内涵，有效解决创新流程试点运行过程中的实际问题，达到信息及时反馈、自动感知、智慧处理、智能管控，实现就医服务管理的信息化，连续化、便捷化、智能化和安全化，从而形成全流程的闭环管理，并搭建患者体验调查评价反馈系统，持续完善，有序推进就医流程的应用。

（三）效果与经验

结合国家对综合医院医疗服务行动等建设要求，全面带动市级医院门诊就医流程一体化发展，推动综合医院医疗服务项目集约化、规范化管理，形成市级医院数据底座、系统中枢和信息化、AI

和 5G 技术应用大场景。该模式于 2021 年 8 月在医院试点应用，迄今为止“X+ 就医”服务流程系统日均浏览量 6000 余人次，累积达 1850243 人次，目前系统上绑定成为父母或亲属的健康管理人共计 35194 人，达到预期目标。该项目获得主流媒体报道 4 余篇，先后荣获“全国学雷锋志愿服务四个 100 最佳志愿服务项目”“上海十佳公益基地”“上海市品牌社会工作项目”等荣誉奖励，多次获邀在上海申康医院发展中心书记院长例会、上海市医院协会等会议进行经验交流及大会报告。

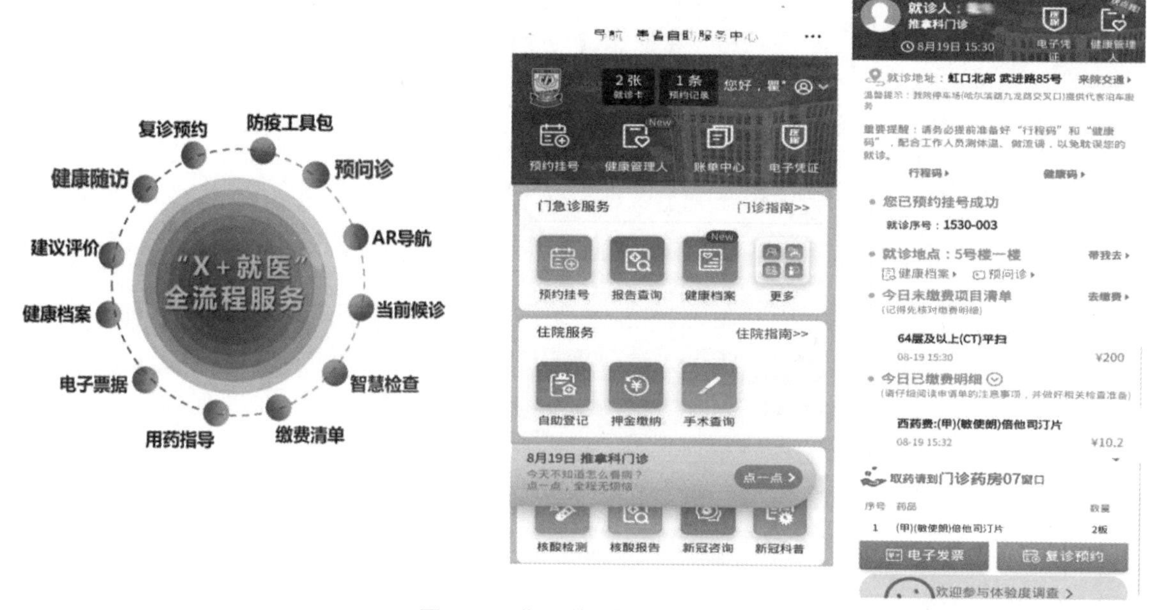

图 6-7　“X+ 就医”服务流程

①该“X+ 就医”服务流程与以往 AI 路径导航不同，在医院原先“实景路径导航系统”的基础上，将初诊和复诊患者的就医流程精准为“就医任务清单”，升级按医嘱导航；②新增预问诊、等候情况、账单信息、药品信息和健康档案等模块，一旦医生开立新的检查，导航页面也会实时更新，告知患者检查地点和注意事项；③在患者“迷路”时，还能用“院内 AI 导航”来引导路线。它是“手把手”教会患者完成就诊，实现就医看病“照单办事”，告别“一步一问”信息盲的窘境，让患者拥有连续、便捷、智慧、高效、安全的就医体验；④此流程待进一步完善优化和再造后，形成一套成熟合理的规范化就医流程创新管理模式，并在二级医院，长三角等做进一步的推广与应用，持续提升患者就医体验。

柴　双　杨明珠　严彩霞

专家点评

该案例从患者视角出发，聚焦线上和线下患者就医过程中五大“信息盲”焦虑，运用创新动力模型构建“X+ 就医”服务流程，提供了数字信息化高度发达情境下解决患者跨跃数字鸿沟的简单有效方法：将初诊和复诊患者就医流程精准为“就医任务清单”，实现就医看病“照单办事”；

在患者“迷路”时，用“院内 AI 导航”来“手把手”带诊，告别“一步一问”信息盲窘境。案例凸显出在医院硬件条件日益改善、数字信息化高度发达的背景下，给予患者温暖关爱、容老容弱的价值取向，这既是医疗行业的不懈追求，也是数字赋能医疗行业的本质要求。患者体验处为项目推进发挥了有效积极的牵头协调作用，说明多部门职能整合在推进现代医院管理改革中的重要意义。

点评专家：胡　豫（华中科技大学同济医学院附属协和医院）

第七章

住院医疗质量患者体验提升典型案例

一、河北北方学院附属第二医院：提高抗菌药物治疗前病原学送检率保障患者诊疗安全

（一）案例背景

河北北方学院附属第二医院始建于 1951 年，座落在素有“京西第一府”之称的美丽古城宣化。医院前身为宣化市人民医院、宣化人民医院，1984 年经省政府批准成为原张家口医学院直属附属医院——张家口医学院第二附属医院，2003 年更名为河北北方学院附属第二医院，是一所集医疗、教学、科研、预防、保健、康复为一体的省属全民所有制三级综合医院。医院编制床位 650 张医院，现有在职职工 910 人，其中卫生专业技术人员 782 人，年门诊量 40 万余人次，其中急诊 3 万余人次；出院量 2.2 万人次，医疗服务覆盖万全、阳原、宣化、下花园、赤城、蔚县、怀来等地区。

抗菌药物是广泛应用临床的各种感染性疾病的重要药物，随着抗菌药物的广泛使用，也出现了诸多抗菌药物的滥用和非合理使用的问题，导致菌群失调、细菌耐药菌株产生、组织器官功能损害等，给患者增加新的疾病和危害的同时也加重社会及患者的经济负担。我国现有监测数据表明，鲍曼不动杆菌、铜绿假单胞菌等非发酵菌占临床分离细菌前列的情况可能与微生物标本送检滞后及采样错误有一定关系。2021 年 2 月 9 日，国家卫生健康委发布《关于印发 2021 年国家医疗质量安全改进目标的通知》，“提高住院患者抗菌药物治疗前病原学送检率”在十大目标之列。

（二）具体做法

1. 组建团队，确定工作方向和目标

根据医院的实际情况，医务科联合护理部、院感科、药剂科、微生物室、呼吸内科等部门组成项目团队，于 2021 年 5 月正式启动本项目。首先召开小组会议，制订实施方案和工作细则，进行工作分工，详细梳理工作步骤及工作程序。确认整改的主题是提高住院患者抗菌药物治疗前病原学送检率，以此切入点为抓手，进一步推进抗菌药物的合理使用，规范诊疗行为，维护患者的生命健康。

2020 年医院抗菌药物治疗前病原学送检率为 23.1%，其中非限制级使用抗菌药物病原学送检率为 21.1%，限制级使用抗菌药物病原学送检率为 18.9%，特殊使用级抗菌药物病原学送检率为 83.3%，非限制级和限制级使用抗菌药物病原学送检率低于国家要求水平。项目团队制定目标值：全院抗菌药物使用前病原学送检率不低于 50%，非限制级使用抗菌药物治疗前病原学送检率≥ 30%，限制使用级抗菌药物治疗前病原学送检率≥ 50%，特殊使用级抗菌药物病原学送检率≥ 80%，计划用 1 年时间完成预期工作。

2. 展开头脑风暴，找到问题产生的原因

团队成员绘制鱼骨图，通过“人、机、料、法、环”的管理思路，找出送检率低，尤其是限制类和非限制类送检率低的原因。确定医院管理存在的薄弱环节，包括医院监管、激励机制不足，医生对送检率知晓不全面，患者感受与接受程度低等。团队继续展开头脑风暴，对发现的原因进行了分析，确认了多源数据的准确提取方法，如何提高医生认识和规范护理操作，如何对患者进行宣教以及如何监测指标并进行医院监管。

3. 制订对策、优化流程、形成标准

根据确认的要因，按照职责分工，团队人员分头行动。①根据调查情况制订培训计划，分别由检验人员、药学、护理分别针对不同医务人员进行培训，确保全面知晓。②优化医生工作站，在医生使用抗菌药物前智能提示下一步工作，起到事先监管作用。③比对多源数据，确认使用杏林系统作为源数据出处，通过 HIS 系统的时间范围进行提取，每季度反馈临床，医院进行有限管理。④梳理宣教流程及方法，呼吸内科以事例对患者进行宣教，改善患者对留取标本的接受程度，并且同质化诊疗行为，患者依从性提升。

（三）效果与经验

通过为期 1 年的项目改善工作，达到了预期目标。全院抗菌药物使用前病原学送检率达到 50.4%，非限制级使用抗菌药物治疗前病原学送检率 49.5%，限制使用级抗菌药物治疗前病原学送检率 55.4%，特殊使用级抗菌药物病原学送检率 91%。同时，形成了标准化的管理机制。医务人员全面掌握送检率项目的内涵，规范了各种静脉、痰液等标本的采集，形成了操作规范，在提升送检率的同时提升送检标本的合格率，细菌标本培养阳性率由 20.9% 升至 25.1%。通过标准化、同质化操作流程，增加医生的认同感及规范性，提升患者的信任度，在有效指导下使用抗菌药物，使抗菌药物使用合理性得到提高，在规范临床感染性疾病的诊疗过程中，提高医疗质量，提升患者诊疗安全性。

规范医疗行为中包含医生及患者的双方需求，一方面，培训医务人员严格遵守诊疗规范、标准化各项操作行为，取得患者信任；另一方面，通过各科室采用不同方法的宣教，使患者尽快理解并且接受医疗行为，从而更好地配合医生工作，最终构建和谐医患关系，着力提升患者的就医获得感。

康剑云

专家点评

抗菌药物治疗前病原学送检率往往是医疗机构杜绝抗菌药物的滥用和非合理使用的问题解决的关键，案例在全员培训和流程梳理简化、效率提升等方面做出了较大努力，效果显著。经项目改善，全院抗菌药物使用前病原学送检率明显提升，使得医疗机构的抗生素药物使用更加科学、精准，减少了无谓的浪费，同时医疗机构也形成了自身标准化的管理机制，很大程度规避了相应的风险。项目中发现的问题在很多医院具有普遍性，改善的方法陈述清晰，值得其他医疗机构参考借鉴。

点评专家：吴新艳（河南省人民医院）

二、盐城市第一人民医院："接诉即办"机制为医院解决患者诉求注入新动力

（一）案例背景

盐城市第一人民医院创建于1948年，历经70余年的发展，现已成为一所集医疗、教学、科研、康复、急救为一体的国家三级甲等综合性医院。医院同时为南京大学附属盐城第一医院、南通大学第四附属医院、徐州医科大学附属临床医院、江苏医药职业学院第一附属医院、第一临床学院、中国创伤救治联盟建设单位和直升机航空救援定点医院、韩国延世大学医院合作医院。医院共设四个院区，编制床位4600张，实际开放床位3417张，现有在职职工3540人。

随着社会发展，政府热线"12345"已经逐渐成为患者表达诉求的主要方式和途径之一，而以政府热线"12345"为载体的"接诉即办"工作机制的形成与全面落实，为促进医院各部门高质高效地解决患者诉求、调整优化工作流程和模式、努力提高服务意识和质量及更加优质地为患者服务注入了新动力，是贯彻"以患者为中心"服务理念的新发展。

（二）具体做法

1. 以政府热线"12345"为载体，"接诉即办"机制形成及在医疗卫生行业的实施

（1）政府热线"12345"基本背景：政府热线"12345"是为适应社会发展和满足公众需求而建立的城市综合信息服务平台。其通过持续整合全市分散的热线资源、互联网、微信等多种渠道汇集群众诉求，形成面向企业、群众的"一号响应"机制，负责统一受理公众诉求，并协调、督促诉求办理及解答咨询，实现了从咨询、解答到办理、反馈的全流程系统性服务。"12345"热线的建立，旨在进一步畅通公众诉求表达渠道，更加高效地回应公众诉求，为群众提供方便快捷的服务。

（2）"接诉即办"工作机制是政府热线"12345"的新要求、新发展："接诉即办"实为一种群众诉求快速响应机制。在原有"12345"市民服务热线的工作基础上，整合资源，将原卫生健康热线"12320"等热线并入"12345"市民服务热线，建立了一套以"12345"热线为载体，解决群众诉求的"接诉即办"工作机制。盐城市政府要求，群众通过"12345"热线反映的诉求，须在7个工作日内得到相关工作单位的办理和解决，并向群众反馈解决结果，实现了响应速度的显著提升。同时，将群众对于相关单位解决问题的评价作为政府对各单位"12345"工单处理"响应率、解决率、满意率"指标考核的依据，并将该项考核纳入绩效评定范围，从而提升了相关单位和部门对群众诉求的解决力度。

（3）医疗卫生行业全面落实"接诉即办"机制，不断改善患者就医体验：以患者为中心，以改善患者就医体验为宗旨，提高对患者的服务水平是各级医疗机构义不容辞的担当和使命。医疗机构要高度重视群众投诉和舆情监测办理工作，严格落实主体责任，推动"接诉即办"机制有序高效运转，快速、准确做好患者诉求的受理、核实、处理、反馈等各个环节工作，并要求办理时限为5个工作日，

进一步提升诉求办理质量，提高患者满意度，服务群众生活。

2. 源于政府热线“12345”患者诉求基本类型与分析

（1）患者诉求类型定义与划分：通过汇总整理盐城市第一人民医院2021年全年“12345”市民服务热线投诉处理记录，大致将患者诉求类型分为以下4类：服务流程类、医疗技术类、服务态度类和其他诉求类投诉。服务流程类投诉主要包括：因管理制度不完善、工作流程不顺畅，导致的患者投诉；医疗技术类投诉主要包括：有关护理、手术、治疗、检验、诊断等方面医学操作，因工作人员技术水平所限，或者是工作责任心不够，导致的患者投诉；服务态度类投诉主要包括：在医患沟通过程中，医务人员服务态度及人文关怀意识不足，未能做到换位思考，或者是在沟通过程中缺乏耐心和主动服务意识，影响患者就医体验，导致的患者投诉；其他诉求类投诉主要包括：患者对现行医疗卫生体制机制、相关政策不理解等原因及其他难以归类等因素。

（2）患者诉求的数据与分析：分类统计4种类型患者诉求，盐城市第一人民医院服务流程类投诉占患者诉求总量的39.9%、服务态度类投诉占比22.6%、医疗技术类投诉占比9.6%，其他类投诉占比27.9%。由数据可见，在该院接收的“12345”市民服务热线诉求中，服务流程类投诉在4种投诉类型中占比最高。而导致此类投诉的主要原因是医院管理制度及工作流程有待改进和完善。因此，也更加直观地反映出医院促进各部门提高服务意识、完善管理制度以及调整工作流程和模式，为患者提供更加优质就医体验的必要性和紧迫性。服务态度类投诉也占有相当比例。分析认为，由于部分医务人员人文关怀意识欠缺和沟通能力有待提高，医患之间对病情考虑的角度不同，以及医疗信息的不对称性，医生往往从医学专业的角度看待病症，无意识间将患者“物”化，而患者则以自身的感觉出发考虑病情，希望得到更多的人文关怀。因此有些患者会认为医生对自己漠不关心，高高在上，容易导致投诉医务人员的态度不好。也有少部分患者来院看病之前先借助网络搜索病症，自认为了解病情及治疗策略，导致依从性变差，对医生的诊疗建议不信任，进而对医生不信任，发生对医生态度及诊疗方案的投诉。

3. 落实“接诉即办”机制，提高服务意识和质量、调整工作流程和模式，更优质地为患者服务

（1）坚持以患者诉求为导向，快速明确责任主体，改善患者就医体验：患者诉求既是问题所在，也是工作方向。为确保患者诉求准确及时得到反馈，盐城市第一人民医院设置了医疗服务办公室“接诉即办工作岗”，受理并及时回复，各职能部门、各病区设置服务及投诉专职联络员，医院总值班电话24小时保持畅通。严格遵循“首诉负责制”原则，做到患者诉求件件有落实，充分保证诉求反馈的质量和效率，确保患者诉求能够迅速受理，及时响应。医院各个部门健全并落实患者投诉、接待、受理、处理、反馈制度，规范处理程序；医院咨询台、窗口等显著位置公示咨询投诉流程及电话，保证患者反映渠道顺畅便捷。

（2）加强医院信息化建设，对患者诉求信息及处理结果进行数据分析，并将其纳入绩效考核指标：利用互联网建立数字化受理平台，将各科室（病区）纳入平台当中，以便于患者投诉发生时及时联系并分配到对应的所有相关责任科室，做到快速明确责任人、快速进入解决程序，并将投诉处理结果及患者反馈情况以分值的形式记录，作为各科室绩效考核的依据之一，督促各科室主动自我调整、改进工作。当涉及多个科室的综合性复杂投诉发生时，也能够快速联系所有相关科室，并快

速组织科室之间协调配合，实现投诉信息及时对接，高效保质地解决患者诉求。医院责成医疗服务办公室实时对“12345”市民服务热线投诉的信息进行汇总整理，落实“日通报、周汇总、月分析”工作制度。院领导组织医院管理层定期召开患者诉求信息分析报告会，对患者投诉的类别、内容、涉及科室等重要信息进行数字化统计总结，对投诉、建议、咨询的内容进行规律性研究，并以反馈结果作为指导，主动调节优化医院管理工作的流程及模式，在“接诉即办”的基础上努力实现“未诉先办”。

（3）培养人文关怀意识，贯彻“以患者为中心”的服务理念，加强医患沟通技巧培训：“医者仁心”是每位医务工作者的初心所在，扶伤济世、治病救人，是我们从医的目的，也是职业生涯的追求源泉。在诊病治疗过程中，医生的每一句嘱咐，每一次沟通；护士的每一声叮嘱，每一次操作；技师的每一言一行；窗口工作人员的每一个微笑；行政办公人员的每一分思考都是对患者的“仁心”。帮助患者治愈病痛，解决患者遇到的困难，是医务工作者的职责所在，要从思想上加强对患者需求的重视，把“以患者为中心”的医疗服务理念贯彻到医院的每一个工作环节中。为此，医院在院内作为志愿者，培训合格后上岗帮助医院为患者服务，不仅增加了服务内容，在与他们的沟通与交流中，医院还能更多地了解到周围居民的就医需求和难点，真正做到信息来源于群众，为医院切实提高医疗服务水平奠定坚实基础。同时，医院加强对医务人员人文关怀意识的培训，使患者能够切实体会到医院对于其感受的关心和重视，以人文关怀的服务方式，改善患者就医体验。医务人员与患者之间的交流不同于一般的人际沟通。患者来到医院就医，特别渴望得到医护人员的关爱，因而对医护人员的语言、表情、动作、行为方式尤为关注和敏感。顺畅和谐的医患沟通，不仅能够使医务人员更加准确地告知患者病情及治疗方案，同时也能更好地了解患者及家属的需求，从而减少医患间的误会和医疗纠纷。因此培养良好的交流沟通能力不仅是落实好“接诉即办”机制的重要因素之一，更是建立顺畅、和谐医患关系的前提和保障。为此，医院不但把大力宣传其重要性作为日常工作，而且每一件相关投诉都落实到具体科室和个人，使医务人员在具体的整改当中总结经验吸取教训，并通过定期组织开展相关培训和案例讲座，使得全体医务人员的医患沟通意识和技巧切实得到提高，并真正认识到细致周到的人文关怀和高效顺畅的医患沟通，是确立良好医患关系的基础，是促进社会和谐及健康发展的动力。

（三）效果与经验

“接诉即办”不仅是新要求，更是新契机。医院各科室部门统一思想，上下一心，以“接诉即办”机制作为重要工作指引，加强和改进医疗服务质量，优化和调整工作流程及模式，培养和提高医务人员人文关怀意识及沟通能力，充分认识到全面落实“接诉即办”机制，努力为患者提供更加优质的就医体验，是“以患者为中心”思想的生动实践。

周锡刚

专家点评

案例通过建立“接诉即办”机制来改善患者体验，为各级各类医院在有效解决患者诉求发面提供了先进经验。医院以政府热线“12345”为载体建立的“接诉即办”机制，抓牢了“受理、核实、处理、反馈”四个环节，将投诉内容分类处理，对有关数据进行统计分析，在改进落实过程中措施得当，成效显著，显现出质量管理的持续改进。

点评专家：侯雅雄（河北北方学院附属第一医院）

三、昆明市第一人民医院：基于 QCC 工具应用的产科降低产后出血率

（一）案例背景

昆明市第一人民医院始建于 1914 年，历经百年的建设发展，现已成为一所集医疗、教学、科研、预防、保健为一体的大型综合性三级甲等医院，医院编制床位 2100 张，医院职工数 3497 人。2017 年医院通过国际 JCI 认证，2019 年获云南省政府质量奖。

据 2020 年国家统计局发布的数据，我国孕产妇产后出血死亡率达 16.9%，只有有效控制直接产科原因导致的孕产妇死亡，孕产妇死亡率的降低才有坚实的基础，其中积极预防和治疗产后出血是重中之重。而随着二胎、三胎政策的放开，高龄产妇的逐年增多，产后出血率也有明显的提升，根据国内外文献报道，产后出血率为 5% ~ 10%，而医院产科 2020 年产后出血率高达 10.32%，已超过平均值，因此我们应用 QCC 组建团队对降低产后出血率进行质量改进。

（二）具体做法

1. 组建团队、拟定目标

根据医院实际情况，由质控部牵头，产科作为主要责任部门组建团队，正式启动质量改进项目。经讨论，小组决定采取 QCC 开展工作。由圈员根据日常工作遇到的情况来提案，结合上级政策、紧近性、可行性、圈能力等几个因素进行评分，选定“降低产后出血率”作为本次活动的主题。小组成员通过头脑风暴，将降低产后出血率 QCC 质量改进项目，规定为 6 个月完成。同时，本次项目目标值设定为 5.05%。计算公式为：目标值 = 现况值 + 改善值 = 现况值 +（标准值 - 现况值）× 改善重点 × 圈员能力。

2. 现况把握、解析原因

小组成员通过绘制现状流程图，确定产后出血预防流程改善重点，根据柏拉图 80/20 原则，主要原因为宫缩乏力、胎盘粘连。针对宫缩乏力、胎盘粘连两项改善重点，绘制鱼骨图，采取头脑风暴法和投票法，按照“人、机、料、法、环”思路，找出主要原因，之后进行真因验证，根据 80/20 原则，宫缩乏力导致产后出血的真因为产后出血处理不规范、剖宫产率高、出血量评估不准确、宣教不足、培训考核不到位；胎盘粘连导致产后出血的真因为第三产程处理不当、术前评估不足、超声胎盘植入评估不到位、手术急救技能不足。

3. 拟定对策、完善实施

小组成员进行头脑风暴，列举出多项对策。按照可行性，经济性，效益性，一共 9 名圈员参与打分，一项最高分为 45 分，总分为 135，依照 80/20 法则，得分 108 分以上的判定对策实施。最终得出 5 个对策群组，并分别对照组织改善实施。

（1）完善优化产后出血预防、处理流程、应急预案，制定产后出血评估流程，并持续更新优化，完善产后出血所需药品及物品，开展宫颈钳夹止血新技术。

（2）多渠道加强门诊及住院部宣教工作，加强高危孕产妇门诊管理、孕期体重管理，提高孕妇科学性认知，加强心理疏导。

（3）加强多学科沟通协作、疑难危重病例讨论、应急演练，提高分娩镇痛率，开展超声下球囊预置、子宫动脉栓塞，开展手术模拟课堂，多种手术止血新技术，加强超声医生胎盘植入评估能力。

（4）提高自然分娩率，制定产程管理规范，开展瘢痕子宫阴道试产、臀位外倒转、胎头吸引、双胎臀位接产等新技术，开展家属陪伴分娩、导乐陪伴分娩、自由体位分娩等新项目。

（5）加强医护人员培训、学习、考核，加强进修及继续教育，加强团队应急演练。

（三）效果与经验

按照降低产后出血率 QCC 里的 SOP 流程、制度进行规范化管理，产后出血率由最初 10.89% 降低的 4.1%，并保持在 3.5% ~ 4.0%，患者的就医体验感、医护之间的团队协作能力、抢救效率及成功率大幅提高，得到一致性肯定。

综上，医院结合每个科室质量指标不足的地方，针对其进行改善，以患者诉求、医疗质量提高为切入点，一方面优化、梳理、产科各项相关流程及制度，达到持续改进、优化、规范管理，另一方面查缺补漏，将基础质控、环节质控、终末质控贯穿在戴明环（PDCA 循环）全程，最终形成科室标准操作规范，着力优化提升患者就医体验感、获得感以及危重孕产妇抢救效率及成功率，全力保障母婴安全。

罗　静　张　敏　姚　阳　张桂沙

专家点评

案例选题准确，具有一定普适性和推广价值；新技术、新业务如超声下球囊预置、子宫动脉栓塞、双胎臀位接产等广泛应用于改进活动值得借鉴学习；项目取得了阶段性成效。但具体实施起止时间不明；案例无管理工具应用，如产后出血评估无改进前后流程图展示；改进措施广泛特色不突出，成效无数据对比；品管圈十大步骤不完整。建议凝练为 QCC 在降低产后出血率的应用，案例有形、无形成果更具体化，提高推广应用价值。

点评专家：孙贵银（重庆大学附属江津医院）

四、嘉兴市第一医院：网格化满意度管理创新模式，改善住院患者就医体验

（一）案例背景

嘉兴市第一医院是本地区规模最大的三级甲等综合性医院，嘉兴学院直属附属医院，本地区医疗、教学、科研、预防的中心。目前开放床位1700张，全院职工2359人。医院建院102年，始终围绕“仁爱、敬业、务实、创新”的核心价值观，攻坚克难，强技术优服务，在嘉兴市本级医疗机构中有较强影响力与辐射力。

随着现代医疗事业的快速发展，医院服务质量的内涵随之改变，患者满意度成为衡量医院服务质量的重要内容。我院积极响应浙江省委省政府“医疗卫生服务领域最多跑一次”的深化行动，提质增效，医疗质量核心指标持续向好。随之，床边结算、日间手术等词汇开始真正渗透到普通老百姓的就医过程，患者住院需求出现新情况，集中体现在对信息化就医、医疗环境等方面。2020年起，医院着力开展“网格化满意度管理创新模式，改善住院患者就医体验”项目，以推进患者满意度管理的新举措，切实满足广大患者的就医需求。

（二）具体做法

1. 成立网格化患者满意度管理组织

管理组织分三级架构，即决策级、控制级、执行级。医院“一把手”负责组织领导，起关键决策作用；职能管理部门负责人为核心成员，负责管理、督查等控制工作；组建了改善医患体验专员队伍，强化工作落实。设立了全省首家患者体验部，负责患者满意度资料收集、分析、反馈等工作。各临床科室分别建立改善医患体验小组，发现存在问题、落实改进。

2. 制订工作方案与岗位服务标准

为增强医院职工的服务意识与责任意识，践行“让就医更满意、让嘉兴更健康”的服务宗旨，全院开展“改善患者就医体验专项提升工作”，制订具体工作方案，明确各层级、各岗位工作人员工作任务与服务目标。医院与临床科室签订患者满意度管理目标责任书。制定全院《职工服务行为准则》，规范职工言行。根据工作特点，制订各岗位服务标准，如医生三级查房、入院接诊、系统性护理操作、健康宣教、病区订餐、送餐等服务标准。临床科室围绕患者就医难点、痛点，以情景模拟法制定专科医疗服务剧本，细化服务要点。

3. 开展网格化患者体验培训

邀请国内知名专家进行“医学人文服务”“改善患者就医体验管理”的专题讲座；患者满意度管理组核心人员连年参加国家医院人文管理大会，承办首届全国公立医院绩效管理峰会，学习先进理念与举措。职能部门组织系统化岗位服务标准潜心式培训，包括保安、保洁、餐饮等人员。患者体验部进行管理专员多形式沟通与交流，为患者就医办好关键“小事”和“实事”。各临床科室组

织服务剧本、医患沟通培训。

4. 建立网格化患者满意度测评系统

引进与国家满意度测评维度一致的第三方测评系统，形成院 - 科两级住院患者满意度数据智能查询、分析功能。建立医院患者云管理平台，对每一位出院患者进行“背靠背”满意度测评，最大程度减轻患者对满意度测评的顾虑。职能管理部门开展满意度专项调研、现场追踪等广泛征集患者体验资讯。患者体验部与住院患者进行面对面、半结构式访谈，主动发现存在问题和不足，深度体察患者就医体验。住院病区自助机开辟满意度测评路径；结账窗口设立患者满意度即时评价器与视频化监控系统，实时了解患者就医感受与体会。

5. 形成患者满意度反馈、监督与整改机制

成立患者就医体验督导组，实地督查工作开展情况，以“问题清单式”传递痛点，强调改进。召开院级每月服务缺陷讨论会，与当事科室与人员深挖问题点，促进整改。在内网 OA 系统公布多途径满意度测评情况、调查分析与整改建议。患者体验部编辑《患者体验工作通讯》，汇数据，重调研，强化责任与监督。

6. 改善住院患者就医体验特色工作

组织“职工志愿的患者体验式服务改进”及“金点子”活动，聚焦服务薄弱环节，解决患者就医堵点。开展“与戏精过招服务沟通能手”大赛、优质护理服务季、改善患者就医体验竞赛等活动。以问题为导向，运用 PDCA、RCA 等方法改进，成效显现，如改善患者膳食体验，“医助您”岗位设立及持续改进等。信息化创新服务：自主研发“住院陪客管理系统”“重点人群四合一综合信息查询系统”等软件；各病区的智慧病房建设，实现智能中央监护、多媒体呼叫等功能；开发“新冠流行病学史电子调查表”，简化患者就医流程。

（三）效果与经验

项目开展以来，我院住院患者满意度在全国公立医院测评中稳定于高水平，连续 3 年绩效考核满分；改进举措与成效在搜狐网、浙江在线、健康报等报道，并获得相应荣誉：

（1）2020 年“健康中国行动患者体验评价项目启动暨第三届医患体验高峰论坛”荣获“中国患者体验管理奖”。

（2）2021 年荣获中国医院最佳绩效实践“满意度评价”最佳案例奖。

（3）2022 年荣获第七季改善医疗服务行动全国擂台赛百强奖。

该项目由医院“一把手”带领，组建医院—职能部门—科室三级网格化管理队伍。坚持以问题为导向，以解决患者需求为目标，全院医务人员为之努力行动，体现了一家地市级三甲医院的公益性。

姚　明　王正安　屠海林　丁美华

专家点评

该案例创新性的应用“网格化”管理模式，完善组织架构、建章立制、制定工作方案、细化

服务标准、开展人员培训、建立医院患者云管理平台，通过“院-科-组”三级网格化管理强化工作落实；通过“院-科”两级数据监控及分析，主动发现存在的问题和不足；通过“问题清单式”传递痛点，形成满意度反馈、监督与整改机制，为医院精细化管理提供依据，取得了住院患者满意度连续3年绩效考核满分的可喜成效，具有较好的推广价值。在案例中如果能引入创新管理模式前后数据分析、对比来进行说明，则更具“血肉”。

点评专家：刘绍华（江西省萍乡市人民医院）

五、重庆大学附属江津医院：优化出院带药流程，改善患者就医体验感

（一）案例背景

重庆大学附属江津医院始建于1939年，是一所集医疗、科研、教学、预防、保健、康复和医学救援为一体的国家三级甲等综合医院；重庆市博士后科研工作站；国家药物临床试验机构。编制床位1000张，展开床位1600张；年门（急）诊量100万人次，出院病人6.5万余人次，年手术量达3万台次。

随着医改不断深入，医院药学从药品保障型向临床服务型转换。出院带药是住院患者在此次住院治疗过程的最后环节，持续巩固治疗效果至关重要。但历年来我院住院患者出院带药流程复杂，导致患者在病区、药房、收费处来回奔波，患者在取药窗口因人多排队等待时间长等问题使患者就医体验感差，也成为影响药学服务满意度的主要因素之一。

2020年1～12月我院药学部定期组织开展的药学服务满意度问卷调查中，随机抽取1000名住院患者调查问卷，汇总统计出70个不满意项，其中出院带药流程不满意41项，不满意率占比58.6%，患者较多抱怨出院带药烦琐耗时长。如何优化出院带药流程，为患者提供更大方便已成为亟待解决的问题，也是我院践行“我为群众办实事”系列活动的重大举措。

（二）具体做法

1. 成立品质改进管理小组

根据问卷调查结果显示，患者对药学服务最不满意为出院带药流程复杂，医院将“优化出院带药流程”作为品质改进的主题。成立由药学部、质管办、医务部、护理部、临床科室医生和护士10人共同组成品质改进管理小组（简称管理小组）。经小组讨论采用PDCA开展工作。

（1）梳理流程，找出重点改善环节：管理小组梳理我院患者出院带药流程为医生申请医嘱、护士处理医嘱、患者跑流程并到药房取药、患者排队等待取药（药师审核医嘱、调配、核发）、药师用药指导、其他等环节。对现状调查分析发现，出院带药流程中各个环节时间延长均可延长带药时间。2021年1月，随机抽取住院药房出院带药患者100名，记录每名出院带药流程各环节的用时，计算各环节平均取药时间，并绘制柏拉图，结果见表7-1和图7-1。

表7-1 出院带药流程各环节的用时

原因	时间（分钟）	百分比（%）
跑流程并到药房取药	32.8	43.39
取药等待	25.6	33.86
等待医生申请医嘱	5.2	6.89
等待护士处理医嘱	4.5	5.95
接受药师用药指导	4.1	5.42
其他	3.4	4.49
合计	75.60	100

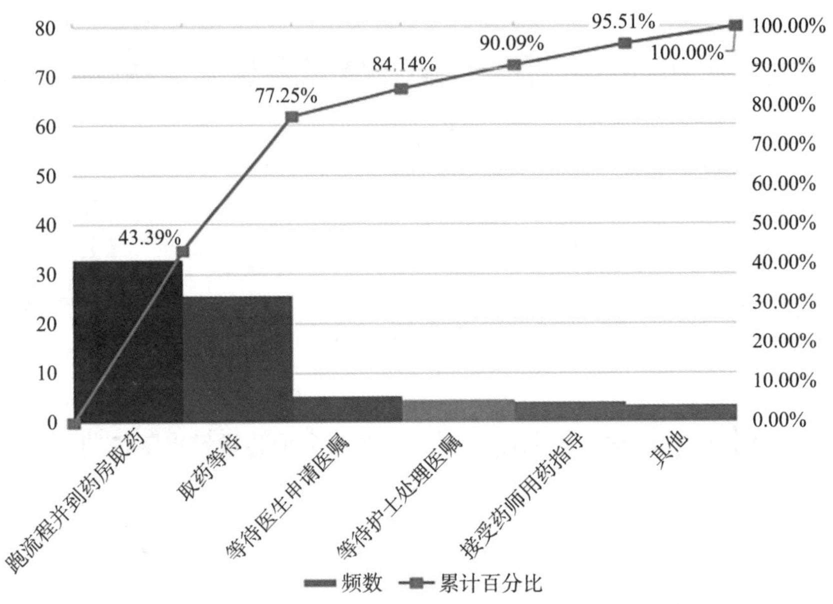

图 7-1　出院带药流程各环节及用时柏拉图

结果显示，改进前平均每名患者的取药时间：75.6 分钟，找出“患者跑流程并到药房取药”“患者排队等待取药”用时累计百分比为 77.25%，依据 80/20 法则，“出院带药流程复杂”和“患者取药等待长”是导致患者出院带药时间长的主要环节，因此将此两个环节作为本次活动的改善重点。

（2）解析验证要因：针对在调查发现的“出院带药流程复杂”和“取药等待时间长”的问题，管理小组分别从“人、机、环、法、物”各个角度，进行要因分析，并绘制鱼骨图，见图 7-2 和图 7-3。

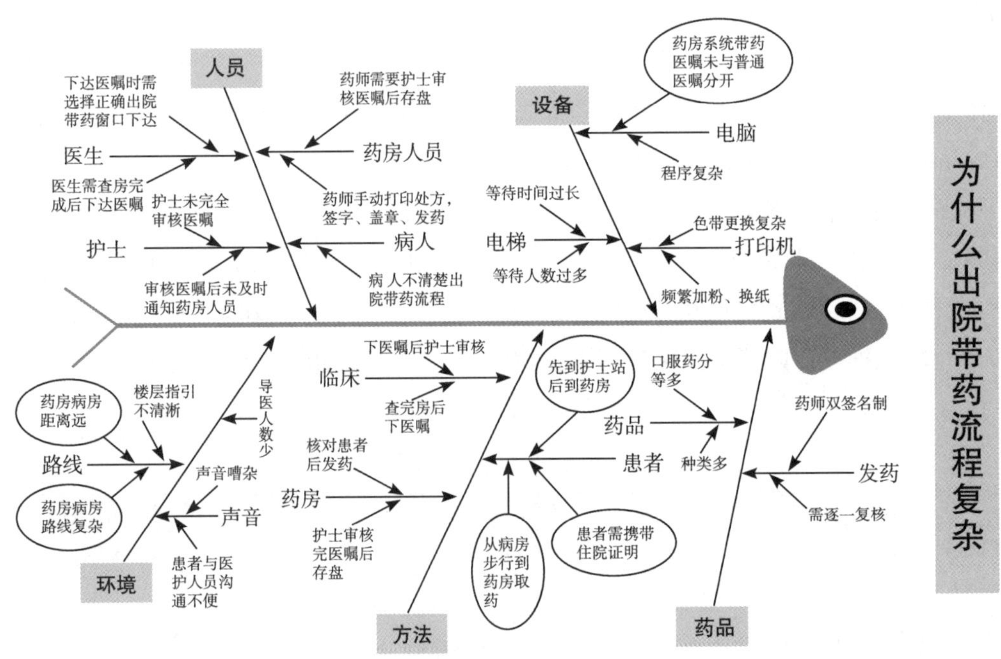

图 7-2　流程复杂要因分析鱼骨图

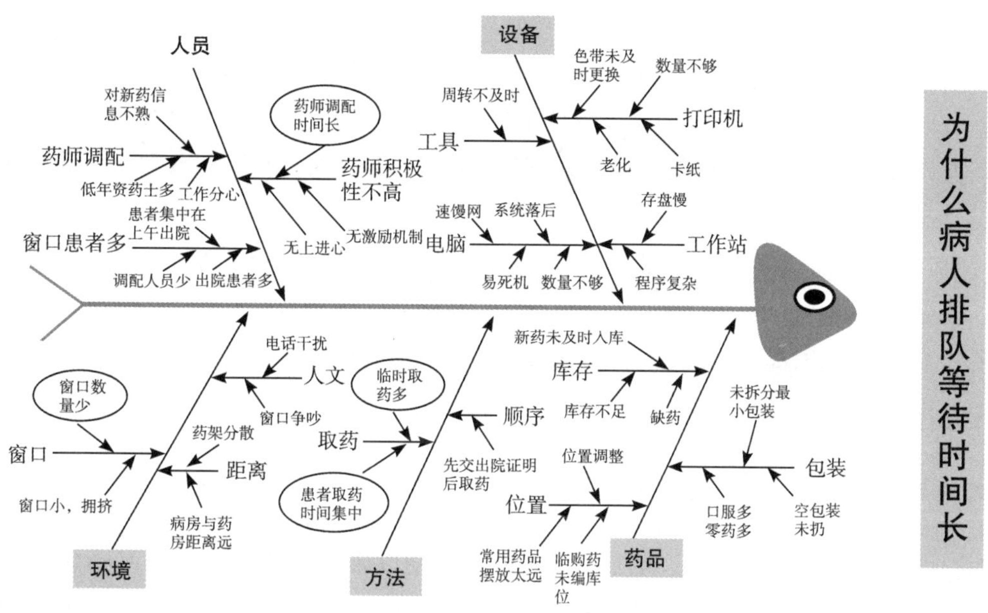

图 7-3　取药等待时间长要因分析鱼骨图

通过梳理出的要因，管理小组根据“5、3、1”评分法，筛选出院带药流程复杂的改善环节共选出 6 个要因，分别是：先到护士站后到药房、患者需携带出院证明、需从病房步行到药房取药、系统带药医嘱未与普通医嘱分开、药房病房路线复杂和药房病房距离远。取药等待时间长的改善环节中共选出 4 个要因，分别是：患者取药时间集中、药师调配时间长、临时取药多和窗口数量少。

先后于 2021 年 4 月 1 ～ 15 日随机抽取改善前的出院带药患者 100 名，对要因进行查验，每次患者带药后管理小组根据实际情况记录各要因频次。通过查验数据进行汇总分析，对结果按频次占用百分比进行排序，分别绘制柏拉图。根据柏拉图和 80/20 法则找出，“出院带药流程复杂”的 6 个要因中“路线复杂”是其真因；“取药等候时间过长”的 4 个要因中“患者取药时间集中”“药师调配时间长”是其真因。

2. 对策拟定与实施

找出真因后，小组成员采用“头脑风暴”法，根据可行性、迫切性、执行力等方面评分，评分标准：“难”为 1 分、“一般”为 3 分、“易”为 5 分。根据 80/20 法则选 120 分以上的对策，合并相似对策并根据实际运行情况分析，最终总结出 4 项拟定对策。

（1）制定出院带药新模式：药学部联合医务部、护理部、质管办和信息科，讨论分析，取消患者到药房取药环节，由药房将出院带药配送至病区，制定出院带药新模式“出院带药送病区，患者零跑路”。药房把出院带药送至各个病区，驻科临床药师床旁用药教育。

（2）加强信息化建设：①用药教育信息库的建立和维护，设计用药教育单，完善病人信息包括姓名、年龄、住院号等；②维护药房药品信息，规格、用法用量、使用注意事项等；③出院带药医嘱电子化，全面取消手写处方；④住院药房系统中单列出院带药任务栏，可以与其他普通医嘱分开；⑤嵌入出院带药用药教育单，设置系统出院带药电子处方和病人用药教育单同时打印。

（3）专人专岗缩短调配时间：①优化调配路线，药品按库位编码。统计药房出院带药常用品种，摆放在离窗口近的位置。药品库位管理。所有药品货架按制订的合理路线，从字母“A”至“Z”的顺序编号，库位号按药品货架号、货栏号、层数和药品位号编码，每个药品对应唯一的库位号，如“A-1-1 阿司匹林肠溶片”，处方单药品按设计路线的库位号排序。②专人专岗调配。设置两名专岗药师调配核发出院带药，将患者出院带药按人打包并放入《出院带药用药教育单》，后勤保障人员登记并配送至各病区护士站。

（4）加强沟通，病区推广：①管理小组深入临床与医生沟通，预约出院带药。规范医生能提前一天开具出院带药医嘱；②与护士沟通签字确定各病区每日出院带药时间段，完成全院各病区出院带药时间表；③与肿瘤科医护人员沟通收集反馈意见，新模式在肿瘤科首先试行，运行期间及时收集执行过程中存在问题并整改；④与各病区沟通，试行完毕全院推广。

（三）效果与经验

2021 年 1 月至 12 月实施“优化出院带药流程”活动以来，患者平均出院带药时间由原来的 75.6 分钟下降至 24 分钟，患者出院带药时间明显下降，实现了出院带药“零跑路”。该项目实施后得到广大患者及社会的一致好评，值得推广。

“出院带药送病区”，把药品送到患者手中，彻底解决了患者取药耗时、跑路多的问题，并且为患者床旁提供用药教育的服务，提高了患者用药依从性，同时实施过程中对新模式标准化，并建立医院《出院带药制度》和《出院带药用药教育单》，完善了医院管理制度。

孙贵银　丁　玲　卓玉娟　李书容

专家点评

该案例针对“出院带药繁琐耗时长”这一主要问题进行改进，使用柏拉图、鱼骨图等方法进行要因分析，组织头脑风暴系统剖析症结，研究对策措施，采取更新出院带药模式、加强信息化建设、专人专岗缩短调配时间并加强沟通的方法，实现了患者出院带药“零跑路”。案例处置全程按照 PDCA 方法进行，效果显著，具有较强借鉴意义。同时反映出影响患者就医体验的问题看似普通平常，但解决却往往需要改变既有的工作方式、流程，涉及机关决策指挥和众多部门、科室配合，这对医院综合管理能力提出了更高的要求，医院在持续改进服务质量的过程中必须坚持从全局谋划一域、以一域服务全局，久久为功，方能取得好的效果。

点评专家：陈　铖（中国人民解放军联勤保障部队第九二六医院）

六、重庆市九龙坡区人民医院：升级诊疗理念提升胃肠瘘和重症腹腔感染患者就医体验

（一）案例背景

重庆市九龙坡区人民医院创建于1952年，是二级甲等综合医院、三级甲等综合医院创建单位，国家住院医师规培基地、重庆三峡医药高等专科学校教学医院、树兰（杭州）医院合作单位，市级院士专家工作室授牌医院，市级博士后科研工作站设立单位，重庆市“十佳医院”。

西南地区胃肠瘘和重症腹腔感染疾病多发且预后差，但由于专病治疗能力不足，多数患者最终只得选择域外就医，健康负担与经济负担沉重。本案例聚焦患者迫切的就医需求，对医院专病能力的制约因素实施根因分析，锁定了“缺定位、缺技术、缺人才、缺支撑”四大根因，通过核心能力建设，弥补西南地区胃肠瘘和重症腹腔感染的治疗短板，极大造福区域患者。

（二）具体做法

医院借助与树兰医疗深度合作的契机，引进国内胃肠瘘和重症腹腔感染治疗领域一流专家团队——任建安教授团队，坚定推进“六部曲”专科帮带。历时3年，已初步建成区域胃肠瘘与腹腔重症医疗中心，弥补了区域能力短板，很大程度上解决了患者奔波多省求医的难题，极大提升了患者的就医获得感。

1.“引活水”

2020年，引进全国腹腔重症诊疗中心的任建安专家团队，标志着医院迈进了“胃肠瘘和重症腹腔感染”诊疗元年。

2.“强组织”

挂牌成立区级专病医疗中心。业务院长亲自挂帅，精选医护人员17人（高职5人、硕士6人）专班推进；接入“国—域—院”三级专病诊疗网络。

3.“精技术”

改变将手术治疗作为根本手段的固有认识，建立以恢复机体自愈能力为核心的系统治疗理念，严控关键环节的质量安全（即“审四相、过五关、斩六将、架七桥”），促进患者康复。“审四相”即通过症状、体征、检验、检查明确诊断、精准评估；“过五关、斩六将”即治疗中严守感染关、出血关、脏器衰竭关、营养不良关、电解质紊乱关，使用黎氏双套管腹腔持续冲洗引流、经皮内镜胃/空肠造瘘、肠内营养等适宜性治疗技术，恢复病变器官和重要脏器的功能，最大限度调动患者的自愈力，于机体最佳状态，实施必要的手术治疗；“架七桥”即借助郑树森院士、李兰娟院士远程MDT平台，提供线上MDT支持；与院内7个关联专科建立线下MDT协作。

4.“生人才”

引进高级人才、招聘实用人才、培养现有人才“三马驾车”

5. “优管理”

强化标准医护、规范诊疗路径、细化质量控制、实时动态评估，实施标准化＋个体化的新型照护管理。

6. “建纵横”

上联全国专病中心、下联医联体成员单位，组建纵向三级诊疗体系；与区域内各级医院，结成横向专病诊疗网络。

（三）效果与经验

诊疗理念得到升级。强调感染控制、营养和脏器功能支持等综合性措施，优先恢复身体机能，手术治疗辅助。治疗效果明显改善。已治疗专重症病患者 78 例，死亡率 1.3%，低于全国水平。惠及范围显著拓展。市内胃肠瘘患者“专病来院、双向转诊”，四川、贵州等外省患者也慕名而来。专科能力快速提升。引进新技术 10 项，获批省级课题 1 项，参与全国学术交流。

季　林　夏祖伟　梁万明　丁一春

专家点评

案例医院通过实施“引活水、精技术、生人才”举措，解决医院“缺定位、缺技术、缺人才、缺支撑”难题，提升医院专病救治能力。医院充分发挥互联网＋医疗的优势，结合远程医疗协作网络不断提升医疗技术水平，让患者足不出县，便可享受知名专家的诊疗服务。同时转变优化诊疗康复理念，建立以恢复机体自愈能力为核心的系统治疗理念，最大限度调动患者的自愈力，对患者实施规范化、个性化及精准化的诊疗，改善患者就医体验，提高患者满意度。该案例坚持输血与造血并重，在请进来的基础上，同时注重自身能力提升。案例结合自身区域特点，通过加强专科建设，弥补本地区胃肠瘘和重症腹腔感染的治疗短板，造福区域患者。希望能够通过以点带面，在全院开展医疗质量提升，达到全面发展。其它地区可借鉴本案例中区域医疗中心、重点专科及医联体建设等思路，结合自身特点进行改革创新。

点评专家：张鹏（山东省高密市人民医院）

七、贵州中医药大学第一附属医院：彩虹桥分娩镇痛改善就医体验

（一）案例背景

医院成立于1956年，1965年成为贵阳中医学院附属医院，1981年更名为贵阳中医学院第一附属医院，2012年6月加挂贵州省中医医院，2019年4月更名为贵州中医药大学第一附属医院，设主院区、第二门诊部、第二院区，现为贵州省最具权威性的集医疗、教学、科研为一体的“三级甲等中医医院”。医院实施“人才强院、科技兴院、特色立院、文化塑院”发展战略，传承精华、守正创新，以建设中医药特色鲜明的现代化综合性中医医院为目标，更好地服务贵州经济社会发展，满足人民群众健康需求。

经过调研准备整理，通过技术可行性、政策可行性、市场可行性分析论证，制定顶层战略路线，赋名“彩虹桥“分娩镇痛团队，推进中融合人员，业务专业，资源，服务，信息，考核六个要素，利用临床可行性战略部署，医疗经济学数据模型结果制订绩效考核办法，整合资源，根据数据及结果反馈不断修正优化，做进一步医疗服务迭代更新，让医学有人文、让麻醉有温度。最终让产妇享受“安全，舒适，有尊严”的就医体验。

分娩镇痛开展难的原因剖析主要包括下面五点。

1. 麻醉医生严重短缺

麻醉医生严重短缺被认为是分娩镇痛未能普及的一个主要原因。舒适化医疗和手术剧增导致麻醉医生的缺乏及过劳，人力增加便更加困难，因此让孕产妇享受产科麻醉服务成全国性难题。

2. 收费政策

打包收费是中国医疗收费中的一种主要形式。没有医疗收费标准，患者即使愿意自付，也属于乱收费范围。这自然成为推广分娩镇痛这一新兴医疗服务的一大障碍（目前贵州省分娩镇痛收费工作已经开始试点运行，收费问题基本落实）。

3. 医院管理

大部分医院产科建设未按现代化产房设计，产房无层流手术室规划或者产房距离手术室比较远，遇紧急情况达不到即可剖宫产转运需求，需要上层院领导在医院建设设计上考虑到产科独特性与紧急性。

4. 产科医生对知识更新

大多数产科医生缺乏椎管内分娩镇痛的临床经历，更为椎管内分娩镇痛的副作用、并发症与产科安全性所困扰。为镇痛而镇痛的思维有待改进，对现代产房中的产科麻醉提高产科整体安全性的认同性也有待改善。产科界一直在讨论着“产房快速反应”团队，一直没能得以实现。国外专业杂志上讨论的这一问题需要一个必不可少的亚专业，即产科麻醉。这一需求恰恰从能够提供安全有效的椎管内分娩镇痛起步。

5. 科普教育

和世界上所有母亲一样，中国母亲最担心的是分娩镇痛对胎儿是否安全。尽管分娩镇痛已经经过大量文件及临床实践证明安全有效，但是许多母亲依然顾虑小孩是否会受镇痛药物的影响。复杂的是，许多手术操作，包括无痛分娩，必须得到夫妻双方同意，由两人共同签署知情同意书。这一特殊的医疗文化，让无痛分娩的推广更富有挑战性。由于许多人缺乏对分娩镇痛的了解，一些错误、过时的科普知识形成误导，分娩镇痛的临床结果和病人满意度也不尽相同，孕产妇对分娩镇痛的重要性和安全性认识误区重重。

（二）具体做法

技术安全是基石，医疗质量狭义角度，主要是指医疗服务的及时性、有效性和安全性，广义角度，它不仅涵盖诊疗质量的内容，还强调病人的满意度、医疗工作效率、医疗技术经济效果（投入产出关系）以及医疗的连续性和系统性，又称医院医疗服务质量，本团队主要从整合资源提高经济效率（经济是效能），分娩镇痛的安全性与舒适性融合（技术是质量），争取上层医保政策项目倾斜，构建贵州省分娩镇痛医疗生态体系，以上四个层面区开展分娩镇痛工作。

（1）“安全、舒适、有尊严”是彩虹桥团队的人文服务内涵。竭诚为孕妈妈提供科学、权威、专业的医疗服务团队建设文化。

多学科联合门诊，由高年资麻醉医师、产科医师、助产士共同坐诊，让孕产妇少跑路，一站式解决孕产妇所关切的问题。

科普宣教：建立了抖音平台：《彩虹桥分娩镇痛科普课堂》，收录孕产科普短视频；微视平台：《分娩镇痛科普》，收录孕产科普视频；订阅微信公众号：《贵州省中医院麻醉疼痛中心》。

建立产妇各时期微信群，如彩虹桥建卡产检群，彩虹桥待产群，彩虹桥母乳喂养群，彩虹桥产后康复群，由专业医护团队入驻，更便捷为孕产妇 24 小时提供科学的医疗知识咨询及解答。

孕妇学校每周开展全家孕产知识学习培训，让准爸爸模拟分娩疼痛体验，我们倡导全家参与科学孕产及育儿。

（2）为广大孕产妇提供高品质分娩体验是彩虹桥团队的最终目标，制定《彩虹桥分娩镇痛工作细则》，给予产妇个体化分娩方案以及全程化的医疗人文服务同时，尽量实现医疗服务同质化、高水平化。

产科按现代化、一体化硬件建设，手术室、B 超室、新生儿科、ICU 等母婴安全相关科室专线对接，麻醉医师 24 小时进驻产房，对于特殊产妇，团队能第一时间反应，并从待产、围分娩期到分娩后全程陪伴，保证安全的同时提供更专业高效的服务。

麻醉科制定了《彩虹桥分娩镇痛工作细则》，并每一年更新，麻醉医生必须按照该细则操作，保证每一位产妇都能享受到相同质量的医疗。要求麻醉护士对产妇分娩后做充分回访，特殊产妇需要电话随访或家访，采集意见统计、分析并不断持续改进我们的工作，回访率要求达 100%。

（3）天下难事先行其易，积极联合申报，力争让分娩镇痛纳入医保单独付费项目，党中央对促进人口增长战略，实施三孩生育政策及配套支持措施给予地方政府极大支持，分娩镇痛纳入医保，是破除影响人口长期均衡发展的政策法规和体制制约因素，是落实好民生保障普惠性政策的重用支撑，是民生项目，医疗单位需要做好数据论证申报和政策精准理解。

（4）星星之火可以燎原，采用一伙人带动另一伙人，最终实现贵州产妇分娩“无痛”，构建贵州省分娩镇痛医疗生态体系，组建贵州省分娩镇痛协会，贵州省中西医结合学会麻醉分会，彩虹桥团队对有需求建立分娩镇痛体系的医院派驻精兵强将，实地考察后因地适宜复制我院模式，提供技术及经验（团队组建、收费、绩效分配、宣传科研等）支持，做到分娩镇痛开展有战略，行动有规划，反馈有改进，执行有奖励。

（三）效果与经验

（1）仅仅成立 8 年的贵州中医药大学第一附属医院产科已经成为省内综合三甲医院分娩量第一，略少于妇幼保健院专科医院，2020 以来分娩镇痛率超过 80%，彩虹桥团队已经为数万名产妇提供分娩镇痛技术。广大孕产妇就医体验感好，得到一致好评靠着技术、品质和人文，做到了社会效益和经济效益的双丰收。

（2）近 5 年来彩虹桥团队获国家自然科学基金立项 3 项，主持省厅级课题 12 项（含主持全国多中心分娩镇痛多中心临床试验一项），主编参编国家级专著 8 部，核心期刊杂志发表专业文献 30 余篇，其中包含 SCI（医学二区，IF5.822）；申报及开展新技术和新项目 10 余项，科普宣教拥有订阅微信公众号：贵州省中医院麻醉疼痛中心，发表原创科普性文章 300 余篇，其中最高浏览量超 10 万 +。抖音平台：彩虹桥分娩镇痛科普课堂，收录孕产科普短视频 10 余部，微视平台：分娩镇痛科普，收录孕产科普视频 5 期。彩虹桥团队事迹被贵州电视台、贵州各大报社、人民网、中国健康报等多家官媒高度赞誉。

（3）2022 年 1 月 1 日执行黔医保发〔2021〕82 号文件，贵州省分娩镇痛镇痛纳入医保，在彩虹桥团队辛勤付出的推动下，椎管内分娩镇痛分别按省级医院 1500 元 /2 小时，市级医院 1200 元 /2 小时，县级医院 1050 元 /2 小时，超过 2 小时按 200 元 / 小时收取，最多不超过 6 小时。

（4）2018 年成功举办第一届贵州省分娩镇痛大型学术会议，省内外参会人员 500 多人，全国直播关注量 21 万，反响强烈。

2018—2022 年，以“请进来”的方式共接待 81 家国内各级医疗机构团队来我院观摩学习，46 家医院专项进修学习分娩镇痛相关技术。为省内外各级医院培养了大批分娩镇痛技术相关人才，分享相关经验。

2018—2022 年以“走出去”方式到全省各地州市、县级医院进行技术培训及经验交流，共计 28 站，我们手把手培训如德江县人民医院、毕节市人民医院、六盘水市人民医院、铜仁市人民医院、息烽县人民医院等近 30 家省内医院开展分娩镇痛技术。同时团队还受邀代表北京大学第一医院专家，远赴内蒙古呼察哈尔市第三人民医院驻守传授分娩镇痛技术，为成千上万产妇带去了福音。

唐松江　赵轩胤　陈　荣　杨俊伟

专家点评

案例医院根据医院特点，经过充分调研及可行性分析，积极开展“彩虹桥”分娩镇痛服务，让产妇享受“安全、舒适、有尊严”的就医体验。该做法让孕产妇享受到主动、及时、有效、安全、舒适的分娩服务，让医疗护理服务团队在联合诊疗过程中更新了知识，增进了技术，促进了合作交流，让医院在有效管理、高效沟通、降低费用、服务群众等方面有所成效，让育龄群众因“生孩子”产生的疼痛恐惧感有效降低，对促进“生二胎”“生三胎”的意向有正向促进作用。建议更加精准地提供差异化个体性服务；通过问卷调查、建立档案、多学科充分评估的方式，加强前期干预和评估；多形式多载体地加强健康宣教，让更多人了解和接受分娩镇痛；将该项工作形成的模式融入医院文化中，助推医院文化建设。

点评专家：易灵敏（广东省广州市第十二人民医院）

第八章

医疗质量患者体验持续改进创新案例

一、邹城市人民医院：医疗资源共享、信息有序互通——“智（信息）惠（实惠）型”医共体建设，提升患者就医体验

（一）案例背景

邹城市人民医院始建于1948年，是一所融医疗、教学、科研、急救、预防、保健等功能任务为一体的综合医院。先后荣获“全国百姓放心百佳示范医院”“中国县级医院竞争力百强医院”“国家感染性疾病临床医学研究中心核心单位”“全国医院人文建筑奖”“县域医院综合实力十佳单位”等荣誉称号。邹城市人民医院坐落在齐鲁大地西南部，孟子的故乡。医院坚守“全心全意为人民健康服务”的宗旨，恪守“以礼存心，仁者爱人”的院训，崇尚“笃学砺行、敦亲睦邻、崇德尚能”的医院精神，奉行“亲情呵护、至微至精”的服务理念，以医诚术精的形象成为广大群众信得过的满意放心医院。

2019年9月底，国家卫生健康委办公厅印发了《紧密型县域医疗卫生共同体建设试点省和试点县名单》（国卫办基层函〔2019〕708号），邹城市被确定为国家级紧密型县域医共体建设试点县。山东省深化医药卫生体制改革领导小组办公室下发《关于做好紧密型县域医疗卫生共同体建设试点工作的通知》（鲁医改办字〔2019〕1号），要求各试点县按照上级文件精神，扎实推进紧密型县域医共体工作。

2020年3月13日邹城市召开邹城市国家级紧密型县域医共体建设启动会议；邹城市人民医院与10家乡镇卫生院及2家社区卫生服务中心，共同组建了邹城市人民医院紧密型县域医共体。2020年4月14日邹城市人民医院紧密型县域医共体启动大会暨理事会会第一次会议举行，紧密型县域医共体工作正式开始。

（二）具体做法

1. 全面统筹规划，完善组织架构，实现城乡共同发展

邹城市人民医院根据自身特点，通过落实紧密型县域医共体建设要求，重点做好“三下沉三提升”

工作。积极做好传帮带和本医共体内统筹发展，加强重点学科与人才培养协作，提升成员单位服务能力。邹城市人民医院医共体成立理事会，作为本医共体的最高决策机构，负责本医共体所属医疗机构的发展规划、资源统筹调配等重大事项的决策。明确各成员单位权利义务，明确管理措施和合作机制，建立合理的利益分配格局，达到运行有序、共同发展的良好局面。

2. 强化质量监管，规范医疗行为，推进县乡诊疗一体化建设

医共体内医疗机构建立统一的质量监控指标体系，规范基础医疗质量。改善优化医疗服务流程，强化科室之间和上下级医疗机构之间的协作，减少不必要的等待和重复检查。采用基于循证医学和成本效果分析的方法，选择适宜的诊疗方案。创新服务手段，开展预约诊疗、检查检验结果互认、电子病历、医师多地点执业等手段，形成患者合理流动的局面。

3. 着力开展六大医疗中心建设，形成“医疗资源共享、信息有序互通”的医疗体系

邹城市人民医院以区域医学中心成立为契机，采取“跨域医联体＋县域医共体”的复合模式，不断加强与上级医院的合作，引入高水平的专家、高质量的医疗和高品质的服务，倾力打造高端医疗服务，强化自身建设，提高医疗技术，强化人才支撑，推进学科建设，以满足邹城人民群众多层次、多样化的健康需求。采取技术帮扶、人才培养、双向转诊等形式，加强医共体建设，通过自上而下的资源协同整合，切实解决人民群众看病难问题。

4. 利用医共体（医联体）服务中心，开通绿色通道，打造县域急救网络

为积极做好上下转诊、分级诊疗及患者就诊绿色通道工作，调抽专人，组建医共体（医联体）服务中心。针对乡镇卫生院需转入我院的患者，我院将第一时间派专职医护人员及救护车，到医共体成员医院免费接诊患者，并畅通院内上下转诊绿色通道，专人带领上转患者检查、办理住院等工作，确保接得来、住得下。加强县域急救网络建设，在医共体单位设立急救站点，院前急救医护人员在成员单位值班，缩短急救半径及患者等待时间，接听急救电话至急救车抵达救援现场的平均时间明显缩短。提高抢救成功率，争取使区域内 80% 以上的危急重症患者得到及时有效的救治，争取急救成功率达到 70% 以上。

（三）效果与经验

通过近两年的努力，邹城市人民医院医共体建设工作，取得了阶段性成果。新华社半月谈分别在 2021 年 6 月 25 日 2021 年第 12 期、2021 年 7 月 2 日新华社半月谈网络版、学习强国平台以《优质医疗城乡共享是如何实现的——山东省邹城市人民医院“蹲点笔记”》为题，在国家级层面再次对邹城市创新模式进行介绍。2021 年 6 月 25 日，人民网以《打造“六大区域医学中心”惠民便民——邹城市人民医院探索“医疗资源共享、信息有序互通”创新模式》为题，在国家级层面首批对邹城市创新模式进行了推广。

邹城市通过紧密型县域医共体建设，实现了“六建三减两不出四满意”的邹城模式 ，六建即建立六个区域医学中心，三减即政府减少重复投入、患者减少奔波、患者减少花费，两不出即小病不出乡、大病不出县，四满意即老百姓满意、乡镇卫生院满意、牵头医院满意、政府满意。打造“智（信息）惠（实惠）型”医共体，构建疾病全程化管理模式，提高基层医疗机构诊疗效率，助力政府实现“县

级强、乡级活、村级稳、上下联、信息通”，最终造福广大人民群众。

王　芳　王明智

专家点评

案例医院与10家乡镇卫生院及2家社区卫生服务中心，共同组建了紧密型县域医共体，采取“跨域医联体＋县域医共体”的复合模式，加强与上级医院的合作，引入高水平的专家、高质量的医疗和高品质的服务；采取技术帮扶、人才培养、双向转诊等形式，通过自上而下的资源协同整合；通过智慧医疗平台，构建了资源共同体、利益共同体和发展共同体。邹城市人民医院的医共体模式，满足邹城人民群众多层次、多样化的健康需求，实现了”六建三减两不出四满意”的目标，值得学习推广。

点评专家：骆旭东（深圳市前海蛇口自贸区医院）

二、北京市大兴区中西医结合医院：急性脑卒中急诊 MDT 绿色通道——“一站式”服务流程改进

（一）案例背景

北京市大兴区中西医结合医院始建于 1958 年，原名为“北京南郊红星医院”，2003 年成为大兴区卫生健康委直属的公立二级综合医院，更名为“北京市大兴区红星医院”。2016 年 8 月正式转型升级为三级中西医结合医院并更名为“北京市大兴区中西医结合医院”，2020 年 10 月 30 日，经国家中医管理局评审组评审，确定为三级甲等中西医结合医院。现有职工 833 名，年均门急诊量约 44 万人次，年均出院患者约 1.2 万人次。

医院以《国家卫生和计划生育委员会办公厅》［2016（1235 号）］关于医院脑卒中中心建设文件精神为出发点，凭借多学科团队协作模式（MDT）打破传统机制，通过“一站式”服务，建立公立医院中西医结合急性卒中多学科急救模式。

（二）具体做法

1. 建立长效协同工作机制

医院根据实际情况，成立以业务副院长牵头的急性脑卒中 MDT 团队，统筹医务处等多个科室，提供高质量、个性化急性脑卒中诊疗方案，优化脑卒中患者诊疗流程，实现院内区域救治协同，形成急性脑卒中“一站式”诊疗绿色通道，逐步打造脑卒中患者一小时内救治圈，最大限度降低致残率和死亡率。

2. 优化布局，提升信息化功能

医院重新调整辅助科室布局，在急诊功能区域设置自助挂号 / 缴费、急诊检验和药房等部门，将医技检验结果与 HIS 系统连接，医生可及时查看，提高患者救治效率。

3. 建立绿色通道工作流程

改变以往被动等待的工作模式，建立院前急救微信沟通群。院前急救人员第一时间将患者信息、病情及初步处理情况与院内急诊救治团队共享，缩短患者从院前转运到院后预检分诊及询问病史时间。患者到医院后确诊急性脑卒中类型：①缺血性脑卒中立即启动神经内科急性脑卒中绿色通道，进行静脉溶栓、介入取栓；②出血性脑卒中启动神经外科脑卒中通道，行手术或保守治疗（图 8-1）。

（三）效果与经验

自 2018 年 8 月建立 MDT 模式以来，按照“绿色通道，接诊即办”要求，我院急性缺血性卒中急救静脉溶血时间（DNT），由最初的 2.5 小时，锐减至 30 ~ 40 分钟，最短在 15 分钟，显著提高了急性脑卒中患者救治率。2019 年在北京市急性脑卒中溶栓 DNT 医院位列第三，同年荣获“北京市心脑急救优秀单位”；2020 年在北京市卒中溶栓快速知情同意大比武系列活动中获第六名，同年

获北京市卒中中心 DNT 医院排名第三名；2021 年获"北京市优秀静脉溶栓单位"。自急性脑卒中开展 MDT 模式急救绿道实施以来，有效减少患者脑内神经元坏死凋亡，减轻偏瘫残障程度，减少后遗症状，患者预后康复水平和生活质量得到提高，实现了就医利益最大化，提升了患者就医体验感、幸福感。

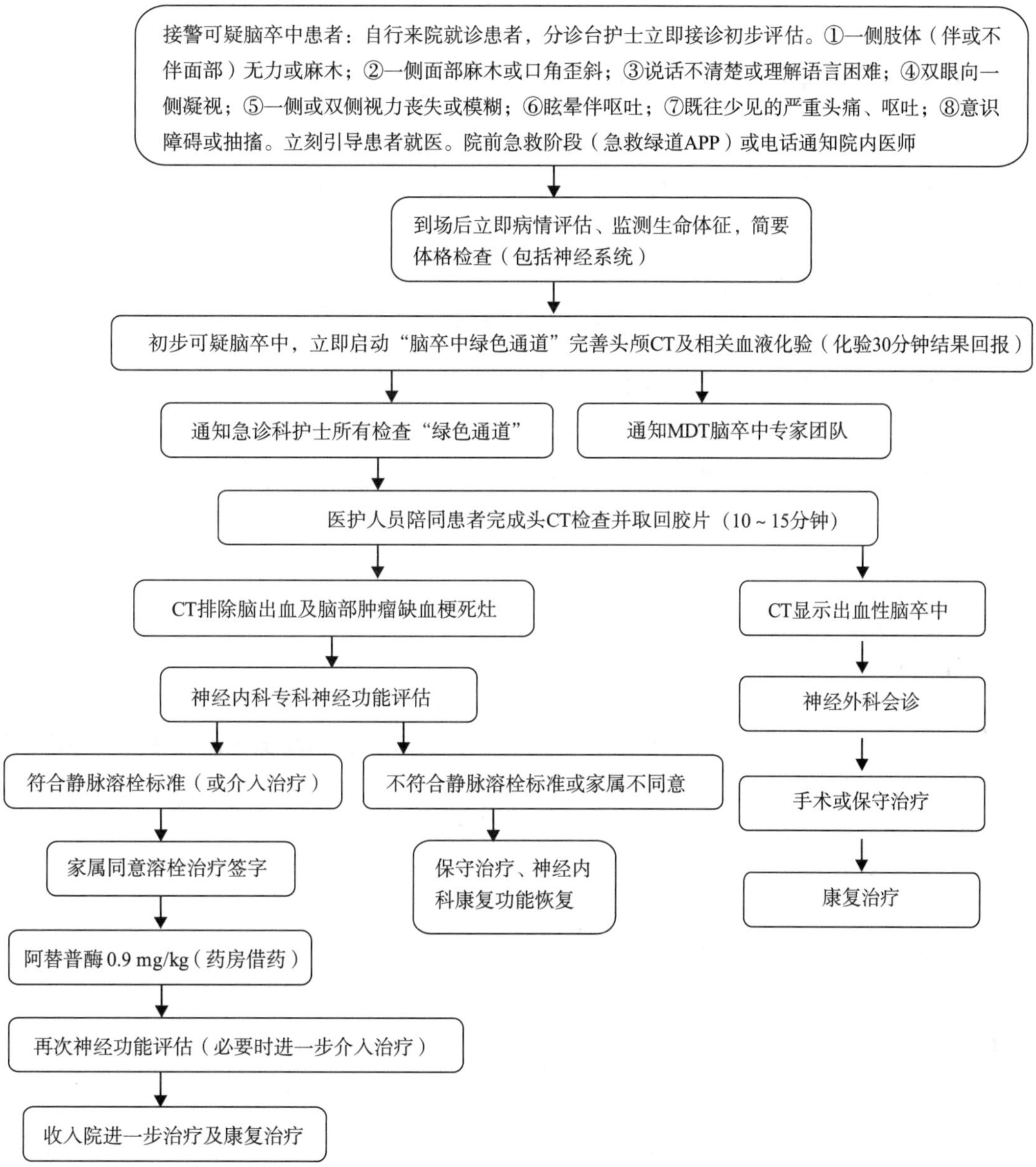

接警可疑脑卒中患者：自行来院就诊患者，分诊台护士立即接诊初步评估。①一侧肢体（伴或不伴面部）无力或麻木；②一侧面部麻木或口角歪斜；③说话不清楚或理解语言困难；④双眼向一侧凝视；⑤一侧或双侧视力丧失或模糊；⑥眩晕伴呕吐；⑦既往少见的严重头痛、呕吐；⑧意识障碍或抽搐。立刻引导患者就医。院前急救阶段（急救绿道APP）或电话通知院内医师

↓

到场后立即病情评估、监测生命体征，简要体格检查（包括神经系统）

↓

初步可疑脑卒中，立即启动"脑卒中绿色通道"完善头颅CT及相关血液化验（化验30分钟结果回报）

↓

通知急诊科护士所有检查"绿色通道" | 通知MDT脑卒中专家团队

↓

医护人员陪同患者完成头CT检查并取回胶片（10～15分钟）

↓

- CT排除脑出血及脑部肿瘤缺血梗死灶 → 神经内科专科神经功能评估
  - 符合静脉溶栓标准（或介入治疗） → 家属同意溶栓治疗签字 → 阿替普酶 0.9 mg/kg（药房借药） → 再次神经功能评估（必要时进一步介入治疗） → 收入院进一步治疗及康复治疗
  - 不符合静脉溶栓标准或家属不同意 → 保守治疗、神经内科康复功能恢复
- CT显示出血性脑卒中 → 神经外科会诊 → 手术或保守治疗 → 康复治疗

图 8-1　急性脑卒中 MDT 绿色通道救治流程

李巧英　屠　欣　裴　涛

专家点评

该院脑卒中“一站式”诊疗绿色通道流程进行改造，取得了很好的效果。DNT时间由最初的2.5小时，锐减至30-40分钟，最短在15分钟，显著提高了急性脑卒中患者救治率。脑卒中救治过程中耗时较多的环节有三个，分别是：院前、多学科会诊及术前谈话。前两个环节可以通过流程的优化，减少耗时。术前谈话环节与家属的决策有关，有不可控因素存在，较难优化。本案例针对院前和多学科会诊进行优化，切入点非常准确，值得推广。可改进之处包括：

1. MDT的表述不够严谨，MDT一般有固定的团队，针对某一个明确的目标进行讨论。脑卒中的会诊一般是由值班人员进行会诊，以多学科会诊的表述更为准确；

2. 案例中并没有对组建多学科会诊团队的优势表达清楚，从案例表述中没有看出为什么组建多学科会诊团队就能够提升效率；

3. 布局的改造也没有看到任何特别之处，急诊科本来就应该这样设置；

4. 院前流程改造的亮点是使用微信群进行院前预警和沟通，但存在信息未能及时读取的可能，而且这种模式已经在许多医院使用。目前我院使用的是“上车即入院”系统，病人在救护车上就已经完成办理住院手续，及时向院内实时传递患者信息。在使用这个系统之前，我们已经常规使用微信群进行沟通。

患者需要自己挂号缴费，建议这个流程进一步优化，患者信息从微信群中传到医院后，急诊科就可以帮患者先挂号，急诊科医生可以先完成CT开单，患者到院后马上就能进行相应检查，相关费用可以后交。

点评专家：林绿标（深圳市龙岗中心医院）

三、北京市医院管理中心：建立“六位一体”医学人文建设体系提升患者就医获得感

（一）案例背景

北京市医院管理中心（简称市医管中心）是市卫生健康委归口管理的事业单位。根据市政府授权，负责履行22家市属医院的举办职责。

坚持以人民为中心是习近平新时代中国特色社会主义思想的核心理念。国家多次出台“健康中国2030”、现代医院管理制度、公立医院高质量发展等政策，始终要求公立医院坚持公益性，将维护人民群众健康作为根本出发点。在北京“接诉即办”热线的撬动和连接下，公众对市属医院医疗服务品质和人文内涵提出更高的要求，只有将医学人文与医学实践高度融合，才能真正提升患者就医体验，推动医院高质量发展。

（二）具体做法

经过几年探索，北京市医管中心建立“六位一体”医学人文建设体系，深抓政治建设、制度建设、队伍建设、组织建设、作风建设和思想建设，推动市属医院人文管理和服务不断向纵深发展。

1. 抓政治建设，唱响医学人文主旋律

北京市医管中心党委带领各市属医院党委充分发挥把方向、管大局、作决策、促改革、保落实的领导作用，把党的领导融入医院人文建设全过程。

2. 抓制度建设，强化医学人文制度保障

制订人文巡讲、人文科室、人文专栏等实施方案，确保人文工作规范性、系统性、连续性；持续开展患者满意度评价，建立患者满意度闭环管理机制，将患者不满意作为人文建设切入点；将患者满意度和人文建设情况纳入绩效考核，发挥绩效引领、激励作用。

3. 抓队伍建设，突出医学人文以文化人

组建市属医院医学人文巡讲团，并定期开展师资能力建设培训，夯实培训师资力量，目前共有61名人文讲师；每年组织人文巡讲培训，指导讲师结合临床工作讲授医学人文“道”和“术”，加强新入职员工培训，实现医、护、技、管人员全覆盖，累计开展300余场巡讲，培训医务人员数万人次。

4. 抓组织建设，激发医学人文创造活力

开展人文科室建设，制定包括制度建设、提升人文素养、注重关怀医务人员、丰富患者服务内涵及增强影响力等五个方面的指标体系，并组织各医院申报并开展验收，建设一批“患者满意、医务人员幸福、社会认可”的人文科室，以人文科室“点”的建设推动人文医院“面”的发展。现已建成90个人文科室，各医院逐步认识到人文科室建设的重要意义，建设氛围浓厚。

5. 抓作风建设，传播医学人文好声音

在“北京医管”官微推出“医学人文专栏”，以医者视角记录生命故事，以身边善举传递榜样力量，营造医患互信共进的和谐氛围。已推出 93 期人文专刊，共 188 篇文章，从疫情防控、冬奥保障、医院管理和服务的各个方面，树立了一批“暖心服务、人性管理、耐心沟通”先进典型。各市属医院积极在官微官网开设人文专栏，打造市属医院人文矩阵和精神家园。

6. 抓思想建设，把握医学人文正确导向

打造人文医学 APP，邀请专家录制人文课程，搭建 24 小时在线学习和交流平台，便于医务人员及时、系统获取人文知识；鼓励医务人员投稿分享心得体会，累计投稿 400 余篇，经过专家审核后发布近 200 篇；指导医院通过微课堂、人文主题阅读等形式，在科室例会、病例讨论、主任查房、临床带教中传递人文理念；已有 4000 余名医务人员注册使用，浏览量达到数万人次。

（三）效果和经验

通过持续加强医学人文建设，将人文理念融入医院实践，为北京市属医院高质量发展注入精神动力；涌现出一系列员工关怀举措，医务人员的幸福感、归属感不断提升，人文意识不断增强；患者切实感受到了暖心变化，市属医院患者满意度呈逐年上升趋势，平均得分由 2016 年的 89.87 分上升至 2020 年的 94.31 分。特别是人文科室满意度平均分为 98.71 分，明显高于市属医院平均水平。

北京市医管中心坚持党建引领，建立人文制度为支撑，人文讲师为依托，人文 APP 为载体，人文巡讲、人文科室、人文专刊互相促进、互相影响、互为依托的医学人文建设体系，带动 22 家市属医院不断提升员工综合素质和医院发展内涵，切实提升患者就医获得感，为健康中国和首都四个中心建设贡献北京医管的智慧和力量。

林丽云　张华兴　张斌斌　桑永新

专家点评

北京市医院管理中心创新建立“六位一体”医学人文建设体系，着眼政治、制度、队伍、组织、作风和思想等全方位打造，通过开展人文巡讲、人文科室、人文专刊、树人文典型等实操性的建设活动，有效推动了市属医院服务品质和人文内涵服务不断提升，患者就医获得感与员工幸福感、归属感得到双提升。北京医管中心的实践创新，提供了一个将人文理念体系化全面融入，体系化全面建设，并且应用满意度评价持续监测的有益经验借鉴。医学的首要特征是高度的人文性，始终以患者为中心，坚持患者至上，如何更好的从制度和文化层面提供人性化的医疗，给予患者良好的就医体验，医院内部形成理解人、尊重人、满足人、发展人的良好环境，激发员工的人文道德关爱，始终是需要不断实践探索的永恒话题。

点评专家：李少冬（清华大学医院管理研究院）

四、大悟县中医医院：改造医院缴费模式，提升患者就医体验

（一）案例背景

大悟县中医医院创建于1984年，是一所集医疗、保健、康复、教学、科研于一体，具有鲜明中医特色优势的现代化综合性二级甲等中医医院。现开始床位800张，职工732人，门诊年就诊量358709人次，年住院28452人次。

随着医院各大中心建设评审通过，医院救治水平提高，门诊患者及急危重症患者就诊量日渐增多，传统窗口缴费方式因等待时间过长，存在医疗隐患及影响患者就医体验。医院在汇总分析意见箱问题反馈清单时发现，缴费等待时间过长问题占其中72.3%，缴费等待时间过长，主要是因为缺乏高效的缴费机制及模式。院领导高度重视，将缴费等待时间过长问题确定为"对患者影响较大的高风险隐患"，决定由财务科牵头，医务科，信息科，设备科协办，进行缴费模式改造。

（二）具体做法

1. 成立工作小组，明确职责分工

根据医院实际情况，经医院院委会讨论后决定：由财务科联合医务科、信息科、设备科、总务处五部门组成工作小组，正式启动医院缴费方式改造项目。经工作小组讨论，小组决定利用增设在线缴费模式来改造缴费途径。分区分人群缴费，有效缩短了窗口缴费等待时间，降低了医疗医患风险，改善患者就医体验。

2. 科学分析，绘制缴费流程图

小组成员通过完成门诊部及住院部调查量表、医疗系统数据提取分析，确定缴费人群、需缴费场景、缴费时间、支付方式等缴费核心要素。缴费人群包括：门诊患者，急诊患者及住院患者。需缴费场景包括：门诊行辅检及拿药场景，集体及个人体检场景，门诊开具慢性病药物场景，急诊急救场景，住院费续交场景，出院结算场景。缴费时间：除急诊急救场景需夜间缴费外，其他场景缴费时间集中在正常工作时间。支付方式：无医保参入的现金支付，无医保参入的在线支付，医保参入的现金支付，医保参入的在线支付，体检卡划扣五种支付方式。小组成员结合核心要素，以门诊患者缴费、急诊患者缴费、住院患者缴费为基线分别绘制了缴费流程图。

3. 头脑风暴，确定缴费改造点及行动方案

通过综合分析三类人群的缴费流程图发现，影响缴费等待时间的因素主要包括：各大中心的绿色通道及现金支付方式。而缴费等待发生场景均在我院门诊大厅收费室。我院采取传统的窗口人工缴费服务模式，故所有的缴费行为均发生在收费窗口，上述所有需缴费场景人群最终均汇聚在收费室。同时医院为提高急危重症患者救治效率、维护医疗安全、保证绿色通道通畅，制定了胸痛患者及脑卒中患者优先制度，相对而言增加了其他缴费人群等待时间成本。而现金支付方式，增加了找零动作，进一步增加了缴费时间成本。我院收费室场地有限，以增设窗口及工作人员的方式无法有效解决缴

费等待时间过长问题。那么，改变支付方式及增加支付场地成为我们解决此问题的突破口。

考虑到部分患者无使用网络支付习惯及应医保参入结算的缴费模式要求，我们继续维持现金支付方式。同时增加在线支付方式（即扫码支付）这种便捷支付方式。在急诊科，门诊部各楼层，住院部各科室增设缴费终端，即增加支付场地。小组成员充分查阅院内外相关文件，如制度、标准作业程序等，并通过充分的科室访谈与实地考察，上报院委员会解决办法及意见。经院委员会讨论后达成一致，同意进行以上缴费模式改造并安排各部门具体实施。

4. 统筹协调，推进缴费方式改造实施

财务科制订在线支付工作制度及监管流程。设置在线支付专用账户，建立财务日报表，由专人管理，双人监管，执行账账核对制度、账时核对制度。

信息科及设备科则制订设备购进计划及后期设备调试维修，总务处协助基础改造及设备安装。根据改造方案，采购数据终端，并分别在急诊科、门诊楼各楼层、内外科各科室护士站安装自助缴费终端，以便患者及其家属在工作人员协助下完成自助缴费。调试医疗系统，在处方左上角增设缴费二维码，以完成直接扫码缴费。设备科、信息科建立巡查制度，安排专人定期巡查数据终端运行情况，并登记备案。同时在每个数据终端上留存 24 小时报修电话，以保证第一时间完成检修。

医务科及护理部安排医护人员后期操作培训及向患者宣教工作。根据信息科设计的缴费终端操作流程图，由医务科及护理部组织医护人员进行全员培训，以便后期向患者及家属介绍自助缴费流程及协助缴费工作。

（三）效果与经验

项目结束，医院意见箱内关于缴费等待时间过长问题占比大大降低，未接收到关于因缴费等待导致医疗纠纷的相关投诉，缴费改造工作得到一致性肯定。医院以接诉即办的工作态度，以患者诉求为切入点，不断优化、梳理医疗服务工作流程，不断提升改进医疗服务质量，并及时查漏补缺，将质控贯穿服务工作全程，最终形成优质的医疗服务模式，着力优化提升患者就医体验感、获得感。

涂育明

专家点评

案例多措并举，实现了缴费效率的提升，方法及机制值得推广和借鉴。同时，门急诊的缴费终端只设在了各楼层，并没有具体到各诊室，如果通过改造信息系统，实现诊间结算，自费患者出示付款码（微信和支付宝都支持），医保患者出示医保电子凭证就可以在诊室进行即时结算，能够为患者节约时间。另外还可以充分发挥各种线上工具的能动性，例如建设互联网医院，在线上即可完成预约、问诊、就诊、结算全过程，切实方便群众看病就医，真正实现“让数据多跑路，让群众少跑腿”的便捷就医体验。

点评专家：刘瑞林（临沭县人民医院）

五、福建医科大学附属第一医院：以数据应用管理为抓手，多措并举助推就医体验新升级

（一）案例背景

福建医科大学附属第一医院创建于1937年，是福建省首家公立西医医院，是福建省集医疗、教学、科研于一体的大型综合性三级甲等医院。医院综合实力雄厚，是福建省高水平医院，被国家发改委、国家卫健委确定为首批全国疑难病症诊治能力提升工程项目医院，并且是全国首批10家国家区域医疗中心之一。现有茶亭院区、滨海院区、奥体院区、闽南医院，总编制床位4500张，形成“一院多区、一体多翼、协同发展”的办医格局。2021年医院门急诊量206万人次、出院患者数近11万人次，年手术量12万多台，职工总数4400多人。

在新医改背景下，“患者满意度”逐渐成为衡量全国各级医疗机构综合服务质量的重要参照指标，将患者就诊体验提升到前所未有的重视程度。同时，群众的就医需求与医院所提供的服务存在供需不平衡的问题。患者除了期盼医院在技术上精益求精外，对医院服务环境、服务流程、服务态度、服务质量和行业风气等内涵建设的要求也越来越高。这使得医疗机构急需根据患者需求，适时调整运营策略，以保障患者获得良好就医体验。这就要求我们应通过持续动态收集患者需求信息，加以综合分析并提出改进建议，形成医院决策，助推各项服务能力升级，促进医院高质量、高标准发展。

（二）具体做法

为更好地精准匹配新时代就诊患者就医需求，医院专门成立医院服务管理处，该处室综合运用多渠道、多维度、多视角智能化数据采集方式完成患者满意度调查，有效扩大了样本量、提高了调查效率及数据信度，使患者满意度数据向多元、精准、实时迈出关键一步，从而推进医院质量持续改进。以2021年为例，我院共开展门诊患者满意度调查97981例，住院患者满意度调查15307例，回访出院患者54629例，以此数据为基础支撑，针对性提出各专项保障措施。

1. 完善数据采集模式，加强平台化建设

为规范患者数据的采集及应用管理，制定和完善《医院满意度调查方案》，建立标准的满意度数据收集、汇总、通报的流程，并安排专职工作人员以信息化手段，定期获取、核对、摘录患者数据信息，汇总至数据管理平台，实时查看，精准定位。

2. 畅通患者反馈渠道，实时跟踪反馈

为便利医患沟通，持续推进患者咨询与反馈问题的服务。推出人工咨询台、电话咨询热线、微信平台咨询热线、官网平台咨询热线等，多渠道收集患者意见数据；并规范意见及投诉反馈机制，限期整改、高效提升；定期编写、刊发《经典投诉案例汇编》，认真组织各科室学习，确保教育实效，营造“以患者为中心”的工作氛围。真正为有诉求的患者解决实际问题和困难，提高医院医疗服务质量。

3. 创新管理手段，筛选最优决策

通过数据管理平台，对医疗服务质量与管理的纬度进行深度分析。通过患者满意度平台收集数据所反馈的问题，进行分析建模，智能筛选最优决策，精准管理决策支持，划分至各职能处室，实现关键指标实时追踪。

4. 依托数据决策，打造暖心服务

针对平台管理决策支持，以数据为抓手，打造全流程、多角度的暖心服务。创新性提出 26 项“暖心医院”工作专项计划，以构建医疗与服务双轨并行的高水平研究型医院为宗旨，强化主动服务意识，创新重构医疗服务新体系，包括提升行政能力服务体系、就医需求为导向的服务体系、改善就医体验的服务体系和出院后连续服务体系。通过三方（医院、患者、社会）合力，实现医疗、服务二轮驱动高质量发展，逐步打造一个好口碑医院。

5. 提升数据导向意识，服务环节全把控

按 PDCA 分析和评价数据－决策双向影响。成立医院服务监督评价委员会，定期开展满意度数据评价大会，责任到科室，责任到个人，全面提升医院体验及文化服务，并将满意度数据与科室绩效奖金考核挂钩，围绕供给侧结构性改革构建优质高效的医疗卫生服务体系。

（三）效果经验

满意度数据是医院服务能力水平的金标准。满意度数据反映出患者个体感知特征和医院综合服务水平的适配程度。每一次患者满意的就医体验的形成，贯穿从预约到诊疗后随访各个流程，包括从停车场到任何一个诊疗环节的场所，涉及医院中每一个部门和岗位。满意度数据帮助医院查找服务流程环节和内涵质量管理中的漏洞短板，数据综合分析，智能筛选，找出影响患者满意度关键因素，提出医疗服务品质提升策略，真正提高患者体验。

郑光焰

专家点评

该案例综合运用多渠道、多维度、多视角智能化数据采集方式完成患者满意度调查，有效扩大了样本量、提高了调查效率及数据信度，使患者满意度数据向多元、精准、实时迈出关键一步，并将患者满意度数据与科室季度、年度考核挂钩，促进科室及时整改和对患者满意度工作的重视，打造全流程、多角度的暖心服务，从而推进医院质量持续改进。该案例凸显了医院精细化管理需要用数据说话，应当以患者满意度数据客观性为重要前提，才能够在医院决策过程中发挥参考价值，案例深化数据应用管理的实践探索值得借鉴和推广。

点评专家：肖海鹏（中山大学附属第一医院）

六、广州医科大学附属第一医院：发挥个案管理师优势，提升肺移植患者就医体验

（一）案例背景

广州医科大学附属第一医院创建于1903年，既是一所融医疗、教学、科研、预防、保健及涉外医疗为一体的大型三级甲等综合性医院，也是广州呼吸健康研究院、国家呼吸系统疾病临床医学研究中心、呼吸疾病国家重点实验室所在医院，还是国家呼吸医学中心。现有编制床位2850张，在职员工3501人，2021年门急诊量143.12万人次，出院患者7.58万人次，手术4.01万台次。

我院在建院之初就始终秉承注重医学专业技能与医学人文技能齐头并进，始终坚持“全心全意为人民健康服务”的宗旨，不断优化服务流程，积极拓展多种形式住院、门诊服务等便民措施，通过加强精细化管理，持续提高医疗服务水平及服务质量。为此我院针对病患群体需求、学科特点，在器官移植科护理方面作先行试点，推出个案管理模式，为患者提供就医过程中的全过程护理服务。通过多学科整合、联合性照护，在疾病管理、整体护理、持续照护等方面发挥了重要作用，提升了患者的疾病照护能力、用药依从性、健康及疾病自我管理能力，进而达到控制就医成本和改善生活品质的护理目标。

（二）具体做法

肺移植手术的成功依托于多学科团队的共同协作，包括胸外科、呼吸内科、重症监护、内镜介入中心、医技检查部门的医疗及护理团队。个案管理师是多学科团队中的一个重要角色，主要在医生、患者、各个部门之间协助沟通，帮助患者处理复杂的治疗关系，保证患者治疗的完整性，并适时给患者及家属提供及时的信息指导，帮助答疑解惑，协助器官移植科医生完成肺移植患者的终生随访计划。

1. 建立个案管理团队

2016年4月，由肺移植中心与护理部联合牵头设置个案管理护士的岗位，建立肺移植个案管理团队，该团队成员由6名个案管理护士组成。遴选标准：工作年限5年以上、专科工作年限3年以上、职称护师及以上、本科及以上学历。所有个案管理护士均具备呼吸内科、胸外科、ICU的工作经验，并进行过器官移植专科护士及个案管理专科培训。其中设置一名组长，由肺移植中心护士长担任，负责个案管理工作的统筹安排，包括信息宣传、移植受者管理与分配、数据库维护的监督、个案管理护士的培训与绩效考核。所有个案管理护士受科室护士长及移植中心主任的双重管理。

2. 优化个案管理流程

围绕患者治疗主线，实行患者“院前－院中－院外”一对一专人跟进管理。解决患者有问题不能及时咨询、急症不能及时处理的问题。从患者入院开始有移植意向开始，分配一名个案管理师进行跟进，一直协助患者完成手术，顺利康复，并继续康复期延续照护，直至患者生命结束。

（1）建立工作台账：对于每一个门诊咨询肺移植或是住院评估患者建立工作台账，便于后续追踪；然后由个案管理组长分配个案管理师进行一对一跟进，协助患者完成术前床位预约、评估检查预约，并为患者及家属提供关于肺移植手术的疾病知识宣教、健康指导、出院指导、门诊就医指导、门诊急症就医指导等服务。

（2）建立病友微信群：由6名个案管理师及一名患者共同管理群组。个案管理师与患者初次面谈后根据了解的情况会将有移植意向的患者及家属拉入微信群中，通过病友效应增加患者及家属手术的信心。

（3）发放个案管理手册：由个案管理组、肺康复护士、医生共同制定肺移植个案管理手册，手册内容包括：肺移植疾病科普、用药指导、康复锻炼、居家环境指导、居家自我监测、饮食指导等内容。

（4）出院用药管理：患者出院前个案管理师与医生核对患者用药，为患者制订纸质版的用药清单，持续做好患者出院后的用药健康教育。

3. 细化个案管理工作内容

（1）咨询接诊期：医生推荐需行肺移植手术的患者给个案管理护士，个案管理护士积极与患者及家属进行面谈。面谈的内容涉及肺移植手术实施的流程、费用、存活率、医保政策。除此之外，个案管理护士还需对患者的家庭结构、经济及社会支持能力、移植意愿进行初步评估，及时排除不适宜移植的因素，为患者选择合适的治疗路径及节省医生资源。

（2）评估期：在术前评估期，重点在于协助患者尽快完善评估检查。终末期肺疾病患者病情重、变化快、外出检查风险大，所以个案管理师要协助医生制订合理的检查方案。为满足患者的需求，部分检查科室为患者开通了危重患者检查的绿色通道，对于有需求的患者，个案管理师会进行逐一沟通。

其次在评估期，为使患者有更好的条件接受手术，个案管理师还需要对患者进行护理评估，针对存在的护理问题、康复问题，邀请科间会诊，为患者制订预康复计划，并督促患者及家属执行。

对于需要出院等待的患者，个案护士需要对其进行等待期的健康安全教育，包括用氧安全、居家自我监测、急症应急处理。对于外地患者，提供房屋租住信息、氧源获取途径等。

（3）等待期：等待期内，为解决已评估患者失访的问题，仍然由个案管理护士进行持续追踪，此时期最主要的职责是信息传递。例如，一旦移植中心得到分配供体的信息，由个案管理师通知可以手术的患者入院，并协助患者快速办理入院手续。同主管护士一起尽快完善术前准备，将患者尽快送达手术室。

（4）围术期：在围手术期间，个案管理护士会在不同的时间点对患者进行术前访视。在患者术后第一天清醒后，个案管理护士会到监护室进行访视，目的是观察患者病情、实施心理护理、增加对患者疾病情况的了解和对个案管理护士的信任度，方便后续随访工作的开展。当患者病情平稳后转到普通病房后，个案管理护士会联合病房的护士以及康复专科护士为患者提供一个整体性的护理服务。个案管理师也会每天跟着主管医生进行查房，对患者的病情有一个持续性的了解及跟进。患者出院前，个案管理护士需要对患者进行详细的出院前健康教育，包括居家护理用物准备、居家环境准备、自我监测指导、用药指导、门诊随访计划及就诊指导。

（5）随访期：出院后第一天，微信或电话随访患者，询问患者居家状态、生命体征、用药掌握程度，需要咨询的问题。在整个随访期内，主要负责督促患者按照随访计划按时复诊、协助解决复诊出现的新问题、指导居家过程中遇到的紧急情况以及后续的家属赋能教育。每年举行一次病友会，进行线下交流。

个案管理护士对肺移植患者是终生的，且每年会进行一次数据录入，追踪患者生存率。

4. 监控护理品质及安全

对所有肺移植患者进行全程风险管理，建立风险管理档案。每天由个案管理护士评估患者存在的风险，并做好交班。个案管理小组定期进行风险评估，找出现存或潜在的护理问题，提出护理对策。针对肺移植患者每个阶段的护理重点，包括人工气道的建立与维护、呼吸功能锻炼、感染的预防、营养支持、并发症的预防及观察等。

（三）效果经验

自2016年4月至2022年8月，个案管理师依照收案标准共收案510例，持续管案314例，结案183例，开展一对一健康教育1200余次，随访患者2000余次，开展病友活动6场。在全年管案中，专科各项监控指标均达标：出院后一周按时随访率95.60%，一年按时随访率90.7%，3年按时随访率88.7%，失访率5.18%。2020年12月，由护理部从收案患者中随机选取个案122例进行回访，平均满意度为98.27%，其中认为个案管理师的干预非常有帮助的占81.15%。

由肺移植个案管理师主导的创新医疗管理模式为器官移植前和移植后的患者提供专属个性化的护理指导和健康宣教，使患者能够接受国家呼吸医学中心顶尖的多学科团队的优质医疗照护。患者的满意度持续提高，看病就医的获得感进一步增强，同时推动器官移植开启高质量发展的新征程。

黄丹霞

专家点评

该案例通过建立个案管理团队、优化个案管理流程、细化个案管理工作内容、监控护理品质及安全，内外联动，整合惯序，实现了肺移植患者个性化、一体化管理和全周期、全流程服务，有效提升了患者的满意度和获得感，推动肺移植工作高质量发展，对器官移植、肿瘤、慢病等多类患者的诊疗和管理均有很高的借鉴和参考价值，值得推广。鉴于患者对手术风险、疾病预后等信息的关注，建议在病友微信群中适当增加临床医生的参与，同时对失访的原因进行分析，寻找尚存的不足，为持续改进提供方向。

点评专家：洪朝阳（浙江省人民医院）

七、兴义市人民医院：胃食管反流病的多学科诊治患者体验改进

（一）案例背景

兴义市人民医院建院于1951年，是集医疗、教学、科研、预防、保健、康复于一体的三级甲等综合医院、爱婴医院，全国住院医师规范化培训基地、汪忠镐院士工作站、贵州医科大学附属医院及多所高等医学院校的教学医院，连续九年被香港艾力彼评为全国县市级百强医院，医学检验科获ISO 15189医学实验室认证，被授牌为国家高级脑卒中中心，国家级胸痛中心。医院开放床位编制1500张，2018年门诊人次84万，急危重症人次1.5万，出院人次4.8万，手术台次3.2万，患者平均住院日8.77天。

胃食管反流病是一个人们既熟悉又陌生的疾病，故胃食道反流在我州乃至滇、黔、桂地区属一全新概念，大多数医务工作人员对其了解不足，熟悉是因为它发病广、很普遍、很常见，陌生是人们对它的发病了解不多、对身体产生的危害还不太清楚、对它的治疗不重视，故诊疗方面凸显很多不足，比如多学科的概念在相关科室医务人员中几乎是空白，导致食管外症状的患者得不到专科治疗，经常辗转于呼吸内科、耳鼻咽喉科、心内科等相关科室治疗，导致治标不治本；就诊流程不规范，患者不清楚该挂什么门诊看病；手术治疗方式局限，科室医务人员缺乏创新思维，学习能力不足等，导致学科发展缓慢，患者治疗效果得不到质的提升。

（二）具体做法

1. 建设专科特色门诊

开设省内第一家胃食管反流专科特色门诊，购置胃食管压力测定仪、24小时胃酸测定仪、射频治疗仪等设备用于胃食管反流病的临床诊疗及科研。同时，为院士工作站及反流专家团队提供生活和科研保障，方便院士及其团队长期指导工作 .

2. 加强制度建设

为确保院士工作站及胃食管反流诊疗工作的有序运行，医院制定《兴义市人民医院院士工作站管理制度》《兴义市人民医院胃食管反流工作方案》《兴义市人民医院院士工作站机构管理与工作职责》《科研经费管理制度》《兴义市人民医院院士专家工作站绩效考核制度》等一系列管理制度，用于考评及督促院士工作站各项工作的开展，使院士工作站建设不断规范化、制度化。

3. 强化人才团队建设

为了不断提高团队胃食管反流的诊疗水平，我院先后选派五批人员分别到汪院士团队医院交流学习和短期培训。第一批：2014年3月选派中心管理人员共7人（主管院长、消化内科副主任、耳鼻咽喉科主任、普外科主任、呼吸内科主任、普放室主任、儿科主任）到火箭军特色医学中心（二炮总医院）胃食管反流病科进行交流学习；第二批：2014年06月选派消化内科2名医师到郑州大学附属医院胃食管反流病中心短期培训GERD诊疗；第三批：2015年03月选派消化内科1名医师到

郑州大学附属医院胃食管反流病中心短期培训；第四批：2015 年 07 月选派消化内科 2 名医师到火箭军特色医学中心胃食管反流病科学习内镜下射频消融治疗；第五批：2018 年 09 月选派消化内科 2 名医务人员到火箭军特色医学中心胃食管反流病科短期进修胃功能检测及 GERD 诊疗。

4. 开展胃食管反流筛查及义诊

在院士团队的指导下，经过多学科协作，制订了规范的门诊筛查表，规范了胃食管反流患者就诊流程，开展高分辨率食管测压、食管 24 小时 PH- 阻抗检测、上消化道钡餐等胃食管反流的专科检查，使门诊筛查到住院治疗逐步形成一个科学化、规范化的系统诊疗过程。至今共接诊筛查胃食管反流患者 2 千余例，由于筛查工作的规范化和标准化，前来就诊的患者已不限于黔西南州，云南、广西等周边地区的患者均慕名而来，较好地满足了群众的就医需求。

5. 规范胃食管反流治疗流程标准

为达到规范诊疗，以《中国胃食管反流病多学科诊疗共识》为参照标准，邀请经多学科讨论及专家指导，拟定《胃食管反流工作流程》《胃食管反流病症状筛查表》《兴义市人民医院胃食管反流病手术治疗标准》《胃食管反流病术后接诊流程》等规范筛查、转诊及治疗工作，通过胃食管反流筛查，确诊为“胃食管反流”的患者，可通过药物、手术、射频等多种形式进行治疗。医院相关医务人员通过外出学习及在汪忠镐院士、吴继敏教授、胡志伟博士、季锋博士、王洪涛教授等专家指导下，成功手术胃底折叠术治疗 500 多例，射频及贲门缩窄治疗 400 多例，药物治疗 6000 余例，通过诊疗及随访统计，所有患者胃食管反流症状均得到明显缓解或治愈。

（三）效果与经验

在各相关科室的通力协作及科室团队的不懈努力下，我院胃食管反流病多学科联合诊疗中心对胃食管反流病的诊疗工作得到了飞跃性的提升，医务人员逐渐加强对胃食管反流病的认识、了解并掌握，2015 年至今患者就诊率和治愈率大幅提升，食管外症状的患者逐渐走向专科化治疗方向，减少了漏诊、误诊，同时也减少了非专科治疗药物带来的健康损害，使专科诊疗水平得到不断提高，群众就医体验得到较大提升。

面对患者来源局限和漏诊误诊率高的问题，通过提不断宣传、培训、义诊活动等一系列举措，慕名前来的就诊人数逐年增加，就诊影响范围不断扩大，患者来源不仅仅限于黔西南州地区，还扩大到滇黔桂三省结合部地区。逐渐规范化的诊疗不仅解决了困扰人们多年的疑难疾病，打开了临床医师的诊疗思维，提升了医院、科室医护人员的诊疗技术水平，获得较好的社会效益，也提高了患者疾病的诊断准确率、治愈率，就诊过的患者纷纷通过微信、电话等方式肯定和赞扬治疗效果，科室患者满意率不断提升，学科建设也得到长足发展。

王忠安　王文娟　刘洪琴　尹兴亮

专家点评

该案例报道的多学科诊治中心专科特色门诊建设走在国内前列。从建设过程来看，流程标准中未制定《胃食管反流多学科协作治疗流程》，随访统计所有患者症状均得到明显缓解及治愈，无《药物及手术治疗后康复效果评价随访标准》，提示可能不符合循证医学规律，数据有待进一步证实。建议该院以《中国胃食管反流病多学科诊疗共识》，完善该病多学科协作评估机制与流程（包括 GERD 专科、耳鼻喉科、呼吸科、心内科、消化科、胸外科、普外科、儿科、急诊科、心理科、中医科、影像科等相关学科），着重提高实用性和可操作性，借此推动 GERD 学科进一步发展。

点评专家：李晓东（山西省长治市第二人民医院）

八、河南省人民医院：实施患者体验管理的实践与探索

（一）案例背景

河南省人民医院前身是中华基督教内地会1904年创办的开封“福音医院”。1950年2月被正式命名为“河南省人民医院”。1955年3月，随省政府迁址郑州，至今已有百年历史。河南省人民医院是河南省最大的省级综合性医院之一，是国家卫生部首批命名的“三级甲等”医院和全国“百佳医院”。

国内患者体验发展处于初级阶段，存在缺少统一的标准，缺乏专业性人才，关注点较为分散、单一，顶层设计不够完善、项目实践效果需要进一步的印证等问题。为了解决这一问题，河南省人民医院高度重视患者体验工作，从职能部门设置、人才队伍建设、创新管理模式、风险管控等方面积极探索，逐步提升患者体验，改善医患关系，塑造医院文化。

（二）具体做法

1. 率先成立患者体验服务部

院党委率先成立患者体验服务部，招募专业人才围绕“尊重、关怀、慈爱、共情”的服务理念和“关注患者感受、聚焦患者体验、维护患者权益、实现患者价值”的服务宗旨，建立具有特色的风险管控体系。

2. 以现场管理为切入点推进患者体验管理

医院借签香港OSM现场管理理念，对构成医疗服务现场的资源进行梳理，对医疗服务流程进行调研和分析，查找医疗服务现场死角，全方位多层次优化院内资源管理模式；制订管理标准，落实到人，并在全院开展试点，最后由点到面，成功在全院165个护理单元完成现场管理的推进工作，构建起可执行的“培训—评比”推进模式和内训师管理机制。

3. 以信息化平台为抓手实现医疗风险云把关

医疗风险的因素主要是指整个医疗过程中，引起或促进损害事件发生和扩大的原因和条件。医疗风险防范是减少医患纠纷的重要方面，核心就是要明确风险点，制订风险预防措施和对策，将事故所造成的损失或损害减少到最低限度。为此，医院建立投诉纠纷管理网格化，按照区域及分工，设立多个投诉单元及投诉渠道，分片包干，责任到人，发生纠纷，相关责任人及时介入，沟通协调，缓解矛盾，持续调查跟踪，掌握投诉动态，将隐患消灭在萌芽状态。持续推进医疗服务活动法制化。构建新的律师驻院法律服务机制，法务工作重心从法院庭审阶段拓展到鉴定听证阶段，律所加强与临床科室沟通，全程参与风险防控，与患者体验服务部形成良性沟通体制。

4. 以标准化管理为保障指导患者体验管理

医院充分吸收借鉴标准化管理的思想，用于指导患者体验管理的探索和实践。建立资源管理标准化。实现资源管理闭环式管理模式，以项目推进为契机，制订精细化资源管理标准，通过科室自查、院内评比等形式检验标准可行性，不断优化改进，最终制订符合医院特色的《河南省人民医院现场

管理——资源管理标准手册》。优质服务标准化，引入“医患友好度”标准化体系，编制《河南省人民医院工作人员人文服务规范》，内容涵盖全员的仪容仪表至语言规范，配套考核细则及督导方案，开展服务巡查，改善就医体验。以人文服务规范为切入点，进一步探索包含服务心理、触点管理、流程优化、服务挽回四位一体的服务体系。

风险管控标准化，制定河南省人民医院医疗纠纷“网格化”管理体系及《医疗法律汇编》丛书，构建满意度管理体系，加大和谐医患平台的风险管控参与度，积极开展律师参与的术前谈话、院内模拟鉴定、模拟庭审的风控业务，确保医院最大限度地规避风险。

（三）效果与经验

经过持续探索与实践，医院建立起了以现场管理为抓手、以信息化风险管控为工具、以标准化建设为保障的“患者体验+”创新管理模式，显著提高了医务人员患者体验管理的意识和技能，降低了管理成本，提升了管理效率。在全国三级公立医院绩效考核国家监测指标最新一期的放榜中，有力助推医院综合成绩位列全国第35名，河南省第1名。

吴新艳

专家点评

该案例探索并形成“以现场管理为抓手、以信息化风控为工具、以标准化建设为保障”的患者体验工作模式：成立患者体验服务部，明确职能责任，充实专业人才；以现场管理切入资源优化，依托护理单元推进落实；以信息化平台为抓手构建临床与法务相协同的风险防范保障网。在前期实践的基础上，提炼出富有特色的患者体验管理制度和规范，为巩固患者体验建设成果提供了制度和框架指导，值得借鉴推广。

点评专家：黄锦坤（广东省广州医科大学附属第一医院）

九、惠州市第三人民医院：运用峰终效应创造患者美好体验

（一）案例背景

惠州市第三人民医院创建于1927年，现已成为一所集医疗、保健、康复、教学、科研于一体的三甲综合医院，为广州医科大学附属惠州医院、全国人文爱心医院、广东省胸痛中心示范基地、国家级标准版胸痛中心、国家级标准版房颤中心、国家级标准化心脏康复中心，2019年广东省改善医疗服务行动计划示范医院。实际开放床位1550张，在职员工2500余人，目前拥有三个院区，占地约16.2万平方米，年门急诊量（含核酸检测）达191万余人次，年住院量6万余人次。

医院心血管医学中心心血管内科是惠州市冲击广东省高水平重点学科建设单位，作为三院率先建立的“五大中心”之首，在经历了快速发展期后，2020年出现“平缓”期，心血管内科门诊量同比2019年下降14.2%，出院人数同比2019年下降17.1%，满意度排名由2019年第19名下降至25名，这对心血管内科的医疗服务提出了挑战。如何提升患者就医体验，使人民群众收获更多的就医获得感，思变创新势在必行。

（二）具体做法

1. 着眼创造美好体验，系统设计、稳步推进

为推进建设“一流服务”工作，持续完善优质服务体系，我院制订《“全员共创美好体验”项目实施方案》，心血管内科被遴选为优质服务试点科室，制订科级的共创美好体验的年度实施方案。通过大量的现场观察及访谈，展开头脑风暴，利用峰终定律将心血管内科住院患者整个住院期分为峰时、终时两个时间段（峰时主要包括入院、住院服务过程几个关键时刻，终时即离院），正式开展以“打造峰终效应创造住院患者美好体验”为主题的改善项目，并召开了动员大会。

2. 思变求“远”，新媒体助力人文建设，搭建医患连心桥

搭建“心友之家”，建立“支友群”，实行线上线下管理患者。利用新传媒平台，树立科室品牌，传播科室文化，进行科普宣传，增加患者对疾病的认知；微信平台专人管理，及时答疑；线下电话深度随访，增加出院患者粘合度。2020年8月1日建立三院“心”之家及“心内打工人”抖音号，共收获粉丝量2423人，单视频最高浏览量达51.7万人次。

3. 思变求“新”，标准化助力服务管理，打造高品质服务

项目组采取现状调研及分析，确定峰值是医生入院接待、术前谈话、查房环节、护士入院接待、穿刺抽血、穿刺输液、宣教、送手术环节，终值是患者出院环节。制订“可衡量、可操行性”的医护服务SOP流程，提供更精准安全的诊疗服务；由一线医护人员自下而上合力制订，使标准易在临床中执行；以工作流程为基础，疏通流程的梗阻点，增加肢体言语，致力提高服务温度及效率；将丰富的临床经验转化为标准语言。形成一本优质服务标准手册，制订12项优质服务标准，拍摄12个服务标准视频，打造39个暖心的金点子，给服务对象带来同质化、高品质的优质服务。为员工

赋能，让他们在工作中学会开拓创新，提高流程中的“峰”和“终”体验，打造感动增值点，成长自己暖心他人，让优质服务标准渗透到日常工作。

4. 思变求“亮”，流程化助力精益管理，创造惊喜便捷

率先搭建医患体验大数据智能云平台，运用大数据、人工智能等模式进行可视化管理、动态监测监管，为科室的发展提供立体式的决策辅助支持，为患者创造眼前一亮的超越预期服务。入院打造“护士长之家”，设计温馨的接待场所，制订护长之家服务标准、流程及评价标准，设计护士长名片，打造患者首诊效应，给患者留下被重视被关爱的印象，建立良好医患关系。实现患者对首诊接待的尊重率为 94%，患者对首诊接待及时率 98%。打造出院患者一站式床旁结算，出院结算时间平均在 8 分钟内，减少患者及家属折返，同时也缩短入院患者等候时间，平均 1.3 小时，便捷服务获得患者、医护人员的好评。制作手绘出院流程指引图、为出院患者送八字箴言祝福、责任护士护送行动不便的出院患者到电梯口等系列举措，将“峰终体验”完美融入其中。

（三）效果与经验

通过上述改善，2021 年医院通过“国家级标准版心衰中心”认证，医院被评为国家级“冠心病介入培训基地”，2021 年出院人数同比 2020 年上升 16.5%，门诊量同比上升 6.6%，四级手术同比上升 23.7%，CMI 同比上升 2.9%，住院均次费用下降 7.5%，住院平均住院日从 6.1 天下降为 5.8 天，2021 年心内科的收入实现 8.3% 增长。同时患者体验获得感得到较大提升，2021 年患者满意度从 15 名上升到第 7 名，入院办理时长满意度 91.29 分，此单项满意度排名第一；2021 年心内科内在质量指数 88.03 分，在全院 31 个科室排名第 5 名，质量类投诉从 4 宗逐步实现“零投诉”；2021 年度获评惠州市第三人民医院“人文建设奖”。

综上所述，项目组围绕医疗质量与安全、患者满意度、科室管理流程，以问题为导向，全员参与，灵活运用头脑风暴法、现状流程图、PDCA 等科学管理工具，关注小细节、大流程，精准发力，展开了系列改善，充分营造了全员参与、持续改进的文化，最终全方位提升了医院医疗质量与服务，持续努力为患者创造了美好的就医体验。

李雪松　杨燕媚　代　红　黄旖蓍

专家点评

在医疗资源紧张、服务时间有限的情况下，让每一位就医者时时刻刻获得好的体验并不容易也难以实现，也会让医务人员产生倦怠感。案例利用峰终定律并通过各种管理工具的灵活应用，将有限的医疗服务重点投放于与患者接触时之峰点与终点的体验管理，达到了利用更少的或者相同的资源实现更高的服务效能，从而从整体上提升了患者体验。并且在开展此项目时能先系统设计，稳步推进，有制度作支撑；具体实施时利用微信、抖音等视频方式方法和技巧真实可行，便于复制和推广。

点评专家：陈国强（广东省佛山市第一人民医院）

十、江门市中心医院：依托“一个中心”多措并举，提升患者就医便利性

（一）案例背景

江门市中心医院始建于1912年，前身是加拿大基督教会在江门开办的“仁济医院”。经过几代人的努力，已发展成为集医疗、科研、教学、预防、保健和康复于一体的三级甲等综合性医院。医院编制床位3000张，开放床位2200余张。2021年诊疗人次数2476904人次，出院人次103782，出院患者手术人次为37448。

医院是多部门综合协作的机构，不同的工作归口到不同的部门开展，但往往因为功能的不同、各部门的衔接，导致患者在就医办理相关手续时需要多头跑，就医体验感十分差。江门市中心医院以患者体验为导向，实施患者服务的改革，简化患者在院办理手续的步骤，多部门协调提升患者的就医体验，提升服务意识，打通就医的痛点、难点、热点问题，改善患者满意度。

（二）具体做法

在2018年初，医院统一协调医务科、门诊部、财务科、网信科、医保科、客服中心等部门集中调研和商讨，从患者体验的角度，依托一站式服务中心，将日常涉及患者的功能服务进行整合、优化、前移，做到信息多跑路、医院多承担、患者少跑腿。

1. 成立一站式服务中心，一窗打通多项功能性服务

患者就医的过程涉及方方面面，如何利用好医院的资源将患者服务一网打尽，则需要多部门的协调和配合，为此，医院在门诊大堂成立一站式服务中心，将多项服务综合前移到服务台，覆盖院前、院中、院后全流程，服务台一窗受理患者多项服务。

在患者就医过程中的特殊需求，一站式服务中心也开展多项便民服务，包括失物招领，优抚服务，代寄服务，便民生活服务，爱心轮椅、车床、婴儿车借用等，同时与当地汽运公司合作开展“健康直通车”项目，实现公交专线直达、同步预约挂号、专窗导诊的一体化服务，让居住偏远地区的患者也同样能够享受优质、安全、便捷的医疗服务，切实解决患者到站转车烦琐、就诊“停车难”等问题。

疫情开始的初期，为做好就医流程和疫情防控的指引，该院通过24小时热线对市民群众做好无间断的咨询服务，宣教疫情防护知识，减轻市民群众对突如其来疫情的恐惧，用电话搭起沟通和服务的桥梁。

2. 建立诉求快速处置机制，快速响应患者就医需求

在一站式服务中心设立“院长代表”窗口，并设院长信箱、服务监督专线、服务监督邮箱，多渠道收集患者的意见建议，倾听患者的声音，与12345政府热线、市卫健局合作建立市内首个快速转办机制，投诉事项只需几分钟便可处理，及时协调解决诊疗过程医患双方的有关问题，大大缩短群众诉求办理时间，化解患者就医过程的不满和需求。针对群众诉求和意见均履行首诉责任制快速

协调解决，现场解决率平均达到 84% 以上。

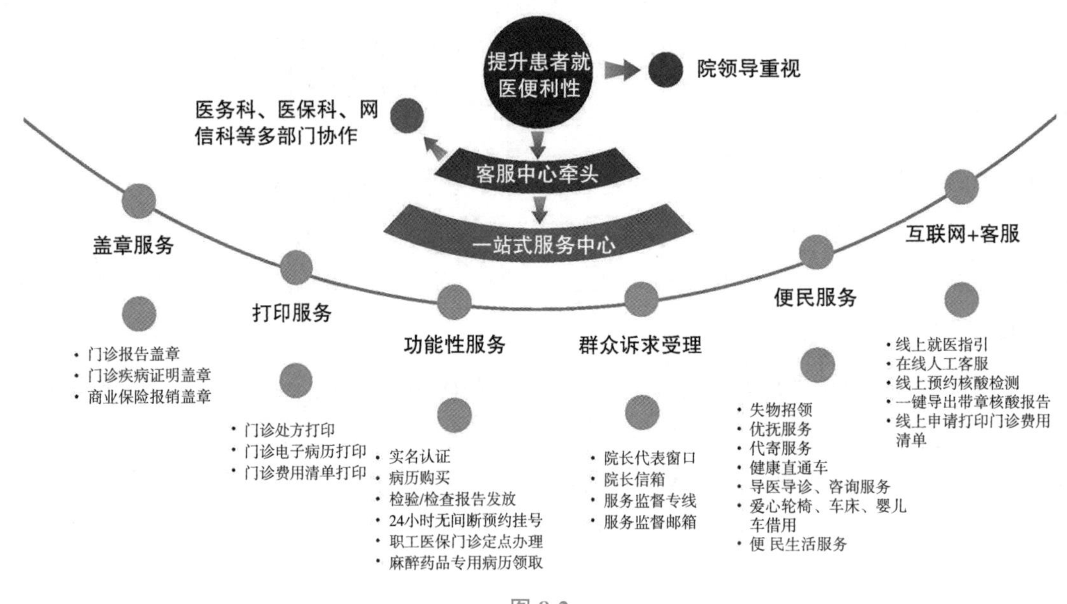

图 8-2

3. 依托互联网 + 平台，实现线上线下医疗服务有效衔接

针对因政策等因素而变化的就医流程，该院通过互联网平台做好线上客服服务，一方面及时更新各项就医指引；另一方面通过微信公众号经营在线人工客服，将导诊咨询等功能迁移到院外，让患者及早知晓就医流程。同时也依托公众平台打造一系列便民的信息化服务，例如推出一键导出带章核酸报告、线上预约核酸检测、线上申请打印门诊费用清单等便利性服务，利用好互联网平台简化手续，提升体验。

4. 打破数字鸿沟，服务适老化

老年患者是就医服务中不能忽视的群体，在该院老年患者尤其居多的情况下，该院客服中心为老年患者提供多项服务，用适老化的服务方式满足老年患者的服务需求，包括设 24 小时无间断预约挂号咨询服务、设老年人爱心岗，以及为有特殊需求的老年患者提供一对一就诊协助服务或代办服务等，用以人文本的服务补充信息化服务所欠缺的温暖，让“老友记”在医院就医有更好的获得感、幸福感、安全感。

（三）效果与经验

通过成立一站式服务中心以及持续运作的几年中，获得了院内外患者、医护人员的一致性好评，一方面将医院的医疗服务资源有效整合和充分利用，优化就诊流程，一定程度上减轻了医务人员的工作负担，提升了工作效率和主动服务的意识，同时针对不同的工作形成多套标准化制度流程；另一方面消除了患者在就医流程上不必要的跑动和等待，有效缓解了门诊的拥挤现象，让医疗服务更优质、更高效、更人性化，提升了患者就医体验和医患双方的满意度。

周红英

专家点评

案例医院以“一站式”服务中心为提升服务质效的切入点，通过完善制度流程、建立诉求快速处置机制、为特殊群体提供个性化服务等措施，以患者为中心，采用角色转换、换位思考的服务理念，寻求提升患者就医体验获得感的通路。特别是依托互联网＋平台实施线上就医指引、线上预约核酸检测、一键导出带章核酸报告、线上打印门诊费用清单等一系列便民服务，真正打破信息壁垒，让“信息多跑路，患者少走路”，实现院前、院中、院后全流程、一体化的服务格局。建议将“一站式”服务中心的服务范畴延伸至住院准备期患者，高效的完成患者入院前的各项检查，完善患者术前评估模式，通过构建院前管理评估系统借助信息化助力医院高质量发展。

点评专家：万　方（空军特色医学中心）

十一、中国人民解放军空军特色医学中心：加强医德医风建设，不断提升患者就医获得感

（一）案例背景

空军特色医学中心始建于1950年5月，1956年10月25日正式开院，是新中国军事航空医学的发源地。已发展为一所集医疗、教学、科研和预防保健为一体的大型现代化综合性三级甲等医院。医院目前实际开展床位1500余张，年门急诊量180多万人次，收治量2.78万人次，手术量1.82万例次。医院学科设置齐全，拥有50多个临床、医技科室。共有3个国家中医药管理局重点学科（皮肤病重点学科、脊柱软伤专科和代谢病重点专科）。1个全军医学研究所（皮肤病）、8个全军医学专科（专病）中心，3个全军重点实验室和18个专业实验室。

在当前的医疗环境下，如何提高医疗技术及服务水平，改善医患关系，已成为各个医院面临的难题。近两年中心全面加强医德医风建设，持续改进服务态度和诊疗技术水平，满足患者的医疗服务需求，不断提升患者就医获得感。

（二）具体做法

1. 以绩效考核为抓手，完善医德医风考核机制

建立科学有效的绩效考核体系不仅是督导医疗质量的重要手段，也是促进医疗质量提高的有效途径。中心在对标“国考”和公立医院高质量发展评价指标的标准后，经充分调研论证，并征求科室意见的基础上，分别于2021年重塑了中心已运行几十年的千分制综合质量考评体系，又于2022年对该考核评价体系进行了优化调整，构建了7项一级考核指标（空军特色、医疗服务、质量安全、医疗效率、合理诊疗、满意度评价、学习与成长）、25项二级考核指标、102项三级考核指标。

该体系调整后新增满意度评价模块，完善医德医风考核内容，在日常监管中围绕以下四方面对科室实施管理：①定期督导科室落实医德医风教育工作。通过微信群定期将医德医风相关学习文件下发至各科室，定期检查科室落实情况，不断加强医护人员的医学人文教育和职业道德教育。②依据卫生行业整肃要求进行医德医风的专项自查。每月暗访部分患者，了解医务人员有无收受红包、泄露隐私、搭车开药等违规行为。③根据投诉问题督促科室进行服务改进。针对一般性投诉问题及时反馈科室，进行质量改进。针对有效投诉，严格落实处罚标准，细化到责任医生。④结合考核结果每季度评先进树典型，激励医护人员改进服务质量。每季度评比医德医风建设先进科室和先进个人，在院内网进行通报表扬、并给予相应的绩效奖励。通过一系列的管理措施，不断提升医护人员的责任意识、服务意识、改善患者就医体验。

2. 充分发挥医德医风建设领导小组职责，以患者满意度为服务宗旨

根据相关政策要求，中心重新制定了《空军特色医学中心医德医风建设管理办法》，成立中心医德医风建设领导小组，并明确其工作职责，开展以下工作：①强化医德医风教育。定期编辑医德

医风教育专辑或警示教育文章引导医务人员明辨是非，自觉践行依法执业、诚信诊疗和廉洁行医的行业风尚。每季度评比医德医风先进单位和个人，对先进典型进行表彰和宣传，树立榜样，弘扬正能量。②强化医德医风制度约束。将医务人员医德医风制度的执行情况与其职务晋升、职称评定、绩效考核、评优创先挂钩，对严重违规违纪违法案件进行严肃处理。不断完善医德医风考评方法，通过考评，达到约束和激励的管理效果。③加强医德医风监督检查，强化重要部门和重点环节的督导检查，特别是关系军队干部战士及地方群众切身利益的医疗服务质量、开方用药和开单检查等情况进行跟踪督导。充分利用信息化平台收集患者意见建议，对部队人员及地方群众反映的问题及时予以解决；对患者举报和监督检查中发现的违法违规行为有案必查，处理到位。

3. 引入第三方满意度调查，加强测评结果的应用

为强化医务人员服务意识、规范医疗服务行为、提高患者就医满意度。2022 年 4 月中心正式引入第三方满意度测评公司，旨在从第三方角度全方位对中心医疗服务质量进行满意度评估。测评内容包括：门诊、住院、为部队服务三大模块的患者体验。围绕医疗行为过程环节、医疗管理内涵品质不同维度，形成门诊 26 项、住院 45 项满意度基础评价指标。以测评结果的分值高低为管理依据，并将其作为重点改进内容，下沉科室进行专项质控，并与科室共同制订改进措施，后期再追踪整改成效，形成 PDCA 的闭环式管理。通过第三方测评结果的应用，持续改进服务态度和诊疗技术水平，满足患者的医疗服务需求，不断提升就医获得感。

（三）效果与经验

近两年，随着中心千分制考核体系的优化调整，加大满意度评价指标的权重占比，逐步提高医疗科室对该考核指标的关注度和重视度。通过每月督导检查医疗科室医德医风教育工作的落实情况，特别是向科室下发相关政策性文件和《改善医疗服务的 3 个重点，60 个细节》《医患沟通需要 7 个“讲明白”、6 个“说清楚”和 5 个“说不得”》等提升医患沟通技巧的文章，潜移默化的提升了医生的服务意识及医患沟通的能力。通过让被投诉科室参与有效投诉事件的全流程处理，使责任科室或医生明确患者合理性诉求及对此次医疗服务的预期。每季度开展的医德医风先进科室及个人的评选、表彰活动，在医务人员中树立了榜样，弘扬正能量，激励广大医务人员改进服务质量。

医疗服务的改善没有终点，只有“以患者为中心”关注患者满意度测评结果和投诉问题，深度分析查找原因，制订切实可行的改进措施，才能从根本上解决问题，让患者能够感受到医院服务品质提升带来的就医体验改善。

万　方

专家点评

案例对标国家公立医院绩效考核和公立医院高质量发展要求，优化医院运行几十年的考核指标，以医德医风建设为抓手，重新构建了更加科学、更有针对性、更具可操作性，传承与创新兼俱，同时又具有空军特色的行之有效的军队医院绩效考核体系。在医疗服务中，抓改善准时服务、

医患沟通和患者安全3个重点，精准到位，为患者提供了更加安全舒心的医疗服务，满意度大幅提升；在门诊、检验检查、收费发药及住院等环节注重落实60个细节，体现了服务的精细化，更彰显了医学的温度。

点评专家：缪建华（浙江省医疗服务管理评价中心）

十二、萍乡市人民医院：构建双满意服务体系，持续提升患者就医体验

（一）案例背景

萍乡市人民医院始建于1928年，是集医疗、教学、科研、康复为一体的大型三级甲等综合医院。医院现占地327亩，现有开放床位1728张，职工1805人。2021年，医院DRGs综合评价排名位列全省第六，门急诊1109413人次，出院74381人次，手术51557台次，业务辐射湘赣边区域数市县1300万人口，担负着萍乡地区60%急危重症患者的救治任务。

在民营医院的患者高满意度的冲击下，公立医院患者就医存在着体验度不高，满意度不高的现象，如何以患者就医需求和医务人员的使用需求为导向，构建面向患者和员工的双满意服务体系，助推医院高质量发展是一项值得探讨的课题。

（二）具体做法

2021年2月，我院借鉴美国克利夫兰医学中心的管理经验，在全省率先成立改善群众就医体验办公室，在院党委的领导下，以“体验网格化、投诉一体化、诊疗团队化、疑难远程化、服务全程化”为抓手，打造“更有质量、更有温度、更加安全”的“双满意”服务体系，在患者和员工满意度不断提升的同时，助推医院高质量发展。

1. 以联席会为媒介，构建体验网格化

成立由院党委书记任组长的领导小组，在全院设立84个改善群众就医体验工作小组，实行体验服务网格化管理。定期召开科室联席会交流网格服务工作，讨论在改善服务工作中遇到的难点和痛点，群策群力，共同探讨解决之道，制定整改措施并落实整改意见；对于科室间无法解决的难点问题，提交院领导联席会讨论具体提升策略。

2. 以畅通诉求渠道为手段，实行投诉一体化

建立信息化投诉管理“1+N”平台，即“1”总平台监管作用，“+”信息化投诉管理系统的创建和使用，“N”个主管部门组成的分平台处理投诉，多部门联动，强调“首接负责、即接即办”，实现“投诉发生地即是接待地、处理地、完结地和满意地”，运用信息系统进行投拆接处过程追踪，确保每例投诉有落实、有整改、有追踪、有成效，多渠道倾听患者和员工心声。

3. 以患者诊疗为中心，推广诊疗团队化和疑难远程化

进一步整合各学科优势，提高医疗服务质量，为患者提供最佳诊疗方案，医院成立包括胃肠道肿瘤、胸部肿瘤、肝脏肿瘤、头颈部肿瘤、妇科肿瘤、淋巴瘤、乳腺肿瘤、泌尿系肿瘤等多学科诊疗团队17个，完善制度、流程及成员职责，提升疾病诊疗水平和患者医疗服务舒适性；并成立肺结节MDT团队，利用人工智能联合影像学分级管理方法对肺结节患者实行分级管理，实现肺结节的早期识别与处理，降低肺癌相关病死率。

为进一步服务患者，医院畅通远程医疗服务，与北京协和医院、上海复旦大学附属中山医院的

顶级专家团远程讨论，在提高我院疑难疾病救助能力的同时，保障患者第一时间得到医疗帮助，助推医院高质量发展。

4. 以提升患者服务为中心，探索诊疗全程化

为进一步提升患者疾病全过程持续照护能力、加强其用药依从性及疾病自我管理能力，提升患者就医的认同感和满意度，做医护团队更好的助手和协调员，我院在同级医院中创新性引入个案管理师，对患者实行“提醒复诊、协助就诊、诊后追踪”的全流程管理模式，提供延伸的个案服务。

（三）效果与经验

通过创新性的成立改善群众就医体验办公室，从就医全过程来构建患者和员工的服务体系，层级解决患者和员工关心关注的热点问题、焦点问题，在“双满意”上下功夫。2021 年 2 月至 2022 年 6 月，收集问题 829 条，整理问题清单 51 个，已解决问题 37 个，包括建立生态停车场，让车位于患者，改善“停车难”问题；落实六强化，改善就医等待问题；开展新技术，降低患者就医费用问题；医保电子凭证挂号与缴费的线上直补减少患者来回奔波问题；为职工父母免费体检，为职工家庭延伸服务，对职工食堂进行改造等员工关心关注的热点、焦点问题；多学科诊疗团队服务于各类患者 3164 人次；延伸个案服务 348 位患者，按时追踪、督促患者及时返院复诊及治疗共计 2558 次；首接诉求事件同比下降 35%，投诉率同比下降 4.5%。2022 年满意度持续上升，门诊、住院患者满意度分别为 98.25%、97.13%，员工满意度 87.58%，呈逐年上升趋势，确保改善群众就医体验工作系统化的落到实处，为公立医院满意度双提高提供理论依据和操作指导，推进医院各项工作高质量发展。

刘绍华

专家点评

案例医院在投诉一体化、服务全程化方面的经验值得推广。一是该院以信息化投诉管理“1+N”平台，建立健全了投诉管理部门与临床、护理、医技和后勤、保卫等部门的联动机制，提高了医疗质量，医疗安全得到保障，维护了正常医疗秩序，实现了“投诉发生地即是接待地、处理地、完结地和满意地”闭环管理。二是该院积极探索诊疗服务全程化，部分住院患者出院后与医院间的“失联”状态，诊后环节的缺失及重要性得以重新被审视，该院通过对患者实行“提醒复诊、协助就诊、诊后追踪”的全流程管理模式，实现患者从离院到家庭到复诊的病程全周期管理。创新型技术赋能诊后疾病管理，成为医院高质量发展的重要组成部分，让患者管理有依据、诊后有保障，切实提升了患者院外依从性和疾病整体治疗效果。

建议在通过多学科诊疗和疑难病例远程诊疗提高诊疗水平的同时，要注重培养拔尖医学人才，走人才兴院、人才强院之路是医院发展壮大的必然之路，要在新形势下实现医院的健康、快速、可持续发展，就必须加强内涵建设。同时在医院着力解决患者就医的“关键小事”的同时，如建立生态停车场，让车位于患者，改善“停车难”问题，而忽略了员工的职业环境感受。与患者满意同样重要的，是员工的满意。

点评专家：郝凤成（山东省邹城市人民医院）

十三、青岛大学附属妇女儿童医院："行政 MDT"联动创新，提升患者满意度

（一）案例背景

青岛大学附属妇女儿童医院（青岛妇女儿童医院、青岛市妇幼保健院），是省级儿童专科区域医疗中心、省儿童健康与疾病临床医学研究中心，青岛大学医学部平行二级学科单位，是一所专业特色突出，集医疗、保健、康复、科研、教学于一体全面发展的三级甲等专科医院。医院占地面积 123.2 亩，总建筑面积 16.2 万平方米，床位 1500 张，年门急诊量 232 万人次，住院人数近 6 万人次，手术量 3.6 万余人次，年分娩量 1.6 万例。

医院以"质量、安全、创新、发展"为主线，坚持"职工、患者双中心"建设理念，抓住管理、技术、人才、文化和品牌五个发展要素，以人才带动学科发展，持续推进医院标准化建设。医院坚持以人民健康为中心，把群众满意作为根本标准，构建多部门联动常态化工作机制，提高医院精细化管理水平，推进便捷高品质医疗服务。

（二）具体做法

1. 成立工作专班，集约式一站受理

医院以提高患者满意度为出发点，以投诉管理为重要抓手，为持续改善医疗服务，推进医院内部投流程再造，原来医院的投诉、信访事件受理、处置分散在院办、医务部、护理部、门诊部、行风办等多个部门，缺少集中管理的牵头科室。自 2020 年 9 月 11 日成立热线投诉信访管理办公室及提升患者满意度工作专班，集约式受理投诉事件。针对来自医院内外部多个渠道的热线、信件、意见、患者满意度回访调查等诉求，根据投诉内容逐一记录、核实、处理、反馈，严格落实"谁先受理、谁负责到底"的"首接责任制"。对诉求人提出的咨询、投诉和业务办理等问题，能答复的要立即答复；对需要医院有关职能部门协调办理的问题，转相关职能部门办理并反馈。专班做到办事不推诿，事事有落实，件件有回复。

2. 分析热点问题，查摆堵点问题

通过收集各渠道反馈投诉，按照投诉的热点分类，深入分析患者投诉的特点和原因，找出影响患者满意度的堵点问题，主要包括：医生诊断不明确、诊疗过程不满、治疗效果不佳、过度诊疗、药品开大方、解释咨询问题敷衍、术前告知不详细等；护士穿刺技术不佳、操作不熟练、预检分诊防控政策解释不到位、对保护患者隐私不重视等；医院规章制度不完善、门诊就诊流程不够优化、就诊秩序不良、环境设施故障、控烟及卫生清扫不到位等；服务态度生、冷、硬、顶涉及医德医风问题。

3. "行政 MDT"理念多部门联动系统整改

医院同时成立政务热线信访投诉责任认定委员会，主任委员为党委书记 / 院长，副主任委员为医院党委会委员、分管院长，委员为职能部门主任。委员会定期召开患者满意度联席会议及投诉责任认定会议，工作专班负责梳理诉求问题内容，提报汇总工作台账，会上对投诉进行责任认定，针对反馈的难点、堵点问题，采用“行政 MDT”理念的管理模式，构建多部门联动常态化工作机制，由多个部门共同讨论解决方案，制订协同整改措施，重点督办。对医院工作人员的有责投诉事项、需要多个部门协同整改的问题，工作专班下达《整改通知单》，提出整改建议，协助相关职能部门落实责任科室整改效果，实现“联动式”PDCA 闭环管理。

4. 行政督查“回头看”，确保整改不反弹

为持续增强投诉各渠道来件办理质效，切实提高问题解决率和群众满意度，医院建立了行政职能部门整改督查工作机制。根据每次热线投诉责任认定委员会讨论的多部门系统整改问题，患者反馈的不满意事项，行政职能部门纳入日常督查内容，根据责任科室制订的问题整改方案，跟踪监督整改落实情况，并在下一次责任认定委员会上总结反馈整改情况。将不满意问题同时纳入“回头看”事项，对照清单督查。对于整改过后仍出现类似投诉，转办科室重新整改，并加大绩效考核力度、医德医风记录备案，确保问题整改不反弹。

5. 启动预警机制，提升风险防控能力

医院启动投诉预警机制，从服务咨询较集中的问题、患者满意度回访建议及不满意的问题、市民诉求中涉及医院制度及就诊流程不完善的问题，及时掌握患者就诊感受信息。有时一个诉求可能涉及多个部门。如患者在院内滑倒、摔伤，特检漏诊、延误改约，转诊不畅、交接不到位等。工作专班定期分析研判，查找问题原因及分布特点，以群众反映问题为导向，深入分析医疗服务、医疗收费、医患纠纷、医德医风等方面存在的短板弱项，坚持以患者需求为中心，打破部门本位主义，多部门联动协调，采取有效措施，共同整改落实，发现有投诉隐患的患者，对排查出的投诉不稳定因素进行汇总报告，紧急情况报告职能部门，及时协调处理，使投诉化解在萌芽状态。

6.“一线工作法”，及时解决医患纠纷

一线工作法作为一项长效管理机制，使职能科室深入现场、深入临床、深入患者中，进行具体、及时、有力的管理和指导，从而逐步形成行政围着临床转，临床围着患者转的局面，确保医疗质量和安全，从而把创建和谐医患关系落到实处。热线办、行风办、综合服务部等多个行政职能部门共同协作，深入一线，换位思考，研究问题堵点，与临床科室反复商讨解决方案。通过到一线体悟实训、调研，及时发现医院管理、医疗质量、医疗服务等方面的薄弱环节，积极建言献策，提出合理化建议，进行流程优化和再造，并反馈落实整改情况，提高办理效率、注重办理效果，增强服务群众实效性。

（三）效果与经验

医院建立“行政 MDT”服务举措解决了单一科室无法独立处置的问题，通过多部门协作、系统性整治，针对医院的难点、堵点问题，查找短板弱项，优化服务流程，尽快部署实施整改措施。对医疗资源配置、服务流程再造、管理水平提升等方面发挥着协同改进的作用。原先单一科室处置不了的问题，由工作专班牵头制订整改方案后，多个科室协同或接力式联动处置，科室之前相互推进工作进展，专班全程督办，达到“事要解决”的目的，提高了工作效率。

在多个职能部门协同合作下，处置问题可行性高，从根源上解决问题；一些长期存在的、患者反映强烈看病就医堵点问题，通过“行政 MDT”模式多部门讨论协同落实整改，也在逐步改善、解决，职能部门在分管领导的督办管理下，解决问题的积极性明显增高。进一步改善了医疗服务质量，增强群众的就医获得感，提升患者满意度的成效显著。

张红梅　宋　杨　江　璐　高　飞

专家点评

案例医院通过成立投诉管理部门实现投诉集约式一站受理，成立政务热线信访投诉责任认定委员会，一把手任主任委员，体现医院高度重视、系统推进服务工作。通过“行政 MDT”联动模式打破行政壁垒，行政督查“回头看”，罗列清单保成效。此案例多措并举在践行“十应当”方面取得良好的成效，实现投诉精细化、规范化、系统化管理，提升患者满意度，值得在全国医院进行推广。建议在成效的数据化统计及精准应用方面进一步完善，形成普遍适用的制度或规范。

点评专家：杨燕媚（广东省惠州市第三人民医院）

十四、上海杨思医院：对医院内遗体全封闭运送的流程再造

（一）案例背景

上海杨思医院是一所非营利性综合医院，上海市医疗保险和大病医保定点单位。医院开放床位800张，全年24小时开设门急诊。全院员工900余名，其中高级职称医师占比超过25%。医院临床内、外、妇、儿开设齐全，实行二级分科，共有25个一级科室，78个二级科室。消化内科、泌尿外科、骨科、口腔科、内分泌科是上海市社会医疗机构优势专科；口腔科的全口牙列缺失（种植）和肝外科的中晚期肝癌（介入治疗）是特色专病科室。

由于医院业务用房是原办公用房改建，经改修建后当时能满足业务所用，随着医院的住院患者不断增多，只有几辆电梯运送患者、物资等功能定位，但临床往往为了加快工作节奏，完成各项工作而时有不按原功能定位窜用，再加上对电梯专用管理的不重视，特别在病房患者尸体运送中，给包括医院员工、就医患者和探视家属带来了极其不好的体验。医院制订了尸体运送的整个封闭流程，但由于许多环节衔接不上，再加上各工作人员思想上不重视，时有尸体运送过程不封闭，造成路过人员的不良体验。

（二）具体做法

1. 组建管理团队

根据医院实际情况，院部联合护理、后勤（电梯工）、保洁、保安（夜间）四部门组成尸体运送管理小组，正式启动医院“避免尸体运送过程中不封闭所造成院内人员的不良体验”项目。

2. 全面分析问题

应用失效模式与影响分析，对尸体运送的流程过程中潜在的问题进行分析：

（1）护士忙于尸体护理及其他工作干扰，忘了电话通知总机、电梯工、保安（夜间），形成尸体在病房等候时间长。

（2）新入院的当班护士对培训的尸体运送流程遗忘，无概念通知电梯工，形成衔接不流畅。

（3）病区护理人员和保洁工职责不清，各自认为均会通知电梯工，形成尸体运送等候时间长。

（4）电梯工因主观上不愿意接受尸体运送，故意拖延而造成病房人员自行开电梯，导致载有尸体的电梯层层停靠，形成不良体验。

（5）由于心理因素，电梯工不接电话，导致尸体运送车在电梯井停留时间长，形成在院人员不良体验。

（6）运尸车运送过程无任何遮掩，造成路过人员不良体验。

3. 制订预防和改善措施

（1）院办牵头，会同护理部、后勤、保安、保洁职能部门，成立专题项目解决组，护理部负责查核尸体护理、处置的整个花费时间；在预留时间内通知电梯工到达尸体运送楼层的准确时间，避

免电梯等候时间太长而影响其他楼层运输工作。

（2）落实通知电话的定人机制，后勤保障部准确把电梯工排班和联系方式放在总机，夜间的保安排班和联系方式放在总机，便于第一时间通知到在岗人员。

（3）病区记录通知总机时间，总机记录通知至电梯工或保安（夜间）时间，电梯工记录接到电话时间。

（4）对新入院的护士、保洁、保安、电梯工由各职能部门纳入新员工培训内容中。

（5）运送尸体车加盖并美化。

（6）每三个月演练一次，加强落实和流程演练。

（7）各相关部门加强考核，对流程实施中出现的问题不断修正、协调。

（三）效果与经验

项目自2019年6月至今，按照流程再造了巡检模型，医院基本未再出现尸体运送过程中，病房、电梯井等候时间长，电梯层层停靠而造成的员工、就医患者、陪护家属的不良体验，形成了符合医院尸体运送的制度、流程和职责要求，提高了医院的文明程度，患者、家属、员工高度赞扬医院对细节管理的重视，员工、患者满意度不断提升。

乐美芬

专家点评

案例选题新颖，提出的“定岗、错峰、错时、环环监督”等模式能有效的解决老旧院区无“尸体转运”专用电梯困扰和在岗人员不履职等情况。同时该案例还体现了多部门通力协作的工作模式，真正形成了理论（院级部门拟订制度、流程）与实践（临床科室实际操作）的有效结合，达到工作预期效果。建议关注改善前、改善后若有一些定量或定性的指标对比，可以更直观的展现改善成果；同时呈现多部门联动各部门职能职责的体现，关注改进措施过程的监管。

点评专家：向世伦（重庆市綦江区人民医院）

十五、首都医科大学附属北京中医医院：以项目管理模式助力患者满意度工作闭环管理

（一）案例背景

北京中医医院始建于1956年，是北京市唯一的一所市属综合性、现代化三级甲等中医医院。目前，北京中医医院分别被国家中医药管理局评为治未病基地、中医药国际合作基地、中医急诊临床基地、中医适宜技术推广基地、中医药标准化研究推广基地、全国中医医院信息化示范单位。医院占地面积2.8万平方米，总建筑面积5.5万平方米，编制床位1400张，全年门急诊量约220万人次。

在医院服务量逐渐增加且患者就诊体验需求提升的情况下，院区基础设施陈旧、占地面积有限的客观限制和医患沟通不畅等主观因素都极大地影响了患者就医感受，降低了患者就医的满意度与获得感。我院在总结既往工作经验的基础上，引入项目管理理念，创造性地以专项小组与普通整改相结合的工作方法，实现"调查－整改－反馈－督办"的闭环工作机制，在近几年北京市属医疗机构的患者满意度评价中取得了突出进步和优异成绩。

（二）具体做法

1. 建章立制，搭建矩阵式项目组

在有限的资源约束下，通过项目管理和项目组织的合作，运用系统的观点、方法和理论，对患者满意度的全部工作进行有效的管理。我院成立了"患者满意度工作组"，该项目由书记和院长任组长，业务副院长担任副组长，全面负责患者满意度工作的实施。院办、医务处、门诊部、护理部、总务处等十四个职能部门主任为组员，负责具体环节的整改落实。其中党办、纪检等三个部门主任同时承担督导工作，主要监测、评估整改成效。

2. 多维调查，充分利用数据分析结果

充分利用京医通平台数据，实现医院满意度精细管理。京医通平台调查是由北京市医院管理中心开展的、通过京医通平台向就诊结束的患者推送满意度问卷调查，并汇总、分析、通过北京市医管中心的患者满意评价系统下发给各医院的数据。我院每月及时、充分、详细研判京医通反馈数据，为科室及医院决策提供准确参考；同时，通过院内面访收集患者意见与建议，拓宽患者信息采集渠道。为了获得更加个性化、问题更加精准的患者意见，由我院医患关系协调办公室下设的回访办公室每月完成一定数量的门诊患者调查，收集患者意见与建议，并按照相应的筛选机制，确定待整改事项。

3. 因"事"制宜，建构分层差异化的整改流程

在对低值指标持续关注的前提下，项目组运用根因分析法，定位整改科室；按照从小到大、以点带面的工作思路，确定整改事项。同时，根据整改问题难度以及所涉及部门/科室的多少，提出差异化的工作方法。整改难度小或涉及部门3个以内的，办公室主任牵头或授权启动项目工作；其他类型的，由项目副组长召集召开项目例会。对疑难整改专项管理，如一个问题的解决涉及多个部门，

需要相互配合、协同攻关的，则建立专项工作小组。比如，针对我院针灸科患者候诊时间长的问题，我院特成立“针灸科就诊流程优化”整改小组，对针灸科实施患者就诊流程再造；针对住院患者核磁预约周期长的问题，成立“优化核磁预约流程”整改小组，提升完善我院核磁预约的管理水平。

4. 全程督办，落实闭环机制

项目例会将整改任务分配至各部门后，由牵头部门根据整改情况，定期填写《整改情况反馈表》，明确反馈时间、问题责任部门及责任人、整改要求、整改进度、工作中存在的困难以及所需协助等情况，该记录由项目办公室统一存档备查。每月例会前，由项目办公室根据各部门提交的反馈表，整理、汇总各整改问题的进度，并在会上由牵头部门进行情况汇报，接受组员监督。对于已完成的整改，项目办公室将整改情况报告提交督导组，由督导组成员从整改真实性、延续性、有效性以及制度完善情况四个维度进行评估。对评估不合格的问题再次上会进行讨论，对优点、亮点及时进行总结推广，巩固成果。

5. 严谨科学，确保整改方案有效性

每一个整改问题的确定，都是项目例会从问题评分高低、整改可行性、整改周期长短等方面进行考虑，按照“得分最低最先改、整改容易立刻做、难度大的全院配合”的思路进行任务分配。为了避免头痛医头、脚痛医脚，整改措施浮于表面、流于形式，每一次改进方案的提出，都要综合运用数据分析、局外观察、人员访谈与横向对比等多种方法，然后根据可行性、投入产出比、社会效应等维度进行方案筛选，最终确定最适宜的整改措施。比如在“出入院流程优化”整改小组，对出入院手续办理流程进行简化和人性化改造的过程中，专项组工作人员对北京市四家得分较高的综合医院“出入院手续办理流程”进行实地调研和现场访谈，通过分析对比，提出我院该流程所存在的问题。财务处、医务处、护理部、总务处、保卫处和门诊部等部门负责人多次共同讨论、论证后，方确定整改方案。

（三）效果与经验

项目管理作为一门管理科学，在医院高质量发展中应当发挥其管理价值。我院在患者满意度工作中采用项目管理制度至今 7 年有余，已形成了稳定、规范的工作机制与管理思路。近年来，我院患者的就诊满意度稳步提升，在 2021 年位居全市 22 家市属医院之首。

提高医疗服务质量、提高患者满意度，既是医院管理的核心主题，也是医院管理者和医务人员共同追求的目标。我院做出有益探索，并取得一定实效，我们将以此为动力，持续改进，提高医院服务水平和医疗质量。

李欣慧　王　阳　刘东国

专家点评

该案例在资源有限的情形下，引入项目管理理念，创造性地以专项小组与普通整改相结合的工作方法，建立“调查—整改—反馈—督办”的闭环工作机制。从搭建矩阵式项目组，到利用多维调查的数据分析结果；从建构分层差异化的整改流程，到严谨科学的确定每一个整改方案，项目组全程督导，落实闭环机制，取得较好的成效。案例的实践证明，项目管理使医院有限的资源得到充分利用，提高了医院整体运行效率和服务质量，能够全面提升医院的精细化管理水平，可让广大患者享受到更好的医疗服务，有助于实现医患双赢。

点评专家：赵玉虹（中国医科大学附属盛京医院）

十六、泰安市中心医院：基于投诉处置流程再造的群众满意度持续改进

（一）案例背景

泰安市中心医院始建于1948年，是一所集医疗、教学、科研、康复、预防、保健、康养于一体的三级甲等综合医院。医院曾被中华医院管理学会誉为“泰安模式”向全国推荐，提出“南学清远（广东省清远市人民医院），北学泰安（泰安市中心医院）”，先后有8000余家医疗卫生单位来院考察学习，为国家卫生改革做出了贡献。2021年，医院成为青岛大学附属医院。

医院原有的投诉处置流程环节较多，处理时间较长，标准不一，部分回复人员未经沟通培训，缺乏反馈技巧。这既不利于群众满意度工作的开展，也不符合医院高质量发展的要求。在此背景下，医院决定成立满意度调查中心，将满意度调查和投诉管理两大版块深度融合，优化投诉处理流程，建立健全“一站式”投诉处理模式，以及时发现医院管理中存在的不足，进一步提高就医群众的获得感、安全感和满意度。

（二）具体做法

1. 成立满意度调查中心，组建满意度调查工作专班

2021年10月，医院将原随访科和投诉办合并为满意度调查中心，为医院办公室二级科室。满意度调查中心成立后，主要包含两部分工作内容：满意度调查和投诉问题处置。满意度调查从结果上看，是医院主动发现就医群众和员工对医院管理意见和建议的一种渠道；投诉是医院主动接收问题的一种渠道。满意度调查中心的成立，将两种渠道有机结合到一起，可以更加全面的获取患者、员工遇到和发现的问题。主动发现和主动接收体现了医院在管理上正视问题的一种积极态度，符合医院“以诉为鉴、以诉促改”的工作要求。2022年8月，在此基础上对满意度调查中心进行重组，组建工作专班，负责医院满意度（包括门诊患者、住院患者、出院患者和职工）和投诉的调查、接待、督办、协调和反馈工作。

2. 定性与定量分析相结合，挖掘根因

专班成员借助信息化手段梳理近年的投诉事件、满意度调查数据，在定性分析的基础上辅助以定量分析，结合专家点评、问卷调查等手段，对引发投诉、影响满意度的原因进行分类分级分析，“定位”根因，探讨整改措施，形成分析报告。

3. 流程再造，持续改进工作质量

获取问题是满意度调查工作的第一步，可以为医院在管理方面进行针对性的整改提供最直接、最有效的依据。满意度调查中心通过优化投诉处理流程，完善工作制度、岗位职责和奖惩机制，建立了“一站式”投诉处理模式。一是实行投诉专员负责制，设立疫情防控、医疗服务、护理服务、后勤服务、医保财务、其他服务等专员，由各专员对口协调解决相应问题，并与投诉人对接反馈，必要时职能部门予以协助，节约了临床医护人员的时间，提高了处理投诉的工作效率，建立起一支

懂业务、晓制度、善沟通的专业化队伍；二是设置质控专员，负责对投诉人进行回访，对专员的工作质量做出评价，并定期汇总、分析投诉信息，提出整改措施，形成“投诉—分析—整改—避免发生”的闭环管理模式，持续改进工作质量；三是加强警示教育培训，提高全院全员的群众意识和服务意识。

4. 创新投诉渠道、满意度调查新方法

满意度调查中心创新的在医院微信公众号原有满意度调查模块的基础上增加投诉模块和抽奖功能，以提高投诉渠道智能化水平，主动接收就医群众的投诉及意见建议。此功能正式运行后，公众在微信公众号每完成一次投诉或满意度调查即可获得一次抽奖机会，获奖即可免除一次挂号费，下次在公众号挂号就医时可自动减免，如果提出的建议被医院采纳，还会获得额外奖励。

（三）效果与经验

满意度调查以及投诉处置工作流程再造后，投诉渠道更加畅通，可以更及时的接收群众诉求和职工关切，强化不良事件的主动监测和预警。如通过出院患者随访，主动获取其诉求，并结合门诊、住院实现全流程调查，解决患者在就诊期间不能说、不敢说的问题。获得了更高的工作效率，更扎实的工作成效。同时，以诉为鉴、以诉促改，将满意度调查中心建设成为医院在医疗服务、护理服务、后勤保障等方面可以“知得失的一面镜子”，找到医院在管理和服务上的不足、流程上的缺失，通过整改问题、消除误解、获取信任贯穿于医院工作始终，通过全院各科室的共同努力，实现患者和员工满意度的全面提升，践行“求是、创新、美好、幸福”，做有温度的医院的目标。

倪庆宾　王兴玲　闫利勇　姜旖旎

专家点评

案例医院以投诉处置流程改造为抓手，将满意度调查与投诉管理两部分工作深度融合，成立满意度调查中心，设置质控专员，专人 - 专事 - 专办，通过“定位”分析，优化投诉处置流程，建立健全“一站式投诉处理模式”，既提高了投诉处理的工作效率，又提高了患者的满意度。现大多数医院还是满意度调查和投诉处理在不同部门进行，存在很多管理漏洞，该医院将满意度调查与投诉处理有机结合的工作模式值得推广。该文中提到“奖惩机制”不明确，建议对临床、职能科室进行绩效管理，提高员工的主动服务意识及工作积极性；重视在满意度调查中提出意见的患者反馈，提高患者对医院的信任感和忠诚度。

点评专家：王海英（北京市大兴区中西医结合医院）

十七、通用技术环球医疗：基于服务内训师体系的患者体验改善

（一）案例背景

通用技术环球医疗是中央直接管理的国有重要骨干企业——通用技术集团在医药医疗健康板块的业务运营实体之一，旗下拥有60余家医疗机构，其中包含5家三甲医院、30家二级医院，分布于陕西、山西、四川、辽宁、安徽、河北、北京、上海等14个省份及直辖市，总床位数近1.6万张。

随着人民生活水平提高，医疗市场化竞争激烈，患者需求更高，国企办医作为“第二国家队”也面临着患者服务的进一步改善。与此同时，医院也在探索提升服务品质的方法，但也面临缺少推进和赋能人员、缺少有效工具、难以形成长期机制等困境。2021年，环球医疗启动人文医院建设试点工作，探索一条可复制的人文医院建设工作路径，通过集团和医院协作，由分管院长及患者服务相关部门牵头、服务内训师主导开展服务改善工作，为医院培养有服务培训能力的人，提升整体患者体验效果。内训师是成熟的培训模式，培养能够承担服务培训、推动服务改进的人员，让服务内训师对医院患者体验不断赋能。

（二）具体做法

在集团内部对有需求的医院开展人文建设的专项工作，基于前期的服务诊断结果，并围绕服务内训师体系，针对性建立内训师体系、开展技能培训和设计服务整改方案。

1. 建立体系，筛选并组建服务内训师体系

建立健全以分管院长负责、内训师主导的服务培训和服务推进体系。在全院范围内成立内训师工作组，由分管院领导负责，由服务内训师主导院内服务培训和服务改进工作，并定期开展服务工作沟通、分享、演练。选拔有能力和余力完成培训、推进服务工作的不同角色员工，涉及管理和一线等不同层级，覆盖临床、护理、医技等不同岗位。内训师学员通过服务工具和方法推进医院服务改进，并基于培训技能赋能其他员工，整体提升医院服务能力。通过内训师体系建设，促进全院开展服务提升，共同改善患者就医感受。

2. 培训赋能，开展以实战为导向的技能培训

在培训内容方面，结合内训师未来工作要求，就如何成为培训师，如何利用服务工具系统设计培训内容，并对所有内训师学员考核。培训内容涉及峰终定律、服务剧本等服务工具，行为准则、服务感知沟通等服务方法和理念，演讲技巧和培训方案设计等培训技能。通过实战演练、模拟演习、小组共创、定期引导等方式不断锻炼工具和方法的掌握，并通过小组考核、一对一考核等方式对最终成果开展评价验收。通过以实践为导向的服务内训师培训，不断提升员工服务工具和方法的运用能力，提升患者获得感，改善患者服务感知效果。

3. 服务整改，利用服务工具和技巧不断提升患者体验

开展服务整改工作，由分管院长主责、内训师主导，利用服务工具和方法有针对性开展全院服

务整改。以患者满意度作为主要抓手开展服务诊断，关注患者旅程和各环节就医体验，注重提升服务感知效果。推动服务剧本的应用，探索适合医院和科室中重点场景的标准化流程，在服务流程和感知效果上不断提升。将峰终定律在医疗服务中践行，重新梳理重点服务感知点，并提升患者峰值感受，不断改善患者就医获得感、体验感。发布人文服务行为准则及操作手册，帮助重新认识和梳理工作流程。引入服务工具包和最佳实践，将有效的好举措推广和实践，并在服务改善中不断更新和完善工具包。

（三）效果与经验

本项目自 2021 年启动，截至 2022 年 8 月，患者就医体验有了较大改善。在患者体验反馈中，患者净推荐值（NPS）在一年内上升 10 ~ 27，住院上升 40 以上，服务态度投诉和医疗纠纷大幅减少。患者体验的提升也引入患者流量，在全国出生人口数量下降的背景下，集团某医院妇产科分娩量逆势上涨 20%。与此同时，医院领导及员工对本项目均表达了认可，全院上下推进服务体验改善，全力提升患者服务体验。预计今年年底，基于内训师体系，内训师个人服务能力会有所提升，医院内部服务培训体系将初步形成，并促进医院和科室的服务推进，服务工具如服务剧本等的应用会进一步完善服务流程并改善就医感受。

基于服务内训师体系的患者体验改善采用了经典的内训师培训方式，引入帮助员工提升服务效能的工具和方法，由内训师主导推进医院服务改善和服务培训，重视赋能于人而非赋能于事，着力提升患者就医体验、改善患者就医感受。

沈晶晶　刘香君　王惠娟

专家点评

该案例启动人文医院建设试点，并围绕服务内训师体系，针对性建立内训师体系、开展技能培训和设计服务整改方案，主要展示了主要做法，但需要详细讲述通用技术环球医疗人文医院具体是什么理念、是做了什么，同时具体讲述内训师通过做了哪些工作来提升患者体验，以及成效如何等内容，且内容应该更加接近医疗服务，这样将更有借鉴意义。

点评专家：蔡石鹰（福建省卫生健康委员会）

十八、湛江中心人民医院：以满意度为标尺　力促服务能效再提升

（一）案例背景

湛江中心人民医院是广东省高水平医院重点建设单位、现代医院管理制度建设试点医院，始建于1938年，历经84年的发展，现已成为粤西地区规模最大、技术力量雄厚的综合性三级甲等医院。2017年10月，医院易址搬迁，新院占地面积216亩、建筑面积34.2万平方米，创下广东省最大医疗单体建筑纪录。医院设85个临床医技科室，开放床位2743张，现有职工3139人，其中具有硕士、博士学位371人，副高以上职称586人。

针对接患者投诉，反馈意见渠道不够畅通，反映问题未能及时解决等问题，为更好地践行“我为群众办实事”，及时解决广大患者和职工诉求，不断提高服务水平，树立良好的行业作风，医院党委坚持以人民为中心的发展思想，主动担当、积极作为，在已设立的诉求办的基础上继续优化沟通渠道，开展院领导接访日工作，现场了解患者和职工的意见和诉求，掌握民意，解决急难愁盼问题，化解矛盾纠纷，全面提升管理水平和服务质量，将医院打造成为“员工幸福、百姓满意、政府放心”的高水平医院。

（二）具体做法

1. 建立领导工作机制

医院领导高度重视，成立院领导接访日工作领导小组，由党委书记任领导小组组长，院长任组长，组员由其他院领导兼任。领导小组下设办公室（挂靠诉求处理办），由诉求处理办主任兼任办公室主任，统筹协调日常工作。接访日由院领导轮值到诉求处理站接待患者和职工来访。指导诉求处理站工作人员对当天接到的所有投诉、反映事项进行处理和答复，对轮值当天能解决或予以答复的诉求事项进行把关，并对当天诉求处理站受理的所有诉求登记处理表审核及签名。如当天暂不能解决的诉求事项，轮值院领导及时组织相关科室进行调研，弄清事实，指导诉求处理站作出处理意见，原则上在5个工作日内反馈给来访人员。同时，质量管理科向存在问题的科室反馈情况，并跟进督导相关科室进行整改。

2. 建立诉求分析处理制度

每月底诉求处理办协助轮值院领导对本人当月所受理的诉求事项形成汇总报告，汇总报告包括问题分类、原因分析和处理意见等内容，轮值院领导签字确认后将分析报告、诉求流水登记及汇总表交至质量管理科，做为每月诉求处理分析例会的议题内容。每月第一个周五下午，质量管理科组织召开诉求处理问题分析例会，对当月诉求事项进行梳理、分析、总结和提出处理意见。由分管质量管理科的院领导主持。参会人员为议题内容涉及的有关责任科室、相应职能部门和分管院领导。

3. 建立诉求处理跟踪落实制

加大对诉求处理情况的分类落实，经会议研究决定，如果是涉及医院制度和流程不完善或不规

范等问题，相关职能部门提出修订制度和流程的书面材料，向医院制度委员会提交，由医院制度委员会对修改内容的合理性进行审核把关，并提交给医院办公会研究决定；如果是就医环境存在的问题，影响患者就医体验的诉求事项，职能科室要结合实际优化就医环境；如果是涉及个人医德医风的投诉，统一移交纪检监察科按医院相关规定处理；如果是医疗纠纷问题，由医疗安全管理办公室处理等。认真处理各类诉求、意见和建议，努力做到事事有落实，件件有回音。

（三）效果和经验

开展院领导接访日工作至今，该项工作已成为医院常态化工作，院领导轮流接待患者和职工来访，及时听取各方面的意见和建议，对轮值受理的诉求事项执行包处理、包审核、包办结的“包干”制度，全程跟踪落实，直至办结，此举得到了患者和职工的好评，有效地提升了医院服务能效和医疗服务品质，进一步提高了医院管理水平和核心竞争力。

黎　萍　陈琪伟

专家点评

案例采用了“院领导接待日”的方式优化医患沟通渠道。院领导对临床一线的脱离是很多医院服务效能难提高的痛点，本案例有效地解决了这一障碍。案例详述了“院领导接待日”处理流程，包括建立领导工作机制、诉求分析处理、诉求处理跟踪落实等，形成了完整的处理机制。“院领导接待日”的有效性在于：①员工、患者愿意向院领导反应内心的真实想法；②院领导真诚的解决问题，而非流于形式。在本案例的具体做法和效果经验中未见此方面的展示，可适当补充。

点评专家：刘晓贤（通用技术环球医疗）

十九、重庆市綦江区人民医院：岗位前移解难题，资源优化促提升

（一）案例背景

重庆市綦江区人民医院建院于1940年，现已成为集医疗、教学、科研为一体的现代化三级甲等综合医院，医院占地面积100亩，编制床位1000张。在岗职工1286人，其中博士2人，硕士102人，高级职称215人，设有临床、医技科室41个，诊疗服务人员约110万人，辐射区域含贵州等多个省市。被收入《第三批国家区域医疗中心建设项目名单》，与江苏省人民医院合作共建“江苏省人民医院重庆医院”，是重庆市首个“中国—以色列医院合作联盟”成员单位、渝南黔北边界医疗联盟首届轮值主席单位、重庆市医院协会区县医院管理分会主任委员单位。

门诊作为患者就诊直接接触的第一环节，质量的高低，是医院整体诊疗水平的反映，而门诊因时间紧、任务重、医患沟通不充分、涉及管理部门多且复杂等也是造成医患矛盾的“窝点”。为深化医疗体制改革，结合我院门诊实况，特推行“院长代表”模式，代表院长在门诊行使监督权、管理权、执行权，快速有效解决医患实际需求，为医患提供一个安全、舒适、高效、便捷的诊疗环境，进一步提高患者及员工满意度。

（二）具体做法

1. 完善体系，明确职能职责

成立以医院院长、相关副院长及相应职能科室负责人组成的领导小组和工作小组，下设办公室在质量管理办公室，主要负责拟定工作实施方案、各层岗位职责、“院长代表”的指导及培训、数据汇总及分析、反馈、考核等工作。

2. 披棒采兰，激励逐角

经过医院层层选拔，最终确定由两名综合能力较强的高年资护士长担任“院长代表”，办公地点设置在医院门诊大厅醒目位置。

3. 依责履职，分工协作

（1）充分授权：医院以红头文件下发“院长代表”工作职责，赋予门诊圈最高权力，代表院长在门诊实施管理权、执行权、监督权，享有直接向院长汇报等绿色通道权力。工作小组开展专项培训、工作监督、指导、效果评价、总结分析、定期或不定期向领导小组汇报。

（2）明确职责：“院长代表”前期对门诊服务圈进行摸底调研，汇报领导小组同步召开工作推进会，运用柏拉图二八原则，依次查漏补缺；中期完善门诊服务圈三级督查体系，梳理督查清单，一级督查由区域当班者自查（公共区域由门诊部负责，其他部门配合）、二级督查由区域所属职能部门负责人督查、三级督查由“院长代表”督查；后期“院长代表”建立起“日巡查、日反馈、日整改、周通报及月研判”工作机制，即一名“院长代表”相对固定在接待岗位，负责对来访人员的接待等工作，另一名“院长代表”负责对门诊服务圈的日巡查工作，针对收集、巡查发现的问题，

立即反馈相关科室负责人，责令立即整改，并现场追踪整改情况反馈来访人员，同步实行“清单制”台账管理、强化决策执行，实现一般问题的整改及反馈不过夜，真正实现了门诊医疗工作的闭环管理。

（3）加强通报考核：每周一由质量管理办公室主任在职能科室周例会上对上周工作情况进行通报，并将通报内容通过内网下发、实施考核，每月由质量管理办公室组织召开领导小组成员工作会议，分析研判工作推进中的难点、堵点，拟定有针对性的推进措施。

（三）效果和经验

1.“院长代表”模式高效践行服务为民

“院长代表”模式运行至今，巡查发现问题及接受来访人员反映问题共计3000余件，整改2870件，持续整改130件，接受咨询10000余人次。推行扫码投诉，开通以来共处理各类投诉68例、网络舆情10例。

2. 打破了部门壁垒，提升了跨部门协作效率

制订配套方案3个、员工行为规范2个、建立沟通、服务平台各1个、巡查机制3个、门诊服务圈周例会制度1个、仪器及设备发生故障维修实现低至10分钟到位、门诊服务圈信息软硬件相关问题的发生率同比下降了15%。

3. 取得有价值的理论成果和经验

2021年医院院长向世伦在四川医院协会医院高质量发展会议上对“院长代表”模式在门诊医疗服务工作中的探索与实践进行专题讲座。撰写论文，被重庆市医院协会评为2021年度优秀论文。2021年《院长代表模式在门诊医疗服务工作中的探索与实践》被重庆市深化医药卫生体制改革领导小组办公室评选为深化医改典型案例，2022年成功申报区级科研课题。“院长代表”模式能直观反映医患的服务需求，发现工作弱项，倒逼其完善，促使人、机、料、环、法等都得到实的优化，让医务人员把有限的时间还给患者，让医院院长有更多时间在医院发展战略上下功夫，从而为老百姓提供更优质的诊疗服务，着实提高患者满意度和员工幸福感，让医疗环境更加和谐、健康。

刘林巧　朱小梅　鹿安琴　李如先

专家点评

门诊服务圈三级督查体系，放权“院长代表”，调动了相关科室及相关人员的工作积极性和责任心，立行立改，将矛盾问题化解在前线，实现了门诊医疗工作的闭环管理，助力医院门诊工作高效、有序、规范运行，有效调和医患关系。与此同时，“院长代表”的工作内容与既有部分科室的服务范围有重叠，权责有交叉，可能出现推诿情况，影响工作效率。建议可适当增加“院长代表”人员，实行轮值制，可作为医院培养管理型人才的一个跳板，也可作为职称评聘或评先评优的一个加分项。

点评专家：高子安（福建省福清市医院）

二十、福建医科大学附属第二医院：创中心，铸理念，简流程，打造有温度的人文医院

（一）案例背景

福建医科大学附属第二医院始建于1881年，原名“惠世医院”，为英国教会医院。1973年整建制划归福建医科大学，更名为福建医科大学附属第二医院。医院是福建省首批通过卫生部评审的四家三级甲等综合性医院之一，是福建省主要的医疗、教学、科研、毕业后教育基地之一，是博士、硕士研究生学位授权点单位、国家级博士后科研工作站，是国家、省级区域医疗中心，国家呼吸治疗重点专科，福建省呼吸医学中心。

医院地处国家历史文化名城泉州，设鲤城和东海两个院区，占地面积350亩，编制床位2000张，年门急诊量150万人次，住院量8.5万人次，年手术量近7万台次，现有职工总数3000余人。

为适应深化医药卫生体制改革的新形势和人民群众对改善医疗服务的新期待，我院于2015年成立医院优质服务委员会和改善医疗服务办公室，时任院长的曾奕明教授亲自挂帅，任委员会主任，委员会下设办公室，挂靠医院服务中心。至此，全国率先提出并付诸实践的“管理型服务中心”应运而生。通过转变服务理念，规范服务行为，再造关键流程，助推信息建设，医院内部监督与回访，提供一站式便民服务等，打造有温度的人文医院。

（二）具体做法

1. 转变服务理念

服务中心内训师团队以问题为导向开展全院性服务理念、医患沟通技能和人文素养培训共近300场，培训对象涵盖医师、护士及窗口单位人员、实习生、进修生、规培生、保安、保洁员等。

2. 规范服务行为

（1）通过服务剧本演练规范服务行为：运用服务剧本演练模式，对员工服务行为进行规范。编制28个服务剧本，拍摄10个服务剧本教学视频。

（2）护士长、新护士到服务中心轮岗20小时：组织护士长和入职3 ~ 4年的护士到服务中心轮岗20小时。护士长转变身份，化身回访员，通过电话随访，倾听患者对临床服务的意见、建议，以便回到工作岗位后做出相应整改；护士通过临床走访，近距离感受患者的就医需求，从而进一步知晓如何在临床工作中给予患者帮助和心灵慰藉。

（3）新员工入职体验：在新员工入职之际，以“我是患者”的身份在门诊、住院部体验就医，新员工轮流用夹板固定小腿，扮演小腿骨折的患者，从门诊推往骨科病区就医，整个过程中患者、家属、医务人员三种角色皆由新员工扮演。不同角色的感受和心理需求是不一样的，坐轮椅的过程中就会感受到自己创伤时的就医需求。体验结束后，新员工还需要写下自己的心得体会。新员工犹如一张白纸，通过角色互换，可以将优质服务的理念先驱植入。

3. 流程优化与再造

（1）以便捷为目标，业务办理“一站式”服务：服务中心整合麻精药品审批、出生证办理、住院患者信息更正、医技检查预约、检查项目退单、疾病证明及电子病历打印盖章、检验报告领取、导诊咨询等非医疗业务，实行“一窗办理，一站服务”。

（2）以问题为导向，门诊流程信息化：①优化门诊采血秩序。在鲤城院区儿科诊区、东海院区内、外科诊区各设一处采血点，高峰时段分流患者，避免患者拥堵，减少患者等待时间。②推行门诊诊间结算及扫码支付。上线诊间结算项目，实现国家卫计委推行的“先诊疗，后结算”模式，将付费环节前移到医生工作站，实现医保患者实时费用结算。患者账户余额不足时，在诊间即可扫码充值，以此破除传统窗口人工结算支付、自助机交互烦琐等各方面弊端，提高诊间结算模式医生工作效率，减少患者往返次数和等待时间。

（3）以需求为驱动，优化医技检查服务：①构建“一站式、多模式、集成化”医技检查预约平台。医院构建医技检查集成预约平台，平台设定预约规则库，利用动态规划算法计算最优时间和最短时间，结合运筹学中规划论和决策论等方法使预约最优化。统筹安排多项目检查有序衔接。患者可通过自助机、微信公众号、支付宝生活号、诊间或服务中心人工等5种方式进行检查预约，做到预约“只进一扇门”，多项检查“最多跑一趟”。②缩短患者医技检查等候时间。协调解决住院患者医技检查项目2天内完成，门诊医技检查项目当天完成（除MRI外）。③实现医技检查双程运送。两院区医技检查均已实现双程运送，并在两个院区各设置两个运送联络点及时为患者协调轮椅/平车，主动协助患者上下检查床。④实行检查检验项目“一键退费”。通过信息授权推行门诊、住院患者退费一站式办理。门诊患者的检查检验项目由服务中心撤销，住院医技检查统一由病区操作。

（4）优化住院服务：①推行电子入院，入院“一趟不用跑”。医院借助信息技术，通过医生在诊间提交患者入院申请，患者即可至病区由护士收治入科来优化入院流程，服务窗口前移分散到各病区护理站，变被动服务为主动服务。通过“门诊—住院”的无缝隙衔接，使入院办理的时间由原来的（28.15 ± 7.35）分钟缩短到（5.05 ± 1.37）分钟。②实行集束管理，出院“最多跑一趟”。出院当天护士网上提交出院带药和出院医嘱，药房工作人员配好药，由后勤人员送达病房，护士核对药品并对患者进行用药指导。病区提供出院病历资料，待住院收费处完成线上费用审核、结账等流程后，患者即可办理出院。③依托信息平台，优化出院带药流程。服务中心协同药学部、信息中心等职能处室简化出院带药流程，出院带药由临床科室发送电子处方，窗口药师审核处方后调配完成，由后勤工人送至病区护理站，再由护士核对无误后发给患者。

4. 医院内部监督助力满意度提升

（1）推进患者满意度管理工作：采用循迹追踪法，通过门诊、在院现场访谈、出院电话回访及微信公众号推送等方式，以点带面，发现医院运营中的薄弱环节。同时，运用PDCA循环管理方法分析原因，制定措施，落实整改。

相关问题采用三级反馈整改模式：医院办公会议，职能处室，临床科室。

每季度在院务会、中层领导干部会上作服务质量汇报和满意度汇报。

每月及时将满意度情况公布在院内网专栏。

（2）完善改善服务相关制度：制定提升满意度相关制度，制定投诉相关管理办法。

（3）服务质量与流程推进会：定期组织职能处室、临床、门诊、医技科室召开流程推进会，协调服务质量提升瓶颈问题。

（4）患者咨询与投诉接待：服务水平的的提升、和谐医患关系的构建，都少不了与患者的密切沟通。医院十分愿意听取患者的意见、建议，设置专门地点、热线，专岗专人接待患者咨询、投诉，让患者“投诉有门、倾诉有道”。

（5）暖心服务彰显人文关怀：①改善医疗服务工作。医院成立以服务中心为牵头科室的“暖心服务”领导小组，扎实推进国家、省卫健委改善医疗服务行动计划和市“暖心服务”三年行动计划。分管院领导不定期带领职能处室到临床一线现场检查、召开座谈会，解决改善医疗服务的瓶颈问题。职能处室开展行政后勤“优质服务百日行动”“厕所革命”，美化院区环境；服务中心、医务部、护理部等共开展有关医学人文、医患沟通、优质服务理念和技能提升培训 30 场，医患沟通经验分享会 10 场。全方位、多角度提升医疗服务质量。②注重人文关怀。“浅蓝色的口罩，遮不住您的轻声细语；密不透风的手套，隔不开您对患者心灵的安抚。天使的衣裳是梨花给春天的告白，您轻盈而忙碌的脚步，是患者活着的信心和希望……”50 多岁的中学教师张老师，将满腔无处安放的情感化作一首铿锵有力的诗，来表达她对医院的赞美。类似感谢信并不少见，变现形式不一而足，字里行间全是患者对医院的肯定与感谢，尤其是 2019 年医院开展“回归人本医学，建设人文医院，做有温度的医务人员”系列活动以来，医院通过编制《人文沟通，和谐医患》手册、推进“一科一人文”人文关怀项目、举办“回归人本医学，做有温度的医务人员”征文比赛等活动，服务水平得到了全方位的提升，获得患者点赞无数。③关爱职工。医院在提升服务质量的同时关爱医院职工。服务中心开展“快乐工作，幸福生活”情绪减压培训，护理部举办“释放压力，放飞心灵”心理讲座，让广大职工在紧张的工作之余享受到彻底的“心灵按摩”。举办“护理管理能力提升工作坊”，通过“团体沙盘”游戏，为心理赋能……

医院设置“职工之家”，成立职工业余兴趣协会，开展形式多样的文体活动；开设“医生休息室”，配备按摩椅、躺椅，供外科手术医生休息。手术室外增设咖啡机，让职工能够快速恢复精神和体力。

（三）效果与经验

医院坚持人本医疗的发展理念，以改善群众就医体验为出发点，始终瞄准群众就医反映突出的堵点痛点，创新工作思路，充分运用信息化技术优化患者就医流程，取得阶段性成效。患者就医体验明显改善，获得感、幸福感不断提升，医院形象和社会影响力显著提升。2020 年 2 月，国家卫生健康委员会公布了 2018—2020 年改善医疗服务先进典型，服务中心获评“全国改善医疗服务先进典型科室”。2020 年全国公立医院满意度测评中，门诊患者满意度位列全省公立医院第 20 名，住院患者满意度位列全省公立医院第 8。

陈丽羚　林艳红　曾奕明　谢宝缘

专家点评

案例医院坚持人本医疗的发展理念，以改善群众就医体验为出发点，始终瞄准群众就医反映突出的堵点痛点，创新工作思路，充分运用信息化技术优化患者就医流程，取得阶段性成效。其中服务中心内训师团队、服务剧本演练模式、“一站式”服务、集束管理等创新模式符合以病人为中心、人文关怀和现代医院精细化管理的理念，患者就医体验明显改善，医院形象和社会影响力得到提升，具有较好的推广价值。

点评专家：于凯江（哈尔滨医科大学附属第一医院）

第九章

总结与展望

党的二十大报告多次提及人民健康、医疗、卫生、生物医药等关键词，体现了以习近平同志为核心的党中央，坚持以人民为中心的发展思想，把人民健康放在优先发展的战略位置，持续深化医药卫生体制改革，不断完善卫生健康体系的信心决心。

人民健康是社会文明进步的基础，是民族昌盛和国家富强的重要标志，也是广大人民群众的共同追求。党的十八大以来，党中央把维护人民健康摆在更加突出的位置，中国特色卫生健康事业发展之路取得了丰硕成果。我国人均预期寿命从 74.8 岁增长到 78.2 岁，增长了 3.4 岁，主要健康指标居于中高收入国家前列。党的二十大强调，把保障人民健康放在优先发展的战略位置。

一、患者体验改善是人民健康提升的重要指标

随着我国整体国力跃升、医疗事业投入加大和医学科技水平进步、医保政策持续完善，广大人民群众看病难看病贵的问题已经得到很大程度解决，我国医疗水平也已经取得长足的发展，令世界刮目相看。但毋庸置疑的是，我们在日常诊疗中，针对重点更多的是疾病，而忽略了患者；更注重于治好病就行，而不太关注患者体验。

从患者的角度来看，患者花钱看病，自然希望钱花得值。这种感觉来自就医过程中的方方面面。过去，我们一般称为患者满意度，然而现代患者体验概念，相较而言已经在广延和内涵上发生深刻变化。

患者体验是一个综合性概念，见仁见智，没有标准答案。美国 Beryl 研究所将患者体验定义为由组织文化塑造，贯穿诊疗始终，影响患者感知的全部互动过程。这一定义的关键包含互动、文化、感知、全程四个要素，是目前传播较为广泛的定义之一。英国剑桥大学卫生服务研究中心的 Faraz Ahmed 等认为，患者体验一方面是指患者在接受医疗服务过程中的实际经历，另一方面是指患者对这些切身体验的反馈。Don Berwick、Tom Lee 和 Picker Institute 等学者和研究机构也先后提出过类似的概念框架。

但是无论如何定义，国际通称的患者体验均有丰富的内涵，不仅包括患者在接受医生、护士提供的诊疗服务时的体验，也包括患者在办理业务时的体验，比如停车、咨询、挂号、付款、取药等；既受到医疗环境、医疗设备、等候就诊的时间等客观条件制约，也涵盖与服务流程、服务态度、医

患沟通情况相关的主观感受影响，是对医院综合服务能力的反映。

许多医院管理层开始关注患者体验，将提高患者体验作为工作重点之一。克利夫兰医学中心前任 CEO Cosgrove 教授一直强调："良好的治疗效果远远不够，我们必须做出改变来提高患者体验。"约翰霍普金斯医疗集团国际部总裁 Charles Wiener 表示，"知道是什么患者，远比患者患什么病更重要。"在该医院，患者给医生的体验评分会直接影响医生接诊数量。誉满全球的医疗教学与研究机构哈佛大学全球卫生研究院院长 Ashish Jha 博士也曾概括说："简单说来，医疗的核心就是：安全、有效和以患者为中心的服务，应让患者的体验成为衡量体系的重要部分。"

2015 年 1 月我国政府卫生行政部门发布《进一步改善医疗服务行动计划》，要求全国医疗系统坚持以患者为中心，以问题为导向，围绕人民群众看病就医反映比较突出的医疗服务问题，通过 10 个领域的具体措施，改善人民群众看病就医体验。这是国内首个明确提出以改善医疗服务和患者体验为目标的政策性文件，核心是要求提升群众看病就医"获得感"。

二、患者体验是影响就医效果的重要指标

患者体验是医疗服务获得感最为直观的体现，这种体现既有外在概念表述上的一致性，即获得感应当体现实际体验和感受，又有内在逻辑关系上的合理性，即获得感的观测与评价，应当依托具体形式和内容。

在人民生活水平从小康向富裕过渡的大背景下，群众健康意识显著增强、就医品质需求逐步提升，成为我国健康事业发展的大趋势。中国百姓现在不仅仅要求看得上病、看得好病，更希望看病更舒心、服务更体贴。这些变化必然带来层次更高、覆盖范围更广的全民健康需求升级。

分享一个名为 Salley 的母亲的经历。Salley 的孩子因患胰腺炎前后 50 次入住不同医院，细心的母亲观察到医疗过程中的一些共同问题，如各种各样的医务人员进出病房，输液、量体温、问询病情，却从不介绍他们是谁，每次都让 Salley 和她的孩子感到混乱和不被尊重。她的故事在报纸上刊登后，引起了众多读者的共鸣，也让各大医院意识到长久以来一直存在却未曾被发现的问题。现在，美国几乎所有医院住院部患者房间的门把手上都挂着一张紫色的牌子，上面写着：①进门前请敲门；②请自我介绍；③请简单解释您来看我的原因；④如果即将进行的检查、治疗等会引起疼痛，请您提前告诉我。但是，并不是所有的患者或患者家属都会像 Salley 一样主动地表达自己的需求，医疗机构必须主动出击，积极地了解患者在就医过程中的感受、需求和期待，才能找出患者需求与现实情况之间的差距，为日后改善患者的就医体验提供抓手。

患者体验与临床诊疗的质量、安全、效果之间的关系，是长期以来备受关注的研究话题。我国医疗机构在过去的发展历程中，一直把重心放在引进高端人才、开展新技术新业务、产出科技成果、改善硬件条件上，认为只要看好病，其他方面都可以忽略。然而 2013 年发表在 *British Medical Journal* 上的一项系统综述表明，患者体验与患者安全及临床效果之间存在正相关。虽然关联性并非因果关系，并不意味改善患者体验将有助于患者安全与临床效果的改善，但提示研究者应当将三者作为整体看待而非孤立分析。

近年来，北美和欧洲地区的相关研究均证实患者体验与诊疗结局存在正相关性。RAND 等机构基于 CAHPS 数据已发表结果的回顾性文献研究认为，患者体验测量是医疗服务质量测量的适宜补充。目前国外研究者正在集中探索如何通过更有效的途径，为医疗机构提供改善服务的可靠证据，以切实提升患者体验。

三、患者体验水平是评价医疗机构的重要方面

党的十八大以来，我国患者体验逐渐成为医疗行业衡量医疗质量的重要内容。国家卫生计生委《进一步改善医疗服务行动计划（2018—2020 年）》要求“扎实推进 2018—2020 年的进一步改善医疗服务工作，切实改善患者就医体验，提升医疗服务水平”。2019 年国务院办公厅出台《关于加强三级公立医院绩效考核工作的意见》（国办发〔2019〕4 号）中将满意度评价作为医院的四个考核维度之一，并要求将考核结果作为财政投入、经费拨款、医保政策调整、选拔任用公立医院党委书记、院长和领导班子成员的重要依据。这意味着公立医院在发展方式上将由规模扩张型转向质量效益型转变，提升患者体验将成为国内医院提升核心竞争力与驱动医院发展的关键因素所在。

不可否认，国外的患者体验工作推进比我们早、动作比我们快。早在 20 世纪，患者体验就已成为国际先进医疗机构管理者关注重点之一，他们已深刻意识到，仅仅提供标准的医疗服务并不足以吸引患者，因为患者会认为医院提供标准诊疗服务是理所应当的。

2016 年，全球领先的专业服务机构——德勤在美国进行了一项调查，发现 50% 的受访者认为医院的品牌、声誉会影响他们的就医选择，而正向的就医体验能显著提升医院的声誉和患者的忠诚度。如果有正向体验的患者，70% 会通过社交媒体告诉他人。而相反，有负面体验的患者，76% 会告诉其他人，43% 的人不再会选择这家医院就医。

如今，患者体验水平成为医疗保健现代化的重要标志，并逐渐成为民众选择医院的重要依据。作为医疗服务供给侧的医疗机构，改善患者就医体验、提升医疗服务水平，已经成为回应时代要求、人民需求、政府要求的必行之策，迫在眉睫，刻不容缓。

四、患者体验评价是提升医疗质量的重要抓手

目前，很多医院进行患者满意度与医务人员满意度评价。患者满意或患者满意度是最为常见的与患者体验交替使用的概念，然而实际上两者含义截然不同。针对患者满意度术语使用的既往文献综述认为，患者满意度是一个多维而缺乏清晰定义的概念，主要关注患者主观感受，受患者的医疗期望和诊疗偏好影响较大。患者满意度的典型调查问题例如：“对就诊时预约诊疗系统的满意度如何？”“你对医生提供的诊疗和关怀如何评价？”

患者体验也是一个包含了一系列医疗服务要素的多维概念，概念的内涵主要为医疗服务过程中发生的客观事实，以及患者对这些事实的评价和反馈。患者体验的测量与评价，可视为患者报告（patient reports）和患者评价（patient evaluation）两类活动的结合。患者体验的典型调查问题例如：

“你是否能在两个工作日以内得到就诊预约？”“你通常需要在预约之后等待多久才能就诊？”

这个示例展现了患者体验和患者满意度的概念差异，较患者满意度而言，患者体验更加关注患者在实际就诊过程中的事实经历，以避免患者个体价值判断和心理预期的影响。而患者满意度调查数据维度较简单而且没有理论依据，缺乏统一的标准和规则，很多都没有使用价值，最后导致医院的服务改进停滞不前。

作为医疗服务质量的一个组成部分，患者体验包括患者寻求和接受医疗服务时很看重的几个方面，比如能否及时得到预约、是否容易得到需要的信息、与医护人员的沟通是否通畅等；那些应该发生的事情是否发生，还有发生的频率。加州大学洛杉矶分校医学医学院教学中心 Neveen El-Farra 副院长一直倡导一种“以患者为核心、以流程为导向”的 CICARE 模式，使该院患者体验一直保持优异。

医院开展患者体验调查，有利于提升患者满意度，并为此采取优化就医流程，改善医患沟通方式，加强医疗机构基础设施管理，优化电子信息平台等措施，不断提高医疗水平，保证服务质量，以改善医疗质量，增强患者舒适度体验。

五、第三方患者体验评价将越来越受到关注

医疗机构必须深刻认识到医患体验在建设社会主义现代化医院中的重要地位，在改善患者体验上提前布局，把握先机，方能在激烈的行业竞争中立于不败之地。

由政府主导，第三方具体实施的医疗服务患者体验评价，是目前国际上患者体验评价的主流模式，也是国内未来患者评价的发展趋势。但在具体实施层面，当前仍面临一些挑战。一般而言，针对诊疗过程的患者评价应当即时开展，以避免回忆偏倚，而针对诊疗结局的评价则需要适当的延迟，以确保患者对整个医疗服务过程有清晰和全面的体验；另外，若评价的迟滞时间过长，则患者很难对诊疗过程中具体细节的体验给出确切的评价反馈。就未来国内的研究实践而言，宜充分考虑中国患者的就医特点，设置适宜的调查时机和标准化的操作流程，积极探索创新性的现场调查方式，以充分适应开展本土化评价的现实需求。

就评价结果应用而言，尽管部分国家已将患者体验评价结果应用于医疗服务监管和医保费用支付，然而患者体验评价的最终目标，是有效提升医疗服务质量。促进和推动基于评价结果循证依据的供方服务有效改善，才是实现评价有效性和可持续性的关键环节。作为一种改善医疗服务质量的工具，仅仅将其用于评价和反馈是远远不够的，还需要持续性的综合施策，以多措并举推动服务质量的有效改善。

从患者角度来说，优质患者体验是另一种疗愈。求医问药尤其是身患重病之时，身心都处于需要额外关注的脆弱时刻，每一个微小细节都可能影响个体的尊严感、获得感。从医疗机构角度来说，优质患者体验有助于增强医疗机构的声誉和口碑，符合中国医疗行业未来的发展趋势。无论是公立医院、私立医院、社康中心还是诊所，都应该将就医体验的改善和提升作为日后工作的重点，才有可能在激烈的行业竞争中脱颖而出。期待相关方面不断打通堵点、破除痛点、解决难点，让大家享有更多“舒适医疗”，让“健康中国”的成色更足。

参考文献

[1] Richard W, Olshavsky,John A,Miller.Consumer expectations, product performance, and perceived product quality [J] . Journal of Marketing Research, 1972, 9(1): 19-21.

[2] Rolph E,Anderson.Consumer Dissatisfaction: The Effect of Disconfirmed Expectancy on Perceived Product Performance [J] . Journal of Marketing Research, 1973, 10(1): S38-44.

[3] Risser N L. Development of an instrument to measure patient satisfaction with nurses and nursing care in primary eare seltings [J] . Nursing research, 1975, 24(1): 45-52.

[4] Paseore GC. Patient satisfaction in primary health care: A literature review and analysis [J] .Evaluation and program planning, 1983, 6(3): 185-210.

[5] Parasuraman A, Zeithaml A, Berry LL. A conceptual model of service quality and its implications for future research [J] . Journal of Marketing, 1985, 49(4): 41-50.

[6] Frampton SB, Guastello S. Honoring the life of a pioneer in patient-centered care: Harvey picker, PHD (1915—2008) [J] . Patient, 2008, 1 (2): 73-75.

[7] Grönroos C. An applied service marketing theory [J] . European Journal of Marketing, 1982, 16(7): 30-41.

[8] Lewis RC, Booms B H. The marketing aspects marketing of service quality [J] . Emerging perspectives on services marketing, 1983, 65(4): 99-107.

[9] Parasuraman A, Zeithaml VA, Berry L. A conceptual model of service quality and its implications for future research [J] . Journal of Marketing, 1985, 49(4): 41-50.

[10] Andrew JD,Faubion CW,Palmer CD.The relationship between counselor satisfaction and extrinsic job factors in state rehabilitation agencies [J] . Rehabilitation Counseling Bulletin, 2002, 45(4): 223-232.

[11] 张晓艳 , 徐艳华 . 市场营销学一理论与实务 [M] . 北京 : 北京航空航天大学出版社 , 2016.

[12] 郑明证 , 贾婉如 , 尹建华 . 服务质量的要素、测量及关系研究 [J] . 科技与产业 , 2015, 15(1): 1-9, 36

[13] 梁万年 . 卫生事业管理学 [M] . 北京 : 人民卫生出版社 , 2012: 224-225.

[14] 医疗机构管理条例实施细则 , 中华人民共和国卫生部令 (第 35 号), http://www.nhc.gov.cn/wjw/c100022/202201/03d22f195e1a40edbfeb7e63aea39a59.shtml.

[15] World Health Organization.Quality of care, [DB/OL] . http://www.who.int/health-topics/quality-of-care(Nov 26,2022).

[16] 中华人民共和国国家卫生健康委员会 . 医疗质量管理办法 [DB/OL] . http://www.nhc.gov.cn/wjw/c100022/

202201/922894b1072d4a8a91249407fea2471e.shtml(Nov 26,2022).

[17] 董军，王晓钟．医院服务质量管理［J］．中国医院管理，2001(7): 31-33.

[18] Donabedian A.The Quality of Care［J］.Jama the Journal of the American Medical Association, 1988, 260(12): 1743-1748.

[19] Wolfe A.Institute of Medicine Report:Crossing the Quality Chasm:A New Health Care System for the 21st Century［J］. Policy,Politics,& Nursing Practice, 2001, 2(3): 233-235.

[20] Gronroos C. An Applied Service Marketing Theory［J］. European Journal of Marketing, 1982, 16(7): 30-41.

[21] U.S. Institute Of Medicine.Crossing the quality chasm: a new health system for the 21st century［M］. Washington, DC: National Academies Press, 2001.

[22] Close, Fosh B, Wheat H, et al. Longitudinal evaluation of a countywide altemative to the quality and outcomes framework in UK general practice aimed at improving person centred coordinated careU［J］. BMJ Open, 2019, 9(7): 1-10.

[23] 国家卫生计生委，国家中医药管理局．关于印发进一步改善医疗服务行动计划的通知［EB/OL］.(2015-01-12)［2022-12-1］. http://www.nhc.gov.cn/yzygj/s3593g/201501/5584853cfa254d1aa4e38de0700891fa.shtml.

[24] Richard N. CARDOZO. An Experimental Study of Customer Effort,Expectation,and Satisfaction［J］.Journal of Marking Research, 1965, 2: 244-249.

[25] 马斯洛，许金声．动机与人格［M］．北京：华夏出版社，1987.

[26] 阿尔温·托夫勒．未来的冲击［M］．孟广均，吴宣豪，黄炎林，等译．北京：中国对外翻译出版公司，1985: 194-209.

[27] 温韬．顾客体验理论的进展，比较及展望［J］．四川大学学报（哲学社会科学版），2007 (2): 133-139.

[28] Ihalyim C. Beyond Boredom and Anxiety［M］. San Francisco: Jossey-Bass, 1977.

[29] Ihalyim C, Halyiis C. Optimal Experience: Psychological Studies of Flow in Consciousness［M］.Cambridge: Cambridge University Press, 1988.

[30] Chen H,Wigand RT, Nilan MS. Optimal Experience of Web Activities［J］.Computers in Human Behavior, 1999, 15: 585-608.

[31] Addis M, Holbrook MB. On the Conceptual Link between Mass Customisation and Experiential Consumption: An Explosion of Subjectivity［J］. Journal of Consumer Behaviour, 2001, 1(1): 50-66.

[32] Hirschman EC, Holbrook MB. Hedonic Consumption, Emerging Concept, Methods and Propositions［J］. Journal of Marketing, 1982, 46: 92-101.

[33] Pine Ⅱ BJ, Gilmore JH. Welcome to the Experience Economy［J］.Harvard Business Reciew, 1998, 76 (7-8): 97-105.

[34] Pine Ⅱ BJ, Gilmore JH. The Experience Economy: Work is Theatre& Ecery Business a Stage［M］.Boston: Harvard Brands［M］. New York: The Free Press, 1999.

[35] 约瑟夫·派恩，詹姆斯·H. 吉尔摩．体验经济［M］．夏业良，鲁炜，译．北京：机械工业出版社，2002.

[36] Schmitt BH. Experiential Marketing: How to Get Customers to SENSE, FEEL, THINK, ACT and RELATE to Your Company and Brands［M］.New York: The Free Press, 1999.

[37] 施密特 . 体验营销——如何增强公司及品牌的亲和力 [M]. 刘银娜 , 高靖 , 梁丽娟 , 译 . 北京 : 清华大学出版社 , 2004: 55-202.

[38] Abdellah FG, Levine E. Developing a measure of patient and personnel satisfaction with nursing care [J]. Nursing Research, 1957, 5 (3): 100-108.

[39] IPFCC. Picker Institute website [EB/OL]. [2021-09-01]. ttps://ipfcc.org/resources/picker-institute.html.

[40] Goldstein E, Farquhar M, Crofton C, et al. Measuring hospital care from the patients' perspective: an overview of the CAHPS® hospital survey development process [J]. Health Services Research, 2005, 40 (62): 1977-1995.

[41] Giordano LA, Elliott MN, Goldstein E, et al. Development, implementation, and public reporting of the HCAHPS survey [J]. Medical Care Research and Review, 2010, 67 (1): 27-37.

[42] Jenkinson C. The picker patient experience questionnaire: development and validation using data from in-patient surveys in five countries [J]. International Journal for Quality in Health Care, 2002, 14 (5): 353-358.

[43] Pirone C, Adams R J, Hordacre A L, et al. Assessing patient satisfaction: implications for South Australian public hospitals [J]. Australian Health Review, 2005, 29 (4): 439-446.

[44] Labarere J, Fourny M, Jean-phillippe V, et al. Refinement and validation of a French in-patient experience questionnaire [J]. Int J Health Care Qual Assur Inc Leadersh Health Serv, 2004, 17(1): 17-25.

[45] Geneva: World Health Organization,Organisation for Economic Co-operation and Development and The World Bank. Delivering quality health services: a global imperative for universal health coverage [EB/OL].

[46] GOV. UK. Equity and excellence: Liberating the NHS [EB/OL]. https://assets.publishing.service.gov.uk/government/uploads/system/uploads/attachment_data/file/213823/dh_117794.pdf.

[47] 邱瑞娟 , 林小丽 , 夏萍 , 等. 出院病人护理工作满意度调查研究 [J]. 中国医学伦理学 , 2010, 23(4): 112-114.

[48] 陈晓凤 . 层次分析法在门诊患者满意度分析中的应用研究 [D]. 太原 : 山西财经大学 , 2011.

[49] 谭兰兰 . 三甲医院住院患者满意度测评指标体系研究 [J]. 中国市场 , 2016 (12):80-81.

[50] https://www.mayoclinic.org/zh-hans.

[51] 张汝光 . 军队医院管理 [M]. 北京 : 中国人民解放军总后勤部卫生部 , 1963:124-149.

[52] 卫生部 .《医院分级管理办法》[Z]. 1989-11-29.

[53] 卫生部 .《医疗机构评审办法》[Z]. 1995-4-26.

[54] 中共中央国务院 .《中共中央国务院关于深化医药卫生体制改革的意见》[Z]. 2009-3-17.

[55] 卫生部 .《三级综合医院医疗质量管理与控制指标 (2011 年版)》[Z]. 2021-1-26.

[56] 卫生部 .《三级综合医院评审标准 (2011 年版)》[Z]. 2011-4-22.

[57] 卫生部 .《医院评审暂行办法》[Z]. 2011-9-21.

[58] 国务院办公厅 .《国务院办公厅关于城市公立医院综合改革试点的指导意见》[Z]. 2015-5-17.

[59] 国家卫生计生委 , 人力资源社会保障部 , 财政部 , 国家中医药管理局 .《关于加强公立医疗卫生机构绩效评价的指导意见》[Z]. 2015-12-10.

[60] 中共中央国务院 .《"健康中国 2030" 规划纲要》[Z]. 2016-10-25.

[61] 国家卫生计生委办公厅 , 国家中医药局办公室 .《〈进一步改善医疗服务行动计划〉实施方案（2015—2017 年）》[Z]. 2015-6-12.

［62］国家卫生计生委办公厅，国家中医药局办公室.《进一步改善医疗服务行动计划（2018—2020）》［Z］. 2018-1-4.

［63］国务院.《国务院办公厅关于加强三级公立医院绩效考核工作的意见》［Z］. 2019-1-30.

［64］国家卫生健康委.《国家卫生健康委办公厅关于印发医院智慧服务分级评估标准体系（试行）的通知》［Z］. 2019-3-18.

［65］国家卫生健康委.《关于加强二级公立医院绩效考核工作的通知》［Z］.2019-11-29.

［66］国家卫生健康委基层卫生健康司.《关于加强基层医疗卫生机构绩效考核的指导意见（试行）》［Z］. 2020-8-13.

［67］国家卫生健康委员会.《国家卫生健康委办公厅关于印发国家三级公立医院绩效考核操作手册（2019版）的通知》［Z］. 2019-5-31.

［68］国家卫生健康委员会.《国家卫生健康委办公厅关于印发国家三级公立医院绩效考核操作手册（2020版）的通知》［Z］. 2020-12-02.

［69］国家卫生健康委员会.《国家卫生健康委办公厅关于印发国家三级公立医院绩效考核操作手册（2022版）的通知》［Z］. 2022-4-02.

［70］国家卫生健康委.《三级医院评审标准（2020年版）》［Z］. 2020-12-21.

［71］国家卫生健康委，国家中医药管理局.《关于印发公立医院高质量发展促进行动（2021—2025年）的通知》［Z］. 2021-9-14.

［72］国家卫生健康委.《国家卫生健康委办公厅关于印发医疗机构门诊质量管理暂行规定的通知》［Z］. 2022-6-2.

［73］张俊，周峰，刘庭芳，等.《医疗机构患者满意度第三方评价要求》［S］. 团体标准，T/ZYYX 001-2020.